Inhaltsübersicht

Grauer Teil: Grundlagen

- 1 Allgemeine Untersuchungstechniken ► 19
- 2 Gelenkspezifische Untersuchungstechniken ► 31
- 3 Bildgebende Diagnostik ► 53
- 4 Arbeitstechniken und Pharmakotherapie in der Orthopädie ► 68
- 5 Technische Orthopädie ► 100
- 6 Rehabilitation und Physiotherapie ► 118
- 7 Begutachtung ► 134

Grüner Teil: Nützliche Algorithmen

- 8 Nützliche Algorithmen ► 136

Blauer Teil: Systematik der Krankheitsbilder und Verletzungen

- 9 Skelettsystemerkrankungen ► 161
- 10 Entzündlich rheumatische Krankheiten der Gelenke ► 185
- 11 Entzündliche Erkrankungen (Infektionen) ► 210
- 12 Tumoren der Weichteile und des Skeletts ► 218
- 13 Neuromuskuläre Erkrankungen ► 248
- 14 Pädiatrische Orthopädie ► 268
- 15 Sportverletzungen – Knochen, Muskulatur, Sehnen ► 303
- 16 Wirbelsäule ► 315
- 17 Schulter ► 350
- 18 Oberarm und Ellenbogen ► 375
- 19 Unterarm und Hand ► 393
- 20 Hüftgelenk und Oberschenkel ► 404
- 21 Knie ► 423
- 22 Unterschenkel und oberes Sprunggelenk ► 452
- 23 Fuß ► 470

Roter Teil: Orthopädische Notfälle und Operationen

- 24 Notfälle in der Orthopädie ► 5(
- 25 Eingriffe bei Knochendefekten
- 26 Tumorbiopsie ► 510
- 27 Arthroskopie (ASK) ► 511
- 28 Wirbelsäule ► 525
- 29 Schulter ► 546
- 30 Hüfte ► 561
- 31 Knie ► 576
- 32 Schäden des Gelenkknorpels und deren Therapie ► 595
- 33 Amputation und Prothesenversorgung ► 608

Anhang

- 34 Übersicht über häufige Frakturen an der oberen Extremität ► 634
- 35 Übersicht über häufige Frakturen der unteren Extremität ► 651

   Sachverzeichnis ► 666

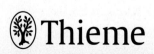

Checkliste Orthopädie

Andreas B. Imhoff, Ralf D. Linke, René Baumgartner†

unter Mitarbeit von:
Christoph Bartl, René Baumgartner†, Knut Beitzel,
Sepp Braun, Peter U. Brucker, Stefan Buchmann,
Matthias Bühler, Florian Dreyer, Nadine Dreyer,
Rüdiger v. Eisenhart-Rothe, Stefan Hinterwimmer,
Andreas B. Imhoff, Andreas Lenich, Ralf D. Linke,
Stephan Lorenz, Frank Martetschläger, Kai Megerle,
Philipp Minzlaff, Jochen Paul, Michael Rasper,
Wolfgang Rüther, Katrin Schumann, Thomas Tischer,
Andreas Veihelmann, Stephan Vogt, Andreas Voss,
Wolfgang Waldeyer, Simone Waldt, Markus
Walther, Thomas Wessinghage

Mitarbeiter früherer Auflagen:
P. Ahrens, P. Ansah, R. Burgkart, A. Burkart, M. Dingerkus,
F. Elser, B. Grabbein, M. Kessler, C. Kirchhoff, C. R. Schätz,
M. Scheibel, S. Siebenlist, F. Stocker, H. Rechl, M. Rudert,
P. Ueblacker

4., unveränderte Auflage

500 Abbildungen
47 Videos

Georg Thieme Verlag
Stuttgart • New York

Bibliografische Information der Deutschen Nationalbibliothek
Die Deutsche Nationalbibliothek verzeichnet diese Publikation in der Deutschen Nationalbibliografie; detaillierte bibliografische Daten sind im Internet über http://dnb.d-nb.de abrufbar.

Ihre Meinung ist uns wichtig! Bitte schreiben Sie uns unter:
www.thieme.de/service/feedback.html

© 2021. Thieme. All rights reserved.
Georg Thieme Verlag KG
Rüdigerstraße 14, 70469 Stuttgart, Germany
www.thieme.de

Printed in Italy

1. Auflage 2005
2. Auflage 2010
3. Auflage 2014

Satz: L42 AG, Berlin
Druck: LEGO S.p.A, Vicenza
Zeichnungen: Malgorzata & Piotr Gusta, Paris
Umschlagfoto: Burkhard Schulz

10.1055/b000000527

ISBN 978-3-13-244238-2   1 2 3 4 5 6

Auch erhältlich als E-Book:
eISBN (PDF) 978-3-13-244239-9
eISBN (epub) 978-3-13-244240-5

Wichtiger Hinweis: Wie jede Wissenschaft ist die Medizin ständigen Entwicklungen unterworfen. Forschung und klinische Erfahrung erweitern unsere Erkenntnisse, insbesondere was Behandlung und medikamentöse Therapie anbelangt. Soweit in diesem Werk eine Dosierung oder eine Applikation erwähnt wird, darf der Leser zwar darauf vertrauen, dass Autoren, Herausgeber und Verlag große Sorgfalt darauf verwandt haben, dass diese Angabe **dem Wissensstand bei Fertigstellung des Werkes** entspricht.
Für Angaben über Dosierungsanweisungen und Applikationsformen kann vom Verlag jedoch keine Gewähr übernommen werden. **Jeder Benutzer ist angehalten**, durch sorgfältige Prüfung der Beipackzettel der verwendeten Präparate und gegebenenfalls nach Konsultation eines Spezialisten festzustellen, ob die dort gegebene Empfehlung für Dosierungen oder die Beachtung von Kontraindikationen gegenüber der Angabe in diesem Buch abweicht. Eine solche Prüfung ist besonders wichtig bei selten verwendeten Präparaten oder solchen, die neu auf den Markt gebracht worden sind. **Jede Dosierung oder Applikation erfolgt auf eigene Gefahr des Benutzers.** Autoren und Verlag appellieren an jeden Benutzer, ihm etwa auffallende Ungenauigkeiten dem Verlag mitzuteilen.
Marken, geschäftliche Bezeichnungen oder Handelsnamen werden nicht in jedem Fall besonders kenntlich gemacht. Aus dem Fehlen eines solchen Hinweises kann nicht geschlossen werden, dass es sich um einen freien Handelsnamen handelt.
Das Werk, einschließlich aller seiner Teile, ist urheberrechtlich geschützt. Jede Verwendung außerhalb der engen Grenzen des Urheberrechtsgesetzes ist ohne Zustimmung des Verlages unzulässig und strafbar. Das gilt insbesondere für Vervielfältigungen, Übersetzungen, Mikroverfilmungen oder die Einspeicherung und Verarbeitung in elektronischen Systemen.
Wo datenschutzrechtlich erforderlich, wurden die Namen und weitere Daten von Personen redaktionell verändert (Tarnnamen). Dies ist grundsätzlich der Fall bei Patienten, ihren Angehörigen und Freunden, z. T. auch bei weiteren Personen, die z. B. in die Behandlung von Patienten eingebunden sind.
Thieme nennt Autorinnen und Autoren konkrete Beispiele, wie sich die Gleichstellung von Frauen und Männern sprachlich darstellen lässt. Wo im Text (z. B. aus Gründen der Lesbarkeit) nur das generische Maskulinum verwendet wird, sind alle Geschlechter gleichermaßen gemeint.

Vorwort

Auch die 2. Auflage der Checkliste Orthopädie wurde von den Lesern so gut angenommen, dass nun die 3. Auflage erscheinen konnte. Diese große Beliebtheit war für uns der Anreiz, uns bei jungen Assistenzärzten/-innen und Studenten/-innen umzuhören. Hierzu haben wir u. a. eine ausgedehnte Umfrage bei AGA-Studenten vorgenommen. Diese Studenten als Mitglieder der Arbeitsgemeinschaft für Arthroskopie und Gelenkchirurgie AGA fokussieren sich bereits in den letzten beiden Jahren ihrer Ausbildung auf die orthopädisch-traumatologische Richtung und sind deshalb ein wichtiges Zielpublikum für die Checkliste Orthopädie.

Die bewährte Aufteilung des großen Fachgebietes in zwei einzelne Bücher, Checkliste Orthopädie sowie Checkliste Traumatologie, haben wir beibehalten. Dies ermöglicht uns, die orthopädischen Themen besonders ausführlich und vertiefend zu behandeln. So finden Sie in diesem Buch z. B. die arthroskopische Technik für alle Gelenke, die spezifischen physiotherapeutischen Nachbehandlungen sowie ein Kapitel über Begutachtung.

Als Neuerung erhält der Leser dieser Auflage den Zugang zu einzelnen Videoclips mit den häufigsten Untersuchungsschritten in der Orthopädie. Diese Videoclips (Andreas Voss) sind mit Hilfe der AGA-Studenten entstanden und können jederzeit den aktuellen Bedürfnissen angepasst werden, so dass die Checkliste Orthopädie nicht nur als App, sondern auch mit den verlinkten Videoclips zukunftsfähig bleibt.

Ich möchte mich bei allen Mitarbeitern meiner Klinik und den vielen Autoren bedanken, die erneut in kurzer Zeit eine umfassende Überarbeitung und Erweiterung gestaltet haben – eine Überarbeitung, die in einer konzentrierten Klausur in langen Nächten in den Schweizer Bergen überaus erfolgsversprechend und zielorientiert möglich wurde. Ebenso gilt mein Dank den Mitarbeitern des Thieme Verlags, insbesondere Frau Amelie Knauß.

Der medizinisch-technische Fortschritt in unserem orthopädisch-traumatologischen und sportorthopädischen Gebiet ist so schnell, dass wir die Checklisten laufend anpassen werden müssen. Aus diesem Grund bin ich jedem Leser dankbar, wenn er uns Hinweise zur Verbesserung, zur Erweiterung und zur Vertiefung gibt.

In diesem Sinne freue ich mich, dass die Checkliste Orthopädie weiterhin in jede Kitteltasche passt und trotzdem hochaktuell sein darf.

München, im Juni 2014 *Für die Herausgeber: Andreas Imhoff*

Anschriften

Die Ziffern hinter den Namen der Autoren ermöglichen eine Zuordnung zu den Kapiteln, an denen sie mitgewirkt haben (siehe Inhaltsverzeichnis).

Priv.-Doz. Dr. med. Christoph Bartl (1)
Klinik für Unfall-, Hand- Plastische und Wiederherstellungschirurgie
Universität Ulm
Albert-Einstein-Allee 23
89081 Ulm

Prof. Dr. med. René Baumgartner † (2)
Ehem. Direktor der Klinik für Technische Orthopädie und Rehabilitation
Westfälische Wilhelms-Universität Münster (D)

Dr. med. Knut Beitzel (3)
Berufsgenossenschaftliche Unfallklinik Murnau
Prof.-Küntscher-Str. 8
82418 Murnau am Staffelsee

Priv.-Doz. Dr. med. Sepp Braun (4)
Abteilung für Sportorthopädie
Klinikum Rechts der Isar der TU München
Ismaninger Str. 22
81675 München

Priv.-Doz. Dr. med. Dipl.-Sportl. Peter U. Brucker (5)
Abteilung für Sportorthopädie
Klinikum Rechts der Isar der TU München
Ismaninger Str. 22
81675 München

Dr. med. Stefan Buchmann (6)
Abteilung für Sportorthopädie
Klinikum Rechts der Isar der TU München
Ismaninger Str. 22
81675 München

Dr. med. Matthias Bühler (7)
Sektion Septische Chirurgie des Bewegungsapparates
Klinikum Ingolstadt
Krumenauerstraße 25
85049 Ingolstadt

Dr. med. Florian Dreyer (8)
Zentrum für Fuß- und Sprunggelenkchirurgie
Schön Klinik München-Harlaching
Harlachinger Straße 51
81547 München

Dr. med. Nadine Dreyer (9)
Medical Park St. Hubertus
Sonnenfeldweg 29
83707 Bad Wiessee

Univ.-Prof. Dr. med. Rüdiger von Eisenhart-Rothe (10)
Klinik und Poliklinik für Orthopädie und Sportorthopädie
Klinikum Rechts der Isar der TU München
Ismaninger Str. 22
81675 München

Prof. Dr. med. Stefan Hinterwimmer (11)
Sportsclinic Germany
Ottobrunnerstr.55
81737 München

Univ.-Prof. Dr. med. Andreas B. Imhoff (12)
Abteilung für Sportorthopädie
Klinikum Rechts der Isar der TU München
Ismaninger Str. 22
81675 München

Priv.-Doz. Dr. med. Andreas Lenich (13)
Abteilung für Sportorthopädie
Klinikum Rechts der Isar der TU München
Ismaninger Str. 22
81675 München

Dr. med. Ralf. D. Linke (14)
Gelenkzentrum München
Schönfeldstr. 14
80539 München

Priv.-Doz. Dr. med. Stephan Lorenz (15)
Abteilung für Sportorthopädie
Klinikum Rechts der Isar der TU München
Ismaninger Str. 22
81675 München

Dr. med. Frank Martetschläger (16)
Abteilung für Sportorthopädie
Klinikum Rechts der Isar der TU München
Ismaninger Str. 22
81675 München

Priv.-Doz. Dr. med. Kai Megerle (17)
Klinik und Poliklinik für Plastische Chirurgie und Handchirurgie
Klinikum Rechts der Isar
Ismaninger Str. 22
81675 München

Anschriften

Dr. med. Philipp Minzlaff (18)
Abteilung für Sportorthopädie, Knie- und Schulterchirurgie
Berufsgenossenschaftliche Unfallklinik Frankfurt am Main
Friedberger Landstrasse 430
60389 Frankfurt am Main

Dr. med. B. A. (Sportw.) Jochen Paul (19)
Orthopädische Universitätsklinik
Universitätsspital Basel
Spitalstrasse 21
4031 Basel
Schweiz

Dr. med. Michael Rasper (20)
Institut für diagnostische und interventionelle Radiologie
Klinikum rechts der Isar
Ismaningerstr. 22
81675 München

Univ.-Prof. Dr. med. Wolfgang Rüther (21)
Klinik und Poliklinik für Orthopädie
Universitätsklinikum Hamburg-Eppendorf
Klinikum Bad Bramstedt GmbH
Martinistr. 52
20246 Hamburg

Dr. med. Katrin Schumann (22)
Fachärztin für Orthopädie und Unfallchirurgie
Pommernstr. 20
80809 München

Prof. Dr. med. Thomas Tischer (23)
Orthopädische Klinik und Poliklinik
Universitätsmedizin Rostock
Doberanerstr.142
18057 Rostock

Prof. Dr. med. Andreas Veihelmann (24)
Orthopädie und Unfallchirurgie
ACURA-Kliniken Falkenburg und Waldbronn
Sektion Wirbelsäule Sportklinik Stuttgart
Falkenburgstr. 2
76332 Bad Herrenalb

Priv.-Doz. Dr. med. Stephan Vogt (25)
Klinik für Sportorthopädie und arthroskopische Chirurgie
Hessingstr. 17
86199 Augsburg

Dr. med. Andreas Voss (Videos)
Abteilung für Sportorthopädie
Klinikum Rechts der Isar der TU München
Ismaninger Str. 22
81675 München

Dr. med. Wolfgang Waldeyer (26)
Institut für Anaesthesiologie
Klinikum rechts der Isar
Ismaningerstr. 22
81675 München

Priv.-Doz. Dr. med. Simone Waldt (27)
Institut für diagnostische und interventionelle Radiologie
Klinikum rechts der Isar
Ismaningerstr. 22
81675 München

Prof. Dr. med. Markus Walther (28)
Zentrum für Fuß- und Sprunggelenkchirurgie
Schön Klinik München-Harlaching
Harlachinger Straße 51
81547 München

Prof. Dr. med. Thomas Wessinghage (29)
Medical Park St. Hubertus
Sonnenfeldweg 29
83707 Bad Wiessee

Inhaltsverzeichnis

Die Ziffern hinter den Kapitelnamen kennzeichnen die Autoren, die in dieser Auflage am jeweiligen Kapitel mitgewirkt haben.

Grauer Teil: Grundlagen

1 Allgemeine Untersuchungstechniken (14) ▸ 19
1.1 Anamnese ▸ 19
1.2 Körperliche Untersuchung ▸ 20
1.3 Goniometrie ▸ 25
1.4 Längen- und Umfangsmessungen ▸ 26
1.5 Ganganalyse ▸ 28

2 Gelenkspezifische Untersuchungstechniken (14, 12) ▸ 31
2.1 Wirbelsäule und Iliosakralgelenk ▸ 31
2.2 Klinische Untersuchung der Schulter ▸ 36
2.3 Klinische Untersuchung des Ellenbogens ▸ 40
2.4 Klinische Untersuchung der Hand ▸ 42
2.5 Klinische Untersuchung der Hüfte ▸ 44
2.6 Klinische Untersuchung des Knies ▸ 46
2.7 Klinische Untersuchung des Fußes ▸ 49

3 Bildgebende Diagnostik (27, 20) ▸ 53
3.1 Wirbelsäule und Becken ▸ 53
3.2 Schulter ▸ 56
3.3 Ellenbogen, Hand und Finger ▸ 58
3.4 Hüfte ▸ 59
3.5 Knie ▸ 61
3.6 Patella ▸ 63
3.7 Sprunggelenke und Fuß ▸ 66

4 Arbeitstechniken und Pharmakotherapie in der Orthopädie ▸ 68
4.1 Gelenkpunktionen (14) ▸ 68
4.2 Wund- und Kompressionsverbände (14) ▸ 71
4.3 Tape-Verbände (14) ▸ 72
4.4 Gips- und Kunststoffverbände (14) ▸ 74
4.5 OP-Vorbereitung (14) ▸ 77
4.6 Allgemeine Schmerztherapie (26) ▸ 78
4.7 Antibiotikatherapie (22) ▸ 88
4.8 Thromboembolieprophylaxe (22) ▸ 94

5 Technische Orthopädie (2) ▸ 100
5.1 Grundlagen ▸ 100
5.2 Orthesen ▸ 100
5.3 Orthesen für den Rumpf ▸ 101
5.4 Orthesen für die obere Extremität ▸ 104

Inhaltsverzeichnis

5.5 Orthesen für die untere Extremität ► 107
5.6 Orthopädische Schuhe ► 112
5.7 Orthopädische Schuhzurichtungen ► 113
5.8 Orthopädische Schuheinlagen ► 116

6 Rehabilitation und Physiotherapie (29, 9) ► 118
6.1 Grundlagen der orthopädischen Rehabilitation ► 118
6.2 Methoden der physiotherapeutischen Behandlung ► 120
6.3 Physikalische Therapieverfahren ► 127
6.4 Ergotherapie ► 133

7 Begutachtung (14) ► 134
7.1 Grundlagen ► 134
7.2 Kriterien zur Begutachtung ► 134

Grüner Teil: Nützliche Algorithmen

8 Nützliche Algorithmen (16, 12) ► 136
8.1 V. a. infektiöse Arthritis ► 136
8.2 Unklarer Tumor ► 137
8.3 Rückenschmerzen ► 138
8.4 Schulterschmerzen allgemein ► 139
8.5 Kombinierter Schulterschmerz ► 140
8.6 Bewegungsschmerz der Schulter ► 141
8.7 Ellenbogenschmerz ► 142
8.8 Epikondylitis ► 143
8.9 Knieschmerzen ► 144
8.10 Knieinstabilität ► 146
8.11 Knieschwellung ► 147
8.12 Knietrauma ► 148
8.13 Schmerzhafte Gonarthrose ► 149
8.14 Gonarthrose mit Instabilität ► 150
8.15 Achillessehnenruptur ► 151
8.16 Achillodynie ► 152
8.17 Hallux valgus ► 153
8.18 OSG-Distorsion ► 154
8.19 Thromboseprophylaxe ► 156
8.20 Akromioklavikulargelenk-Instabilität ► 157
8.21 Rotatorenmanschettenruptur (RM-Ruptur) ► 158
8.22 Traumatische anteriore Erstluxation im Schultergelenk ► 160

Blauer Teil: Systematik der Krankheitsbilder und Verletzungen

9 Skelettsystemerkrankungen ► 161
9.1 Angeborene Fehlbildungen: Übersicht (15) ► 161
9.2 Achondroplasie (15) ► 163
9.3 Pseudoachondroplasie (15) ► 165
9.4 Dysplasia spondyloepiphysaria (15) ► 165

Inhaltsverzeichnis

- 9.5 Kleidokraniale Dysplasie (15) ► 166
- 9.6 Multiple epiphysäre Dysplasie (15) ► 166
- 9.7 Marfan-Syndrom (Arachnodaktylie), Ehlers-Danlos-Syndrom (15) ► 167
- 9.8 Osteogenesis imperfecta (15) ► 168
- 9.9 Fibröse Dysplasie (15) ► 170
- 9.10 Osteopetrose (15) ► 171
- 9.11 Neurofibromatose (15) ► 171
- 9.12 Morbus Paget (15) ► 172
- 9.13 Osteoporose (1) ► 174
- 9.14 Osteomalazie/Rachitis (1) ► 178
- 9.15 Hyperparathyreoidismus (1) ► 179
- 9.16 Arthropathie bei Hämophilie (1) ► 180
- 9.17 Metabolische Arthropathien (1) ► 181
- 9.18 Morbus Sudeck (Algodystrophie) (1) ► 182

10 Entzündlich rheumatische Krankheiten der Gelenke (21, 5) ► 185
- 10.1 Rheumatoide Arthritis (RA) ► 185
- 10.2 Spondyloarthritis ► 193
- 10.3 Reaktive Arthritis ► 195
- 10.4 Arthritis bei Borreliose ► 197
- 10.5 Kollagenosen ► 198
- 10.6 Weichteilrheumatismus, Fibromyalgie ► 200
- 10.7 Polymyalgia rheumatica ► 202
- 10.8 Arthritis urica ► 203
- 10.9 Chondrokalzinose/Pseudogicht ► 206
- 10.10 Arthritis psoriatica ► 207

11 Entzündliche Erkrankungen (Infektionen) (7) ► 210
- 11.1 Akute Osteomyelitis/Osteitis im Kindes- und Erwachsenenalter ► 210
- 11.2 Chronische Osteomyelitis/Osteitis ► 212
- 11.3 Bakterielle Arthritis ► 214
- 11.4 Infizierte Endoprothese/periprothetische Infektion ► 215

12 Tumoren der Weichteile und des Skeletts (25) ► 218
- 12.1 Einführung ► 218
- 12.2 Osteoidosteom ► 228
- 12.3 Osteochondrom (kartilaginäre Exostose) ► 229
- 12.4 Nicht ossifizierendes Fibrom ► 230
- 12.5 Juvenile Knochenzyste ► 230
- 12.6 Aneurysmatische Knochenzyste ► 231
- 12.7 Intraossäres Ganglion ► 232
- 12.8 Enchondrom, Chondrom ► 232
- 12.9 Synoviale Chondromatose ► 233
- 12.10 Pigmentierte villonoduläre Synovialitis (PVNS) ► 233
- 12.11 Riesenzelltumor, Osteoklastom ► 234
- 12.12 Osteosarkom ► 235
- 12.13 Ewing-Sarkom ► 237

12.14	Chondrosarkom ► 238	
12.15	Maligne Weichteiltumoren ► 239	
12.16	Plasmozytom ► 241	
12.17	Morbus Hodgkin ► 243	
12.18	Non-Hodgkin-Lymphom (NHL) ► 244	
12.19	Skelettmetastasen ► 245	

13 Neuromuskuläre Erkrankungen (15, 4) ► 248
13.1 Arthrogryposis multiplex congenita (AMC) ► 248
13.2 Progressive Muskeldystrophie ► 249
13.3 Myotonien ► 251
13.4 Myasthenia gravis ► 252
13.5 Infantile Zerebralparese (ICP) ► 253
13.6 Spina bifida und Meningomyelozele ► 255
13.7 Syringomyelie ► 258
13.8 Poliomyelitis ► 259
13.9 Amyotrophe Lateralsklerose (ALS) ► 262
13.10 Periphere Nervenengpass-Syndrome ► 263

14 Pädiatrische Orthopädie (23) ► 268
14.1 Grundlagen der Entwicklung ► 268
14.2 Aseptische Knochennekrosen ► 271
14.3 Schiefhals ► 276
14.4 Trichterbrust ► 276
14.5 Kielbrust ► 277
14.6 Sprengel-Deformität ► 278
14.7 Schenkelhalsanomalien ► 279
14.8 Hüftdysplasie, angeborene Hüftluxation ► 281
14.9 Morbus Perthes ► 287
14.10 Epiphyseolysis capitis femoris (ECF) ► 290
14.11 Coxitis fugax ► 293
14.12 Säuglingsosteomyelitis/Säuglingsarthritis/Säuglingskoxitis ► 294
14.13 Crus varum congenitum, kongenitale Tibiapseudarthrose ► 295
14.14 Kongenitaler Klumpfuß ► 296
14.15 Kindlicher Knick-Senk-Fuß ► 300
14.16 Kongenitaler Plattfuß ► 300
14.17 Sichelfuß ► 302

15 Sportverletzungen – Knochen, Muskulatur, Sehnen (19, 18) ► 303
15.1 Einführung ► 303
15.2 Stressfrakturen/-reaktionen ► 304
15.3 Muskelverletzungen ► 305
15.4 Funktionelles Kompartmentsyndrom ► 307
15.5 Boxerarm ► 308
15.6 Tennis leg ► 309
15.7 Blumenkohlohr ► 309
15.8 Quadrizeps- und Patellarsehnenruptur ► 310

Inhaltsverzeichnis

- 15.9 Weiche Leiste ▶ 311
- 15.10 Pronator-teres-Syndrom ▶ 312
- 15.11 Turf Toe ▶ 314

16 Wirbelsäule (24) ▶ 315
- 16.1 Pathomorphologie des Rückenschmerzes ▶ 315
- 16.2 Angeborene WS-Fehlbildungen ▶ 315
- 16.3 Erworbene Deformitäten ▶ 317
- 16.4 Degenerative Erkrankungen ▶ 321
- 16.5 Bandscheibenvorfälle und Wirbelsäulensyndrome ▶ 324
- 16.6 Skoliose ▶ 329
- 16.7 Thoracic-Outlet-Syndrom (TOS) ▶ 334
- 16.8 HWS-Beschleunigungsverletzung ▶ 335
- 16.9 Querschnittslähmung ▶ 337
- 16.10 Spondylitis/Spondylodiszitis ▶ 346

17 Schulter (15, 4) ▶ 350
- 17.1 Os acromiale ▶ 350
- 17.2 Akromioklavikulargelenksprengung (ACG-Sprengung) ▶ 351
- 17.3 Arthrose des Akromioklavikulargelenks (ACG) ▶ 353
- 17.4 Instabilität des Sternoklavikulargelenks (SCG) ▶ 354
- 17.5 Arthrose und Arthritis des Sternoklavikulargelenks (SCG) ▶ 355
- 17.6 Impingement ▶ 356
- 17.7 Anterosuperiores/posterosuperiores Impingement (ASI/PSI) ▶ 358
- 17.8 Ruptur der Rotatorenmanschette (RM-Ruptur) ▶ 361
- 17.9 Tendinosis calcarea ▶ 363
- 17.10 Schultersteife (Frozen/Stiff Shoulder) ▶ 365
- 17.11 Omarthrose ▶ 367
- 17.12 Schulterinstabilität/-luxation ▶ 369
- 17.13 SLAP-Läsion ▶ 372
- 17.14 Proximale Bizepssehnenruptur ▶ 374

18 Oberarm und Ellenbogen (13) ▶ 375
- 18.1 Cubitus valgus, Cubitus varus ▶ 375
- 18.2 Radiusköpfchensubluxation (Morbus Chassaignac) ▶ 376
- 18.3 Chronische Ellenbogeninstabilität, rezidivierende (Sub-)Luxationen ▶ 377
- 18.4 Ellenbogensteife ▶ 379
- 18.5 Erkrankungen der Synovialmembran ▶ 382
- 18.6 Freie Gelenkkörper ▶ 383
- 18.7 Ellenbogenarthrose ▶ 385
- 18.8 Epicondylitis humeri radialis und ulnaris ▶ 386
- 18.9 Bursitis olecrani ▶ 388
- 18.10 Osteochondrale Läsionen: Osteochondrosis dissecans (OD), Morbus Panner, Morbus Hegemann ▶ 389
- 18.11 Distale Bizepssehnenruptur ▶ 390

19 Unterarm und Hand (11, 17) ► 393
- 19.1 Distale Radiusfraktur ► 393
- 19.2 Radiokarpale Arthrose ► 393
- 19.3 Läsionen des ulnokarpalen Bandapparats (triangular fibrocartilage complex, TFCC) ► 393
- 19.4 Handgelenksganglion ► 395
- 19.5 Karpaltunnelsyndrom (KTS) ► 396
- 19.6 Dupuytrensche Kontraktur (Morbus Dupuytren) ► 398
- 19.7 Rhizarthrose ► 399
- 19.8 Skidaumen ► 400
- 19.9 Schnellender Finger ► 401
- 19.10 Lunatumnekrose ► 402

20 Hüftgelenk und Oberschenkel ► 404
- 20.1 Beinlängendifferenz (BLD) (25) ► 404
- 20.2 Adduktorenläsion (Tendinosen, Sehnenrupturen) (25) ► 406
- 20.3 Hamstringläsion (25) ► 407
- 20.4 Läsion des M. rectus femoris (25) ► 408
- 20.5 Schnappende Hüfte (25) ► 408
- 20.6 Femoroacetabuläres Impingement (FAI) (14) ► 409
- 20.7 Aseptische Femurkopfnekrose (25) ► 412
- 20.8 Koxarthrose (25) ► 415
- 20.9 Lähmungshüfte (25) ► 421

21 Knie ► 423
- 21.1 Insertionstendinose (3) ► 423
- 21.2 Morbus Osgood-Schlatter/Morbus Sinding-Larson Johansson (3) ► 424
- 21.3 Meniskusläsionen (3) ► 425
- 21.4 Kapsel- und Bandverletzungen (3, 5) ► 430
- 21.5 Osteochondrale Läsion (OCL) (3) ► 438
- 21.6 Morbus Ahlbäck (3) ► 439
- 21.7 Poplitealzyste/Baker-Zyste (3) ► 440
- 21.8 Gonarthrose (3, 11) ► 441
- 21.9 Patellaluxation (3, 15) ► 445
- 21.10 Patellofemorales Schmerzsyndrom (3) ► 448
- 21.11 Plicasyndrom (3) ► 450
- 21.12 Femoropatellare Arthrose (3) ► 451

22 Unterschenkel und oberes Sprunggelenk ► 452
- 22.1 Malleolarfraktur (5) ► 452
- 22.2 Syndesmosenverletzung (5) ► 452
- 22.3 Achillodynie (5) ► 453
- 22.4 Achillessehnenruptur (5) ► 455
- 22.5 Peronealsehnenpathologien (22.5.1: 8, 22.5.2: 5) ► 458
- 22.6 Kapsel-Band-Läsionen des OSG und USG (5) ► 460
- 22.7 Impingement des OSG (5) ► 464

| 22.8 | Arthrose des OSG (5) ► 465 |
| 22.9 | Fraktur des Processus lateralis tali (Snowboarder's Ankle) (5) ► 468 |

23   Fuß (23.1: 19; 23.2-23: 28, 8) ► 470
- 23.1 Osteochondrale Läsion des Talus ► 470
- 23.2 Haglund-Exostose ► 472
- 23.3 Dorsaler Fersensporn ► 473
- 23.4 Arthrose des USG ► 474
- 23.5 Morbus Ledderhose ► 476
- 23.6 Plantarfasziitis ► 477
- 23.7 Akzessorische Knochen ► 478
- 23.8 Morbus Köhler I ► 480
- 23.9 Morbus Köhler II ► 480
- 23.10 Tibialis-posterior-Insuffizienz ► 481
- 23.11 Spreizfuß ► 483
- 23.12 Spitzfuß (Pes equinus) ► 484
- 23.13 Hohlfuß (Pes excavatus, Pes cavus, Claw Foot) ► 486
- 23.14 Hallux valgus ► 487
- 23.15 Hallux rigidus ► 491
- 23.16 Hammerzehe/Krallenzehe ► 492
- 23.17 Digitus quintus superductus et varus ► 494
- 23.18 Unguis incarnatus ► 495
- 23.19 Nervenkompressionssyndrome am Fuß ► 496
- 23.20 Neuroosteoarthropathie des Fußes (Charcot-Fuß) ► 498

Roter Teil: Orthopädische Notfälle und Operationen

24   Notfälle in der Orthopädie (14) ► 501
- 24.1 Einführung ► 501
- 24.2 Kompartmentsyndrom ► 502

25   Eingriffe bei Knochendefekten (3) ► 505
- 25.1 Pseudarthrose ► 505
- 25.2 Dekortikation ► 507
- 25.3 Autologe Knochengewinnung ► 508

26   Tumorbiopsie (25) ► 510
- 26.1 Geschlossene Biopsie ► 510
- 26.2 Offene Biopsie ► 510

27   Arthroskopie (ASK) (6) ► 511
- 27.1 Grundlagen ► 511
- 27.2 Arthroskopie der Schulter ► 511
- 27.3 Arthroskopie des Ellenbogens ► 515
- 27.4 Arthroskopie des Handgelenks ► 517
- 27.5 Arthroskopie der Hüfte ► 518
- 27.6 Arthroskopie des Knies ► 519

27.7	Arthroskopie des oberen Sprunggelenks ► 523	
27.8	Arthroskopie des unteren Sprunggelenks ► 524	

28 Wirbelsäule (24) ► 525
- 28.1 Operative Maßnahmen ► 525
- 28.2 Spezielle Aufklärung ► 525
- 28.3 Haloextension ► 525
- 28.4 Operative Zugänge zur Wirbelsäule ► 527
- 28.5 Verschraubung von Densfrakturen ► 532
- 28.6 Zervikale Laminektomie ► 533
- 28.7 OP nach Robinson (HWS) ► 534
- 28.8 Dorsale zervikale Spondylodese ► 536
- 28.9 Endoskopische Eingriffe an der BWS ► 537
- 28.10 Extraforaminale Nukleotomie ► 538
- 28.11 Mikroskopisch-assistierte lumbale Sequestrektomie (Nukleotomie) ► 539
- 28.12 Bandscheibenersatz ► 541
- 28.13 Spondylodesen ► 541
- 28.14 Osteoligamentäre Entlastung bei Spinalkanalstenose ► 543
- 28.15 Vertebroplastie/Kyphoplastie ► 544

29 Schulter ► 546
- 29.1 Akromioklavikulargelenkluxation (ACG-Sprengung) (6) ► 546
- 29.2 Rekonstruktion der Rotatorenmanschetten (RM) (6) ► 548
- 29.3 Arthroskopische oder offene Tenodese oder Tenotomie der langen Bizepssehne (LBS) (6) ► 551
- 29.4 Arthroskopische anteroinferiore Schulterstabilisierung (6) ► 551
- 29.5 Endoprothetik (6) ► 552
- 29.6 Anatomische Totalendoprothese (12) ► 553
- 29.7 Inverse Prothese (12) ► 557
- 29.8 Arthrodese (6) ► 559

30 Hüfte (10) ► 561
- 30.1 Zugänge ► 561
- 30.2 Offene Reposition ► 564
- 30.3 Epiphysenspickung ► 564
- 30.4 Totalendoprothese (TEP) ► 565
- 30.5 Endoprothesenwechsel ► 568
- 30.6 Hüftgelenksarthrodese ► 569
- 30.7 Intertrochantäre Osteotomie (ITO) ► 570
- 30.8 Subtrochantäre Verkürzungsosteotomie ► 572
- 30.9 Beckenosteotomie ► 573

31 Knie ► 576
- 31.1 Kniebandplastiken – Grundlagen (12) ► 576
- 31.2 Kniebandplastiken (3) ► 576
- 31.3 Osteotomien (11) ► 580
- 31.4 Endoprothetik (12) ► 584
- 31.5 Rekonstruktion des medialen patellofemoralen Ligamentes (3) ► 594

32 Schäden des Gelenkknorpels und deren Therapie (25) ► 595
- 32.1 Einführung ► 595
- 32.2 Klassifikation von Knorpelschäden ► 596
- 32.3 Klassifikation von osteochondralen Läsionen ► 598
- 32.4 Therapeutische Verfahren ► 601
- 32.5 Operationstechniken ► 602
- 32.6 Therapie in Abhängigkeit von Größe und Stadium der Läsion ► 605

33 Amputation und Prothesenversorgung (2) ► 608
- 33.1 Amputation ► 608
- 33.2 Obere Extremität: Allgemeines Vorgehen ► 615
- 33.3 Obere Extremität: Spezielles Vorgehen ► 616
- 33.4 Untere Extremität: Allgemeines Vorgehen ► 622
- 33.5 Untere Extremität: Spezielles Vorgehen ► 623

Anhang

34 Übersicht über häufige Frakturen an der oberen Extremität (12, 13) ► 634
- 34.1 Klavikulafraktur ► 634
- 34.2 Skapulafraktur ► 635
- 34.3 Humeruskopffraktur ► 637
- 34.4 Suprakondyläre Humerusfraktur ► 640
- 34.5 Olekranonfraktur ► 641
- 34.6 Radiusköpfchenfraktur ► 643
- 34.7 Distale Radiusfraktur ► 643
- 34.8 Perilunäre Luxation ► 646
- 34.9 Skaphoidfraktur ► 647
- 34.10 Mittelhandfraktur ► 648
- 34.11 Fingerfraktur ► 649

35 Übersicht über häufige Frakturen der unteren Extremität (12, 13) ► 651
- 35.1 Femurkopffraktur und traumatische Hüftluxation ► 651
- 35.2 Schenkelhalsfraktur ► 653
- 35.3 Pertrochantäre Femurfraktur ► 655
- 35.4 Distale Femurfraktur ► 656
- 35.5 Proximale Tibiafraktur ► 656
- 35.6 Patellafraktur ► 657
- 35.7 Pilon-tibial-Fraktur ► 658
- 35.8 Malleolarfraktur ► 660
- 35.9 Talusfraktur ► 662
- 35.10 Kalkaneusfraktur ► 663
- 35.11 Metatarsalefraktur ► 664
- 35.12 Zehenfraktur /-luxation ► 665

Sachverzeichnis ► 666

1 Allgemeine Untersuchungstechniken

1.1 Anamnese

Orthopädische Anamnese

- „Warum kommen Sie zu uns?"
- **Aktuelle Beschwerden:**
  - Beginn (Zeitpunkt, akut oder schleichend), Auslöser, intensivierende oder lindernde Faktoren.
  - Charakter (Anlauf-, Einlaufschmerz, Ruhe-, Belastungs-, Bewegungsschmerz).
  - Schmerzqualität (dumpf, stechend, brennend, „elektrisierend", wandernd).
  - Schmerzlokalisation und -ausstrahlung (genau zeigen lassen).
  - Intensität der Beschwerden (visuelle Analogskala 1 – 10).
  - Zeitliches Auftreten und Häufigkeit (morgens, nachts, nur ab und zu, regelmäßig, wie oft).
  - Instabilitätsgefühl.
  - Schwäche, motorisches Defizit.
  - Gefühllosigkeit.
- **Vorgeschichte:**
  - Unfallereignisse mit möglichst genauer Rekonstruktion des Unfallmechanismus.
  - Evtl. Funktionseinschränkungen, Gelenkblockierungen, Schnappphänomene, Krepitationen.
  - Gehfähigkeit (Gehstrecke bemessen in Zeit oder Entfernung, Treppensteigen, Benutzung öffentlicher Verkehrsmittel, teilweise oder vollständige Bettlägerigkeit), Sportfähigkeit.
  - Abhängigkeit von fremder Hilfe (bei An- und Auskleiden, Essen, Trinken, Fortbewegung, hygienischen Verrichtungen, Defäkation, Miktion).
  - Hilfsmittel (Orthesen, Prothesen, orthopädisches Schuhwerk, Stock, Rollstuhl, technische Hilfen an Wohnung, Arbeitsplatz, Auto).
  - Bisherige Behandlung: Maßnahmen, Verlauf und Ergebnisse; ggf. Ergänzung durch Angehörige, Arbeitgeber, Akten anderer Kliniken, Hausärzte, Versicherungen.

Allgemeine Anamnese

- **Eigenanamnese:**
  - Geburtsfehler, psychomotorische Entwicklung.
  - Störungen von Stoffwechsel, Herz-Kreislauf-System, Urogenitalsystem, psychische Erkrankungen.
  - Stattgehabte Operationen.
  - Medikamente, Allergien, Alkohol-, Nikotin-, Drogenabusus.
  - Schwangerschaften.
- **Familienanamnese:** Erbkrankheiten, Tumoren, Stoffwechselerkrankungen, Hauterkrankungen.
- **Sozialanamnese:** Beruf (Arbeitsbelastung und -haltung), Sport, Familienstand, Kulturkreis, Schule, Umschulung, Arbeitsfähigkeit, evtl. bestehende Rente, MdE, Kuraufenthalte.

1.2 Körperliche Untersuchung

Grundlagen

- Immer vollständiger orthopädischer Status bei der ersten Untersuchung.
- Untersuchung am entkleideten Patienten (bis auf Unterhosen und BH)!
- Erfassen von anthropometrischen Basisdaten: Körpergröße, Gewicht, Body-Mass-Index (BMI = Körpergewicht [kg]/Körpergröße^2 [m]). Klassifikation des Körpergewichts s. Tab. 1.1.

Tab. 1.1 • Klassifizierung des Körpergewichts (aus Hepp WR, Debrunner HU. Orthopädisches Diagnostikum. 7. Aufl. Stuttgart: Thieme; 2004).

Klassifizierung	Body-Mass-Index	Beispiel: Patient mit einer Körpergröße von 1,80 m
Untergewicht	< 20,0	< 64,8 kg
Normalgewicht	20,0 – 24,9	64,8 – 80,7 kg
Adipositas Grad I	25,0 – 29,9	80,8 – 96,9 kg
Adipositas Grad II	30,0 – 39,9	97,0 – 129,3 kg
Adipositas Grad III	≥ 40	≥ 129,4 kg

▭ *Merke:* Notwendig ist eine klare und reproduzierbare Dokumentation der Untersuchungsergebnisse mit Datum und Unterschrift.

Inspektion (Gehen, Stehen, Liegen)

- Haltung, Körperlänge, Körperbau, Körperreife, Konstitutionstyp.
- Allgemein- und Ernährungszustand, Alter (erst abschätzen, dann erfragen).
- Gangbild, s. Ganganalyse (S. 28).
- Deformitäten von Rumpf und Extremitäten, v. a. Achsfehlstellungen.
- Haut (Farbe, Schwellung, Ödeme, Narben, Fisteln, Pigmentierungen, Tumoren, Druck- und Scheuerstellen).
- Operationsnarben.
- Atrophien, Lähmungen, Amputationen.
- Orthesen, Prothesen, Hilfsmittel (Passform, Funktionalität, Gebrauchsspuren); Frage nach dem Orthopädietechniker, Orthopädieschuhtechniker, Sanitätshaus. Ablaufbild des Schuhwerks.

Palpation

- Druckschmerz (umschrieben oder generalisiert, Punctum maximum).
- Erguss, Schwellung, Ödem, Zyste.
- Hauttemperatur, Hautturgor, Feuchtigkeit.
- Indurationen, Tumoren, Fluktuation.
- Muskeltonus, Myogelosen.

Bewegungs- und Funktionsprüfung

▭ *Beachte:* Untersuchung im Liegen und im Stehen.
- **Dokumentation nach der** Neutral-Null-Methode (S. 25). Mitbeurteilung der angrenzenden Gelenke.
- **Messung von** Länge und Umfang der Extremitäten (S. 26) und Vergleich mit der Gegenseite.

1.2 Körperliche Untersuchung

Neurologische Untersuchung

❑ *Merke:* Beurteilung neurologischer Defizite immer im Seitenvergleich!
▶ **Motorik:**
- Paresen (Tab. 1.2), Atrophien, Hypertrophien.

Tab. 1.2 • Pareseprüfung (nach Grehl H., Reinhardt F.: Checkliste Neurologie. Thieme; 2013).

Funktion	Hauptmuskel	Wurzel	Nerv
obere Extremität:			
Schulterelevation	M. trapezius	C3–C4	N. accessorius (N. XI)
Oberarmelevation (>60°)	M. deltoideus	C5–C6	N. axillaris
Oberarmabduktion	M. supraspinatus	C4–C6	N. suprascapularis
Oberarminnenrotation	M. subscapularis	C5–C6	N. subscapularis
Oberarmaußenrotation	M. infraspinatus	C4–C6	N. suprascapularis
Oberarmaußenrotation	M. teres minor	C4	N. axillaris
Skapula-Adduktion an Wirbelsäule	Mm. rhomboidei	C3–C5	N. dorsalis scapulae
Armretroversion	M. teres major	C5–C6	N. subscapularis
Armanteversion	M. serratus anterior	C5–C7	N. thoracicus longus
Hände aneinanderpressen	M. pectoralis major	C5–Th1	Nn. pectorales
Armbeugung in Supination	M. biceps brachii	C5–C6	N. musculocutaneus
Armbeugung in Mittelstellung	M. brachioradialis	C5–C6	N. radialis
Supination bei gestrecktem Ellenbogen	M. supinator	C5–C7	N. radialis
Armstreckung	M. triceps brachii	C7–Th1	N. radialis
Handstreckung (Radialabduktion)	M. extensor carpi radialis	C6–C8	N. radialis
Handstreckung (Ulnarabduktion)	M. extensor carpi ulnaris	C6–C8	N. radialis profundus
Fingerstreckung im Grundgelenk	M. extensor digitorum communis	C7–C8	N. radialis profundus
Daumenabduktion (Grundphalanx)	M. abductor pollicis longus	C7–C8	N. radialis profundus
Extension prox. Daumenphalanx	M. extensor pollicis brevis	C7–C8	N. radialis profundus
Extension dist. Daumenphalanx	M. extensor pollicis longus	C7–C8	N. radialis profundus
Zeigefingerextension	M. extensor indicis	C7–C8	N. radialis profundus
Pronation von Unterarm/Hand	Mm. pronatores	C5–Th1	N. medianus
Handbeugung (Radialabduktion)	M. flexor carpi radialis	C6–C8	N. medianus
Handbeugung (Ulnarabduktion)	M. flexor carpi ulnaris	C8–Th1	N. ulnaris
Beugung der Mittelphalangen	M. flexor digitorum superficialis	C7–Th1	N. medianus

1.2 Körperliche Untersuchung

Tab. 1.2 • Fortsetzung

Funktion	Hauptmuskel	Wurzel	Nerv
Beugung der Endphalangen Dig. II + III	M. flexor digitorum profundus II + III	C 7 – C 8	N. medianus
Beugung der Endphalangen Dig. IV + V	M. flexor digitorum profundus IV + V	C 8 – Th 1	N. ulnaris
Beugung der distalen Phalanx des Daumens	M. flexor pollicis longus	C 7 – Th 1	N. medianus
Beugung der Grundphalanx des Daumens	M. flexor pollicis brevis	C 7 – C 8	N. medianus
Abduktion Metacarpale I	M. abductor pollicis brevis	C 7 – C 8	N. medianus
Opposition Daumen gegen kleinen Finger	M. opponens pollicis	C 7 – C 8	N. medianus
Daumenadduktion	M. adductor pollicis	C 8 – Th 1	N. ulnaris
Kleinfingerabduktion	M. abductor digiti V	C 8 – Th 1	N. ulnaris
Fingerspreizung	Mm. interossei dors.	C 8 – Th 1	N. ulnaris
Fingerbeugung im Grundgelenk, Streckung im Mittel- und Endgelenk	Mm. lumbricales	C 8 – Th 1	N. medianus (Dig. I + II), N. ulnaris (Dig. III–IV)
untere Extremität:			
Hüftbeugung	M. iliopsoas	L 1 – L 3	N. femoralis
Hüftstreckung	M. glutaeus maximus	L 5 – S 2	N. glutaeus inferior
Beinabduktion	M. glutaeus medius + minimus	L 4 – S 1	N. glutaeus superior
Beinadduktion	Mm. adductores + gracilis	L 2 – L 4	N. obturatorius
Kniebeugung	M. biceps femoris, semitendinosus, semimembranosus	L 5 – S 2	N. ischiadicus
Kniestreckung	M. quadriceps femoris	L 2 – L 4	N. femoralis
Fuß-Plantarflexion	M. triceps surae	L 5 – S 2	N. tibialis
Fuß-Dorsalextension	M. tibialis anterior	L 4 – L 5	N. peroneus profundus
Fuß-Inversion	M. tibialis posterior	L 5 – S 1	N. tibialis
Fuß-Eversion	Mm. peronei	L 5 – S 2	N. peroneus superficialis
Zehenbeugung	M. flexor digitorum longus	L 5 – S 2	N. tibialis
Zehenhebung/-streckung	M. extensor digitorum longus + brevis	L 5 – S 2	N. peroneus profundus
Großzehenhebung	M. extensor hallucis longus	L 4 – L 5	N. peroneus profundus

- Muskeltonus, Spastik, Rigor, Tremor.
- Beurteilung der Muskelkraft s. Tab. 1.3.

1.2 Körperliche Untersuchung

Tab. 1.3 • Beurteilung der groben Muskelkraft.

Kraftgrad	Beurteilung	Prüfung
5/5	normal	volles Bewegungsausmaß gegen starken Widerstand
4/5	gut	volles Bewegungsausmaß gegen leichten Widerstand
3/5	schwach	volles Bewegungsausmaß gegen die Schwerkraft
2/5	sehr schwach	volles Bewegungsausmaß ohne Einwirkung der Schwerkraft
1/5	fast keine	sicht- oder tastbare Aktivität, unvollständiges Bewegungsausmaß
0/5	null	komplette Lähmung, keine Kontraktionen

▶ **Sensibilität:** Berührung, Schmerz-, Temperatur- und Vibrationsempfinden, 2-Punkt-Diskrimination (Dermatome, Abb. 1.1).
▶ **Reflexe:**
  • Eigenreflexe.
  • Arm: Bizepssehnenreflex (BSR), Trizepssehnenreflex (TSR), Radiusperiostreflex (RPR).
  • Bein: Patellarsehnenreflex (PSR), Achillessehnenreflex (ASR; Tab. 1.4).

Tab. 1.4 • Klinisch wichtige Eigenreflexe (nach Grehl H., Reinhardt F.: Checkliste Neurologie. Thieme; 2013).

Reflex	Segment	Muskel	peripherer Nerv
Skapulohumeral-	C4–C6	M. infraspinatus + teres minor	N. suprascapularis + axillaris
Bizepssehnen-	C5–C6	M. biceps brachii	N. musculocutaneus
Radiusperiost-	C5–C6	M. brachioradialis (+ biceps brachii, brachialis)	N. radialis + musculocutaneus
Trizepssehnen-	C7–C8	M. triceps brachii	N. radialis
Trömner-	C7–C8	Mm. flexores digitorum	N. medianus (+ ulnaris)
Adduktoren-	L2–L4	Mm. adductores	N. obturatorius
Patellarsehnen-	L3–L4	M. quadriceps femoris	N. femoralis
Tibialis-posterior-	L5	M. tibialis posterior	N. tibialis
Achillessehnen-	S1–S2	M. triceps surae (u. a. Flexoren)	N. tibialis

  • Fremdreflexe (z. B. Bauchhautreflex; Tab. 1.5).

Tab. 1.5 • Klinisch wichtige Fremdreflexe (nach Grehl H., Reinhardt F.: Checkliste Neurologie. Thieme; 2013).

Reflex	Segment	Muskel	peripherer Nerv (Efferenz)
Bauchhaut-	Th6–Th12	Abdominalmuskulatur	Nn. intercostales, hypogastricus, ilioinguinalis
Kremaster-	L1–L2	M. cremaster	R. genitalis N. genitofemoralis
Bulbokavernosus-	S3–S4	M. bulbocavernosus	N. pudendus
Anal-	S3–S5	M. sphincter ani externus	N. pudendus

1.2 Körperliche Untersuchung

1. N. trigeminus (V1, V2, V3)
2. N. auricularis magnus
3. N. transversus colli
4. Nn. supraclaviculares
5. Rr. cutanei anteriores nn. intercostalium
6. N. cutaneus brachii lateralis superior (N. axillaris)
7. N. cutaneus brachii medialis
8. N. cutaneus brachii posterior (N. radialis)
9. Rr. mammari laterales nn. intercostalium
10. N. cutaneus antebrachii posterior (N. radialis)
11. N. cutaneus antebrachii medialis
12. N. cutaneus antebrachii lateralis (N. musculocutaneus)
13. Ramus superficialis n. radialis
14. R. palmaris n. mediani
15. N. medianus
16. Nn. digitales palmares communes (N. ulnaris)
17. N. palmaris n. ulnaris
18. R. cutaneus lateralis n. iliohypogastrici
19. R. cutaneus anterior n. iliohypogastrici

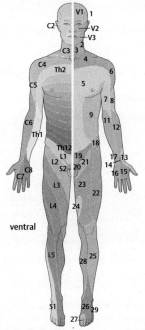
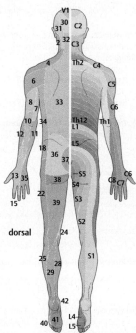

20. N. ilioinguinalis
21. N. genitofemoralis
22. N. cutaneus femoris lateralis
23. Rr. cutanei anteriores n. femoralis
24. N. obturatorius
25. N. cutaneus surae lateralis (N. peroneus communis)
26. N. peroneus superficialis
27. N. peroneus profundus
28. N. saphenus
29. N. suralis
30. N. occipitalis major
31. N. occipitalis minor
32. Rr. dorsales nn. cervicalium
33. Rr. dorsales nn. spinales
34. Rr. cutanei laterales nn. intercostalium
35. R. dorsalis n. ulnaris
36. Nn. clunium superiores
37. Nn. clunium medii
38. Nn. clunium inferiores
39. N. cutaneus femoris posterior
40. N. plantaris lateralis (N. tibialis)
41. N. plantaris medialis (N. tibialis)
42. Rr. calcanei n. tibialis

Abb. 1.1 • Sensible Innervation (Dermatome). In beiden Ansichten: rechte Körperhälfte radikuläre Innervation, linke Körperhälfte periphere Innervation. (nach Schünke M, Schulte E, Schumacher U. Prometheus. LernAtlas der Anatomie. Allgemeine Anatomie und Bewegungssystem. Illustrationen von M. Voll und K. Wesker. 5. Aufl. Stuttgart: Thieme; 2011)

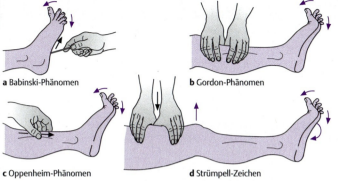

a Babinski-Phänomen **b** Gordon-Phänomen
c Oppenheim-Phänomen **d** Strümpell-Zeichen

Abb. 1.2 • Babinski-Gruppe. (aus Grehl H., Reinhardt F.: Checkliste Neurologie. Thieme; 2013)

- pathologische Reflexe (z. B. Babinski; Abb. 1.2).
▶ **Nervendehnungszeichen:** Z. B. Lasègue, Bragard; Grad-Angabe.
▶ **Koordination:** Romberg, Unterberger, Blindgang (Ataxie, Tremor?).
▶ **Vegetativum:** Blasen-, Mastdarmfunktion, Schweißsekretion.
▶ **Psyche:** Psychische Auffälligkeiten (Beschwerden glaubhaft?).

Pulsstatus

▶ Palpation der Aa. carotis, radialis, ulnaris, femoralis, poplitea, tibialis posterior, dorsalis pedis.

1.3 Goniometrie

Goniometrie nach der Neutral-Null-Methode

▶ Nach der Neutral-Null-Methode werden die Bewegungsumfänge eines Gelenkes aus einer definierten Neutralstellung (Nullstellung) gemessen. Der ermittelte Winkelwert gibt das Ausmaß der Bewegung an. Gemessen werden der aktive und der passive Bewegungsumfang.
▶ **0-Stellung der Gelenke:** Anatomische Normalstellung des aufrecht stehenden Menschen mit hängenden Armen, nach ventral gerichteten Daumen und parallel stehenden Füßen (Abb. 1.3).
▶ **Bewegungsumfang:** Er wird mit 3 Ziffern angegeben, wovon die mittlere die Nullstellung wiedergibt. Die beiden anderen beschreiben die Endausschläge der Bewegung (z. B. Flexion/Extension).
  - Wird die 0-Stellung erreicht und passiert, so steht die Null zwischen den Endstellungswerten.
  - Bei Bewegungseinschränkungen steht die Null nicht in der Mitte, sondern auf der Seite der nicht erreichten Endstellung (z. B. Extensionsdefizit von 20° bei freier Beugung im Kniegelenk: F/E 150°/20°/0°).
▶ **Dokumentation:** Die Dokumentationsreihenfolge der Endausschläge muss definiert werden (z. B. Flexion/Extension [F/E], Pronation/Supination [Pro/Sup], Abduktion/Adduktion [Abd/Add]).

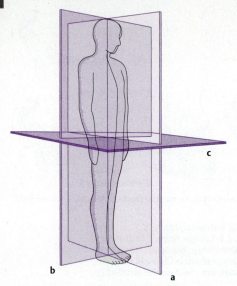

Abb. 1.3 • Bezeichnung der Raumebenen.
a Sagittalebene,
b Frontal- oder Koronalebene,
c Transversalebene.

1.4 Längen- und Umfangsmessungen

Kopf und Hals

- **Kopfumfang:** Messung horizontal entlang der Stirn.
- **Halsumfang:** Horizontale Messung von ventral auf Höhe des Schildknorpels nach dorsal auf Höhe der maximalen Lordose.

Wirbelsäule, Rumpf

- **Sitzhöhe:** Normal 50% der Körperlänge (bei Erwachsenen und Kindern über 10 Jahren).
- **Brusttiefe:** Thoraxdurchmesser auf Höhe des kaudalen Endes des Proc. xiphoideus bis zum Proc. spinosus des Wirbels der entsprechenden Höhe. Messung in maximaler Inspiration und Exspiration.
- **Brustumfang:** Umfangsmessung kaudal der Axilla bei hängendem Arm. Bei Frauen kranial des Brustansatzes, bei Männern kranial der Mamillen. 3 Messungen: In Atemmittellage, in max. Exspiration, in max. Inspiration.

Schulter

- **Schulterbreite:** Distanz zwischen den Akromionspitzen.

Arm/Hand

- **Längenmessungen:**
  - *Gesamtarm:* Abstand zwischen Akromionspitze und Proc. styloideus radii (am hängenden Arm im Stehen).
  - *Oberarm:* Abstand zwischen Akromionspitze und Epicondylus humeri radialis.
  - *Unterarm:* Abstand zwischen Epicondylus humeri radialis und Proc. styloideus radii in maximaler Supination.
  - *Elle:* Abstand zwischen Olekranon und Proc. styloideus ulnae.

1.4 Längen- und Umfangsmessungen

- *Hand:* Abstand zwischen der Verbindungslinie vom Proc. styloideus radii et ulnae und dem längsten Finger.
- *Finger:* Abstand zwischen Fingergrundgelenk und Fingerspitze (Messung auf der Dorsalseite bei flektiertem Grundgelenk).

▶ **Umfangsmessungen:**
- *Oberarm:* Auf Höhe des Ansatzes des M. deltoideus bei in 45° flektiertem Ellenbogen.
- *Biceps femoris:* 15 cm kranial des Epicondylus humeri radialis (Ellenbogen in Streckung).
- *Ellenbogen:* Auf Höhe des Olekranons in Streckung.
- *Unterarm:* 10 und 20 cm distal des Epicondylus humeri radialis.
- *Handgelenk:* Direkt distal der Ebene der Processus styloidei radii et ulnae.
- *Mittelhand:* Über dem Köpfchen Metakarpale II–V.
- *Finger:* Mitte der Grund-, Mittel- und Endphalanx.
- *Fingergelenk:* Proximales und distales Interphalangealgelenk.

Becken

▶ **Beckenkammbreite:** Größter Abstand der Beckenkämme in der frontotransversalen Ebene.
▶ **Trochanterbreite:** Abstand zwischen den Trochanteres majores.

Bein

▶ **Längenmessungen:**
- *Gesamtes Bein:* Spina iliaca anterior superior oder Spitze des Trochanter major bis zur Spitze des Malleolus lateralis.
- *Oberschenkel:* Spitze des Trochanter major bis lateraler Kniegelenkspalt.
- *Unterschenkel:* Lateraler Kniegelenkspalt bis zur Spitze des Malleolus lateralis.
- *Fuß:* Hinterste Kontur der Ferse bis zur Spitze der längsten Zehe.

▶ **Umfangsmessungen:**
- *Oberschenkel:* 15 und 20 cm kranial des medialen Kniegelenkspaltes bei Erwachsenen; bei Kindern 6 und 10 cm kranial des medialen Kniegelenkspaltes. Alternativ kranial des proximalen Patellapols. Messgenauigkeit±1 cm.

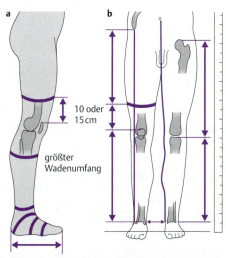

Abb. 1.4 • **a, b** Umfangs- und Längenmessungen an der unteren Extremität.
a seitlich
b von vorne

- *Unterschenkel:* 15 cm distal des medialen Kniegelenkspaltes. Alternativ Messung des maximalen und minimalen Umfangs (i. d. R. auf der Wadenmitte und am Achillessehnenansatz).
- *Fuß:* Fersenmaß: Über Ferse und Rist. Ristmaß: Über dem Os naviculare. Ballenmaß: Über dem Großzehenballen (Abb. 1.4).

1.5 Ganganalyse

Grundlagen

▶ Am Gangbild ist der **gesamte Bewegungsapparat** beteiligt, nicht nur die unteren Extremitäten. Das Ziel ist die Fortbewegung mit einem minimalen Aufwand an Energie, wobei sich der Kopf mit seinen wichtigen Sinnesorganen in möglichst gerader Linie fortbewegt, unabhängig von der Beschaffenheit des Bodens.
▶ Beim normalen Gehen wechseln **Stand-(Stemm-)** und **Schwung-(Spielbein-)phase** in rhythmischer Folge ab. Die Einheit zur Beurteilung ist der **Schrittzyklus** oder Doppelschritt, der aus 2 Einzelschritten besteht.
  - Die **Standphase** besteht aus Fersenauftritt, Sohlenkontakt, Fersenablösung, Zehenabstoß (Abb. 1.5).
  - Die **Schwungphase** besteht aus Beuge- und Streckphase des Kniegelenks.
▶ **Doppelbelastung:** Beide Füße berühren gleichzeitig den Boden.
▶ **Wanderschritt:** Zyklusdauer 0,1 – 1,0 s, Schrittzahl 110 – 120/min, Schrittlänge ca. 78 cm.
▶ Der **Körperschwerpunkt** setzt sich nicht in gerader Linie fort. Er beschreibt eine schraubenförmige Bewegung in einem imaginären Tunnel von ca. 3 cm Durchmesser. Auch in der Sagittalebene hebt und senkt sich das Becken um 4 – 5 cm, in der

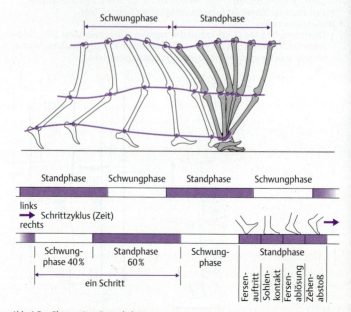

Abb. 1.5 • Phasen eines Doppelschritts.

1.5 Ganganalyse

Frontalebene um ca. 3 cm, in der Schwungphase zur Seite des unbelasteten Beines. In der Transversalebene beschreibt das Becken eine Rotationsbewegung von 6–8°.
❏ *Beachte:* Jede Abweichung gilt als pathologisch und erfordert einen erhöhten Energieaufwand.

Gangstörungen

- Hinken kann einseitig oder beidseitig auftreten.
- **Verkürzungshinken:** Bei anatomischer Beinverkürzung oder funktioneller Beinlängendifferenz (z. B. Spitzfuß, Streckdefizit am Knie, Adduktionskontraktur der Hüfte). Klinisch apparent ab 3 cm Beinlängendifferenz.
- **Lähmungshinken:** Durch neuromuskuläre Störung. Trendelenburg- oder Duchenne-Zeichen positiv (s. u.).
- **Verbeugungshinken:** Bei Flexionskontraktur der Hüftgelenke.
- **Schmerzhinken:** Schonhaltung zur Vermeidung schmerzhafter Stellungen (z. B. bei Arthrose, posttraumatisch).
- **Spastisches, athetotisches Hinken:** Bei zentralnervösen Störungen.

❏ *Merke:* Häufig beobachtet man Kombinationen aus den genannten Hink-Typen.

Untersuchungsmethoden

- **Klinisch:**
  - Inspektion von allen Seiten im Untersuchungszimmer, auf dem Laufband, auf der Treppe.
  - Zehenspitzengang, Fersengang.
  - Eversions-, Inversionsgang.
  - Inspektion der Fußform mit und ohne Belastung.
  - Sohlenbeschwielung.
  - Achsanalyse.
  - Palpatorische Erfassung der Vor- und Rückfussflexibilität, Beweglichkeit im OSG/USG.
- **Objektiv:**
  - Rechnergestützte Auswertung der Bewegungen mit Kamera- oder Videosystemen.
  - Elektromyografische Ableitung der Muskelaktivität.

Klinische Zeichen

- Siehe Abb. 1.6.
- **Trendelenburg-Zeichen:** Bei Läsion des N. glutaeus superior (traumatisch, Hüft-OP, intraglutaeale Injektion, Poliomyelitis).
  - Parese, Insuffizienz der Mm. glutai medius et minimus und des M. tensor fasciae latae.
  - Fehlen der aktiven Hüftabduktoren (pelvinotrochantäre Muskulatur).
  - Das Becken kann im Einbeinstand nicht stabilisiert werden und sinkt auf der gesunden Seite ab. (Beim Gesunden kontrahiert die pelvinotrochantäre Muskulatur im Einbeinstand und hält die nicht unterstützte Seite horizontal.)
  - Positiv auch bei Hüftdysplasie (S. 281), Morbus Perthes (S. 287) und Coxa vara (S. 279), weil hier der Hebelarm der Muskulatur verkürzt ist.
- **Duchenne-Zeichen (Duchenne-Hinken):** Gegenregulierendes Pendeln des Oberkörpers beim Gehen, um das Abkippen des Beckens zu kompensieren.
  - Positiv bei Insuffizienz der Mm. glutaei.
  - Bei beidseitiger Insuffizienz: Enten- oder Watschelgang.

1.5 Ganganalyse

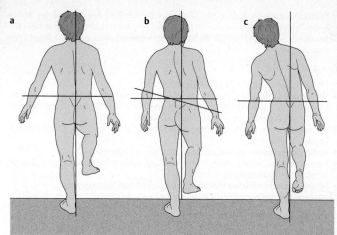

Abb. 1.6 • Trendelenburg-Zeichen. **Merke:** Trendelenburg-Prüfung immer mit geradem Oberkörper!
a Im Einbeinstand waagerechte Beckenhaltung durch Kraft der Hüftabduktoren (M. glutaeus medius) → Trendelenburg links negativ.
b Bei Glutaeusinsuffizienz links Absinken des Beckens zur gesunden Gegenseite → Trendelenburg links positiv.
c Falsch negativer Trendelenburg durch Ausgleich der Hüftabduktionsinsuffizienz durch Oberkörperüberhang (= Duchenne-Zeichen).

2 Gelenkspezifische Untersuchungstechniken

2.1 Wirbelsäule und Iliosakralgelenk

Grundlagen

- Untersuchung im Stehen.
- **0-Stellung:** Aufrechte Körperhaltung, Becken in der Frontalebene horizontal eingestellt. Beinlängenunterschiede mit Brettchen ausgleichen.
- **Beurteilung der Haltung:** Siehe Abb. 2.1.

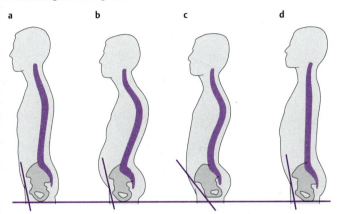

Abb. 2.1 • Haltungsinsuffizienzen der Wirbelsäule. Beachte die unterschiedliche Beckenkippung.
a Normale Haltung,
b Rundrücken,
c Hohlrundrücken,
d Flachrücken

Untersuchung der Halswirbelsäule (HWS)

- Untersuchung am sitzenden Patienten von hinten.
- **Normaler Bewegungsumfang** (Abb. 2.2):
  - *Inklination/Reklination* (Flexion/Extension): (35°–45°)/0°/(35°–45°).
  - *Lateralflexion* nach rechts und links: 45°/0°/45°.
  - *Rotation* (60°–80°)/0°/(60°–80°).
- **HWS-Rotations-Screening:** Der Kopf wird mit beiden Händen in der Parietalregion umfasst und nach beiden Seiten rotiert. Geprüft wird:
  - *Beweglichkeit im Seitenvergleich:* Eine Bewegungsstörung ist Ausdruck einer segmentalen Dysfunktion (z. B. Arthrose, Verkürzung, Muskelverkürzung).
  - *Endgradiger Anschlag:* Ein harter Anschlag mit Schmerz ist Hinweis auf degenerative Veränderungen (Spondylose, Spondylarthrose), ein weicher Anschlag deutet auf eine muskuläre Pathologie (z. B. Verkürzung der Nackenstrecker).

  ⊃ *Cave:* Bei Auftreten von Schwindel zerebrale Durchblutung abklären!
- **Kopfrotationstest in maximaler Inklination und Reklination:** Erlaubt eine Aussage über die Etage der Pathologie; eine Bewegungseinschränkung ist meist Ausdruck von degenerativen oder entzündlichen Prozessen.
  - Segmente distal von C 2 sind in maximaler Inklination gesperrt: Rotation weitgehend in den Kopfgelenken.

2.1 Wirbelsäule und Iliosakralgelenk

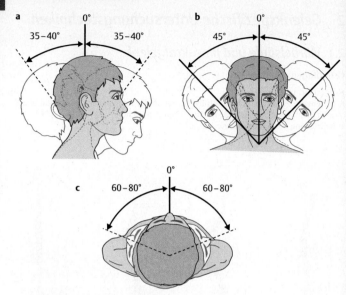

Abb. 2.2 • Bewegungsumfang der HWS.
a Vorneigen/Rückneigen (Flexion/Extension),
b Seitneigen,
c Rotation in Flexion 45°/0°/45°, Rotation in Extension 60°/0°/60°.

- Kopfgelenksregion ist in maximaler Reklination gesperrt: Rotation v. a. in den distalen HWS-Segmenten.
▶ **Perkussionstest:** Beklopfen aller Dornfortsätze der leicht gebeugten HWS.
  - *Lokalisierter Schmerz* bei Fraktur oder muskulär-ligamentärer Störung.
  - *Radikuläre Symptomatik* bei Bandscheibenschädigung mit Irritation der Nervenwurzel.
▶ **O'Donoghues-Test:** Zur Differenzierung zwischen muskulären und ligamentären Nackenschmerzen. Der Untersucher neigt den Kopf des vor ihm sitzenden Patienten zunächst passiv nach beiden Seiten. Dann neigt der Patient den Kopf aktiv gegen den Widerstand der Hand des Untersuchers (an Jochbein und Schläfe) nach lateral.
  - *Schmerzen bei passiver Kopfneigung:* Hinweis auf ligamentäre, artikulär-degenerative Störung.
  - *Schmerzen bei aktiver Kopfneigung:* Muskuläre Dysfunktion.
▶ **HWS-Distraktionstest:** Zur Differenzierung zwischen radikulären und ligamentärmuskulären Schmerzen im Nacken-Arm-Schulter-Bereich. Der Untersucher fasst den Kopf des Patienten an Kinn und Hinterhaupt und übt unter Rotation axialen Zug in kranialer Richtung aus.
  - *Schmerzreduktion unter Distraktion:* Hinweis auf bandscheibenbedingte Irritation der Nervenwurzel (Entlastung von Bandscheibe und korrespondierender Nervenwurzel).
  - *Schmerzzunahme unter Distraktion:* Muskulär-ligamentäre bzw. artikulär-degenerative Störung.

2.1 Wirbelsäule und Iliosakralgelenk

Untersuchung der Brust- und Lendenwirbelsäule

- Untersuchung am stehenden Patienten von hinten.
- **Normaler Bewegungsumfang** (Abb. 2.3):
  - *Extension* der Einheit BWS/LWS: 30° im Stehen oder 20° im Liegen.
  - *Lateralflexion* der Einheit BWS/LWS: 30 – 40° im Stehen.
  - *Rotation* der Einheit BWS/LWS: 30° im Stehen.
- **Fingerspitzen-Boden-Abstand (FBA):** Entspricht der Flexion der Gesamtwirbelsäule und der Hüften. Maximales Vorbeugen des Oberkörpers mit hängenden Armen und hängendem Kopf bei gestreckten Beinen, Messen des verbleibenden Abstandes zwi-

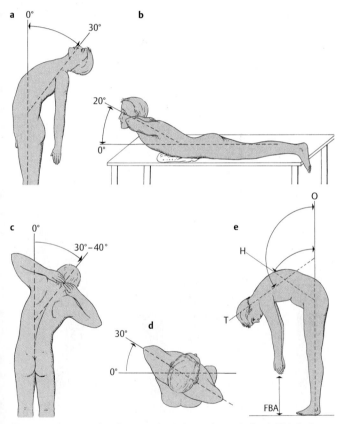

Abb. 2.3 • Bewegungsumfang der BWS und LWS. (aus Buckup K., Buckup J.: Klinische Tests an Knochen, Gelenken und Muskeln. Thieme; 2012)
a Rückneigung (Extension) der Wirbelsäule im Stehen
b und in Bauchlage,
c Seitneigung der Wirbelsäule,
d Rotation des Rumpfes,
e Gesamtwirbelsäule beim Vorneigen. H = Beugung im Hüftgelenk, T = totaler Bewegungsausschlag, FBA = Finger-Boden-Abstand.

2.1 Wirbelsäule und Iliosakralgelenk

schen Fingerspitzen und Boden. Reicht die Flexion tiefer als bis zum Fingerspitzenkontakt, sind negative Werte möglich.

▶ **Schober-Zeichen** (Abb. 2.4): Prüft Mobilität der Lendenwirbelsäule. Markieren von 2 Bezugspunkten beim aufrecht stehendem Patienten: Über Proc. spinosus von S 1 und 10 cm proximal davon.
  • Vergrößerung des Abstandes zwischen beiden Hautmarken in maximaler Flexion bis zu 5 cm.
  • Verkleinerung des Abstandes in maximaler Reklination bis zu 2 cm (Dokumentation: Schober 8/10/15).
  • Verringerte Werte bei degenerativen oder entzündlichen Veränderungen der Wirbelsäule mit Bewegungseinschränkung und damit reduzierter Entfaltbarkeit der Dornfortsätze.

▶ **Ott-Zeichen** (Abb. 2.4): Prüft Mobilität der Brustwirbelsäule. Bezugspunkte: Über Proc. spinosus von C 7 und 30 cm kaudal davon.
  • Vergrößerung des Abstandes in maximaler Flexion um 2 – 4 cm.
  • Verkleinerung des Abstandes in maximaler Extension (Reklination) um 1 – 2 cm. (Dokumentation: Ott 28/30/33).
  • Verringerte Werte bei degenerativen oder entzündlichen Veränderungen der Wirbelsäule mit Bewegungseinschränkung und damit reduzierter Entfaltbarkeit der Dornfortsätze.

▶ **Adam-Zeichen** (Abb. 2.6): Zur Differenzierung einer strukturellen von einer funktionellen Skoliose. Vorbeugen des Patienten im Sitzen oder Stehen (Abb. 2.5).
  • Reduziert oder korrigiert sich der zuvor festgestellte Rippenbuckel oder die Lendenwulst → funktionelle Skoliose.

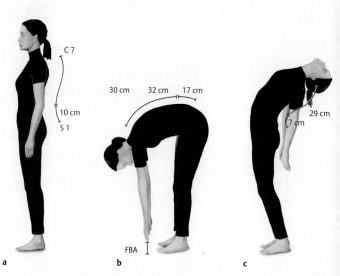

Abb. 2.4 • Untersuchung der Wirbelsäulenbeweglichkeit. (aus Niethard F. U., Pfeil J., Biberthaler P.: Duale Reihe Orthopädie und Unfallchirurgie. Thieme; 2014)
a Im Stand Markierung einer Messstrecke 30 cm distal von C 7 (= Ott) und 10 cm proximal von S 1 (= Schober).
b In der Vorbeugung vergrößern sich die Messstrecken, zusätzlich kann der Fingerspitzen-Boden-Abstand (= FBA) registriert werden.
c Bei Rückneigung verkürzen sich die Strecken. Beispiel: Ott 29/30/32, Schober 7/10/17.

2.1 Wirbelsäule und Iliosakralgelenk

- Bei bleibendem Rippenbuckel oder bleibender Lendenwulst → strukturelle Veränderung.
- **Dornfortsatz-Klopftest:** Abklopfen der Dornfortsätze und der paravertebralen Muskulatur mit dem Reflexhammer beim sitzenden, leicht vorgebeugten Patienten.
  - *Lokaler Schmerz* bei degenerativen oder entzündlichen Veränderungen einzelner Segmente.
  - *Radikulärer Schmerz* bei Bandscheibenpathologie.

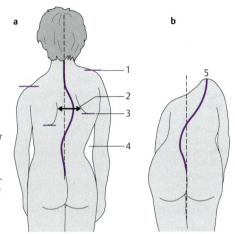

Abb. 2.5 • Asymmetrie des Körpers bei Skoliose.
a 1 Schultern auf ungleicher Höhe, 2 verschiedener Abstand der Schulterblätter von der Mittellinie, 3 Schulterblätter auf ungleicher Höhe, 4 Asymmetrie des Taillendreiecks.
b Bei Vorneigung wird der Rippenbuckel (5) besonders deutlich.

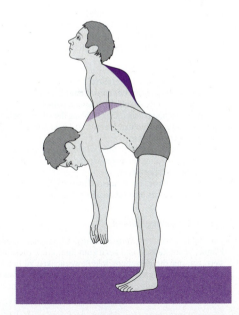

Abb. 2.6 • Adam-Zeichen.

Untersuchung des Ileosakralgelenks (ISG)

- **Spine-Test:** Untersuchung von hinten am stehenden Patienten. Palpieren der Spina iliaca posterior superior und der Dornfortsätze der Kreuzwirbel auf gleicher Höhe. Anheben des ipsilateralen Beins durch Flexion in der Hüfte.
  - *Normalbefund:* Das Ilium (Spina iliaca posterior superior) sinkt ipsilateral 0,2–2 cm ab.
  - *ISG-Blockierung:* Spina bleibt bei Anheben des Beins auf gleicher Höhe, steigt sogar etwas nach kranial.
  - DD: Trendelenburg-Phänomen (S. 29).
- **Mennell-Zeichen:** Patient in Bauchlage. Das Bein der schmerzhaften Seite wird am Knie gefasst und gestreckt ruckartig in die Hüftüberstreckung geführt. Die andere Hand fixiert das Kreuzbein (kann auch in Seitenlage durchgeführt werden). Schmerzen sind Hinweis auf eine Gelenkblockierung oder Entzündung.

Stufendiagnostik der Wirbelsäule

- **Stufe 1:** Anamnese, klinische Untersuchung, Röntgen der WS in 2 Ebenen.
- **Stufe 2:** Schrägaufnahmen, Funktionsaufnahmen, neurologische und neurophysiologische Diagnostik (EMG, NLG).
- **Stufe 3:** MRT, CT, Myelo-CT, Szintigrafie.
- **Stufe 4:** Segmentale diagnostische Facetteninfiltration, Wurzelblockaden.
- *Cave:* Vor Diagnose von degenerativen WS-Beschwerden müssen Tumor, Spondylodiszitiden, Frakturen, Bandläsionen und gebietsfremde Schmerzursachen sicher ausgeschlossen sein!

2.2 Klinische Untersuchung der Schulter

Grundlagen

- **0-Stellung:** Stehender Patient mit lateral hängenden Armen und nach ventral gerichteten Daumen. (Nutzen des Unterarms als Zeiger bei Rotationsbewegungen.)
- **Inspektion:** Beobachten beim Entkleiden (Schonhaltung, Atrophien oder Hypertrophien, Achsenfehlstellungen, Skapulastand, Scapula alata). Asymmetrie des Schultergürtels durch:
  - Deformitäten von Wirbelsäule und Thorax (z. B. Skoliose, Fehlbildung).
  - Asymmetrien am Schultergürtel selbst (z. B. Fehlbildung, Muskelatrophie infolge Lähmung, Inaktivität oder chronischer Läsionen).
- **Palpation der Klavikula und ihrer beiden Gelenke:**
  - *Sternoklavikulargelenk (SCG):* Prüfung der Gelenkmobilität in ap- und cranio-caudaler Richtung, Subluxationen und Luxationen. Hinweise für rheumatische Erkrankungen, Arthrose.
  - *Akromioklavikulargelenk (ACG):* Prüfung der Gelenkmobilität in ap- und craniocaudaler Richtung, Subluxation und Luxation, Klaviertastenphänomen. Arthritis mit Osteolysen, Arthrose.
- **Palpation des Proc. coracoideus** (unspezifisch bei Pathologie der Rotatorenmanschette) und **Sulcus intertubercularis** (Schmerzen bei Tendinitis der langen Bizepssehne).

Prüfung der Beweglichkeit

- *Beachte:* Das Schultergelenk ist sehr gut beweglich (großer Kopf in kleiner flacher Pfanne, weite Kapsel) und auch zum Rumpf nur muskulär und ligamentär stabilisiert. Um nur die glenohumerale Beweglichkeit zu beurteilen, muss das Schulterblatt durch den Untersucher mit der gegenseitigen Hand fixiert werden: Daumen an der Spina scapulae, Mittelfinger am Proc. coracoideus **(Codman-Griff)**. Der ge-

2.2 Klinische Untersuchung der Schulter

samte Bewegungsumfang ist eine Summation aus glenohumeraler, skapulothorakaler, akromioklavikularer und sternoklavikularer Bewegung.
- **Flexion/Extension** (Anteversion/Retroversion, Abb. 2.7a): 170°/0°/40°.
- **Abduktion/Adduktion** (Abb. 2.7b):
  - Mit Skapulabewegung: 180°/0°/40°.
  - Bei fixierter Skapula: 90°/0°/40°.
- **Außenrotation/Innenrotation** (Abb. 2.7c):
  - In 0°-Abduktion (hängender Arm, 90°-Flexion im Ellenbogengelenk, Unterarm als Zeiger, maximale Innenrotation mit Hand hinter dem Rücken): (40°–60°)/0°/95°.
  - In 90°-Abduktion: 80°/0°/80°.
- **Summationsbewegungen:** Glenohumeral, skapulothorakal, akromioklavikular, sternoklavikular.
- **Kombinationsbewegungen:**
  - *Schürzengriff:* Hochführen der flachen Hand vom Gesäß Richtung Skapula, Messung der Distanz zwischen Daumenspitze und C 7. Alternativ: Angabe des erreichten Lenden- oder Bustwirbels.
  - *Nackengriff:* Hände hinter dem Kopf im Nacken, mit und ohne maximale Abduktion des Armes.
  - *Berühren des gegenüberliegenden Ohres:* Mit der Hand über dem Kopf und mit der Hand um das Kinn herum.

Impingement-Tests

- **Painful Arc:** Schmerzhafte Abduktion.
  - Unterer Painful Arc bei 60°–120°: Subakromiale Ursache, vgl. primäres oder sekundäres Impingement (S. 356).
  - Oberer Paniful Arc bei 120°–170°: Akromioklavikulare Gelenkpathologie (S. 353).
  - Über die gesamte Bewegung: Adhäsive Kapsulitis (S. 365).
- **Neer-Zeichen:** Der flektierte, innenrotierte, gestreckte Arm wird passiv angehoben. *Positiv* bei Schmerzangabe.
- **Hawkins-Kennedy-Zeichen:** Der 90° abduzierte, 20° flektierte, im Ellenbogen gebeugte Arm wird durch den hinter dem Patienten stehenden Untersucher innenrotiert; die zweite Hand des Untersuchers fixiert im Codman-Griff die Skapula. *Positiv* bei Schmerzangabe.
- **Matsen-Zeichen:** Der passiv maximal zum Gesäß innenrotierte Arm führt durch Hochsteigen des Humeruskopfes zur subakromialen Schmerzsymptomatik.
- **Jobe-Test:** Der in der Ebene der Skapula (30°-Anteversion) 90° abduzierte, gestreckte und innenrotierte Arm wird aktiv gegen den Widerstand des Untersuchers weiter angehoben (Daumen bodenwärts gerichtet). *Positiv* bei Schmerzangabe.
- **Subkorakoidales Impingement:** Passive Innenrotationsbewegung bei 90° flektiertem Arm, Skapula im Codman-Griff fixiert. *Positiv* bei Schmerzangabe perikorakoidal.
- **Lokalanästhesie-Test:** Zur Differenzierung zwischen einer Ruptur der Rotatorenmanschette und einer sekundären Impingementsymptomatik: Injektion von Lokalanästhetikum (z. B. Lidocain 1 %, 5 ml) subakromial. Die Kraft der Rotatorenmanschette lässt sich nach Wegfall des Schmerzes besser beurteilen.

Prüfung der Rotatorenmanschette

- **M.-supraspinatus-Test (SSP):** Zur Prüfung der Starterfunktion des SSP (Starter-Test), unabhängig von der Funktion des M. deltoideus. Der Untersucher steht hinter dem Patienten; aktive Abduktionsbewegung des Patienten gegen Widerstand aus 0° und 20°. Dokumentation von Kraftgrad (Tab. 1.3) und Schmerzangabe im Seitenvergleich.
  - *Beachte:* Verbesserung der Sensitivität durch aktives Heben des Schultergürtels.

2.2 Klinische Untersuchung der Schulter

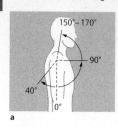
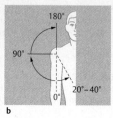
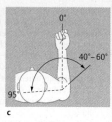

Abb. 2.7 • Bewegungsumfang des Schultergelenks. (aus Bühren V., Keel M., Marzi I.: Checkliste Traumatologie. Thieme; 2016)
a Ante-/Retroversion,
b Ab-/Adduktion,
c Außen-/Innenrotation.

- **Lift-off-Test (Prüfung des M. subscapularis [SSC]):** Der Patient soll den in Schürzengriffposition innenrotiert stehenden Arm vom Rücken entfernt halten. Wenn er die Hand gegen Widerstand des Untersuchers nach posterior drücken kann, kann zudem die Kraft der Innenrotatoren geprüft werden **(Lift-up-Test).**
- **Napoleon-Test (Belly-Press):** Zur Prüfung des M. subscapularis (SSC) bei Innenrotations- und Extensionsdefizit des Armes. Der Patient drückt die Hand bei 90° flektiertem Ellenbogen auf den Bauch.
  - *Partielle Ruptur (< ⅓ des SSC):* Der Ellenbogen weicht nach dorsal aus, die Handgelenksflexion ist < 30°.
  - *Ruptur von ⅔ des SSC:* Handgelenk wird > 60° flektiert.
- **M.-infraspinatus-Test:** 90° flektierter Ellenbogen am Körper, Außenrotation gegen Widerstand. Seitenvergleich. In dieser Position ist der Teres minor nur zu 40 % beteiligt.
- **Außenrotations-„Lag-Sign":** Der passiv außenrotierte und im Ellenbogen 90° flektierte Arm kann nicht in maximaler Außenrotation gehalten werden. Das Ausmaß des „Lag" entspricht in etwa dem Ausmaß der M.-infraspinatus-Ruptur.
- **Signe du clairon/Hornblower's Sign:** Der passiv in Außenrotation geführte, 90° abduzierte Arm kann in dieser Position nicht gehalten werden und fällt in Innenrotation zurück. *Positiv* bei Ausfall des M. infraspinatus **und** des M. teres minor.

Instabilitätstests

- **Vordere, hintere und untere Schublade:** Prüft die Translation im Seitenvergleich (am sitzenden oder liegenden Patienten). Die Skapula wird im Codman-Griff (S. 36) mit der gegenseitigen Hand fixiert. Die untersuchende Hand verschiebt den Humeruskopf auf der Glenoidebene.
- **Load-and-Shift-Test (anteroposteriore Translation):** Prüft die a.–p. Verschieblichkeit des Humeruskopfes im Glenoid bei Flexion/Extension und zusätzlichem axialem Druck auf den Humeruskopf.
- **Sulcus-Sign:** Wird der innenrotierte, hängende Arm des stehenden Patienten nach unten gezogen, so kommt es subakromial zu einer schmerzlosen Weichteileinziehung. Sie verschwindet normalerweise bei Außenrotation des Armes. *Positiv:* Weichteileinziehung bleibt bestehen. Einteilung in 3 Grade (je nach Abstand vom Akromion zum Humeruskopf):
  - Grad 1: 0 – 1 cm.
  - Grad 2: 1 – 2 cm.
  - Grad 3: > 2 cm.
- **Anteriorer Apprehension-Test:** Bei 90° abduziertem Arm erfolgt die Außenrotation, während gleichzeitig der Druck des Untersucherdaumens nach vorne auf den Hu-

meruskopf gerichtet ist. *Positiv:* Abruptes Anspannen der Schultermuskulatur, Ausweichen des Patienten nach vorn, um die befürchtete Luxation zu vermeiden.
- **Posteriorer Apprehension-Test:** Manueller Druck durch den Untersucher auf den 90° flektierten Ellenbogen des Patienten bei leicht adduziertem und flektiertem Arm nach hinten. *Positiv:* Anspannen der Schultermuskulaur, Ausweichen des Patienten nach hinten (s. o.).
- **Inferiorer Apprehension-Test:** Der Patientenarm ruht auf der Schulter des Untersuchers. *Positiv:* Manueller Druck durch die auf dem Oberarm liegenden Untersucherhände nach unten erzeugt eine Muskelanspannung.
- **Relocation-Test:** Am liegenden Patienten wird ein dosiertes Apprehension-Manöver ausgeführt. Sobald eine Muskelanspannung auftritt (bei drohender Luxation), wird der Oberarmkopf von vorne unten manuell in die Gegenrichtung gedrückt, sodass dieser wieder zentriert wird. *Positiv:* Der Schmerz lässt nach und eine stärkere Außenrotation wird möglich.
- **Gagey-Zeichen:** Bei fixierter Skapula und Abduktion über 90° kommt es zur inferioren Subluxation des Humeruskopfes. *Positiv* bei multidirektionaler Instabilität.
- **Hyperangulationstest:** Der passiv maximal außenrotierte Arm in 90°-Abduktion führt durch Anschlagen des Humeruskopfes an der posterosuperioren Glenoidkante zum posterosuperioren Impingement.

Bizepssehnentests

- **Speed-Test:** Der hängende, gestreckte, supinierte Arm wird im Ellenbogen um 90° gegen Widerstand flektiert. *Positiv* bei Schmerzauslösung im Sulcus intertubercularis.
- **Palm-up-Test:** Der gestreckte supinierte Arm wird gegen den Widerstand des Untersuchers in 90°-Abduktion und 30°-Horizontaladduktion flektiert. *Positiv* bei Schmerzauslösung im Sulcus intertubercularis.
- **Yergason-Test:** Ellenbogen 90° flektiert, seitlich am Rumpf angelegt; der Unterarm wird aus der Pronation nun supiniert. *Positiv* bei Schmerzauslösung im Sulcus intertubercularis.
- **Bizepsinstabilität:** Arm 90° abduziert; er wird aus dieser Stellung innenrotiert, wobei der Sulkus palpiert wird. *Positiv:* Durch das Schnappen der Bizepssehne über das Tuberculum minus wird ein spürbares oder hörbares Klicken ausgelöst.
- **O'Brien-Test:** Flexion des innenrotierten und pronierten Armes in mittlerer Flexionsstellung gegen den Widerstand des Untersuchers. *Positiv* bei SLAP-Läsion (S. 372): Es kommt zur Schmerzangabe, die nach Supination des Armes sofort nachlässt (DD: AC-Gelenkpathologie).

Untersuchung der Skapula

- **Skapulothorakales Gelenkspiel:** Beobachtung der seitengleichen, harmonischen Bewegung des skapulothorakalen Gelenkspiels; individuell variabel rotiert die Skapula bei Abduktion des Arms erst bei ca. 90° nach außen.
- **Scapula-alata-Test:** Der Patient stützt sich mit beiden Armen an der Wand ab, bei leicht geneigtem Körper. *Positiv* bei Insuffizienz des M. serratus anterior: Abstehen der Skapula.

Untersuchung des Akromioklavikulargelenks (ACG)

- **Inspektion:** Position der Klavikula im Seitenvergleich. Ein Hochstand ist Hinweis für eine ACG-Sprengung *(Rockwood-Verletzung),* s. ACG-Sprengung (S. 351).
- **Palpation:**
  - *Klaviertastenphänomen* bei Hypermobilität der Klavikula.
  - **Tipp:** Um Schmerzen zu vermeiden, wird nicht auf die „Klaviertaste" (Klavikula) selbst gedrückt, sondern das „Klavier" (der Oberarm) angehoben!
  - Prüfung der Verschieblichkeit der Klavikula in der axialen Ebene (Hinweis auf Rockwood IV).

- Druckschmerz über dem Gelenk: Bei ACG-Sprengung, degenerativen Veränderungen, Arthritis.
- Prüfung des oberen Painful Arc (Schmerzen ab 120°-Abduktion): Positiv bei Affektion des ACG (degenerativ, traumatisch, entzündlich).

▶ **Horizontaler Adduktionstest (Cross-Body):** Der Arm wird in der Horizontalen auf die Gegenschulter gedrückt. Schmerzauslösung durch axiale Stauchung im ACG. *Positiv* bei degenerativen Veränderungen.

▶ **Intraartikuläre Infiltration mit Lokalanästhetikum (1–2 ml):** Zur Differenzierung zwischen subakromialer und ACG-bedingter Schmerzgenese.

Untersuchung des Sternoklavikulargelenks (SCG)

▶ **Inspektion:** Prominenz des medialen Klavikulaendes.
▶ **Palpation:** *Isolierter Druckschmerz über dem SCG:* Hinweis auf eine Läsion bzw. degenerative Veränderung.
▶ **Cross-Body-Test** (s. o.): *Protraktion der Schulter:* Schmerz bei Bewegung der Schulterblätter nach anterior (bei Aufforderung, einen Buckel zu machen).
▶ Bei *Retraktion* Sub-/Luxation der medialen Klavikula bei SCG-Instabilitäten.

Thoracic-Outlet-Syndrom

▶ **Adson-Test:** Palpation des Radialispulses, Drehung des Kopfes zur Untersuchungsseite, Extension und Außenrotation des Armes bei gleichzeitiger tiefer Inspiration des Patienten. *Positiv* bei Verschwinden des Pulses.
▶ **Allen-Test:** Palpation des Radialispulses, Führen des Arms in 90°-Abduktion, Außenrotation, Drehung des Kopfes auf die Gegenseite, horizontale Extension des Arms. *Positiv* bei Verschwinden des Pulses.

2.3 Klinische Untersuchung des Ellenbogens

Grundlagen

▶ **Ellenbogengelenk:**
- *0-Stellung:* Hängender Arm mit nach ventral gerichteten Daumen. Achse des Arms in Supination und voller Streckung beim Mann gerade, bei Frauen 5°–15° Valgus.
- *Flexion/Extension* (Abb. 2.8a): 150°/0°/0–10°. Hyperlaxe Personen (Kinder, Frauen) erreichen Hyperextensionen bis zu 40°.

▶ **Radioulnargelenk:**
- *0-Stellung:* Hängender, im Ellenbogen 90° flektierter Arm, Unterarm horizontal nach ventral gerichtet, Handgelenk in 0-Stellung.
- *Pronation/Supination* (Drehung des Unterarms um seine Längsachse, s. Abb. 2.8b): 90°/0°/90°.

Prüfung der Bandstabilität

▶ **Varus-/Valgusstresstest:** Ausüben von Varus-/Valgusstress auf den Unterarm bei fixiertem Oberarm (Stresstests in Pro- und Supination des Unterarmes). Beurteilung der Stabilität von medialen und lateralen Kollateralbändern im Seitenvergleich (evtl. Schmerzangabe). Objektivierung der subjektiv festgestellten Instabilität mittels Stabilitätsuntersuchung unter Bildwandler- oder Ultraschalldokumentation (ggf. Seitenvergleich).

Plica radialis Untersuchung

▶ Die Plica radialis kann in ihrem dorsalen und ventralen Anteil pathologisch verändert sein. Der Ellenbogen wird in 90° Flexion untersucht und die Plica von ventral und dorsal komprimiert. Eine Pathologie liegt bei Schmerzangabe durch milde

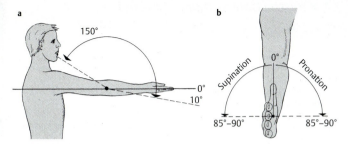

Abb. 2.8 • Bewegungsumfang des Ellenbogengelenks. (aus Buckup K., Buckup J.: Klinische Tests an Knochen, Gelenken und Muskeln. Thieme; 2012)
a Flexion/Extension (Messung an der dorsalen Ulnakante),
b Pronation/Supination des Unterarms (Messung über dem distalen Radioulnargelenk).

Kompression vor. An der ventralen Plica findet sich bei Pro- und Supination des Unterarmes oft ein hör- und tastbares Schnappen.

Epikondylitis-Tests

- **Palpation:**
  - Lokaler Druckschmerz an der gemeinsamen Insertion der Flexoren- oder Extensorenmuskulatur.
  - Palpation des Epicondylus humeri ulnaris (S. 386): Bei Epikondylitis Schmerzen bei Handgelenksbeugung und Supination gegen Widerstand.
- **Cozen-Test:** Dorsalextension der Faust gegen den Widerstand des Untersuchers. Alternativ Überstrecken des Zeigefingers gegen Widerstand. *Positiv* bei Schmerzen, vgl. Epikondylitis humeri radialis (S. 386).
- **Umgekehrter Cozen-Test:** Flexion der Faust gegen Widerstand, positiv bei Schmerzen, vgl. Epikondylitis humeri ulnaris (S. 386).

Tests bei Engpass-Syndromen (Sulcus-ulnaris-Syndrom, Supinatorsyndrom)

- **Tinel-Test:** Hinweis auf Sulcus-ulnaris-Syndrom (S. 264). Vorsichtiges Beklopfen des Sulcus nervi ulnaris mit dem Reflexhammer beim sitzenden Patienten. *Positiv* bei Schmerzen und Parästhesien im Versorgungsgebiet des N. ulnaris.
  - *Beachte:* Zu starke Schläge lösen auch beim gesunden Nerven Schmerzen aus!
- **Supinatorkompressionstest:** Hinweis auf Schädigung des R. profundus nervi radialis. Der Untersucher palpiert distal des Epicondylus humeri radialis die Rinne radial des M. extensor carpi radialis. Patient führt gegen den Widerstand des Untersuchers eine aktive Pronation und Supination im Unterarm aus.
  - *Positiv* bei Kompression des R. profundus nervi radialis im M. supinator, vgl. Supinatorsyndrom (S. 263): Konstanter Druckschmerz mit Schmerzverstärkung bei der Pronation/Supination.
  - DD Epikondylitis humeri radialis (S. 386): Beim Supinatorsyndrom liegt der Schmerzpunkt weiter ventral.

2.4 Klinische Untersuchung der Hand

Grundlagen

▶ **Hand:**
- *0-Stellung:* Hand und Unterarmachse in der Sagittalebene. Neutralstellung hinsichtlich Pronation/Supination. Der ausgestreckte Zeigefinger liegt in der Achse des Unterarms.
- *Flexion/Extension:* 50°–60°/0°/35°–60° (bis 90°/0°/90° bei Hyperlaxität, Training).
- Radialabduktion/Ulnarabduktion: 25°–30°/0°/30°–40°.

▶ **Mittelhand- und Fingergelenke:**
- *0-Stellung:* Gestreckte Finger, Achsen der Metakarpalia und des Unterarms parallel.
- Flexion/Extension der Metakarpophalangealgelenke (MP-Gelenke): 90°/0°/0°–30°.
- Flexion/Extension der proximalen Interphalangealgelenke (PIP-Gelenke): 100°/0°/0°.
- Flexion/Extension der distalen Interphalangealgelenke (DIP-Gelenke): 90°/0°/0°.
- *Kombinierte Bewegungen:* Fingerkuppen-Hohlhand-Abstand, Abduktion/Adduktion Digiti II–V.

▶ **Daumengelenke:**
- *Radialabduktion/Radialadduktion:* 70°/0°/0°. (Hand flach aufgelegt, Untersuchung in der Ebene der Handfläche.)
- *Palmare Abduktion/palmare Adduktion:* 70°/0°/0°. (Bewegung senkrecht zur Handflächenebene nach palmar.)
- *Zirkumduktion des Daumens:* 0°/0°/120° (ausgehend von der Neutralstellung maximale Radialabduktion).
- Flexion/Extension im Metakarpophalangealgelenk (MP-Gelenk): 50°/0°/0°–10°.
- *Flexion/Extension im Interphalangealgelenk (IP-Gelenk):* 80°/0°/0°–20°.
- Weitere kombinierte Bewegungen:
  – Opposition des Daumens bei Beugung und Streckung.
  – Retroposition des Daumens.

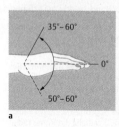 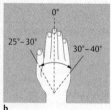 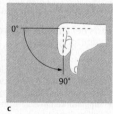

Abb. 2.9 • Bewegungsumfang im Handgelenk. (nach Bühren V., Keel M., Marzi I.: Checkliste Traumatologie. Thieme; 2016)
a Flexion/Extension,
b Radialabduktion/Ulnarabduktion,
c Flexion der Metakarpophalangealgelenke.

Muskel- und Sehnenfunktionstests

▶ **Test des M. flexor digitorum profundus:** Untersucher hält das proximale Interphalangealgelenk (PIP-Gelenk) in Streckung. Patient soll Endglied isoliert beugen. Fehlende Beugung bei Sehnenruptur (Sehenansätze der tiefen Schicht setzen an den Basen der Fingerendglieder an).

▣ *Merke:* Jeden Finger einzeln untersuchen!

2.4 Klinische Untersuchung der Hand

- **Test des M. flexor digitorum superficialis:** Patient flektiert den betroffenen Finger im PIP-Gelenk. Um die Funktion des M. flexor digitorum profundus auszuschalten, werden die übrigen Finger vom Untersucher in Streckung gehalten. Fehlende Beugefähigkeit bei Sehnenruptur.
- **Test des M. flexor pollicis longus und M. extensor pollicis longus:** Daumen wird im Grundgelenk (Metakarpophalangealgelenk) fixiert, der Patient beugt und streckt das Endglied. Beuge- oder Streckdefizit bei Sehnenriss (Muskel setzt an der Basis des Daumenendgliedes an).
- **Finkelstein-Test:** Das Handgelenk mit in die Faust eingeschlossenem Daumen wird aktiv oder passiv nach ulnar gekippt. *Positiv* bei Schmerzen und Krepitation über dem Proc. styloideus radii. Bei Tendovaginitis der Sehnen des M. abductor pollicis longus und M. extensor pollicis brevis (Tendovaginitis De Quervain). DD: Arthrose im Daumensattelgelenk.
  - *Merke:* Immer im Seitenvergleich testen!
- **Grind-Test:** Fassen des Daumens und Ausübung von mahlenden Bewegungen unter axialem Druck nach proximal. *Positiv* bei Rhizarthrose (Arthrose des Daumensattelgelenks).

Neurologische Funktionstests

- **Spitzgriff:** Halten eines kleinen Gegenstandes (Nadel) zwischen Daumen- und Zeigefingerspitze. Setzt intakte Sensibilität und volle Funktionsfähigkeit der Mm. lumbricales und Mm. interossei voraus (N. radialis).
- **Schlüsselgriff:** Halten eines Schlüssels zwischen Daumen und Zeigefinger. Nicht möglich bei Sensibilitätsdefiziten (z. B. bei Radialisschäden).
- **Grobgriff:** Patient versucht, einen Bleistift in der geschlossenen Faust festzuhalten; der Untersucher zieht daran. Eine volle, kräftige Fingerbeugung ist bei Läsionen des N. medianus und N. ulnaris nicht möglich.
- **Radialis-Schnelltest:** Zur groben Beurteilung bei V. a. Radialisparese. Streckung des Handgelenks bei 90° flektiertem Ellenbogen. Bei Radialisläsion keine aktive Abduktion des Daumens (Lähmung des M. abductor pollicis longus) und fehlende aktive Extension im Handgelenk **(Fallhand).**
- **Medianus-Schnelltest:** Zur groben Beurteilung bei V. a. Medianusparese. Zusammenführen des 1. und 5. Fingers nicht möglich (Ausfall des M. opponens pollicis). Kein voller Faustschluss möglich (Schwäche der Daumenopposition, Beugerschwäche Dig. I–III). Nur Dig. IV und V werden flektiert (N. ulnaris), bei gestreckten Dig. I–III **(Schwurhand).**
- **Ulnaris-Schnelltest:** Zur groben Beurteilung bei V. a. Ulnarisparese. Bei Ulnarisläsion Beugeverlust der Dig. IV u. V (kein aktiver Faustschluss möglich) durch Lähmung der Mm. interossei **(Krallhand).**
  - *Merke:* „Wenn ich vom Rad falle, schwöre ich beim Medianus, dass ich mir die Ulna kralle."

Tests bei V. a. Ulnaris-Kompressionssyndrom

- **Intrinsic-Test:** Fixierung eines Blattes zwischen Ring- und Kleinfinger. Der Untersucher versucht, das Blatt wegzuziehen. Bei Schädigung N. ulnaris (Loge de Guyon, Ellenbogen) eingeschränkte Adduktionskraft des Kleinfingers. Test im Seitenvergleich beurteilen!
- **Froment-Zeichen:** Bei Ausfall des N. ulnaris kann wegen Parese des M. adductor pollicis ein Buch nicht zwischen Daumen und Zeigefinger eingeklemmt werden.

Tests bei V. a. Karpaltunnelsyndrom (CTS)

- **Tinel-Test:** Beklopfen der Handgelenksbeugefalte (N. medianus) bei leicht dorsalextendierter Hand. Bei Kompressionssyndrom des N. medianus im Karpaltunnel nach proximal und distal ausstrahlende Parästhesien und Schmerzen.

▶ **Phalen-Test (Handgelenksbeugezeichen):** Aneinanderlegen der Handrücken beider Hände bei palmarflektierten Handgelenken (Druckerhöhung im Karpaltunnel). *Positiv* bei Parästhesien im Medianusausbreitungsgebiet (ggf. auch beim Gesunden auftretend, bei vorbestehendem CTS Verstärkung der Beschwerden).

2.5 Klinische Untersuchung der Hüfte

Grundlagen

▶ Untersuchung im Liegen.
▶ **Flexion/Extension** (Abb. 2.10a): 130°/0°/10°.
  - Messung der Flexion bei flektiertem Knie (Entspannung der ischiokruralen Muskulatur).
  - Messung der Extension bei gestrecktem Knie (Entspannung des M. quadriceps femoris).
▶ **Abduktion/Adduktion** (Abb. 2.10d–Abb. 2.10f): 30°–45°/0°/20°–30°. In 90°-Flexion 80°/0°/20°. Abduktion bis 90° bei Hyperlaxität/Training (Ballett).
▶ **Innenrotation/Außenrotation** (Abb. 2.10b–Abb. 2.10c):
  - Messung in Bauchlage mit 90° flektiertem Kniegelenk, Unterschenkel als Zeiger der Rotation: IRO/ARO 40°–50°/0°/30°–45°.
  - Messung in Rückenlage, Hüfte und Knie je 90° flektiert: IRO/ARO 30°–45°/0°/40°–50°.
▶ Reihenfolge der Beweglichkeitseinschränkung bei Hüftleiden: Innenrotation (zuerst betroffen), Abduktion, Extension, Flexion, Adduktion (zuletzt betroffen).

Funktionstests

▶ **Thomas-Handgriff:** Zur Bestimmung eines Extensionsdefizites bzw. einer Beugekontraktur im Hüftgelenk. Patient in Rückenlage. Gegenseitiges Bein wird in der Hüfte maximal gebeugt, bis die Lendenlordose vollständig ausgeglichen ist.
  - *Hüfte frei beweglich:* Ipsilaterales Bein bleibt flach liegen.
  - *Hüftbeugekontraktur:* Ipsilaterales Bein wird in der Hüfte passiv gebeugt (Flexionswinkel = Kontrakturausmaß).
▶ **Drehmann-Zeichen:** Patient in Rückenlage. Bein wird passiv in der Hüfte gebeugt. *Positiv* bei zunehmender Außenrotation in der Hüfte während der Beugung, z. B. bei Epiphysiolysis capitis femoris, Koxitis, Koxarthrose.
▶ **Axialer Stauchungs-/Distraktionsschmerz:** Patient in Rückenlage, Bein im Kniegelenk gebeugt. Ausübung axialer Druck- und Zugkraft auf die außenrotierte Hüfte. *Schmerzen* z. B. bei Hüftgelenksarthrose, Koxitis, Prothesenlockerung (Leistenschmerzen bei Pfannenlockerung, Oberschenkelschmerzen bei Schaftlockerung).
▶ **Fabere-Patrick-Zeichen (Vierezeichen):** Patient in Rückenlage, gegenseitiges Bein in Streckung. Das ipsilaterale Bein wird im Knie gebeugt und über das kontralaterale Bein gelegt (Außenknöchel kranial des Knies). *Positiv:* Passives Absenken des gebeugten Kniegelenks zum Untersuchungstisch ist schmerzhaft, z. B. bei Morbus Perthes, ISG-Affektion, LWS-Facettensyndrom.
▶ **Roser-Ortolani-Test:** Zeichen einer Hüftgelenksinstabilität im Säuglingsalter. Rückenlage. 90°-Flexion von Hüft- und Kniegelenk. Umfassen des Kniegelenks, Mittelfinger auf Trochanter major. Axialer Druck und Abduktion der Hüfte, gleichzeitige Hebelbewegung über den Trochanter major nach ventral.
  - *Positiv* bei Hüftsubluxation (Hüftkopf springt bei der Abduktionsbewegung über hinteren Pfannenrand zurück in die Pfanne).
  - ◘ *Cave:* Nur beim Neugeborenen (bis 4. Woche) durchführbar. Später Risiko der Femurkopfnekrose!
▶ Ganganalyse (S. 28).

2.5 Klinische Untersuchung der Hüfte

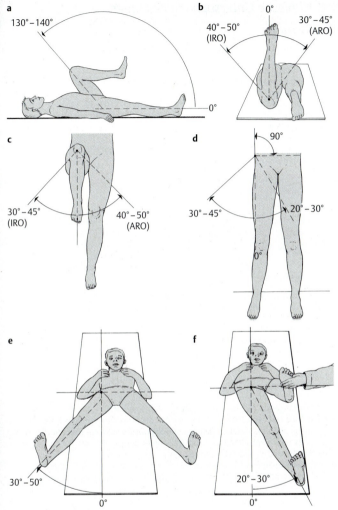

Abb. 2.10 • Bewegungsumfang der Hüfte. **a** Extension/Flexion, **b–c** Innen-/Außenrotation, **d–f** Ab-/Adduktion. (aus Buckup K., Buckup J.: Klinische Tests an Knochen, Gelenken und Muskeln. Thieme; 2012)

a Extension/Flexion
b Innen-/Außenrotation in Bauchlage
c Innen-/Außenrotation in Rückenlage
d Ab-/Adduktion
e Abduktion
f Adduktion

2.6 Klinische Untersuchung des Knies

Grundlagen

- **0-Stellung:** Knie in Streckung und neutraler Rotation, Patella und Fußspitze nach anterior.
- **Bewegungsumfang:**
  - *Flexion/Extension:* 120°–150°/0°/0°–10°. Hyperlaxe Personen erreichen Hyperextensionen bis zu 30°.
  - *Außenrotation/Innenrotation in 90°-Flexion:* 40°/0°/10°–30°.
- **Inspektion:** Schwellung, Rötung, Genu varum/valgum, Patella alta/baja, Genu recurvatum, Narben.
- **Palpation:** Überwärmung, Erguss, Schmerzpunkte.
- **Bandprüfung:** Prüfung der medialen/lateralen Aufklappbarkeit (Kollateralbänder) bei 0°- und 30°-Flexion im Seitenvergleich.

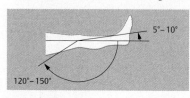

Abb. 2.11 • Bewegungsumfang im Kniegelenk: Flexion/Extension 120°–150°/0°/0°–10° (aus Bühren V., Keel M., Marzi I.: Checkliste Traumatologie. Thieme; 2016)

Kreuzbandtests

- **Lachman-Test** (Abb. 2.12): Rückenlage, 20° gebeugtes Kniegelenk. Eine Hand hält den Femur, die andere zieht die Tibia nach vorn.
  - *Anteriore Tibiatranslation:* Bei Läsion des vorderen Kreuzbandes (VKB). Gradeinteilung:
    - 1 + bei Tibiatranslation = 5 mm,
    - 2 + bei = 10 mm,
    - 3 + bei > 10 mm.
  - Anschlag:
    - Harter Anschlag: VKB intakt.
    - Weicher/fehlender Anschlag: VKB insuffizient.
    - Verlängerter Weg bis zum Anschlag: VKB elongiert.
- **Pivot-Shift-Test** (Abb. 2.13): Rückenlage. Aus der Streckung wird das Knie unter Valgusstress und Innenrotation gebeugt. Bei *Ruptur des vorderen Kreuzbandes* Reposition des nach ventral subluxierten Tibiakopfes bei ca. 20°–40°-Beugung (Tractus iliotibialis wird vom Strecker zum Beuger).
- **Posterior-Sag-Sign:** Rückenlage, Hüfte 45°, Knie 90° gebeugt, Fuß aufgestellt. Die Tibia fällt spontan in die hintere Schublade. Mediales Tibiaplateau steht physiologisch

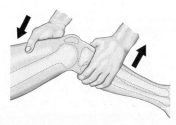

Abb. 2.12 • Lachman-Test in 20°-Knieflexion.

2.6 Klinische Untersuchung des Knies

10 mm ventral des medialen Femurkondylus. Bei *Ruptur des hinteren Kreuzbandes* keine Prominenz des Tibiaplateaus sicht- oder tastbar **(Step-off-Test positiv)**.
▶ **Vordere und hintere Schublade** (Abb. 2.14): Rückenlage. Hüfte ca. 45°, Knie 90° gebeugt. Der Untersucher umfasst den Tibiakopf und zieht ihn nach ventral (vordere Schublade) und schiebt ihn nach dorsal (hintere Schublade).

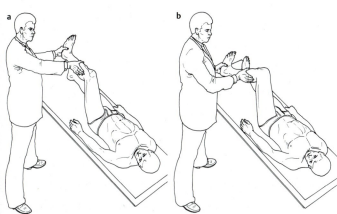

Abb. 2.13 • Pivot-Shift-Test. (aus Buckup K., Buckup J.: Klinische Tests an Knochen, Gelenken und Muskeln. Thieme; 2012)
a Subluxation Tibiakopf nach ventral bei Extension, Valgusstress und Unterschenkelinnenrotation.
b Spontane Reposition bei ca. 20°-Flexion bei sonst gleicher Stellung.

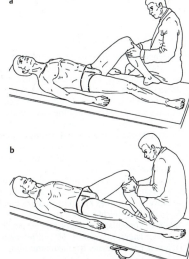

Abb. 2.14 • Vorderer/hinterer Schubladentest jeweils in Neutral-, Innen- und Außenrotation bei Ruptur des vorderen und/oder des hinteren Kreuzbandes. (aus Buckup K., Buckup J.: Klinische Tests an Knochen, Gelenken und Muskeln. Thieme; 2012)
a vordere Schublade;
b hintere Schublade.

2.6 Klinische Untersuchung des Knies

🗅 *Hinweis:* Wird eine vordere Schublade durch Innen- oder Außenrotation des Unterschenkels nicht vermindert, spricht das für eine zusätzliche Läsion der medialen bzw. lateralen Kapselecke.

- **Dial-Test:** Patient in Rückenlage. Bei 90°-Flexion im Hüft- und 90° bzw. 30° im Kniegelenk werden beide Unterschenkel nach außen rotiert. Eine vermehrte Außenrotation von > 5 – 10° im Seitenvergleich spricht für eine *Verletzung der posterolateralen Ecke* an dem betroffenen Kniegelenk.
- **Posterolateraler Drawer-Test:** Rückenlage. Hüfte 45° und Knie 80° flektiert. Umfassen des Tibiakopfes mit beiden Händen und Prüfen der posterioren Tibiatranslation in Außenrotation, Innenrotation und Neutralposition.
  - *Größte posteriore Tibiatranslation in Außenrotation* → posterolaterale Instabilität.
  - *Größte posteriore Tibiatranslation in Innenrotation und Neutralposition* → hintere Kreuzbandruptur.
- **Reversed Pivot-Shift:** Rückenlage, Knie 90° flektiert. Langsame Streckung mit gleichzeitiger Außenrotation und Valgusstress. Bei *Ruptur des hinteren Kreuzbandes:* Bei ca. 20° springt die Tibia typischerweise aus der hinteren Subluxation zurück in die Neutralposition.

Meniskustests

- **Payr-Test:** Varusstress im Schneidersitz (Schmerzen medial bei Läsion des Innenmeniskus bei maximal flektiertem Kniegelenk).
- **Steinmann-I-Zeichen:** Schmerzen bei Außenrotation in 30°-Kniebeugung am anteromedialen Gelenkspalt.
- **Steinmann-II-Zeichen:** Rückenlage. Wandernder Schmerzpunkt nach posteromedial bei Beugung des Kniegelenks.
- **McMurray-Test** (Fouché-Zeichen): Rückenlage, Hüfte und Knie stark flektiert.
  - Streckung bis 90°-Flexion in Innenrotation: Schmerzen → Außenmeniskus betroffen.
  - Streckung bis 90°-Flexion in Außenrotation: Schmerzen → Innenmeniskus betroffen.
  - Schnappphänomen am Gelenkspalt weist auf einen Lappenriss des Meniskus hin.
- **Apley-Grinding-Test:** Bauchlage, Knie 90° flektiert, axiale Kompression und zunehmende Flexion; Schmerzen in Innenrotation bei Außenmeniskusläsion, Schmerzen in Außenrotation bei Innenmeniskusläsion.

Untersuchung der Patella

- **Tanzende Patella:** Rückenlage. Ausstreichen des Recessus suprapatellaris mit der einen Hand, mit der anderen Druck auf Patella. Ein federnd nachgebender Widerstand spricht für einen Kniegelenkserguss.
- **Zohlen-Zeichen:** Rückenlage. Untersucher presst Patella von kranial bei gestrecktem Bein ins Gleitlager und fordert den Patienten auf, den M. quadriceps anzuspannen. Aussage unspezifisch, keine direkte Korrelation zum patellofemoralen Knorpelschaden (schmerzhaft ist die Synovialitis!).
- **Facettendruckschmerztest und Untergreifschmerz:** Rückenlage, Knie gestreckt. Die Patella wird mit der einen Hand nach medial bzw. lateral aufgekippt und mit der anderen Hand die mediale und laterale Facette bzw. die Patellaunterfläche palpiert.
- **Apprehension-Test:** Rückenlage, gestrecktes Kniegelenk, entspannte Oberschenkelmuskulatur. Der Untersucher simuliert durch Druck auf die mediale Patellafacette eine Luxation nach lateral; anschließend in lateraler Subluxationsstellung der Patella aktive Beugung des Kniegelenks durch den Patienten. *Positiv* bei Schmerzen und Angst (Patient weicht aus) vor Luxation.
- **Tilt-Test:** Rückenlage, passives Kippen der Patella in Kniestreckung nach medial und/oder lateral (normal bis 15° zur hinteren Kondylenlinie). *Positiv* bei Patellainstabilität, nach medialer Retinakulumruptur.

2.7 Klinische Untersuchung des Fußes

Grundlagen

- **Oberes Sprunggelenk (OSG):**
  - *0-Stellung:* Die Fußlängsachse steht 90° zur Unterschenkellängsachse. Bewegungsmessung bei flektiertem Knie zur vollständigen Entspannung der Achillessehne (Fixierung des OSG) und bei gestrecktem Knie (DD: Kontraktur, Spastizität).
  - *Plantarflexion/Dorsalextension* (Abb. 2.15): 40°–50°/0°/20°–30°.
  - *Silfverskjöld-Test:* Abgrenzung einer muskulär bedingten Bewegungseinschränkung in Dorsalextension im OSG. Zunächst Prüfen der Dorsalextension bei gestrecktem Knie und Neutralposition von Subtalargelenk und Fußwurzel. Dann Dorsalextension im OSG bei flektiertem Knie. Eine Zunahme der Bewegungsfähigkeit in dieser Position spricht für eine reine muskuläre Verkürzung des M. gastrocnemius, bleibende Bewegungseinschränkung bei Kontraktur des M. soleus.
  - *Thompson-Test:* Test auf Achillessehnenruptur. Bauchlage. Kräftige Kompression der Wadenmuskulatur durch den Untersucher. *Positiv:* Fehlen der passiven Plantarflexion des Fußes. *Cave:* trotz vollständiger Achillessehnenruptur Restfunktion durch intakte Sehne des M. plantaris.

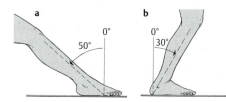

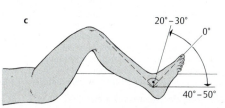

Abb. 2.15 • Bewegungsumfang des OSG. (aus Buckup K., Buckup J.: Klinische Tests an Knochen, Gelenken und Muskeln. Thieme; 2012)
a Plantarflexion
b und Dorsalextension bei aufgestelltem Fuß,
c Plantarflexion/Dorsalextension am frei hängenden Fuß.

- **Unteres Sprunggelenk (USG), Tarsalgelenke:**
  - *0-Stellung:* Fußlängsachse steht 90° zur Unterschenkellängsachse, Knie gebeugt. Die Bewegungsumfänge der Tarsalgelenke sind Summationsbewegungen aus unterem Sprunggelenk und den Vorfußgelenken.
  - *Rückfuß* (Abb. 2.16): Eversion/Inversion (Pro-/Supination des Rückfußes, Valgus/Varus): 10°/0°/30°. (Drehung des Fußes um die schräge USG-Achse; die andere Hand fixiert den Unterschenkel.)
  - *Vorfuß* (Abb. 2.17): Pronation/Supination (Eversion/Inversion des Vorfußes): 15°/0°/35°. (Torsion des Vorfußes gegenüber dem fixierten Rückfuß.)
  - *Längsachse:* Ab-/Adduktion des Vorfußes bei fixiertem Rückfuß beim Kind: 10°/0°/20°.

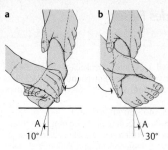

Abb. 2.16 • Bewegungsumfang des Rückfußes. (aus Buckup K., Buckup J.: Klinische Tests an Knochen, Gelenken und Muskeln. Thieme; 2012)
a Eversion,
b Inversion.

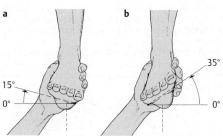

Abb. 2.17 • Bewegungsumfang des Vorfußes. (aus Buckup K., Buckup J.: Klinische Tests an Knochen, Gelenken und Muskeln. Thieme; 2012)
a Pronation,
b Supination.

Prüfung der Sprunggelenkstabilität (OSG)

- **Stabilitätstest der Kollateralbänder:** Rückenlage, sprunggelenksnahe Fixierung des Unterschenkels mit der einen Hand, Fassen des Mittelfußes mit der anderen Hand und Aufklappen des Sprunggelenkes nach medial und lateral. Vermehrte Aufklappbarkeit bei verletztem Bandapparat medial (Lig. deltoideum) oder lateral (Lig. fibulotalare anterius et posterius, Lig. fibulocalcaneare).
- **OSG-Schubladentest, Talusvorschub:** Rückenlage, Knie ca. 60° gebeugt. Fassen von distalem Unterschenkel und Mittelfuß/Ferse. Prüfung der Verschieblichkeit beider Gelenkkomponenten in sagittaler Richtung.
  - *Talusvorschub* bei Insuffizienz des Lig. fibulotalare anterius.
  - *Ventrale Subluxation der Tibia* bei Insuffizienz des Lig. fibulotalare posterius.

Prüfung der Syndesmose des OSG

- **Frick-Test:** Rückenlage. Eine Hand fixiert den Unterschenkel sprunggelenksnah, die andere Hand greift den Mittelfuß und führt eine Dorsalextension/Außenrotation aus. Bei *Läsion der vorderen Syndesmose:* Schmerzen über anteriorem OSG durch Aufhebeln der Syndesmosengabel durch die ventral breitere Talusschulter.
- **Squeeze-Test:** Rückenlage. Kompression von Tibia und Fibula im mittleren Unterschenkeldrittel. Bei *Syndesmosenläsion:* Schmerzen über anteriorem OSG.

Test bei V. a. Tarsaltunnelsyndrom

- **Tinel-Test:** Bauchlage bei 90° flektiertem Knie. Beklopfen des N. tibialis im Tarsaltunnel hinter dem Innenknöchel.
  - Bei *Tarsaltunnelsyndrom:* Schmerzen und Parästhesien der Fußsohle.
  - Bei *fortgeschrittenem Schaden:* Atrophien der plantaren Fußmuskeln, plantare Sensibilitätsausfälle (je nach Ast vorwiegend medial zum M. adductor hallucis longus bzw. lateral zum M. abductor digiti quinti).

❐ *Hinweis:* Bei positivem Test EMG und NLG des N. tibialis zur weiteren Diagnostik.

Zehengelenke

- **0-Stellung:** Fuß in Auftrittstellung, Längsachsen der Metatarsalia und Phalangen liegen parallel.
- **Großzehe:**
  - *Flexion/Extension im Metatarsophalangealgelenk (MP-Gelenk):* 45°/0°/70°.
  - Flexion/Extension im Interphalangealgelenk: 80°/0°/0°.
- **Dig. II–V:**
  - Flexion/Extension im Metatarsophalangealgelenk (MP-Gelenk): 40°/0°/80°.
  - Flexion/Extension im proximalen Interphalangealgelenk (PIP-Gelenk): 35°/0°/0°.
  - Flexion/Extension im distalen Interphalangealgelenk (DIP-Gelenk): 60°/0°/30°.

Fuß

- **Pathologische Fußformen:** Siehe Abb. 2.18.

2.7 Klinische Untersuchung des Fußes

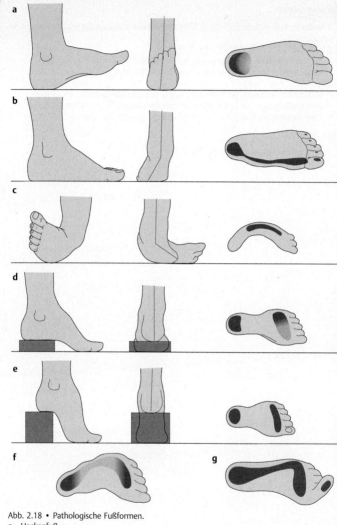

Abb. 2.18 • Pathologische Fußformen.
a Hackenfuß,
b Knick-Platt-Fuß,
c Klumpfuß,
d Hohlfuß,
e Spitzfuß,
f Sichelfuß,
g Spreizfuß mit Hallux valgus.

3 Bildgebende Diagnostik

3.1 Wirbelsäule und Becken

Röntgenuntersuchung

▶ **HWS:**
- *HWS a.–p.:* Patient sitzt aufrecht, Rücken zum Stativ. Auf Kommando Mund öffnen und schließen lassen (zur Abbildung des Dens axis), Schultern nach unten ziehen lassen (C 7). Der Zentralstrahl zeigt senkrecht auf die Kinnspitze. Sowohl der atlantookzipitale als auch der zervikothorakale Übergang müssen abgebildet sein.
- *HWS seitlich:* Patient sitzt aufrecht mit rechter Schulter zum Stativ, Sagittalebene (Nase) parallel zur Filmebene, Sandsäcke in beide Hände (Schultern nach kaudal zur Darstellung des HWK 7). Zentralstrahl senkrecht auf Halsmitte (HWK 4) und Filmmitte. Die gesamte HWS und Schädelbasis soll dargestellt sein. Beurteilung von Wirbelkörpern, Bandscheibenfächern, ventraler atlantodentaler Distanz (bei Erwachsenen max. 3 mm), vertebrales Alignment, prävertebraler Weichteilschatten (Höhe HWK 3 < 7 mm, Höhe HWK 6 < 22 mm).
- *HWS schräg:* Rücken 45° zur Filmebene zur Darstellung der jeweils gegenseitigen Foramina intervertebralia.
- Seitliche Funktionsaufnahmen in maximaler Inklination/Reklination: Ausschluss segmentaler Instabilität.
- ▷ *Cave:* kontraindiziert im Rahmen akuter Traumata (lege artis ca. 10–14 Tage nach dem Trauma, vorher evtl. muskulärer Hartspann!).

▶ **BWS:**
- ▷ *Standardebenen:* a.–p. und seitlich im Stehen. Zentralstrahl auf BWK 7 zentriert. Der Patient muss eine Schulter leicht nach vorne bringen (*Cave:* Zervikothorakale und thorakolumbale Übergänge – ggf. separate Darstellung im CT).

▶ **LWS:**
- *Standardebenen:* a.–p. und seitlich im Stehen.
- *LWS a.–p.:* Zentralstrahl zeigt senkrecht auf die Mitte des Abdomens in Höhe der Darmbeinkämme. Bei stehunfähigem Patienten: Rückenlage, Unterschenkel zum Ausgleich der Lendenlordose aufgestellt (90°-Knieflexion). Beurteilung von Wirbelkörper, Wirbelabschlussplatten und Querfortsätzen. Dornfortsätze als Tränenfigur dargestellt, Bogenwurzeln projizieren sich als dichte, ovale Ringe bds. auf die Wirbelkörper.
- *LWS seitlich:* Zentralstrahl senkrecht auf Zentrum LWK 3 in Höhe der Taille. Bei stehunfähigem Patienten: Seitenlage, Knie- und Hüftflexion ca. 70°, Darstellung von Wirbelkörpern, Bogenwurzeln, Dornfortsätzen und Foramina intervertebralia.
- *Schrägaufnahmen:* Rücken 45° zur Filmebene. Zur Beurteilung der filmnahen Interartikularportion („Hundehalsband" der Scotchterrierfigur), der Intervertebralgelenke sowie der Foramina intervertebralia (Frage nach Spondylolyse, Weite der Zwischenwirbelräume).
- *Funktionsaufnahmen:* Wirbelsäule seitlich, in maximaler Inklination/Reklination und a.–p. in maximaler Rechts-/Linksneigung (Bending) im Stehen, z. B. bei Frage nach Spondylolisthesis oder zur Unterscheidung funktionelle vs. fixierte Skoliose.
- *Aufnahme nach Teschendorf:* LWS in Steinschnittlage (Hüfte in 90°-Flexion, 20°-Außenrotation), Ausgleich der LWS-Lordose. Zentralstrahl auf Höhe des Beckenkamms (L4) senkrecht auf Kassettenmitte. Alle Lendenwirbel werden orthograd abgebildet. Zur exakten Darstellung der Facettengelenke und Pedikel L5 sowie des ISG, zur Beurteilung von Assimilationsstörungen L5, S1 (Lumbalisation, Sakralisation).

3.1 Wirbelsäule und Becken

- **Wirbelsäulenganzaufnahme:** Im Stehen zur Beurteilung der gesamten Statik der Wirbelsäule, bei Wirbelfehlbildungen.
  - *Messung der Krümmung nach Cobb* (Abb. 3.1a): Bei Skoliose (Primär- und Sekundärkrümmung).
    - Bestimmung von Scheitelwirbel (im Zentrum der Krümmung; größte Torsion), Endwirbel (der am weitesten kranial und am weitesten kaudal einer Krümmung gelegene Wirbel; größter Schrägstand, geringste Torsion) und Neutralwirbel (neutral rotierter Wirbel).
    - Krümmung nach Cobb: Winkel zwischen dem Lot auf die Verlängerung der proximalen Deckplatte des oberen Endwirbels und dem Lot auf die Verlängerung der distalen Deckplatte des unteren Endwirbels in Richtung auf die Konkavität der Krümmung.
  - *Schätzung der Rotation nach Nash und Moe* (Abb. 3.1b): Verlagerung des Pedikels auf der konvexen Seite der Skoliose zur Wirbelkörpermitte hin: I < 25°-, II = 25°-, III = 50°-, IV > 50°-Rotation.
  - *Zur Frage strukturelle vs. funktionelle Skoliose:* Ausgleich des Beinlängenunterschiedes mit einem Brettchen.

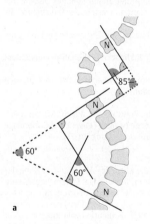 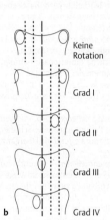

Abb. 3.1 • Skoliose- und Rotationsmessung
a Skoliosemessung nach Cobb: Gemessen wird der Achsenwinkel (grau) zwischen den Neutralwirbeln (N) am Ende jeder Krümmung. (nach Wirth et al., Praxis der Orthopädie und Unfallchirurgie, Thieme, 2007)
b Rotationsmessung nach Nash und Moe.

- **Becken:** Beurteilung des Skelettalters nach Risser (Abb. 3.2): Ossifikation der Beckenkammapophyse von ventrolateral nach dorsomedial; Verschmelzung der Apophyse mit dem Os ilium in umgekehrter Reihenfolge.
  - *Risser 0:* Apophyse nicht zu sehen.
  - *Risser I:* Beginnende Ossifikation seitlich (oberhalb Crista iliaca).
  - *Risser II:* Ossifikation bis max. der Hälfte des Beckenkammumfangs ohne Verschmelzung der Apophyse.
  - *Risser III:* Ossifikation von mehr als 50 % des Beckenkammumfangs ohne Verschmelzung der Apophyse.
  - *Risser IV:* Beckenkammapophyse über dem ganzen Darmbeinkamm sichtbar.
  - *Risser V:* Verschmelzung mit dem Os ilium.
  - ❐ *Hinweis:* Die Röntgenbefunde im Stadium 0 und V können verwechselt werden.

3.1 Wirbelsäule und Becken

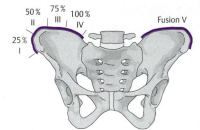

Abb. 3.2 • Beurteilung des Skelettalters am Beckenröntgenbild nach Risser. Die Apophyse des Darmbeinkamms verknöchert von lateral her.

▶ **ISG:**
- *ISG schräg:* Patient in Rückenlage, zu beurteilende Seite um ca. 40° angehoben. Zentralstrahl 3 Querfinger medial der Spina iliaca anterior superior. Freie Darstellung des ISG, Beurteilung im Seitenvergleich.

Computertomografie (CT)

▶ **Indikation:**
- Knöcherne Defekte bei Infektion/Tumoren.
- Raumforderung im Spinalkanal (Diskushernie, Verkalkung).
- Wirbelfraktur (Spiral-CT mit multiplaner Rekonstruktion).
- Degenerative Veränderungen der ossären Strukturen, Gelenke und Bandscheiben (Morbus Bechterew, RA).
- Mangelnde Darstellung des zervikothorakalen Übergangs im Röntgenbild.
- Angeborene Fehlbildungen (unvollständiger Bogenschluss des Atlas, des lumbosakralen Übergangs, Blockwirbel).
- Erworbene Fehlbildungen (Spondylolyse).

▶ **(Post-)Myelo-CT:** Bei V. a. Spinalkanalstenose.

▶ **Qualitätskriterien** (CT-Leitlinie Bundesärztekammer 2007):
- Vollständige Darstellung des untersuchten WS-Abschnittes, eindeutige Höhenlokalisation.
- Schichtdicke: 1,5 – 3 mm (HWS/BWS), 2 – 3 mm (LWS).

Kernspintomografie (MRT)

▶ **Indikation:**
- Darstellung der umgebenden Weichteile (V. a. Tumoren, Infekte).
- Raumforderung im Spinalkanal (Diskushernie, Einblutung, Tumoren).
- Entzündliche Erkrankungen (Spondylitis, Spondylodiszitis).
- Initialstadien der Spondylolyse beim Kind.

▶ **Qualitätskriterien** (MRT-Leitlinie Bundesärztekammer 1999):
- Mindestens 2 Ebenen artefaktfrei (HWS: Transversal und sagittal) bzw. 1 Ebene (BWS, LWS, Sakrum: Transversal, auf Höhe der Pathologie zusätzlich sagittal).
- Abbildung von Spongiosastruktur, Bandscheibengewebe, Nervenwurzel, Zwischenwirbelgelenken, Zwischenwirbelkanälen, Knochenmarksveränderungen.

◘ *Hinweis:* Mit dem MRT ist die Darstellung des Spinalkanals in seiner gesamten Länge möglich.

3.2 Schulter

Röntgenuntersuchung der Schulter

▶ Siehe Tab. 3.1

Tab. 3.1 • Übersicht der erforderlichen Röntgenuntersuchungen nach Fragestellungen.

Fragestellung	Röntgenuntersuchung	weiterführende Diagnostik
frisches Trauma	a.–p., Outlet-View, axial	ggf. weiter mit CT/MRT
Humeruskopffraktur	a.–p., Outlet-View	CT
Schulterinstabilität	a.–p., axial, Outlet-View	MRT, ggf. Arthro-CT
Impingement/Rotatorenmanschette	a.–p., axial, Outlet-View, a.–p. nach Rockwood	MRT
Darstellung des AC-Gelenks	a.–p. mit/ohne Belastung, axial, AC-Zielaufnahme nach Zanca, ggfs. Alexander-Aufnahme	ggf. MRT (Degeneration)/CT (Trauma)
Darstellung des SC-Gelenks	SC-Zielaufnahme nach Rockwood	CT

AC-Gelenk = Akromioklavikulargelenk, SC-Gelenk = Sternoklavikulargelenk

- **Schulter true a.–p.:** Patient steht mit gestrecktem Ellenbogen und nach ventral gerichteten Handflächen (→ Tuberculum majus wird konturgebend, Tuberculum minus verschwindet); Schulterblatt an Kassette anliegend (entspricht 30°–45°-Kippung der Frontalebene zum Zentralstrahl → freie Einsicht in den Gelenkspalt). Zentralstrahl auf Korakoidspitze gerichtet und 20° nach kaudal gekippt. Messung des akromiohumeralen Abstandes: pathologisch ≤ 7 mm.
  - Variation: *a.–p. Aufnahme nach Rockwood:* Zentralstrahl 30° nach kaudal gekippt und auf die Akromionspitze gerichtet.
- **Schulter axial:** Patient sitzt, Kopf zur Gegenseite geneigt, Arm 90° abduziert und Oberarm in Skapulaebene 30° antevertiert, Ellenbogen 90° flektiert. Zentralstrahl kraniokaudal auf die Mitte des Schultergelenkes. Gebogene Platte in der Axilla (Sattelkassette).
- **Scapula true lateral/Y-View:** Patient steht, der Arm hängt in Innenrotation, Hand auf dem Bauch, Oberkörper zum Zentralstrahl gedreht, bis dieser tangential zur Skapula verläuft.
  - Variation: *Outlet-View* (Supraspinatus-Tunnel-Aufnahme): Zentralstrahl wird ca. 15° nach kaudal gekippt und in Richtung AC-Gelenk gerichtet.
- **Zielaufnahme des AC-Gelenks nach Zanca:** Patient steht oder sitzt mit dem Rücken flach an Rö-Kassette. Zentralstrahl 10°–15° nach kranial und auf AC-Gelenk gerichtet.
  - *Belastungsaufnahme:* Anhängen eines 3–5-kg-Gewichts, Zentralstrahl senkrecht auf AC-Gelenk.
  - ❐ *Cave:* Der Patient darf das Gewicht nicht selbst halten! Ggf. Vergleich zur Gegenseite, keine „Panorama-Aufnahmen" (Schilddrüse)!
- **Zielaufnahme SC-Gelenk nach Rockwood:** Patient in Rückenlage, Arme seitlich anliegend, Handflächen zum Tisch, Rö-Kassette unter Schulter und Nacken. Zentralstrahl auf oberes Ende des Brustbeins, Neigung um 40° zur Vertikalen nach kranial.
- **Alexander-Aufnahme:** Modifikation der Y-View mit flektiertem und adduziertem Arm, zur Darstellung einer horizontalen (dorsalen) ACG-Instabilität.

3.2 Schulter

▷ *Hinweis:* Die Spezialaufnahmen zur Beurteilung des Glenoids bei Instabilität sind fast alle von CT und MRT ersetzt worden.

Computertomografie (CT)

▶ **Indikationen zur CT ohne Kontrastmittel (Nativ-CT):**
- *Mehrfragmentfrakturen/posttraumatische Fehlstellung des Oberarmkopfes:* Zur Therapieentscheidung zwischen rekonstruktiven Verfahren und primär prothetischer Versorgung.
- *Skapulahals- und Glenoidfrakturen:* Zum Ausschluss einer Gelenkbeteiligung.
- Verdacht auf knöcherne Heilungsstörungen.
- *Darstellung des SC-Gelenks:* Zur Beurteilung einer Dislokation, Luxation oder Subluxation.
- *Omarthrosen:* Zur Beurteilung des Glenoids bei Planung einer Schulter-TEP.

▶ **Indikationen zur CT mit Kontrastmittel (Arthro-CT, Doppelkontrast-CT):**
▷ *Cave:* Kontrastmittel sind jodhaltig (Schilddrüsenanamnese; Vorsicht bei (diabetischer) Nephropathie!).
- *Posttraumatisch rezidivierende Schulterluxation:* Bei V. a. größere knöcherne Defekte (Hill-Sachs-Delle; Bankart-Läsion).
- *Habituelle (atraumatische) Schulterluxation:* Identifikation luxationsbegünstigender Faktoren (Pfannenkrümmung, -fläche, -neigung).
- Unklare Luxationsrichtung.
- Postoperatives Luxationsrezidiv/Re-Ruptur der Rotatorenmanschette (Artefakte bei Metallimplantaten im MRT).

▷ *Hinweis:* Stabilitätsrelevante Faktoren, die in der Arthro-CT bestimmt werden können:
- *Transversaler Glenohumeral-Index (TGHI):* Relation zwischen maximalem Querdurchmesser der Glenoidfläche und maximalem Querdurchmesser der Gelenkfläche des Humerus. Normal 24/44 = 0,57. Bei kleineren Werten besteht eine Disposition zur Entwicklung einer Instabilität. Knöcherne Defizite wie nach einer Pfannenrandfraktur (Bankart-Fraktur) führen aufgrund der verkleinerten Auflagefläche (TGHI wird kleiner) zu chronischer Instabilität. Es kommt zum Verlust der „birnenförmigen" Konkavität. ⅕ der unteren Pfannenfläche gilt als kritischer Grenzwert (= Länge des Bankart-Fragmentes von 1,5 cm in kraniokaudaler Richtung).
- *Pfannenkrümmung:* Der Radius der knorpeligen Pfannenkrümmung sollte annähernd dem Radius der Gelenkfläche des Humeruskopfes entsprechen (nicht kleiner als die Hälfte des Radius der knöchernen Pfannengelenkfläche).
- *Glenoidversion:* Winkel zw. glenoidaler Gelenkfläche und einer zum Corpus scapulae senkrechten Ebene. Notwendig ist eine transversale Rekonstruktion, welche senkrecht zur Gelenkfläche ausgerichtet ist und durch den Mittelpunkt des Glenoids verläuft (CT/MRT). Normwert: 0–9° Retroversion; verminderte posteriore Stabilität bei > 15° Retroversion; verminderte anteriore Stabilität bei > 5° Anteversion.
- *Retrotorsionswinkel:* Rotationsgrad der humeralen Gelenkfläche zur transepikondylären Verbindungslinie. Norm – 10° bis – 20°.
- *Labrum glenoidale:* Gute Darstellung von Läsionen des Labrum-Kapsel-Komplexes.

Kernspintomografie (MRT)

▶ **Indikationen:** Läsionen der Rotatorenmanschette, Bizepssehnenpathologie, akute Schulterluxation, Affektion des AC-Gelenkes, okkulte Fraktur, Tumor.
▶ **Qualitätskriterien** (MRT-Leitlinie Bundesärztekammer 1999):
- Mindestens 2 Ebenen artefaktfrei (transversal, schräg koronar, 3 Ebenen wünschenswert).

- Abbildung von Gelenkknorpel, subchondraler Grenzlamelle, Spongiosastruktur, Labrum glenoidale, Sehnen der Rotatorenmanschette, Bizepssehnen, periartikulärem und perimuskulärem Fettgewebe, Gelenkrecessus, Knochenmarksveränderungen.
- **Spezialaufnahmen:**
  - MRT mit i. v. Kontrastmittel (Gadolinium) bei Neoplasie, Infektion und avaskulärer Nekrose.
  - MRT-Arthrografie (Gadolinium intraartikulär) bei chronischer Instabilität, Knorpelpathologien, Pulley-Läsionen, SLAP-Läsionen und partieller Ruptur (S. 361) der Rotatorenmanschette (PASTA).
  - ABER-Position (Abduktion, Außenrotation) bei internem Impingement oder Labrumpathologie.

Sonografie

- Zur dynamischen Beurteilung von Rotatorenmanschette und Bizepssehne.
- Evaluierung von Gelenkerguss oder Bursitis.
- Lokalisation von Kalkdepots (Tendinosis calcarea).

3.3 Ellenbogen, Hand und Finger

Röntgenuntersuchung des Ellenbogens

- **Ellenbogen a.–p.:** Der Ellenbogen liegt vollständig gestreckt dorsal auf der Kassette, Hand supiniert. Zentralstrahl senkrecht auf Gelenkmitte und Kassette gerichtet.
- **Ellenbogen seitlich:** Ellenbogen 90° flektiert mit Innenseite auf Kassette aufliegend, Hand supiniert (Daumen nach oben). Der Gelenkspalt muss überlagerungsfrei dargestellt werden, Humeruskondylen in Deckung, Radiusköpfchen orthograd getroffen.
  - Vordere Humeruslinie (Rogers-Linie): Tangente an der vorderen Humerusschaftkontur schneidet das Capitulum humeri im mittleren Drittel; Abweichung kann bei Kindern einziger Hinweis auf eine suprakondyläre Humerusfraktur sein.
- **Spezialaufnahmen:**
  - *Ellenbogen axial:* Tangentiale Darstellung von Olekranon und Sulcus nervi ulnaris.
  - *Zielaufnahme Radiusköpfchen* (Schrägaufnahme nach Greenspan).
  - *Zielaufnahme Proc. coronoideus.*

Kernspintomografie (MRT)

- **Indikationen:** Osteochondrosis dissecans, Bandverletzungen, Knochenödeme, Tumoren, freie Gelenkkörper.
- **Qualitätskriterien** (MRT-Leitlinie Bundesärztekammer 1999): Abbildung von allen anatomischen Strukturen inklusive Gelenkknorpel, Sehnenansätzen und N. ulnaris.

Röntgenuntersuchung der Hand

- **Hand d.–p. (dorsopalmar):** Patient sitzt, Unterarm aufliegend, Hand im Handgelenk leicht angehoben mit leicht gespreizten Fingern auf Kassette aufliegend. Zentralstrahl senkrecht auf Mittelfingergrundgelenk und Kassettenmitte. Zur Abbildung der gesamten Hand.
- **Hand schräg:** Hand radial leicht angehoben, Daumen und Zeigefinger auf Schaumstoffkeil gelagert, Finger liegen überlagerungsfrei schräg nebeneinander *(Zitherspielerstellung)*.
- **Handgelenk d.–p.:** Patient sitzt, Unterarm liegt auf, Handgelenk liegt gestreckt volar auf Kassettenmitte. Zentralstrahl senkrecht auf Handgelenks- und Kassettenmitte. Bestimmung des radialen Anstiegswinkels: Winkel zw. der Verbindungslinie Spitze

des Proc. styloideus radii und ulnarer Begrenzung des Radius und einer Senkrechten zur Radiuslängsachse: Norm 15–35°.
- **Handgelenk seitlich:** Handgelenk liegt gestreckt und exakt seitlich ulnar auf der Kassette. Daumen in natürlicher Oppositionsstellung. Zentralstrahl auf Handgelenks- und Kassettenmitte. Vollständige Überlagerung von Ulna und Radius. Palmarinklination des distalen Radius: Winkel zw. einer Tangente an die ventrale und dorsale Radiuskante und einer Senkrechten zur Längsachse des Radius: Norm 0–20°.
- **Kahnbein-Quartett** (in der Routinediagnostik weitgehend vom CT abgelöst):
  - *I:* Handwurzel liegt mit Innenfläche auf Kassette. Hand weit nach ulnar abduziert.
  - *II:* Handfläche nach unten. Radialseite 45° angehoben (= Daumen oben).
  - *III:* Handfläche nach unten. Ulnarseite 45° angehoben (= Kleinfinger oben).
  - *IV:* Handfläche auf einen 15°-Schaumstoffkeil legen oder Hand zur Faust ballen lassen.

3.4 Hüfte

Röntgenuntersuchung der Hüfte

- **Beckenübersicht a.–p.:** Rückenlage, Hüfte gestreckt, Beine parallel, gestreckt und leicht innenrotiert. Zur OP-Planung Aufnahme mit hängenden Unterschenkeln (definierte und reproduzierbare Rotation des proximalen Femurendes). Zur zeichnerischen OP-Planung (TEP, ITO) Maßstabsaufnahme, auf Symphyse zentriert. Messung des projizierten Corpus-Collum-Diaphysen-Winkels (CCD): Winkel zw. Schenkelhalsachse und Femurschaftachse in der Beckenübersicht (Normwert bei Erwachsenen: 120 – 130°).
- **Hüftgelenk seitlich nach Lauenstein:** Rückenlage, Hüfte in 45°-Flexion und 45°-Abduktion. Bei Abduktionsbehinderung gegenseitige Hüfte entsprechend hochlagern. Zentralstrahl senkrecht auf Schenkelhalsmitte (= Leistenmitte).
- **Hüftgelenk schräg (Foramen-obturatum-Aufnahme):** Rückenlage. Die aufzunehmende Hüfte wird um 45° angehoben und mit Schaumstoffkeil gelagert. Zentralstrahl senkrecht auf Schenkelhals- (= Leistenmitte) und Kassettenmitte. Zur Darstellung des dorsalen Pfannenrandes und Pfannendaches bei Hüftpfannenfrakturen; heute weitgehend durch CT abgelöst.
- **Hüftgelenk schräg (Ala-Aufnahme):** Rückenlage. Gegenseite wird um 45° angehoben und auf Schaumstoffkeil gelagert. Zentralstrahl wie bei Foramen-obturatum-Aufnahme. Zur Darstellung des ventralen Pfannenrandes und des Darmbeins.
- **Hüftgelenk schräg (Faux-Profil-Aufnahme):** Patient steht, Rücken 65° zur Filmebene angestellt. Fuß der filmnahen, aufzunehmenden Hüfte belasten und parallel zur Filmebene drehen. Zur Darstellung des ventralen Pfannendaches.
- **Aufnahme nach Dunn-Rippstein:** Rückenlage. Hüft- und Kniegelenke 90° flektiert, 20° abduziert und neutral rotiert auf Gestell. Zur Messung des projizierten Antetorsionswinkels.
  - *Hinweis:* Berechnung des reellen CCD-Winkels:
    - Die a.–p. Aufnahme bildet nur den *projizierten CCD-Winkel* ab, der größer ist als der reelle CCD-Winkel (wegen Antetorsion des Schenkelhalses).
    - Bestimmung des reellen CCD-Winkels über Umrechnungstabelle (s. Abb. 3.3): Er errechnet sich aus dem projizierten CCD-Winkel (a.–p. Aufnahme) und dem projizierten Antetorsionswinkel (Rippstein-Aufnahme).
    - Eine exaktere Darstellung und Berechnung ist mit dem Spiral-CT möglich.
- **Aufnahme nach Imhäuser:** Rückenlage. Hüft- und Kniegelenke 90° flektiert, Hüftabduktion 45°. Zur Beurteilung der dorsalen Dislokation der Hüftkopfepiphyse bei Epiphysiolysis capitis femoris (Epiphysen-Diaphysen-Winkel nach Gekeler).

3.4 Hüfte

Berechnung des reellen Antetorsions- und CCD-Winkels															
	Projizierter AT-Winkel															
	5°	10°	15°	20°	25°	30°	35°	40°	45°	50°	55°	60°	65°	70°	75°	80°
100°	4 101	9 100	15 100	20 100	25 100	30 99	35 99	40 98	45 97	50 96	55 95	60 94	65 94	70 93	75 92	80 91
105°	5 105	9 105	15 104	20 104	25 103	31 103	35 102	41 100	46 100	51 99	56 98	60 97	65 96	70 95	75 94	80 92
110°	5 110	10 109	16 108	21 108	27 106	32 106	36 105	42 104	47 103	52 101	56 99	61 98	66 97	71 96	76 94	80 93
115°	5 115	10 115	16 114	21 112	27 112	32 111	37 110	43 109	48 107	52 105	57 104	62 102	67 101	71 99	76 96	81 94
120°	6 120	11 119	16 118	22 117	28 116	33 116	38 114	44 112	49 110	53 108	58 106	63 104	68 103	72 100	77 98	81 95
125°	6 125	11 124	17 123	23 121	28 120	34 119	39 118	44 116	50 114	54 112	58 109	63 107	68 105	72 103	77 100	81 95
130°	6 130	12 129	18 127	24 126	29 125	35 124	40 122	46 120	51 117	55 116	60 112	64 109	69 107	73 104	78 101	82 96
135°	7 135	13 133	19 132	25 131	31 130	36 129	42 126	47 124	52 120	56 118	61 114	65 112	70 109	74 105	78 102	82 96
140°	7 139	13 138	20 137	27 135	32 134	38 132	43 130	49 127	53 124	58 120	63 117	67 114	71 111	75 107	79 109	83 97
145°	8 144	14 142	21 141	28 139	34 138	40 136	45 134	50 131	55 128	59 124	64 120	68 117	72 114	75 110	79 104	83 98
150°	8 149	15 147	22 146	29 144	35 143	42 141	47 138	52 136	56 134	61 129	65 124	69 120	73 116	76 112	80 105	84 100
155°	9 154	17 152	24 151	32 149	38 148	44 145	50 142	54 139	58 137	63 132	67 128	71 124	74 119	77 115	81 108	84 102
160°	10 159	18 158	27 157	34 155	44 153	46 151	52 147	57 144	61 141	65 134	69 132	73 128	76 122	79 116	82 111	85 103
165°	13 164	22 164	31 163	39 161	47 158	53 156	57 153	62 148	67 144	69 140	73 135	76 130	78 122	81 119	83 113	86 106
170°	15 169	27 167	37 166	46 164	53 163	58 159	63 157	67 154	70 150	73 145	76 142	78 134	80 130	83 122	84 118	87 113

Projizierter CCD-Winkel

Abb. 3.3 • Berechnung des reellen Antetorsions- und CCD-Winkels. Obere Zahl = reeller AT-Winkel, untere Zahl = reeller CCD-Winkel.

Computertomografie (CT)

▶ **Präoperative Diagnostik:**
- Kombinierte Rotationsfehler.
- Periartikuläre Ossifikationen, kartilaginäre Exostosen.
- Planung individueller Endoprothesenherstellung/Revisionsendoprothetik.

▶ **Beckenfrakturen.**

Kernspintomografie (MRT)

▶ **Indikationen:** Läsionen des Labrum acetabulare, Hüftkopfnekrosen, Morbus Perthes im Frühstadium, Knochenmarksödem, transiente Osteoporose, Tumoren, degenerative Erkrankungen (Knorpel, Ganglien), entzündliche Erkrankungen (Synovialitis, Sakroiliitis),Tendinosen, Sehnenrupturen.

▶ **Qualitätskriterien** (MRT-Leitlinie Bundesärztekammer 1999):
- Neutralstellung, vollständige koronare Abbildung beider Hüftgelenke.
- Erkranktes Hüftgelenk in mindestens einer zusätzlichen Ebene.

- Abbildung von Gelenkknorpel, Labrum acetabulare, Spongiosastruktur, Knochenmark.
▶ **Spezialaufnahmen:**
  - MRT mit Gadolinium i. v. bei Tumoren, entzündlichen Erkrankungen und Nekrosen.
  - MRT-Arthrografie bei V. a. Knorpel-/Labrumläsion.

3.5 Knie

Röntgenuntersuchung des Kniegelenks

▶ **Standardprojektionen:**
  - *Knie a.–p.:* Rückenlage, Beine gestreckt, Patellae streng nach ventral. Zentralstrahl senkrecht auf Gelenkspalt und Kassettenmitte gerichtet.
  - *Knie seitlich:* Seitenlage, Knie liegt 30° flektiert lateral der Kassette auf. Zentralstrahl wie bei a.–p. Aufnahme. Abbildung streng seitlich (Femurkondylen deckungsgleich).
  - *Patella tangential* (nach Merchant): Rückenlage, Unterschenkel liegen auf einem am Ende des Röntgentisches angebrachten winkelverstellbaren Hilfstisch. Standardneigung 45°. Zentralstrahl durch das Patellofemoralgelenk senkrecht zur Filmebene. Freier Blick durch das Patellofemoralgelenk. Zur Beurteilung von Patellashift und -tilt, Patella-Trochlea-Form.
▶ **Spezialaufnahmen:**
  - *Patella-Défilé* in 30°-, 45°- und 60°-Knieflexion. Bei patellofemoraler Pathologie. Spezialaufnahmen zur Trochlea- und Patellamorphologie heute von CT und MRT abgelöst.
  - *Tunnelaufnahme nach Frik:* Rückenlage, Kniegelenk in 45°-Flexion, Patella nach frontal gerichtet. Zentralstrahl auf Gelenkspalt und Kassettenmitte gerichtet, Einfallswinkel 90° zur Unterschenkelachse. Freier Einblick in die Fossa intercondylaris, überlagerungsfreie Darstellung der Femurkondylen und der Eminentia intercondylaris.
  - *Belastungsaufnahme nach Rosenberg:* Zweibeinstand, Kniegelenk in 45°-Flexion, p.–a. Strahlengang parallel zum Tibiaplateau, Beurteilung Knorpeldicke.
  - *Gehaltene/Stressaufnahmen:*
    ▫ In der sagittalen Ebene (Abb. 3.4): Kniegelenk seitlich (*Cave:* Kondylen deckungsgleich) in gehaltener hinterer und vorderer Schublade bei V. a. HKBoder multiligamentäre Verletzung, Halteapparat mit 150 N Krafteinleitung in 90°-Flexion, Messung im Seitenvergleich (evtl. erweitert in Innen- und Außenrotation).
    – In der frontalen Ebene: Kniegelenk a.–p., Valgus-, Varusstress, bei V. a. Kollateralbandverletzung, 150 N Kraft, im Seitenvergleich.
▣ *Ganzbeinaufnahme a.–p. im Stehen:* Betroffenes Bein möglichst voll belastet (ca. 90 % des Körpergewichts). Patella möglichst nach ventral zentriert (*Cave:* bei Subluxationen der Patella), Malleolengabel und Hüftkopf müssen abgebildet sein. Bestimmung der mechanischen Beinachse (Mikulicz-Linie): Achse durch die Mitte des Femurkopfes und durch das Zentrum des oberen Sprunggelenkes. Gemessen wird die Abweichung der Linie vom Mittelpunkt des Kniegelenks nach lateral bzw. medial. Normwert (mediale Achsabweichung): 4 mm ± 4 mm; Genu valgum: Abweichung > Normwert + SD nach lateral; Genu varum: Abweichung > Normwert + SD nach medial.

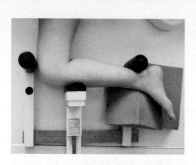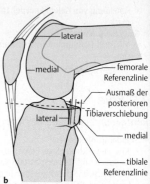

Abb. 3.4 • Gehaltene Aufnahme für die hintere Schublade in 90°-Flexion mit dem Scheuba-Apparat (a). Die Ausmessung erfolgt in einer modifizierten Technik nach Jacobsen. Eine Tibiaplateaulinie wird tangential zum medialen Tibiaplateau angelegt. Senkrecht zu dieser Linie werden Tangenten zur posterioren medialen und lateralen Femurkondylenbegrenzung als femorale Bezugspunkte gelegt. Die Mitte zwischen diesen Tangenten entspricht der femoralen Referenzlinie. In entsprechender Weise wird tibial vorgegangen. Hier werden ebenfalls Tangenten senkrecht zur Tibiaplateaulinie an die posterioren Begrenzungen der Tibiakondylen angelegt. Die Mitte zwischen den beiden tibialen Linien ergibt die tibiale Referenzlinie. Der Abstand zwischen tibialer und femoraler Referenzlinie entspricht der Tibiaposition. Eine posteriore Tibiaverschiebung wird mit einem negativen Millimeter, in diesem Fall – 5 mm, angegeben (b). (aus Kohn D.: Das Knie. Thieme; 2000)

Kernspintomografie (MRT)

▶ **Indikationen:** Beurteilung von Meniskus, Kapsel-Band-Apparat, Knorpel, Tumorverdacht, unklare Synovialitiden, Nekrosen, „Bone Bruise" (= Knochenmarksödem), Dysplasien (z. B. Trochlea).
▶ **Qualitätskriterien** (MRT-Leitlinie Bundesärztekammer 1999):
  • Mindestens 3 Ebenen (artefaktfrei).
  • Abbildung von Gelenkknorpel (Defekte > 3 mm Durchmesser und 1,5 mm Tiefe), subchondraler Grenzlamelle, Spongiosastruktur, Menisken (ohne KM), Kreuz- und Kollateralbändern, Retinaculum patellae, Knochenmarksveränderungen.

Computertomografie (CT)

▶ Additives Verfahren bei komplexen Frakturfolgen, Tumoren, Knochendefekten, Revisionen (z. B. Bohrkanäle, Prothesenlockerung).
▶ Differenzialdiagnostik von knienahen Knochen- und Weichteiltumoren.

Skelett-Szintigrafie

▶ Diagnostik von entzündlichen und degenerativen Erkrankungen.
▶ Nachweis von Endoprothesenlockerungen.
▶ Diagnostik primärer Knochentumoren und Metastasen.

Sonografie

▶ Screening-Verfahren zur Diagnostik palpabler Raumforderungen (z. B. Baker-Zyste), zur Ergussdarstellung und zur Abgrenzung solider von liquiden Raumforderungen.

3.6 Patella

Radiologische Bestimmung der vertikalen Patellaposition

- **Anforderungen an den verwendeten Index:**
  - Einfach und reproduzierbar zu bestimmen.
  - Unabhängig von der Größe des Gelenks, radiologischem Vergrößerungsfaktor, Beugestellung des Kniegelenks, vorausgegangenen OPs (ossäre Landmarken sehr variabel).
- **Index nach Caton-Deschamps** (Abb. 3.5a): Quotient aus kürzestem Abstand des unteren Patella-Gelenkflächenpols zur Tibia (A) und der Gelenkflächenlänge der Patella (B).
  - *Vorteil:* Unabhängig vom Flexionswinkel.
  - *Nachteil:* Tibialer Punkt bei degenerativ veränderten Gelenken oft schwer zu bestimmen.
  - Interpretation:
    - Patella normal: 0,6–1,2.
    - Patella alta (Patellahochstand) ≥ 1,2.
    - Patella baja (Patellatiefstand) ≤ 0,6.
- **Index nach Insall-Salvati** (Abb. 3.5b): Quotient aus Länge der Patellarsehne (LT) und Gesamthöhe der Patella (LP).
  - *Vorteil:* Unabhängig vom Flexionswinkel.
  - *Nachteil:* Hohe Fehlerquelle durch Varianz der anatomischen Landmarken.
  - Interpretation:
    - Patella normal: 0,8–1,2.
    - Patella alta > 1,2.
    - Patella baja < 0,8.

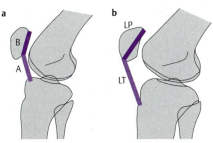

Abb. 3.5 • Bestimmung der Patellahöhe.
a Index nach Caton-Deschamps,
b Index nach Insall-Salvati.

Radiologische Zeichen der Trochleadysplasie

- **Röntgenbeurteilung** der Trochleaform (nach Dejour): Streng seitliches Röntgenbild.
  - *Crossing Sign* (Abb. 3.6): Schnittpunkt des Trochleagrundes mit anteriorer Kondylenkontur.
    - Typ I (Minor-Form): Kondylen symmetrisch, hoher gemeinsamer Schnittpunkt → Trochlea ausreichend tief.
    - Typ II: Kondylen asymmetrisch, separate Schnittpunkte → Trochlea abgeflacht.
    - Typ III (Major-Form): Kondylen symmetrisch, tiefer Schnittpunkt → Trochlea flach, keine Trochleagrube voranden.
- *Trochlear Bump* (Abb. 3.7): Abstand der Tangente an der vorderen Femurkortikalis vom Trochleagrund. Pathologisch ab 3 mm Translation nach anterior (= Trochlear Bump positiv). Steigt mit dem Schweregrad der Trochleadysplasie.

3.6 Patella

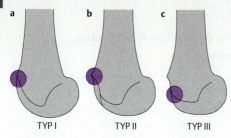

Abb. 3.6 • Crossing Sign.
a Typ I,
b Typ II,
c Typ III.

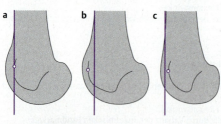

Abb. 3.7 • Trochlear Bump.
a Trochlea normal,
b Trochlea flach,
c Trochlea tief.

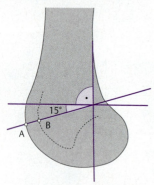

Abb. 3.8 • Trochlear Depth.

- *Trochlear Depth:* Abstand der anterioren Femurkortikalis zum Trochleagrund auf einer um 15° zum Lot auf der Tangente geneigten Hilfslinie. Pathologisch < 4 mm (Strecke A bis B, Abb. 3.8).
- **Sulkuswinkel nach Brattström** (Abb. 3.10). Aufnahme: Patella tangential in 45°-Flexion. Ein Sulkuswinkel > 145° ist pathologisch (Trochleadysplasie); Normwert: 130° – 144°.
- **Beurteilung der Trochleadysplasie nach Dejour (MRT/CT):** Einteilung nach Schweregrad der Dysplasie (Abb. 3.9).
- **Beurteilung der Trochleaposition** (TTTG-Abstand; TTTG = Tibial Tuberosity/Trochlea Groove Displacement): Mit CT oder hochauflösendem MRT; axiale Schnitte; Knie in voller Extension.
  - Übereinanderprojizieren des tiefsten Punktes der Trochlea femoralis und des höchsten Punktes der Tuberositas tibiae. Gemessen wird der laterale Abstand der Scheitelpunkte (Abb. 3.11).
  - Pathologisch ab 20 mm.

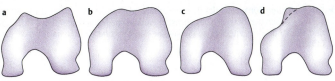

Abb. 3.9 • Gradeinteilung der Trochleadysplasie.
a abgeflachte, erkennbare Trochlea (Typ A),
b flache oder konvexe Trochlea (Typ B),
c asymmetrische Trochlea, laterale Facette konvex, mediale Facette hypoplastisch (Typ C),
d asymmetrische Trochleafacetten mit zusätzlichem „Bump" (Typ D).

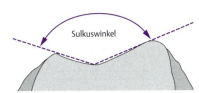

Abb. 3.10 • Sulkuswinkel nach Brattström.

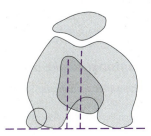

Abb. 3.11 • Bestimmung des TTTG-Abstands.

Beurteilung von Patellaform und -position

- **Röntgenaufnahme:** Patella-Défilé (S. 61) in 30°-, 45°- und 60°-Flexion.
- **Beurteilung der Patellaform nach Wiberg:**
  - *Typ I:* Mediale und laterale Facette sind gleich groß.
  - *Typ II, III, IV:* Zunehmende Verkleinerung der medialen Facette.
  - *Jägerhut:* Keine Artikulation der medialen Facette mit der Trochlea.
- **Patellalateralisierung (Shift):** Kongruenzwinkel nach Merchant (Abb. 3.12): Knie in 45°-Flexion. Bestimmung des Winkels zwischen der Winkelhalbierenden des Sulkuswinkels und der Patellaspitze. Normbereich zwischen medial 16° und lateral 6°.

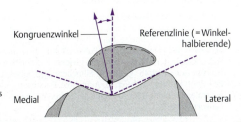

Abb. 3.12 • Bestimmung des Kongruenzwinkels nach Merchant. Apex patellae.

3.7 Sprunggelenke und Fuß

▶ **Patellakippung (Tilt):** Lateraler Patellofemoralwinkel nach Laurin (Abb. 3.13). Winkel α zwischen der Tangente des höchsten Punktes medial und lateral der Trochlea und einer Tangente, angelegt an die laterale Patellafacette. Normal nach lateral geöffnet.

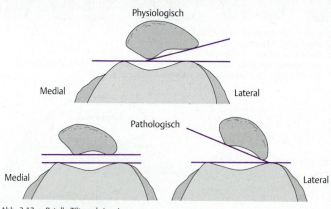

Abb. 3.13 • Patella-Tilt nach Laurin.

3.7 Sprunggelenke und Fuß

Röntgenuntersuchung der Sprunggelenke

▶ **OSG a.–p.:** Rückenlage, Knie gestreckt, OSG in Neutralstellung, Fuß in 15°-Innenrotation (symmetrische Darstellung des Gelenkspalts der Malleolengabel). Zentralstrahl senkrecht auf Zentrum des Sprunggelenkspalts (zentral und 1 cm oberhalb der Innenknöchelspitze) und Kassettenmitte gerichtet.
▶ **OSG seitlich:** Seitenlage, OSG in Neutralstellung, Außenknöchel liegt auf Kassette auf. Zentralstrahl zeigt senkrecht auf den Innenknöchel. OSG und USG streng seitlich abgebildet mit übereinander projizierten Malleolen. Zur Darstellung der *Chopart-Gelenklinie* (Linie zwischen Taluskopf/Kalkaneus und Os naviculare/Os cuboideum) und des Kalkaneus.
▶ **Gehaltene Aufnahmen bei chronischer OSG-Instabilität:**
  • OSG a.–p. im Halteapparat eingespannt (Kraft 150 N), manueller Varusstress. *Pathologisch:* Taluskippung > 10°.
  • OSG seitlich im Halteapparat eingespannt (Kraft 150 N), manueller Talusvorschub. *Pathologisch:* > 7 – 9 mm Talusvorschub.

Röntgenuntersuchung des Fußes

▶ **Fuß dorsoplantar ohne Belastung:** Patient sitzt auf Röntgentisch, Hüfte und Knie gebeugt, Fuß mit Fußsohle auf Kassette. Zentralstrahl senkrecht auf Basis des Metatarsale III und Kassettenmitte. Darstellung von Fußwurzel, Mittelfuß und Zehen.
  ▷ *Hinweis:* Bei Fragestellung zur Fußstatik Aufnahme im Stehen.
▶ **Fuß dorsoplantar schräg:** Patient in gleicher Position wie bei d.–p.-Aufnahme (s. o.). Fuß mit Außenrist 45° gegen die Filmebene angehoben, Lagerung auf Schaumstoffkeil. Zentralstrahl wie bei d.–p.-Aufnahme. Darstellung von Phalangen, Metatarsalia, ventralem Teil des USG, Art. talonaviculare, Art. naviculocuneiforme und Art. calcaneocuboidale.

3.7 Sprunggelenke und Fuß

- **Fuß seitlich stehend:** Patient steht im Einbeinstand seitlich am Röntgenstativ, lateraler Fußrand zur Filmebene. Zentralstrahl auf Fuß- und Kassettenmitte. Vollständige, rein seitliche Abbildung des ganzen Fußes mit OSG. Zur Beurteilung des Längsgewölbes unter Belastung.
- **Rückfuß seitlich:** Wie Fuß seitlich stehend. Zentralstrahl auf Mitte der Achillessehne in Höhe Innenknöchel.
- **Kalkaneus dorsoplantar (axial):** Patient steht mit Ferse auf der fersenseitig angehobenen Kassette, Unterschenkel nach vorne geneigt. Kassette auf dem Fußboden. Zentralstrahl senkrecht auf die Mitte des Fersenbeines. Zur Darstellung der Ferse (Abb. 3.14, Tab. 3.2).

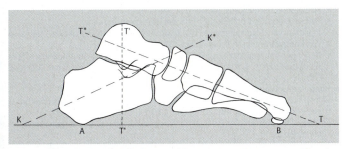

Abb. 3.14 • Seitliches Röntgenbild des Fußes, Standardaufnahme (Abkürzungen s. Tab. 3.2).

Tab. 3.2 • **Messungen am Standardseitenbild des Fußes (nach Hepp/Debrunner).**

Kalkaneusachse KK*:	Kalkaneus-Boden-Winkel (KK*-AB) von 25°– 28°
	Knickfuß < 30°, Pes calcaneus > 30°
Talusbasisreferenzwinkel TT*:	Talus-Boden-Winkel (TT*-AB) von 14°– 36°
	Plattfuß > 35°, Hohlfuß < 14°
Talokalkanearwinkel (Winkel von Talus- und Kalkaneusachse)	Normwert (Erwachsene) 30–50°
	Valgusstellung Rückfuß: > 55°
	Varusstellung Rückfuß: < 30°

Bodenlinie AB = Verbindung zwischen tiefstem Punkt Kalkaneus und Sesambein

Kernspintomografie (MRT)

- **Indikationen:** Läsionen von Kapsel-Band-Apparat, Muskel/Sehnen, (z. B. Achillessehne), Knorpel, Tumorverdacht, unklare Synovialitiden, Nekrosen, Knochenmarksödem, Stressfraktur.
- **Qualitätskriterien** (MRT-Leitlinie Bundesärztekammer 1999): Artefaktfreie Abbildung von Bandstrukturen, Gelenkknorpel (Defekte > 3 mm Durchmesser und 1,5 mm Tiefe), subchondraler Grenzlamelle, Spongiosastruktur, Knochenmarksveränderungen.

Computertomografie (CT)

- Additives Verfahren bei komplexen Frakturen, Tumoren, knöchernen Defekten.

4 Arbeitstechniken und Pharmakotherapie in der Orthopädie

4.1 Gelenkpunktionen

Grundlagen

- **Indikationen/Einsatz:**
  - Schmerzreduktion (Entspannung der Gelenkkapsel).
  - Hämatomentfernung (diagnostisch bedeutsam).
  - Verbesserung der Durchblutung (z. B. bei Hüftgelenkserguss).
  - Injektion von Medikamenten (z. B. Lokalanästhesie, Glukokortikoide), Injektion von Kontrastmitteln (z. B. bei Arthro-CT/-MRT, Arthrografie).
  - Gewinnen von Synovialflüssigkeit (Bakteriologie, Zytologie) zur Abklärung unklarer Arthritiden (z. B. zur DD Infektion, rheumatoide Arthritis, aktivierte Arthrose, Gicht).
- **Kontraindikationen:**
  - Infektionen, Hautläsionen, Hauterkrankungen in der Umgebung der Punktionsstelle (*Cave:* iatrogener intraartikulärer Infekt!).
  - *Merke:* Keine intraartikuläre Injektion von Steroiden bei V. a. oder gesicherter Gelenkinfektion!
- **Risiken:** Gelenkempyem, Kapselphlegmone, Osteomyelitis, Sepsis, Gefäß-/Nervenschaden (evtl. nachfolgende operative Maßnahmen), Ankylose, Zerstörung des Gelenkes.
- *Beachte:* Patientenaufklärung über potenzielle Risiken (schriftliche Einwilligung und Dokumentation). Aufklärung über Wiedervorstellung bei erneuten oder zunehmenden Schmerzen, Rötung, Schwellung, Überwärmung, Bewegungseinschränkung, Fieber.

Allgemeine Punktionstechnik

- **Vorbereitung:**
  - Behältnisse für Asservierung des Punktats bereithalten.
  - Vorbereitung des Patienten: Lagerung, Entkleiden der Extremität; keine Rasur, um Mikroläsionen der Haut zu vermeiden (erhöhte Infektionsgefahr).
  - *Merke:* Ein Gelenk darf nur unter streng aseptischen Verhältnissen punktiert werden!
- **Allgemeines Vorgehen:**
  - Chirurgische Hautdesinfektion.
  - Punktionsbesteck steril anreichen lassen oder vorher auf sterilem Tisch bereitlegen.
  - Mund- und Kopfschutz, chirurgische Händedesinfektion, steriles Anziehen der OP-Handschuhe.
  - Evtl. Vorspritzen von Lokalanästhesie (z. B. Scandicain) mit feiner Kanüle.
  - Vorschieben der Punktionsnadel unter Aspiration bis ins Gelenk bei Ergusspunktion.
  - Bei Instillation von Medikamenten Vorschieben der Nadel unter langsamem Spritzen des Medikamentes.
  - Bei Erreichen des Gelenkkavums deutlich spürbares Nachlassen des Stempeldrucks.
  - *Hinweis:* Ausreichend dicke Kanüle verwenden (z. B. am Kniegelenk 20 G, 21 G), um Aspiration von viskösem Gelenkerguss oder Hämatom zu ermöglichen.
  - Nach Punktion steriles Pflaster auf die Einstichstelle.
  - Nach Medikamentenapplikation Gelenk mehrmals durchbewegen.
  - Bei Rezidivergüssen Kompressionsverband anlegen.

4.1 Gelenkpunktionen

▷ *Tipp:* Vor Injektion aggressiver Medikamente (z. B. Kontrastmittel oder bei Radiosynoviorthese) 0,9 % NaCl-Lösung oder Lokalanästhetika zur sicheren Lokalisation des Gelenkkavums vorspritzen, um Fehlinjektion ins Weichteilgewebe zu vermeiden (die Injektion muss leichtgängig sein, im Zweifel Aspiration).

Spezielle Punktionstechnik

▶ **Kniegelenk:**
- *Lagerung:* Bei geringer Ergussbildung gestreckt; bei massivem Gelenkerguss leichte Beugung mit Rolle in der Kniekehle.
- *Lateral-proximaler Zugang:* Punktion des Recessus suprapatellaris. Einstich ca. 1,5 cm proximal und lateral der kranialen Patellakante.
- *Ventraler Zugang:* Patient sitzt mit herabhängendem Unterschenkel. Dreieck Tibiaplateau–Femurcondylus–Patellarsehne aufsuchen, Einstich im Zentrum (Arthroskopiezugang, Abb. 4.1a)

▶ **Schultergelenk:**
- *Lagerung:* Patient sitzt mit Rücken zum Arzt. Arm liegt in leichter Adduktion und Innenrotation auf dem Oberschenkel.
- *Dorsaler Zugang (Arthroskopiezugang):* Einstich 2 cm medial und 2 cm distal der posterolateralen Akromionecke. Umgreifen der Schulter von oben, vgl. Codman-Handgriff (S. 36), und Tasten des Proc. coracoideus. Stichrichtung in Richtung Proc. coracoideus. Intraartikuläre Lage der Nadel evtl. durch Instillation von 10 ml steriler Ringer-Lösung sichern (sollte nach Entkoppelung der Spritze von der Kanüle spontan abfließen).
- *Ventraler Zugang:* Patient in Rückenlage, Oberarm leicht außenrotiert und abduziert. Einstichstelle 1 cm kaudal und lateral der Spitze des Proc. coracoideus mit Stichrichtung leicht nach medial (Abb. 4.1b).
- *Subakromialraum:* Lagerung wie bei glenohumeraler Injektion. Einstich 2 cm medial und distal der posterolateralen Akromionecke. Stichrichtung mehr nach proximal unters Akromion.
  ▷ *Beachte:* Medikamenteninstillation in die Bursa muss leichtgängig sein.

▶ **Akromioklavikulargelenk (AC-Gelenk):**
- *Lagerung:* Sitzender Patient, Arm auf dem Oberschenkel aufliegend.
- *Ventraler Zugang:* Einstichstelle von ventral ca. 1,5 cm distal der Klavikula. Stichrichtung nach leicht kranial. Zweite Hand umfasst die Schulter von seitlich und tastet das AC-Gelenk.
  ▷ *Tipp:* Bei starkem Weichteilmantel und unsicherer Palpation des Gelenkspaltes ggf. vorherige sonografische Markierung.

▶ **Ellenbogengelenk:**
- *Lagerung:* Patient in halb sitzender Lage, Ellenbogen liegt 90° flektiert und proniert auf einem Handtisch.
- *Lateraler Zugang:* Tasten des Gelenkspaltes zwischen Radiusköpfchen und Capitulum radii unter Rotation im Unterarm. Einstich ventral des Radiusköpfchens.
  ▷ *Cave:* Ramus profundus N. radialis.
- *Dorsaler Zugang:* Einstich proximal der Olekranonspitze und Durchstechen des Trizepssehnenansatzes bei 90° flektiertem Unterarm (Abb. 4.1c).

▶ **Handgelenk:**
- *Lagerung:* Halb sitzende Lage, Hand und Unterarm liegen proniert auf Handtisch.
- *Dorsoradialer Zugang:* Hand leicht volar flektiert, ulnar abduziert. Einstich zwischen den Sehnen des M. extensor pollicis longus und des M. extensor indicis, direkt distal des Proc. styloideus radii.
- *Dorsoulnarer Zugang:* Einstich radial des Proc. styloideus ulnae am ulnaren Rand der Sehne des M. extensor digiti minimi (Abb. 4.1d).

▶ **Hüftgelenk:**
- *Lagerung:* Rückenlage, Punktion unter Bildwandlerkontrolle.

4.1 Gelenkpunktionen

- *Ventraler Zugang:* Aufsuchen von Spina iliaca anterior superior und Symphyse. Einstichstelle in der Mitte der Bezugslinie, ca. 2 cm lateral des Femoralispulses (Punktion mit überlanger Kanüle).
- *Lateraler Zugang:* Oberschenkel abduziert und leicht innenrotiert. Palpation der Spitze des Trochanter major. Punktion ca. 2 cm proximal der Trochanterspitze senkrecht zur Körperlängsachse, parallel zur Unterlage (Abb. 4.1e).

▶ **Oberes Sprunggelenk (OSG):**
- *Lagerung:* Rückenlage, gepolsterte Rolle unter die Wade (freie Flexion/Extension im OSG).
- *Ventromedialer Zugang:* Tasten der Sehne des M. tibialis anterior bei aktiver Dorsalextension des Fußes. Aufsuchen des Gelenkspaltes medial der Sehne unter Gelenkbewegung. Einstich leicht proximal ansteigend unter leichter Plantarflexion des Fußes.
- *Ventrolateraler Zugang:* Tasten der Sehnen des M. extensor digitorum longus bei aktiver Dorsalextension des Fußes. Einstich lateral im Dreieck zwischen Malleolus lateralis und Tibiabasis (Abb. 4.1f).

▶ **Finger- und Zehengelenke:**
- Lagerung in 30°-Flexion.
- Zugang von der Seite.

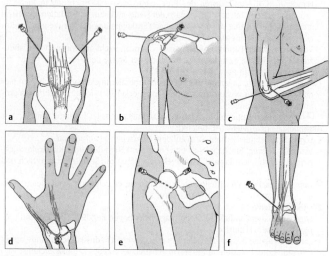

Abb. 4.1 • Zugänge bei Gelenkpunktionen. (nach Schumpelick V., Bleese N. M., Mommsen U.: Kurzlehrbuch Chirurgie. Thieme; 2004)
a Kniegelenk,
b Schultergelenk,
c Ellenbogengelenk,
d Handgelenk,
e Hüftgelenk,
f oberes Sprunggelenk.

Beurteilung des Punktats

▶ **Menge.**
▶ **Trübung, Farbe und Konsistenz:**
- *Blutig:* Hinweis auf Kapsel-Band-Verletzung (z. B. Ruptur des vorderen Kreuzbandes).

- *Blutig mit Fettaugen:* Bei Verletzung mit knöcherner Beteiligung (z. B. Tibiakopffraktur).
- *Serös, bernsteinfarben:* Reizerguss bei Meniskusläsion oder degenerativem Knorpelschaden (Arthrose).
- *Trüb, dünnflüssig:* Bei rheumatoider Erkrankung, im Frühstadium einer Infektion.
- *Trüb, gelblich:* Bei eitriger Gelenkinfektion.
- *Fibrinös:* Bei älterer rheumatoider Erkrankung.
- *Himbeerfarben:* Arthropathie bei Lues (Syphilis).

▶ **Synovialanalyse:** Zahl und Art der Zellen, Gesamteiweiß, Kristalle, Rheumafaktoren (RF), antinukleäre Faktoren (ANF), Komplement, Glukose, LDH.

4.2 Wund- und Kompressionsverbände

Wundverbände: Allgemeines Vorgehen

▶ **Aseptische Wunden:**
- Auflegen einer luftdurchlässigen, saugfähigen Mullkompresse, Fixieren mit elastischem Klebeverband.
- ⮕ *Beachte:* Pflaster nie unter Spannung kleben (Entstehung von Spannungsblasen). Verband muss luftdurchlässig sein (feuchte Kammer vermeiden).
- Ränder eventuell einschneiden, um die Gelenkbeweglichkeit nicht einzuschränken.
- Sterilen OP-Verband 2 – 4 Tage postoperativ belassen – außer bei Kontraindikationen (z. B. primär infizierter Wunde, postoperativer Blutung).
- Bei trockener Wunde nach 2 – 4 Tagen Verband entfernen und Wunde offen weiterbehandeln. Nur an mechanisch beanspruchten Stellen Schutz der Wunde durch Pflasterverband bis zur vollständigen Wundheilung.
- ⮕ *Hinweis:* An Extremitäten eventuell zusätzlich elastischer Kompressionsverband; bei Wunden im Gesicht evtl. nur Sprühverband (rasche Wundheilung und schwierige Verbandsfixierung).

▶ **Nässende, offene Wunden:**
- Reinigen mit Ringer-Lösung oder Lavasept 0,2 %.
- Hydrokolloidverbände (z. B. Varihesive, s. u.). Belassen für mehrere Tage.

▶ **Infizierte Wunden:**
- Täglicher Verbandswechsel.
- Wunde reinigen mit Lavasept oder Braunovidon-Lösung.
- Alternativ enzymatische Wundreinigung durch Auflage von Hydrokolloidverbänden (z. B. Varihesive, s. u.). Belassen für mehrere Tage.
- Vakuumverbände (z. B. Vacuseal, s. u.) bei großflächigen Wunden.
- Reduktion der Weichteilschwellung und der Einlagerung von Ödemen durch zirkuläre elastische Wickelung.
- ⮕ *Beachte:* Wichtig ist ein kontinuierlicher, ungehinderter Abfluss des Wundsekrets.

Spezielle Wundverbände

▶ **Hydrokolloidverband:** Selbsthaftende Folien werden luftdicht so auf den Defekt aufgeklebt, dass sie den Wundrand überlappen.
- Enzymatische Wundreinigung durch Abgabe proteolytischer Enzyme in das Wundsekret.
- Verband kann für ca. 5 – 7 Tage belassen werden; bei Leckage früherer Wechsel notwendig.

▶ **Vakuumversiegelung:** Bei stark sezernierenden Wundhöhlen oder „Problemwunden" (z. B. Dekubitus).
- „Offene" Wundbehandlung unter permanent sterilen Bedingungen, luftdichter Verschluss der Wunde durch Abdeckung mit Folie.
- Anlage eines konstanten Sogs (Redon-Drainage, Vakuumpumpe).

Kompressionsverbände

- **Ziel:** Verringerung des posttraumatischen bzw. postoperativen Ödems; Blutstillung; Thromboseprophylaxe.
- **Technik:** Beginn immer *von distal nach proximal* unter Einschluss von Mittelhand bzw. Fuß.
  - Anlage unter gleichmäßigem Zug.
  - Binden überlappen sich etwa zur Hälfte, um Verrutschen zu verhindern.
  - Peripher Beginn mit schmalen Binden.
    - *Faustregel:* Breite der Binde = Durchmesser der zu verbindenden Region.
  - An Gelenken in Achtertouren wickeln (Faltenbildung vermeiden).
  - Bei stark konischen Verbänden (z. B. am Unterschenkel) Umschlagtouren verwenden (Kornährenverband).
  - *Cave:* Schnürfurchen und „Fenster" vermeiden (Gefahr von Zirkulationsstörungen, Kompartmentsyndrom). Besonders gefährdet sind Patienten mit peripherer arterieller Verschlusskrankheit!

4.3 Tape-Verbände

Grundlagen

- **Ziel:** Funktionelle Ruhigstellung eines Gelenks durch Vermeidung von endgradigen Bewegungsausschlägen. Zum Schutz, zur Stütze und selektiven Entlastung von verletzten Strukturen.
- **Vorteile gegenüber Gips:**
  - Geringere Inaktivitätsatrophie.
  - Schnellere Resorption von Weichteilschwellungen.
  - Physikalische Therapie weiterhin möglich.
  - Frühzeitige Belastungsaufnahme möglich.
- **Indikationen:**
  - Bandrupturen, Muskelverletzungen, Tendovaginitis, Periostitis.
  - Nachbehandlung nach Gipsabnahme.
  - Kapsel-Band-Insuffizienzen.
  - Prophylaxe bei gelenkbelastenden Sportarten.
- **Kontraindikationen:**
  - Unklare Diagnosen.
  - Ausgedehnte Weichteilschwellungen.
  - Hautläsionen.
  - Allergische Disposition.
- **Kinesio-Tape:**
  - verschiedenfarbige, dehnbare Tapestreifen mit vielfältigem Anwendungsspektrum: Tonisierung/Detonisierung der Muskulatur, Sehneninsertionstendinosen, Muskelverletzungen.
  - Ziel: Verbesserung der Propriozeption duch Aktivierung der Hautrezeptoren und Verbessern der Blut- und Lymphzirkulation durch wellenförmiges Anheben der Haut.
  - bisher kein sicherer Wirkungsnachweis.

Praktisches Vorgehen

Cave: Vor Anlage eines Tape-Verbandes immer radiologisch Fraktur ausschließen!
- **Reihenfolge** der Bestandteile (von innen nach außen, Abb. 4.2):
  - (Schaum-)Polster an prominenten Regionen (Innen- und Außenknöchel).
  - Unterzug zum Hautschutz.
  - Ankerzügel als Aufhängung des gesamten Konstrukts (direkt auf der Haut verkleben).

4.3 Tape-Verbände

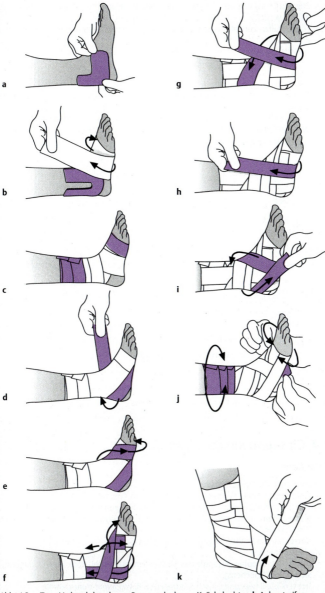

Abb. 4.2 • Tape-Verband des oberen Sprunggelenkes. **a** Knöchelpolster, **b** Ankerstreifen, **c** Hautschutz, **d–i** Funktionszügel, **j** Verschalung, **k** dorsaler Einschnitt. (aus Härter R., Jagdfeld A., Kern G., Martini G.: Checkliste Gipstechnik, Fixationsverbände. Thieme; 1998)

- Zügel als tragende und funktionsbestimmende Elemente (können auf Unterzug fixiert werden).
- Fixierstreifen zur Fixierung der unter Zug stehenden Streifen, angebracht quer zu deren Verlaufsrichtung.
- Verschalungsstreifen zum Schließen des Verbands und Herstellen eines festen Verbundes.

▶ **Technik:**
- Anlage i. d. R. in Funktionsstellung des Gelenks (Tab. 4.1).
- *Beachte:* Bei Schwellungsneigung keine zirkulären Verbände! Bei progredienter Schwellung, Schmerzen oder Sensibilitätsstörungen sofortige Abnahme des Verbandes; diesbezüglich Information und Sensibilisierung des Patienten!
- Wechsel nach maximal 7–10 Tagen oder nach jedem Nasswerden, um Hautmazerationen zu vermeiden.

Tab. 4.1 • **Funktionsstellung von Gelenken.**

Gelenk	Stellung
Schultergelenk	70°-Abduktion, 30°-Flexion, 0°-Rotation
Ellenbogengelenk	90°-Flexion
Radio-Ulnar-Gelenk	45°-Supination
Handgelenk	30°-Dorsalextension
Fingergelenke	alle Fingerkuppen weisen in Richtung Os naviculare (korrekte Rotation)
• MP-Gelenke	45°-Flexion
• PIP-Gelenke	45°-Flexion
Daumengelenke	
• MP- und IP-Gelenke	leichte Beugung
• Sattelgelenk	mittlere Position (Flaschengriff)
Hüftgelenk	15°-Flexion, 0°-Abduktion, 15°-Außenrotation
Kniegelenk	25°-Flexion (Liegegips), 15°-Flexion (Gehgips)
oberes Sprunggelenk	Standposition (Neutralstellung)
Fußgelenke	Standposition (Neutralstellung aller Gelenke)

4.4 Gips- und Kunststoffverbände

Grundlagen

▶ **Indikationen für Gipsverbände:**
- Frakturen, Kapsel-, Sehnen-, Bandverletzungen, Luxationen.
- Weichteilverletzungen, Infektionen, Nervenschädigungen.
- Ruhigstellung nach operativen Eingriffen, Schmerzlinderung (z. B. nach schweren Distorsionen).
- Korrektur von Fehlstellungen, z. B. Klumpfuß (S. 296).

▶ **Komplikationen:**
- Inaktivitätsatrophie (Atrophie des Muskel-Sehnen-Kapsel-Apparates, Demineralisierung des Knochens).
- Irreversible Bewegungseinschränkungen (z. B. *Volkmann-Kontraktur*).
- Thrombose (besonders bei Ruhigstellung der unteren Extremität).
- Hautnekrosen (prominente Stellen: Ferse, Malleolen, Ellenbogen; Abb. 4.3).
- Druckschäden, Nervenschäden, Kompartmentsyndrom, Morbus Sudeck (CRPS).

4.4 Gips- und Kunststoffverbände

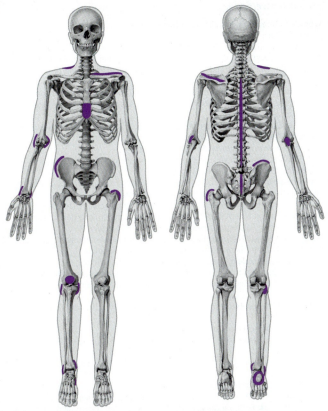

Abb. 4.3 • Gefährdete Areale für Druckstellen bei Gipsverbänden. (aus Hirner A., Weise K.: Chirurgie – Schitt für Schnitt. Thieme; 2008)

Allgemeines Vorgehen

- **Merke:** Bei frischen Verletzungen: Grundsätzlich spalten jedes Stützverbandes bis auf die letzte Faser.
- Anwickeln mit elastischer Binde.
- Gelenke in Funktionsstellung fixieren (Tab. 4.1).
- **Gipskontrolle:** Muss am Tag nach der Gipsanlage erfolgen. Patienten einbestellen!
  - Überprüfen von Durchblutung und Sensibilität; auf Parästhesien, Kältegefühl, zunehmende Schmerzen, Zyanose oder auffallende Blässe achten!
  - **Beachte:** Beim geringsten Zweifel Abnahme oder Spalten des Gipses (auch nachts und am Wochenende!). Gipsverbände, die Schmerzen verursachen, müssen sofort kontrolliert bzw. entfernt werden: **„Der Patient im Gips hat immer Recht!"**
- **Medikamentöse Thromboseprophylaxe:** Niedermolekulares Heparin s.c. bei allen immobilisierenden Verbänden an der unteren Extremität. Thrombozytenkontrolle 1-mal pro Woche erforderlich.
  - **Cave:** Heparininduzierte Thrombozytopenie, HIT (S. 97).

4.4 Gips- und Kunststoffverbände

Spezielle Gipsverbände

- **Dorsale Unterarmschiene, zirkulärer Unterarmgips:** Hauptsächlich bei Radiusfrakturen loco typico.
  - *Frakturreposition:* Manueller Zug am 1. Strahl (evtl. mit „Mädchenfänger [= Hängevorrichtung] am 1. und 2. Strahl), leichte Flexion und Ulnarduktion.
  - Verstärkte Polsterung an Handrücken, Daumensattelgelenk und proximalem Abschluss des Gipses.
  - Longuette von knapp unterhalb des Ellenbogengelenks bis zum Metakarpaleköpfchen. Die 1. Beugefalte muss frei bleiben, um Faustschluss und volle Fingerbeweglichkeit zu erhalten.
  - ➲ *Merke:* Eine Kompression der Mittelhand und scharfe Kanten sind zu vermeiden.
- **Skaphoidfraktur (Kahnbeinfraktur):**
  - Handgelenk und Daumen in Funktionsstellung.
  - Einschluss des Daumengrundgliedes, das Endgelenk bleibt frei.
  - ➲ *Hinweis:* Ein Oberarmgips ist obsolet.
- **Oberarmgips:** Hauptsächlich bei konservativer Behandlung von distaler Humerusfraktur, Olecranonfraktur, nach Ellenbogenluxation.
  - Ellenbogen in 90°-Flexion, Supination im Radioulnargelenk (Spuckstellung).
  - ➲ Gips bis knapp unterhalb der Achsel (*Cave:* Druckgefährdung des N. radialis).
  - ➲ Ausreichende Polsterung des Ellenbogens (*Cave:* N. ulnaris).
- **Oberschenkelgips:** Hauptsächlich bei konservativer Behandlung von distaler Femurfraktur, Unterschenkelschaftfraktur, Kniegelenksluxation.
  - ➲ Polsterung über dem Fibulaköpfchen (*Cave:* Druckschädigung des N. peroneus).
  - Gips soll bis 2 cm an das Leistenband heranreichen; den Rand auskragen.
  - Suprakondylär medial und lateral etwas komprimieren, um Drehstabilität zu erreichen.
- **Unterschenkelgips:** Hauptsächlich bei nicht dislozierter distaler Tibiafraktur, OSG-Fraktur.
  - Distalen Oberschenkel auf Gipsbock lagern.
  - Palmare Fußplatte bis über die Großzehe, dorsal bis zu den MP-Gelenken ausschneiden.
  - ➲ Proximal soll der Gips 2 Querfinger unterhalb des Fibulaköpfchens enden (*Cave:* N. peroneus).
  - Ausreichende Polsterung von Malleolen und Ferse.
  - ➲ *Beachte:* Die freie Beugung im Kniegelenk muss erhalten bleiben.
- **Sarmiento-Gips:** Frühfunktionelle Behandlungsform bei Unterschenkelschaftfrakturen.
  - *Prinzip:* Durch Gegendruck der Wadenmuskulatur werden Scher- und Rotationskräfte aufgehoben.
  - Vorteile:
    - Freie Kniegelenksbeweglichkeit: Bei distalen Frakturen Knieflexion bis 90° möglich, bei proximalen bis 70°, bei jeweils voller Streckung.
    - Vollbelastung möglich.
  - Vorgehen:
    - Abstützen des Gipses an Femurkondylen, Schienbeinkopf.
    - Gips in 45°-Knieflexion und Neutralstellung des Sprunggelenks anlegen.
    - Nach Verbandanlage Rotation der Unterschenkelachse und Fibulaköpfchen kontrollieren.
  - ➲ *Beachte:* Wichtig ist ein gutes Ausmodellieren der wesentlichen Abstützpunkte nach vorheriger Polsterung.
  - ➲ *Hinweis:* Analoges Vorgehen bei Humerusschaftfraktur.

4.5 OP-Vorbereitung

Patientenaufklärung

- Das Aufklärungsgespräch sollte durch den operierenden Arzt erfolgen.
- **Ziel der Aufklärung:** Dem Patienten eine Entscheidungsfindung für oder gegen den Eingriff ermöglichen (Nutzen vs. Risiko, Dringlichkeit des Eingriffs, Tragweite, Nachbehandlung des geplanten Eingriffs und mögliche Folgen einer Unterlassung der Operation).
- **Zeitpunkt:** Bei Elektiveingriffen ist der Patient spätestens am Vortag der Operation aufzuklären. Ausnahmen: Notfälle mit vitaler Indikation bei bewusstlosen Patienten (ggf. Unterschrift von Angehörigen einholen).
- **Obligate Bestandteile der Patientenaufklärung:**
  - Diagnose.
  - *Verlauf der Operation:* Art, Durchführung und Umfang des Eingriffs.
  - Mögliche Folgen und Erfolgschancen der Operation.
  - *Risiken der Operation:* Typische allgemeine (Infektion und Heilungsstörung, Blutung, Nachblutung, Gefäß- und Nervenverletzung, Thromboembolien) und OP-spezifische Risiken. Infektionsrisiko durch eine evtl. notwendige Übertragung von Fremdblut (Hepatitis, HIV).
- **Spezielle Situationen:**
  - *Minderjährige:* Einwilligung von beiden Elternteilen oder Sorgeberechtigten notwendig!
  - *Ausländer:* Bei Verständigungsproblemen Dolmetscher einschalten. Verwendung von Aufklärungsbögen in der jeweiligen Landessprache.
  - *Nicht einwilligungsfähige Patienten:* Vormundschaftsgericht (in der Schweiz: Bezirksarzt, Kantonsarzt) einschalten (außer bei Notfalleingriff).
- **Dokumentation:**
  - Eine schriftliche, eigenhändig unterschriebene Einwilligungserklärung des Patienten muss zur OP vorliegen.
  - Ausnahme: Lebensgefahr oder hohe Dringlichkeit der OP bzw. nicht ansprechbarer Patient.
  - Operatives Vorgehen (am besten mit Zeichnung), operative Risiken sowie das postoperative Vorgehen müssen dokumentiert sein, mit Datum und Unterschrift des aufklärenden Arztes.

  ❐ *Cave:* Die Beweislast über eine erfolgreiche Aufklärung liegt beim Arzt.

Checkliste zur OP-Vorbereitung des Patienten

- **OP-Fähigkeit prüfen:** Im Zweifelsfall rechtzeitige konsiliarische Abklärung durch Anästhesist und Internist.
- **OP-Einwilligung:** Muss unterschrieben in der Patientenakte vorliegen (für Narkose und OP).
- **Labor:** Aktuelle Laborwerte (Minimalprogramm: Blutbild, Elektrolyte, Quick, PTT).
- **Blutkonserven/Eigenblut:** Bei präoperativer Eigenblutspende auf Verfallsdatum der Blutkonserven achten. Rechtzeitig und ausreichend Blutkonserven bestellen. Ggf. Abnahme von frischem Kreuzblut.
- **Therapie mit ASS oder Kumarinen:** Rechtzeitiges präoperatives Ab- bzw. Umsetzen der Medikation. Bei Salizylattherapie Medikament 1 Woche vor OP absetzen, ggf. Blutungszeit bestimmen. Bei markumarisierten Patienten rechtzeitig auf niedermolekulares Heparin umsteigen.
- **Therapie mit oralen Antidiabetika:** Metformin 48 Stunden vor und nach OP absetzen, um das Risiko einer lebensbedrohlichen Laktazidose zu mindern. Im Zweifel rechtzeitige Rücksprache mit dem Anästhesisten.

4.6 Allgemeine Schmerztherapie

Allgemeine Hinweise

- Schmerz (Schmerzkrankheit) ist ein unangenehmes Sinnes- und Gefühlserlebnis, das mit aktueller oder potenzieller Gewebeschädigung einhergeht oder mit Begriffen einer solchen Schädigung beschrieben wird (International Association for the Study of Pain)
- Postoperative Schmerzen sind in ihrer Intensität und Dauer multifaktoriell abhängig von Vorbehandlung, dem operativen Eingriff (Ort, Art und Umfang), der gewählten Anästhesieverfahren (z. B. Regionalanästhesie) sowie patientenimmanenter Faktoren (Wechselspiel sensorischen, emotionalen, kognitiven und behaviorialen Komponenten mit genetischen, soziokulturellen und situativen Faktoren)
- Prädiktoren eines gesteigerten postoperativen Analgetikabedarfs sind fehlende oder negative Schmerzbewältigungsstrategien („Zähne zusammenbeissen"), starke Schmerzen nach Voroperationen sowie vorbestehende chronische Schmerzsyndrome
- Versagt die postoperative Schmerztherapie, sollte nach Ausschluss/Therapie perioperativer Komplikationen (z. B. zu enger Verband/Gips, Lagerungsfehler [Orthese], Blutung, Ischämie) auch an andere Schmerzursachen, z. B. neuropathischer oder somatoformer Schmerz, opioidinduzierte Hyperalgesie, pharmakogenetische Varianten, und Schmerzformen, z. B. Stumpf- und Phantomschmerz (S. 614), gedacht werden.
- Postoperative Unruhe stets als Folge einer kardiopulmonalen Störung (Hypoxie, Kreislaufstörung) oder eines Delirs ausschließen bevor „reflektorisch" eine Schmerztherapie eingeleitet wird.

Positive Effekte einer suffizienten Schmerztherapie

- **Verbesserung der Patientenzufriedenheit** und Compliance.
- Verminderung von schmerzbedingter Immobilisation durch Gelenkschonhaltung und entsprechend sinkendem Thromboserisiko durch die Möglichkeit einer frühzeitigen Mobilisation.
- Vermeidung schmerzbedingter Schonatmung und damit konsekutiv geringeren bronchopulmonalen Komplikationen (Sekretstau und Atelektasen durch abgeschwächten Hustenstoß).
- Reduktion des schmerzbedingt hohen Sympathikotonus und daraus resultierender geringere kardiovaskuläre Mortalität/Morbidität sowie verbesserter Darmperistaltik (weniger Obstipation).
- Liegezeitverkürzung und verringerte Komplikationsraten durch Einbindung in multimodale Behandlungskonzepte („fast-track").

Postoperative Schmerztherapie

- **Behandlungsziele:** Schmerzreduktion (Schmerzfreiheit); höchstmögliche Selbstständigkeit (Lebensqualität); uneingeschränkte körperliche und geistige Aktivität; Nachtschlaf möglich
- **Patienteninformation und Aufklärung:** Information über multimodale Schmerztherapiekonzepte; realistische Darstellung (nicht beschönigen oder ängstigen) des postoperativ zu erwartenden Schmerzverlaufs; Anleitung zur Selbsteinschätzung (numerische Ratingskala [NRS] oder visuelle Analogskala [VAS]); Placeboeffekt der Schmerztherapie nutzen und Nozeboeffekte durch Vermeidung angstfördernder Informationen minimieren; kein Placeboeinsatz.
- **Schmerzmessung:** Erhebung einer präoperativen Schmerzanamnese (W-Fragen); Erfassung psychosozialer und somatischer Begleitfaktoren; Selbsteinschätzung mittels eindimensionaler Skalen (NRS/VAS); Erfassung bei schmerzhaften Interventionen oder schmerzbedingter Funktionseinschränkungen

4.6 Allgemeine Schmerztherapie

- **Dokumentation:** Erfassung therapiebedingter NW; Handlungsanweisungen/Interventionsregeln festlegen; zeitnahe Erfassung von Ereignis und therapeutischer Intervention.
- **operationstechnische Aspekte:** Drainagen wenn möglich vermeiden; spannungsfreie Verbände; keine Gazeverbände bei offenen Wunden; Verbandswechsel unter analgetischer Abschirmung; gewebsschonendes Vorgehen; Lagerung; spannungsfreie Hautnaht; nicht adhäsive Verbände; Verbandswechsel nur wenn nötig.
- **nicht medikamentöse schmerztherapeutische Verfahren:** psychologische Verfahren (Ablenkung, kognitive Umdeutung); Schmerzbewältigungsstrategien (Verhaltenstherapie); Physiotherapie (postoperativ); Kältetherapie (z. B. bei ASK); TENS; Akupunktur.
- **medikamentöse Schmerztherapie:** nichtopioid Analgetika bei leichten Schmerzen; Opioide und NSAR bei starken Schmerzen; frühzeitiger Einsatz einer i.v.-PCA-Pumpe („patient controlled analgesia") bei starken postoperativen Schmerzen (Goldstandard); keine Dauerinfusion/kontinuierliche Gaben von Opioiden; keine i. m. Gabe.
- **WHO-Schmerztherapiekonzept:** „by the mouth": geeignete Galenik (Tbl., Tropfen, Supp., Pflaster), wenn möglich nicht parenteral (iv./s. c.); **„by the clock":** prophylaktisch statt reaktiv, Dauertherapie statt auf Verlangen; **„by the ladder":** Stufenleiter zum Aufsteigen, nicht stehen bleiben; **„for the individual":** individueller Bedarf; **„attention to the detail":** Organfunktionen, Wechselwirkungen beachten.
- **Wirkstoffe und Dosierungen:** Siehe Tab. 4.2.

Spezielle postoperative Schmerztherapie

- **Patientenkontrollierte Analgesie** i. v.-PCA-Pumpe (= Patient controlled analgesia)
  - Individuelle Schmerzmittelbolusgabe bei Bedarf („on-demand") durch den Patienten innerhalb zuvor festgelegter Zeitintervalle (z. B. 2 mg Dipidolor alle 10 Minuten), Bolusgeschwindigkeit (z. B. 2 Minuten), sowie Dosishöchstgrenzen (z. B. max. 20 mg Dipidolor/4 Stunden)
  - Dosishöchstgrenzen werden medikamentenabhängig vorher vom Anästhesisten festgelegt.
  - Keine Altersbegrenzung, aber Einsichts- und Verständnisfähigkeit zwingend erforderlich.
  - Häufigste Nebenwirkung: Übelkeit/Erbrechen.
  - Gefährlichste Nebenwirkung (0,4 %): Atemdepression (seltener als unter konventioneller Opioidtherapie!).
- **Regionalanästhesie**
  - rückenmarksnahe Verfahren (Epiduralanästhesie): Hüftendoprothese, Hüft-/Femurfrakturen, Knieendoprothesen, Umstellungsosteotomien der unteren Extremität, Amputationen
  - periphere Nervenblockaden (Katheter): interscalenärer Block (Schultermobilisation, Acromioplastik); axillärer Plexus (Unterarm- und Ellenbogeneingriffe); Nervus-femoralis-Block („3-in-1-Block") (ASK, Kreuzbandplastik, Knieendoprothese, Umstellungsosteotomie); Nervus-ischiadicus-Block (Knieendoprothese)
  - *Kälteapplikation:* Externe Kälteapplikation (feucht: Eisbeutel, Eistauchbad; trocken: Coolpack, Kältekammer) oder Einlage von Kryosonden zur Blockade einzelner Nerven. (Wird auch zur Thermoablation in der Tumorchirurgie verwandt.)
  - *Gegenirritationsverfahren:* Z. B. TENS (= transkutane elektrische Nervenstimulation) im postprimären Stadium.

Schmerzen des Bewegungsapparates/Rückenschmerzen

- **Vorgehen nach dem WHO-Stufenschema** der allgemeinen Schmerztherapie (Tab. 4.2).
  - Stufe I: Initial *Nichtopioidanalgetika* (peripher wirksame Analgetika).
  - Stufe II: Zusätzlich Substanz der schwach wirksamen Opioidanalgetika.
  - Stufe III: Schwach wirksames Opioid wird gegen Substanz der *stark wirksamen Opioidanalgetika* ausgetauscht. Nichtopioidanalgetika weiter.

4.6 Allgemeine Schmerztherapie

Tab. 4.2 • **Medikamentöse Schmerztherapie.**

Generikum	Dosierung oral	Dosierung i.v.	Maximaldosis	Hinweise
geringe Schmerzen (WHO-Stufe I): Nichtopioidanalgetika				
Paracetamol (z. B. Benuron Perfalgan, Grippostad, Vivimed N)	4 × 500 – 1 000 mg/d 10–15 mg/kg KG	3 × 1 g/d (z. B. Perfalgan) <10 Jahre: 7,5 mg/kg KG alle 4–6 h >10 Jahre: 15 mg/kg KG alle 4–6 h	4 000 mg/d Kdr: <10 Jahre: 30 mg/kgKG/d Erw.: 60 mg/kgKG/d	*Ind.*: leichte bis mäßig starke Schmerzen, grippale Infekte, Kopfschmerzen *Wi*: hemmt zentralnervöse Prostaglandinsynthese, aktiviert deszendierende serotoninerge Hemmsysteme im ZNS *Eigenschaften*: Analgetisch, antipyretisch, nicht antiphlogistisch *Cave*: Leberschäden bei Überdosierung
Acetylsalicylsäure (ASS, z. B. Aspirin)	1 – 3 × 500 – 1 000 mg/d	500 mg, max. Tagesdosis 5 g	500 mg, max. Tagesdosis 5 g	*Ind.*: leichte bis mäßig starke Schmerzen, entzündliche, rheumatische Schmerzen, Knochen-, Karzinomschmerzen (ASS wegen niedriger analgetischer Potenz nicht als First-Line-Therapie) *Wi*: hemmt Prostaglandinsynthese durch irreversible Blockade der Cyclooxygenase *Eigenschaften*: analgetisch, antiphlogistisch, antipyretisch NW: Zahlreiche gastrointestinale Beschwerden → Magenschutz bei Risikopatienten *Hinweis*: Aufgrund der erhöhten Blutungsgefahr (irreversible Thrombozytenaggregationshemmung) nicht bei Patienten mit (evtl.) noch anstehenden Operationen oder frischen Wunden Bestehende Medikation mit ASS 100 bei kardialen Risikopatienten mit koronaren Stents perioperativ möglichst belassen! *Cave*: Regionalanästhesie

4.6 Allgemeine Schmerztherapie

Tab. 4.2 · Fortsetzung

Generikum	Dosierung oral	Dosierung i.v.	Maximaldosis	Hinweise
Ibuprofen (z. B. Togal, Nurofen, Analgin, Dolgit, Dolormin)	3 × 200 – 800 mg/d Kdr: > 3 Monate p.o., > 6 Monate rektal 5 – 10 mg/kgKG alle 8 h	4 × 200 – 400 mg/d i.v. (z. B. Ibuprofen)	2 400 mg/d	*Ind.*: leichte bis mäßig starke Schmerzen, entzündliche, rheumatische Schmerzen, Knochen-, Karzinomschmerzen, Gichtanfall *Wi*: hemmt Prostaglandinsynthese durch reversible Blockade der Cyclooxygenase *Eigenschaften*: Analgetisch, antiphlogistisch, abschwellend *NW*: Zahlreiche gastrointestinale Beschwerden → Magenschutz bei Risikopatienten *Cave*: Erwünschte kardioprotektive Wirkung von ASS wird ggf. vollständig aufgehoben!
Diclofenac (z. B. Voltaren, Effekton)	2 – 3 × 50 mg/d Kdr: > 6 Jahre p.o. > 15 Jahre rectal 1 mg/kgKG p.o. Maximum 90 mg/d		150 mg/d	wie Ibuprofen
Indometacin (z. B. Indomet)	2 – 3 × 50 mg/d		400 mg/d	wie Ibuprofen
Metamizol (z. B. Novalgin, Analgin, Berlosin)	500 – 1000 mg alle 4 h Kdr: > 3 Monate 8 – 16 mg/kgKG; Maximum 60–80 mg/kgKG	1 000 mg als Bolus Kdr: > 3 Monate 8–16 mg/kgKG; Maximum 60–80 mg/kgKG i.v.	4 – 6 g/24 h	*Ind.*: starke Schmerzen, viszerale Schmerzen, Koliken, Karzinomschmerzen *Wi*: hemmt spinale COX-2, direkte analgetische Wirkung in verschiedenen ZNS-Regionen *Eigenschaften*: Analgetisch, antipyretisch, leicht antiphlogistisch, spasmolytisch *NW*: Agranulozytoserisiko (unklar) → BB-Kontrollen erforderlich *KI*: eingeschränkte LV-Pumpfunktion, Asthma, Angioödem/Urtikaria auf NSAID, Niereninsuffizienz, Blutbildungsstörungen, akute hep. Porphyrie, Glucose-6-DH-Mangel *Hinweis*: Höchste analgetische und antipyretische Potenz aller peripher wirksamen Analgetika

Arbeitstechniken und Pharmakotherapie in der Orthopädie

4.6 Allgemeine Schmerztherapie

Arbeitstechniken und Pharmakotherapie in der Orthopädie

Tab. 4.2 · Fortsetzung

Generikum	Dosierung oral	Dosierung i.v.	Maximaldosis	Hinweise
Etoricoxib (z. B. Arcoxia)	1 × 60 bis 1 × 120 mg/d p. o. >18 Jahre		90 mg/d, kurzfristig 120 mg/d	*Ind.:* Degenerative Gelenkerkrankungen (Arthrose), rheumatoide Arthritis, Spondylitis ankylosans, akute Gichtarthritis *W:* hemmt Prostaglandinsynthese selektiv durch reversible Blockade der Cyclooxygenase-2 *Eigenschaften:* wie Ibuprofen **Beachte:** Coxibe senken das Ulcusrisiko im Vergleich zu NSAID, kein erhöhtes Blutungsrisiko *KI:* aktives pept. Ulcus oder gastrointestinale Blutung, schwere Leber- und Nierensinsuffizienz, art. Hypertonus, zerebrovaskuläre Erkrankungen (KHK, Apoplex, pAVK)
Celecoxib (z. B. Celebrex)	1–2 × 100 (–200) mg/d p. o.		400 mg/d	wie Etoricoxib

mittelstarke bis starke Schmerzen (WHO-Stufe II): Schwach wirksame Opioidanalgetika (nicht BTM-rezeptpflichtig)

Generikum	Dosierung oral	Dosierung i.v.	Maximaldosis	Hinweise
Tramadol (z. B. Tramal)	4 × 50–100 mg p. o./d	1–2 × 50–100 mg Kdr: 1–2 mg/kgKG	4–600 mg/d p. o./i.v./rektal Kdr: 6 mg/kgKG/d	*Ind.:* mäßig starke bis starke Schmerzen, neuropathische Schmerzen *W:* μ-Agonist + Serotonin- und Noradrenalinwiederaufnahmehemmung *NW:* Übelkeit, Brechreiz (serotonerge NW), Sedierung, Obstipation *KI:* Epilepsie, relativ bei Leber-/Nierensinsuffizienz Umrechnung in äquipotente Morphindosis (mg p. o.) = Dos. (mg) × 0,1

Tab. 4.2 • Fortsetzung

Generikum	Dosierung oral	Dosierung i. v.	Maximaldosis	Hinweise
Tilidin/Naloxon (z. B. Valoron)	3 – 4 × 50/4 – 100/ 8 mg/d p. o.		600 mg/d	*Ind.:* starke Schmerzen *WI:* Prodrug – hep. Met. zu Nortilidin = µ-Agonist *NW:* Obstipation (geringer) *Beachte:* keine DANI erforderlich, Naloxonabbau abhg. hep. first pass *Cave:* scheinbare Wirkungsreduktion bei Leberinsuffizienz (kein Naloxonabbau!) flüssige Präparate (z. B. Tropfen) unterliegen BtmVV! Umrechnung in äquipotente Morphindosis (mg p. o.) = Dos. (mg) × 0,1

starke und sehr starke Schmerzen (WHO-Stufe III): Stark wirksame Opoidanalgetika (BTM-rezeptpflichtig)

Generikum	Dosierung oral	Dosierung i. v.	Maximaldosis	Hinweise
Morphin (z. B. MST Mundipharma)	5 – 15 (– 30) mg/d p. o.	5 – 10 (– 15) mg verdünnt i. v. oder 10 – 20 mg s. c. Dosistitration mittels fraktionierter Boli (2– 5 mg) empfohlen Kdr: Titrationsdosis 0,025 mg/kgKG		*Ind.:* sehr starke Schmerzen *WI:* µ-Agonist, hep. Met. zu weiteren aktiven Metaboliten *Cave:* Akkumulation bei Niereninsuffizienz! *NW:* Atemdepression, Sedierung, Übelkeit und Erbrechen, Schwindel, Spasmen der glatten Muskulatur (Gallengänge, Bronchospasmen, Harnverhalt), Miosis, Euphorie, Abhängigkeit, Brady- und Tachykardie, Hypo- und Hypertonie, Obstipation
Piritramid (z. B. Dipidolor)		7,5 – 15 (– 30) mg i. v. bei Bedarf alle 6 – 8 h wiederholen Kdr: Titrationsdosis 0,05 – 0,1 mg/kgKG		*Ind.:* sehr starke Schmerzen *WI:* µ-Agonist *Beachte:* keine DANI erforderlich, keine aktiven Metaboliten *NW:* Wie Morphin Umrechnung in äquipotente Morphindosis (mg i. v.) = Dos. (mg) × 0,7

4.6 Allgemeine Schmerztherapie

Arbeitstechniken und Pharmakotherapie in der Orthopädie

Tab. 4.2 • Fortsetzung

Generikum	Dosierung oral	Dosierung i.v.	Maximaldosis	Hinweise
Oxycodon/Naloxon (z. B. Targin)	Retardpräparation 10/5–20/10 mg/12 h p.o. Akutpräparation 5 mg/6h p.o.			*Ind.:* starke Schmerzen WI: µ-Agonist, hep. Met. zu aktiven Metaboliten NW: wie Morphin (weniger Obstipation) **Cave:** Akkumulation bei Niereninsuffizienz! Umrechnung in äquipotente Morphindosis (mg p.o.) = Dos. (mg) × 2
Hydromorphon (z. B. Palladon/Jurnista)	Retardpräparation 4 mg/12 h p.o. Akutpräparation 1,3/2,6 mg/4h p.o.			*Ind.:* starke Schmerzen WI: µ-Agonist NW: wie Morphin **Beachte:** keine DANI erforderlich, keine aktiven Metaboliten Umrechnung in äquipotente Morphindosis (mg p.o.) = Dos. (mg) × 8
Tapentadol (z. B. Palexia)	Retardpräparation 50 mg/12 h p.o.		100–500 mg/d	*Ind.:* starke chron. Schmerzen bei Erwachsenen WI: µ-Agonist + Noradrenalinwiederaufnahmehemmung (siehe Tramadol) NW: wie Morphin (weniger Obstipation, weniger Übelkeit) Umrechnung in äquipotente Morphindosis (mg p.o.) = Dos. (mg) × 0,3
			500 mg/d i.v./p.o./rektal	
Fentanyl, Durogesic TTS	transdermales Therapiesystem (Pflaster) initial 12,5 µg/h; Wechsel alle 72 h			*Ind.:* sehr starke Schmerzen WI: µ-Agonist NW: wie Morphin **Beachte:** verzögerter Wirkungsbeginn (8–16 h) und lange Eliminationshalbwertszeit (17–37 h) ungünstig für akute Schmerzen **Cave:** Kumulationsgefahr 12,5 µg/h entsprechen 30 mg Morphin äquipotent/d p.o.

4.6 Allgemeine Schmerztherapie

- Bei chronischen Schmerzen ist eine Kombination mit **trizyklischen Antidepressiva** (z. B. Amitriptylin, Imipramin, Doxepin, Maprotilin) (= Schmerzmodulation) oder membranstabilisierenden Medikamenten (Antiepileptika, z. B. Gabapentin, Pregabalin) möglich.
- Bei nicht infektiös bedingten entzündlichen Schmerzsyndromen, Nervenkompressions- oder Karzinomschmerzen können als Mittel der Reserve Glukokortikoide (Tab. 4.3) systemisch verabreicht werden.

Tab. 4.3 • **Glukokortikoide in der Schmerztherapie.**

Generikum	Dosierung oral	Dosierung parenteral	Dosierung lokal	Hinweise
Dexamethason (z. B. Lipotalon)	initial 4 – 8 (– 12) mg/d, Dosisreduktion schrittweise auf 2 – 4 mg/d	4 – 8 mg i.m	4 – 8 mg perineural/ intraartikulär	*Ind.:* Bei nicht infektiös bedingten entzündlichen Schmerzen, Nervenkompressionsschmerzen, Karzinomschmerzen *Eigenschaften:* Antiinflammatorisch und antiödematös
Methylprednisolon (z. B. Urbason)	initial 12 – 80 mg/d, Erhaltungsdosis 4 – 16 mg/d	80 mg i. m.	80 mg perineural/intraartikulär	*Beachte:* Infiltration nur nach Versagen nicht invasiver Verfahren
Prednisolon = Prednison (z. B. Decortin)	initial 2 – 120 mg/d	10 – 80 mg/d i. m. oder i. v.	10 – 80 mg/d perineural/intraartikulär	
Triamcinolon (z. B. Volon)	initial 4 – 32 mg/d	10 – 80 mg i. m. oder i. v.	10 – 80 mg/d perineural/intraartikulär	

- **Zentral wirkende Muskelrelaxanzien** (Tab. 4.4): Sinnvoll ist nur eine kurzfristige Anwendung. Während der Therapie ist eine aktive Teilnahme am Straßenverkehr nicht ratsam. Meist aus der Substanzklasse der Benzodiazepine.

Tab. 4.4 • **Zentral wirkende Muskelrelaxanzien.**

Generikum	Dosierung oral	Maximaldosis	Hinweise
Tetrazepam (z. B. Musaril)	*Cave: Seit 01.08.2013 vom Markt genommen wegen schwerer, z. T. tödlich verlaufender Hautschäden!*		
Tizanidin (z. B. Sirdalud)	initial 3 × 2 – 4 mg/d Zieldosis 10 – 20(– 30) mg/d	36 mg/d p. o.	*Beachte:* Nur kurzfristig sinnvoll, Gewöhnung, Suchtentwicklung *NW:* Atemdepression, Müdigkeit, eingeschränkte Reaktionsfähigkeit, paradoxe Reaktion bei älteren Patienten

4.6 Allgemeine Schmerztherapie

Schmerztherapie bei Rheumatoider Arthritis (RA)

▶ **Systemorientierte Therapie im Schub:**
  - *Nicht steroidale Antiphlogistika/Antirheumatika (NSAR):*
    - *Nicht selektive* COX-1/2-Hemmer wie Acetylsalicylsäure, Ibuprofen, Diclofenac, Indometacin.
    - *Selektive* COX-2-Hemmer wie Etoricoxib, Celecoxib.
  - *Periphere Analgetika:* Paracetamol, Metamizol.
  - *Glukokortikoide oral* (Prednisolon, Methylprednisolon) als Stoßtherapie: Temporär bei hochaktiver RA bis zum Wirkungseintritt der Basistherapeutika.
  - *Glukokortikoide lokal* peri- und intraartikulär.
▶ **Basistherapeutika** (Tab. 4.5): Disease-modifying antirheumatic Drug (DMARD).
  - Medikament der 1. Wahl: Methotrexat.
  - Alternativ: Z. B. Azathioprin, Cyclophosphamid, Sulfasalazin.
  - Einschränkung der Entzündungsaktivität.
  - Verzögerter Wirkungseintritt nach 2 – 3 Monaten.
  - Anti-TNF-α-Antikörper (monoklonale Antikörper oder rekombinante TNF-α-Rezeptorfusionsproteine).
  - Interleukin-1-Rezeptor-Antagonist (IL-1-Ra).

▷ *Cave:* Regelmäßige klinische und Laborkontrollen zur Erfassung der NW!

Tab. 4.5 • Basistherapeutika (DMARD).

Generikum	Dosierung	Maximaldosis	Hinweise
Basistherapeutika (1. Wahl):			
Methotrexat (MTX)	7,5 – 20 mg/w p. o. oder parenteral		*Ind.:* Mittelschwere bis schwere RA *Beachte:* Am Tag der MTX-Einnahme keine NSAR
Salazosulfapyridin = Sulfasalazin (z. B. Azulfidine)	500 – 2 000 mg/d verteilt auf 2 Einzeldosen	3 000 mg/d	*Ind.:* Leichte RA *Hinweis:* Einschleichend beginnen, relativ rascher Wirkungseintritt
Basistherapeutika (2. und 3. Wahl):			
Chloroquinphosphat (z. B. Chloroquin, Resochin)	nach Körpergewicht: • 11 – 20 kg: 40,5 mg/d • 21 – 30 kg: 81 mg/d • 32 – 62 kg: 125 mg/d • 63 – 93 kg: 250 mg/d • 94 – 125 kg: 375 mg/d	max. kumulative Dosis 160 g (Erwachsene)	Behandlungserfolg erst nach Monaten beurteilbar *Cave:* Anreicherung in Leber, Auge, Niere und Milz; regelmäßige Augenkontrolle
Azathioprin	1 – 2,5 mg/kg KG/d p. o./i. v.		*Ind.:* Reservemittel wegen zahlreicher NW
Cyclophosphamid (z. B. Endoxan)	1 – 3 mg/kg KG/d p. o.		s. o.
D-Penicillamin (z. B. Metalcaptase)	initial 150 mg/d p. o. bis Erhaltungsdosis 2 × 300 mg/d	900 – 1 200 mg/d	s. o.

Tab. 4.5 • Fortsetzung

Generikum	Dosierung	Maximaldosis	Hinweise
Anti-TNFα-Antikörper:			
Infliximab	3 mg/kgKG über 2 h i. v. Wdh. nach 2 und 6 Wochen, dann Erhaltungstherapie alle 8 Wochen		*Ind.:* Reservemittel bei Nichtansprechen auf Standardbasistherapie *Cave:* Gesteigerte Infektanfälligkeit
Ethanercept	2 × 25 mg/Woche s. c.		s. o.

Standardempfehlung zur Akutschmerztherapie nach Knochen- und Weichteileingriffen

- **Quantifizierung der Schmerzintensität:** Mittels *numerischer Analogskala (NRS oder VAS).* 0 = kein Schmerz bis 10 = unerträglicher Schmerz.
- **Stufe I – Basisanalgesie:**
  - 1. Wahl:
    - Ibuprofen 4 × 400 mg p. o. oder 4 × 500 mg rektal.
    - Diclofenac 2 × 75 mg p. o. oder 2 × 100 mg rektal.
  - 2. Wahl:
    - Metamizol 4 × 40 Tr. oder 4 × 1 g i. v. (Kurzinfusion).
  - 3. Wahl:
    - Paracetamol 4 × 1 g p. o., rektal oder i. v. (Kurzinfusion).
- **Stufe II – schwaches Opioid oral und Nichtopioidanalgetikum:**
  - Tramadol retard (Tramal long) 2 × 100 mg p. o. + 20 Tr. Tramadol bei Bedarf oder
  - Tilidin + Naloxon retard (Valoron N) 2 × 100 mg p. o. + Valoron N 20 Tr. bei Bedarf.
- **Stufe III – starkes Opioid i. v. und Nichtopioidanalgetikum:**
  - *Dosisfindung:* Piritramid (Dipidolor) 7,5 mg i. v. als Kurzinfusion; bei VAS (s. u.) > 3 nach 30 min wiederholen.
  - *Feste Anordnung:* Piritramid 7,5 – 15 mg als Kurzinfusion alle 6 – 8 h.
  - *Dosisfindung:* Morphin 2 – 5(– 10) mg i. v. (Titration!!).
  - *Feste Anordnung:* Morphin 10(– 20) mg i. v. als Kurzinfusion oder Morphin 10 – 100 mg oral (Sevredol, MST) alle 4 – 8(– 12) h.
- **Stufenschema:**
  - Stufe I:
    - VAS ≤ 3: Stufe I beibehalten, evtl. Auslassversuch.
    - VAS > 3: Wechsel auf Stufe II.
  - Stufe II:
    - VAS ≤ 5: Stufe II beibehalten, evtl. Auslassversuch.
    - VAS > 5: Wechsel auf Stufe III.
- Bei Opioidtherapie VAS und Sedierungsgrad engmaschig überprüfen, beim schlafenden Patienten Atemfrequenz kontrollieren und dokumentieren.

Kriterien zur Auswahl der Analgetika

- **Bei kompensierter Niereninsuffizienz:** Paracetamol geeignet; Metamizol in reduzierter Dosis; keine Coxibe; *Cave:* NSAR.
- **Bei schweren Leberfunktionsstörungen:** Metamizol bis mittlere Dosis; kein Paracetamol; keine Coxibe; Opioide vorsichtig titrieren.
- **Bei Ulkusanamnese:** Metamizol; Paracetamol; keine NSAR.
- **Bei alten Patienten, reduzierter AZ/EZ:** Metamizol in reduzierter Dosis; bei NSAR erhöhtes Risiko für gastrointestinale Ulzera. *Cave:* Nierenfunktionsstörungen, Verschlechterung kardialer Insuffizienz.

- **Bei Schwangeren: 1. Wahl:** Paracetamol (1.–3. Trimenon), Ibuprofen (1.–2. Trimenon); **2. Wahl:** Diclofenac, ASS (1.–2. Trimenon); **Opioidtherapie** (möglichst kurzfristig): **1. Wahl:** Buprenorphin (viel Erfahrung), **2. Wahl:** Tilidin/Tramadol/Morphin/Fentanyl, **3. Wahl:** Hydromorphon/Oxycodon (wenig Erfahrung); bei peripartaler Gabe Apnoe des Neugeborenen zu erwarten (Absprache mit Gynäkologen/Schmerztherapeuten)
- *Cave:* Metamizol, Coxibe kontraindiziert
- **Bei Stillenden: 1. Wahl:** Paracetamol **2.Wahl:** Diclofenac
- Kurzfristiger Einsatz (strenge Ind.) von Tramadol oder Piritramid zur Akutschmerztherapie bei Bedarf auch ohne Stillpause möglich, sonst abstillen;
- *Cave:* kein Indometacin, ASS, Metamizol
- **Kinder, Säulinge:** Absprache mit Pädiater/Schmerztherapeuten.

4.7 Antibiotikatherapie

Grundsätze

- **Strenge Indikationsstellung!** Aber bei Vorliegen einer Infektion (Klinik, Fieber, laborchemische Infektparameter positiv) konsequente Anwendung, meist Kombination mit chirurgischem Vorgehen nötig.
- **Antibiotikatherapie so kurz wie möglich, aber so lange wie nötig.**
- **Gezielte Therapie anstreben.** Mikrobiologische Untersuchung von relevantem Material, wie z. B. Punktate, Gewebebiopsien oder Blutkulturen; wann immer vertretbar vor Beginn einer antibiotischen Therapie (≥3 (besser 14) Tage vor Probengewinnung antibiotikafreies Fenster). Möglichst rasche Identifizierung von Erreger und Resistenzmuster. Die mikroskopische Untersuchung des Materials in der Gramfärbung erlaubt oft schnell eine orientierende Zuordnung des Erregers (grampositiv/gramnegativ, Kokken oder Stäbchen); Zellzahl, Zelldifferenzierung, Glucose, pH aus Gelenkspunktat erlauben schon innerhalb Minuten-Stunden eine Diagnose

Vorgehen

- **Initial kalkulierte Therapie:** Bis zum Vorliegen des Erregernachweises und Antibiogramms
  - Erfassung des gesamten relevanten Erregerspektrums, häufig Kombinationstherapie.
  - Auswahlkriterien für das Medikament:
    – Wirkungsspektrum des Antibiotikums
    – Lokalisation und Schwere der Infektion
    – Nosokomiale oder nicht nosokomiale Infektion.
    – Risikoprofil des Patienten (z. B. Organfunktionseinschränkungen, Allergien, Begleitmedikation).
- **Gezielte Therapie:** so schnell als möglich – sobald der plausible (!) Erregernachweis vorliegt – gezielte Therapie durchführen:
  - Möglichst Monotherapie; außer bei implantatassoziierten oder Mischinfekten.
  - Gleichzeitige Anwendung mehrerer nephro- oder ototoxischer Substanzen vermeiden.
  - *Beachte:* Vor Beginn der Therapie Material für die mikrobiologische Diagnostik entnehmen!

Kalkulierte Initialtherapie

- **Septische Arthritis**: Siehe Tab. 4.6.

Tab. 4.6 • Kalkulierte Therapie bei septischer Arthritis.

Therapiesituation	häufigste Erreger	Initialtherapie	Therapiealternativen	Bemerkungen
Säuglinge*	S. aureus, β-hämolysierende Streptokokken, Enterobakterien	Flucloxacillin + parenterales Cephalosporin (3. Gen)*	Bei MRSA: Vancomycin + parenterales Cephalosporin (3. Gen)	chirurgische Infektsanierung unumgänglich! Intraartikuläre Antibiotikainstillation nicht empfohlen
Kinder	S. aureus, β-hämolysierende Streptokokken, H. influenzae	Flucloxacillin + parenterales Cephalosporin (2./3. Gen)	Bei MRSA: Vancomycin + parenterales Cephalosporin (3. Gen)	
Erwachsene	Gonokokken, S. aureus, Enterobakterien	parenterales Cephalosporin (2./3. Gen) oder Flucloxacillin (bei gram-pos. Kokken)	Chinolon, Vancomycin	Therapie richtet sich nach Gramfärbung
postoperativ, nach Punktion	S. aureus, S. epidermidis, hämolysierende Streptokokken Gr. A	Amoxicillin + Clavulansäure	parenterales Cephalosporin (2./3. Gen) Flucloxacillin + /− Rifampicin + /− Chinolon	Rifampicin (bei Staph.) erst bei trockenen Wunden und nach Ziehen der Drainagen Bei V. a. MRSA: Vancomycin
Implantatassoz. Infekte	S. aureus, S. epidermidis, gramnegative Bakterien, Anaerobier	Ciprofloxacin + Rifampicin	Vancomycin + Rifampicin	Rifampicin erst bei trockenen Wunden und nach Ziehen der Drainagen (sonst Resistenzgefahr)

- Ein Erregernachweis sollte so schnell wie möglich angestrebt werden, um die Therapie gezielt weiterführen zu können. Ein Grampräparat kann als „Schnelltest" innerhalb weniger Minuten bereits vor Therapiebeginn wichtige Hinweise auf den Erreger liefern, Zellzahl und -differenzierung können einen Infektverdacht bestätigen oder relativ sicher ausschließen!
  - *Cave*: im amerikanischen Raum wird die kalkulierte Therapie nicht mehr bzw. nur noch sehr zurückhaltend empfohlen, die Therapie erfolgt sofort gezielt (falls möglich und vertretbar)
- **Harnwegsinfektion:** Siehe Tab. 4.7.

4.7 Antibiotikatherapie

Tab. 4.7 • Kalkulierte Therapie bei Harnwegsinfektion (sonst gesunde prämenopaus. Frauen).

Therapie-situation	häufigste Erreger	Initial-therapie	Therapiealternativen	Bemerkungen
akute unkomplizierte Pyelonephritis	E. coli, Proteus spp., Enterokokken, P. aeruginosa, S. aureus	Ciprofloxacin, Levofloxacin	Cefpodoxim, Ceftibuten, Amoxicillin/Clavulansäure, Cotrimoxazol	Therapiedauer mit Fluorchinolon 5–10 Tage, mit Betalactam oder Cotrimoxazol 14 Tage
akute unkomplizierte Zystitis	E. coli, Enterokokken, S. saprophyticus	Fosfomycin-Trometamol, Nitrofurantoin	Ciprofloxacin, Levofloxacin, bei Kenntnis der lokalen Resistenzsituation: Norfloxacin, Cotrimoxazol und Trimethoprim	Fosfomycin 1 × 3 000 mg (1 Tag), Nitrofurantoin 5–7 Tage, Chinolone und Cotrimoxazol 3 Tage, Trimethoprim 5 Tage
Urethritis	wie Zystitis + Gonokokken, C. trachomatis, Ureaplasmen	Doxycyclin, Makrolid	Ciprofloxacin, Levofloxacin	

▶ **Pneumonie:** Siehe Tab. 4.8.

Tab. 4.8 • Kalkulierte Therapie bei Pneumonie.

Therapie-situation	häufigste Erreger	Initial-therapie	Therapiealternativen	Bemerkungen
ambulant erworben ohne Risikofaktoren ambulante Therapie	Pneumokokken, Mykoplasmen, H. influenzae, Legionellen	Amoxicillin	Azithromycin, Clarithromycin, Roxithromycin, Doxycyclin	5–7 Tage, Re-Evaluation nach 48h
ambulant erworben mit Risikofaktoren oder stationäre Therapie erforderlich	Pneumokokken, H. influenzae, Legionellen, Enterobakterien	Amoxicillin/Clavulansäure*, Ampicillin/Sulbactam* *mit oder ohne Makrolid	Levofloxacin, Moxifloxacin	5–7 Tage
nosokomial erworben keine Risikofaktoren für multiresistente Erreger	Enterobakterien, H. influenzae, Pneumokokken, S. aureus	Ampicillin/Sulbactam, Amoxicillin/Clavulansäure	Cephalosporin (3. Gen), Carbapenem, Ertapenem, Levofloxacin, Moxifloxacin	bei Pseudomonas-Risiko: pseudomonaswirksame Therapie wählen

Tab. 4.8 • Fortsetzung

Therapie-situation	häufigste Erreger	Initialtherapie	Therapiealternativen	Bemerkungen
nosokomial erworben Risikofaktoren für multiresistente Erreger	resistente Enterobakterien (ESBL-Bildner, Enterobacter spp. et al), P. aeruginosa, A. baumannii, MRSA, Stenotrophomonas maltophilia	Piperacillin/ Tazobactam, jeweils + Ciprofloxacin, Levofloxacin oder + Aminoglykosid	Cefepim, Doripenem, Imipenem, Meropenem; jeweils + Ciprofloxacin, Levofloxacin oder + Aminoglykosid (*Cave:* schlechte Penetration in die Lunge!!!)	bei MRSA-Risiko: Linezolid oder Glykopeptid oder Vancomycin addieren
Aspirationspneumonie	Enterobakterien, Streptokokken Anaerobier	Cephalosporin (3. Gen) + Clindamycin	Moxifloxacin oder pseudomonaswirksames Penicillin + Betalaktamaseinhibitor oder Carbapenem	

▶ **Haut- und Weichgewebeinfektionen:** Siehe Tab. 4.9.

Tab. 4.9 • Kalkulierte Therapie bei Haut- und Weichgewebeinfektionen.

Therapie-situation	häufigste Erreger	Initialtherapie	Therapiealternativen	Bemerkungen
Phlegmone	Streptococcus pyogenes, A-Streptokokken, S. aureus	Penicillin G, Ampicillin/ Sulbactam, Amoxicillin/ Clavulansäure	Roxithromycin, Cefazolin (i. v.), Cefalexin (p. o.), Clindamycin	5–14 Tage, initial i. v.
nekrotisierende Fasziitis oder Myositis, Gasbrand	S. pyogenes, Streptokokken der Gruppe C/G, polymikrobiell, Clostridien + andere Anaerobier, häufig polymikrobielle Infektionen	Penicillin > 24 Mega/Tag + Clindamycin	Metronidazol + Clindamycin; Piperacillin/ Combactam oder Carbapenem jeweils + Clindamycin	Die **sofortige** und radikale chirurgische Sanierung ist für das Überleben des Patienten essenziell!!!
Diabetisches Fußsyndrom	S. aureus, hämolysierende Streptokokken, Enterobakterien, P. aeruginosa, Anaerobier	Piperacillin/ Tazobactam Ampicillin/ Sulbactam Amoxicillin/ Clavulansäure Ciprofloxacin + Clindamycin	Ertapenem, Imipenem, Meropenem, Tigecyclin, Cefotaxim oder Ceftriaxon jeweils + Clindamycin, Levofloxacin + Clindamycin, Daptomycin	Chirurgische Sanierung bei moderaten bis schweren Infektionen unbedingt erforderlich.

4.7 Antibiotikatherapie

Tab. 4.9 • Fortsetzung

Therapie-situation	häufigste Erreger	Initialtherapie	Therapiealternativen	Bemerkungen
posttraumatische Wundinfektion	S. aureus, Streptococcus pyogenes, Enterobakterien, Mischinfektionen	Cephalosporin 1./2. Generation oder Ampicillin/ Sulbactam, Amoxicillin/ Clavulansäure schwer: Piperacillin + Betalaktamaseinhibtor	Nicht-sept: Flucloxacillin (+ Chinolon) Cephalosporine (1./ 2. Gen) + Clindamycin	s. o.
Tierbisse	Pasteurella spp., S. aureus, S. intermedius, Streptokokken, Mischinfektionen; Clostridien, andere Anaerobier	Ampicillin/ Sulbactam, Amoxicillin/ Clavulansäure, Penicillin G	Moxifloxacin Levofloxacin Clindamycin	s. o.
Postoperativ nach aseptischer OP	S. aureus, S. epidermidis, Streptococcus pyogenes	Cephalosporin 1./2. Gen; Ampicillin/ Sulbactam, Amoxicillin/ Clavulansäure	Flucloxacillin (+ Chinolon)	Therapie der Wahl ist die Eröffnung der Wunde und die weitere Wundbehandlung, eine Antibiotika-Therapie ist nur selten indiziert.
postoperativ nach septischer OP	S. aureus, Streptokokken, E. coli und andere Enterobakterien	Piperacillin/ Tazobactam	Cephalosporin 2./3. Gen	s. o.; operative Komplikationen (Nahtinsuffizienz, Fremdkörper etc.) ausschließen!

▶ **Osteomyelitis:** Siehe Tab. 4.10.

Tab. 4.10 • Kalkulierte Therapie bei Osteomyelitis.

Therapie-situation	häufigste Erreger	Antibiotika der 1. Wahl	Therapie-alternativen	Bemerkungen
hämatogene Infektion Neugeborene	S. aureus, Streptokokken der Gruppe A und B, Pneumokokken, E. coli, Pseudomonas spp., Candida spp.	Cefuroxim oder Cefotiam MRSA: Flucloxacillin Clindamycin (bei S. aureus/ A-Streptokokken) +/– Cefotaxim	Ampicillin-Sulbactam oder Amoxicillin-Clavulansäure	Therapiedauer i. v. min. 3 Wo, unbedingt Erregerisolation erzwingen (Blutkulturen/Biopsie)

4.7 Antibiotikatherapie

Tab. 4.10 • Fortsetzung

Therapie-situation	häufigste Erreger	Antibiotika der 1. Wahl	Therapiealternativen	Bemerkungen
hämatogene Infektion, Säuglinge <2 Monate	S. aureus, Streptokokken der Gruppe A, Pneumokokken, H. influenzae Typ B	Cefuroxim oder Cefotiam, MRSA: Flucloxacillin Clindamycin (bei S. aureus/A-Streptokokken) +/− Cefotaxim	Ampicillin-Sulbactam oder Amoxicillin-Clavulansäure	s. o.
hämatogene Infektion, Kinder <6 Jahren	S. aureus, Streptokokken der Gruppe A, Pneumokokken, H. influenzae Typ B, Bacille Calmette-Guérin nach BCG-Impfung, Kingella kingae	Cefuroxim oder Cefotiam, MRSA: Flucloxacillin Clindamycin (bei S. aureus/A-Streptokokken) +/− Cefotaxim	Ampicillin-Sulbactam oder Amoxicillin-Clavulansäure	s. o.
Hämatogene Infektion, Jugendliche	S. aureus, N. gonorrhoe, Streptokokken der Gruppe A, Pneumokokken	Cefuroxim oder Cefotiam, MRSA: Flucloxacillin Clindamycin (bei S. aureus/A-Strept.) +/− Cefotaxim	Ampicillin-Sulbactam oder Amoxicillin-Clavulansäure	s. o.
hämatogene Infektion, Erwachsene	S. aureus, Enterobakterien, Streptokokken	Ampicillin-Sulbactam oder Amoxicillin-Clavulansäure oder Cephalosporin der 2. Gen + Clindamycin Kompl. Fälle: Fosfomycin + Cephalosporin	Ciprofloxacin + Clindamycin, Levofloxacin + Clindamycin, Moxifloxacin	s. o.
postoperativ, posttraumatisch	S. aureus, Streptokokken, Enterobacteriacae, Anerobier	Ampicillin-Sulbactam; Amoxicillin-Clavulansäure oder Cephalosporin der 2. Gen + Clindamycin bei MRSA/MRSE: Vancomycin + Rifampicin oder Fosfomycin; alternativ: Linezolid oder Daptomycin	Ciprofloxacin + Clindamycin, Levofloxacin + Clindamycin, Moxifloxacin	Frühes radikal chir. Débridement und Keimgewinnung; häufig Mischinfektion. Bei Nachweis von P. aeruginosa: Ceftazidim, Cefepim oder Meropenem jeweils + Ciprofloxacin oder Aminoglykosid

4.8 Thromboembolieprophylaxe

Grundlagen

- **Pathogenese:**
  - Die tiefe Venenthrombose (TVT) entsteht durch überschießende Aktivierung des Hämostasesystems.
  - *Faktoren der Thrombogenese* gemäß der „Virchow-Trias":
    - Schädigung der Gefäßwand.
    - Hyperkoagulabilität.
    - Verlangsamung des Blutstroms.
- **Dispositionelle Risikofaktoren:**
  - Angeboren:
    - APC-Resistenz/Faktor-V-Leiden-Defektmutation.
    - Quantitative und qualitative Defekte von Protein S/C.
    - Antithrombin-III-Mangel.
    - Mutation von Prothrombin und MTHFR-Gen (MTHFR = Methyltetrafolat-Reduktase).
    - Störungen von Fibrinogen, Plasminogen, Heparin-Kofaktor II, Faktor XII, Faktor VIII, Gewebeplasminogenaktivator.
    - Familiäre Belastung ohne bekannte biologische Ursache.
    - Ausgeprägte Varikosis.
  - Erworben:
    - Übergewicht.
    - Östrogen- und Gestagentherapie (Ovulationshemmer!), Schwangerschaft und Postpartalperiode.
    - Myokardinfarkt, Schlaganfall, Herzinsuffizienz, Schock (auch Sepsis).
    - Exsikkose, nephrotisches Syndrom.
    - Frühere Thromboembolien, frühere Lungenembolie, chronisch venöse Insuffizienz.
    - Malignome.
    - Alter > 50 Jahre.
    - Nikotinabusus.
- **Expositionelle Risikofaktoren (operativ):**
  - Hohes Risiko:
    - größere Eingriffe in der Bauch- und Beckenregion bei malignen Tumoren oder entzündlichen Erkrankungen
    - Polytrauma, schwerere Verletzungen der Wirbelsäule, des Beckens und/oder der unteren Extremität
    - größere Eingriffe an Wirbelsäule, Becken, Hüft- oder Kniegelenk
    - größere operative Eingriffe in Körperhöhlen der Brust-, Bauch- und/oder Beckenregion
  - Mittleres Risiko:
    - länger dauernde Operationen
    - gelenkübergreifende Immobilisation der unteren Extremität im Hartverband
    - arthroskopisch assistierte Gelenkchirurgie an der unteren Extremität
  - Niedriges Risiko:
    - kleine operative Eingriffe
    - Verletzung ohne oder mit geringem Weichteilschaden
- Das individuelle Risiko setzt sich aus expositionellen und dispositionellen Risikofaktoren zusammen, bei Vorliegen beider Faktoren erfolgt die Einstufung in eine höhere Kategorie
- **Häufigkeit:**
  - Abhängig u. a. von *Art und Umfang des operativen Eingriffs* (bzw. der Verletzung) sowie der dadurch bedingten *Immobilisation*.

4.8 Thromboembolieprophylaxe

- *Vorkommen* (festgestellt mit objektiven Diagnoseverfahren, AWMF-Leitlinie 2009):
  - 60 % bei Hüftgelenksersatz.
  - 50 % bei Kniegelenksersatz.
  - 15–40 % in der Abdominalchirurgie.
- **Klinik:** Schmerzhafte Schwellung (teils asymptomatisch), Überwärmung, Druckschmerz, am Bein Wadendruckschmerz und Fersenklopfschmerz, livide Verfärbung, asymptomatische Schwellung, Schmerz bei Dorsalextension des Fußes bei Beinvenenthrombose.
- **Diagnostik** bei V. a. TVT:
  - Farbduplexsonografie (Methode der Wahl).
  - MR- und CT-Phlebografie.
  - Aszendierende Phlebografie (nur bei unklaren Fällen).
  - D-Dimer (eingeschränkte Aussagekraft postoperativ, bei Malignomen, DIC).
  - Scores zur Bestimmung der klinischen Wahrscheinlichkeit des Vorhandenseins einer TVT.

Physikalische Prophylaxe

- **Grundprinzip:** Reduktion des venösen Versackens durch Erhöhung der Blutströmungsgeschwindigkeit.
- *Hinweis:* Grundsätzlich kritische Indikationsstellung immobilisierender Maßnahmen.
- **Physiotherapie:**
  - Anleitung des Patienten zu Eigenübungen, Frühmobilisation, aktive/passive Bewegungsübungen (Basismaßnahmen).
  - Krankengymnastik, Kreislauf- und Atemtherapie.
- **Medizinischer Thromboseprophylaxestrumpf (MTPS):**
  - Verbesserung der venösen Strömung durch Andruck mit 18 mmHg in der Fesselregion mit stetiger Abnahme nach kranial. *Cave:* Passgenauigkeit, strangulierende Abschlüsse proximal und distal.
  - Risikoreduktion unter alleiniger Anwendung von MTPS, aber noch geringeres Risiko bei zusätzlicher medikamentöser Prophylaxe.
  - Große Unterschiede zwischen verschiedenen Marken hinsichtlich der Kompressionswirkung.
- **Intermittierende pneumatische Kompression (IPC):**
  - Ersetzt die Wadenmuskelpumpe bei immobilisierten Patienten.
  - Positive Wirkung nachgewiesen, aber heterogene Studienlage hinsichtlich tatsächlichem Profit.
- **Elastokompressive Wickelung mit nach proximal abnehmendem Druck.**

Medikamentöse Prophylaxe

- Indikation zur Durchführung in Abhängigkeit von Art und Umfang des operativen Eingriffs/Traumas bzw. der Erkrankung und unter Berücksichtigung der dispositionellen Risikofaktoren.
- **Unfraktioniertes Heparin (UFH):**
  - Potenzierung der Wirkung von AT-III-Hemmung von Faktor Xa und der Thrombinbildung.
  - Bei mittlerem Thromboserisiko täglich subkutane Gabe niedriger Dosen (Low-Dose-Heparinisierung, 3 × 5 000 bzw. 2 × 7 500 I.E./d).
- *Hinweis:* Bei Dosierungen bis zu 15 000 I.E./d ist keine aPTT-Kontrolle notwendig.
  - Bei Hochrisikopatienten individuelle aPTT-adjustierte Dosierung im oberen Referenzbereich.
  - Höheres HIT-Risiko (S. 97) als bei NMH-Therapie (s. u.).

4.8 Thromboembolieprophylaxe

▶ **Niedermolekulares Heparin (NMH):**
- *Vorteile im Vergleich zu UFH*: bessere Bioverfügbarkeit, längere Halbwertszeit (HWZ ca. 4 h), dosisunabhängige Clearance, geringeres HIT- und Blutungsrisiko. Dosierungsangabe in „Anti-Xa-Einheiten".
- Keine einheitliche Substanzgruppe, daher präparateabhängig unterschiedliche Dosierung (Tab. 4.11).

Tab. 4.11 • **Niedermolekulare Heparine (NMH).**

Generikum	Handelsname	Dosierung bei mittlerem Thromboserisiko	Dosierung bei hohem Thromboserisiko
Certoparin	Mono-Embolex NM	1 × /d 3 000 I.E. s. c.	1 × /d 3 000 I.E. s. c.
Nadroparin	Fraxiparin	1 × /d 2 850 I.E. s. c.	gewichtsadaptiert (Gebrauchsinformation)
Dalteparin	Fragmin P	1 × /d 2 500 I.E. s. c.	*präoperativ:* Fragmin P forte 5 000 I.E. s. c. (am Vortag)/ Fragmin P 1 × 2500 I.E. s. c. (am OP-Tag) *postoperativ:* Fragmin P forte 1 × /d 5 000 I.E. s. c.
Enoxaparin	Clexane	1 × /d 2 000 I.E. s. c.	1 × /d 4 000 I.E. s. c.

- Gabe jeweils *12 h präoperativ* sowie *postoperativ* bis zur Vollmobilisierung (mindestens 7 d).
- Im Normalfall keine Überwachung mittels aPTT oder Anti-Xa notwendig, aber *regelmäßige Thrombozytenkontrolle* zum Ausschluss einer HIT.
- Bei eingeschränkter Nierenfunktion Gefahr der Akkumulation → in diesen Einzelfällen ist die Bestimmung der Anti-Xa-Aktivität oder Wechsel zu UFH mit Monitoring sinnvoll.

▶ **Direkte Thrombininhibitoren:**
- Hirudin, Desirudin, Argatroban
  - Parenterale Verabreichung.
  - Hirudin: schwere allergische Reaktionen durch AK-Bildung bei Reexposition, Kumulation bei Niereninsuffizienz.
  - Desirudin: Kontraindiziert bei schwerer Leber- und Niereninsuffizienz.
  - Argatroban: bei schwerer Leberfunktionsstörung kontraindiziert.
  - Gute Wirksamkeit, die sich in Studien nicht wesentlich von der der NMH unterschied.
  - In Deutschland nur zur Thromboseprophylaxe bei HIT II gebräuchlich (s. u.).
- Dabigatranetexilat (Pradaxa®):
  - Orale Verabreichung, hemmt Thrombin direkt, Zulassung in EU zur Thromboseprophylaxe nach Hüft-/Knieendoprothetik.

▶ **Thrombozytenaggregationshemmer:**
- Acetylsalicylsäure (ASS), Dipyridamol und Sulfinpyrazone, Clopidogrel.
- ❐ *Beachte:* Diese sollen nicht zur Thromboseprophylaxe eingesetzt werden!!

▶ **Kumarine: Phenprocoumon (z. B. Marcumar®), Warfarin, Acenocumarol:** orale Verabreichung.
- *Wirkung:* Kompetitive Hemmung der Vitamin-K-abhängigen Carboxylierung, dadurch Beeinflussung der Faktoren II, VII, IX und X. HWZ von Marcumar ca. 120 h.
- *Therapiesteuerung:* Messung des INR-Werts (Ziel: INR 2,0 – 3,0).
- ❐ *Cave:* Kumulation bei Leberinsuffizienz.
- ❐ *Beachte:* Aufgrund des langsamen Wirkungsbeginns, der schlechten Steuerbarkeit und der notwendigen engmaschigen Laborkontrollen nicht zur perioperativen

Thromboembolieprophylaxe empfohlen, in Studien schlechtere Ergebnisse als NMH im operativen Fachgebiet.
- **Faktor-Xa-Hemmer (direkt und indirekt):**
  - Danaparoid (Handelsname Orgaran®):
    - Heparinfreies Gemisch von Heparinoiden, Antithrombin-(AT-)vermittelte Hemmung des aktivierten Faktors Xa (Anti-Xa)
    - *Indiziert*, wenn Heparine nicht verwendet werden können, auch bei HIT II.
    - *HWZ* ca. 24 h. *Cave:* Kumulationsgefahr bei schwerer renaler Insuffizienz!
  - Fondaparinux (Handelsname: Arixtra®)
    - Synthetisch hergestelltes Pentasaccharid, das selektiv indirekt den Faktor Xa hemmt.
    - *Indiziert* bei Heparinunverträglichkeit; auch bei Hochrisikopatienten gut wirksam.
    - *Dosierung:* 2,5 mg s. c. 1 × /d.
    - *HWZ* ca. 17 h. *Cave:* Kumulationsgefahr bei schwerer renaler Insuffizienz!
    - *NW:* Selten passagerer Transaminasenanstieg und allergische Hautreaktionen.
  - Rivaroxaban (Handelsname: Xarelto®:
    - Oral zu verabreichender direkter Faktor-Xa-Inhibitor.
    - *Indiziert* zur Thromboembolieprophylaxe bei Hüft- und Kniegelenksendoprothetik (Dtl) u. a.
    - Dosierung zur Prophylaxe der TVT: 10 mg Tbl. 1 × tgl.
    - Überlegenheit gegenüber NMH bzgl. Thromboembolieredukion bei vergleichbarer Rate an Blutungsereignissen.
    - *HWZ* 7–11 h, *Cave:* Kumulationsgefahr bei schwerer Niereninsuffizienz und mittelschwerer bis schwerer Leberinsuffizienz.

Blutungskomplikationen unter Heparin

- Auch bei sachgerechter Anwendung kann es zu Blutungskomplikationen kommen.
- Dosisanpassung je nach Präparat und vorliegenden Erkrankungen bedenken!
- Bei Blutungskomplikationen unter therapeutischer Dosierung (> 15 000 I.E./d) oder bei pathologisch verlängerter aPTT ist eine Antagonisierung mit **Protamin** möglich.

Heparininduzierte Thrombozytopenie (HIT)

- Bei Einsatz von UFH Kontrolle der Thrombozytenzahl zwischen dem 5.–14. Tag zweimal wöchentlich empfohlen (in Frankreich und USA auch bei NMH, in Dtl diesbzgl. noch kein Konsens).
- **HIT Typ I:**
  - *Vorkommen:* Häufig; bei bis zu 30 % aller mit Heparin behandelten Patienten.
  - *Pathogenese:* Heparinbedingte Reduktion der Aktivität der thrombozytären Adenylatzyklase → Zunahme der Thrombozytenaggregation.
  - *Klinik:* Nach Stunden bis wenigen Behandlungstagen passagerer Thrombozytenabfall (selten unter 100 000/µl); selbst bei Fortführen der Heparintherapie meist klinisch inapparent.
  - *Verlauf:* Normalisierung der Thrombozytenzahl ohne spezielle Therapie.
- **HIT Typ II:**
  - *Vorkommen:* Bei ca. 0,5 – 3 % aller mit Heparin behandelten Patienten; Auftreten unter NMH 3- bis 4-mal seltener als unter UFH.
  - *Pathogenese:* Antikörperinduzierte Thrombozytenaktivierung (IgG-Antikörper gegen einen Komplex aus Heparin und Plättchenfaktor 4) → progredienter Thrombozytenverbrauch mit Ausbildung schwerer arterieller und venöser thromboembolischer Komplikationen (bis hin zur vitalen Bedrohung des Patienten).
  - *Manifestation:* Klinische Zeichen nach 5 – 21 d, bei Reexposition bereits nach wenigen h; Thrombozytenabfall auf weniger als 50 % des Ausgangswerts bzw. deutlich unter 100 000/l.

4.8 Thromboembolieprophylaxe

> **Beachte:** Bereits bei klinischem Verdacht (Thrombozytenabfall, thromboembolische Komplikationen, entzündliche Infiltrate an den Heparinapplikationsstellen, Fieber) sofortiges Stoppen der Heparinexposition!

- *Diagnostik:* Antikörpernachweis (HIPA-Test oder H/PF4-ELISA).
  - *Therapie:* Thromboembolieprophylaxe mit direkten Thrombininhibitoren, z. B. Desirudin (Revasc®), Argatroban (Argatra®), Danaparoid (Organan®).

> **Hinweis:** Die Gabe von Thrombozytenkonzentraten ist trotz niedriger Thrombozytenzahl kontraindiziert, da die Patienten nicht durch Blutung, sondern durch Thromboembolien gefährdet sind.

Medikamentöse Thromboembolieprophylaxe bei rückenmarksnaher Anästhesie

- Durch Einhalten bestimmter Zeitintervalle (Tab. 4.12) zwischen Einleitung der Regionalanästhesie und Applikation der medikamentösen Thromboseprophylaxe kann die Komplikationsrate (spinale oder epidurale Hämatome) deutlich gesenkt werden.

Tab. 4.12 • **Empfehlungen der Deutschen Gesellschaft für Anästhesiologie zur Thromboseprophylaxe bei rückenmarksnaher Regionalanästhesie und AWMF-Leitlinie zur Thrombemboliprophylaxe 2009.**

	letzte Gabe vor der Einleitung (spätestens)	nächste Gabe nach der Einleitung (frühestens)
UFH (Prophylaxe)	4 h	1 h
NMH (Prophylaxe)	12 h	2–4 h
Danaparoid	keine rückenmarksnahe Anästhesie	
Fondaparinux	36–42 h	6–12 h
Hirudine	8–10 h	2–4 h
Vit.-K-Antagonismus	INR < 1,4	nach Katheterentfernung
Argatroban	4h	2h
Rivaroxaban	20h	6h

Dauer der medikamentösen Thromboembolieprophylaxe

- Basismaßnahmen sind unabhängig zur medikamentösen Thromboembolieprophylaxe frühestmöglich durchzuführen!
- **Obere Extremität:** Prophylaxe nur bei entsprechendem dispositionellem Risiko erforderlich.
- **Untere Extremität:**
  - *Hüftendoprothetik, hüftgelenksnahe Frakturen, Osteotomien:* Basismaßnahmen und medikamentöse Prophylaxe über 28–35 Tage (sofern dann Teibelastung mit 20 kg erreichbar und Dorsalextension von 20° im OSG erfolgen kann).
  - *Kniegelenksendoprothetik, kniegelenksnahe Frakturen, Osteotomien:* Basismaßnahmen und medikamentöse Prophylaxe über 11–14 Tage (sofern dann Teilbelastung mit 20 kg erreichbar ist und Dorsalextension von 20° im OSG erfolgen kann).
  - *Sprunggelenk/Fuß und Immobilisierung der unteren Extremität:* Basismaßnahmen und medikamentöse Prophylaxe bis zur Entfernung des fixierenden Verbandes bzw. bis zum Erreichen einer Teilbelastung von 20 kg und einer Beweglichkeit von 20° im oberen Sprunggelenk.

4.8 Thromboembolieprophylaxe

- **Arthroskopische Eingriffe:**
  - *Arthroskopisch assistierte Gelenkchirurgie an Knie-, Hüft- oder Sprunggelenk:* Basismaßnahmen und medikamentöse Prophylaxe bis zum Erreichen der normalen Beweglichkeit mit Belastung von mindestens 20 kg, mindestens aber für 7 Tage.
- **Wirbelsäulenverletzungen:** Basismaßnahmen. Medikamentöse Prophylaxe, wenn individuelle Risikofaktoren vorliegen.
- **Kinder und Jugendliche:**
  - Die Notwendigkeit einer Thromboseprophylaxe richtet sich bei Kindern nach vermehrten Risikofaktoren → Familienanamnese.
  - Thromboserisiko ist bei Jugendlichen ab der Pubertät (Tanner II) wie bei Erwachsenen zu bewerten.

5 Technische Orthopädie

5.1 Grundlagen

Orthopädische Hilfsmittel

- **Prothesen:** Gliedmaßenersatz: Siehe Kap. Amputation und Prothesenversorgung (S. 608).
- **Orthesen:** Körpernahe Hilfsmittel; Sammelbegriff für:
  - Mieder, Korsette.
  - Schienen, Stützapparate, Bandagen.
  - Einlagen, orthopädische Schuhe und Schuhzurichtungen.
- **Orthoprothesen:** Kombinationen von Orthesen mit Prothesen; bei angeborenen Fehlbildungen mit Beinverkürzung um mehr als 10 cm.
- **Technische Hilfen:** Körperferne Hilfsmittel: Anziehhilfe, Rollstuhl, PKW.

Verordnung

▶ *Beachte:* Die Verordnung und Abnahme von orthopädischen Hilfsmitteln, Verlaufskontrolle, Koordination und Führung der Patienten sind ärztliche Aufgaben.
- **Grundsätze:**
  - Zweckmäßig in Material und Verarbeitung.
  - Passgerecht und der Funktion entsprechend.
  - Dem Ziel der Verordnung gerecht werdend.
  - Das Maß des Notwendigen nicht überschreitend.
- **Herstellung durch:** Orthopädietechnik, Orthopädie-Schuhtechnik, Ergotherapie, orthopädische Industrie.
- **Das Rezept muss umfassen:**
  - Genaue Bezeichnung des Hilfsmittels (ggf. Produktgruppen-Nr.).
  - Individuelle konstruktive und funktionelle Merkmale.
  - Angaben zur Herstellung (nach Maß, Halbfabrikat oder Fertigprodukt).
  - Angabe, ob es sich um eine Neuversorgung, eine Ersatzbeschaffung oder Instandsetzung handelt.

▶ *Beachte:* Präzise und verständliche Angaben.

5.2 Orthesen

Indikationen

- **Immobilisieren, Ruhigstellen**
  - *Vollständige Ruhigstellung:* Mittels Orthesen gar nicht möglich. Üblich ist eine
  - *Partielle Ruhigstellung:* Z. B. seitlich in der Frontalebene oder in den (schmerzhaften) Endgraden.

  ▶ *Merke:* Einer Inaktivitätsatrophie durch gezielte Physiotherapie entgegenwirken!
- **Entlasten, Stützen:** Druck- und Zugkräfte auf belastbare Flächen umverteilen.
- **Führen, Stabilisieren:** Fixieren von Gelenken; in der Regel auf 1 – 2 Ebenen beschränkt.
- **Korrigieren:**
  - Nach dem 3-Punkte-Prinzip bzw. Hebelgesetz.

  ▶ *Merke:* Es sind nur Korrekturen möglich, die auch von Hand und ohne Kraftaufwand zu erreichen sind.
- **Längen- und Breitenunterschiede ausgleichen:**
  - *Beinlängenausgleich* sowie Ausgleich von Achsenfehlstellungen durch Schuhtechnik (S. 113) und ab ca. 10 cm mit Orthoprothesen.
  - *Wadenausgleich:* Kosmetische Indikation.
  - *Längen- und Breitenausgleich an den Füßen:* Mithilfe von Einlagen, ab 2 – 3 cm Längenunterschied verschiedene Schuhgrößen prüfen.

- **Mobilisieren:** Durch dynamische Funktionssysteme; bei Lähmungen, nach Operationen.
- **Komprimieren:** Strümpfe und Bandagen nach Maß zur Kompressionstherapie.
- *Beachte:* **Verordnung von Orthesen:**
  - *Keine Überversorgung!* So viel wie nötig, so wenig wie möglich.
  - Ausführung möglichst komfortabel und dennoch wirksam (Druck ja, Druckstellen nein).
  - Kosmetisch ansprechend.
  - *Akzeptanz fördern* durch Aufklärung (auch der Angehörigen).
  - *Anleitung* zum Tragen und zur Hygiene.
  - *Immer begleitende Maßnahmen verordnen:* Z. B. Physiotherapie, Ausgleichssport, Behindertensport.
  - *Indikation in regelmäßigen Abständen überprüfen:* Orthese ggf. ändern oder weglassen (auch „ausschleichend").

5.3 Orthesen für den Rumpf

Grundlagen

- **Indikationen:**
  - *Immobilisation:* Schwieriger bei LWS und HWS als bei der BWS.
  - Entlastung, Extension.
  - *Schmerztherapie* durch Bewegungslimitierung.
  - Stabile Kompressionsfrakturen.
  - *Nachbehandlung* nach WS-Eingriffen.
  - Skoliose: Halten des Korrekturergebnisses.
    - *Merke:* Eine Orthese allein vermag eine Skoliose nur in wenigen Fällen zu korrigieren; Korrektur nur in Kombination mit Physiotherapie möglich.
- **Prinzip/Wirkung:**
  - Kinästhetische Erinnerung („Mahn-Bandage").
  - *3-Punkte-Abstützung* zur Lordosierung und Kyphosierung (Abb. 5.1).
  - Erhöhung des intraabdominalen Drucks („Zahnpastatuben-Effekt").

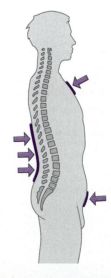

Abb. 5.1 • 3-Punkte-Abstützung der Wirbelsäule. (aus Baumgartner R., Greitemann B.: Grundkurs Technische Orthopädie. Thieme; 2007)

5.3 Orthesen für den Rumpf

- **Abstützpunkte:** Beckenkamm, Schambein, vordere Bauchwand, paravertebrale Muskulatur ohne Dornfortsätze, Rippenthorax, Schultergürtel, Hinterhaupt, Kinn, Stirn.
- **Nicht belastbar:** Spinae iliacae anteriores, Dornfortsätze, Mammae, Schlüsselbeine, Kehlkopf, Ohren.

Lumbosakrale und LWS-Orthesen

- **Symphysenbandage:** Kompression mit Gurt und seitlichen Pelotten über dem Trochantermassiv.
  - *Indikationen:* ISG-Arthrose, ISG-Instabilität, Symphyseninsuffizienz.
- **Lendenmieder:** Zur Vermeidung von Extrembewegungen lumbal und lumbosakral. Zusätzlich Stabilisierung durch Pelotten ohne Druck auf die Dornfortsätze (Abb. 5.2).
  - *Indikationen:* Lumbalgien, Ischialgien, Diskopathie, Lumbstenose.
- **Überbrückungsmieder nach Hohmann:** Zum Ausgleich einer Hyperlordose der LWS. Weitere Verstärkung durch obere und untere Querverbindung und Achselstützen.
  - *Indikationen:* Spondylarthrose, Spondylolisthesis.

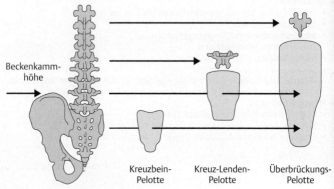

Abb. 5.2 • Unterschiedliche Pelottenhöhen. (aus Baumgartner R., Greitemann B.: Grundkurs Technische Orthopädie. Thieme; 2007)

Orthesen für die obere LWS und BWS

- **3-Punkte-Korsett nach Vogt und Baehler:** Abstützung distal am Schambein und proximal am Sternum, mit dorsalem Gegenhalt durch Pelotte.
  - *Indikationen:* Stabile Kompressionsfrakturen der unteren BWS und oberen LWS.
  - *Kontraindikationen:* Ältere Patienten, Osteoporose.
- **Kyphoseorthesen:** z. B. Reklinationsorthese nach Becker-Habermann (Abb. 5.3) Scheitelhöhe (Apex) der Krümmung bei Th 8 – 10.
  - *Indikation:* Aufrichtbare Thoraxkyphose.
- **Skolioseorthesen:** Siehe Abb. 16.7.

5.3 Orthesen für den Rumpf

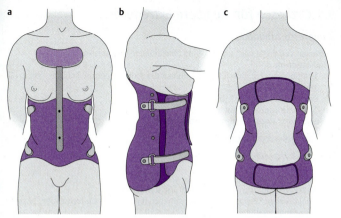

Abb. 5.3 • Becker-Habermann-Korsett mit Sternalpelotte nach Gschwend. (aus Baumgartner R., Greitemann B.: Grundkurs Technische Orthopädie. Thieme; 2007)
a Vorder-,
b Seiten-,
c Rückansicht.

Orthesen für die HWS

- **Prinzip/Wirkung:** HWS-Orthesen schränken die Flexion ein (v. a. die der proximalen HWS); weit weniger stark die Extension, Seitneigung und Rotation (Abb. 5.4).
- **Orthesen mit Kopf- und Brustteil:** Für stärkere Immobilisation, z. B. bei Zervikalsyndrom, Trauma.
- **Halo-Thorax- oder Halo-Beckenorthese:** Für maximale Immobilisation, z. B. bei HWS-Frakturen, zur postoperativen Ruhigstellung.

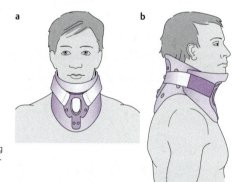

Abb. 5.4 • Philadelphia-Kragen. (aus Baumgartner R., Greitemann B.: Grundkurs Technische Orthopädie. Thieme; 2007)
a Ansicht von vorn. Öffnung für Kehlkopf und ggf. Trachealkanüle.
b Ansicht von der Seite.

5.4 Orthesen für die obere Extremität

Kompressionsbandagen

- **Prinzip:** Von distal nach proximal hin abnehmende Kompression.
- **Indikationen:**
  - Lymphödem, z. B. durch Strahlenfibrose der Axilla, totales Ausräumen der axillaren Lymphknoten.
  - Narbenkeloide nach Verbrennungen.
  - Morbus Klippel-Trénaunay (S. 161).
- **Herstellung:** Nach Maß durch Spezialfirmen.

Schultergelenkorthesen

- **Rucksackverband:** Zum Ruhigstellen des Schultergürtels durch Druck auf die Schlüsselbeine.
  - *Indikation:* Klavikulafraktur.
- **Schulterverband:** Zum Ruhigstellen des Schultergelenks.
  - *Indikationen:* Subkapitale Humerusfraktur, reponierte Schulterluxation, postoperative Ruhigstellung.
  - *Ausführung:* Früher Bindenverband nach Velpeau und Desault. Heute Modularverband nach Gilchrist (Abb. 5.5).
- **Antiluxationsorthese:** (Re-)Luxationsprophylaxe durch Bewegungseinschränkung.
  - *Indikationen:* Habituelle Schulterluxationen, Hemiplegie, Plexusläsion.
  - *Ausführung:* Schulter- und Oberarmspange, Thoraxgurte.
- **Abduktionsorthese:** Ruhigstellen der Schulter in Abduktion und Anteversion, zur Vermeidung von Rezessusverklebungen.
  - *Indikationen:* Postoperativ; konservativ nach Rotatorenmanschettenrupturen, Luxationen, Mobilisation in Narkose.
  - *Ausführung:* Unterarm- und Handauflage.
  - *Nachteil:* Sperrig, schlechte Akzeptanz.
  - *Alternativ:* Briefträgerkissen oder aufblasbare Orthese (Abb. 5.6).
  - ▶ *Merke:* Abduktionswinkel und Tragedauer genau angeben!
- **Plexusläsionsorthese:**
  - *Indikation:* Lagerung und Luxationsprophylaxe bei oberer oder totaler Plexusläsion.
  - *Ausführung:* Schulter-, Oberarm- und Unterarmteil sind gelenkig verbunden; die Orthese hängt den Arm am Schultergürtel auf.
- **Fracture Brace:**
  - *Indikation:* Zur funktionellen Behandlung von Humerusschaftfrakturen nach Sarmiento.
  - *Prinzip:* Stabilisierung durch Kompression der Weichteile um die Fraktur.
  - *Ausführung:* Hülsenkonstruktion, umfasst den gesamten Oberarm und übergreift die Schulter. Feste Fassung mit Klettverschlüssen.

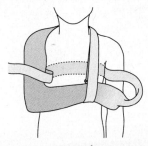

Abb. 5.5 • Gilchrist-Orthese. (aus Baumgartner R., Greitemann B.: Grundkurs Technische Orthopädie. Thieme; 2007)

5.4 Orthesen für die obere Extremität

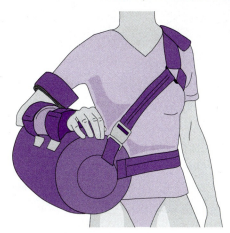

Abb. 5.6 • Schulter-Abduktionsorthese mit Luftkissen.

Ellenbogenorthesen

- **Epikondylitisbandage, -spange:**
  - *Prinzip:* Entlastung des Sehnenansatzes der Handgelenks- und Fingerstrecker durch gezielte Kompression auf den proximalen Sehnen- und Muskelanteil. Nachgewiesenermaßen wirkungsvoll.
  - *Indikationen:* Epicondylitis humeri radialis und ulnaris.
  - ▷ *Cave:* Chronische Stauung durch Bandagen.
- **Schienen-/Hülsenorthese:** Zum Ruhigstellen und Lagern des Ellenbogens in Funktionsstellung (= 90°).
  - *Indikationen:* Schmerzhafte Arthrose, rheumatische Arthritis, postoperative Ruhigstellung, Schutz vor Trauma bei Plexusparese, Instabilität (z. B. nach Prothesenentfernung).
  - *Ausführung:* Ohne oder mit frei beweglichem oder feststellbarem Ellenbogengelenk, Unterarm in Neutralstellung.
- **Quengelorthese:**
  - *Prinzip:* Korrigiert schrittweise und stufenlos Gelenkversteifungen, mit Schneckengetriebe oder Wantenspanner, sog. Quengeln (z. B. Firma Albrecht, Neubeuern) (vgl. Abb. 5.13).
  - *Indikation:* Flexions- und Extensionsdefizit.

Hand- und Fingerorthesen

▷ **Beachte: Stellungen (s. Abb. 5.7):**
  - *Funktionsstellung:* Entspricht der Stellung beim Halten einer Kugel, z. B. eines Tennisballs.
  - *Intrinsic-Plus-Stellung:* Die Grundgelenke der Langfinger sind maximal gebeugt. Verhindert Schrumpfen der Seitenbänder durch die Ruhigstellung und damit einen Flexionsausfall.
- **Lagerungsorthesen:**
  - *Indikationen:* Ruhigstellung postoperativ, Schmerzbekämpfung, Kontrakturprophylaxe, Funktionsverbesserung.
  - *Beispiele:*
    - Palmare und dorsale Handlagerungsschiene.
    - Skaphoidorthese: Bei Skaphoidfraktur und -pseudarthrose.
    - Daumengrundgelenksorthese (Abb. 5.8).

5.4 Orthesen für die obere Extremität

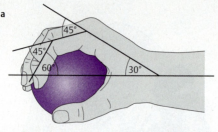

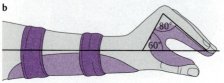

Abb. 5.7 • Stellung der Hand. (aus Baumgartner R., Greitemann B.: Grundkurs Technische Orthopädie. Thieme; 2007)
a Funktionsstellung,
b Intrinsic-Plus-Stellung.

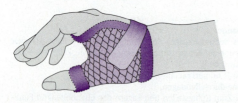

Abb. 5.8 • Daumengrundgelenksorthese, auch Opponensschiene (S. 261) genannt. (aus Baumgartner R., Greitemann B.: Grundkurs Technische Orthopädie. Thieme; 2007)

- Fingerendgelenksorthese nach Stack: Bei Strecksehnenrupturen.
- *Ausführung:* Keine beweglichen Teile. Fertigfabrikate.
- *Herstellung:* Temporär durch Ergotherapie, längerfristig durch Orthopädietechnik.
- **Dynamische Handorthesen** (Abb. 5.9):
  - *Prinzip:* Feder- oder Gummizug setzt eines oder mehrere Gelenke unter Zug.
  - *Ziele:* Gelenkbeweglichkeit verbessern, Antagonisten kräftigen.
  - *Indikationen:* Postoperativ (v. a. in der Rheumachirurgie) oder als Nachtschiene.
  - *Herstellung:* Im Baukastensystem, vorzugsweise durch Ergotherapie, welche auch für die funktionelle Behandlung zuständig ist.

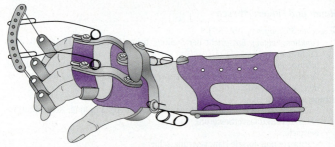

Abb. 5.9 • Dynamische Handorthese (DAHO-Modularsystem), Extensionsorthese. (aus Baumgartner R., Greitemann B.: Grundkurs Technische Orthopädie. Thieme; 2007)

5.5 Orthesen für die untere Extremität

Hüftorthesen

- **Dysplasieorthesen für Kinder:** Siehe konservative Therapie (S. 286).
- **Thomas-Splint:** Entlastende Orthese für Kinder.
  - *Prinzip:* Kraftumleitung vom Becken auf den Splint. Der Fuß berührt den Boden nicht. Trotzdem nur teilweise Entlastung des Hüftgelenks.
  - Gilt als obsolet. Alternative: operative Therapie (S. 289).
  - *Indikationen:* Morbus Perthes (S. 287).
  - Ausführung:
    - Beckenabstützung entweder durch Sitzring mit Tuberbank oder besser sitzbeinumgreifend mit PTF- (Pelvis-Trochanter-Femur-)Ring nach Volkert (Mainzer-Schiene).
    - Beinlängenausgleich von 6 – 8 cm an Absatz und Sohle auf der Gegenseite.
- **Becken-Bein-Extensionsorthese:** Entlastende Orthese für Erwachsene (Abb. 5.10).
  - *Prinzip:* Kraftumleitung vom Becken auf den Splint. Extension des Femurs durch Oberschenkelmanschette.
  - *Indikation:* Langfristig nach Resektion von Femurkopf und Schenkelhals nach Girdlestone und nach definitiver Entfernung einer Hüfttotalprothese.
- **Gelenkführende Orthesen für Erwachsene:**
  - *Prinzip:* Durch mechanische Überbrückung des Hüftgelenks gelenkführend und bewegungslimitierend. Volle axiale Belastung möglich.
  - *Indikationen:* Totalendoprothese mit Luxationstendenz, schmerzhafte Koxarthrose, instabile Hüftarthrodese, Paraplegie, Spina bifida, nach Sehnenrekonstruktionen, z. B. prox. Hamstrings-Abriss (S. 407).
  - Herstellung:
    - Nach Maß: Z. B. Hüftgelenk-Rotationsbandage nach Hohmann.
    - Vorfabriziert: Z. B. Newport-Orthese (Abb. 5.11).

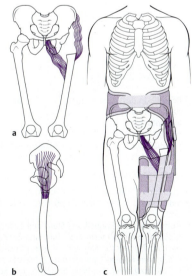

Abb. 5.10 • Extensionsorthese: Girdlestone-Hüfte (nach Resektion von Schenkelhals und -kopf). (aus Baumgartner R., Greitemann B.: Grundkurs Technische Orthopädie. Thieme; 2007)
a mit fehlender Spannung der Ab- und Abduktoren, frontale Ansicht,
b seitliche Ansicht.
c Führung mit Extensionsorthese.

5.5 Orthesen für die untere Extremität

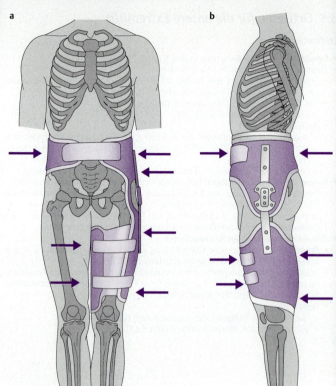

Abb. 5.11 • Hüftorthese „Newport Classic". (aus Baumgartner R., Greitemann B.: Grundkurs Technische Orthopädie. Thieme; 2007)
a Ansicht von vorn,
b Ansicht von der Seite.

▷ *Beachte:* In der Verordnung die gewünschte Bewegungslimitierung und die Tragedauer angeben!
▶ **Hüfttutoren**:
  • *Prinzip:* Schutz gefährdeter Hüftgelenke durch leichte Bewegungseinschränkung.
  • *Indikationen:* Schmerzen bei Koxarthrose oder nach Hüfttotalprothese, Prophylaxe von Schenkelhalsfrakturen bei Osteoporose, Lähmungen.

Oberschenkelorthesen

▶ **Definition:** „Stützapparate" zur Funktionsverbesserung bei Lähmungen.
▶ **Indikationen:** Lähmungen, angeborene Fehlbildungen (Orthoprothese), posttraumatisch.
▶ **Ausführung:** Traditionell aus Stahl und Leder (gut nachpassbar, aber schwer und hässlich) oder modern, aus Titan und in Karbonfaser-Gießharztechnik (schwer nachpassbar, leichter, kosmetisch ansprechender).
  • *Schienen-Hülsen-Apparat:* Umfasst breitflächig Unter- und Oberschenkel.
  • *Schellenapparat:* Seitliche Schienen, mit Schellen verbunden. Kniegelenke frei oder mit eingeschränkter Beweglichkeit, sperrbar (Schweizer-Sperre, Fallschloss).

5.5 Orthesen für die untere Extremität

- *Gelenklose Lagerungsschiene:* Zum Halten eines Korrektur- oder Operationsergebnisses, zum Schutz vor Trauma.

Becken-/Beinorthesen

- **Doppelseitige Becken-/Beinorthese:** Bei Spina bifida und Paraplegie; ermöglicht Pendelgang.
- **Reziprozierende Becken-/Beinorthese:** Bei Spina bifida, Myelomeningozele mit noch vorhandener aktiver Hüftflexion: Über einen Hebel oder über Kabel wirkt die Hüftflexion extendierend auf die gelähmte Hüfte der Gegenseite.

Knieorthesen

- **Besonderheiten:**
  - Am häufigsten verordnete Orthesen, meist konfektionierte Industrieprodukte.
  - Im Gegensatz zu den meisten Orthesen ist das Knie kein einachsiges Scharnier. Es beschreibt eine Roll-/Gleit-Bewegung in allen 3 Ebenen.
  - Teilweise propriozeptive Wirkung (nach Verletzungen des Bandapparates kommt es häufig zu Störungen der Propriozeption).
- **Kniebandagen:**
  - *Prinzip:* Wirkung durch Wärme, Kompression. Gering stabilisierend. Fraglicher Effekt auf Propriozeption.
  - *Indikationen:* Reizerguss, Chondromalacia patellae, gelenknahe Tendomyopathien.
  - *Kontraindikationen:* Erhöhte Thrombosegefahr, vulnerable Haut.
  - *Ausführung:* Aus zirkulärem elastischem Gewebe. Verstärkung durch seitliche Schienen und parapatelläre Pelotten möglich.
- **Patellarsehnenbandagen:**
  - *Prinzip/Wirkung:* Zirkuläre Bandage mit vorderer Pelotte zum Druck auf die Patellarsehne. Propriozeptive Wirkung nachgewiesen.
  - *Indikationen:* Vorderer Knieschmerz, Ansatztendinose des Ligamentum patellae.
- **Instabilitätsorthesen:**
  - *Indikationen:* Konservativ oder postoperativ bei Bandinstabilität. Zustand nach Entfernung einer infizierten Knieprothese. Alternative zur Amputation!
  - Ausführung:
    - Ober- und Unterschenkelteil starr, meist in Karbonfasertechnik.
    - Einachsige seitliche Gelenke, Bewegungsumfang einstellbar.
    - Quere oder auch diagonale Haltegurte mit Klettverschlüssen.
    - Verschiedene Ausführungen, je nach Art der Läsion (Abb. 5.12).
  - *Herstellung:* Konfektioniert, in Rahmenbauweise.

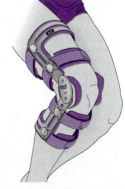

Abb. 5.12 • Knieorthese (z. B. Fa. Medi): Mithilfe von individuell angepassten Gurten kann die Orthese wahlweise zur Behandlung von VKB-, HKB- und Kollateralbandverletzungen eingesetzt werden (Möglichkeit der Extensions- oder Flexionsbegrenzung ist gegeben).

5.5 Orthesen für die untere Extremität

- **Gonarthroseorthesen:**
  - *Indikation:* Varus- oder Valgus-Gonarthrose.
  - *Prinzip/Wirkung:* Entlastung durch 3-Punkte-Orthese in der Frontalebene. Wirksam nur bei langem Hebelarm (muss mindestens die knienahen 2/3 von Ober- und Unterschenkel umfassen). Das Fußteil verhindert, dass die Orthese hinunterrutscht oder sich dreht.
    - **Beachte:** Sperrig, schwer und kostspielig; in der Regel schlechte Akzeptanz. Leichtere Variante in Titan-Karbonfasertechnik. Alternative oder zusätzliche Maßnahmen: Schuhabsatz verbreitern (bei Varusgonarthrose nach außen, bei Valgusgonarthrose nach innen), Negativabsatz (S. 115).
- **Genu-recurvatum-Orthesen:**
  - *Prinzip:* Vermeidet Überstrecken und Instabilität.
  - *Indikationen:* Genu recurvatum nach Poliomyelitis, Instabilität nach Gelenkluxationen.
    - Bei Rekurvation von 5 – 10°: Gelenknahe, gelenklose Überstreckungsorthese.
    - Bei Rekurvation > 10°: Orthese mit Ober- und Unterschenkelteil. Gelenk mit Überstreckungsanschlag; ggf. mit Fersen- oder Fußteil zur Drehstabilität.
- **Quengelorthese** (Abb. 5.13):
  - *Prinzip:* Korrigiert schrittweise und stufenlos Gelenkversteifungen, mit Schneckengetriebe oder Wantenspanner (sog. Quengeln).
  - *Indikation:* Flexionskontraktur bis 30°.
  - *Ausführung:* Langes Ober- und Unterschenkelteil, verbunden mit einachsigen Gelenken.
  - **Cave:** Druckstellen über Tuberositas tibiae.

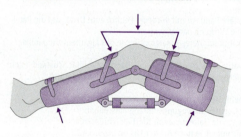

Abb. 5.13 • Quengelorthese. (aus Baumgartner R., Greitemann B.: Grundkurs Technische Orthopädie. Thieme; 2007)

Unterschenkelorthesen

- **Prinzip:** Stabilisierung von Fuß und Unterschenkel, indirekt auch von Knie und Hüfte.
- **Indikationen:** Instabilitäten, Arthrose des OSG oder USG, Fußfehlstellungen oder -lähmungen, posttraumatisch.
- **Ausführung:** Unterschenkel- und Fußteil, die fest oder gelenkig miteinander verbunden sind.
  - *Ohne Gelenk* (Abb. 5.14): Bei schlaffen und spastischen Lähmungen.
  - *Mit Gelenk:* Bewegungsumfang des Sprunggelenks festlegen.
    - **Hinweis:** Eine Dorsalsperre in 5°– 10° Spitzfußstellung stabilisiert das Knie.
- **Beispiele:**
  - *Lähmungswinkel* (Abb. 5.15): Bei schlaffen Lähmungen: Wirkt federnd, als Fußheber.
  - *Lagerungsschiene:* Zur äußeren Fixierung.
  - *Allgöwer-Apparat:* Entlastet Fuß und Unterschenkel durch Abstützen am Tibiakopf. *Indikation:* Kalkaneusfraktur, nicht belastbarer Fuß. *Nachteile:* Funktionelle Beinverlängerung, Thrombosegefahr, unhandlich und schwer. Gilt als obsolet. Alternative:

5.5 Orthesen für die untere Extremität

- *Fersenentlastungsorthese nach Settner/Münch:* Verlagerung der Kräfte auf Mittel- und Vorfuß.
- *Klumpfuß-Orthesen:* Siehe Abb. 14.20
- *Sprunggelenksorthese* zur funktionellen Behandlung fibularer Bandrupturen (Abb. 5.14).

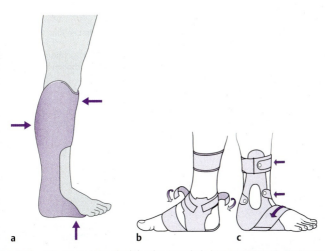

Abb. 5.14 • Orthesen am Unterschenkel und Sprunggelenk. (aus Baumgartner R., Greitemann B.: Grundkurs Technische Orthopädie. Thieme; 2007)
a Unterschenkelorthese aus Kunststoff ohne Knöchelgelenk zur Verstärkung der Stabilität beim Stehen.
b Sprunggelenkorthese, z. B. MHH-Schiene bzw. MalleoLoc oder CaligaLoc. Ansicht von medial,
c Ansicht von lateral.

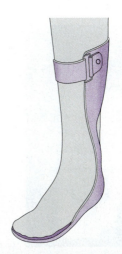

Abb. 5.15 • Lähmungswinkel aus Polypropylen. (aus Baumgartner R., Greitemann B.: Grundkurs Technische Orthopädie. Thieme; 2002)

5.6 Orthopädische Schuhe

Grundlagen

- **Funktionen von Schuhen:**
  - Schutz vor Trauma, Kälte und Hitze.
  - Verbessern der Gehleistung.
  - Statussymbol und Moderequisit, Teil der Bekleidung.
- ❐ *Beachte:* Schuhe, Einlagen (Orthesen) und Fuß bilden zusammen eine funktionelle Einheit und müssen aufeinander abgestimmt sein.
- **Orthopädische Serienschuhe:** Sie ermöglichen weitgehende Zurichtungen an Sohle und Schaft. Preisgünstige Alternative zu orthopädischen Maßschuhen.
- **Orthopädische Maßschuhe** (Abb. 5.16):
  - Einzelstücke, hergestellt über einen individuell gefertigten Leisten.
  - Grundsätzlich nur indiziert, wenn eine zufriedenstellende Versorgung mit einfacheren Maßnahmen nicht möglich ist, z. B. Einlagen, orthopädischen Schuhzurichtungen an Serienschuhen. Alternative: Unterschenkelorthesen

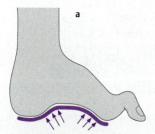 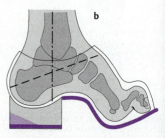

Abb. 5.16 • Orthopädischer Maßschuh beim Hohlfuß. (aus Baumgartner R., Greitemann B.: Grundkurs Technische Orthopädie. Thieme; 2007)
a Stufenförmige Bettung,
b gepufferter Absatz, Verbreiterung des Absatzes nach außen, Verstärkung der seitlichen Fersenkappe, Ballenrolle.

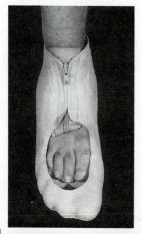

Abb. 5.17 • Innenschuh als Orthoprothese (Zehen-/Vorfußorthese), zum Tragen in Serienschuhen (OSM B. Friemel, Zürich). (aus Baumgartner R., Greitemann B.: Grundkurs Technische Orthopädie. Thieme; 2007)

- Zusätzliche Verordnungen wie Einlagen oder Schuhzurichtungen sind überflüssig, weil im Maßschuh enthalten.
▶ **Orthopädische Innenschuhe** (Abb. 5.17): Entsprechen einer Unterschenkel-Fußorthese. Alternative zu orthopädischen Maßschuhen. *Vorteile:* Bessere Kosmetik, Tragen von Halbschuhen möglich.

Beispiele

▶ **Spezialausführungen zur Frühmobilisation:**
  - Interims- oder Therapieschuh.
  - Verbandsschuh.
  - Stabilisationsschuh (Abb. 5.18).
  - Vorfußentlastungsschuh zur postoperativen Entlastung des Vorfußes (Abb. 5.19).
▶ **Anti-Varusschuh:** Zum Halten korrigierter Sichel- und Klumpfüße.
▶ **Vorkonfektionierte Schuhe:** Für Rheumatiker und Diabetiker.
▶ **Einlagenschuhe:** Bieten Platz für Einlagen.

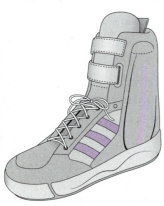

Abb. 5.18 · Stabilisationsschuh. (aus Baumgartner R., Greitemann B.: Grundkurs Technische Orthopädie. Thieme; 2007)

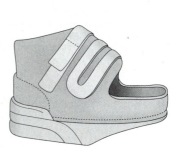

Abb. 5.19 · Vorfußentlastungsschuh. (aus Baumgartner R., Greitemann B.: Grundkurs Technische Orthopädie. Thieme; 2007)

5.7 Orthopädische Schuhzurichtungen

Grundlagen

▶ **Prinzip:** Einfache und zweckmäßige Verbesserung von Statik und Dynamik.
▶ **Indikationen/Ziele:**
  - Druckentlastung einzelner Sohlenpartien.
  - Abroll- und Abwicklungshilfen, z. B. Rollentechnik (S. 115).
  - Ausgleich von Beinlängenunterschieden bis 3 cm.
  - Stabilisierungsmaßnahme im Sohlenbereich.
  - Verbesserung im Lotaufbau.
  - Axiale Stoßdämpfung.
  - Veränderungen im Vorfuß- und Fersenbereich oder am Schaft (Druckentlastung, Erweiterung).
▶ **Ausführung:** Meist kombiniert mit Einlagen an geeigneten Serienschuhen.
  ▯ *Hinweis:* In manchen Serienschuhen (v. a. in Sportschuhen) sind einzelne Zurichtungen bereits eingebaut.

5.7 Orthopädische Schuhzurichtungen

Zurichtungen am Absatz

- **Pufferabsatz** (Abb. 5.16, Abb. 5.25):
  - *Prinzip:* Dämpft axiale Stöße beim Fersenauftritt. Ergänzt elastisches Fersenpolster.
  - *Indikationen:* Fersensporn; Arthrosen an Rückfuß, Knie und Hüfte; Z. n. Kalkaneus-, Talus- und Malleolarfraktur.
  - *Cave:* Ein zu weicher Puffer führt zu Unsicherheit und Ermüdung.
- **Flügelabsatz** (Abb. 5.20): Absatz nach medial oder lateral verbreitert und nach distal hin verlängert (Thomas-Absatz). Zusätzlich Fersenkappe seitlich verstärkt.
  - *Absatzverbreiterung nach medial:* Bei Knick-Plattfuß, Genu valgum, Valgusgonarthrose.
  - *Absatzverbreiterung nach lateral:* Bei Rückfußvarus, z. B. bei Klumpfuß, Spitzfuß, Genu varum, Varusgonarthrose.
- **Keilabsatz:**
  - *Prinzip/Wirkung:* Vergrößerung der Standfläche. In vielen Schuhen bereits vorhanden.
  - *Indikationen:* Kontrakter Knick-Senk-Fuß, Osteoarthropathie, bei Beinorthesen.
- **Schleppenabsatz:**
  - *Prinzip/Wirkung:* Verlängerung nach hinten → beschleunigter Fersenauftritt.
  - *Indikation:* Hackenfuß (kombiniert mit Negativabsatz und Mittelfußrolle, s. u.).
- **Beinlängenausgleich** (Abb. 5.21):
  - *Am Absatz:* Erhöhung bis 3 cm, Erniedrigung bis 1 cm möglich.
  - *An der Sohle:* Als Rolle (s. u.).
  - *Beachte:* Absatz und Sohle müssen flach aufliegen.

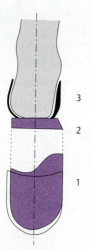

Abb. 5.20 • Flügelabsatz nach lateral, mit seitlicher Verstärkung der Fersenkappe: Absatz nach vorn gezogen (1), nach außen verbreitert, nach innen verschmälert (2), Fersenkappe verstärkt (3). (aus Baumgartner R., Greitemann B.: Grundkurs Technische Orthopädie. Thieme; 2007)

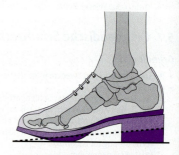

Abb. 5.21 • Zurichtungen an Konfektionsschuhen zum Beinlängenausgleich: Absatzerhöhung, Sohlenrolle, gepufferter Fersenkeil. (aus Baumgartner R., Greitemann B.: Grundkurs Technische Orthopädie. Thieme; 2007)

5.7 Orthopädische Schuhzurichtungen

Zurichtungen an der Sohle

- **Rollentechnik:** Prinzip des wandernden Drehpunktes („Tintenlöscher").
  - *Cave:* Die Standfläche wird umso kleiner, je weiter hinten der Scheitelpunkt der Rolle liegt (und umgekehrt, s. Abb. 5.22).
- *Mittelfußrolle* (Abb. 5.22a): Bei Arthrose im Rückfuß, Polyarthritis, Osteoarthropathie, Vorfußfrakturen.
- *Ballenrolle* (Abb. 5.22b): Bei Hallux valgus oder rigidus, Metatarsalgie, Morton-Neuralgie, Morbus Köhler II.
- *Zehenrolle oder Negativabsatz* (Abb. 5.22c):
  - Verlängerung des Fußhebels und Erhöhung der Standsicherheit.
  - Rückhebelnde Wirkung auf Fuß, Knie und Hüfte, Delordosierung der WS.
  - Bei sagittaler Knie-Instabilität (Quadrizepsparese), beim femoropatellaren Schmerzsyndrom, bei statischer Hyperlordose der LWS, Kräftigung der Waden, Quadrizeps und Glutaeus.
  - *Komplikation:* Achillodynie, Wadenschmerzen, unphysiologisches Gangbild mit erhöhtem Fersenaufprall.
- *Schmetterlingsrolle* (Abb. 5.23):
  - Entlastet selektiv die mittleren Strahlen. Nur bei rigidem Spreizfuß!
  - Bei rheumatischer Arthritis, Metatarsalgie, Morton-Neuralgie.

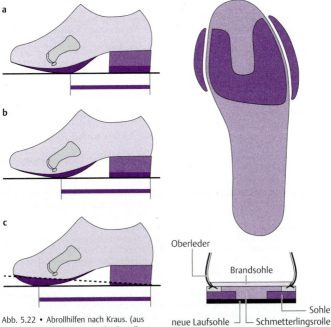

Abb. 5.22 • Abrollhilfen nach Kraus. (aus Baumgartner R., Greitemann B.: Grundkurs Technische Orthopädie. Thieme; 2007)
a Mittelfußrolle,
b Ballenrolle,
c Zehenrolle.

Abb. 5.23 • Verdeckte Schmetterlingsrolle nach W. Marquardt. (aus Baumgartner R., Greitemann B.: Grundkurs Technische Orthopädie. Thieme; 2007)

5.8 Orthopädische Schuheinlagen

- ▶ **Schuhranderhöhung:** Keilförmige, durchgehende Erhöhung.
  - *Am Außenrand:* Genu varum, fibulare Bandinstabilität des OSG, Beinamputation der Gegenseite.
  - *Am Innenrand:* Genu valgum, Ruptur der Tibialis-posterior-Sehne, kontrakter Knick-Platt-Fuß.
- ▶ **Sohlenversteifung:**
  - *Indikationen:* Vorfußamputation, rheumatische Arthritis, Osteoarthropathie, Arthrose der Fußgelenke.
  - *Ausführung:* In Karbonfaser-Gießharztechnik. Mit Mittelfußrolle (s. o.) kombinieren. Versteifung bis zur Schuhspitze meist nicht erforderlich.
- ▶ **Weichbettung:**
  - *Indikationen:* Rheumatische Arthritis, Diabetes mellitus, Osteoarthropathie, Morton-Neuralgie, Weichteilatrophie, arterielle Durchblutungsstörung.
  - *Ausführung:* Elastische Polsterung zwischen Lauf- und Brandsohle. Kombiniert mit Sohlenversteifung und Rollentechnik (s. o.).

Zurichtungen am Schaft

- ▶ **Hinterkappe:**
  - *Möglichkeiten:* Verstärken, Erweitern, Erhöhen, Anpassen an Deformitäten.
  - *Indikationen:* Haglund-Ferse, Kalkaneusfraktur, Achillodynie.
    - Medial: Knick-Platt-Fuß; mit Absatzverbreiterung.
    - Lateral: Klumpfuß, Spitzfuß, fibulare Instabilität des OSG; mit Absatzverbreiterung, s. Flügelabsatz (S. 114).
- ▶ **Vorderkappe:** Punktuelles Weiten, z. B. zum Entlasten von Hammerzehen.
- ▶ **Schaft, Lasche:** Gezieltes Verbreitern, Polstern, Verschmälern. Klettverschluss statt Schnürung.

5.8 Orthopädische Schuheinlagen

Grundlagen

- ▶ **Definition:** Nach Maß angefertigte orthopädische Hilfsmittel. Sie bilden mit dem Schuhwerk eine funktionelle Einheit.
  - ☐ *Merke:* Immer gemeinsam verordnen und mit den Schuhen kontrollieren.
- ▶ **Indikationen:**
  - *Entlasten:* Umverteilung der Kräfte von überlasteten auf vermehrt belastbare Flächen.
  - *Korrigieren von Fehlstellungen:*
    - Nur wenn auch von Hand ohne großen Kraftaufwand möglich. Ausnahmen: Spastische Lähmungen, wenn in korrigierter Stellung die Spastizität nachlässt.
    - Zur Korrektur eines Fersenvalgus oder -varus reicht eine 2-dimensionale Einlage nicht aus → schalenförmige Fersenbettung.
    - Oft sind zusätzlich orthopädische Schuhzurichtungen erforderlich: Z. B. Absatz verbreitern, eng sitzende Fersenkappe seitlich verstärken, erhöhen.
  - *Ruhigstellen von Fußgelenken:* Mit Bettungen und Polsterungen. Meist kombiniert mit Sohlenversteifung und Abrollrampe (S. 115).
  - *Bein- und Fußlängenausgleich:*
    - Beinlängenausgleich: An der Ferse bis zu 1 cm möglich; in Halbschuhen mit hoher Fersenkappe oder in knöchelübergreifenden Schuhen.
    - Fußlängenausgleich: Bis 2 cm möglich (= 3 Schuhnummern).
  - *Axiale Stoßdämpfung:* Durch weich-elastische Materialien, v. a. unter der Ferse.

5.8 Orthopädische Schuheinlagen

Einlagentypen

- **Stützeinlagen** (Abb. 5.24): Am häufigsten rezeptierter Einlagentyp.
  - *Indikationen:* Knick-Senk-Fuß, Hohlfuß, Spreizfuß, Instabilität des OSG.
- **Korrektureinlagen:** Indikationen:
  - *Korrektur von Fehlstellungen:* Beim schlaffen Knick-Senk-Fuß.
  - Halten eines Korrekturergebnisses: Bei Sichelfuß und Klumpfuß.
- **Bettungseinlagen:** Bettung in Schaumstoffen mit ähnlichen Eigenschaften wie die Fußsohle.
  - *Prinzip:* Ausgleich atrophischer und kontrakter plantarer Weichteile. Zusätzlich Druckumverteilung.
  - Indikationen:
    - Atrophie: Z. B. Neuropathie, Osteoarthropathie, Rheuma, Fersensporn (Abb. 5.25), Unfallfolgen.
    - Kontrakturen: Z. B. Plattfuß, Ballenhohlfuß, Hallux rigidus, Kalkaneusfraktur.
- **Propriozeptive Einlagen:** Den Bettungseinlagen ähnlich. Zur Dämpfung pathologischer Bewegungsmuster bei neurologischen Erkrankungen.

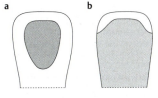

Abb. 5.24 • Stützeinlagen zur retrokapitalen Entlastung. (aus Baumgartner R., Greitemann B.: Grundkurs Technische Orthopädie. Thieme; 2007)
a Herzförmige und
b quere Pelotte (nach Baehler).

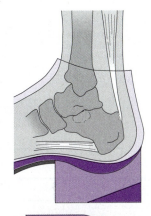

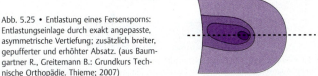

Abb. 5.25 • Entlastung eines Fersensporns: Entlastungseinlage durch exakt angepasste, asymmetrische Vertiefung; zusätzlich breiter, gepufferter und erhöhter Absatz. (aus Baumgartner R., Greitemann B.: Grundkurs Technische Orthopädie. Thieme; 2007)

6 Rehabilitation und Physiotherapie

6.1 Grundlagen der orthopädischen Rehabilitation

Übersicht zu Prinzipien, Zielen, wichtigen Begriffen und Klassifikationen

- **Prinzip:** Multi- und interdisziplinäres Management der funktionalen Gesundheit einer rehabilitationsbedürftigen Person.
  - Beginn mit der primären orthopädischen Indikationsstellung.
  - Beinhaltet konservative Therapie, Vor- und Nachbehandlung bei operativem Eingriff.
- **Ziel:** Beseitigung negativer Krankheitsfolgen und Verbesserung der gesundheitsbezogenen Lebensqualität. Zielsetzung einer Rehabilitationsmaßnahme erfolgt als individuelle Definition durch Arzt und Patient (ggf. divergierend) unter Berücksichtigung von Kontextfaktoren.
- **Funktionelle Nachbehandlung:**
  - Erstrebtes Ziel: Optimale Rehabilitation.
  - Entsprechend der individuellen Rehabilitationsfähigkeit (z. B. Übungsstabilität einer Osteosynthese, kardiopulmonale Belastbarkeit).
  - Ggf. aus spezieller Lagerung (z. B. Schiene, Orthese) heraus.
- **Assessment:** Diagnostisch, rehabilitationsbegleitend: Checklisten, Fragebögen zur Bewertung von Ausgangssituation, Qualität und Erfolg einer Rehabilitationsmaßnahme (z. B. Barthel-Index, FIM [Functional Independence Measure], SF-36, IRES, WOMAC, DASH).
- **Internationale Klassifikation der Funktionsfähigkeit, Behinderung und Gesundheit (ICF)**
  - *ICF (WHO 2001):* Einheitliche Sprachregelung und geeignete Systematik zur Beschreibung von Funktionsfähigkeiten bzw. Behinderungen einer Person (Vorgänger: ICIDH).
- *Biopsychosoziales Modell der WHO:* Grundlage der ICF, Gesundheitszustand, Körperfunktionen und -strukturen, Aktivitäten, Teilhabe, Umweltfaktoren und persönliche Faktoren stehen in wechselseitiger Beziehung zueinander (Abb. 6.1).
- *Funktionale Gesundheit:* Körperliche Voraussetzungen (Körperfunktionen und -strukturen); Fähigkeit, Handlungen auszuführen (Aktivität); Teilnahme am sozialen Leben (Teilhabe).

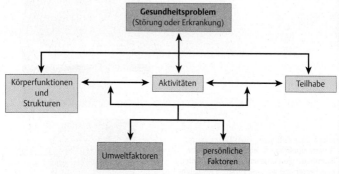

Abb. 6.1 • Biopsychosoziales Gesundheitsmodell der WHO (aus: ICF, Internationale Klassifikation der Funktionsfähigkeit, Behinderung und Gesundheit, Oktober 2005, Hrsg.: DIMDI, WHO, Genf)

6.1 Grundlagen der orthopädischen Rehabilitation

- *Kontextfaktoren:* Wechselwirkung zwischen umwelt- (physikalisch, sozial) und personenbezogenen Faktoren und den Gesundheitsstörungen.
- **Rehabilitationsmaßnahmen:** Abhängig von Rehabilitationsbedarf, Rehabilitationsfähigkeit und Rehabilitationsprognose.
  - *Ambulante Nachbehandlung:* Ärztliche Verordnung (Facharzt, Hausarzt). Begrenzter Umfang, i. d. R. 2 × 20 min pro Woche.
  - *Ambulante/teilstationäre Rehabilitationsmaßnahme:* Geeignete Indikation, fachärztliche Begründung, Umfang bis zu 5 × mehrere Stunden pro Woche.
  - *Anschlussheilbehandlung (AHB):* Stationäres (oder ganztägig ambulantes/teilstationäres) Verfahren in unmittelbarem Anschluss an einen Krankenhausaufenthalt (Unterbrechung max. 14 Tage), *Kostenträger* sind Kranken- oder Rentenversicherung; *Voraussetzung:* Ärztlich begründeter Antrag (Formular!).
  - *Allgemeines Heilverfahren (HV):* Stationäres (oder ganztägig ambulantes/teilstationäres) Verfahren bei chronischen Leiden. Kostenträger Kranken- oder Rentenversicherung. Ärztlich begründeter Antrag (Formular!).
  - *Erweiterte ambulante Physiotherapie (EAP):* Berufsgenossenschaftliches Verfahren, Verordnung und Kontrolle (14-tägig) durch D-Arzt. Krankengymnastische Therapie, physikalische Therapie, medizinische Trainingstherapie. Bis zu 5 × mehrere Stunden pro Woche.
  - *Berufsgenossenschaftliche stationäre Weiterbehandlung (BGSW):* Stationäre Rehabilitationsmaßnahme zulasten der gesetzlichen Unfallversicherung (BG). Teil des „besonderen Heilverfahrens" für schwere Verletzungen, ggf. nach Akutbehandlung von Arbeitsunfällen in speziellen anerkannten Rehabilitationseinrichtungen.
- **Lagerungsprinzipien:** Allgemein unmittelbar postoperativ *Hochlagerung* der operierten Extremität (über Herzhöhe) mittels einfacher Kissen oder spezieller Lagerungsschienen (z. B Braun-Schiene, Volkmann-Schiene).
- *Cave:* Druckstellen und Kontrakturen vermeiden.
- **Mobilisation:**
  - *Ziel:* Förderung und Erhalt der Bewegungsfähigkeit.
  - *Relevante Faktoren:* Alter, Allgemeinzustand, lokale Verhältnisse (Wundverhältnisse), Schweregrad der Verletzungen insgesamt, Verletzungsmuster lokal.
- **Continuous passive Motion (CPM):**
  - Kontinuierliche passive Bewegung mittels Motorschiene zur frühestmöglich passiven Mobilisation eines Gelenks.
  - Die langsame, passive Bewegung (unterhalb des aktuell möglichen Bewegungsspielraums (ROM = Range of Motion) verbessert Knorpelernährung und Propriozeption, wirkt entstauend, vermindert Gelenk- und Kapselfibrosen. Dauer und Häufigkeit der Behandlung ist individuell zu regeln.
  - **Kontraindikationen:** Floride entzündliche Prozesse, instabile Knochen und/oder Gelenke.
- **Postoperative Prophylaxe bei bettlägerigen Patienten:** Unter Beachtung von Krankheitsbild, Komorbiditäten und Belastungsfähigkeit des Patienten.
  - *Pneumonieprophylaxe:* Atemtherapie (S. 124), Klopfungen, Abklatschen mit z. B. Franzbranntwein, spezielle Atemtherapiegeräte aus Röhren und leichten Kugeln (z. B. Mediflow, Triflo, Coach).
  - *Thromboseprophylaxe:* Bewegen der Beine und Füße (passiv und aktiv), frühestmögliche Mobilisation, Antithrombosestrümpfe (keine Kompressionsstrümpfe!), Venenpumpen, Bettfahrräder, ggf. Wickeln der Beine (Kurzzugbinde; *Cave:* Diabetiker, Patienten mit pAVK).
  - *Kontrakturprophylaxe:* Gelenke in Nullstellung lagern (*Cave:* Knierolle kann zu Hüft- und Kniebeugekontraktur führen!), alle 3 – 4 Stunden Lageänderung.
  - *Spitzfußprophylaxe:* Fuß in Nullstellung lagern, Fußbewegungsübungen, ggf. Anpassung spezieller Schienen.
  - *Muskelatrophieprophylaxe:* Anleitung des Patienten zu selbstständigen Übungen (isometrische Spannungsübungen oder z. B. mit Hanteln, Expander, Theraband).

- *Dekubitusprophylaxe:* Regelmäßige Lagerungswechsel, Wechseldruckmatratzen, Verbesserung der Durchblutung durch Abreiben mit Eis oder Franzbranntwein.

6.2 Methoden der physiotherapeutischen Behandlung

Grundlagen

▶ Bewegungsgrundlage ist ein Bewegungsprogramm nach dem Muster „Afferenz–Verarbeitung–Efferenz–Reafferenz", das als „Software des Bewegungssystems" im Unterbewusstsein gespeichert ist und von dort abgerufen wird.
▶ Strukturelle oder funktionelle Defizite oder Erkrankungen können diese Programme stören. Aufgabe der Physiotherapie ist die Erstellung bzw. Wiederherstellung der Bewegungsprogramme („gezielte Softwareentwicklung" für das Bewegungssystem).
▶ Das Training des Bewegungsprogramms erfolgt in 2 Phasen:
  - *Erstellen und Einüben* eines neuen Bewegungsprogramms: Die Steuerung erfolgt über Großhirnrinde und erfordert die volle Aufmerksamkeit.
  - *Automatisieren der Bewegung:* Der Bewegungsablauf wird über untergeordnete Hirnzentren gesteuert, so dass die Bewegung weitgehend unbewusst abläuft – dazu ist eine hohe Zahl an Übungswiederholungen erforderlich.
▶ **Passive Maßnahmen:** Lagerung, Mobilisation, Extension und Traktion.
▶ **Aktive Bewegungstherapie:**
  - Isometrische Spannungsübungen.
  - Aktive, achsengerechte und komplexe Bewegungsübungen.
  - Rhythmisch-dynamische Bewegungsübungen.
  - Geführte und/oder gestützte Bewegung.
  - Bewegung gegen Widerstand.
  - Bewegungsübungen im Wasser.
  - Gangschulung.
▶ **Krankengymnastik auf neurophysiologischer Grundlage:**
  - Bahnung und Reaktivierung von Bewegungsmustern.
  - Reflektorische Steuerung der Motorik über Propriozeption und Exterozeption (Tiefen- und Oberflächenwahrnehmung).
  - Aktivierung frühkindlicher Bewegungsmuster.
  - Hemmung unter Nutzung spinaler Reflexe oder unter Nutzung des Eigenreflexapparates.
  - Bewegungsförderung durch sukzessive Induktion.
  - Beeinflussung sensorischer und mechanischer Eigenschaften der Gelenkkapsel.
  - Sensomotorische Schulung.
▶ *Hinweis:* Eine unterschiedliche Kombination dieser Verfahren wird in den verschiedenen physiotherapeutischen Behandlungskonzepten (s. u.) angewendet.

PNF (propriozeptive neuromuskuläre Fazilitation)

▶ **Grundlage:** Normale Gebrauchs- und Alltagsbewegungen weisen ein diagonal-spiraliges Verhaltensmuster auf.
▶ Prinzip: Krankengymnastische Ganzkörperbehandlung auf neurophysiologischer Grundlage mit ausgewählter Reizsetzung unter Verwendung von standardisierten, 3-dimensionalen Bewegungsmustern (Verbesserung des Zusammenspiels zwischen Muskel und nervaler Ansteuerung durch Setzen von exterozeptiven und propriozeptiven Reizen).
▶ Therapeutische Ziele: Anbahnung physiologischer Komplexbewegungen (Fazilitation), Abbau pathologischer Bewegungsmuster, Normalisierung des Muskeltonus (Entspannung von Antagonisten durch Anspannung von Agonisten), Dehnung und Kräftigung der Muskulatur, Verbesserung der Ausdauerkomponente (Abb. 6.2).

6.2 Methoden der physiotherapeutischen Behandlung

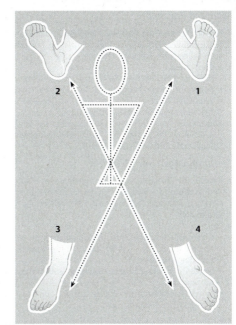

Abb. 6.2 • PNF-Konzept, Beindiagonalen (aus Renata H.: Therapiekonzepte in der Physiotherapie. Thieme; 2008)

▶ **Kontraindikationen:** Frische, noch nicht belastbare Frakturen (hier nur passiv oder reziproke Techniken), entzündliche Zustände, Fieber, maligne Tumoren mit Metastasierung, Herzinsuffizienz.

Entwicklungsneurologische Behandlung nach Bobath

▶ **Prinzip:** Verbesserung der Koordination von Bewegungsabläufen durch Hemmung von Spastiken (Lagerungstherapie), Aufbau eines physiologischen Haltetonus und Vermittlung motorischer Lernreize (Bahnung von normalen Stell- und Gleichgewichtsreaktionen). Über Schlüsselpunkte an der Wirbelsäule und den großen Extremitätengelenken wird die Therapie eingeleitet.
▶ **Indikationen:** Neurologische Störungen bei Kindern und Erwachsenen.
▶ **Ziele:** Normalisierung von Muskeltonus, Haltung und motorischer Wahrnehmung, Ermöglichen von normalen Bewegungsmustern, Beseitigung pathologischer Bewegungsmuster bei Hemiplegie.

Entwicklungsneurologische Behandlung nach Vojta

▶ **Prinzip:** Bahnungssystem auf entwicklungsphysiologischer Grundlage mit Zusammenspiel von automatischer Steuerung der Körperlage im Raum, charakteristischen Aufrichtungsmechanismen und zielgerichteter phasischer Motorik bis hin zu Koordinationskomplexen (Reflexkriechen, Reflexumdrehen). Die Auslösung erfolgt durch adäquate Periost- und Muskeldehnungsreize über 9 streng definierte Zonen an Extremitäten und Rumpf.
▶ **Indikationen:** Jede Störung im neuromuskulären Gefüge (z. B. Morbus Bechterew, Morbus Scheuermann, Skoliose, Schiefhals bei Kindern, Hüftdysplasie, Spina bifida).

6.2 Methoden der physiotherapeutischen Behandlung

Maitland-Konzept

- **Prinzip:** Konzept der passiven Mobilisation und Manipulation der peripheren Gelenke und der Wirbelsäule, Automobilisation, Muskeldehnungen und -kräftigungen sowie allgemeine Haltungsschulung.
- **Indikationen:**
  - Funktionsstörungen des Stütz- und Bewegungsapparates.
  - Funktionseinschränkungen der Gelenkbeweglichkeit.
  - Akute und chronische Reizzustände von Gelenken und Wirbelsäule.
  - Irritation neuromeningealer Strukturen.
- **Kontraindikationen:** Osteoporose, Instabilität der Wirbelsäule, frische Wirbelfrakturen, Bandscheibenvorfall mit radikulären neurologischen Störungen, Stenose des Spinalkanals, entzündliche Prozesse.

Stemmübungen nach Brunkow

- **Prinzip:** Die Dorsalextension von Händen oder Füßen bewirkt eine Stemmaktivität und wird über die *Muskelketten* des gesamten Körpers dorsal und ventral fortgeleitet. Die *dynamische Stabilisation* der Muskeln erfolgt durch die *antagonistische Muskelaktivität*.
- **Ziele:**
  - Gelenkschonendes Stabilisationstraining für die Wirbelsäule und die Extremitäten, die durch das Stemmen auch in unbelasteten Ausgangsstellungen in „Stützfunktion" kommen.
  - Nutzen der *Muskelkettenaktivierung* zum Verbessern der Funktion schwacher Muskulatur.
  - Wiedererlernen von Bewegungsabläufen ohne Ausweichbewegungen.
  - Kräftigung und Koordination.

Mobilisierende Behandlung nach dem McKenzie-Konzept (auch MDT = Mechanische Diagnose und Therapie)

- **Prinzip:** Mobilisierende Behandlungstechnik zur Therapie und Prophylaxe von Lumbalgie und Ischialgie sowie von Nackenbeschwerden auf der Grundlage einer mechanistischen Denkweise.
- **Ziele:**
  - Wiederherstellung der verlorenen Funktion.
  - Reduktion einer funktionellen Störung durch entsprechende Bewegungen und Stellungen.
  - Verhütung von Rezidiven durch regelmäßige Prophylaxe.
- **Indikationen:** Akute und chronische Lumbalgien und Lumboischialgien, Prophylaxe bei Haltungsinsuffizienz.
- **Kontraindikationen:** Radikuläre Beschwerden mit neurologischen Ausfällen, nachgewiesener Bandscheibenvorfall mit Sequester, Instabilität der Wirbelsäule, entzündliche und tumoröse Erkrankungen der Wirbelsäule.

Manuelle Therapie nach Cyriax

- **Prinzip:** Form der Manuellen Therapie, die der Diagnostik und Therapie von Weichteilläsionen dient. Nach exakter Ermittlung der für die Bewegungsstörung verantwortlichen Weichteilstrukturen erfolgt eine lokalisationsbezogene Therapie am Ort der Schädigung.
- **Indikationen:** Insertionstendinopathien; posttraumatische Weichteilläsionen; Tendovaginitiden; Muskeltraumata.

Therapie nach Brügger

- **Prinzip:** Zentralnervös gesteuerte, reflektorische Veränderungen des Bewegungsapparates verursachen schmerzhafte funktionelle Fehl- und Schonhaltungen; die

Behandlung fokussiert autochthone Reizherde, beinhaltet die Wiederherstellung des muskulären Gleichgewichts sowie eine Haltungsschulung für den Alltag.
- **Ziele:**
  - Korrektur der Fehlhaltung.
  - Erlernen, Automatisieren und Konditionieren der Entlastungshaltung im Rahmen aller Aktivitäten des täglichen Lebens.
- **Indikationen:** Alle durch eine Fehlhaltung ausgelösten Störungen des Bewegungsapparates.
- **Kontraindikationen:** Wirbelsäulenbeschwerden mit eindeutig radikulären Symptomen, entzündliche und tumoröse Erkrankungen sowie instabile Frakturen der Wirbelsäule.

Funktionelle Bewegungslehre nach Klein-Vogelbach (FBL)

- **Prinzip:** Reaktives Üben; provozierte Gleichgewichtsreaktionen; spezifische therapeutische Übungen mit und ohne Pezziball; Ganganalyse und Gangschulung.
- **Ziele:** Vermittlung der exakten Beobachtung von Statik und Bewegung, um optimierte Koordination, Mobilisation und Kräftigung zu erreichen.

3-dimensionale Skoliosebehandlung nach Schroth

- **Prinzip:** Befund- und Behandlungskonzept für einfache und komplexe Haltungsabweichungen der Wirbelsäule.
- **Ziele:** Haltungsverbesserung, Haltungserziehung; Optimieren der Korrekturen, Festigen der Haltungskorrektur; Verbessern der kardiopulmonalen Ausdauer.

Sensomotorische Fazilitation nach Janda

- **Synonyme:** Kurzer Fuß nach Janda, propriozeptive sensomotorische Fazilitation (PSF).
- **Prinzip:** Durch Intensivierung des Fußsohlenkontaktes auf dem Untergrund sollen reflektorisch abgeschwächte, gehemmte Muskelketten aktiviert und durch regelmäßige Wiederholungen physiologisch günstige Bewegungsmuster wieder erlernt und Fehlhaltungen vermindert werden.
- **Ziele:** Schulung der Sensomotorik und Aktivierung der nicht der Willkürmotorik zugeordneten wirbelsäulenstabilisierenden Muskulatur.
- **Indikationen:**
  - Funktionelle Achsenfehlstellungen der unteren Extremität oder Wirbelsäule (z. B. Genu recurvatum, „Inwardly pointing Knee", Skoliose).
  - Fußfehlstellungen (Knickfuß, Senkfuß, Spreizfuß).
  - KISS-Syndrom (**K**opfgelenks-**I**nduzierte-**S**ymmetrie-**S**törung).
  - KiDD-Syndrom (**K**opfgelenks**i**nduzierte **D**yspraxie und **D**ysgnosie).

Gangschule

- **Prinzip:** Vermittlung eines physiologischen, normalen Gangbildes, mit oder ohne Hilfsmittel (Rollator, Gehwagen, Unterarmgehstützen); 3-Punkte-Gang, 4-Punkte-Gang, Gehbarren, Treppengehen, Gehparcours, Einüben der Belastung.
- **Ziele:**
  - Abbau pathologischer Bewegungsmuster.
  - Verhindern der Überlastung benachbarter Gelenke.
  - Vermeiden zu starker Belastungen der betroffenen Gliedmaßen.
- **Indikationen:** Alle Störungen des normalen Gangs bei orthopädisch-chirurgischen und neurologischen Erkrankungen.

6.2 Methoden der physiotherapeutischen Behandlung

Rückenschule

- **Prinzip:** Sämtliche konservativen und operativen Verfahren zur passiven Therapie von Rückenschmerzen können Rezidive nicht sicher verhindern; dies gelingt nur durch konsequente Schulung von rückengerechtem Verhalten und Training der dafür erforderlichen motorischen Voraussetzungen.
- **Inhalte:** Vermittlung von medizinischen Grundlagen und der Ergonomie; Übungen in Gruppen (Mobilisieren, Kräftigen, Dehnen, Bewegungsübergänge), Schulung von Alltagsverhalten, Verhalten am Arbeitsplatz, Arbeitsplatzgestaltung, Freizeitverhalten etc.
- **Ziele:** Information und Schulung des Patienten zur Übernahme der Verantwortung für den eigenen Rücken, um eine Kontrolle des Bewegungsverhaltens und ein „rückengerechtes" Verhalten im Alltagsleben zu erzielen.

Atemtherapie

- **Einsatz:** Prävention, Therapie und Rehabilitation, unterstützend zur medikamentösen und technisch apparativen Maßnahmen.
- **Ziele:** (Wieder-)Erlernen einer physiologischen Atmung, Optimierung des pulmonalen Gasaustausches, Atemlenkung und -Vertiefung, Verbesserung der Thoraxbeweglichkeit, Lösung und Expektoration von Sekret, Pneumonieprophylaxe, Steigerung der körperlichen Leistungsfähigkeit, Entspannung.

Entspannungstherapie

- **Ziele:** Wahrnehmen und Lösen von Spannungszuständen im Organismus, insbesondere im Bereich der Atmung und der Muskulatur.
- **Verfahren:** Postisometrische Entspannung, Entspannung über Atemtechniken, bewusste willkürliche Entspannung, Entspannung über taktile Reize.
  - *Progressive Muskelrelaxation nach Jacobson:* Erlernen und Erspüren von Muskelanspannung und -entspannung, um eine tiefenmuskuläre Entspannung und aktive Spannungskontrolle zu erzielen.
  - *Autogenes Training:* Konzept zur Beeinflussung des vegetativen Nervensystems sowie (indirekt) der Muskelspannung mittels Autosuggestion. Nach dem erfolgreichen Erlernen der Methode wird die vegetative Umstimmung über einen bedingten Reflex erreicht. Prinzip: Nach maximaler Anspannung folgt maximale Entspannung.
- **Indikationen:** Funktionsstörungen des Bewegungsapparates mit psychosomatischer Komponente (z.B. chronischer Rückenschmerz); funktionelle Störungen der Atmung.

Feldenkrais-Konzept

- **Prinzip:** Pädagogische Methode, die durch Erweiterung des menschlichen Bewegungspotenzials die Erweiterung der Bewusstheit und Änderung des Selbstbildes anstrebt. Die Therapie erfolgt durch verbal angeleitete Bewegungssequenzen unter Einbeziehung von Denken, Spüren und Vorstellungsvermögen.
- **Ziele:** Funktionale Verbesserung bei Bewegungseinschränkungen und Schmerzen; Optimierung von Bewegungsabläufen; Verbesserung von Haltung, Flexibilität, Koordination und Bewegungseffizienz; Anregung der Persönlichkeitsentwicklung.
- **Indikationen:** Wunsch nach Verbesserung der Beweglichkeit sowie des physischen und emotionalen Wohlbefindens.

Schlingentisch-Behandlung

- Siehe Abb. 6.3.
- **Prinzip:** Spannungsarme bzw. schmerzfreie Aufhängung einzelner Extremitäten bzw. Ganzkörperaufhängung, ggf. Erschwerung oder Erleichterung bestimmter Bewegungen durch an Seilzügen hängende Gewichte oder Expanderzüge.

6.2 Methoden der physiotherapeutischen Behandlung

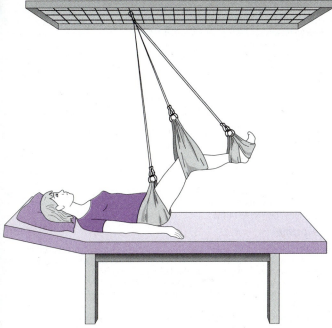

Abb. 6.3 • Mobile Becken-Bein-Aufhängung. (aus Haarer-Becker R., Schoer D.: Checkliste Physiotherapie. Thieme; 1998)

▶ **Ziele:**
- Schmerzlinderung, Entlastung.
- Dehnung, Mobilisation, Traktion.
- Aktive Stabilisation (statisch, dynamisch, konzentrisch und dynamisch-exzentrisch).
- Koordinationsverbesserung.

Muskeldehnung und Detonisierung

▶ **Prinzip:**
- *Passiv:* Detonisierende Massage; Querdehnung, ggf. unter leichter Bewegung im Muskelverlauf; Längsdehnung; Dehnlagerung; Schlingentisch (s. o.); Kryo- und Thermoanwendung.
- *Aktiv:* Entspannung der Agonisten durch reziproke Hemmung über Aktivierung des Antagonisten; Aktivität des Agonisten führt zur Ermüdung; postisometrische Relaxation; Entspannungstechniken nach PNF (S. 120).

▶ **Ziele:**
- Lösen von Verklebungen.
- Tonussenkung durch Reizung von Golgi-Rezeptoren.
- Aktivierung der Mechanorezeptoren zur Dämpfung der Nozizeption.
- Schmerzlinderung zur Entspannungsförderung.
- Durchblutungsförderung.

6.2 Methoden der physiotherapeutischen Behandlung

Manuelle Therapie

- **Prinzip:** Diagnostik und Therapie reversibler Funktionsstörungen am Haltungs- und Bewegungsapparat mittels verschiedener (Hand-)Grifftechniken. Funktionseinheit von Gelenk und Muskulatur.
- **Indikation:** Alle reversibel gestörten Gelenkfunktionen (Bewegungseinschränkungen, sog. Blockierungen).
- **Techniken:** Grifftechnik, Traktion, Gleitmobilisation, Weichteiltechniken wie Querfriktionen, Längs- und Querdehnung.
- **Ziel:** Erhalt oder Wiederherstellung normaler Gelenkfunktion in betroffenen Gelenken und allen anatomisch und funktionell damit verbundenen Strukturen des Bewegungsapparats.

Mobilisationstechniken

- **Prinzip:** Traktion, Gleiten im Sinne einer sanften Mobilisierung des distalen Gelenkpartners mit gleichzeitiger Entspannung und Dehnung der dazugehörigen Muskulatur.
- **Technik:** Aktive, isometrische Muskelanspannung gegen Widerstand des Therapeuten, in der Relaxationsphase passives Bewegen des Gelenkes in die entgegengesetzte (eingeschränkte) Richtung.

Osteopathie

- **Prinzip:** Ganzheitliches, überwiegend manuelles Diagnose- und Behandlungskonzept, welches alle Gewebe des Körpers in ihrer wechselseitigen Abhängigkeit und ihrem Zusammenwirken versteht. Der Organismus verfügt demnach über ein System von selbstregulierenden und selbstheilenden Kräften.
- **Ziel:** Wiederherstellung der Harmonie des Gesamtorganismus und seiner Selbstheilkräfte
- **Technik:** Parietale, myofasziale, viszerale und kraniosakrale Techniken

Medizinische Trainingstherapie und Sporttherapie

- **Prinzip, Ziele:**
  - Herstellung der bestmöglichen Funktion von Muskeln (Kraft, Beweglichkeit, Koordination, Ausdauer), von Gelenken und deren Weichteilstrukturen.
  - Erlernen alltags- bzw. sportspezifischer Bewegungsmuster zur Vorbeugung erneuter Verletzungen oder Erkrankungen.
  - Abhängig von den Voraussetzungen und den formulierten Zielen bzgl. motorischer Fähigkeiten bzw. Fertigkeiten, die der Patient in verschiedenen Lebensbereichen (Arbeit, Alltag, Sport) benötigt, wird das Training individuell in Intensität und Qualität angepasst → Unterteilung in „Medizinische Trainingstherapie" und „Sporttherapie".
- **4 Phasen:**
  - Frühfunktionelle Therapie: *Mobilisation*.
  - Funktionelle Therapie: *Stabilisation*.
  - Funktionelles Muskelaufbautraining (uneingeschränkte Funktionsfähigkeit): *Kraftaufbau, Koordinationstraining*.
  - *Muskelbelastungstraining* (uneingeschränkte Belastungsfähigkeit): Optimierung von Maximalkraft und Kraftausdauer.
- **Indikationen:** Alle Patienten mit Defiziten bzgl. Kraft- und Kraftausdauer, Koordination, Ausdauer bzw. neuromuskulärer Dysbalancen.
- **Trainingsinhalte:**
  - Aufwärmphase.
  - Individuelle Physiotherapie.
  - Dehnung.
  - Koordinations- und Schnelligkeitstraining.
  - Kraft- und Ausdauertraining.

- **Gerätegruppen:** Auxotonische Zug-, Druck-, Hyperextensionsvorrichtungen; Isokinetikgeräte; Ausdauertrainingsgeräte (Ergometer, Laufbänder); diverse Kleintrainingsgeräte (u. a. zur Koordinationsschulung).
- **Kontraindikationen:** Manifeste Herzinsuffizienz; starke Schmerzen; fehlende Übungsstabilität oder -fähigkeit nach Verletzungen, Operationen, Infektionen; massive Weichteilschwellungen.
- **Kontraktionsformen der Muskulatur:** Siehe Tab. 6.1.

Tab. 6.1 • **Kontraktionsformen der Muskulatur.**

Kontraktionsform	Beschreibung
isometrisch	Änderung der Muskelspannung bei gleicher Muskellänge
isotonisch	Änderung der Muskellänge bei gleicher Muskelspannung
auxotonisch	Änderung von Muskellänge *und* Muskelspannung
• positiv auxotonisch	• Muskelbelastung *steigt* mit der Verkürzung
• negativ auxotonisch	• Muskelbelastung *sinkt* mit der Verkürzung
konzentrisch	intramuskuläre Spannung ändert sich bei Muskelverkürzung
exzentrisch	intramuskuläre Spannung ändert sich bei Muskelverlängerung

- **Trainingsformen:**
  - *Offene Kette:* Extremitätenende hat keinen wesentlichen peripheren Widerstand, kann sich frei bewegen (z. B. Kurzhantel).
  - *Geschlossene Kette:* Extremitätenende hat einen deutlichen Widerstand, der ihre freie Beweglichkeit begrenzt; es kommt zur *Kokontraktionen* (gleichzeitige Aktivierung von Agonist und Antagonist, z. B. Beinpresse).

6.3 Physikalische Therapieverfahren

Elektrotherapie

- **Galvanischer Strom/Gleichstrom:** Konstanter, nur in eine Richtung fließender Strom, der auch in hydroelektrischen Bädern angewendet wird.
  - *Prinzip:* Der Ladungstransport bewirkt eine Ionenverschiebung und Veränderung des Elektrolytmilieus im Gewebe, dadurch Reizung von Schmerzrezeptoren; Nerven- und Muskelfasern reagieren nicht.
  - *Wirkung:* Hyperämisierend, analgesierend, antiphlogistisch, zellwachstumsfördernd.
  - *Applikationsformen:* Iontophorese, Zellenbad (2- oder 4-Zellenbad), Stangerbad (s. u.).
  - Anwendung und Dosierung:
    - Großflächige Elektroden, um ausreichende Schmerzdämpfung zu erreichen.
    - ▶ *Cave:* Bei zu hoher Stromdichte und zu kleinen Elektroden Verätzungsgefahr!
    - Ausreichend feuchtes Schwammmaterial, gute Fixierung.
    - Dosierung nach subjektivem Gefühl (Verträglichkeit) und Krankheitsphase.
    - Strom immer ein- und ausschleichen (ca. 0,3 – 0,5 mA/cm² Elektrodenfläche, 1 – 3 × /Woche, 10 – 20 min; Steigerung pro Behandlung um jeweils 2 min; Serie von 12 Behandlungen).
    - Beeinflussung des Muskeltonus durch Platzierung der Elektroden: Anode proximal – Kathode distal (d. h. „absteigend"): Detonisierende, schmerzdämpfende Wirkung. Kathode proximal – Anode distal (d. h. „aufsteigend"): Tonussteigernde Wirkung.
  - ▶ *Cave:* Bei Metallimplantaten sind niederfrequente Ströme mit polarisierender Wirkung kontraindiziert.

6.3 Physikalische Therapieverfahren

- **Iontophorese:** Nutzung des konstanten galvanischen Gleichstroms zur transkutanen Applikation von ionisierten oder undissoziierten Wirkstoffen.
  - *Wirkung:* Je nach Medikament hyperämisierend, analgetisch oder antiphlogistisch.
  - *Indikationen:* Arthrosis deformans, Periarthropathie, Lumbago, Lumboischialgie, Myalgie, Tendinose, Epikondylopathien.
  - *Dosierung und Anwendung:* Bei akuter Erkrankung täglich, sonst 3 × /Woche je 10 – 30 min, Steigerung pro Behandlung um 2 min; Aufbringen des Medikaments je nach Ladung („Polung") der Medikamente:
    - positiv geladene Medikamente (Acetylcholin, Bienengift, Histamin, Novocain) unter die Anode.
    - negativ geladene Medikamente (z. B. Voltaren-Emulgel) unter die Kathode.
    - ❏ *Beachte:* Die Menge des einwirkenden Medikamentenwirkstoffs ist proportional zu Stromstärke, Behandlungszeit und Behandlungsfläche.
  - ❏ *Cave:* Verätzungsgefahr!
- **Zellenbad (2- oder 4-Zellenbad):** Arme und Unterschenkel werden in separate Wannen getaucht, in denen sich je 2 Elektroden befinden. Je nach Indikation kann die Anwendung auf Arme, Beine, rechte oder linke Körperhälfte begrenzt werden.
  - Vorteil der Zellenbäder gegenüber Stangerbad (s. u.): Kein hydrostatischer Druck auf den Körper, geringere Herz-Kreislauf-Belastung.
  - Wirkungen und Indikationen: Wie Stangerbad (s. u.).
- **Stangerbad:** Allseitig mit Elektroden ausgestattete Ganzkörperwanne (hydrogalvanisches Vollbad). Längs- und Querdurchflutungen je nach Polung. Kombination mehrerer Therapieformen zur Detonisierung der Muskulatur (warmes Wasser), positiver Veränderung des Kreislaufs (hydrostatischer Druck), Analgesie/Anregung je nach Schaltung (Gleichstrom).
  - *Wirkung:* Periphere Mehrdurchblutung, Tonusregulierung, Stoffwechselaktivierung, Analgesie.
  - *Indikationen:* Hyper-/Hypotonus der Muskulatur, Paresen, Schmerzzustände des Bewegungsapparates.
  - *Kontraindikationen:* Wie bei Vollbädern.
    - ❏ *Cave:* Bei Metallimplantaten ist die Lage des Implantats genau zu beachten. Vorsicht bei oberflächlich liegendem Implantat (Elektrolyse/Gewebeschädigung).
- **Niederfrequenter Reizstrom:**
  - **Faraday-Strom:** Therapeutische Anwendung niederfrequenter Reizströme (Dreieckimpulsströme). Möglichkeit der direkten und indirekten Anlage (Abb. 6.4)
    - *Wirkung:* Reizung quergestreifter Muskulatur.
  - **Exponenzialstrom:**
    - Selektive Reizung denervierter Muskulatur in gesunder umgebender Muskulatur.
    - Begrenzung der Atrophie während Nervenregenerationsphase.
    - Bahnung von funktionellen Bewegungsabläufen bei gestörter Restfunktion.
  - **Diadynamische Ströme:** Reizströme mit sinusförmigen Impulsen in verschiedenen Stromqualitäten (DF/diphasisch, MF/monophasisch, CP/kurze Perioden, LP/ lange Perioden), Anwendung einzeln oder kombiniert.
    - *Wirkungen:* Analgesierend, hyperämisierend; DF auch sympathikusdämpfend, CP stark analgesierend und resorptionsfördernd, LP lang anhaltend analgesierend, MF tonisiert Bindegewebe und hat effektiven Verdeckungseffekt (s. u.).
    - *Indikationen:* Schmerzzustände (arthrogen, myogen, neurogen, postoperativ), rheumatische Erkrankungen, akute traumatische Erkrankungen, Morbus Sudeck.
- **Transkutane elektrische Nervenstimulation (TENS):** Analgesieverfahren durch niederfrequente Impuls- oder Gleichströme zur (rezeptierfähigen) Heim- und Selbstbehandlung.
  - *Wirkungen:* Schmerzlinderung durch Verdeckungseffekt über die Reizung von Vibrationsrezeptoren *(Gate-Control-Theorie)*.

6.3 Physikalische Therapieverfahren

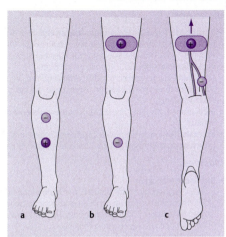

Abb. 6.4 • Mögliche Formen der Reizung mit Reizstrom (nach Gillert et al. 1995): **a** direkte bipolare Reizung, **b** direkte monopolare Reizung, **c** indirekte Reizung über versorgenden Nerv. (aus Hüter-Becker A., Dölken M.: Physikalische Therapie, Massage, Elektrotherapie und Lymphdrainage. Thieme; 2011)

- *Indikationen:* Chronische, kausal nicht behandelbare Schmerzzustände, z. B. Spannungskopfschmerzen, Rückenschmerzen, Neuralgien, Tumorschmerzen, Stumpf- und Phantomschmerzen.
- *Kontraindikation:* Herzschrittmacher.
- *Dosierung und Anwendung:* Mehrmals täglich 20 – 60 min, Stromstärke und -frequenz können vom Patienten selbst geregelt werden.

▶ **Interferenzstrom nach Nemec:** Kombination aus zwei mittelfrequenten Wechselströmen (4 – 5 kHz), die sich in der Frequenz nur geringfügig unterscheiden oder phasenverschoben sind. Die beiden Stromkreise überlagern sich im Körper in Form eines Stroms mit 2 neuen Frequenzen („Interferenz").
- *Wirkungen:* Weitgehend wie diadynamische Ströme: Analgesierend, hyperämisierend, resorptionsfördernd.
- *Vorteile:*
  - Tief liegende Gewebeschichten werden ohne Hautreizung erreicht.
  - Es kann auch über Metallimplantaten behandelt werden.
  - Kein Verätzungsrisiko auf der Haut.
- *Indikationen:* Schmerzzustände am Stütz- und Bewegungsapparat, z. B. Arthrose, Spondylose, Epikondylopathie, Neuralgie, Neuritis, trophische Störungen, Morbus Sudeck Stadium II und III, Distorsion.

▶ **Hochfrequenzstrom:** Kurz-, Ultrakurz- und Mikrowelle, bei denen elektromagnetische Felder erzeugt werden.
- *Wirkungen:* Hyperämie, Analgesie, Muskelrelaxation und Stoffwechselsteigerung.
- *Indikationen:* Alle Erkrankungen, bei denen Wärme unter der Oberfläche erzeugt werden soll: Degenerative Arthrosen und chronische Prozesse des Bewegungsapparates, Myalgien, rheumatische Erkrankungen (nicht im akuten Schub), Epikondylitiden.
- *Kontraindikationen:* Sensible Störungen im zu behandelnden Bereich, Metallteile im Behandlungsgebiet, Osteomyelitis, frische Hämatome, akuter Rheumaschub.
  - Bei *Kindern:* keine Therapie in der Nähe von Wachstumsfugen.
  - *Kontaktlinsen* bei Kopfbehandlung herausnehmen.

6.3 Physikalische Therapieverfahren

Ultraschall

- **Prinzip:** Mechanische Longitudinalwellen erzeugen durch Druckwechsel im Gewebe mechanische Vibration; ein Teil der Schallenergie wird in Reibungsenergie umgewandelt → thermische Wirkung mit Vasodilatation, im Weichteilgewebe entsteht eine Mikromassage. Eindringtiefe bis ca. 8 cm.
- **Wirkung:** Analgesierend, permeabilitätsteigernd, Verklebungen lösend, hyperämisierend und muskelrelaxierend. Anregende Wirkung auf Geweberegeneration und Frakturheilung.
- **Indikationen:** Myalgie, Neuralgie, Tendinose, Osteochondrose, Arthrose, Narbenkontraktur.
- **Kontraindikationen:** Epiphysenfugen bei Kindern und Jugendlichen nicht beschallen (Wachstumsstörungen!), ebenfalls keine inneren Organe.

Massage

- **Klassische Massage:**
  - *Ziele:* Vermehrter Stoffaustausch zwischen Blutgefäßen und Geweben, vermehrte Rückstromförderung im venösen und lymphatischen Gefäßsystem, Veränderung des Muskeltonus, Schmerzlinderung, Fernwirkung auf die Funktion innerer Organe über den kutiviszeralen Reflexbogen.
  - *Indikationen:* Erkrankungen der Muskulatur, z. B. Myalgien, Myogelosen, Muskelatrophie, Weichteilrheumatismus, Erkrankungen des Bindegewebes.
  - *Kontraindikationen:* Entzündungen oder Ödeme im Behandlungsbereich (bei ausgeprägten Ödemen sind auch Massagen in Abflussgebieten kontraindiziert), Thrombosen und Thrombophlebitiden, schwere arterielle Durchblutungsstörungen (Fontaine III und IV), fortgeschrittene Arteriosklerose, Verletzungen mit Hämatomen oder Hautdefekten, frische Operationsnarben, dekompensierte Herzinsuffizienz und frischer Herzinfarkt, fieberhafte Erkrankungen, maligne Tumoren, offene Wunden.
- **Bürstenmassage:**
  - *Ziele:* Bildung gefäßaktiver Substanzen, Anregung von Herz und Kreislauf (z. B. bei Hypotonie), Anregen der peripheren kapillaren Durchblutung, Förderung von Venen- und Lymphfluss, Verbesserung der Hautelastizität.
  - *Indikationen:* Mangelhafte Hautdurchblutung, kalte Hände und Füße, Herz-Kreislauf-Beschwerden mit Hypotonie, peripherer Rheumatismus, Abhärtung bei schlechter Infektabwehr, nach sportlichen Wettkämpfen zur Entmüdung.
  - *Relative Kontraindikationen:* Nervös-erregbare Patienten, Hyperthyreose, Histaminempfindlichkeit.
- **Lokale Querfriktionen (Deep Frictions) nach Cyriax:**
  - *Ziele:* Senkung des Muskeltonus, Förderung lokaler Durchblutung, Schmerzlinderung durch Stimulation von Mechanorezeptoren, Lösen von subkutanen Verklebungen, Aktivierung lokaler Entzündungsreaktionen, z. B. bei chronischer Insertionstendopathie.
  - *Indikationen:* Schmerzhafte Sehnenansatzreizungen, subkutane Verklebungen.
  - *Kontraindikationen:* Lokale Kortisoninjektion innerhalb der letzten 5 Tage.
- **Unterwasserdruckstrahlmassage:**
  - *Prinzip:* Massagebehandlung des ganzen Körpers oder einzelner Regionen im Wasser mithilfe eines warmen Wasserdruckstrahls von 1 – 1,8 bar.
    - Vorteil gegenüber klassischer Massage: Wirkung von Temperatur und Auftriebskraft.
    - Nachteil: Gezielte Massage schwerer möglich.
  - *Ziele:* Detonisierung verspannter Muskulatur, Schmerzlinderung, Anregen von Gewebestoffwechsel, Resorption und Trophik, Lösen von Verklebungen oder Vernarbungen, vegetativ-psychische Entspannung.

6.3 Physikalische Therapieverfahren

- *Indikationen:* Erkrankungen des rheumatischen Formenkreises: Lumbale Radikulärsymptome in der postakuten Rehabilitationsphase, chronisch rezidivierende Lumbalgien mit großflächigen muskulären Verspannungen, Spondylitis ankylosans, rheumatoide Arthritis, hartnäckige bzw. tief sitzende muskuläre Verspannungen.
- *Kontraindikationen:* Akut entzündliche Prozesse, Gelenktuberkulose, maligne Tumoren und Metastasen, Gravidität, Varizen im Behandlungsgebiet, Blutungsneigung (Antikoagulanzientherapie), allgemeine Kontraindikationen für ein Vollbad.

▶ **Manuelle Lymphdrainage:**
- *Ziele:* Verbesserung des Lymphflusses, Entstauung einer Körperregion, Schmerzlinderung.
- Indikationen:
  - Sekundäres Lymphödem nach operativer Tumorentfernung mit Ausräumung und/oder Bestrahlung der regionalen Lymphknoten (z. B. Tumoren der Brust: Armlymphödem, des kleinen Beckens: Beinlymphödem, des HNO-Bereiches: Gesichtslymphödem).
  - Primäres Lymphödem bei Hypo- oder Aplasie der Lymphgefäße.
  - Schwellungen verschiedener Ursachen (Phlebödem mit oder ohne Ulcus cruris, posttraumatisches oder postoperatives Ödem).
  - Lipödem.
  - Ödeme bei Erkrankungen des rheumatischen Formenkreises, Morbus Sudeck, Migräne, Trigeminusneuralgie.
- *Kontraindikationen:* Akute Infekte (bakterielle Streuung), dekompensierte Herzinsuffizienz (Lungenödem), akute Phlebothrombose (Lungenembolie), akute Ekzeme im Behandlungsgebiet.

▶ **Bindegewebsmassage:**
- *Ziel:* Beeinflussung vegetativer Regulationsmechanismen über Zugreize auf subkutanes und interstitielles Bindegewebe.
- Indikationen:
  - Erkrankungen des Bewegungsapparates (WS-Syndrome, Arthrosen).
  - Erkrankungen der Haut oder der inneren Organe, Gefäßerkrankungen.
  - Neurologische Störungen.
  - Allgemeine Überlastung (Stress).
  - Morbus Sudeck, Narbenbehandlung.
- *Kontraindikationen:* Akute Entzündungen, Bestrahlungsgebiete.

▶ **Querfriktionen:**
- *Prinzip:* Adhäsiolyse verklebter bindegewebiger Strukturen, Provokation lokaler Ausschüttung von Gewebehormonen.
- *Ziele:* Schmerzreduktion, Bewegungserweiterung, Lösen und Herabsetzen von muskulären und bindegewebigen Spannungen.
- *Technik:* Massageform in unterschiedlicher Amplitude und Druck quer zum Faserverlauf der betroffenen Struktur (Sehnen, Muskeln oder Bänder).

▶ **Reflexzonenmassage:**
- *Ziel:* Nutzung des kutiviszeralen Reflexbogens.
- *Indikationen:* Adjuvante Therapie bei muskulär bedingten Funktionsstörungen, z. B. Ischialgien, Myogelosen, Blockaden der Iliosakral- und Wirbelgelenke; funktionelle Organbeschwerden (z. B. Hepatopathien, Obstipation).
- *Kontraindikationen:* Akute Entzündungen im Venen- und Lymphsystem, infektiöse oder hoch fieberhafte Erkrankungen, Psychosen, (Risiko-)Schwangerschaft, Erkrankungen des Fußes (akute rheumatische Erkrankung mit Befall der Fußgelenke), Morbus Sudeck, Gangrän.

6.3 Physikalische Therapieverfahren

Hydrotherapie

- **Prinzip:** Anwendung von kaltem oder warmem Wasser.
- **Wirkungsfaktoren des Wasserbades:**
  - *Auftrieb:* Mechanischer Auftrieb mit Reduktion des Einflusses der Gravität → verringerte Haltearbeit des Stützapparates → Detonisierung der Muskulatur → Schmerzreduktion.
  - *Viskosität:* Bei Bewegung entsteht Reibungswiderstand → nutzbar zur Kräftigung der Muskulatur.
  - *Hydrostatischer Effekt:* Durch Vasokompression kann bis zu ca. 700 ml Blut aus Beinen und Bauch zum Herzen transportiert werden: Ansteigen des zentralen Venendrucks, des Schlagvolumens und Herzminutenvolumens, Absinken des peripheren Gefäßwiderstandes, vermehrte Diurese (Na^+- und K^+-Ausscheidung), Ansteigen des pulmonalen Widerstandes.
  - *Endokrines System:* Absinken der Katecholaminspiegel, Dämpfung des Renin-Aldosteron-Angiotensin-Systems sowie des Vasopressinspiegels, „Badediurese" durch atrialen natriuretischen Faktor (ANF).
- **Beispiele:** Wannenvollbad, Teilbäder, Waschungen, Wickel, Güsse, hydrogalvanische Anwendungen (Kombination Warmbad mit Gleichstrom), Bewegungsbad (28 – 33 °C).
- **Kontraindikation:** Kardiale und respiratorische Insuffizienz, bis zu 4 Wochen nach frischer Oberschenkel- oder Beckenvenenthrombose, maligne Tumoren, Kachexie, ggf. bei nicht medikamentös eingestellten zerebralen Krampfleiden.
- **Kohlensäurebad:**
  - *Prinzip:* Balneotherapeutische Anwendung von in Wasser gelöstem Kohlenstoffdioxid.
  - *Wirkung:* Verbesserung der Hautdurchblutung, Auftrieb, Herabsetzung der Empfindlichkeit der Thermorezeptoren, Absinken von Herzfrequenz und Blutdruck.
  - *Indikationen:* Funktionelle Durchblutungsstörungen, CRPS (= **C**omplex **R**egional **P**ain **S**yndrome), Wundheilungsstörungen, Verbrennungen.
  - *Kontraindikation:* Kardiale und respiratorische Dekompression, fiebriger Infekt, konsumierende Prozesse.

Kryotherapie

- **Prinzip:** Lokale Anwendung von Kälte zu therapeutischen Zwecken.
- **Wirkungen:**
  - *Gewebe:* Hemmung der Aktivität von Entzündungsmediatoren.
  - *Gefäße:* Vasokonstriktion für 2 – 3 min mit anschließender Hyperämie.
  - *Nerven:* Herabsetzung der Nervenleitgeschwindigkeit, Hemmung der Nozizeption.
  - *Muskulatur:* Kurzzeitig Tonuserhöhung, längerfristig Senkung des Muskeltonus, Spastik wird gedämpft.
  - *Atmung:* Erhöhung von Ventilation, Frequenz und Atembreite.
  - *Schmerzempfindung:* Lokal deutliche Schmerzreduktion durch Blockierung von Axonreflexen.
- **Applikationsformen:** Kryo-Cuff, Eisbeutel; Silikonkompresse (Kryopack); Eiswickel; kalte Packung: Moor, Lehm, Quark; kalte Luft (– 30 bis – 40 °C); gasförmiger Stickstoff (– 160 bis – 180 °C); Eistauchbad; Ganzkörperkältebehandlung (Kältekammer), Eisspray.
- **Anwendung:** Posttraumatische, postoperative Behandlung; max. 10 – 15 min mehrmals täglich.
- ❏ *Cave:* Eis nie direkt auf die Haut.
- **Kontraindikationen:** Kälteempfindlichkeit, Kälteallergie, Kälteurtikaria (Anamnese!), trophische Störungen, progressive systemische Sklerodermie, Morbus Raynaud, pAVK, offene Wunden, Nieren-/Blasenentzündung, Angina pectoris, konsumierende Erkrankungen.

Thermotherapie

- **Prinzip:** Erwärmung von Geweben:
  - *Unmittelbare Erwärmung:* Direktes Einfließen von Wärmeenergie aus einem Wärmeträger (z. B. Packung, Fango) oder als Strahlung (z. B. Infrarot). *Cave:* Eindringtiefe nur ca. 3 cm.
  - *Mittelbare Erwärmung:* Wärmebildung durch Energieabsorbtion (z. B. Hochfrequenztherapie) → erreicht auch tiefer liegende Gewebe.
- **Wärmetransport:**
  - *Konduktion* (Wärmeleitung): Packung, Peloid-Bäder.
  - *Konvektion* (Wärmeströmung): Wasserbad.
  - *Radiation* (Wärmestrahlung): Infrarotbestrahlung.
- **Dauer der Wärmeanwendung:**
  - *Kurz:* Reflektorische Wärmewirkung.
  - *Lang:* Direkter Temperatureinfluss.
- **Wirkungen:** Nozizeptorenhemmung, lokale Hyperämie mit Verbesserung der Trophik, Vasodilatation, Stoffwechselsteigerung, Detonisierung der Muskulatur, verbesserte Dehnfähigkeit von bindegewebigen Strukturen, Viskositätsabnahme der Synovia, bei Ganzkörperanwendung: Steigerung der Pulsfrequenz.
  - *Konsensuelle Reaktion:* Bei Erwärmung einer Extremität „Miterwärmung" des anderen Arms infolge gesteigerter Hautdurchblutung.
  - *Dastre-Morat-Regel:* Bei Erwärmung der Haut kommt es zum Abfall der Temperatur im segmental entsprechenden Organ; *Ausnahme:* Herz, Nieren, Gehirn.
- **Applikationsformen:** Heiße Rolle, Wickel, Hydrotherapie, Peloidpackungen (Moor, Torf, Schlamm, Fango, Paraffinbad der Hände), Infrarot, Ultraschall, Hochfrequenztherapie, Heublumensack.
- **Kontraindikationen:** Akute Schübe von Arthritis, rheumatoider Arthritis, aktivierte Arthrose, Varikosis, Lymphabflussstörung, arterielle Durchblutungsstörung Fontaine III/IV; Herz-Kreislauf-Insuffizienz, respiratorische Insuffizienz. *Relative Kontraindikationen:* Hochfiebrige Infekte, konsumierende Erkrankungen.

6.4 Ergotherapie

Prinzip, Methoden und Ziele

- **Prinzip:** Erhaltung, Verbesserung, Wiederherstellung, ggf. Kompensation gestörter Bewegungsabläufe zur Wiedererlangung der Selbstständigkeit.
- **Methoden:** Motorisch-funktionelle Behandlung, Sensibilitätstraining, Selbsthilfetraining für Aktivität des täglichen Lebens (ADL), Kompensationstraining, Transferschulung, Arbeitsplatztraining, Einsatz von Beschäftigungs- und Arbeitstherapie, Hilfsmittelberatung, Hilfsmitteltraining (Schienen), Prothesentraining, „Stumpfabhärtung".
- **Ziele:** Gelenkmobilisation, Kontrakturprophylaxe, Muskelkräftigung, Sensibilitätsschulung, Koordinationsverbesserung (u. a Greiffunktion), Erzielung größtmöglicher Selbstständigkeit („Teilhabe").
- **Indikationen:**
  - ZNS-Erkrankungen (z. B. ALS, Morbus Parkinson, Z. n. Apoplex, Querschnittslähmung).
  - Periphere Nervenläsionen (insbesondere obere Extremität).
  - Muskulo-skelettale Erkrankungen (z. B. rheumatoide Arthritis, postoperativ nach Handchirurgie).
  - Angeborene/erworbene Pathologien (z. B. Muskeldystrophie, infantile Zerebralparese).

7 Begutachtung

7.1 Grundlagen

- **Voraussetzungen des Gutachters:** Facharztstandard, Erfahrung in orthopädischen und unfallchirurgischen Krankheitsbildern, spezialisiertes Wissen über relevante Langzeitverläufe und Unfallfolgen, Kenntnis der relevanten Literatur.
- **Auftraggeber:**
  - *Gesetzliche Unfallversicherung* (Berufsgenossenschaften): Einschätzung der Minderung der Erwerbsfähigkeit (MdE).
  - *Private Unfallversicherung* (PU): Frage der dauernden (= voraussichtlich länger als 3 Jahre nach Abschluss der ärztlichen Behandlung) Beeinträchtigung von körperlicher und/oder geistiger Leistungsfähigkeit (Invalidität) gemäß der allgemeinen Unfallversicherungsbedingungen (AUB). *Invalidität* wird nach der *Gliedertaxe* (Tab. 7.1) bemessen. Bemessung ist *unabhängig vom ausgeübten Beruf* oder ob überhaupt eine Beschäftigung ausgeübt wird. PU übernimmt auch vom Versicherten aufgewendete Heilungskosten, tritt ein bei vorübergehender Arbeits- und Erwerbsfähigkeit sowie vorzeitigem Tode des Versicherten.
  - *Haftpflichtversicherung*: Regulierung des materiellen Schadens eines Geschädigten.
  - *Gerichtsgutachten*: Streitigkeiten im Zivil- oder Strafrecht, Fragestellung an den Gutachter gemäß Beweisanordnung.
  - *Schiedsstellen der Landesärztekammern*: Frage eines Behandlungsfehlers.
  - *Auftragsgutachten*: Von Patient oder Rechtsvertreter.
- **Fragestellungen:**
  - Feststellung des aktuellen Status, bleibender Unfallfolgen, des kausalen Zusammenhangs zwischen Unfall und Gebrechen.
  - Abgrenzung unfallunabhängiger Vorerkrankungen (Gelegenheitsursache).
  - Prognose für die Zukunft, Vorschlag zur weiteren Behandlung.

7.2 Kriterien zur Begutachtung

- **Minderung der Erwerbsfähigkeit (MdE):**
  - Für die gesetzliche Unfallversicherung definiert als Umfang der sich aus der Beeinträchtigung des körperlichen und geistigen Leistungsvermögens ergebenden *verminderten Arbeitsmöglichkeiten auf dem gesamten Gebiet des Erwerbslebens*. Anspruch auf Rente bei unfallbedingter Minderung der Erwerbsfähigkeit, die länger als 26 Wochen nach dem Unfall andauert. Zur Gewährung einer Verletztenrente ist eine *Mindest-MdE von 20%* erforderlich.
  - Im sozialen Entschädigungsrecht muss eine nicht vorübergehende Gesundheitsstörung (> 6 Monate) zur Gewährung von MdE vorliegen.
  - Bei mehreren Funktionsbeeinträchtigungen sind zwar die Einzel-MdE's anzugeben, es wird jedoch eine Gesamt-MdE abgeschätzt *(keine Addition der Einzel-MdE's)*.
- **Grad der Behinderung (GdB):**
  - Im Schwerbehindertengesetz geregelt. Kein Leistungsgesetz (keine Rentenzahlung), sondern Gewährung von Steuererleichterungen oder Nachteilsausgleichen (z. B. Freifahrten mit Schwerbehindertenausweis, Behindertenparkplatz).
- **Invaliditätsgrad:**
  - In der privaten Unfallversicherung. Definition fester *Invaliditätsgrade* nach der *Gliedertaxe* (Tab. 7.1). Sie beträgt z. B. bei Verlust eines Beins über der Mitte des Oberschenkels 70% der abgeschlossenen Versicherungssumme.
  - *Bei mehreren unfallbedingten Beeinträchtigungen* werden diese addiert, aber nie über 100% hinaus.

- *Bei Teilverlust oder Funktionsbeeinträchtigung* eines der Körperteile oder Sinnesorgane wird der entsprechende Teil der nachstehenden Prozentsätze angenommen.
▶ **Invaliditätsgrade bei Verlust:** Siehe Tab. 7.1.

Tab. 7.1 • **Invaliditätsgrade bei Verlust einer (Teil-) Extremität (Gliedertaxe).**

Verlust	Invaliditätsgrad
• eines Armes im Schultergelenk	70 %
• eines Armes oberhalb des Ellbogengelenks	65 %
• eines Armes unterhalb des Ellbogengelenks	60 %
• einer Hand im Handgelenk	55 %
• eines Daumens	20 %
• eines Zeigefingers	10 %
• eines anderen Fingers	5 %
• eines Beines über der Mitte des Oberschenkels	70 %
• eines Beines bis zur Mitte des Oberschenkels	60 %
• eines Beines bis unterhalb des Knies	50 %
• eines Beines bis zur Mitte des Unterschenkels	45 %
• eines Fußes im Fußgelenk	40 %
• einer großen Zehe	5 %
• einer anderen Zehe	2 %
• eines Auges	50 %
• des Gehörs auf einem Ohr	30 %
• des Geruchs	30 %
• des Geschmacks	5 %

Vorgehen

▶ **Aufbau eines Gutachtens:**
  - Einleitender Abschnitt zur Patientenidentifikation, Bezeichnung des Gutachtenzwecks, Definition der Fragestellung, ggf. Nennung des Unfalldatums, Grundlage des Gutachtens (Akten, klinische Untersuchung, Bildgebung).
  - Zusammenfassung der Vorgeschichte mit allgemeiner Eigenanamnese, Fremdanamnese, Sozialanamnese, ggf. Unfallhergang.
  - Darstellung des Beschwerdebildes, subjektive Schmerzangaben und Schmerzbeschreibung, Funktionseinschränkungen (Bewegungseinschränkungen, Gehstrecke, tägliche Verrichtungen), auch mit eigenen Worten des Patienten.
  - Befund mit orientierendem Allgemein- und Ganzkörperbefund, detailliertem Befund der Unfallfolgen bzw. fragestellungsrelevanten Punkten.
  - Befunden der bildgebenden Diagnostik, ggf. Erstellen aktueller Diagnostik.
  - Fachfremde konsiliarische Beurteilung.
  - Zusammenfassung mit Beschreibung der wesentlichen Gebrechen/Unfallfolgen, Abgrenzung unfallunabhängiger Schäden.
  - Einschätzen von MdE, GdB oder Gliedertaxe und Prognose; Vorschläge für weitere Heilmaßnahmen. Ggf. Diskussion mit relevanten Literaturstellen.
  - Schlussbemerkung mit Nennen von Besonderheiten, Einwilligung oder Beschränkung zur Gutachtenweitergabe.

8 Nützliche Algorithmen

8.1 V. a. infektiöse Arthritis

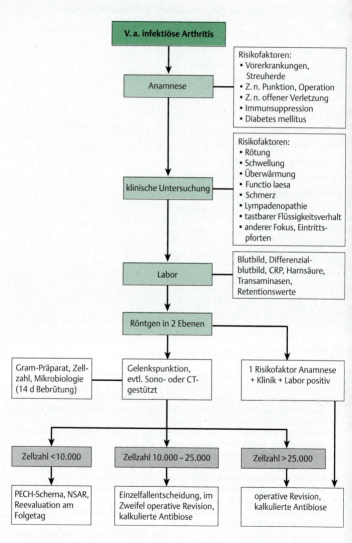

8.2 Unklarer Tumor

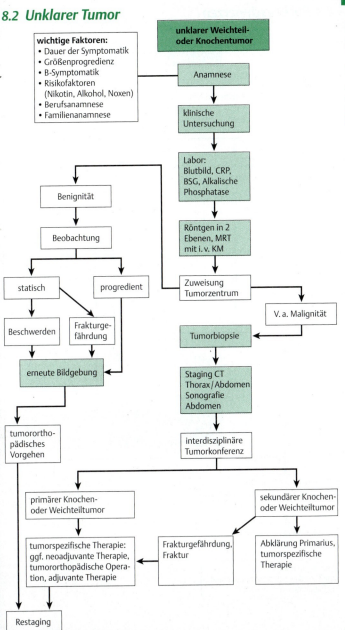

8.3 Rückenschmerzen

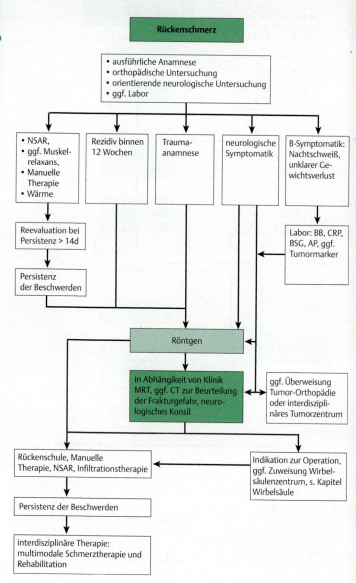

8.4 Schulterschmerzen allgemein

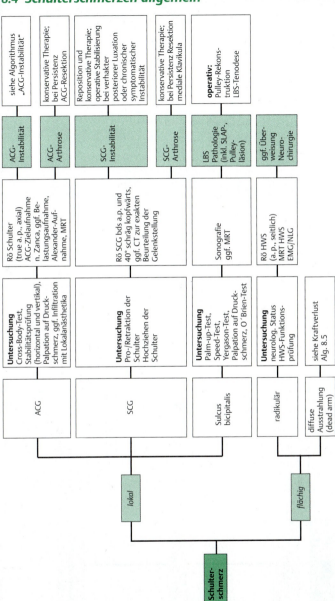

8.5 Kombinierter Schulterschmerz

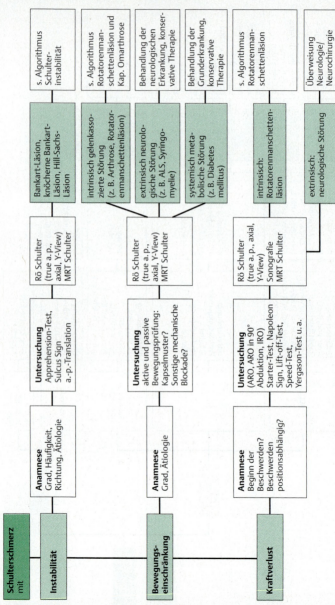

8.6 Bewegungsschmerz der Schulter

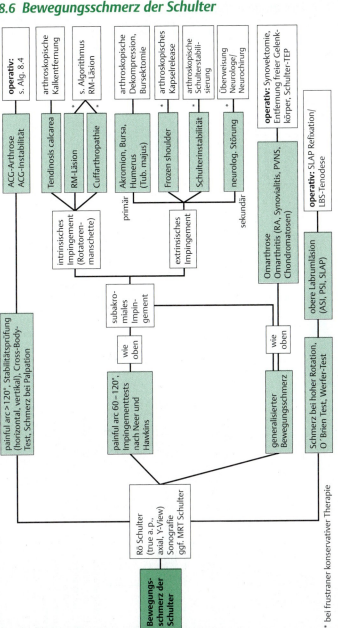

8.7 Ellenbogenschmerz

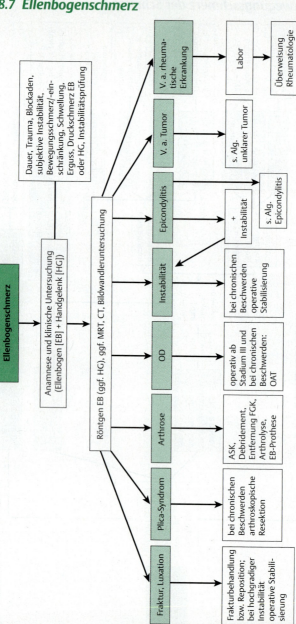

8.8 Epikondylitis

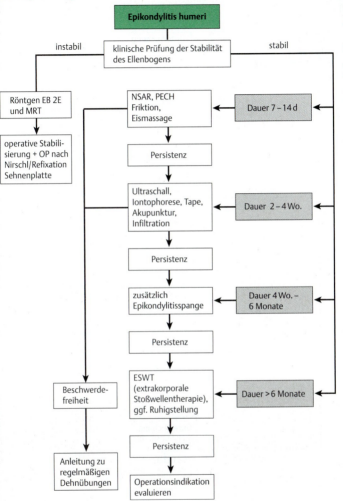

8.9 Knieschmerzen

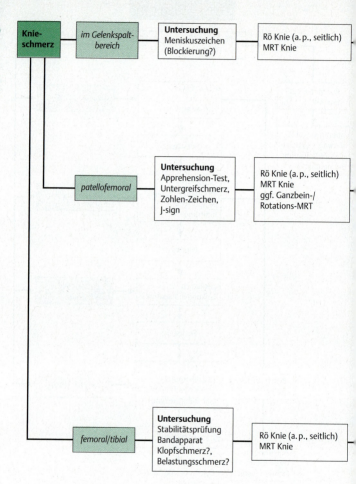

8.9 Knieschmerzen

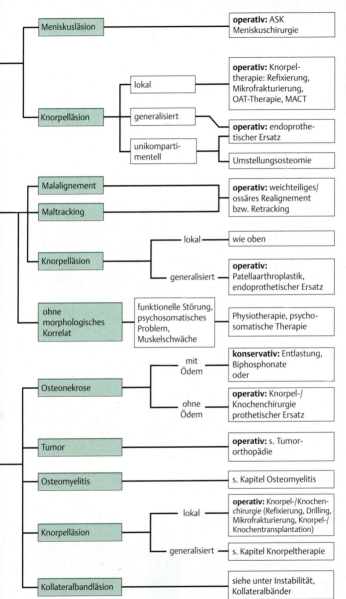

8.10 Knieinstabilität

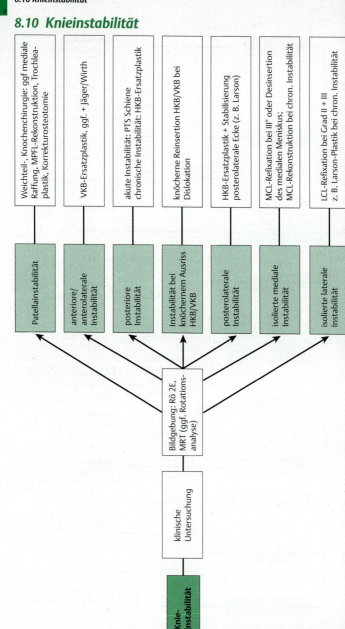

8.11 Knieschwellung

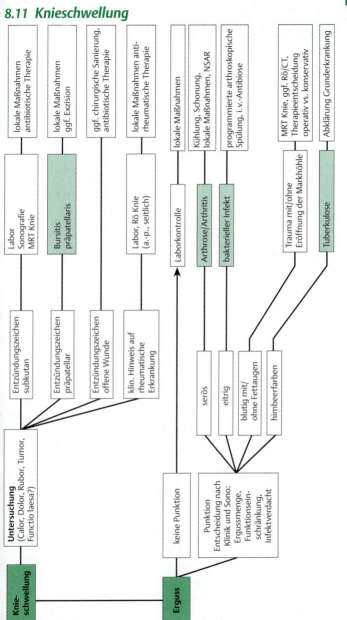

8.12 Knietrauma

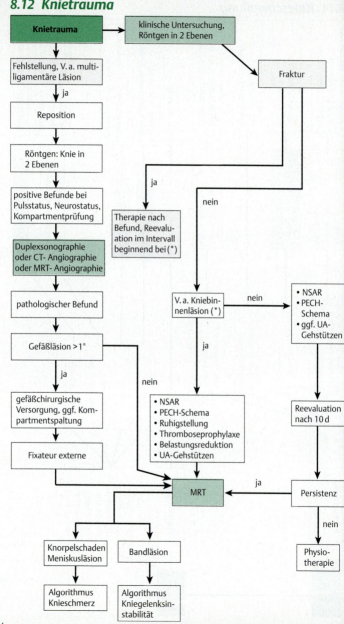

8.13 Schmerzhafte Gonarthrose

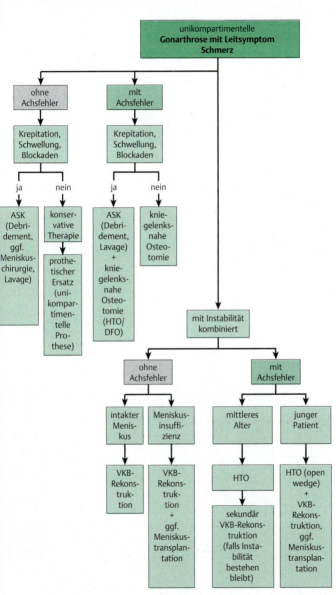

8.14 Gonarthrose mit Instabilität

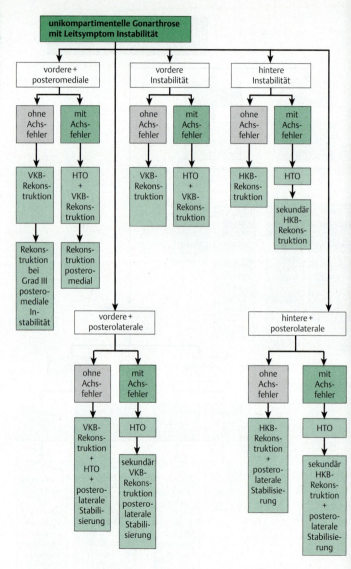

8.15 Achillessehnenruptur

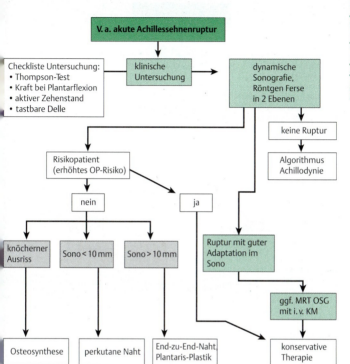

8.16 Achillodynie

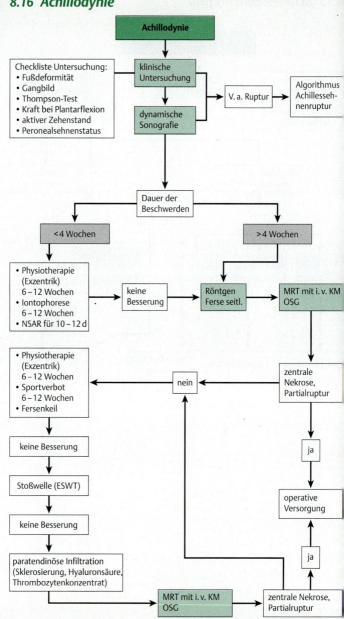

8.17 Hallux valgus

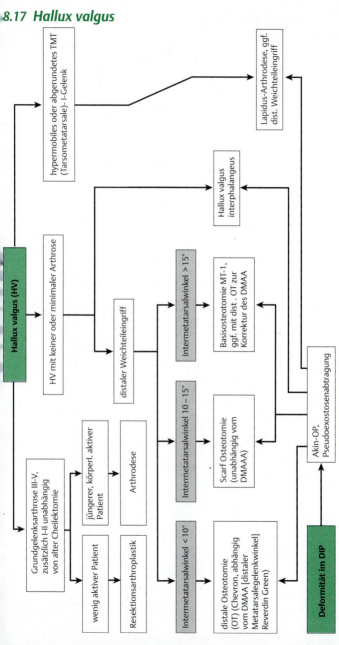

8.18 OSG-Distorsion

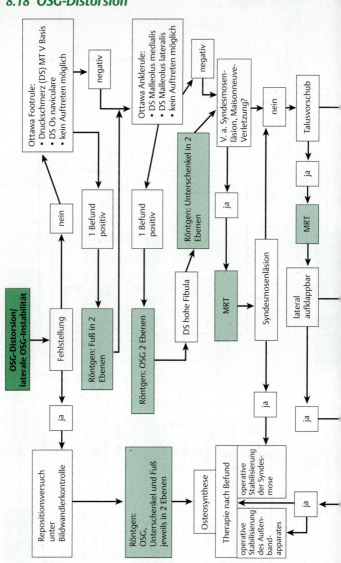

8.18 OSG-Distorsion

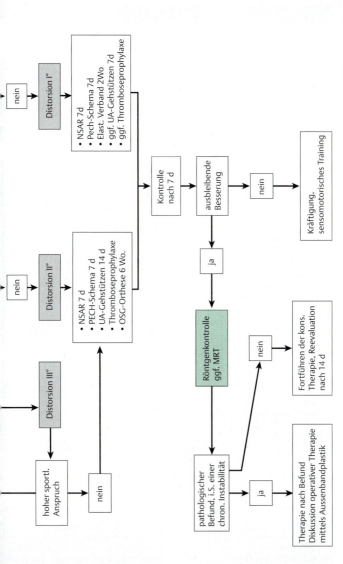

8.19 Thromboseprophylaxe

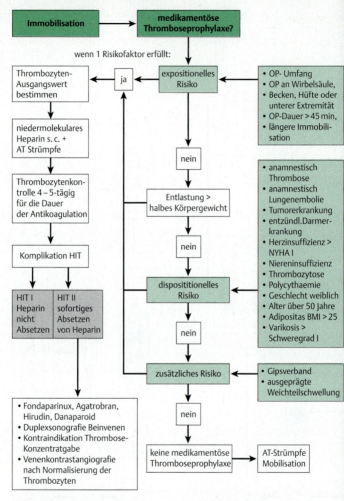

HIT I
- Thrombozytenabfall ist gering
- meist vorübergehend u. bedeutungslos
- meist in den ersten Tagen der Heparinisierung
- selten <100.000/μl
- Anstieg der Thrombozyten nach wenigen Tagen

HIT II
- immunologisch vermittelte Thrombozytopenie
- häufig art. und venöse Thrombembolien
- Hautnekrosen / Entzündungsreaktionen
- Abfall der Thrombozytenzahl zw. 5 u. 14 Tag der Heparinisierung
- Abfall der Werte > 50 % vom höchsten Wert ab Tag 5.

8.20 Akromioklavikulargelenk-Instabilität

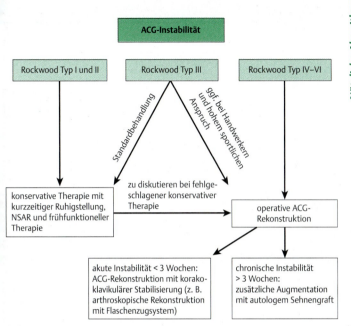

8.21 Rotatorenmanschettenruptur (RM-Ruptur)

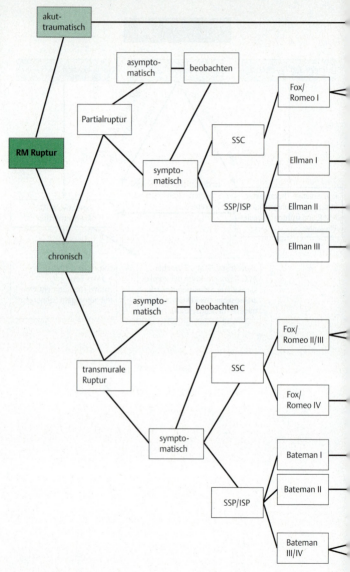

8.21 Rotatorenmanschettenruptur (RM-Ruptur)

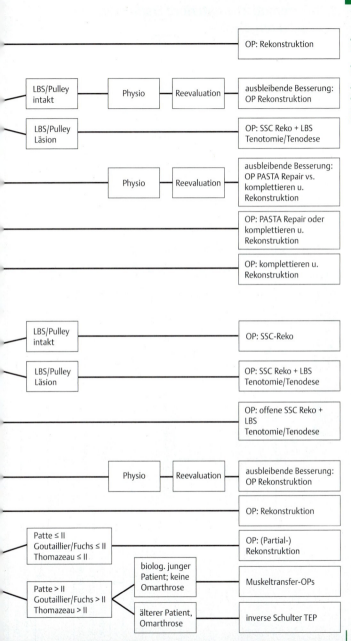

8.22 Traumatische anteriore Erstluxation im Schultergelenk

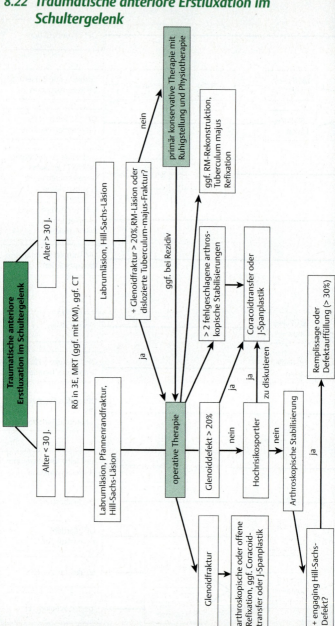

9 Skelettsystemerkrankungen

9.1 Angeborene Fehlbildungen: Übersicht

Grundlagen

- **Definition:** Fehlbildungen entstehen durch fehlerhafte Erbanlagen oder durch Schädigung des Embryos bzw. Fetus. Sie sind bereits bei der Geburt vorhanden, aber nicht immer offensichtlich erkennbar.
- **Manifestation:** Meist direkt bei der Geburt, spätestens innerhalb des 1. Lebensjahres.
- **Ätiologie:**
  - Genetische Faktoren:
    - Achondroplasie (S. 163): autosomal dominant.
  - Multiple kartilaginäre Exostosen (S. 229): autosomal dominant.
- Schädigung während der Schwangerschaft:
  - Infektion (z. B. Röteln, Lues, Aids, Toxoplasmose).
  - Medikamente (z. B. Thalidomid), Toxine.
  - Ionisierende Strahlung.
  - Abschnürungen durch Amnionstränge.

Klassifikation

- **Hypoplasien:** Partieller (z. B. Gliedmaßenhypoplasie) oder generalisierter Minderwuchs.
- **Hyperplasien:** Partieller (z. B. Akromegalie) oder generalisierter (konstitutioneller/hypophysärer) Riesenwuchs.
  - *Klippel-Trénaunay:* Riesenwuchs betrifft häufig nur eine Extremität (untere häufiger als obere) und manifestiert sich in einer Skelett- und Weichteilhypertrophie, seltener -atrophie, variköse Venektasien, aber auch einer Hypo- oder Aplasie tiefer Extremitätenvenen.
- **Dysostosen:** Entwicklungsstörungen einzelner Knochen, z. B.:
  - *Sprengel-Deformität (kongenitaler Schulterblatthochstand):* Ungenügender Deszensus und Malformität der Skapula (S. 278).
  - *Klippel-Feil-Syndrom (S. 315):* Blockwirbelbildungen in Verbindung mit Wirbelbogenspalten und Halbwirbelbildungen.
  - *Madelung-Deformität:* Verkürzung und Fehlstellung des distalen Radius.
- **Dystrophien:** Ossäre Fehlbildungen durch primäre und sekundäre Stoffwechselerkrankungen.
  - *Mukopolysaccharidosen:* Kohlenhydratstoffwechselstörung: Kleinwuchs und/oder Veränderungen an der Epiphyse.
  - *Morbus Gaucher:* Autosomal rezessive Fettstoffwechselstörung mit Knochennekrosen, pathologischen Frakturen; langfristige Therapie durch Substitution von Glukozerebrosidase.
  - *Idiopathische Hyperkalzämie:* Verkürzung der Extremitäten.
  - Störungen im Nuklein- bzw. Aminosäuren-Stoffwechsel.
- **Dysplasien:** Entwicklungsstörungen und Fehlwachstum des Knorpel-Knochen-Gewebes.
  - Achondroplasie (S. 163).
  - *Dysplasie des Pfannenerkers:* Kongenitale Hüftdysplasie (S. 281).
  - *Dysplasie des Patellagleitlagers:* Habituelle Patellaluxation (S. 446).
  - *Dysplasie des Glenoids:* Habituelle Schulterluxation (S. 369).
- **Dysmelien:** Zu unterscheiden nach dem klinischen Erscheinungsbild:
  - *Amelie:* Vollständiges Fehlen einer Extremität.
  - *Peromelie:* Teil der Gliedmaßen in horizontaler Sicht fehlt (Extremität ist als Stumpf vorhanden).

9.1 Angeborene Fehlbildungen: Übersicht

- *Phokomelie:* Robbengliedrigkeit; die peripheren Abschnitte wie Hand und Fuß setzen unmittelbar am Rumpf an.
- **Transversale Defekte:** Extremität ist im gesamten Querschnitt nicht angelegt.
  - *Unterarmdefekt im proximalen Drittel:* Mit 50 % der Fälle die häufigste Fehlbildung in dieser Region.
  - *Kurze Unterschenkelstümpfe (Unterschenkel-Peromelie):* Häufigste transversale Fehlbildung an der unteren Extremität.
- **Longitudinale Fehlbildungen:** Fehlen einzelner Skelettabschnitte in der Längsachse.
  - Radiusdefekt mit radialer Klumphand oder Pseudoklumphand bei distalem ulnarem Defekt.
  - Polydaktylie, Syndaktylie.
  - Spalthand, Spaltfuß.
  - Angeborener Femurdefekt.
  - Tibiaaplasie, Fibulaaplasie.

Diagnostik

- **Pränatale Diagnostik:**
  - Ultraschalluntersuchung.
  - Laboruntersuchungen (α-Fetoprotein).
  - Chorionzellkultur (Chorionzottenbiopsie).
  - Amniozentese (Fruchtwasseruntersuchung).
- **Klinische Untersuchung:** Im Rahmen der Vorsorgeuntersuchungen. Suche nach weiteren angeborenen Fehlbildungen (Wirbelsäule, Herz, Urogenitalsystem).
- **Bildgebende Diagnostik:**
  - Röntgenkontrollen in Abhängigkeit von der Wachstumsgeschwindigkeit.
  - Fotodokumentation.

Allgemeine Therapieprinzipien

▢ *Beachte:* Die Therapie richtet sich nach dem Zeitpunkt der Entstehung der Störung. Die Prognose ist umso schlechter, je früher die Störung intrauterin auftritt.

- **Beratung:**
  - Multimodale Beratung und Betreuung durch Arzt, Physiotherapeut und Orthopädietechniker: Anfänglich meist wenig Probleme bei psychomotorisch unauffälligen Kindern. Beratung und Betreuung durch Arzt und Rehabilitationsteam spätestens in der Schule und verstärkt in der Pubertät anspruchsvoll.
  - Die Leistungsfähigkeit ist selbst mit schweren Fehlbildungen meist höher als erwartet.

  ▢ *Tipp:* Erfahrungsaustausch im Rahmen von Selbsthilfegruppen vermitteln.

- **Orthopädische Versorgung:**
  - Die orthopädische Versorgung ist der psychomotorischen Entwicklung anzupassen.
  - Im Vordergrund stehen sowohl funktionelle Aspekte (Gebrauch der Arme, Hände, Beine und Füße) als auch kosmetische Wünsche.
  - Übertherapie und Überversorgung vermeiden. (Abgesehen von den Kosten können auch negative Erfahrungen mit Hilfsmitteln später indizierte Behandlungen verhindern.)

Konservative Therapie

▢ *Hinweis:* Altersgemäße Prothesen! Oft geht es besser ohne, v. a. bei doppelseitigen und hohen Fehlbildungen. Hilfsmittel zum Essen, Schreiben, Toilettengang sind dann wichtiger als Prothesen.

- **Obere Extremität:**
  - *Passive Handprothesen.*
  - *Aktive Handprothesen:* Nicht zu früh verordnen, Beginn mit 2–6 Jahren.

> **Merke:** Bei doppelseitigen Defekten, bei denen sich die Stumpfenden nicht berühren können, sind die Füße als Hände einzusetzen.

- **Untere Extremität:** Prothesen ab Stehbeginn.
  - Verkürzungsausgleich, Verkürzungsprothese (Orthoprothese).
  - Prothese zur Stabilisierung.

Operative Therapie

> **Merke:** Funktion hat Vorrang vor Kosmetik.

- **OP-Zeitpunkt:**
  - *Vor dem 2. Lebensjahr:* Entfernen überzähliger Finger/Zehen, ggf. partiellen Riesenwuchs auf Normgröße reduzieren, keine Amputation.
  - Schnürfurchen sind sofort zu korrigieren, um funktionelle Gewöhnung noch zu ermöglichen.
  - Nach dem 2. Lebensjahr bis nach Abschluss der Pubertät: Indikation restriktiv stellen.
- **Indikationen:**
  > *Cave:* Bei Amputationen: Rudimentäre Stummel können plötzlich Bedeutung erlangen (z. B. zur Verankerung, Bedienung von Prothesen).
  - Achsenkorrekturen, Verlängerungs- und Verkürzungsosteotomien sind häufig indiziert.
  - Plastische Operationen zur Verbesserung der Greiffähigkeit der Hand.

9.2 Achondroplasie

Grundlagen

- **Synonyme:** Parrot-Syndrom, Chondrodysplasie. Ältere Bezeichnung: Chondrodystrophie.
- **Definition:** Gehemmtes Längenwachstum bei normalem Dickenwachstum und ungestörter Epiphysenentwicklung (disproportionierter Minderwuchs).
- **Ätiologie:** Autosomal dominant erbliche Störung der enchondralen Ossifikation.
- **Häufigkeit:** 2 – 3 auf 100 000 Geburten; häufigste Skelettdysplasie.

Klinik

- **Extremitäten:** Diaphysen verkrümmt, verkürzt, an den Enden kolbig aufgetrieben, Varusfehlstellung von Armen und Beinen, Coxae varae. Dreizackform der Hand (Abb. 9.1).
- **Wirbelsäule:** Wirbelsäule mit kurzbogiger Kyphose am thorakolumbalen Übergang, mit verstärkter Lendenlordose, Spinalkanalstenose. Becken nach vorne gekippt.
- **Kopf:** Gesichtsschädel klein, Nasenwurzel eingezogen (Sattelnase), Hirnschädel relativ vergrößert.
  > **Merke:** Die Intelligenz ist nicht beeinträchtigt.
- **Haut** faltig, gewulstet.
- **Körperlänge:** 100 – 120 cm (Beine sind stärker verkürzt als Wirbelsäule und Schädel).

Diagnostik

- **Röntgen:**
  - Röhrenknochen kurz, dick und plump, Metaphysen trompetenförmig.
  - Hüfte und Knie in Varusstellung.
  - Enges Becken, Sakrum fast horizontal.

Differenzialdiagnose

- Pseudoachondroplasie bzw. dystropher Zwergwuchs (S. 165).
- Dysplasia spondyloepiphysaria (S. 165).

9.2 Achondroplasie

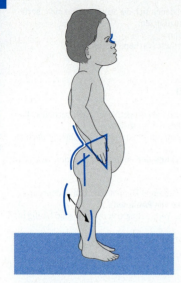

Abb. 9.1 • Achondroplasie.

- Enchondrale Dysostose.
- Hypophysärer Zwergwuchs (Unterfunktion der Hypophyse).
- Rachitis (S. 178).
- Hypothyreose.

Allgemeine Therapieprinzipien

- Die Therapie richtet sich nach den Symptomen der Extremitätendeformierung.
- Kausale Therapie nicht möglich!
- *Wichtig:* Beratung und Betreuung von Eltern und Patient!
- Berufliche Möglichkeiten sind durch Körpergröße und verminderte körperliche Belastbarkeit eingeschränkt.

Konservative Therapie

- Symptomatisch: Krankengymnastik.
- Orthesen zur Extension des Rumpfes oder zur Korrektur der Genua vara sind erfolglos.
- Hilfsmittel zum Sitzen.

Operative Therapie

- Bei starken Achsabweichungen einseitige **Epiphysiodesen** im Wachstumsalter bzw. nach Wachstumsabschluss bei Achsenfehlstellung an Knie und Hüfte Korrekturosteotomien.
- Ggf. Verlängerungsosteotomien mit Zuwachs von 10 – 15 cm an Armen und Beinen.
- **Laminektomie und Dekompression** (mit oder ohne Spondylodese): Bei engem Spinalkanal bzw. Diskushernie und drohender Paraparese oder Paraplegie.

Komplikationen

- Im Erwachsenenalter: Arthrosis deformans, enger Spinalkanal, Diskushernien mit neurologischen Ausfällen (Paraparese).

9.3 Pseudoachondroplasie

Grundlagen

- **Synonym:** Dystropher Zwergwuchs (Körpergröße 115 cm)
- **Definition:** Längen- und Dickenwachstum sowie die Epiphysenentwicklung sind gehemmt. Sowohl Meta- als auch Epiphysen sind betroffen.
- **Ätiologie:** Autosomal dominant oder Neumutation.
- **Epidemiologie:** 6 : 1 Mio. Einwohner.

Klinik

- **Wachstumsrückstand (proportionierter Minderwuchs)** und watschelndes Gangbild zunehmend ab dem 2. Lebensjahr erkennbar. Verspäteter Laufbeginn.
- Keine der Achondroplasie typischen Veränderungen des Gesichtsschädels.
- **Fehlbildungen:** Z. B. Fuß- und Fingerkontrakturen, Klumpfüße, Gaumenspalte, Fehlstellungen der unteren Extremität.

Diagnostik

- **Röntgen:** Typische kurze und dicke Extremitätenknochen.

Therapieprinzipien

- Die Therapie richtet sich nach den Symptomen der Extremitätendeformierung.

9.4 Dysplasia spondyloepiphysaria

Grundlagen

- **Synonym:** Spondyloepiphysäre Dysplasie.
- **Definition:** Gruppe von angeborenen Skelettsystemerkrankungen mit vermindertem Knochenwachstum. Manifestation vorwiegend an der Wirbelsäule, aber auch an den Epiphysen der langen Röhrenknochen.
- **Klassifikation:**
  - *Typ I congenita:* Starker Minderwuchs, schwere Coxa vara, Flexionskontrakturen.
  - *Typ II tarda:* Leichterer Verlauf, bei Geburt Minderwuchs nicht evident.
  - *Dysplasia spondyloepiphysaria* (Morbus Morquio-Brailsford): Generalisierte Epiphysenveränderungen und erhöhte Keratinsulfatausscheidung im Urin. Wird auch zu den *Mukopolysaccharidosen* gezählt.

Klinik

- Stark verkürzter Rumpf, fassförmiger Thorax mit Kielbrust.
- Vorwärtskippung des Beckens, betonte Lendenlordose.
- Skoliose und Kyphose der BWS und LWS.
- Atlantoaxiale Instabilität.
- Endgröße: 85 – 125 cm.

Diagnostik und Therapie

- **Röntgen:** Typische ovale, birnenförmige, ventral sich verschmälernde Wirbelkörper.
- **Therapie:** Abhängig von den Symptomen der Extremitätendeformierung.

9.5 Kleidokraniale Dysplasie

Grundlagen

- **Definition:** Angeborene, generalisierte Skeletterkrankung der bindegewebig und knorpelig präformierten Knochen mit Anomalien der Schädelknochen und Schlüsselbeindefekten.
- **Ätiologie:** Autosomal-dominanter Vererbungsmodus mit hoher Mutationsrate.

Klinik

- **Defektbildung der Schlüsselbeine:** Ein- oder doppelseitig. Meist fehlt das Mittelstück; die akromialen und sternalen Enden sind durch eine bindegewebige Brücke verbunden.
- **Abnorme Beweglichkeit der Schulter** mit flügelartigem Abstehen der Skapulae.
- **Großer Gehirnschädel** mit frontaler Vorwölbung und vergrößertem Augenabstand (Hypertelorismus).
- **Minderwuchs.**
- Normale geistige Entwicklung.

Diagnostik

- **Röntgen:** Hypoplasie der Beckenschaufeln, Anomalien der Schädelknochen und Schlüsselbeindefekte.
- **Therapie:** Keine Behandlung notwendig.

Prognose

- Normale Lebenserwartung. Die gestörte Funktion des Schultergürtels verursacht in der Regel keine besonderen Probleme.

9.6 Multiple epiphysäre Dysplasie

Grundlagen

- **Synonyme:** Fairbank-Erkrankung, Ribbing-Müller-Erkrankung, polytope enchondrale Dysostose.
- **Definition:** Angeborene Skeletterkrankung mit multiplen epiphysären Wachstumsstörungen, leichtem Zwergwuchs und proportionierten Körperformen.
- **Ätiologie:** Autosomal dominante Vererbung; 2 oder mehr Gene für leichte (Ribbing) bzw. schwere Form (Fairbank) verantwortlich.
- **Klassifikation:**
  - *Morbus Meyer* (leichte Form, nur Femurköpfe betroffen = Dysplasia epiphysealis capitis femoris).
  - *Morbus Ribbing-Müller* (proportionierter Typ, leichte Form).
  - *Morbus Fairbank* (proportionierter Typ, schwere Verlaufsform mit frühzeitiger Arthrose).

Klinik

- Polytoper Epiphysenbefall unterschiedlichen Schweregrades. Hauptsächlich betroffen sind Wirbelsäule und Hüftgelenke.
- Frühzeitig arthrotische Veränderungen an den großen Gelenken (Hüfte, Knie, Sprunggelenk und Schulter).

Diagnostik

- **Röntgen:** Bereits im Kindesalter Deformierung der Hüftköpfe und Coxa vara mit breitem Schenkelhals.

Differenzialdiagnosen

- Morbus Perthes (S. 287):
  - ◻ *Merke:* Wichtige DD bei doppelseitigem Hüftgelenksbefall!
  - Hereditärer Morbus Perthes wird als milde Form der multiplen epiphysären Dysplasie diskutiert. Anders als beim Morbus Perthes besteht der Befund aber von Geburt an.
- Spondyloepiphysäre Dysplasie (S. 165).
- Pseudoachondroplasie (S. 165).
- Hypothyreoidismus.
- Coxa vara congenita (S. 279).

Therapieprinzipien

- Epiphysenstörungen an großen Gelenken gelten als **Präarthrosen.** Versorgung nach den Prinzipien der Arthrosebehandlung.

9.7 Marfan-Syndrom (Arachnodaktylie), Ehlers-Danlos-Syndrom

Grundlagen

- **Ätiologie/Pathogenese:** Möglicherweise Störung des Kollagen- und Mukopolysaccharidstoffwechsels mit allgemeiner Bindegewebeschlaffheit. Autosomal dominanter Erbgang. Häufigkeit 1 : 10 000.
- **Klassifikation:**
  - *Marfan-Syndrom:* Störung der Körperproportionen mit überlangen Gliedmaßen. Bindegewebe abnorm dehnbar, Schlottergelenke.
  - *Ehlers-Danlos-Syndrom:* Störung des Kollagenstoffwechsels mit Bindegewebeschlaffheit.

Klinik

- **Marfan-Syndrom:**
  - Orthopädisch:
    - Sehr schlanker, hochwüchsiger, graziler, stark asthenischer Habitus.
    - Spinnenfingrigkeit (Arachnodaktylie).
    - Hypotone Muskulatur.
    - Kyphoskoliose und Skoliose (schwer progredient).
    - Trichter- und Kielbrust.
    - Genu varum et recurvatum (Gelenke überstreckbar).
    - Scapula alata.
    - Habituelle Luxation der Schulter und Patella.
    - Knick-Senk-Fuß.
  - *Ophthalmologisch:* Linsensubluxation, Myopie.
  - *Kardiologisch:* Herzklappeninsuffizienz, Aortenaneurysma, Aortenruptur.
- **Ehlers-Danlos-Syndrom:**
  - Orthopädisch:
    - Hypermobilität der Gelenke.
    - Instabilitäten, Subluxationen und Luxationen.
    - Progrediente Skoliosen.
  - *Andere:* Hernien, Überdehnbarkeit der Haut.

Diagnostik

- Typische klinische Befunde bestätigen die Diagnose.
- **Röntgen:** Markraum im Verhältnis zur Kortikalis verbreitert, Überlänge der Mittelhand- und Fußknochen.

Therapieprinzipien

- **Marfan-Syndrom:**
  - *Beachte:* Kardiologische, ophthalmologische und orthopädische Kontrollen erforderlich.
  - Symptomatische Therapie bei Skoliosen und Kyphoskoliosen.
  - Operative Therapie bei Luxationen und Fußdeformitäten.
- **Ehlers-Danlos-Syndrom:** Nur konservative Maßnahmen; operative Stabilisierungen haben ein hohes Risiko zu scheitern (Ausnahme: Arthrodese).

Prognose

- Bei Marfan-Syndrom reduzierte Lebenserwartung aufgrund von kardiovaskulären Problemen.
- Lebenserwartung bei Ehlers-Danlos-Syndrom nicht beeinträchtigt.

9.8 Osteogenesis imperfecta

Grundlagen

- **Synonym:** Glasknochenkrankheit.
- **Definition:** Skelettdysplasie mit abnorm vermehrter Knochenbrüchigkeit.
- **Pathogenese:** Störung der Kollagensynthese und der periostalen und endostalen Knochenformation; die enchondrale Knochenformation verläuft fast normal.

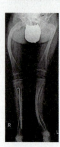

Abb. 9.2 • Ausgeprägte Deformationen bei Osteogenesis imperfecta. (aus Niethard F. U., Pfeil J.: Duale Reihe Orthopädie. Thieme; 2014)

Klassifikation

- **Osteogenesis imperfecta tarda Typ I Lobstein/von der Hoeve:**
  - *Vererbung:* Autosomal dominant.
  - *Häufigkeit:* 1 : 20 000 Geburten.
  - Klinik:
    - Knochenbrüchigkeit erst beim Kleinkind bis zum Eintritt der Pubertät.
    - Blaue Skleren.
    - Otosklerotische Schwerhörigkeit.
- **Osteogenesis imperfecta congenita Typ II Vrolik:**
  - *Vererbung:* Autosomal rezessiv.
  - Klinik:
    - Multiple Frakturen schon intrauterin oder perinatal. Letaler Ausgang, nur wenige Kinder überleben das 1. Jahr.

- Schädelknochen mit Lücken und scharfkantigen Rändern (fasst sich weich an, wie ein Ballon).
- Blaue Skleren.
- **Osteogenesis imperfecta Typ III:**
  - *Vererbung:* Autosomal rezessiv.
  - *Klinik:* Fortschreitende Deformierung der langen Röhrenknochen, des Schädels und der Wirbelsäule.
- **Osteogenesis imperfecta Typ IV Lobstein:** Wie Typ I, aber ohne blaue Skleren.

Klinik

- **Proportionierter Zwergwuchs** durch Minderwuchs, Verbiegung und Verkürzung von Extremitäten und Rumpf.
- **Leitsymptom:** Knochenbrüchigkeit (auch intrauterine Frakturen bei schweren Formen).
- **Knochen:**
  - *Verbiegung der langen Röhrenknochen:* Tibia antecurvata, Säbelbein, Hirtenstabdeformität des Femurs (Abb. 9.2).
  - *Überstreckbarkeit der Gelenke,* selten Luxationen. Chronische Distorsionen durch Belastung und Muskelzug, Neigung zu Plattfüßen.
  - *Skoliose und Kyphoskoliose:* Durch Osteoporose und muskulären Haltungsverfall.
  - *Beckenasymmetrie* mit Protrusio acetabuli.
- **Haut:** Blass, zart, vermehrt schwitzend, Haare und Nägel glatt, Hände schmal.
- **Otosklerotische Schwerhörigkeit** in der 3. oder 4. Lebensdekade.
- Die **Intelligenz** ist nicht beeinträchtigt.

Diagnostik

- **Labor:** Die Serumwerte für Kalzium, Phosphor und alkalische Phosphatase sind nicht einheitlich verändert.
- **Sonografie:** Typ II Vrolik ist bereits pränatal diagnostizierbar.
- **Röntgen:**
  - Ausgeprägte Osteoporose mit Ausdünnung der Kortikalis.
  - Alle Knochen sind als Folge der frischen und älteren Frakturen durch Kallus verbreitert, plump und deformiert, die Kompakta ist meist strichförmig verdünnt.
  - „Kartenherzbecken".

Allgemeine Therapieprinzipien

- **Symptomatische Therapie,** keine kausale Therapie bekannt.
- Hemmung der Knochenresorption und Steigerung der Osteoblastenaktivität durch **Kalzitonin.**

Konservative Therapie

- Entlastung und Schutz von Wirbelsäule und Extremitäten durch Orthesen, Sitz- und Liegeschalen.
- Im Wachstumsalter Gehfähigkeit mit Schienen anstreben (meist stark eingeschränkt); falls nicht möglich, motorisierten Rollstuhl mit verstellbarer Sitzhöhe verordnen.
- Die Frakturheilung ist eher beschleunigt als verzögert. An der oberen Extremität bis zum Abschluss der Pubertät meist konservative Frakturbehandlung. Ausbildung von Pseudarthrosen möglich.
- Hilfsmittel für Alltag und Beruf verordnen.
- Beratung bezüglich Schule und Beruf.

Operative Therapie

- Intramedulläre Schienung („mitwachsender" Teleskopnagel) von Frakturen zur Vermeidung langer Immobilisation; hierfür sind mitunter multiple Osteotomien erforderlich, um den verbogenen Knochen aufzufädeln.
  - ◨ *Beachte:* Marknägel oder Pins müssen in Abhängigkeit von Dicken- und Längenwachstum ausgewechselt werden → regelmäßige Überwachung!
- Periostale Fixierungen mit Platten kommen im Wachstumsalter wegen der dünnen Kortikalis nicht infrage.
- Im Laufe des Wachstums sind oft mehrmalige Eingriffe am gleichen Knochen notwendig.

Prognose

- Spätestens um das 20. Lebensjahr hört die Frakturneigung auf, setzt aber mit der Menopause wieder ein.

9.9 Fibröse Dysplasie

Grundlagen

- **Synonyme:** Osteofibrosis deformans juvenilis, Morbus Jaffé-Lichtenstein-Uehlinger.
- **Definition:** Seltene Skelettaffektion mit fibröser Umwandlung von Knochenmark einzelner (monostotische Form) oder mehrerer Knochen (polyostotische Form), meist in den ersten Lebensjahren. Gefahr von Spontanfrakturen und zunehmenden Deformierungen.

Klinik

- **Spontanfrakturen und zunehmende Deformierungen** durch fibröse Herde in den Markräumen der Röhrenknochen.
- **Coxa vara** bei hüftgelenksnahem Befall, Hirtenstabdeformität des Femurs.

Diagnostik

- In den Frühstadien schwierig!
- **Labor:** Unspezifisch, keine Stoffwechselstörungen.
- **Röntgen:**
  - Kolbige, wabige, zystische Auftreibung des befallenen Röhrenknochens mit zentraler Osteolyse und dünner Kortikalis.
  - Beginnende Ermüdungsfrakturen (Looser-Umbauzonen).
- **Szintigrafie:** Vermehrte Aktivität im befallenen Gebiet (zur Unterscheidung mono- oder polyostotische Form).
- **Biopsie:** Gelegentlich zur Differenzialdiagnostik (s. u.) notwendig.

Differenzialdiagnosen

- Knochenfibrome, Chondrome.
- Primärer Hyperparathyreoidismus.
- Juvenile Knochenzyste.
- Morbus Paget.

Therapie

- Ggf. Bisphosphonate (Pamidronat, Alendronat) bei Kindern/Jugendlichen mit sehr schmerzhafter polyostotischer Erkrankung
- Je nach Ausdehnung Ausräumung der fibrösen Herde mit Spongiosaauffüllung bei Gefahr von Spontanfrakturen.
- Osteotomien bei Deformierungen (Coxa vara).

Prognose

- Die Erkrankung kommt in der Pubertät häufig spontan zum Stillstand.

9.10 Osteopetrose

Grundlagen

- **Synonyme:** Marmorknochenkrankheit, Morbus Albers-Schönberg.
- **Definition:** Generalisierte, homogene, marmorartige Sklerosierung des ganzen Skeletts, der Wirbelsäule und des Gesichtsschädels. Vererbung autosomal rezessiv und autosomal dominant.
- **Pathogenese:** Gestörte und unzureichende Osteoklastenfunktion.
- **Klassifikation:**
  - *autosomal rezessive Form (ARO):* Häufig tödlicher Ausgang schon im frühen Kindesalter.
  - *autosomal dominante Form (ADO):* Typ 1 mit Betonung auf den Schädelknochen, Typ 2 (Morbus Albers-Schönberg) mit typischen Sandwichwirbeln.

Klinik

- Spontanfrakturen (verdichtete Knochen sind unelastisch und spröde) bei ARO und ADO Typ 1.
- renal-tubuläre Azidose (ARO)
- Hepatosplenomegalie.
- Anämie.
- Hirnnervenausfälle bei ARO und ADO Typ 1.

Diagnostik

- **Röntgen:** Homogene, marmorartige Verdichtung des Skeletts unter Einbezug der Epiphysen.

Differenzialdiagnosen

- Sklerosierende Osteomyelitis.
- Osteom.
- Paraosteales Osteosarkom.
- Tumormetastasen.

Therapieprinzipien

- Knochenmarktransplantation bei ARO, ansonsten keine kausale Therapie.

9.11 Neurofibromatose

Grundlagen

- **Synonym:** Morbus von Recklinghausen.
- **Definition:** Häufigste autosomal dominant vererbte Erkrankung mit Neurofibromen an allen Organen. Meist peripherer Befall mit Hauttumoren und begleitenden Café-au-Lait-Flecken, Skoliose, Verdünnung der Röhrenknochen.
- **Klassifikation:**
  - *Typ I:* Peripherer Befall: Mindestens 5 Café-au-Lait-Flecken > 5 mm, mindestens 2 Neurofibrome.
  - *Typ II:* Zentrale Form: Akustikusneurinome, spinale Raumforderung und Katarakt, Kombination mit Meningeom, Gliom, Schwannom, selten Hautbefall.

9.12 Morbus Paget

Klinik

- **Hauttumoren** und begleitende Café-au-Lait-Flecken.
- **Rasch progrediente Skoliose** durch Zusammenbruch neurofibromatotisch veränderter Wirbel.
- **Crus varum congenitum** mit oft angeborenen Unterschenkelpseudarthrosen.

Diagnostik

- **Röntgen:** Kurzbogige Skoliose durch Zusammenbruch neurofibromatotisch veränderter Wirbel.

Operative Therapie

- **Spondylodese:** Frühe operative Stabilisierung der rasch progredienten Kyphoskoliose wegen der Neigung zu neurologischen Symptomen.
- Operative Stabilisierung der angeborenen Tibiapseudarthrose schwierig (ungenügende Heilungsfähigkeit im neurofibromatotischen Gewebe).

9.12 Morbus Paget

Grundlagen

- **Synonym:** Ostitis deformans.
- **Definition:** Erkrankung einzelner oder mehrerer Knochen im fortgeschrittenen Erwachsenenalter.
- **Ätiologie/Pathogenese:** Wahrscheinlich Slow-Virus-Infektion des Skeletts. Vermehrung und Überaktivität der Osteoklasten mit beschleunigtem Knochenabbau und -umbau. Die lamelläre Knochenstruktur wird abgebaut und durch unterminieralisierten, mechanisch minderwertigen Faserknochen ersetzt, mit meist größerer Dichte, aber geringerer mechanischer Festigkeit. Knochenbruchheilung *nicht* verlangsamt.

Klinik

- **Verlauf:** Schleichend, beschränkt auf einen oder mehrere Knochen.
- **Lokalisation:** Bevorzugt betroffen sind Lendenwirbelsäule, Sakrum, Becken, Schädel, Femur und Tibia. Meist symmetrische Deformierung. *Folgen:*
  - Coxa vara.
  - Tibia vara et antecurvata.
  - Kyphose der BWS/LWS.
  - Verdickung der Schädelkalotte (Hut passt nicht mehr).
- **Knochen:**
  - Infraktionen, Spontanfrakturen, krumme Beine und Rücken.
  - Ziehende Schmerzen, lokale Überwärmung und Klopfempfindlichkeit.
- **Extraossäre Symptome:** Kopfschmerzen, Hör- und Sehstörungen, Hirndrucksymptome.

Diagnostik

- **Labor:**
  - Alkalische Phosphatase erhöht (Parameter für Krankheitsausdehnung und Aktivität).
  - Hydroxyprolinausscheidung im Urin erhöht.
  - Je nach Aktivität: Erhöhung des Kalziums im Serum, vermehrte Kalziumausscheidung im Urin.
- **Röntgen:**
  - Tibia vara et antecurvata bei nicht deformierter Fibula („Säbelscheidentibia", Abb. 9.3).

9.12 Morbus Paget

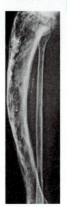

Abb. 9.3 • Säbelscheidentibia bei Morbus Paget mit röntgenologisch typischer Sklerosierung und grobsträhnigem Spongiosaumbau. (aus Niethard F. U., Pfeil J.: Duale Reihe Orthopädie. Thieme; 2014)

- Coxa vara mit Protrusionskoxarthrose.
- Skelettverdichtungen am Becken.
- Fleckige Verdichtung der Schädelkalotte („Baumwollschädel"), verdichtete Wirbelkörperkompakta („Bilderrahmenwirbel").
- *Generell:* Spongiosa und Markhöhle grobsträhnig, mosaikartig, gitterförmig mit zystischen Aufhellungen (je nach hypo- oder hyperostotischem Umbau); Kortikalis verdickt mit knöchernen Appositionen, später zunehmende Sklerose (Abb. 9.3).
▶ **Szintigrafie:** Vermehrte Aktivität im befallenen Gebiet (Unterscheidung mono- oder polyostotischer Befall).
▶ **Knochenbiopsie:** Bei unklarer Differenzialdiagnose.
▶ **Histologie:** Mosaikstruktur mit massiv gesteigertem Knochenumbau.

Differenzialdiagnosen

▶ Tumormetastasen.
▶ Chronische Osteomyelitis.
▶ Knochenlues.
▶ Paget-Sarkom (Osteosarkom, Chondrosarkom, Fibrosarkom, malignes fibröses Histozytom, Lymphom).
▶ Osteodystrophia fibrosa generalisata (S. 179): meist jüngere Menschen, typische Laborveränderungen.
▶ Fibröse Dysplasie (S. 170).

Therapieprinzipien

▶ Hemmung der Osteoklastenaktivität, um Deformierungen zu vermeiden und Knochenschmerzen zu reduzieren.

Konservative Therapie

▶ **Medikamentöse Therapie:**
  - *Bisphosphonate* oral oder *i. v.* bis zur Normalisierung der alkalischen Phosphatase, dann oral.
  - *NSAR* bei sekundären Schmerzen.
▶ **Hilfsmittel:** Orthesen als Schutz der befallenen Knochen und zum Ausgleich von Achsenfehlstellungen und Beinlängenunterschieden.
  - Bei zunehmender Verbiegung und Belastungsschmerzen Entlastungsorthese.
  - Rumpf-Orthese.

Operative Therapie

- Operative Achskorrektur bei groben Deformierungen.
- Endoprothese bei sekundären Arthrosen.
- Dekompression bei engem Spinalkanal mit neurologischen Symptomen.

Komplikationen

- Vermehrte Blutungsneigung (Vorsicht bei Frakturen und Operationen).

Prognose

- Langsame Progredienz, spontaner Stillstand möglich.
- Sarkomatöse Entartung mit rascher Metastasierung in < 1 %.

9.13 Osteoporose

Grundlagen

- **Definition:** Systemische Skeletterkrankung mit niedriger Knochenmasse und mikroarchitektonischer Verschlechterung des Knochengewebes (Rarefizierung, Ausdünnung und Verlust der Konnektivität der Knochenbälkchen) mit erhöhter Frakturneigung infolge
  - eines vermehrten Abbaus durch gesteigerte Osteoklastenfunktion.
  - eines zu geringern Aufbaus durch Osteoblastenschwäche.
- **Epidemiologie:** In Deutschland ca. 7 Mio Osteoporose-Betroffene; Etwa 80 % davon sind Frauen; geschätzte Jahresprävalenz bei über 50-Jährigen: 25 % Frauen, 6 % Männer. – Über 50 % dieser Patienten erleiden im Verlauf ihres Lebens mindestens eine Fraktur. Jährlich treten in Deutschland mehr als 300 000 osteoporoseassoziierte Frakturen auf.

Klassifikation

- **Primäre Osteoporose** (95 % aller Osteoporosen): Pathologische Steigerung der normalen Involutions- und Altersveränderungen.
  - Ätiologie multifaktoriell und nicht geklärt.
  - Verhältnis Frauen : Männer = 8 : 2 (30 % aller Frauen > 60 Jahre betroffen).
  - *Merke:* Klinische Risikofaktoren für osteoporotische Frakturen: hohes Lebensalter, weibliches Geschlecht, bestehende vertebrale und extravertebrale Frakturen, multiple Stürze, Nikotin- und Alkoholkonsum, Immobilität, Untergewicht (BMI < 20 kg/m²), Kalzium-/Vitamin-D-Mangel.
- **Sekundäre Osteoporose:**
  - *Generalisierte Stoffwechselstörung:* Störung des hormonellen Gleichgewichts zwischen anabolen und katabolen Hormonen.
    - Steroidosteoporose: Hemmung des Knochenanbaues und gesteigerter Knochenabbau.
    - Cushing-Syndrom: Hyperkortisolismus mit erniedrigter Kollagensynthese
    - Hyperthyreose, primärer Hyperparathyreoidismus, Gastrektomiesyndrom
    - Diabetes mellitus Typ 1, Wachstumshormonmangel, Hypogonadismus
    - Rheumatoide Arthritis
    - Medikamente: Antiepileptika, Antidepressiva, Sedativa, Neuroleptika, dopaminerge Substanzen, Glitazone, Glukokortikoide (hohes Frakturrisiko bei tägl. Dosen ≥ 7,5 mg Prednisolonäquivalent), Langzeiteinnahme von Protonenpumpenhemmern
  - *Lokale Stoffwechselstörung:* Durch lokale Entzündungen, Tumoren, Sudeck-Dystrophie.

- *Inaktivitätsosteoporose:*
  - Bettlägerigkeit.
  - Ruhigstellung nach Frakturen oder Krankheiten (nach Immobilisierung > 3 Monate bei älteren Patienten ist die Osteoporose kaum mehr reversibel).
  - Astronauten.

Klinik

- Sitzhöhe vermindert, Körpergröße nimmt ab.
- **Tannenbaumphänomen:** Charakteristische Hautfalten am Rücken durch Größenabnahme.
- **Witwenbuckel:** Verstärkte thorakale Kyphose durch Wirbelkörperverformungen und Annäherung der Rippenbögen an die Darmbeinkämme.
- **Baastrup-Phänomen:** Verstärkte Lendenlordose, bis sich die Dornfortsätze berühren. Begünstigt das Entstehen von arthrotischen Randsklerosen an den Dornfortsätzen. Dornfortsätze druck- und klopfempfindlich.
- **Schmerzen:** Akute und chronische Schmerzen, ossär und muskulär durch vermehrte Muskelspannung, Hartspann und Myogelosen.
- **Frakturen:** Proximaler Femur (Schenkelhals; per-, subtrochanter), Wirbelkörper, distaler Radius, subkapitaler Humerus, Beckenringfrakturen, Rippen.
- **"Atypische Femurfrakturen":** Erhöhtes Risiko von inkompletten und kompletten "Femurstressfrakturen" bei Langzeiteinnahme von Bisphosphonaten und Denosumab beobachtet.
- **Klinische Tests:** „Chair rising Test", "Timed up&go"-Test, Tandemstandtest; Evaluation der Sturzneigung, ggf. geriatrisches Assessment.

Diagnostik

- **Indikation:** Basisdiagnostik bei Personen empfohlen, wenn aufgrund des klinischen Risikoprofils eine erhöhte Frakturrate zu erwarten ist
- **Labor:**
  - *Primäre Osteoporose:* Kalzium, Phosphat, alkalische Phosphatase (AP), TSH, Kreatinin, Blutbild, GOT, GPT, ggf. 25-Hydroxy-Vitamin-D_3 (Vit-D-Mangel bei Spiegel < 20 ng/ml).
  - *Sekundäre Osteoporose:* entsprechend der Ätiologie.

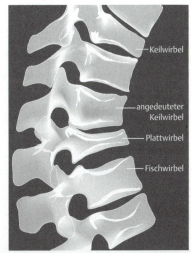

Abb. 9.4 • Formen der Wirbeldeformierungen bei Osteoporose: Keil-, Fisch- und Plattwirbel.

9.13 Osteoporose

- **Röntgen:**
  - Spongiosa vermehrt transparent, Spongiosabälkchen rarefiziert (im Röntgenbild aber erst erkennbar, wenn die Knochendichte um > 30 % reduziert ist), Fensterrahmenphänomen.
  - Alte und frische Frakturen nebeneinander.
  - Nachweis von Wirbelfrakturen im seitlichen Röntgenbild: Deckplattenimpressionen, Keilwirbel, Fischwirbel, Plattwirbel (Abb. 9.4).
- **Osteodensitometrie:** Zur Diagnosestellung, Therapieindikationsstellung und Verlaufskontrolle.
  - *DXA* (= Dual Energy X-Ray Absorptiometry) gemessen am proximalen Femur (Gesamtfemurregion und Schenkelhals) und LWS (L1-L4): 2 unterschiedliche Strahlenintensitäten schalten Verfälschungen durch Weichteile aus.
    - ▷ *Merke:* Einzige empfohlene Messmethode zur Diagnosestellung der Osteoporose (WHO, DVO 2014, European Guidance 2013).
    - Strahlenarm, preiswert, reproduzierbar, geringer Zeitaufwand.
    - Spezifität 80 %, Sensitivität 30 %.
  - *T-Score:* Vergleich des gemessenen Dichtewertes mit dem Wert eines jungen Erwachsenen (maximale Knochendichte). Interpretation s. Tab. 9.1.
  - *Z-Score:* Vergleich des gemessenen Dichtewertes mit dem altersentsprechenden Normalkollektiv. Abweichungen (> –1,5 SD) weisen darauf hin, dass neben dem Alter weitere Faktoren zur Knochendichteabnahme beitragen, wie Knochenstoffwechsel, Schilddrüse, Unterernährung, Medikamente, Rauchen.

Tab. 9.1 • **Einteilung der Osteoporoseschweregrade (anhand DXA).**

Schweregrad	Knochendichteabweichung (T-Score)
Normalbefund	≥ –1 SD
Osteopenie	< –1, ≥ –2,5 SD
Osteoporose	< –2,5 SD
manifeste schwere Osteoporose	< –2,5 SD mit einer oder mehreren „Fragility Fractures"

- *QCT:* Quantitative Computertomografie zur genauen quantitativen Messung der Spongiosa- und Kortikalisdichte; Durchführung an Wirbelsäule und/oder Hüfte.
- *Periphere QCT (pQCT;* Durchführung z. B. an der Ferse) und *quantitative Ultraschall-Osteodensitometrie (QUS)* werden zur Diagnosestellung der Osteoporose nicht empfohlen.
- ▷ *Beachte:* Weder QCT noch pQCT oder QUS sind zur Diagnosestellung der Osteoporose geeignet.
- **Szintigrafie:** Bei Verdacht auf maligne Erkrankung.
- **Biopsie:** Histomorphometrie zur Abgrenzung einer Osteomalazie und von malignen Erkrankungen.
- **Histologie:**
  - *Primäre Osteoporose:* 3-fach höherer Verlust an Spongiosa gegenüber einem Normalkollektiv, während die Kortikalis kaum betroffen ist. Die Spongiosatrabekel sind normal, aber spärlicher und lockerer.
  - *Senile Osteoporose:* Trabekulärer und kortikaler Abbau des Knochens.

Differenzialdiagnosen

- Osteomalazie.
- Multiples Myelom.
- Hyperparathyreoidismus.
- Knochenmetastasen.

9.13 Osteoporose

Prävention

- **Kalziumreiche Ernährung** (1 000 mg/d), möglichst mit der Nahrung.
- **Ausreichende Vitamin-D$_3$-Zufuhr** (ca. 1 000 I.E./d), mind. 30 min. Sonnenlichtexposition pro Tag
- **Beseitigung von Risikofaktoren** (Nikotin, Alkohol, Untergewicht).
- Bewegung, Koordinationsübungen, sportliche Betätigung.
- Sturzprophylaxe, Hüftprotektoren.
- Nutzen-Risiko-Analyse von Medikationen (z. B. Glukokortikoide, Antiepileptika).

Konservative Therapie

- **Akute Phase:**
  - *Schmerztherapie:* gemäß WHO Stufenschema, Ruhigstellung zur Schmerztherapie nur kurzfristig.
  - *Passive Physiotherapie:* Elektrotherapie, detonisierende Massagen.
  - Rasche Mobilisierung.
- **Chronische Phase:**
  - Rückenschule, Koordinationsübungen, Muskelkräftigung
  - *Hilfsmittel:* Lendenmieder, Spinomed-Orthese, Einlagen nach Fußbettung, Pufferabsätze, Ballenrolle, Hüftprotektor.
- **Medikamentöse Therapie:**
  - *Indikation* zur Therapie:
  - ▶ *Beachte:* Die neuen Leitlinien ziehen die DXA-Knochendichtewerte **und** klinische Risikofaktoren, die zu einem erhöhten Frakturrisiko führen zur Therapieindikationsstellung heran (Risikoabschätzung auch durch Online-Rechenalgorithmus FRAX möglich)
    - DXA-T-Wert (Hüfte und/oder LWS) ≤ – 2,5 SD oder bei vorhandenen Risikofaktoren (z. B. niedrigtraumatische Wirbelkörper- oder periphere Fraktur) mit DXA-T-Wert ≤ – 2,0 SD; Therapie individuell auch bei DXA-T-Wert > –2,0 SD und schweren RF möglich.
    - Indikation zur Therapie bei 10-Jahresfrakturrisiko > 30 % für Wirbelkörper- und proximale Femurfrakturen gegeben, wenn DXA-T-Wert ≤ – 2,0 SD (Details siehe z. B. DVO-Leitlinie 2014).
    - **Therapie auch ohne DXA-Messung:** Bei Vorliegen von niedrigtraumatischer Wirbelkörperfraktur oder pertrochantere Femurfraktur mit hohem Folgefrakturrisiko
  - *Dauer* der Therapie: 2 – 5 Jahre, je nach Substanzzulassung und individuellem Frakturrisiko.
  - Wirkstoffe mit nachgewiesener frakturensenkender Wirkung:
    - Kalzium (1 000 mg/d) mit Vitamin D$_3$ (1 000 I.E./d) als Basistherapie.
    - Bisphosphonate: Alendronat 70 mg p. o. 1 × /Woche, Risedronat 35 mg p. o. 1 × / Woche, Ibandronat 150 mg p. o. 1 × /Monat oder 3 mg i. v. vierteljährlich, Zoledronat 5 mg i. v. Jahresinfusion.
    - Strontiumranelat 2 g oral täglich (nur bei schwerer Osteoporose).
    - Teriparatid (1 – 34) 20 µg s. c.1 × /d, Parathormon (1 – 84) 100 µg s. c.1 × /d (Dauer je 2 Jahre).
    - SERM: Raloxifen 60 mg oral 1 × /d, Bazedoxifen 20 mg oral 1 × /d
    - Östrogenpräparate (HRT) in der Regel nur, wenn vasomotorische Beschwerden vorliegen.
    - RANKL-Antikörper: Denosumab 2 × 60 mg s. c./Jahr
- Sequenzielle Therapie von verschiedenen Substanzen möglich.
- **Osteodensitometrische Verlaufskontrollen** etwa alle 2 Jahre, bei Erkrankungsprogress auch vorher

Operative Therapie

- Endoprothese/ Hemialloarthroplastik bei Schenkelhalsfraktur, Osteosynthese bei pertrochanteren Frakturen (proximaler Femurnagel), Plattenosteosynthese bei Radiusfrakturen und proximaler Humeruskopffraktur
- Kyphoplastie, Vertebroplastie zur Schmerztherapie bei frischeren Wirbelkörperfrakturen nach erfolgloser konservativer Therapie, dorsale Instrumentierung bei instabilen Wirbelkörperfrakturen.

Prognose

- Die Behandlungsstrategie der Osteoporose zielt vorrangig auf die Verhütung von Frakturen und Folgefrakturen.

9.14 Osteomalazie/Rachitis

Grundlagen

- **Synonym:** Englische Krankheit.
- **Definition:** Gestörte Mineralisation des Skelettes mit Überschuss von unverkalktem Osteoid aufgrund von Vitamin-D-Mangel. Der Knochen bleibt deshalb weich.
- **Ätiologie:** Vitamin-D-Mangel (Malabsorption, Maldigestion), Nieren- und Leberinsuffizienz, Resistenz der Zielorgane (Knochen), renaler Phosphatverlust.
- **Klassifikation:**
  - *Rachitis:* Osteomalazie zwischen dem 3. Monat und der Pubertät. Die fehlende Verkalkung des Wachstumsknorpels in der Epiphysenfuge führt zu typischen Verbiegungen.
  - *Osteomalazie:* Nach Wachstumsabschluss führt der generalisierte weiche Knochen durch multiple schleichende Frakturen zu Deformationen.

Klinik

- **Rachitis:**
  - Säbelförmige Verbiegung der langen Röhrenknochen.
  - Auftreibungen der distalen Epiphysenfugen an Handgelenk und Knöchel.
  - *Rosenkranz:* Verdickungen am Knochen-Knorpel-Übergang der Rippen.
- **Osteomalazie:**
  - Generalisierte Knochenschmerzen am ganzen Skelett, sekundäre Muskelschwäche
  - *Skoliosen und Kyphosen* durch Zusammensintern der Wirbelkörper.
  - *Kartenherzbecken* (Einsinken des Sakrums in das Becken), Protrusio acetabuli.
  - Coxa vara.
  - *Looser-Umbauzonen* an Scham- und Sitzbein, Schenkelhals, Tibia, Rippen

Diagnostik

- **Labor:**
  - Serumkalzium normal-niedrig, Serumphosphat erniedrigt.
  - Alkalische Phosphatase im floriden Stadium erhöht.
  - Kalziumausscheidung im Urin erniedrigt.
- **Röntgen:**
  - *Rachitis:* Becherförmige Ausweitung der Metaphyse, starke Verbreiterung der Epiphyse.
  - *Osteomalazie:* Knochenstruktur verwaschen, Frakturen fehlen. Minimalfrakturen mit Kallusbildung (*Looser-Umbauzonen* oder *Milkman-Syndrom*).

Differenzialdiagnosen

- Renale Osteomalazie.
- Osteogenesis imperfecta (S. 168).

Therapieprinzipien/Prognose

- Zufuhr hoher Dosen von Vitamin D_3 (3 000 – 10 000 I.E./d).
- Gabe aktiver Vitamin-D-Metaboliten (Alfacalcidol, Calcitriol).
- *Beachte:* Gute Prognose bei frühzeitiger Substitution.
- Bereits bestehende Knochendeformitäten korrigieren sich beim Kleinkind meist spontan.

9.15 Hyperparathyreoidismus

Grundlagen

- **Synonyme:** Osteodystrophia fibrosa (cystica) generalisata.
- **Definition:** Stoffwechselstörung mit generalisierter Knochenveränderung aufgrund erhöhter Ausschüttung von Parathormon und verstärkter Osteoklastentätigkeit. Auftreten in jedem Alter, vorwiegend bei jüngeren Frauen.
- **Klassifikation:**
  - *Primärer Hyperparathyreoidismus* (pHPT): Adenom oder Hyperplasie der Nebenschilddrüse.
  - *Sekundärer Hyperparathyreoidismus:* Bei Fehlernährung und Vitamin-D-Mangel, chronischer Nephropathie.
  - *Tertiärer Hyperparathyreoidismus:* Hyperplasie der Parathyreoidea nach sekundärer Hyperparathyreoidose.

Klinik

- **Knochen:** Generalisierter Skelettbefall, betrifft vorwiegend Wirbelsäule und lange Röhrenknochen.
  - Kortikale Zysten.
  - *Braune Tumoren* (Riesenzellgranulome) als Folge intraossärer Blutungen.
  - Spontanfrakturen.
- **Extraossäre Manifestationen:**
  - Nierensteine.
  - Chondrokalzinose durch Kalziumpyrophosphatkristalle.
  - Peptische Magenulzera.
  - Gefäßverkalkungen.

Diagnostik

- **Labor:**
  - Erhöhung der alkalischen Phosphatase.
  - Hyperkalzämie beim pHPT (DD Morbus Paget: Marginal erhöhtes Serumkalzium).
  - Hyperkalzurie.
- **Röntgen:**
  - Diffuse Entkalkung des Skeletts.
  - Verdünnung der Kortikalis, fibröse Umwandlung des Knochenmarks.
  - Usuren durch subperiostale Knochenresorption.
- **Biopsie:** Beckenkamm.
- **Histologie:** Dissezierende Fibroosteoklasie (DD Morbus Paget: Typische Mosaikstruktur).

9.16 Arthropathie bei Hämophilie

Differenzialdiagnose

- Ostitis deformans bzw. Morbus Paget (S. 172).

Therapieprinzipien

- Operative Entfernung des Adenoms der Epithelkörperchen bei pHPT.
- Bisphosphonate bei nicht operablem pHPT.
- Ausgleich der Kalzium- und Phosphatbilanz bei sekundärem Hyperparathyreoidismus.

9.16 Arthropathie bei Hämophilie

Grundlagen

- **Ätiologie/Pathogenese:** Mangel an Gerinnungsfaktoren (Faktor VIII bei Hämophilie A, Faktor IX bei Hämophilie B). Je nach Ausprägungsgrad kommt es neben Blutungen in allen Geweben gehäuft zu intraartikulären Spontaneinblutungen. *Folgen:* Schädigung des Gelenkknorpels mit Überwucherung des Knorpels durch Pannus und Fibrosierung der Gelenkkapsel.
- **Ausprägungsgrad:**
  - *Schwer:* < 1 % Restaktivität der Gerinnungsfaktoren.
  - *Mittelschwer:* 1 – 5 % Restaktivität.
  - *Leicht:* 5 – 15 % Restaktivität (als Normalwert gelten 70 – 100 %).
- **Epidemiologie:** X-chromosomal rezessiv vererbtes Leiden. Häufigkeit 1 : 10 000.

Klinik

- **Intraartikuläre Spontanblutungen:** Betroffen sind Knie-, Ellenbogen-, Sprung- und Hüftgelenke; es kommt zu schmerzhaften Gelenkschwellungen. Bei akuter Blutung ist das Gelenk bewegungs- und druckschmerzhaft und wird in Schonhaltung fixiert.
- Kapselverdickungen.
- Schwere Knorpeldestruktionen.
- Beugekontrakturen.
- Fehlstellungen und Subluxationen bis zur Einsteifung.

Diagnostik

- **Labor:**
  - Blutungszeit normal, PTT verlängert.
  - Quantitative Faktorenanalyse.
- **Röntgen:**
  - Grobsträhnige Knochenzeichnung.
  - Subchondrale Osteoporose.
  - Intraossäre Zysten (Pseudotumor).
  - Osteophytenbildung.
  - Arthrosezeichen.

Differenzialdiagnosen

- **Morbus Werlhof:** Chronische Thrombozytopenie mit petechialen Blutungen.
- **Arthritis tuberculosa.**
- **Von-Willebrand-Jürgens-Syndrom:** Faktor-VIII-Aktivität auf 50 % reduziert; Blutungszeit bei normaler Thrombozytenzahl verlängert, petechiale Blutungen.

Therapieprinzipien
- Substitutionsbehandlung mit Faktor-VIII- bzw. Faktor-IX-Konzentraten, um Blutungen zu vermeiden.
- **Krankengymnastik:** Prophylaktische Maßnahme mit langsamem Aufquengeln von Kontrakturen (Ellenbogen, Knie, Sprunggelenk) und Sicherung mit Orthesen, ohne Blutungen auszulösen.

Konservative Therapie
- **Kleine Ergüsse:** Kompression und kurze Immobilisierung, evtl. mit Schienen, um Fehlstellungen zu vermeiden.
- **Größere Ergüsse:** Gelenkpunktion unter Substitution von Gerinnungsfaktoren.

Operative Therapie
- **Synovektomie:** Bei nicht beherrschbaren, rezidivierenden Blutungen unter hoher Substitution.
- **Arthrolysen:** Sehr selten bei Kontrakturen indiziert (hohe Rezidivneigung).
- **Endoprothetischer Ersatz der großen Gelenke** (Hüft-, Knie-, Sprung- und Ellenbogengelenk): Bei Gelenkdestruktion → mehrwöchige perioperative Substitutionstherapie nach großen Gelenkeingriffen.
- Enge Kooperation mit spezialisiertem Pädiater und Internisten

9.17 Metabolische Arthropathien

Ochronose
- **Definition:** Ablagerung von Homogentisinsäure in der Grundsubstanz von Knorpel und Sehnen, die zu vorzeitiger Degeneration von Gelenkknorpel, Faserknorpel und Sehnen führt.
- **Klinik:**
  - Schwärzlich bis ockerfarbene Pigmentierung des Knorpels.
  - Betroffen sind Ohrknorpel, Augenlider, Nasenflügel, Gelenkknorpel, Bandscheiben.
  - Rascher arthrotischer Umbau peripherer Gelenke (Hüft-, Knie- und Schultergelenke), aber auch der Wirbelsäule mit Bandscheibenverknöcherung und Ankylosierung.
- **Diagnostik:** Unspezifische Arthrosezeichen im Röntgenbild.
- **Therapieprinzipien:** Symptomatische Arthrosetherapie nach üblichen orthopädischen Gesichtspunkten.

Hämochromatose
- **Definition:** Pathologische Eisenablagerung in Geweben und Organen (v. a. Leber, Pankreas) unbekannter Ätiologie. Auftreten im höheren Lebensalter bei Männern.
- **Klinik:**
  - Braun-graue Hautpigmentierung (Melanin).
  - Splenomegalie, später Leberzirrhose.
  - Diabetes mellitus (Bronzediabetes).
  - Arthropathie/Arthrose: Häufig symmetrischer Befall der MCP-Gelenke II und III.
  - Chondrokalzinose (v. a. Hand- und Kniegelenk).
- **Diagnostik:**
  - *Labor:* Stark erhöhtes Serumeisen, erhöhte renale Eisenausscheidung.
  - *Röntgen:* Unspezifische Arthrosezeichen.
- **Therapieprinzipien:**
  - Symptomatische Arthrosetherapie nach üblichen orthopädischen Gesichtspunkten.

- Entfernung von Eisen aus dem Organismus durch regelmäßige Aderlässe und (weniger wirksam) medikamentös.
- Diabeteseinstellung (oft schwierig).
▶ **Prognose:** Ohne Therapie ungünstig.

9.18 Morbus Sudeck (Algodystrophie)

Grundlagen

▶ **Synonyme:** Sudeck-Dystrophie, RSD (Reflex sympathetic Dystrophy), CRPS (Complex regional Pain Syndrome).
▶ **Definition:** Reaktive neurogen-dystrophische Erkrankung der Extremitäten mit durch Inaktivität verstärkter regionaler Zirkulationsstörung der Weichteile und Knochen. Führt zu Schmerzen und Funktionsstörung.
▶ **Ätiologie:**
- Meist Folge von Traumata (Distorsion, Fraktur, Nervenläsion), mehrfachen Repositionsmanövern oder gestörter Durchblutung durch zu enge Verbände.
- Frauen etwa doppelt so häufig betroffen wie Männer
- obere Extremität am häufigsten betroffen
- Inadäquate Physiotherapie (passive Mobilisation, Massage).
- Psychosomatische Komponente wird diskutiert.
▶ **Stadien:**
- *I. Akutes entzündliches Stadium:* Gesteigerte Stoffwechselfunktion mit Rötung, Schwellung und Überwärmung (Hyperämie und Gewebeazidose).
- *II. Stadium der Dystrophie:* 2 – 4 Monate nach Stadium I: Schmerzen, Rückgang des Ödems; Stoffwechsel und Durchblutung sind herabgesetzt; beginnende trophische Störungen. Granulationsgewebe durchsetzt die Markräume des Knochens und die Weichteile und überzieht die Knorpelflächen im Gelenk.
- *III. Stadium der Atrophie*: Umbauvorgänge kommen zur Ruhe. Atrophie aller beteiligten Strukturen (Knorpel, Kapsel, Bandapparat, Muskulatur, Knochen). Funktion bis zur Unbrauchbarkeit eingeschränkt.

Klinik

▶ **Stadium I:**
- Ruheschmerzen, verstärkt bei Belastung und Bewegung.
- Haut geschwollen, überwärmt, glänzend, teigig (asymmetrische Ausprägung).
- Hyperalgesie, Hyperhidrose und Hypertrichose.
- Gelenkbeweglichkeit eingeschränkt, Dystonie, Paresen.
- Keine Lymphangiitis oder -adenitis.
- Labor ohne pathologischen Befund.
▶ **Stadium II:**
- Beginnende Einsteifung und teils bleibende Kontrakturen der Gelenke.
- Muskelatrophie.
- Ödem und Überwärmung verschwunden, Temperatur herabgesetzt.
- Haut livide, blass, glänzend.
- Rückgang der Behaarung und der Hautdrüsensekretion.
- Schmerzen rückläufig.
▶ **Stadium III:**
- Gelenkfunktion infolge der Kapselschrumpfung und Knorpelatrophie bis zur Unbrauchbarkeit eingeschränkt.
- Fuß und Hand nicht oder nur vermindert belastbar (z. B. Faustschluss nicht möglich, stark reduzierte Kraft).
- Schmerzen nicht obligat.
- Starke Atrophie der Weichteile.

- Haut zart blass, keine Ödeme.
- Wachstum der Haare und Nägel sowie Schweißabsonderung nicht mehr krankhaft verändert.

Diagnostik

- **Labor:** Blutbild unauffällig (Ausschluss entzündlicher Erkrankungen).
- **Röntgen:**
  - *Stadium I:* Kleinfleckige Osteoporose, zuerst in den kleinen Knochen und in den Enden der kurzen Röhrenknochen. Der Röntgenbefund hinkt dem klinischen Befund hinterher.
  - *Stadium II:* Fleckig-diffuse Osteoporose der gelenknahen Knochenabschnitte, Kompakta verdünnt und scharf (wie mit Bleistift gezeichnet), Markraum erweitert.
  - *Stadium III:* Allgemeine diffuse atrophe Osteoporose, glasknochenähnlich. Kompakta stark verdünnt und scharf nachgezogen, Spongiosastruktur grobmaschig, Gelenkspalt verschmälert.
- **MRT** mit Gadolinium i. v.: Signalanhebung in den Weichteilen und Knochen im Stadium I, Knochenmarködem.
- **Szintigrafie:** Anreicherung in der Spätphase entspricht einer gelenknahen Steigerung der Knochenresorption. Diagnosesicherung bereits in der Frühphase möglich.

Differenzialdiagnosen

- Inaktivitätsosteoporose.
- Entzündliche Knochen- und Gelenkerkrankung.
- Chronische Polyarthritis, Kollagenosen, Vaskulitiden.
- Münchhausen-Syndrom.
- Thrombose.
- Allergisches Ödem.

Therapieprinzipien

- Schonende Primärversorgung mit korrekter Frakturbehandlung.
- Übungsstabile Osteosynthese bei Frakturen und Osteotomien mit frühzeitiger aktiver Mobilisation.
- Vermeiden von Nachrepositionen, z. B. bei distaler Radiusfraktur.
- Vermeiden von rasch aufeinanderfolgenden operativen Eingriffen.

Konservative Therapie

- Siehe Tab. 9.2.
- **Stadium I:**
  - *Cave:* Kontraindiziert sind forcierte passive Mobilisation der Gelenke, Wärme, operative Behandlung.
  - *Ruhigstellung* auf gut gepolsterter Gipsschiene, keine einengenden Verbände. Hochlagern.
  - Physikalische Therapie:
    - Kälteanwendung.
    - Isometrische Spannungsübungen → **Beachtung der Schmerzgrenze.**
    - Stoffwechselgymnastik.
    - Lymphdrainage zur Verminderung der Ödemneigung.
  - *Sympathikusblockaden* (Stellatum- oder Grenzstrangblockade).
  - Medikamentös.
- **Stadium II:**
  - Physikalische Therapie:
    - Milde Wärme.
    - Überwiegend aktive Bewegungsübungen bis zur Schmerzgrenze, zur Vorbeugung der Einsteifung.

9.18 Morbus Sudeck (Algodystrophie)

- Bindegewebemassage.
- Ergotherapie (Spiegeltherapie, "motor learning")
- Gepolstertes Schuhwerk mit weicher Fußbettung.
- Plexus- oder Periduralanästhesie, keine Sympathikusblockade.
- *Medikamentös:* Vasodilatatoren, Analgetika, Antidepressiva.

▶ **Stadium III:**
- Physikalische Therapie:
  - Aktive und passive Bewegungstherapie und Ergotherapie bis zur Schmerzgrenze.
  - Passive Redression mit dynamischen Orthesen (Quengel).
  - Manualtherapie.
  - Bindegewebemassage.
- *Hilfsmittel:* Lagerungsschienen, orthopädisches Schuhwerk.
- Schutz vor Trauma und Kälte.

Tab. 9.2 • Therapie des Morbus Sudeck.

	Medikamente	Stadium I	Stadium II + III
analgetisch	Diclofenac 50 1 – 1 – 1 Metamizol GH 20 – 20 – 20 Bisphosphonate i. v.	√	
sympatholytisch	Dihydroergotamin GH 15 – 15 – 15	√	
antiödematös	Steroide z. B. Prednisolon Bisphosphonate i. v.	√	
antidepressiv	Amitryptillin, Maprotilin	√	√
antineuropathisch	Gabapentin 1200 – 2400 mg/d	√	√
durchblutungsfördernd	Ca-Antagonisten z. B. Verapamil, Pentoxyphyllin		√
knochenaufbauend	Bisphosphonate i. v.	√	√

Operative Therapie

▶ **Osteotomien und Arthrodesen:** Zur Korrektur von Fehlstellungen und Funktionsstörungen (um eine schmerzfreie Belastungsstabilität zu erreichen).
▶ **Arthrolysen:** Lösen von bindegewebigen Kontrakturen.
▶ **Rückenmarksnahe Elektrostimulation (Schmerztherapie).**
▶ **Amputation:** Als Ultima Ratio mit wechselndem Ergebnis. Indikation sehr sorgfältig prüfen.

Prognose

▶ Bei frühzeitiger und konsequenter Therapie befriedigende Ergebnisse.
▶ Die verspätete Diagnosestellung führt zu Funktionsstörungen, Fehlstellungen und Kontrakturen.
▶ Kältegefühl und Überempfindlichkeit bis Dauerschmerz sind kaum oder schwer zu beeinflussen.

10 Entzündlich rheumatische Krankheiten der Gelenke

10.1 Rheumatoide Arthritis (RA)

Grundlagen

- **Synonym:** Chronische Polyarthritis (cP)
- **Definition:** Häufigste entzündlich rheumatische Erkrankung mit chronischer Entzündung der Synovialgewebe: Artikulosynovialitis, Bursitis und Tendosynovialitis. Fakultativ können auch Organmanifestationen (Haut, Niere, Lunge, Herz, Augen, Nervensystem, Muskulatur, u. a.) auftreten.
- **Epidemiologie:** Prävalenz 0,5 – 1 % (w : m = 3 : 1). Altersgipfel im 4. Lebensjahrzehnt. Zunahme der Häufigkeit im Alter: 6 % der Männer über 75 Jahre, 16 % der Frauen über 65 Jahre (Alters-RA).
- **Ätiologie:** Ungeklärt. Autosensibilisierung auf Umweltantigene (Viren, Bakterien) bzw. Allergene, hereditär konstitutionelle Reaktionsweise, genetische Faktoren (HLA-DR4), Klima (Wüstengebiete unter 1 %), körperlicher und psychischer Stress.
- **Pathogenese:** Unbekannte Faktoren induzieren bei genetisch disponierten Personen eine *Autoimmunreaktion* mit autoreaktiven T-Helfer-Lymphozyten und knorpelaggressiven Enzymen. Die Invasion makrophagenähnlicher Zellen führt zur Proliferation der Synovialis, die den Knorpel überwuchert und zerstört. Schubweise progredienter Verlauf.
- **Stadien:**
  - *Prodromalstadium* (Dauer: Wochen bis Monate): Ermüdbarkeit und Morgensteifigkeit.
  - *Frühstadium:* Arthralgien und Schwellungen der Finger- und Zehengelenke. Langsamer, symmetrischer Verlauf.
  - *Vollbild:* Artikuläre Synovialitis, Tendosynovialitis, Rheumaknoten, Befall innerer Organe.

Sonderformen

- **Juvenile chronische Arthritis** (Tab. 10.1).
  - *Krankheitsbeginn:* 0 – 15 Jahre.
  - *Lokalisation:* Hüftgelenke, Iliosakralgelenk (ISG), HWS.
  - Verschiedene Verlaufsformen möglich (von leichter Monarthritis bis zur schweren destruktiven Polyarthritis mit rascher Invalidität).
- **Alters-RA** (LORA = Late Onset Rheumatoid Arthritis):
  - *Krankheitsbeginn:* 60 Jahre (w : m = 1,5:1). In ⅓ der Fälle akuter Beginn.
  - Betroffen sind große (z. B. Schulter) und kleine Gelenke.
  - *Verlauf:* Schubhaft progressiv; ausgeprägte Muskelatrophie, Verschlechterung des Allgemeinzustands. Verschiedene Verlaufsformen werden angenommen mit unterschiedlicher Prognose und unterschiedlichem artikulärem Destruktionspotential.
  - DD Polymyalgia rheumatica, aktivierte Arthrose.
- **Pfropf-RA:** Beginn der RA bei bereits bestehende Arthrose, z. B. MCP-, PIP- und Handgelenke bei primärer Fingerpolyarthrose (Heberden-, Bouchard-Arthrose).
- **Felty-Syndrom:** Schwere RA bei Erwachsenen mit Milz- und Lymphknotenschwellung, Granulozytopenie.
- **Still-Syndrom:** Sonderform der juvenilen chronischen Arthritis, aber auch als adulte Verlaufsform, mit Fieber, Arthralgien, Leukozytose, Splenomegalie und Lymphadenopathie (Ausschlußdiagnose).

10.1 Rheumatoide Arthritis (RA)

Tab. 10.1 • Klassifikation der juvenilen chronischen Arthritis.

Auftreten	Symptome	Laborbefunde	Bemerkungen
systemische juvenile rheumatoide Arthritis (Morbus Still) (ca. 10 %)			
0–15 Jahre	Fieber, Polyarthritis mit symmetrischem Befall kleiner und großer Gelenke, Exantheme, Polyserositis von Perikard und Pleura, Hepatosplenomegalie, Anämie, Leukozytose, Episkleritis	Rheumafaktoren negativ kein pathognomonisches Labor	Ausschlussdiagnose verschiedene Verlaufsformen, in 20 % schwere Arthritis, insgesamt ungünstige Prognose
seronegative Polyarthritis (ca. 30 %)			
w > m, betrifft jedes Alter	> 4 Gelenke befallen, symmetrischer Befall kleiner und großer Gelenke	Rheumafaktoren negativ	in 10 % schwere Arthritis
seropositive Polyarthritis (ca. 10 %)			
v. a. Mädchen, v. a. spätere Kindheit	Verlauf wie die RA des Erwachsenen	Rheumafaktoren positiv ANA in 70 % positiv	rasch progredienter Verlauf
frühkindliche Oligoarthritis (Typ I) (ca. 25 %)			
v. a. Mädchen, 2.–4. Lebensjahr	bis 4 Gelenke befallen (v. a. Knie, Sprunggelenk), asymmetrischer Befall, in 50 % Iridozyklitis	Rheumafaktoren negativ ANA in 75 % positiv	
HLA-B27-assoziierte späte Oligoarthritis (Typ II) (ca. 25 %)			
v. a. Jungen, 6.–16. Lebensjahr	asymmetrischer Befall, Sehnenansätze betroffen (Tendoostitis, v. a. Ferse)	Rheumafaktoren negativ HLA-B27 in 75 % positiv	Übergänge zum Morbus Bechterew möglich

Klinik

▶ **Prodromalstadium:**
- *Unspezifische Allgemeinsymptome:* Schweißbildung (50 %), rasche geistige und motorische Ermüdbarkeit (41 %), Appetitlosigkeit (36 %) und Gewichtsverlust.
- *Spezifische lokale Symptome:*
  – Morgensteifigkeit während > 30 min (55 %).
  – Kaltwasser-Empfindlichkeit (44 %).
  – Myalgien.
  – Raynaud-Syndrom, Akrozyanose.

▶ **Frühstadium:**
- *Arthralgien und Gelenkschwellungen:* Symmetrische Synovialitis.
  – Morgensteifigkeit der Gelenke, die 30–60 min anhält und dann nachlässt.
  – Ruheschmerz, Bewegungsschmerz der betroffenen Gelenke.
  – Symmetrischer Befall von Fingergelenke (MCP- und PIP-Gelenke) und Zehengelenke (MTP-Gelenke).
  – Gaenslen-Zeichen (s. u.), Plantarflexionsschmerz.
  – Synovialitis der großen Gelenke mit Erguss, Synovialishypertrophie, aktiver Bewegungseinschränkung.

10.1 Rheumatoide Arthritis (RA)

- *Tendosynovialitiden:* Extensorensehnen und Flexorensehnen der Hände, retromalleoläre Sehnen, Bizepssehne, Karpaltunnelsyndrom.
▶ **Vollbild – Arthropathien:**
  - *Hand (60 %) und Finger (75 %)* (Abb. 10.1):
    – Handskoliose: Radiale Deviation im Handgelenk und ulnare Deviation der Finger.
    – Caput-ulnae-Syndrom: Dorsalposition des destruierten Ulnaköpfchens mit Federungsschmerz und Verlagerung der ECU-Sehne.
    – MCP-Gelenke: Palmare Subluxation und ulnare Deviation.
    – Knopflochdeformität: Fixierte Beugestellung des PIP, Überstreckung des DIP durch Abgleiten des Streckapparates der Finger nach Zerstörung der Streckaponeurose.
    – Schwanenhalsdeformität: Fixierte Überstreckung des PIP, Beugestellung des DIP durch Überwiegen der Mm. interossei bei Schädigung der Beugesehnen.
    – Ninety-to-Ninety-Deformity: Beugestellung des MCP-Gelenks und instabile Hyperextension im IP-Gelenk des Daumens.
    – Karpaltunnelsyndrom durch Synovialitiden der Sehnenscheiden (doppelseitig).
    – Gaenslen-Zeichen („Begrüßungsschmerz"): Schmerzhafter Händedruck, Kompressionsschmerz der MCP-Gelenkreihe.
    ▷ *Hinweis:* Nicht betroffen sind die DIP II–V.
▶ *Fuß (50 %, meist bilateral):*
  - Abflachung des Quer- und Längsgewölbes mit Fersenvalgität.
  - Schwerer Spreizfuß mit Hallux valgus und Digitus quintus varus, plantare Bursitiden MTP 1 und 5 (plantare Verrundung), Bursitiden streckseitig PIP.
  - Destruktion im unteren Sprunggelenk und Chopart-Gelenk, Insuffizienz der Tibialis-post.-Sehne mit Verlust des Längsgewölbes.
  - Schmerzhaft destruierte Metatarsalköpfchen, fixierte Extensionskontraktur in den MTP-Gelenken und Flexionskontraktur der PIP-Gelenke (Krallenzehen).
  - Tarsaltunnelsyndrom (S. 496): Kompression des N. tibialis unter dem Retinaculum flexorum durch retromalleoläre Tendosynovialitis.
  - Haut und Sohlenpolster stark atrophisch.
▶ *Schulter (50 %):*
  - Doppelseitige Tendosynovialitis der langen Bizepssehne.
  - Subakromiale Bursitis und Artikulosynovialitis mit Ausdünnung und Ruptur der Rotatorenmanschette.
  - Usuren am Humeruskopf. Knochenverluste am Glenoid. Osteoporose.

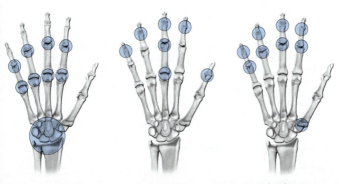

rheumatoide Arthritis · Psoriasisarthritis · Polyarthrose

Abb. 10.1 • Typische Befallsmuster an den Händen (DD). (aus Niethard F. U., Pfeil J., Biberthaler P.: Duale Reihe Orthopädie und Unfallchirurgie. Thieme; 2014)

10.1 Rheumatoide Arthritis (RA)

- ▶ *Ellenbogen (40%):*
  - Bursitis olecrani.
  - Artikulosynovialitis mit Streckverlust.
  - Schmerzhaftes, instabiles Radiusköpfchen.
  - Ligamentäre Instabilität.
- ▶ *Wirbelsäule (HWS 20%):*
  - Atlantodentale Instabilität durch Synovialitis mit atlantodentaler Bandinsuffizienz und dorsaler Positionierung des Dens (atlantodentale Distanz in Flexion!), Myelonkompression.
  - Kaudalisierung des Kopfes durch Zerstörung der Kopfgelenke und Densdislokation nach kranial (pseudobasiläre Invagination des Dens).
  - Destruktion und Instabilität der Facettengelenke C2 bis C7, Zerstörung der Intervertebralräume C2 bis C7 mit Dislokation (subaxiale Instabilität), Enge des zervikalen Spinalkanals mit Myelopathie.

  ▷ *Hinweis:* Nicht betroffen sind BWS und LWS.
- ▶ *Hüfte (20%):* Konzentrische Gelenkspaltverschmälerung ohne Osteophytenbildung, Protrusio acetabuli, sekundäre Koxarthrose.
- ▶ *Knie (65%):*
  - Artikulosynovialitis mit Gelenkerguss.
  - Kniekehlenzyste (Baker-Zyste) durch Füllung der gelenkkommunizierenden Bursa semimembranoso-gastrocnemica.
  - Valgusdeformität, Bandinstabilität, muskuläre Atrophie.
- ▶ **Vollbild – extraartikulärer Befall:**
  - *Sehnen:* Tendosynovialitiden mit schmerzloser Schwellung, Sehnenrupturen, am häufigsten EPL, kommune Strecksehnen, Tibialis-post.-Sehne.
  - *Bursae:* Meist MTP 1 und 5, subakromial, Olekranon.
  - *Rheumaknoten (10–25%):* Schmerzfreie, derbe, subkutane Knoten, meist an mechanisch belasteten Arealen, bevorzugt streckseitig: Olekranon, Streckseite des Unterarms, Achillessehne, Greifflächen des Daumens und des Zeigefingers.
  - *Periphere Neuropathien:* Durch synovialitischen Druck: Karpal-/Tarsaltunnel, motorischer Radialisast, Ulnarisrinne.
  - *Myelopathie:* Durch atlantodentale Instabilität, Densinvagination, subaxiale intervertebrale Instabilität.
  - *Skelett:* Osteoporose, periartikuläre Osteopenie.
- ▶ **Vollbild – Befall innerer Organe:**
  - *Lunge:*
    - Pleuritis (bis 50%).
    - Chronische Pneumonie.
    - Interstitielle Fibrose.
    - Noduläre Lungenerkrankung mit Rheumaknoten (DD Bronchuskarzinom).
    - Caplan-Syndrom, Pneumokoniose (multiple periphere Lungenknoten).
  - *Herz:*
    - Perikarditis (2–10%, in der Autopsie 30–50%) und Herzklappenveränderungen (meist asymptomatisch).
    - Rheumagranulome im Myokard (in der Autopsie 5%).
    - Fokale Myokarditis (in der Autopsie 19%).
  - *Augen:* Keratokonjunktivitis sicca, (Epi-)Skleritis, Uveitis anterior, Sjögren-Syndrom (v. a. beim Morbus Still).
  - *Gefäße:* Frühzeitige Arteriosklerose.

Diagnostik

- ▶ **Rheumatologische Anamnese:**
  - *Beschwerden/Funktionsstörungen:* Steifigkeitsgefühl, Gelenkschmerz, Kraftlosigkeit, Bewegungseinschränkung, Müdigkeit?
  - *Zeitliches Auftreten:* Schleichender oder akuter Beginn, Dauer, Verlauf, Trauma?

10.1 Rheumatoide Arthritis (RA)

- *Schmerz:* Gelenke/Weichgewebe, ausstrahlend, schleichend/akut, nachts/morgens/abends (24-Stunden-Schmerzverhalten), Anlauf-/Belastungsschmerz, Morgensteifigkeit?
- *Lokalisation:* Mono-, oligo-, polyartikuläre Symptome? Symmetrie, Fieber, Schwellungen, Sehnenbeteiligung?
- *Bisherige Therapie:* Physikalisch, medikamentös etc., Besserung?
- *Sozialanamnese:* Beruf, Belastung, Arbeitsunfähigkeit, Rente?
- *Familienanamnese:* Familiäre Vorbelastung mit entzündlichen Gelenkkrankheiten?

▶ **Klinische Untersuchung:**
- Haut: Atrophie, Farbe, Schwellung.
- Rheumaknoten, Bursitis, Baker-Zyste.
- Schmerz-/Triggerpunkte (DD Fibromyalgie).
- *Gelenkuntersuchung:*
  - Erguss/Schwellung/Druckschmerz; genaue Dokumentation aller Gelenke.
  - Kontraktur, Deformität, Instabilität (Knie, MCP).
  - Bewegungsumfang (Finger, Zehen, große Gelenke, Wirbelsäule); genaue Dokumentation mit Neutral-Null-Methode.
  - HWS: Schmerzhafte Beweglichkeit, Schmerzausstrahlung in endgradiger Inklination.
- *Neurologische Untersuchung:* N.ulnaris, N.medianus.
- *Weitere Untersuchungen auf:* Zystitis/Urethritis, Konjunktivitis, Colitis.

▶ **Labor:**
- *Frühstadium:*
  - BSG leicht erhöht, Leukozyten ↑, CRP ↑.
  - leichte Anämie (Hb ↓; relativer Eisenmangel: Fe ↓, Transferrin ↓, Ferritin ↑).
  - Rheumafaktoren (RF) häufig negativ. RF sind Autoantikörper der IgM-Klasse, die gegen veränderte Fc-Fragmente der IgG-Immunglobuline gerichtet sind (auch bei Kollagenosen, Lebererkrankungen, hämatologischen Erkrankungen). Nachweis im Latex-Test, Waaler-Rose-Test.
  - ACPA ↑: Antikörper gegen cyclische citrullinierte Peptide (95 % Spezifität, 72 % Sensitivität); kann schon vor Manifestation einer RA positiv sein.
- *Vollbild:*
  - Wie Frühstadium.
  - ⮕ *Beachte:* RF bei 30 % aller Erkrankten nicht nachweisbar, aber bei 5 – 10 % aller Gesunden.
  - Zunahme der α- und β-Globuline (α_1 und β_2) auf Kosten der Albumine, im Verlauf auch Erhöhung der γ-Globuline.
  - Harnsäure zur DD der polyartikulären Gicht.
  - ANA (Antinukleäre Antikörper) zur DD Kollagenose (z. B. Lupus erythematodes).
  - HLA-B27 zur DD Spondyloarthritis; bei RA in 10 %, bei juveniler RA in 25 % positiv.

▶ **Röntgen:**
- *Prodromalstadium:* Gelenknahe Osteopenie.
- *Frühstadium:*
  - Gelenknahe Osteopenie, Gelenkspalt konzentrisch verschmälert.
  - Usuren am Gelenkkapselansatz, v. a. an den Köpfchen der MCP- und MTP-Gelenke, schon früh sichtbar als Schwund der Grenzlamelle (Abb. 10.2a).
- *Vollbild:* Fortschreitende Gelenkdestruktion mit Deformierung, Achsenabweichung und sekundärer Arthrose. Sonderformen: Mutilation, Ankylose (Abb. 10.2b).
- Stadieneinteilung nach Larsen/Dale/Eek (LDE) in Graduierung von 0–5.

10.1 Rheumatoide Arthritis (RA)

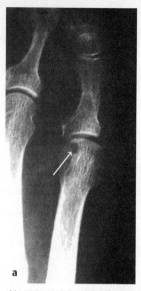 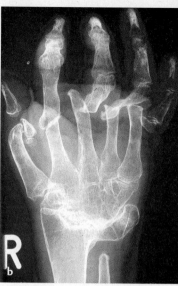

Abb. 10.2 • Radiologie der rheumatoiden Arthritis.
a Frühstadium einer RA mit Usur am MTP-5-Köpfchen. Die Usur ist das Produkt der aggressiven Synovialitis, die sich typisch am Knorpel-Knochen-Übergang manifestiert, also an der Stelle, an der die Synovialis dem Knochen aufliegt. In anderer Projektion kann sich die Usur auch als vermeintliche Zyste präsentieren.
b Mutilierendes Spätstadium einer RA mit Knochenverlusten („wie abelutschte Zuckerstangen"), neben spontanen Ankylosen.

▶ **Weitere bildgebende Verfahren**:
- *MRT:* Hochsensitiv für frühe Synovialitis; Knochenerosionen früher als in der konventionellen Röntgenuntersuchung nachweisbar! Zur DD tendosynovialer Riesenzelltumor, Gelenkschäden anderer Art.
- *Arthrosonografie:* Synovialisproliferation, Gelenkerguss, Tendosynovialitis, Seheninfiltration, Sehnenruptur, Bursitis.
- *Skelettszintigrafie:* Zum Nachweis charakteristischer Befallsmuster.

▶ **Synoviaanalyse:** Erguss: gelb-braun-grau, trüb, flockig, niedrige Viskosität, Zellzahl bis 50 000.

▶ **Evtl. Arthroskopie:** Biopsie mit Synovia- und Synovialisanalyse in Ausnahmefällen: Zellzahl, Nachweis von Rheumafaktoren und Rhagozyten (= Granulozyten mit phagozytierten Komplexen aus Immunglobulinen und Rheumafaktoren).

▶ **Klassifikationskriterien:** Die Kriterien wurden 2010 überarbeitet (Tab. 10.2), um eine Arthritis früh als RA klassifizieren und therapieren zu können. Morgensteifigkeit, Symmetrie, Rheumaknoten und radiologische Veränderungen gelten nicht mehr als Klassifikationskriterien, während die für die RA hochspezifischen ACPA Berücksichtigung finden.

10.1 Rheumatoide Arthritis (RA)

Tab. 10.2 • ACR/EULAR Klassifikationskriterien 2010 (American College of Rheumatology/European League Against Rheumatism).

Punkte	Geschwollene oder druckschmerzhafte Gelenke	Serologie	akute Phase Parameter	Symptomdauer (am längsten betroffenes Gelenk)
0	≤ 1 (mittel)großes Gelenk*	RF + ACPA negativ	CRP + BSG normal	< 6 Wochen
1	2–10 (mittel)große Gelenke*		CRP oder BSG erhöht	≥ 6 Wochen
2	1–3 kleine Gelenke**	RF oder ACPA niedrig positiv		
3	4–10 kleine Gelenke**	RF oder ACPA hoch positiv		
5	> 10 Gelenke; ≥ 1 kleines**			

Auswertung: Wenn die Punktesumme in der Tabelle mindestens 6 Punkte erreicht, kann eine RA klassifiziert und diagnostiziert werden.
Hinweis: Andere Ursachen der Beschwerden wie Trauma, entzündliche oder degenerative Arthropathien müssen ausgeschlossen sein.

* mittlere u. große Gelenke: Schulter-, Ellbogen-, Hüft-, Knie- und Sprunggelenke
** kleine Gelenke: Fingergrund- (MCP) und Fingermittelgelenke (PIP) 1–5, Zehengrundgelenke (MTP) 2–5, Großzehenmittelgelenk (IP1) und Handgelenk. Ausgeschlossen von der Bewertung sind Daumensattelgelenk (CMC 1), Großzehengrundgelenk (MTP1), Finger- und Zehenendgelenke (DIP).

Differenzialdiagnosen

- Psoriasisarthritis.
- HLA-B27-assoziierte Spondyloarthritiden (Morbus Bechterew, reaktive Arthritis, Psoriasis-Arthritis).
- Fibromyalgie (S. 201).
- Arthritis urica (S. 203).
- Aktivierte (Poly-)Arthrose (S. 443).
- Polyarthrose der Finger (Bouchard-/Heberden-/Rhizarthrose).
- Rheumatisches Fieber.
- Kollagenosen (S. 198) (Lupus erythematodes, Sharp-Syndrom, Sklerodermie, Polymyositis/Dermatomyositis).
- Vaskulitiden (Polymyalgia rheumatica (S. 202), Panarteriitis nodosa).
- Septische Arthritis (S. 214).
- Reaktive Arthritis.
- Lyme-Arthritis (S. 197).
- Löfgren-Syndrom = akuter Morbus Boeck (bihiläre Adenopathie, Erythema nodosum, Arthropathie).
- Morbus Behçet (Iritis, Aphthen, Erythema nodosum, Arthralgien).

Therapieprinzipien

▣ *Beachte:* Das Therapieziel bei der RA ist heute die Remission! Eine frühzeitige Diagnosestellung und eine effektive medikamentöse Therapie mildern den weiteren Krankheitsverlauf. Im Vordergrund stehen:
- Entzündliche Krankheitsaktivität kontinuierlich unterdrücken.
- Gelenkzerstörung verhindern oder aufhalten.
- Schmerzen lindern.
- Mobilität und Teilhabe erhalten.

10.1 Rheumatoide Arthritis (RA)

- *Eine kausale Therapie gibt es nicht!*
- Interdisziplinäre Behandlung durch Orthopäden, orthopädische und internistische Rheumatologen, Physiotherapeuten, Orthopädietechniker.

Konservative Therapie

- **Medikamentöse Therapie:**
  - Basistherapie mit klassischen DMARD (Disease Modifying Antirheumatic Drugs) und/oder Biologika (TNF-α-Inhibitoren, T-Zell-Kostimulationshemmer), zu Beginn in Kombination mit Glukokortikoiden (s. Tab. 4.5).
  - Die klassischen DMARD (Methotrexat, Leflunomid, Sulfasalazin, Antimalariamittel etc.) und die Biologika bedürfen der regelmäßigen laborchemischen Kontrolluntersuchung und der Feststellung der Krankheitsaktivität.
  - Bei Einsatz von Biologika besteht eine erhöhte Infektionsrate: Ein Tbc-Screening ist vor Biologika-Therapie obligat.
  - Symptomatische Schmerztherapie.
- **Physikalische Therapie:**
  - *Aktive Arthritis:* Ruhe, lokale Kühlung, aktive und passive Bewegung der nicht oder wenig befallenen Gelenke zur Mobilisation und Kontrakturvermeidung.
  - *Chronische Arthritis:* Warme Umschläge, aktive Bewegungstherapie aller Gelenke, Muskelkräftigung, Gelenkschutztraining.
- **Orthopädietechnik:**
  - Handlagerungsschienen, angepasste Gehhilfen, Schuhe mit Maßeinlagen und Abrollsohlen, in Ausnahmen auch Maßschuhe.
  - Hilfsmittel für Gelenkschutz, Sitzen, Essen, Körperpflege, Toilette und Arbeitsplatz.

Operative Therapie

- **Frühsynovialektomie an Gelenken und Sehnenscheiden:** Radikale chirurgische Entfernung des hypertrophen Synovialgewebes im Frühstadium, bevor Knochen- und Knorpelschäden nachweisbar sind. Indiziert bei nicht ausreichend effektiver Basismedikation.
- **Spätsynovialektomie an Gelenken und Sehnenscheiden:** Je stärker die Gelenkschäden fortgeschritten sind, umso geringer ist der therapeutische Effekt der Synovialektomie. Dabei zeigen Schulter, Ellbogen, MCP-Gelenke mit der Spätsynovialektomie bessere Ergebnisse als die Beingelenke. Sind bereits schwerere Schäden (LDE 4 oder 5) vorhanden, ist die Indikation zweifelhaft. Die chirurgische Synovialektomie wird oft ergänzt durch die Radiosynoviorthese (nach 6 Wochen).
- **Chemische oder aktinische Synoviorthese** (mit Yttrium, Rhenium oder Erbium): Als lokale Ergänzung zur Basistherapie und postoperativ nach Synovialektomie. Sie zerstört das hypertrophe Synovialgewebe und reduziert die Synovialisaktivität. Narbiger Umbau zur Neosynovialis, aber Synovialitisrezidive sind möglich.
- **Resektionsarthroplastik**: Neugestaltung der knöchernen Gelenkpartner durch partielle Resektion und Interposition von Faszie o. ä.. Die Operationstechnik ist weitgehend von der Endoprothetik verdrängt. Ausnahmen u. a.: MTP-Gelenke, CMC 1, distales und proximales Radioulnargelenk.
- **Sehnenrekonstruktionen:** Komplexe Rekonstruktionsoperationen wegen meist multipler langstreckiger Sehnenzerstörungen. Meist durch Umlagerung intakter Sehnen oder seltener durch freie Sehneninterponate.
- **Endoprothesen:** Sie ersetzen heute weitgehend die Resektionsarthroplastiken, Spätsynovialektomien und Arthrodesen an den großen und mittleren Gelenken. Die Endoprothesenoperation trifft bei der RA auf spezielle Bedingungen: Osteoporose, Kontrakturen, Instabilität, Muskelschwäche, reduzierte Immunkompetenz. Das polyartikuläre Krankheitsbild verlangt häufig multiplen Gelenkersatz, abgestimmte Reihenfolge! Faustregel: Hand vor Arm, proximal vor distal.

- **Arthrodesen:** An den großen und mittelgroßen Gelenken durch Endoprothetik abgelöst. Gute funktionelle Ergebnisse an PIP-Gelenken der Hand und am Handgelenk (Mannerfelt Technik). Alternativlos an der Chopart-Gelenkreihe und unterem Sprunggelenk, auch am fehlgestellten und destruierten oberen Sprunggelenk.
- **Korrekturosteotomien** haben in der Chirurgie der RA keine Bedeutung.

Komplikationen

- Funktionsverlust und Fehlstellung von Gelenken.
- Schwere extraartikuläre Organbeteiligung. In ca. 5% sekundäre Amyloidose mit nephrotischem Syndrom.
- Nebenwirkungen der antirheumatischen Therapie und Komplikationen der Operationen.

Prognose

- Prognosebeurteilung schwierig, da sich Krankheitsschübe und Remissionen rasch und überraschend abwechseln können.
  - In 75% progredienter, schubweiser Verlauf.
  - In 30% invalidisierende Gelenkveränderungen.
  - Bleibende Spontanremissionen sind bekannt.
- **Kriterien für eine schlechte Prognose:**
  - Akuter polyartikulärer Beginn.
  - Früh auftretende hohe RF- und ACPA-Werte.
  - Rasch auftretende Usuren.
  - Rheumaknoten.
  - Extraartikulärer Befall.
- RA-Patienten haben ein erhöhtes Arteriosklerose-Risiko.

10.2 Spondyloarthritis

Grundlagen

- **Synonyme:** Spondylitis ankylosans, Spondylarthritis ankylopoetica, Morbus Marie-Strümpell, Morbus Bechterew.
- **Definition:** Chronisch entzündliche Erkrankung von Wirbelsäule, Iliosakralgelenken und peripheren Gelenken mit knöcherner, versteifender Überbrückung der Intervertebralräume.
- **Epidemiologie:** Prävalenz in Europa 0,5 – 1% (m : w = 4 : 1) mit familiärer Häufung. Beginn zwischen dem 20.– 40. Lebensjahr, gehäuft bei bestimmten ethnischen Gruppen (z. B. Indianer in Nordamerika).
- **Ätiologie:** Endogene Faktoren, genetische Disposition - in 90% Assoziation zum HLA-B27, (8% der Gesunden HLA-B27 positiv). Unbekannte Faktoren lösen den chronisch-entzündlichen Prozess aus.
- **Verlauf:** Typisch sind Entzündungen in den Synovialgeweben der Iliosakralgelenke, der Intervertebralgelenke und der Kostovertebralgelenke. Es entwickeln sich metaplastische Verknöcherungen im Band- und Kapselapparat der Wirbelsäule und Arthritiden mit frühen Sekundärarthrosen der großen Gelenke. Phasenhafter Verlauf, meist beginnend an ISG und kleinen Wirbelgelenken. Später können die peripheren Gelenke (meist Hüftgelenke, Kniegelenke, symmetrisch) synovialitisch erkranken. Große Variabilität im Verlauf: schwerer einsteifender Progress bis zu leichten Krankheitsformen, die der Diagnose entgehen.
  - Im *Prodromalstadium* persistierende, nächtlich auftretende (nach 2:00 Uhr), nicht genau lokalisierbare Kreuzschmerzen.
  - Später zunehmende Einsteifung der Wirbelsäule bis zur vollständigen Ankylosierung und Kyphosierung (Bambusrohrform der Wirbelsäule).
  - Mildere Verläufe überwiegend bei Frauen.

10.2 Spondyloarthritis

Klinik

- **Prodromalstadium:**
  - Kreuz-/Gesäßschmerzen (Sakroiliitis) (98 %) nachts und frühmorgens, Besserung durch Bewegung.
  - ⌑ *Hinweis:* Von einem „entzündlichen Rückenschmerz" spricht man, wenn vier der folgenden fünf Kriterien erfüllt sind: Alter bei Symptombeginn unter 40 Jahre. Schleichender Beginn. Besserung bei Bewegung. Keine Besserung durch Ruhe. Nächtlicher Schmerz (mit Besserung durch Aufstehen).
  - Schmerzhafte Enthesiopathien: Ferse, sternoklavikular, manubriosternal.
  - Iridozyklitis, Uveitis, Urethritis.
- **Vollbild:**
  - Ankylosierende Kyphose mit typisch vornüber gebeugter Haltung. Blick auf den Boden gerichtet, Augen nicht mehr bis zur Horizontalen erhebbar.
  - Arthritis peripherer Gelenke mit früher einsteifender Sekundärarthrose.
  - Schmerzhafte, später produktiv-ossifizierende Enthesiopathien (v. a. Sitzbeine).
  - Abdominalatmung, Ateminsuffizienz durch Versteifung des knöchernen Thorax infolge Verknöcherung der Zwischenwirbel- und Kostotransversalgelenke.
  - Selten Aorteninsuffizienz, Kardiopathie, Nephropathie.
  - Iritis.

Diagnostik

- **Rheumatologische Anamnese** (S. 188). ASAS-Klassifikationskriterien (Assessment of SpondyloArthritis international Society).
- **Klinische Untersuchung:** Positives Mennell-Zeichen beidseits (DD positives Mennell-Zeichen auch bei Arthritis psoriatica [asymmetrisch], Morbus Crohn, Colitis ulcerosa). Zeichen nach Schober und Ott, Thoraxstarre (Atemexkursionsdifferenz im 4. ICR < 2 cm), verringerter Finger-Boden-Abstand, eingeschränkte Kopfbeweglichkeit.
- **Labor:**
  - HLA-B27 bei 90 % der Betroffenen positiv.
  - BSG normal bis erhöht (je nach Aktivität der Erkrankung), begleitende Anämie fehlt.
- **Röntgen:**
  - ⌑ *Beachte:* Jahrelange Latenz zwischen klinischen Symptomen und röntgenologischen Veränderungen (höhere Empfindlichkeit des MRT in der Frühphase).
  - *Verknöcherung* des Anulus fibrosus.
  - *Syndesmophyten,* die als schmale, vertikale Knochenspangen den Zwischenwirbelraum überbrücken, schließlich vollständige paravertebrale Verknöcherung (Bambusstab).
  - *Erosionen und Sklerose* der Deckplatten wie bei Spondylodiszitis.
  - *Kastenwirbel:* Rechteckstruktur der Wirbel nach Auffüllen der Konkavität mit periostalem Knochenanbau.
  - *Kyphose* der Brustwirbelsäule mit abgeflachter Lendenlordose.
  - *Röntgenschrägaufnahmen BWS/LWS:* Spondylarthritis: Sklerosierung der Zwischenwirbel- und Kostotransversalgelenke mit Ossifikation der Gelenkkapseln und Ligamente (2- bis 3-gleisiges Schienenphänomen).
  - *Röntgenaufnahme nach Barsony:* ISG mit typischen Veränderungen, "buntes Bild": Nebeneinander von osteolytischen und sklerotischen Veränderungen beider ISG, perlschnurartige Randusuren; später Sklerosierung und zunehmend symmetrische Obliteration des ISG.
  - *Andersson-Läsion:* Stressfraktur der starren Wirbelsäule (ungünstige Hebelarme) und pseudarthroseähnlicher Unterbrechung der Bambusstab-Wirbelsäule.
- **MRT des ISG:** In der Frühphase Knochenödeme im Bereich beider ISG, Usuren, Unschärfen der Grenzlamelle als Zeichen einer Sakroiliitis, wenn Röntgen noch unauffällig. MRT verdrängt Röntgen zunehmend in der bildgebenden Frühdiagnostik.
- **Szintigrafie:** Frühdiagnostik mit Mehranreicherungen in den ISG.

Differenzialdiagnosen

- Degeneratives Lumbalsyndrom.
- Morbus Forestier (diffuse idiopathische skelettale Hyperostose [DISH], hyperostotische Form der Spondylose).
- Spondyloarthritiden bei Psoriasis (s. Arthritis psoriatica (S.207)), Colitis ulcerosa, Morbus Crohn.
- Septische Sakroiliitis.
- Bakterielle und tuberkulöse Spondylitis (S.214).

Therapieprinzipien

- Medikamentöse Unterdrückung der entzündlichen Aktivität.
- Aktive Bewegungstherapie (Bechterew-Gymnastik), um die Wirbelsäulenbeweglichkeit zu erhalten und eine Einsteifung der Wirbelsäule in Hyperkyphose zu vermeiden.
- *Cave:* Mit einem Korsett lassen sich Versteifung und Kyphosierung nicht beeinflussen.

Konservative Therapie

- Regelmäßige mobilisierende Bewegungstherapie, Entkyphosierung.
- Atemtherapie, Wärme.
- Orthesen vermeiden, Matratzenauswahl.
- **Medikamentöse Therapie:**
  - Konzept der Frühtherapie: Frühzeitiger Beginn mit NSAR bei Sakroiliitis im MRT und positivem HLA-B27-Nachweis. TNF-α-Blocker bei hoher Krankheitsaktivität.
  - Lokaltherapie peripherer Gelenke mit Kortikosteroiden intraartikulär.

Operative Therapie

- **Endoprothese:** Selten bereits in frühen Jahren erforderlich, meistens ab 50. Lebensjahr wegen einsteifender Sekundärarthrose. Neigung zu ektopen Ossifikationen bei Hüftgelenksprothetik.
- **Osteotomie der Wirbelsäule** (Kolumnotomie): Bei schwerer Kyphose, die den Blick in die Ferne behindert.
  - *Monosegmentale Keilosteomie* L2/L3 nach Smith-Petersen.
  - *Mehrsegmentale Wirbelbogenosteotomien* mit transpedikulärer Fixierung (dorsale Lordosierungsspondylodese).

Prognose

- Prophylaxe und kausale Therapie sind nicht möglich.
- Frühzeitige konsequente Basismedikation wirkt antiinflammatorisch und reduziert wahrscheinlich auch ossäre Ankylosen umso effektiver, je kürzer der Krankheitsbeginn zurückliegt.
- Ein konsequentes physiotherapeutisches Übungsprogramm wirkt dem Einsteifungsprozess entgegen.
- Verlauf sehr variabel. Nach Jahren spontaner Stillstand möglich.

10.3 Reaktive Arthritis

Grundlagen

- **Definition:** Akute Synovialitis eines oder mehrerer Gelenke als Zweiterkrankung nach urogenitalen, gastrointestinalen oder respiratorischen bakteriellen Infekten.
- **Epidemiologie:** 2–3% aller Patienten mit gastrointestinalen oder urethritischen bakteriellen Infekten (m:w = 1:1).

10.3 Reaktive Arthritis

- ▶ **Ätiologie:** Genetische Prädisposition (HLA-B27 in 80% positiv), auslösender bakterieller Infekt mit Chlamydien, Yersinien, Salmonellen, Shigellen, Campylobacter u. a. Die Borrelien-Arthritis ist im Kap. 10.4 dargestellt.
- ▶ **Pathogenese:** Die Infektion löst bei genetischer Disposition eine reaktive Arthritis aus, die auch ohne Persistenz der Infektion bestehen bleibt. Die Arthritis ist aseptisch, bakterielle Erreger lassen sich aus dem Gelenkpunktat nicht anzüchten. Evtl. sind nicht replikative Erregerbestandteile (z. B. Bakterienantigene) nachzuweisen.

Klinik

▷ *Beachte:* Latenzzeit zwischen enteritischem/urethritischem Infekt und reaktiver Arthritis 2 – 6 Wochen! Eine Infektion kann auch unbemerkt verlaufen.
- ▶ **Arthritis:**
  - Mon- oder Oligoarthritis, wandernd, meist asymmetrisch.
  - V. a. untere Extremitäten betroffen (Knie-/Sprunggelenk), seltener Finger-/Zehengelenke, evtl. ISG und Wirbelgelenke.
- ▶ **Urethritis, Konjunktivitis, Iritis.**
- ▶ **Begleitsymptome:**
  - Fieber, Sakroiliitis, Enthesiopathien, Beteiligung innerer Organe (Karditis, Pleuritis).

Diagnostik

- ▶ **Rheumatologische Anamnese** (S. 188).
- ▶ **Klinische Untersuchung.**
- ▶ **Labor:**
  - *Routinelabor:* Bei reaktiver Arthritis normal, evtl BSG ↑, CRP ↑.
  - Rheumafaktor negativ, HLA-B27 in 80% positiv.
  - *Nachweis eines enteritischen oder urethritischen Infekts* (direkter Erregernachweis meist nicht mehr möglich, gelegentlich indirekter Nachweis mit LCR (Ligasekettenreaktion) oder PCR (Urethra-, Zervixabstrich, Stuhl, Synovia, Biopsie aus Kolon- oder Ileumschleimhaut). Mögliche Erreger:
    - Enteritisch: Yersinien, Campylobacter jejuni, Shigellen, Salmonellen, Clostridien.
    - Urethritisch: Chlamydien, Ureaplasmen, Gonokokken, Mykoplasmen.
    - Andere: Borrelien, Meningokokken, Röteln-Viren, Parvo-Virus B19, HBV, β-hämolysierende Streptokokken A, Brucellen.
  - *Antikörperserologie*: IGM und IGG Antikörpersuche, spezifisch für auslösende Bakterien.
  - *RF, ANA, ACPA:* Zur DD anderer entzündlich rheumatischer Erkrankungen.
- ▶ **Röntgen:** Initial unauffällig, selten sekundäre Arthrose im späten Verlauf.
- ▶ **MRT:** Synovialitis, Erguss.

Differenzialdiagnosen

- ▶ Andere entzündlich rheumatische Synovialkrankheiten.

Therapie

- ▶ **Infekttherapie:**
  - *Chlamydien, Ureaplasmen, Mykoplasmen:* Doxycyclin, Makrolide. Chlamydien können intrazellulär persistieren, daher Antibiose bis zu 3 Monaten empfohlen.
  - *Andere Erreger:* Nach Antibiogramm.
  - ▷ *Merke:* Partnerbehandlung wichtig!
- ▶ **Symptomatische Behandlung der Synovialitis:**
  - Gelenkschonung, physikalische Therapie, Kryotherapie.
  - NSAR, evtl. TNF-α-Inhibitoren.
  - *Bei hoch akutem Verlauf und bei Iridozyklitis:* Evtl. Glukokortikoide.
  - *Bei chronischem Verlauf:* Evtl. Sulfasalazin.

Prognose

- Gut. Nur selten Destruktion der Gelenke mit sekundärer Arthrose.

10.4 Arthritis bei Borreliose

Grundlagen

- **Definition:** Reaktive Arthritis nach Infektion mit Borrelia burgdorferi durch Zeckenbiss. Erstbeschreibung der Erkrankung 1976 in Lyme-County, USA.
- **Epidemiologie:** Borrelia burgdorferi kommt in Mittel-, Ost-, Nordeuropa, Nordamerika und Australien ubiquitär vor. In Endemiegebieten sind 10–50 % der Zecken mit dem Erreger infiziert.

Klinik

- Stadienhafter Verlauf der Infektion. Asymptomatische Verläufe möglich durch erfolgreiche Erregerelimination (= Spontanheilung).
- **Stadium I = frühe lokalisierte Borreliose** (Inkubationszeit Tage bis wenige Wochen nach Zeckenstich, Symptomatik klingt nach 3–4 Wochen ab):
  - *Erythema chronicum migrans:* Peripher wanderndes Ringerythem mit zentraler Abblassung *(Cave:* Große Variabilität der Erythema-chronicum-migrans-Morphologie).
  - *Grippale Symptome:* Fieber, Kopfschmerzen, Lymphadenitis, Arthralgie, Myalgie.
- **Stadium II = frühe disseminierte Borreliose** (Inkubationszeit mehrere Wochen bis wenige Monate, zeitlich begrenzt bzw. chronischer Verlauf):
  - *Lymphozytäre Meningoradikulitis (Bannwarth-Syndrom):* Fazialisparese, starke radikuläre Schmerzen mit topografischer Beziehung zum Zeckenstich (v. a. nachts).
  - *Meningitis/Enzephalitis.*
  - *Myokarditis* (AV-Blockierungen).
  - *Iritis.*
  - *Arthritis* (Mon-/Oligoarthritis, v. a. Knie- und Sprunggelenk).
  - Selten *Lymphozytom*.
- **Stadium III = chronische Borreliose** (Inkubationszeit mehrere Monate bis Jahre, chronischer bzw. chronisch-progressiver Verlauf):
  - *Acrodermatitis chronica atrophicans:* Pergamenthaut mit livider Verfärbung.
  - *Arthritis* (am häufigsten Gonarthritis).
  - *Polyneuropathie.*
  - *Enzephalomyelitis.*
- Die Arthritis des Stadium II und III ist meist eine Monarthritis mit schmerzhafter Schwellung. Eine Arthralgie kann lange nach erfolgreicher Antibiotikatherapie persistieren. Usuren und Gelenkdestruktionen treten in der Regel nicht auf.

Diagnostik

- Anamnese eines Zeckenstiches bzw. des Aufenthalts im Endemiegebiet.
- Klinische Untersuchung.
- **Labor:**
  - Anämie, Leukozyten ↑, BSG ↑.
  - IgM- und IgG-Antikörper gegen Borrelien (ca. 50 % Sensitivität).
  - *Cave:*
    - *Erregerspezifische Antikörper* sind erst etwa *3–8 Wochen* nach der Infektion zu erwarten. Zuerst treten spezifische IgM-Antikörper auf.
    - *Kreuzreaktion* mit Treponema pallidum (TPHA-Test) möglich. Falsch positive Reaktion bei RA und SLE.
  - Direkter Erregernachweis (Borrelien-DNA) mit PCR aus Urin, Synovia, Liquor (lymphozytäre Pleozytose, Eiweiß ↑), Hautbiopsie.

Differenzialdiagnosen

- Erysipel.
- Erythema exsudativum multiforme.
- Arthritiden anderer Genese.

Therapie und Prophylaxe

▶ *Beachte:* Entscheidend ist der frühzeitige Therapiebeginn; eine adäquate Antibiotikatherapie im Stadium I hat die besten Erfolgsraten. Individuelles Therapieregime, je nach Manifestation (Karditis, Arthritis, Neuroborreliose).

- **Entfernung der Zecke:**
  - Zur Entfernung einer Zecke eignen sich feine Pinzetten oder Zeckenkarten. Nach Erfassen mit der Pinzette wird die Zecke langsam und gleichmäßig aus der Haut herausgezogen (nicht quetschen!). Anschließend sollte die Stichstelle desinfiziert werden. Keine Anwendung von Öl o. ä..
  - Tetanusschutz.
  - Asservation der Zecke für PCR-Untersuchung (bei negativem PCR-Ergebnis ist eine Borrelieninfektion ausgeschlossen).
- **Medikamentöse Therapie:**
  - *Stadium I:* Doxycyclin 2 × 100 mg/d für 2 – 3 Wochen.
  - *Ab Stadium II:*
    - Penicillin G 6 Mio I.E./d p. o. für 2 – 3, im Stadium III für 6 Wochen.
    - Alternativ: Cephalosporine, z. B. Ceftriaxon 4 – 6 g/d i. v. für 3 – 4 Wochen.

  ▶ *Hinweis:* Kontrolle der Wirksamkeit der antibiotischen Therapie durch Antigennachweis im Urin möglich.
- **Prophylaxe in Endemiegebieten:**
  - Bekleidung, die möglichst viel Haut bedeckt; Inspektion der Haut nach jedem Spaziergang.
  - Eine spezifische Immunisierungsprophylaxe gibt es nicht. Prophylaktische Antibiotikagaben werden nicht empfohlen.

10.5 Kollagenosen

Grundlagen

- **Definition:** Kollagenosen sind Systemerkrankungen, die sich hauptsächlich am Bindegewebe manifestieren. Gelenk- und Muskelbeteiligung zeigen:
  - *Systemischer Lupus erythematodes (SLE):* Schubweise verlaufende Systemerkrankung der Haut und des Gefäßbindegewebes mit Vaskulitiden der kleinen Arterien und Arteriolen, verbunden mit der Ablagerung von Immunkomplexen.
  - *Sharp-Syndrom* (Mixed Connective Tissue Disease [MCTD]): Gemischte Kollagenose. Relativ gutartiges Krankheitsbild mit Überlappungssymptomatik aus SLE, Sklerodermie, Polymyositis und rheumatoider Arthritis sowie einer obligaten Raynaud-Symptomatik.
  - *Sjögren-Syndrom:* Chronische, abakterielle Entzündung der Tränen- und Speicheldrüsen und evtl. anderer exokriner Drüsen.
    - Primäre Form: Ätiologie unbekannt.
    - Sekundäre Formen („Sicca-Syndrom"): Bei rheumatoider Arthritis, Kollagenosen, Hepatitis C.
  - *Progressive Sklerodermie:* Fibrose der Haut, der Synovialis und verschiedener innerer Organe infolge eines Kollagenüberschusses und einer obliterierenden Angiopathie. *CREST-Syndrom:* Limitierte Form der Sklerodermie mit Calcinosis cutis, Raynaud-Syndrom, oesophageale Dysfunktion, Sklerodaktylie und Teleangiaktasien.
  - *Polymyositis:* Entzündliche Systemerkrankung der Skelettmuskulatur mit vorwiegend lymphozytärer Infiltration.
  - *Dermatomyositis:* Polymyositis mit Beteiligung der Haut.

10.5 Kollagenosen

- **Epidemiologie:** Es sind überwiegend Frauen betroffen. Das Sjögren-Syndrom ist die zweithäufigste rheumatologische Erkrankung nach der RA.
- **Ätiologie:** Meist unbekannt.

Klinik

Beachte: Die klinischen Bilder und Verläufe zeigen ausgesprochen große Variabilität.

- **Allgemeinsymptome:** Gewichtsverlust, Schwäche, Fieber.
- **Muskel-/Gelenkbeschwerden** (bei SLE bis zu 80 %):
  - *Polyarthritis:* Meist symmetrisch, v. a. Hand und Finger, Kniegelenke betroffen (bei SLE).
  - *Subluxationen/Fehlstellungen ohne erosive Gelenkdestruktion:* Durch entzündliche Veränderungen des periartikulären Bindegewebes (bei SLE).
  - *Myositis* (bei SLE, Polymyositis, Dermatomyositis).
  - *Fibrose der Synovialis* (bei progressiver Sklerodermie).
- **Hautveränderungen:**
  - Schmetterlingserythem an Wangen und Nasenrücken (bei SLE).
  - Raynaud-Symptomatik (beim Sharp-Syndrom obligat, bei progressiver Sklerodermie).
  - Geschwollene Hände, Sklerodaktylie, Rattenbissnekrosen, ektope Mineralisationen, Mikrostomie (Tabaksbeutel-Mund, bei Sharp-Syndrom und Sklerodermie).
  - Ödematöse Erytheme des Gesichts, Papeln der Fingerstreckseiten, Nagelfalzhyperkeratosen (bei Dermatomyositis).
- **Organmanifestationen:**
  - Pleuritis, Pneumonie, Lungenfibrose (bei SLE, progressiver Sklerodermie).
  - Perikarditis, Myokarditis, Myokardfibrose (bei SLE, progressiver Sklerodermie, Polymyositis, Dermatomyositis).
  - Glomerulonephritis, nephrotisches Syndrom (bei SLE).
  - Niereninsuffizienz, Hypertonie (bei progressiver Sklerodermie).
  - Ösophagushypomotilität (bei progressiver Sklerodermie, Polymyositis, Dermatomyositis).
  - Psychosen, epileptische Anfälle, Hirnnervensymptome (bei SLE).
- **Trockenheit der Schleimhäute** (beim Sjögren-Syndrom):
  - *Xerophthalmie:* Tränenlosigkeit mit konsekutiver Keratokonjunktivitis.
  - *Xerostomie:* Mundtrockenheit, Heiserkeit, Hustenreiz.
  - *Xerodermie:* Erlöschen der Schweißsekretion.

Diagnostik

- **Rheumatologische Anamnese** (S. 188).
- **Klinische Untersuchung:** Gelenkstatus; Suche nach extraartikulären Manifestationen.
- **Röntgen:** Nicht erosive Arthritis, Subluxationen/Fehlstellungen bei SLE.
- **Labor:** BSG ↑, CRP ↑; Nachweis von Autoantikörpern:
  - Antinukleäre Antikörper (ANA).
  - Antikörper gegen doppelsträngige DNS (Anti-ds-DNS-AK): Typisch bei SLE.
  - Antiphospholipid-Antikörper (APA).
- **Histologie:**
  - Lymphozytäre Infiltration der Speicheldrüse (Sjögren-Syndrom).
  - Muskelbiopsie (Polymyositis/Dermatomyositis).

Differenzialdiagnosen

- Rheumatoide Arthritis (S. 185).
- Gesamte Bandbreite der Kollagenosen.
- Bei SLE:
  - Andere hämatologische, neurologische, renale Erkrankungen.
  - Medikamentös induzierter Lupus (Procainamid, Hydralazin, Methyldopa, Phenytoin, Neuroleptika, Minocyclin).

- Bei Polymyositis/Dermatomyositis:
  - Polymyalgia rheumatica.
  - Muskeldystrophien.
  - Myasthenia gravis (Doppelbilder, Ptose, belastungsabhängige Muskelschwäche, häufig Thymushyperplasie).

Therapie

- Symptomatische Maßnahmen, Schonung, Kühlung, Physiotherapie, Sonnenschutz.
- Medikamentöse Therapie: Immunsuppressiva, Glukokortikosteroide.
- Medikamentöse Begleittherapie: bei Beteiligung des Gefäßsystems, z. B. Niere (ACE-Hemmer), bei thromboembolischen Ereignissen (Marcumarisierung) oder bei pulmonalem Organbefall (Cyclophosphamid).

10.6 Weichteilrheumatismus, Fibromyalgie

Grundlagen

- **Definition:** Unspezifische, schmerzhafte Erkrankung der Muskeln, Bänder, Sehnen, Sehnenscheiden und Schleimbeutel, verursacht durch entzündliche und nicht-entzündliche Vorgänge. Sehr unterschiedlich in auslösenden Ereignissen, Symptomatik, Ausprägung und Verlauf. Häufig begleitend bei entzündlichen oder degenerativen Gelenkerkrankungen. Uneinheitliche Nomenklatur („Fibromyalgie", „Chronic widespread Pain").
- **Epidemiologie:** Häufiges Auftreten (1 – 11 % der Bevölkerung), in allen Altersgruppen vertreten, Häufung zwischen 30.– 60. Lebensjahr (w : m = 8 : 1).
- **Ätiologie:** Ungeklärt.

Formen weichteilrheumatischer Syndrome

- **DD Muskelerkrankungen:**
  - *Myositiden* (entzündliche Infiltrate der Muskulatur): Bei Polymyositis/Dermatomyositis (rasch zunehmende Muskelschwäche), Kollagenosen, Sarkoidose, Vaskulitiden, Infektionskrankheiten.
  - *Myopathien:* Bei Polymyalgia rheumatica, endokrinen Erkrankungen.
  - *Myasthenien.*
  - *Myalgien* (Myosen): Muskelschmerz ohne pathologisch-strukturelles Substrat.
- **DD Erkrankungen der Sehnen(-scheiden), Faszien, Bursae:**
  - *Tendosynovialitis, Tendinitis, Tendovaginopathie:* Bei rheumatoider Arthritis, Überlastungsphänomenen.
  - *Tendinose, Tendinopathie:* Durch lokale chronische Überlastung, v. a. Schulter, Ellenbogen, Hüfte, Knie, Ferse betroffen; z. T. degenerative Formen. Rarefizierende und produktive, ossifizierende Enthesiopathien.
  - *Pannikulose:* Degenerative Erkrankung der Subkutis.
  - *Fasziitis.*
  - *Bursitis:* Chronisch, oft ungeklärte Genese, mechanisch bedingt, bei Gicht, rheumatoider Arthritis u. a.

Diagnostik

- **Ausschlussdiagnose!**
- **Rheumatologische Anamnese** (S. 188), zusätzlich strukturierte Schmerzerfassung (Schmerzskizze), dyspeptische Beschwerden, Miktionsbeschwerden, Schlaf- oder Konzentrationsstörungen, Antriebsschwäche, Beeinträchtigungen in Alltagsfunktionen, Krankheitsängste, psychosoziale Stressoren.
- **Klinische Untersuchung:** Ganzkörperstatus, Triggerpunkte.

- **Labor:** Unspezifisch. Obligate Laboruntersuchungen bei *Erstevaluation* bei chronischen Schmerzen in mehreren Körperregionen:
  - BSG, CRP, ACPA und kleines Blutbild (DD Polymyalgia rheumatica, rheumatoide Arthritis).
  - Kreatinkinase (DD Muskelerkrankungen).
  - Kalzium (DD Hyperkalziämie).
  - Thyreoideastimulierendes Hormon (TSH) basal (DD Hypothyreose).

Therapie

- **Physikalische Therapie:** Z. B. Wärmetherapie (oft schneller Erfolg), Balneotherapie.
- **Bewegungstherapie:** Aerobes Ausdauertraining, Bewegungstherapie im Wasser.
- **Medikamentöse Therapie:**
  - NSAR.
  - Evtl. Kortikosteroidinjektionen (bei sekundären Fibromyalgien).
  - Antidepressiva.
  - 5-HT3-Rezeptor-Antagonisten (Topisetron).
- **Weitere Therapieformen:** Kognitive Verhaltenstherapie, multimodale Therapie, komplementäre Therapie.

Prognose

- Tendenz zur Chronifizierung, aber insgesamt gute Prognose.

Sonderform Fibromyalgie

- **Definition:** Multilokuläres Schmerzsyndrom mit typischen schmerzhaften Druckpunkten (Tender Points) sowie vegetativer Symptomatik und funktionellen Beschwerden (generalisierte Tendomyopathie).
- **Epidemiologie:** Zu 80 % Frauen betroffen (familiäre Häufung), Altersgipfel 20.– 50. Lebensjahr.
- **Ätiologie:**
  - Primär (Ätiologie unbekannt), ggf. Prädisposition.
  - Psychosomatische Störungen (Autoaggressionsphänomen, unreife Abwehrmechanismen).
  - Sekundär bei endokrinen, infektiösen, malignen Erkrankungen.
- **Klinik:**
  - *Schmerzsymptomatik:* Schmerz in mindestens drei Körperregionen über mindestens drei Monate; 11 von 18 festgelegten Tender Points positiv (z. B. Okziput, C 5 – 7, 2. Rippe, Trochanter major, Abb. 10.3).
- *Vegetative Symptome:* Tremor, Hyperhidrosis.
- *Funktionelle Beschwerden:* Allgemeine Abgeschlagenheit, Schlafstörungen, gastrointestinale Beschwerden, Kopfschmerzen, Konzentrationsverlust.
- *Schmerzverstärkung:* Bei Wetterwechsel, Kälte, Stress, Inaktivität.
- **Diagnostik:**
  - Keine Muskelatrophie, normale Gelenkfunktion.
  - Druckschmerzhafte Triggerpunkte, Labor o. B.
- **Therapie:** Multimodales Therapiekonzept (psychotherapeutisch, physikalisch, medikamentös).

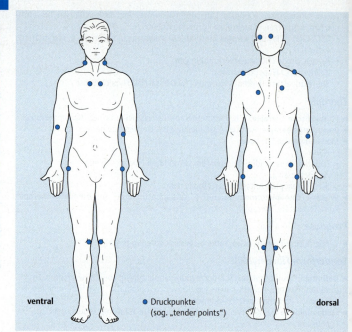

Abb. 10.3 • Typische Schmerzpunkte (Tender Points) bei Fibromyalgie. (aus Huber H., Winter E.: Checkliste Schmerztherapie. Thieme; 2006)

10.7 Polymyalgia rheumatica

Grundlagen

- **Synonym:** Riesenzellarteriitis.
- **Definition:** Vaskulitis, die sich durch symmetrische Schmerzen in Schulter und/oder Beckengürtel manifestiert. Häufig mit einer Riesenzellarteriitis im Versorgungsbereich der A. carotis assoziiert (Arteriitis temporalis Horton). Beide werden als Entität unter dem Begriff Polymyalgia arteriitica (PMA) zusammengefasst.
- **Epidemiologie:** Bei älteren Menschen Prävalenz ca. 1 % (Auftreten v. a. in der Altersgruppe > 50 Jahre); davon 75 % Frauen. 50 % der Patienten mit Arteriitis temporalis leiden auch an einer Polymyalgia rheumatica.
- **Ätiologie:** Ungeklärt.

Klinik

- **Polymyalgia rheumatica:**
  - Heftige, symmetrische Schmerzen in Schulter- und/oder Beckengürtel, oft mit plötzlichem Beginn. Druckempfindlichkeit der Oberarme (Myalgien).
  - Schwäche der stammnahen Muskulatur.
  - Flüchtige Arthritiden.
  - Morgensteifigkeit < 1 h.
  - Reduzierter Allgemeinzustand, Abgeschlagenheit, Gewichtsverlust, Depression.
  - Evtl. Fieber.

- **Arteriitis temporalis Horton:**
  - Schläfenkopfschmerzen, Masseterschmerz (Schmerz beim Kauen).
  - Verdickte A. temporalis, druckschmerzhaft tastbar, evtl. pulslos.
  - Augenschmerzen, Sehstörungen, Visusminderung (Amaurosis fugax).

Diagnostik

- **Rheumatologische Anamnese** (S. 188).
- **Klinische Untersuchung:**
  - Evtl. A. temporalis verdickt tastbar.
  - Augenärztliches Konsil.
- **Labor:**
  - BSG ↑↑ (Sturzsenkung), CRP ↑, evtl. Leukozyten ↑.
  - Evtl. Anämie.
  - CK normal.
  - Keine Autoantikörper.
- **Histologie (Biopsie der A. temporalis):** Riesenzellen im Bereich von Elastica-Fragmenten.
  - *Hinweis:* Muskelbiopsien bringen in der Regel keinen pathologischen Befund.
- **Positiver Therapieversuch:** Prompte Besserung nach Gabe von Kortikosteroiden (Mittel der Wahl).

Differenzialdiagnosen

- Myalgiformer Beginn einer Alters-RA (s. Sonderformen (S. 185)).
- Polymyositis/Dermatomyositis (CK ↑, s. Diagnostik (S. 199)).
- Kopfschmerzen anderer Genese.
- Amaurosis fugax bei arterieller Verschlusskrankheit der A. carotis.

Therapie

- **Glukokortikosteroide:** Mittel der Wahl mit guter Remissionsrate.
- *Beachte:* Erhaltungstherapie über mindestens 1–2 Jahre, sonst Rezidivgefahr.

Komplikationen

- Visusstörungen.
- Ischämische Insulte.

Prognose

- Bei konsequenter Therapie gute Prognose ohne erhöhte Mortalitätsrate.

10.8 Arthritis urica

Grundlagen

- **Synonyme:** Gicht, Podagra (Fuß), Chiragra (Hand), Gonagra (Knie).
- **Definition:** Schmerzhafte, akut entzündliche Arthritis durch endoartikuläre Uratkristalle.
- **Epidemiologie:** Ca. 20% der Männer und 3% der Frauen haben eine Hyperurikämie > 7 mg/dl (m : w = 4 : 1 – 9 : 1). Das Risiko eines Gichtanfalles steigt bei zunehmender Höhe der Hyperurikämie. Prävalenz unter der erwachsenen Bevölkerung ca. 1,4%.
- **Ätiologie/Pathogenese:** Überproduktion von Harnsäure oder verminderte renale Harnsäureausscheidung bedingen eine Hyperurikämie. Bei Überschreiten der Löslichkeitsgrenze von 6,4 mg/dl fallen Uratkristalle im Gewebe aus und lagern sich in allen Geweben (Knorpel, Knochen, Synovialis, Kapsel, Bänder, Sehnen, Subkutis) unabhängig von den Gewebegrenzen ab. Der akute Schmerzanfall wird durch die gra-

10.8 Arthritis urica

nulozytäre Phagozytose der Kristalle eingeleitet, es kommt zur Freisetzung von Entzündungsmediatoren und Entwicklung einer kristallinduzierten Synovialitis. Die Uratgicht ist im Gegensatz zur Chondrokalzinose nicht allein eine endoartikuläre Krankheit.

Klassifikation

- **Primäre Hyperurikämie:** Genetischer Enzymdefekt im Purinstoffwechsel (Hypoxanthin-Guanin-Phosphoribosyltransferase [HG-PRT]) mit verminderter renaler Ausscheidung und vermehrter Synthese der Harnsäure. Zu 99 % Störung der tubulären Harnsäuresekretion in der Niere, in nur 1 % Überproduktion von Harnsäure. Lesch-Nyhan-Syndrom (unvollständiger Enzymdefekt), Kelley-Seegmüller-Syndrom (partieller Enzymdefekt).
- **Sekundäre Hyperurikämie:**
  - *Vermehrte Zufuhr:*
    - Nahrungspurine (Fleisch, Innereien, Fisch).
    - Zelluntergang bei Zytostatikatherapie, körperlicher Überbeanspruchung.
    - Hämoblastosen: Myeloische Leukämie, Polycythaemia vera, Osteomyelosklerose, chronisch hämolytische Anämie.
  - *Verminderte renale Ausscheidung:*
    - Chronische Nierenkrankheiten.
    - Übermäßiger Alkoholgenuss.
    - Azidosen: Laktazidämie, Ketoazidose beim Fasten oder bei Diabetes mellitus.
    - Arzneimittel: Saluretika, Pyrazinamid.
    - Vergiftungen: Blei, Beryllium.

Klinik

- **Stadium I – asymptomatische Hyperurikämie.**
- **Stadium II – akuter Gichtanfall:**
  - Auslösefaktoren: Ess-/Trinkerexzesse, Stress.
  - *Stark schmerzhafte Monarthritis,* plötzlich, v. a. nachts auftretend:
    - Meist Großzehengrundgelenk (Podagra), seltener Daumengrundgelenk (Chiragra) oder Knie-, Sprung-, Hüftgelenk betroffen.
    - Bei Altersgicht *polyartikuläre Manifestation* mit atypischer Gelenklokalisation möglich.
    - Hautrötung, Schwellung, Überwärmung des Gelenks, starker Ruheschmerz.
    - Fieber, Leukozytose.
    - Spontanes Abklingen des Anfalles nach Tagen bis Wochen (oft selbstlimitierend nach ca. 1 Woche).
- **Stadium III – interkritisches Stadium:** Symptomloses Intervall zwischen 2 Gichtanfällen.
- **Stadium IV – chronische Gicht (tophöse Gicht):** Nur noch selten.
  - *Tophusbildung (= Uratablagerungen):* Schmerzlose, derbe, weißlich durchschimmernde Knötchen, die mit Entleerung einer weißlich-kreidigen Masse aufbrechen können.
    - Weichteiltophus (Ohrmuschel, Großzehe, Ferse, Sehnenscheiden, Olekranon, Bursae).
    - Knochentophus (Defekt im gelenkflächennahen Knochen, v. a. Ellenbogen, Hände, Füße).
    - ▸ *Beachte:* Irreversible Gelenkveränderungen möglich!
  - *Renale Manifestationen:*
    - Uratnephropathie (primär abakterielle, interstitielle Nephritis).
    - Chronische Gichtniere mit Niereninsuffizienz bis zum Nierenversagen.

Diagnostik

▶ **Anamnese/Familienanamnese:**
- Alkohol, Fleisch?
- Erkrankungen des metabolischen Syndroms bei > 50 % der Gicht-Patienten (essenzielle Hypertonie, stammbetonte Adipositas, pathologische Glukosetoleranz/Diabetes mellitus Typ II, Hypertriglyzeridämie).
- Tumoranamnese.

▶ **Labor:**
- Hyperurikämie (Männer > 6,5 mg/dl, Frauen > 6 mg/dl).
- Leukozytose.
- BSG ↑, α_2-Globuline ↑ (Differenzialblutbild, Serumeiweißelektrophorese).
- Synoviaanalyse (Gelenkpunktat): Nachweis von stäbchenförmigen negativ doppelbrechenden Harnsäurekristallen (Untersuchung ist wenig sensitiv), erhöhte Leukozytenzahl; DD positiv doppelbrechend bei Chondrocalcinose. Mikrobiologie zur DD Pyarthritis.

▶ **Röntgen:**
- *Frühstadium:* Röntgenbild unauffällig.
- *Tophöses Stadium:*
  ◻ Knochentophi: Zystische, scharf abgegrenzte, rundliche Osteolysen mit zarter Sklerose ("wie ausgestanzt").
  ◻ *Anmerkung:* Uratkristalle sind nicht röntgendicht.
  - Weichteilschatten.
  - Evtl. periartikuläre Mineralisationen.
  - Periostale Knochenneubildung um kortikalisarrodierende Knochentophi.

Differenzialdiagnosen

▶ Chondrokalzinose (Pseudogicht (S. 206)).
▶ Akute reaktive Arthritiden (S. 195).
▶ Entzündliche Krankheiten der Synovialis.
▶ Pyarthritis (S. 214).
▶ Aktivierte Arthrose, vgl. auch Therapieprinzipien Gonarthrose (S. 443).
▶ Akute Arthritis bei Sarkoidose.
▶ Hydroxylapatit-Krankheiten (z. B. Milwaukee-Schulter).

Therapieprinzipien

▶ Senkung des Harnsäurespiegels durch Diät und Medikation. Ziel: Harnsäure < 6,4 mg/dl.
▶ Normalisierung des metabolischen Syndroms. Mittelfristig Normalisierung des Körpergewichtes.
▶ Viel trinken.
▶ Alkohol, Kaffee und purinhaltige Lebensmittel meiden (Fleisch, Innereien).
◻ *Merke:* Kein rigoroses Fasten! Führt zu Harnsäureanstieg in den ersten Tagen durch Eiweißabbau.

Konservative Therapie

▶ **Im Anfall:**
- *Allgemein:* Ruhigstellung, Hochlagern, Eiswickel, Flüssigkeit, Alkoholverbot.
- *Medikamentös:* NSAR in Kombination mit einem Protonenpumpenhemmer, Colchizin, ggf. kombiniert mit Prednisolon.

▶ **Chronisches Stadium:**
- *Allgemein:* Gewichtsreduktion von 1 kg/Monat mit leichtem körperlichen Training anstreben, purinarme Diät.
- *Medikamentös:*
  - Hemmung der Harnsäurebildung: Xanthinoxydasehemmer (Allopurinol, Febuxostat).
  - Förderung der Harnsäureausscheidung: Urikosurika (Benzbromaron, Probenezid).

Operative Therapie

- Arthroplastische Operation mit Entfernung störender Tophi. Die Harnsäurekristalle respektieren die Gewebegrenzen nicht! Ein Gichttophus läßt sich nicht "Ausschneiden", ohne dabei Kapsel und Bänder zu resezieren. Im Gegensatz zu Kalziumpyrophosphaten sind Uratkristalle gut wasserlöslich: intraoperative warme Dusche!
- Resektionsarthroplastiken, Alloplastiken, Arthrodesen je nach Lokalisation und Zerstörungsgrad des Gelenkes.

Prognose

- Günstig bei frühzeitiger Behandlung und guter Compliance.
- Langzeitprognose wird durch Nierenkomplikationen bestimmt (Uratnephropathie, Nephrolithiasis).

10.9 Chondrokalzinose/Pseudogicht

Grundlagen

- **Definition:** Kristallarthropathie mit chronischer Artikulosynovialitis und akuten Exazerbationen (Pseudogicht).
- **Ätiologie:** Ablagerung von Kalziumpyrophosphaten und anderen Kalziumphosphaten in Knorpel und Synovialgewebe; häufiges Begleitphänomen der Arthrosen großer Gelenke; häufiges Symptom der Hämochromatose (u. a. Kalzifizierung des Discus ulnocarpalis); hereditäre Chondrokalzinosen sind beschrieben. Die Entstehungsmechanismen der chondralen Kalzifizierung sind ungeklärt, z. B. Überschuss von Pyrophosphaten durch Chondrozytendefekt, Kalzifikation in der Umgebung von Knorpelzellclustern bei Arthrose.
- **Pathogenese:** Chronischer Schmerz durch Gelenkerguss und Arthrose; Schmerzanfälle wahrscheinlich unter Vermittlung der Leukozytenphagozytose (wie bei Uratgicht) ausgelöst. Es ist ungeklärt, ob eine Unterteilung in Apatitgicht, Pyrophosphatgicht, Oktokalziumphosphatgicht usw. Berechtigung hat. Der Apatitablagerung in der Schulter wird ein progressiver Verlauf zugeschrieben (Milwaukee-Schulter).
- **Klinik:**
  - Oft klinisch stumm. Akute schmerzhafte Synovialitis großer Gelenke, v. a. der Knie-, Hüft- und/oder Sprunggelenke. Attackenartiger Schmerz für einige Tage mit Bewegungs- und Ruheschmerz. Spontaner Rückgang unter Schonung.
  - Typisches Verteilungsmuster bei der Hämochromatose: MCP 2 + 3, distales Radioulnargelenk, Sprunggelenk und andere große Gelenke.

Diagnostik

- **Röntgen:**
  - Kalziumphophate sind im Röntgenbild erkennbar.
  - Oft radiologischer Zufallsbefund, gleichzeitig mit Arthrosezeichen.
  - Charakteristisches Bild mit Kalziumphosphateinlagerungen im hyalinen Knorpel und Faserknorpel: zarte Mineralisationslinien oder gesprenkelten Einlagerungen in Menisken, Labrum acetabulare, Discus ulnocarpalis und entlang des Knorpelüberzugs der betroffenen Gelenke (Abb. 10.4.6).
  - In fortgeschrittenen Fällen Ablagerungen auch entlang der synovialen Gelenkbegrenzung, die wie nachgezeichnet erscheint.
- **Labor:**
  - Serumdiagnostik zum Ausschluss Hämochromatose.
  - Ausschluss Hyperparathyreoidismus, M. Wilson, Hypothyreose.
  - **Synoviaanalyse:** Kalziumpyrophosphat-Kristalle mittels positiver Doppelbrechung nachweisbar (Sensibilität gering < 50 %), apatitische Kristalle zu klein für mikroskopische Diagnostik, erhöhte Leukozytenzahl.

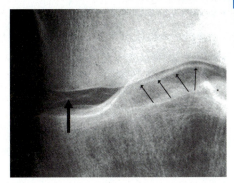

Abb. 10.4 • Chondrokalzinose mit Einlagerung von Kalziumphosphaten im Außenmeniskus (großer Pfeil) und im Gelenkknorpel (kleine Pfeile).

Differenzialdiagnosen

- Andere Kristallarthropathien (Uratgicht, Oxalose).
- Aktivierte Arthrose (S. 443).
- Hyperparathyreoidismus (S. 179) mit ektopen Mineralisationen außerhalb chondraler Strukturen.
- Andere entzündlich rheumatischen Krankheiten (s. RA (S. 185)).

Therapie

- **Konservative Therapie:**
  - Keine kausale Therapie bekannt.
  - *Symptomatische Therapie* wie bei der aktivierten Arthrose (S. 443).
  - *Im akuten Schub:* Kortikosteroide intraartikulär.
  - *Hinweis:* Es ist eine weitere Schädigung des bereits geschädigten, durch Kristalleinlagerung spröden und aufgebrochenen Knorpels zu erwarten. Im Gegensatz zur Gicht: die Chondrokalzinose ist auf chondrale und synoviale Gewebe begrenzt und entwickelt keine viszerale Manifestation.
- **Operative Therapie:**
  - *Arthroskopische Lavage* und *Débridement* der Kalkspritzer sind umstritten (nur indiziert bei instabilen Meniskusrissen und Knorpelanteilen). Chondral eingebettete Mineralisationen lassen sich nur unter Knorpelresektion entfernen. Nach Arthroskopie kann es zu einer Schmerzverstärkung kommen.
  - *Bei endoprothetischem Gelenkersatz* ergänzende Synovialektomie und Resektion (Labrum acetabulare) bzw. Ersatz (Patella) aller chondralen Gewebe.

Prognose

- Mineralisierter Knorpel führt zur fortschreitenden Arthrose.

10.10 Arthritis psoriatica

Grundlagen

- **Synonym:** Psoriasisarthritis.
- **Definition:** Meist oligoartikuläre, entzündliche Gelenkerkrankung mit proliferierender, destruierender Synovialitis. Zählt zu den seronegativen Spondylarthritiden.
- **Ätiologie:** Unklar, gehäuftes familiäres Auftreten. 10–20% der Psoriasispatienten entwickeln eine Arthritis psoriatica.

10.10 Arthritis psoriatica

- **Verlauf:** Beginn im 30.–45. Lebensjahr. Der Verlauf ist dem der RA ähnlich, hat aber eine günstigere Prognose. Meist sind bereits vor Auftreten der Arthritis Hauterscheinungen (Schuppenflechte) vorhanden, in 10 % fehlen sie jedoch. Haut- und Gelenkbefall korrelieren in der Ausprägung selten.
- **Sonderform SAPHO:** Syndrom mit Kombination verschiedener Symptome:
  - S = Synovialitis (23 %).
  - A = Akne pustulosa (12 %).
  - P = Psoriasis pustulosa (69 %).
  - H = Hyperostose u. a. an der Wirbelsäule (52 %).
  - O = Osteitis, sterile Osteomyelitis (33 %).
  - Sehr variable Befundkonstellation, oftmals Beteiligung des Sternoklavikulargelenkes (Arthritis) und der Klavikula (Osteitis mit Hyperostose); Psoriasis palmoplantaris pustulosa (befällt nur Handflächen und Fußsohlen).

Klinik

- Akuter Beginn mit Arthralgie, oft massiver Gelenkerguss mit geringer Synovialisproliferation (z. B. Knie), anschließend schubweiser Verlauf.
- Gelenkschwellung, Gelenkerguss, gerötete Haut und Überwärmung des betroffenen Gelenks. Konstante Schmerzlokalisation.
- *Merke:* Asymmetrischer Befall typisch!
- Vorwiegend oligoartikulärer Befall, aber auch monarthritische Frühsymptomatik.
- Asymmetrische Beteiligung der großen Gelenke, zusätzlich Enthesiopathien (z. B. Ferse).
- Befall des ISG (Sakroiliitis in 20 %) und der Wirbelsäule (Ossifikation der Intervertebralgelenke und der paravertebralen Bänder in 10 %).
- Schwellung der Finger- und Zehengelenke **im Strahl** (DIP + PIP + MCP, Wurstfinger) oder Befall der Finger- oder Zehenendgelenke (DIP, s. Abb. 10.1).
- *Merke:* Nach der psoriasiformen Effloreszenz muss man suchen: Hinter dem Ohr, Haaransatz, Rima ani, Nägel. Dermatologische Diagnostik!
- **Klinische Trias:** Rote Papeln mit silberweißer Schuppung (meist streckseitig) plus Nagelveränderungen (Tüpfelnagel, bröcklige Nägel ähnlich Mykose) plus Arthritis.

Diagnostik

- **Labor:** BSG ↑, Rheumaserologie negativ, HLA-B27 in 50 % positiv.
- **Röntgen:**
  - *Finger:*
    - Nebeneinander von Knochendestruktionen (Usur), Knochenproliferationen und Knochenanbau an den Kapselansätzen. Befall der DIP-Gelenke.
    - Arrosive und produktive Kapselansatzläsionen.
    - Fehlen der gelenknahen Osteoporose bei erheblichen Destruktionen und Mutilationen.
  - *ISG:* Unilaterale Arrosionen, Sklerosierungen und Ankylosierung.
  - *WS:* Paravertebrale ligamentäre Verknöcherungen mit Syndesmophyten.

Differenzialdiagnosen

- Entzündlich rheumatische Gelenkkrankheiten, vor allem RA (S. 185). *Beachte:* Bei RA nur Befall der MCP- und PIP-Gelenke; DIP-Gelenke frei.
- Ankylosierende Spondyloarthritis (S. 193) mit peripherer Gelenkbeteiligung.
- Reaktive Arthritis.
- Bei Monarthritis kommen zusätzlich alle lokalen, nichtsystemischen Ursachen einer Synovialitis und eines Gelenkergusses in Frage (inkl. Arthritis urica (S. 203) und PVNS).

Therapie

▶ **Konservative Therapie:**
- DMARD (Disease-modifying antirheumatic Drugs) inkl. Biologika (s. Tab. 4.5).
- NSAR symptomatisch.
- Physikalische Therapie und Physiotherapie.
- Hilfsmittelversorgung.
- Kortison intraartikulär.
- Radiosynoviorthese.

▶ **Operative Therapie:**
- Früh- und Spätsynovialektomie.
- Resektionsarthroplastiken, Alloplastiken, Arthrodesen bzw. Endoprothesen je nach Lokalisation und Zerstörungsgrad des Gelenkes.

11 Entzündliche Erkrankungen (Infektionen)

11.1 Akute Osteomyelitis/Osteitis im Kindes- und Erwachsenenalter

Grundlagen

- **Definition:** Im deutschsprachigen Raum bedeutet Osteomyelitis: hämatogene Entstehung, zentrifugale Infektionsausbreitung; Osteitis: posttraumatische/postoperative Entstehung, zentripetale Infektionsausbreitung. Im englischsprachigen Raum steht für beides Osteomyelitis.
- Es handelt sich um eine bakterielle, parasitäre oder mykotische Knocheninfektion, vom Beginn der Symptomatik bis max. 4 Wochen.
  - ▭ *Cave:* Kein eindeutiges Symptom, kein alleiniger Befund und keine Befundkombination formuliert die Diagnose Osteitis eindeutig.
- **Erreger:** Staphylococcus aureus (35%), Staphylococcus epidermidis (20%), Streptokokken (10%), Enterokokken (15%).
- **Pathogenese:** durch Anwesenheit von Keimen im Knochen und Missverhältnis von Keimzahl/Virulenz, lokaler Abwehrlage (z. B. Immunsuppression, Malnutrition, Alkoholiker) und Weichteil-/Durchblutungsstörung sowie Implantatlage.
- **Lokalisation:** In der Nähe von Verletzungs- bzw. OP-Gebieten; Metaphysen langer Röhrenknochen; die Epiphysenfuge wird selten überschritten; Gelenkbeteiligung bei Gelenkfrakturen möglich.
  - ▭ *Cave:* Im Säuglingsalter kreuzen Blutgefäße die Epiphysenfuge → intraartikuläre Ausbreitung möglich, s. Kap. Säuglingsosteomyelitis (S. 294)!
- **Histologie:** Präparat im OP in Formalin einlegen, Sicherung der Diagnose auch immer durch histologische Knochenuntersuchung: Granulozytenreiche Infiltration spricht für floride Infektion.

Klinik

- 2 – 5 klassische Entzündungszeichen positiv: Rötung, Schwellung, Schmerz, Überwärmung, Tumor, eingeschränkte Beweglichkeit.
- Zunehmender Schmerz nach anfangs postoperativer Schmerzreduktion.
- Allgemeines Krankheitsgefühl, systemische Infektzeichen, Fieber, evtl. Schüttelfrost.
- Sekretion aus der Wunde, Fistel.
- Begleiterguss in angrenzenden Gelenken.
  - ▭ *Beachte:* Im Kindesalter und in Abhängigkeit vom infektauslösenden Keim septisches Krankheitsbild mit hohem Fieber möglich, so dass der Lokalbefund in den Hintergrund treten kann.

Diagnostik

▭ *Standardvorgehen:* Anamnese, klinische Untersuchung, Labor, Sonografie, Röntgen, MRT mit i. v. KM.
- **Anamnese:** Vorausgegangene OP, offene Verletzung, Infektabwehrschwäche, anderer Infektionsherd.
- **Klinische Untersuchung.**
- **Labor:** Leukozytose mit oder ohne Linksverschiebung, CRP ↑, Blutkultur (aerob und anaerob) bei steigenden Temperaturen (ab 38,0 °C).
  - ▭ *Wichtig:* Blutkultur direkt in den Brutschrank!
- **Bakteriologie:** Positiver Erregernachweis aus entnommenem Knochen oder unmittelbarer Umgebung des Knochens (Gewebe oder Flüssigkeit statt Abstrich). 14 Tage bebrüten lassen! Keimspektrum (S. 210).
- **Punktion (Sonografie-/CT-gesteuert):** Materialgewinnung für die bakteriologische Untersuchung (Gramfärbung, Kultur).

11.1 Akute Osteomyelitis/Osteitis im Kindes- und Erwachsenenalter

- **Sonografie:** Perifokales Ödem, Flüssigkeitsnachweis (DD: Hämatom, Serom, Abszess), Periostabhebung.
- **Röntgen, CT:** Keine sicheren Zeichen im Frühinfekt.
- **MRT nativ:** T1-Sequenz entscheidend für Diagnose der Osteitis (Kortikalisdestruktion, Markraumbeteiligung). Infektiöse Veränderungen signalarm. In T2-Sequenzen signalreich.
- **MRT mit i. v. KM:** Flüssigkeitsnachweis, Markraumbefall, Sequester, Bestimmung der Weichteilausdehnung.
- **Szintigrafie (3 Phasen):** Sensitiv, aber unspezifisch; Aussage über Infektausdehnung nur in 1. und 2. Phase.
- **PET-CT:** Sehr hohe Sensitivität, zuverlässige Infektdiagnostik, nicht flächendeckend verfügbar, hohe Kosten.
- **Evtl. Biopsie:** Bei unklaren infekt- oder tumorverdächtigen Befunden; s. Kap. Tumorbiopsie (S. 510).

Differenzialdiagnose

❏ *Cave:* Ewing-Sarkom (S. 237).

Therapieprinzipien

- Septisch chirurgische Operation mit hoher Dringlichkeit.
- **Ziel:** Infektberuhigung, Rezidivfreiheit, Übergang von akuter zu chronischer Infektion verhindern.
- **Zusätzlich:**
  - Kalkulierte i. v. Antibiotikatherapie **nach** Materialgewinnung für mikrobiologische Untersuchung (Keimbestimmung, Antibiogramm).
  - Ruhigstellung: Lagerung, Gipsverbände, Fixateur externe.
  ❏ *Merke:* Alleinige Antibiotikatherapie ist wenig sinnvoll, da bei fehlender oder schlechter lokaler Durchblutung keine ausreichende Antibiotikakonzentration erreicht wird.

Operative Therapie

- **Akuter Infekt:** Unmittelbare Versorgung.
- **Radikales Wunddébridement:**
  - Vollständige Entfernung von nekrotischem Knochen- und Weichteilgewebe, von gelockertem Fremdmaterial, (Sequester = biologischer Fremdkörper).
  - *Stabile Osteosynthese:* Materialerhaltungsversuch oder Wechsel auf neues steriles Implantat.
  - *Instabile Osteosynthese:* Materialentfernung und Stabilisierung infektfern mit Fixateur externe oder Gips.
  - *Markrauminfekt:* Markraumaufbohrung, Spülung.
- **Ausgiebige mechanische Reinigung** mit Kürettenlöffel, Meißel, Spülung (z. B. Jet-Lavage, Ringer-Lösung ohne Antiseptika- oder Antibiotikazusatz).
- **Antiseptikainstillation:** Z. B. Lavasept 0,2 %, kein H_2O_2.
- **Einlage von Antibiotikaträgern** (nicht resorbierbare PMMA-Gentamicin-Kette, hämostatisch wirksames, resorbierbares Kollagenvlies mit Gentamicin).
- **Drainage des Wundgebietes** (ohne Sog bei lokaler Antibiotikatherapie).
- **Spannungsfreier Verschluss der Wunde.** Falls primärer Verschluss nicht möglich: Kunsthaut, Polyurethan-Weichschaumkompresse (z. B. Epigard, Syspur-Derm) offene Wundbehandlung, Vakuumversiegelung **(nicht** in Kombination mit lokaler Antibiotikumtherapie).
- **Evtl. Second Look** nach 2 – 3 Tagen mit erneutem Débridement der Weichteile und Knochen.
- **Definitiven Weichteilverschluss** zeitnah anstreben.

- Nach erfolgter korrekter septischer Chirurgie begleitend:
  - *Systemische Antibiotikatherapie:* Nach Antibiogramm für 2 Wochen postoperativ (Kontrolle von Klinik und Labor).
  - *Physiotherapie:* Ab sofort limitierte intermittierende Bewegungstherapie (2×/d) zur Verhinderung von Gelenkeinsteifung. Keine Lymphdrainage im floriden Infekt.

Prognose

❏ *Beachte:* Rechtzeitige konsequente Therapie entscheidet den Krankheitsverlauf.
- **Heilungsdauer:** 4–6 Wochen, abhängig vom Ausmaß der Infektion sowie vom Knochen- und Weichteildefekt.
- **Komplikationen:** Sepsis, Übergang in chronische Osteitis, Infektpseudarthrose, Fisteleiterung (blande, floride), trophische Störungen, Kontrakturen, Fehlstellungen, hämatogene Streuung (z. B. Endokarditis).

11.2 Chronische Osteomyelitis/Osteitis

Grundlagen

- **Definition:** Alle Knocheninfektionen, die länger als 4 Wochen dauern.
- **Ätiologie/Erreger:** Infektursprung oft unbekannt; Erreger (S. 210).
- **Manifestation:**
  - *Infektpersistenz* nach akuter Osteitis.
  - *Verzögerte Erstmanifestation* (ab 4. Woche) mit anhaltender Infektion.

Klinik

- **Bei verzögerter Erstmanifestation:** Fieber und Belastungsschmerz möglich, persistierende infizierte Wunde oder Fistel (mit rezidivierend auftretender Sekretion von eitrigem, serösem oder blutig-serösem Exsudat). Nächtlicher Ruheschmerz, Überwärmung, Schwellung.

❏ *Cave:* Selten alle Infektionszeichen positiv.

Diagnostik

- Anamnese (S. 210).
- **Klinische Untersuchung:** Weichteilzustand, Fistel, Knochenstabilität (Infektpseudarthrose?), diaphysärer Klopfschmerz (bei Markraumabszess), Funktion der Extremität.
- **Labor:** Seltener Leukozytose, CRP normal bis mäßig ↑.
- **Bakteriologie:** Gewebeprobe, kein Abstrich.
- **Histologie:** Lymphoplasmazelluläre Infiltrate, Histiozyten und Granulozyten.
- **Röntgen:** Strukturelle Bildanalyse zeigt „buntes Bild": Periostale Reaktionen und fleckige Aufhellung mit Usuren erst nach 2–3 Wochen Infektdauer sichtbar, später Sequesternachweis (ggf. mit Totenlade) möglich. Subperiostale Knochenverdickung, Sklerose, Obliteration der Markhöhle, Osteolysen fremdkörpernah.

❏ **Fisteldarstellung:** Mit Röntgenkontrastmittel. *Cave:* Nephropathie, Kontrastmittelallergie.
- **CT:** Knochendefekt, Pseudarthrose, Sequester, Fistel, Fremdkörper.
- **MRT:** Bei intraossärer, intramedullärer Ausbreitung, Weichteilbeteiligung und Gelenkbeteiligung anwendbar. Chronische Osteitiden schwer beurteilbar.

❏ *Tipp:* Zur Diagnosesicherung ist manchmal die Biopsie mit Histologie entscheidend, da der Erregernachweis nicht immer einfach ist.

11.2 Chronische Osteomyelitis/Osteitis

Differenzialdiagnosen/Sonderformen der Osteitis

- Primär chronische hämatogene bakterielle Osteomyelitiden.
- **CRMO** (chronische rekurrente multifokale Osteomyelitis): nicht infektiöse Osteomyelitis, zumeist des Kindes- und Jugendalters, evtl. als autoimmunbedingt zu bewerten.
- **SAPHO Syndrom** (Synovialitis, Akne, Pustolosis, Hyperostose, Osteitis).
- **Osteomyelitis sclerosans Garré:** Sehr selten. Sklerosierende Knochenveränderung der langen Röhrenknochen, oft kein Bakteriennachweis.
- **Plasmazelluläre Osteomyelitis:** Meist monostotischer Befall von Schlüsselbein oder langen Röhrenknochen, oft ohne Erregernachweis.
- **Brodie-Abszess:** Meist osteolytische Abszesshöhle mit breiter Sklerosierung; metaphysär, selten epiphysär oder epi-/metaphysär lokalisiert; Erregernachweis meist möglich.
- **Knochentuberkulose:** Histologie, spezielle Bakteriologie, sofort bei Entnahme berücksichtigen, Materialbebrütung 4-6 Wochen.
- **Tumoren:** Ewing-Sarkom (S. 237), Osteoidosteom (S. 228), eosinophiles Granulom.

Therapieprinzipien

- Operative septisch-chirurgische Sanierung des Entzündungsherds.
- Ziel: Dauerhafte Infektberuhigung, vollständige Resektion nekrotischer und minderdurchbluteter Weichteile und Knochen.

◻ *Merke:* Alleinige konservative Therapie nicht erfolgversprechend.

Operative Therapie

- **Anfärben** (Methylenblau) und **Exzision des Fistelgangs.**
- Weichgewebedébridement.
- Entfernen von Sequestern und Osteosynthesematerial.
- **Eröffnen der Markhöhle,** Aufbohren mit Markraumbohrer.
- **Einlage von Antibiotikaträgern** (PMMA-Antibiotika-Spacer, PMMA-Gentamicin-Ketten, Kollagenvliese).
- Falls Hautverschluss primär unmöglich: Kunsthaut verwenden oder feuchte offene Wundbehandlung, sekundärer definitiver Wundverschluss zeitnah.

◻ *Merke:* Vakuumversiegelung nicht in Kombination mit lokaler Antibiotikatherapie anwenden, Vakuumversiegelung nicht zur ausschließlichen Osteomyelitis-/Osteitisbehandlung verwenden.

- **Ausfüllen der Markhöhle:** Fenestrierung und Einlegen eines gestielten Muskellappens (myokutane Lappenplastiken wie Gastrocnemius-, Soleus-, Vastus-lateralis- oder Latissimus-dorsi-Lappen).
- **Begleitend:** Systemische kurzzeitige Antibiotikatherapie nach Antibiogramm (14 Tage).
- Bei großen Knochendefekten (nach Infektberuhigung): Autologe Spongiosaplastik (ggf. offen), oder Segmenttransport (z. B. im Ringfixateur) oder mikrovaskulärer Knochenspan, *Additiv:* Wachstumsfaktoren (autolog, allogen), Stammzellen (autolog).
- Evtl. frühzeitige Verlegung in eine septisch-chirurgische Abteilung.

Prognose

- **Hohes Rezidivrisiko;** ohne operative Maßnahmen Infektberuhigung unwahrscheinlich.
- **Komplikationen:** Persistierende Instabilität (Pseudarthrosen), chronisch instabile Narben, chronische Fistel.

◻ *Beachte:* Die chronische Osteitis heilt nicht aus. Infektberuhigung als Therapieziel.

11.3 Bakterielle Arthritis

Grundlagen

- **Erreger:** Meist Staph. aureus, Staph. epidermidis, Streptokokken, Enterokokken, Pseudomonaden.
- **Pathogenese:**
  - *Posttraumatisch oder iatrogen:* Nach Gelenkpunktionen, intra- oder periartikulären Infiltrationen, Arthroskopien, Arthrotomien, Osteotomien.
  - *Hämatogen:* unspezifisch (Staphylokokken, Streptokokken) oder spezifisch (Gonorrhö, Tuberkulose).
- **Risikofaktoren:** Diabetes mellitus, Immunsuppression, rheumatoide Arthritis.
- **Lokalisation (nach Häufigkeit):** Knie, Schulter, Ellenbogen, OSG, Hüfte.

Klinik

- Akuter Beginn mit Fieber, Schüttelfrost, allgemeinem Krankheitsgefühl.
- Heftige Ruheschmerzen, lokale Rötung, Gelenkschwellung (anfänglich durch den Erguss, später durch Kapselverdickung), Glanzhaut, Überwärmung.
- *Cave:* oft fehlende lokale Infektzeichen beim Schulterinfekt (dicker umgebender Weichteilmantel).
- Schonhaltung (z. B. Knie in leichter Beugestellung).
- Evtl. trübe Sekretion aus der Wunde.
- **Bei Tuberkulose:**
  - *Schleichender Verlauf,* protrahiert über Jahre mit subfebrilen Temperaturen.
  - *Schmerzhafte Schwellung ohne Überwärmung,* untypische Beweglichkeitseinschränkung, käsiger Erguss.
  - *Senkungsabszess* (bei Durchbruch durch die Kapsel): Massive Verdickung der Synovialmembran, der Gelenkspalt verschwindet, das Gelenk ankylosiert.
  - Gelegentlich fehlt der Erguss und das Gelenk versteift unter langsamer Zerstörung des Gelenkknorpels *(Caries sicca* des Schultergelenks).

Stadieneinteilung (arthroskopisch nach Gächter)

- **1. Hyperämie:** Trüb-seröser Erguss, Synovialis gerötet, petechiale Blutungen.
- **2. Hypertrophie:** Eitriger Erguss, ausgeprägte Synovialitis, fibrinöse Exsudationen, Fibrinbeläge.
- **3. Synovialisschwamm:** Massive Synovialitis, Kammerungen, Zottenbildung, Adhäsionen.
- **4. Knorpelarrosionen bei Synovialisschwamm:** Infiltratives Einwachsen der Synovialis in den Knorpel, DD: Rheumatoide Arthritis (S. 178); radiologisch bereits Arrosionen und Zysten, DD: Pigmentierte villonoduläre Synovialitis, PVNS (S. 233).

Diagnostik

- **Anamnese:** Trauma, iatrogene Intervention (Gelenkpunktion, OP), Auslandsaufenthalt?
- **Klinische Untersuchung:** Überwärmung, Gelenksteifheit, Funktionsverlust.
- **Gelenkpunktion:** Eitriges oder hämoseröses Punktat; Direktausstrich, Gramfärbung, Synoviaanalyse (bei > 25 000 Leukos/µl hochgradiger Infektverdacht) und Bakteriologie.
- **Labor:** Leukozytose, CRP ↑, Blutkultur (aerob und anaerob) bei steigenden Temperaturen (ab 38,0 °C), ggf. Tbc-Diagnostik.
- *Beachte:* Vor Beginn der Antibiotikatherapie operative Gewebegewinnung für bakteriologische und histologische Untersuchung.
- **Sonografie:** Gelenkerguss.
- **Röntgen:** Unauffällig, evtl. Verbreiterung des Gelenkspalts, Kapselschatten. Im Spätstadium gelenknahe Osteoporose und Osteolysen.
- **MRT mit i. v. KM:** Bestimmung der Weichteilausdehnung und der Gelenkzerstörung.

Differenzialdiagnosen

- Monarthritiden verschiedener Ursache (z. B. Urat-Arthritis, Chondrokalzinose, Lyme-Borreliose).
- Reaktive Arthritis (S. 178).
- Rheumatoide Arthritis (S. 178).
- Pigmentierte villonoduläre Synovialitis, PVNS (S. 233).
- Hämophilie (S. 180).
- Gelenknahe Weichteil- und Knochentumoren.

Therapieprinzipien

- Frühzeitige befundadaptierte operative Therapie.
- Testgerechte antibiotische Behandlung.
- Ruhigstellung und Entlastung (Knorpelprotektion).
- Postoperativ: Intermittierende passive Bewegungstherapie.

Operative Therapie

- **Infektion nach Punktion oder Arthroskopie:**
  - *Arthroskopie, Synovialektomie, Spülung* mit mind. 10 l Ringer-Lösung (ohne Antibiotika- und Antiseptikazusatz).
  - *Débridement:* Entfernung von hypertropher Synovialis, Fibrinbelägen, abgelösten Gelenkknorpelteilen und intraartikulären gelockerten Fremdkörpern/Implantaten (z. B. Interferenzschrauben oder Fadenanker).
  - *Nach 2–3 Tagen erneutes* arthroskopisches Débridement: Mehrfaches Wiederholen, bis das arthroskopische Bild (Synovialitis) infektberuhigt erscheint und sich allgemeine und lokale Infektzeichen normalisiert haben.
- **Infektion nach offener Gelenk-OP:**
  - Offenes operatives Vorgehen mit Synovialektomie, Weichgewebedébridement, Jet-Lavage, lokaler Antibiotikatherapie (Kollagenvliese und Antibiotikaketten).
  - Anschließend programmierte *Etappenrevision*.
  - *Hinweis:* Da die arthroskopische Synovialektomie initial oft nicht vollständig möglich ist, führt man eine mehrfache programmierte arthroskopische Lavage durch.
- **Keine** intraartikuläre Instillation von flüssigen Antibiotika oder Antiseptika.
- **Nachbehandlung:**
  - Systemische testgerechte Antibiotikatherapie abhängig vom Befund für ca. 2–3 Wochen.
  - *Physiotherapie,* Unterstützung durch *CPM-Schiene* zur Verbesserung der Knorpelernährung und Verhinderung von Kontrakturen.

Prognose

- Heilungsdauer abhängig von Zeitpunkt und Intensität der ersten operativen Revision (noch bevor Knorpelschäden aufgetreten sind).
- Hohes Risiko von Übergang in chronische Arthritis oder Osteitis.

11.4 Infizierte Endoprothese/periprothetische Infektion

Grundlagen

- **Erreger:** Staph. aureus, koagulasenegative Staphylokokken, gramnegative Bakterien u. a.
- **Pathogenese:**
  - *Frühinfekt* (bis zur 6. Woche postoperativ): Meist bakterielle Kontamination während der OP.
  - *Spätinfekt* (ab der 6. Woche postoperativ): Keimaquirierung bei Implantation.
  - Infektentstehung 1 Jahr postoperativ: Hämatogen.

11.4 Infizierte Endoprothese/periprothetische Infektion

- **Risikofaktoren:** Diabetes mellitus, Alkoholabusus, Immunsuppression (HIV, Rheuma), mechanische Fehler.
- *Beachte:* Erhöhtes Infektionsrisiko auch bei Reoperationen!

Klinik

- **Frühinfekt:** Rötung, Schwellung, Fieber, Gelenkschmerz, Gebrauchsminderung.
- **Akuter Spätinfekt:** Wie Frühinfekt.
- **Low-Grade-Infekt:** geringer Ruheschmerz, belastungsabhängiger Schmerz, evtl. Stauchungsschmerz, Schmerzen nach beschwerdefreiem Intervall; ggf. blande Fistel. Keimnachweis häufiger auch negativ. Histologisch geringe Infektionszeichen, keinerlei Floridität. Röntgen: keine Lockerung; CT/Szintigramm: wenige Auffälligkeiten, kaum Mehranreicherung.
- *Beachte:* Abgrenzung zu aseptischen Lockerungen schwierig! Jeder Schmerz nach Endoprothesenimplantation gilt bis zum Beweis des Gegenteils als Hinweis auf Infektion.

Diagnostik

- **Anamnese:** Frühinfekt entsteht bis zur 6. Woche nach Implantation. Meist akuter Beginn.
- **Klinische Untersuchung:** Schmerzhaft eingeschränkte Beweglichkeit, Belastungsschmerz, Ruheschmerz.
- **Labor:** Leukozytose, (BSG ↑), CRP ↑, Blutkultur bei septischen Temperaturen.
- **Punktion:** Eitriges oder blutig-seröses Gelenkpunktat, davon: Direktausstrich, Gramfärbung, Synoviaanalyse und Bakteriologie.
- **Bakteriologie:** Erreger s. o.
- **Röntgen:** Nicht spezifisch, sichere Infektzeichen selten.
  - Beim Frühinfekt: Meist Normalbefund.
  - Beim Spätinfekt: Gelegentlich noch Normalbefund, häufig Sklerosierung und Osteolysen um das Implantat sichtbar, bei Lockerung deutlicher Lysesaum.
- **Sonografie:** Nicht spezifisch, ggf. Flüssigkeitsnachweis.
- **Skelettszintigrafie bzw. Leukozytenszintigrafie:** Hoch sensitiv, nicht spezifisch, kostenintensiv, Hinweise auf klinisch stumme Fokusse.
- **Fisteldarstellung:** Mit Röntgenkontrastmittel.
- **CT:** Zeigt keine Auffälligkeiten im Frühstadium. Im Spätstadium Sklerosierung, Osteolysen und Lockerungssäume sichtbar.
- **PET-CT:**
  - Zuverlässige Infektdiagnostik, präzise Darstellung der infizierten Strukturen.
  - Semiquantitative Darstellung von Aktivität und Lokalisation.
  - Nicht flächendeckend verfügbar, hohe Kosten.
- **MRT:** Nachweis von Flüssigkeit, Reaktion der Weichteile deutlich sichtbar, Implantatlockerung darstellbar.

Differenzialdiagnosen

- Frühlockerung nach Implantationsfehler.
- Aseptische Endoprothesenlockerung.

Therapieprinzipien (Frühinfekt)

- **Ziel:** Dauerhafte Sanierung des Entzündungsherds.
- Frühzeitige operative Revision.
- Testgerechte antibiotische Therapie systemisch und topisch.
- Ruhigstellung und intermittierende passive Bewegungstherapie.

11.4 Infizierte Endoprothese/periprothetische Infektion

Operative Therapie

▶ **Frühinfekt oder Low-Grade-Infekt:**
  ❏ *Cave:* Notfall! Je früher die Infektion auftritt, erkannt und behandelt wird, desto besser ist das Behandlungsergebnis.
  ❏ *Beachte:* Die Low-Grade-Infektion muss als solche intraoperativ bestätigt werden! Dazu auf jeden Fall mehrere PE's zur Histologie entnehmen (prothesennah, prothesenfern). Ergibt sich dabei eine floride Infektion, handelt es sich nicht um eine Low-Grade-Infektion, dann ist ein Prothesenerhalt kaum möglich, es sollte ein Ausbau erfolgen.
  • Frühzeitige Arthrotomie mit:
    – Periartikulärer Exzision von infiziertem/nekrotischem Gewebe.
    – Wechsel der mobilen Implantatanteile (Polyäthylen, Metall, Keramik).
    – Jet-Lavage (mindestens 10 l Ringer-Lösung).
    – Lavasept-/Serasept-Instillation für 8-10 Min., Ultraschallanwendung.
    – Lokale Antibiotikaträger (resorbierbar oder nicht resorbierbar).
    – Wunddrainage.
  ❏ *Beachte:* Keine alleinige arthroskopische Spülung!
▶ **Chronischer Spätinfekt:**
  • Infizierte Endoprothese mit wenig Granulationsgewebe:
    – Entfernung des Implantats, des kompletten Knochenzements, der avitalen Knochenfragmente und der Weichteilnekrosen.
    – Einzeitiger septischer Endoprothesenwechsel mit antibiotikabeladenem Zement möglich (präoperative Keimidentifizierung obligat!) oder zweizeitiger Wechsel.
  • Infizierte Endoprothese mit viel Granulationsgewebe, Osteolysen, Höhlenbildung und Fisteln, gramnegativer Mischflora (3MRGN, 4MRGN), andere MRE (multiresistente Erreger):
    – 2- oder mehrzeitiger septischer Endoprothesenwechsel.
    – Re-Implantation nach ca. 6 Wochen (bei zuvor fehlendem Keimnachweis).
  • Zwischenzeitlich:
    – Am Kniegelenk: evtl. Zement-Antibiotika-Spacer (artikulierend oder starr), PMMA-Gentamicin-Ketten und Orthese oder Fixateur externe.
    – An Hüftgelenk und Schulter: Platzhalter oder PMMA-Gentamicin-Ketten.
    – An den kleinen Gelenken (Hand, Ellenbogen, Großzehengrundgelenk): Prothesenentfernung, Kürettage und Abwarten des funktionellen Resultates.
▶ **Begleitend:** Systemische Antibiotikatherapie nach Antibiogramm bis 2 Wochen nach der Re-Implantation.

Prognose

▶ Erfolgsquote nach **septischem TEP-Wechsel** 85 – 90 %.
▶ **Girdlestone-Hüfte:** Am Hüftgelenk ist auch ohne Implantation einer Endoprothese eine ausreichende Belastung möglich. Es kommt jedoch zu einer Beinverkürzung von 3 – 8 cm (auszugleichen an Absatz und Sohle) und schwerem Trendelenburg-Hinken; der Patient bleibt auf Gehhilfen angewiesen.
▶ **Arthrodese:** Arthrodesen an Knie und Sprunggelenk nach infektbedingter Endoprothesenentfernung mit Streckapparatdefekt und Knochendefekten möglich.
  • *Ziel:* Dauerhafte Infektberuhigung, Stabilität, Schmerzfreiheit durch knöcherne Arthrodese ohne Fremdmaterial.
  • *Aber:* Fehlende Gelenkfunktion.
  • *Ultima Ratio vor Amputation:* Arthrodesenimplantat (zementiert, zementfrei).
▶ **Amputation:** Nur bei therapieresistenter Knochen- und Weichteilinfektion, schweren neurologischen und vaskulären Komplikationen, ausgedehnten Knochendefekten.

12 Tumoren der Weichteile und des Skeletts

12.1 Einführung

Epidemiologie

- **Primäre maligne Knochentumoren** haben eine Inzidenz von 1 : 100 000/Jahr. Nur 1 % der primären Malignome betrifft den Knochen; die größte Gruppe der malignen Knochentumoren stellen sekundäre Knochentumoren (Metastasen) dar. Benigne Knochentumoren sind sehr viel häufiger als primär maligne.
- **Epidemiologische Parameter für eine diagnostische Eingrenzung:**
  - *Alter:* Die meisten Knochentumoren entwickeln sich in einem typischen Zeitintervall (Abb. 12.1).
    - *Ausnahmen:* Chondrosarkome haben eine 2-gipfelige Häufigkeitsverteilung; Knochenmetastasen zeigen einen nahezu exponenziellen Anstieg ≥ 40. Lebensjahr (Abb. 12.1).
  - *Dignität:* Maligne Weichteiltumoren sind mit einer Inzidenz von 2 : 100 000/Jahr deutlich seltener als gutartige Weichteiltumoren (Häufigkeit 300 : 100 000/Jahr).
- *Lokalisation im Gesamtskelett:* Osteosarkome sind überwiegend kniegelenksnah, Chondrosarkome vorwiegend im Becken und proximalen Femur, Riesenzelltumoren häufig in distaler Femur- oder Radiusepiphyse lokalisiert.
- *Lokalisation im Knochen* s. Abb. 12.2.

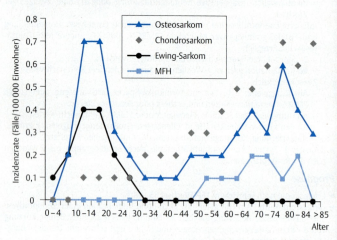

Abb. 12.1 • Altersverteilung der Knochentumoren (aus Ruchholtz S., Wirtz D.: Orthopädie und Unfallchirurgie essentials. Thieme; 2019).

Klassifikation

- **WHO-Klassifikation der Knochentumoren:** Siehe Tab. 12.1.

12.1 Einführung

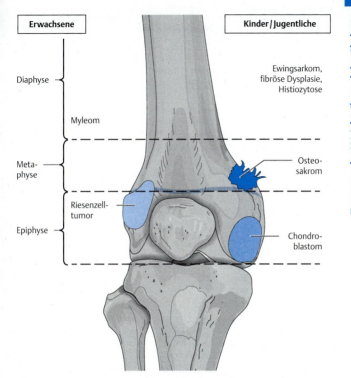

Abb. 12.2 • Typische epi-, meta- und diaphysäre Lokalisationen von Knochentumoren innerhalb langer Röhrenknochen. (aus Lenze U., Knebel C., Rechl H. et al: Diagnostik und Therapie primärer Knochentumoren. Orthopädie und Unfallchirurgie up2date 2018; 13(04): 403–422. doi:10.1055/s-0043-120311)

Tab. 12.1 • **Einteilung der Knochen- und Weichteiltumoren (WHO).**

Tumor	Untergruppen/Beispiele

I. knochenbildende Geschwülste	A. gutartig:
	• Osteom
	• Osteoidosteom, Osteoblastom
	B. semimaligne:
	• aggressives (malignes) Osteoblastom
	C. bösartig:
	• Osteosarkom
	  – zentral (medullär)
	  – peripher (oberflächlich) – parostal, periostal, oberflächlich

II. Knorpelbildende Geschwülste	A. gutartig:
	• Chondrom
	  – Enchondrom
	  – periostal (juxtakortikal)

12.1 Einführung

Tab. 12.1 • Fortsetzung

Tumor	Untergruppen/Beispiele
	• Osteochondrom (Exostosen) – solitär, multiple, hereditär • Chondroblastom (epiphysär) • Chondromyxoides Fibrom B. bösartig: • Chondrosarkom, primär und sekundär • entdifferenziertes Chondrosarkom • juxtakortikales (periostales) Chondrosarkom • mesenchymales Chondrosarkom • klarzelliges Chondrosarkom
III. Riesenzellgeschwulst	Osteoklastom
IV. Knochenmarkgeschwülste	• Ewing-Sarkom • neuroektodermale Knochengeschwulst • malignes Lymphom des Knochens (Retikulumzellsarkom) • Myelom
V. Geschwülste der Gefäße	A. gutartig: • Hämangiom • Lymphangiom • Glomustumor B. semimaligne: • Hämangioendotheliom • Hämangioperizytom C. bösartig: • Angiosarkom • Hämangioperizytom
VI. andere Bindegewebetumoren	A. gutartig: • benignes, fibröses Histozytom • Lipom B. semimaligne: • desmoplastisches Fibrom C. bösartig: • Fibrosarkom • malignes, fibröses Histiozytom • Liposarkom • malignes Mesenchymom • Leiomyosarkom • undifferenzierte Sarkome
VII. andere Tumoren	A. gutartig: • Neurilemmom (Neurinom), Neurofibrom B. bösartig: • Chordom • Adamantinom
VIII. Knochentumoren bei präsarkomatösen Veränderungen	• Paget-Tumor, Tumoren nach Röntgenbestrahlungen
IX. „Tumor-like Lesions"	• solitäre, aneurysmatische, juxtaartikuläre Knochenzysten • metaphysärer fibröser Defekt, Osteofibrom • eosinophiles Granulom • fibröse Dysplasie, Myositis ossificans, brauner Tumor (Hyperparathyreoidismus) • intraossäre Epidermoidzyste • Riesenzellgranulom
X. Metastasen	

12.1 Einführung

- **Stadieneinteilung von Knochen- und Weichteiltumoren nach Enneking (1983):** Siehe Tab. 12.2.

Tab. 12.2 • **Stadieneinteilung maligner Knochen- und Weichteiltumoren nach Enneking.**

Tumorstadium	histologisches Grading	anatomische Lage	Metastasen
IA	niedrig maligne	intrakompartimentär T1	M0
IB	niedrig maligne	extrakompartimentär T2	M0
IIA	hoch maligne	intrakompartimentär T1	M0
IIB	hoch maligne	extrakompartimentär T2	M0
IIIA	niedrig/hoch maligne	intrakompartimentär T1	M1
IIIB	niedrig/hoch maligne	extrakompartimentär T2	M1

- **TNM-System der UICC:** Siehe Tab. 12.3.

Tab. 12.3 • **TNM-System der UICC für solide Tumoren.**

Einteilung	Beschreibung
Ausdehnung/Größe des Primärtumors	
T0	• kein Anhalt für Primärtumor
Tis	• Carcinoma in situ (nicht invasiv)
T1–4	• zunehmende Größe und Ausdehnung des Primärtumors
TX	• Mindesterfordernisse zur Erfassung des Primärtumors nicht erfüllt
regionale Lymphknoten	
N0	• kein Anhalt für regionale Lymphknotenbeteiligung
N1–3	• Anhalt für regionale Lymphknotenbeteiligung
N4	• Anhalt für Befall nicht regionaler Lymphknoten
NX	• Mindesterfordernisse zur Erfassung von LK-Beteiligung nicht erfüllt
Metastasen	
M0	• kein Anhalt für Fernmetastasen
M1	• Anhalt für Fernmetastasen
MX	• Mindestanforderung zur Erfassung von Metastasen nicht erfüllt
histopathologisches Grading	
G1–3	• gut (1), mäßig (2), schlecht (3) differenziert
GX	• Differenzierungsgrad nicht zu bestimmen

prätherapeutische klinische Klassifikation: cTNM; postop. histopathologische Klassifikation: pTNM; UICC = Union Internationale Contre le Cancer

Klinik

- **Häufig unspezifische Symptome:** Schmerzen, evtl. Bewegungseinschränkung, selten Schwellung, Fieber, Nachtschweiß (B-Symptomatik).

12.1 Einführung

> **Cave:** Im Zweifelsfall immer Tumor ausschließen! Häufig werden die Beschwerden vom Patienten auf ein Bagatelltrauma zurückgeführt (pathologische Fraktur? adäquates Trauma?).

Basisdiagnostik

> **Merke:** Bei jedem Tumorverdacht verzögerungsfreie gezielte Stufendiagnostik (S.137)! Bestätigt die Basisdiagnostik den Verdacht auf einen progredienten bzw. malignen Tumor, sofortige Überweisung des Patienten in ein Tumorzentrum!

- **Anamnese:** Gezielte Nachfrage: Wann Schmerzen? (z. B. Nachtschmerz als Hinweis auf Osteoidosteom), Zunahme der Weichteilschwellung, Fieber, Gewichtsverlust?
- **Klinische Untersuchung:**
  - *Inspektion des gesamten Integuments:* Hinweise auf die Grunderkrankung (z. B. „Café-au-Lait"-Flecken)?
  - *Palpation:* Weichteilschwellung, Verschieblichkeit, epi- oder subfasziale Lage, Überwärmung?
- **Labor:**
  - Meist unspezifisch.
  - *Erhöhte Entzündungsparameter:* z. B. bei Ewing-Sarkom, Lymphom, multiplem Myelom (BSG: Sturzsenkung!), Leukämien (DD: Osteomyelitis).
  - Vermehrte monoklonale Immunglobulinwerte und/oder Bence-Jones-Proteinurie: Beim Myelom.
  - *Tumormarker:* Bedeutung für Verlaufskontrolle, nicht für die Primärdiagnostik! Ausnahmen:
    - Prostataspezifisches Antigen (PSA) für das Prostatakarzinom.
    - Neuronenspezifische Enolase (NSE) für kleinzelliges Bronchialkarzinom bzw. neuroendokrinen Tumor (z. B. Ewing-Sarkom).
    - Alpha-Fetoprotein (AFP) für hepatozelluläres Karzinom.
- **Röntgen:**

  > **Beachte:** Das Röntgenbild in 2 Ebenen ist weiterhin das wichtigste diagnostische Hilfsmittel. Wichtig ist die Wahl eines ausreichend großen Ausschnitts, mit sicherem Einschluss der symptomatischen Knochenanteile.

  > **Cave:** Bei Kindern häufig *Schmerzdistalisierung* (z. B: Schmerzangabe im Knie bei hüftgelenksnaher Läsion).

  - *Anatomische Lokalisation:* Ausgangspunkt des Tumors (Knochen oder Weichteile; epi-, meta- oder diaphysär, s. Abb. 12.2 und Abb. 12.3).
  - *Übergangszone zwischen Läsion und gesundem Knochengewebe:* Gibt Aufschluss über das biologische Verhalten der Läsion.
    - Scharfe, sklerosierende Begrenzung: Bei langsam wachsender, benigner Läsion.
    - Unscharfe, diffuse Abgrenzung: Bei schnell wachsendem, aggressivem bzw. malignem Tumor (keine sichtbare Reaktion des umgebenden Knochens möglich); DD: Infektion.
  - *Radiologische Charakteristika der Tumormatrix:* Strukturierte Ossifikationen (z. B. bei Osteosarkom) oder unstrukturierte Kalzifikationen (z. B. bei Chondrosarkom).
  - *Periostales Reaktionsmuster* (Abb. 12.4)*:*
    - Ausgedünnte und/oder ballonierte Kortikalis bei benigner Läsion.
    - Kortikale Destruktion mit reaktiver Knochenneubildung (z. B. Codman-Dreieck) bei malignem Prozess.

    > **Hinweis:** Bestimmte periostale Reaktionen können diagnostisch richtungsweisend sein (z. B. zwiebelschalenartige Periostauflagerungen bei Ewing-Sarkom; DD: Osteomyelitis).

> **Merke:** Im Anschluss an die Basisdiagnostik Festlegen des weiteren Vorgehens:
> - Statischer, benigner Tumor ohne Wachstumstendenz → i. d. R. nur Beobachtung, Kontrolle nach 12 Wochen.
> - Progredienter, lokal aggressiv wachsender benigner Tumor → Überweisung an Tumorzentrum.

12.1 Einführung

- Primär maligner Tumor → Tumorzentrum.
- Sekundär maligner Tumor → Tumorzentrum.

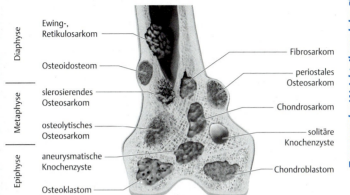

Abb. 12.3 • Typische Lokalisationen von Knochentumoren. (aus Niethard F. U., Pfeil J., Biberthaler P.: Duale Reihe Orthopädie und Unfallchirurgie. Thieme; 2014)

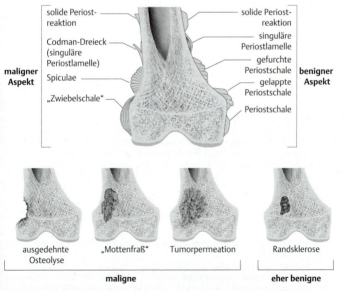

Abb. 12.4 • Radiologische Zeichen benigner und maligner Knochentumoren (nach Niethard). (aus Niethard F. U., Pfeil J., Biberthaler P.: Duale Reihe Orthopädie und Unfallchirurgie. Thieme; 2014)

12.1 Einführung

Erweiterte Diagnostik

- **Skelettszintigrafie mit 99 m-Methylen-Diphosphonat:** Zeigt *Knochenstoffwechselaktivität* der Läsion. Screening-Methode zur Detektion weiterer Herde, insbesondere metastatischer Absiedlungen.
  - *Cave:* Eine Anreicherung zeigt sich z. B. auch bei Knochenabbau durch Inaktivitätsatrophie; bei einigen Knochenmalignomen sieht man dagegen keine Mehrbelegung (z. B. Plasmozytom).
- **Single-Photonen-Emissionscomputertomografie (SPECT):** Schichtweise Darstellung des Aktivitätsmusters möglich; Vorteil bei schwierig lokalisierbaren Prozessen (z. B. Osteoidosteom im Bereich des Wirbelbogens).
- **CT:** Verfahren der Wahl zur:
  - *Beurteilung kortikaler Veränderungen* (z. B. Einbruch des Tumors in den Gelenkbinnenraum).
  - Analyse der intratumoralen Matrixkalzifikation/-ossifikation.
  - *Abklärung von Tumorabsiedlungen:* z. B. in Lymphknoten, Abdominalorganen, Thorax (die Lunge ist der häufigste Metastasierungsort bei Knochenmalignomen!).
- **MRT mit i. v. KM:** Verfahren der Wahl zur:
  - *Festlegung der Tumorgrenzen* im Bereich der Weichteile (insbesondere Gefäße, Nerven und Muskeln) und intramedullär (bei Kindern auch Tumorüberschreitung der Epiphysenfuge exakt abgrenzbar).
  - *Erfassung von Skip-Lesions* (Tumorabsiedlungen) im Kompartiment.
  - Unterscheidung zwischen vitalen und nekrotischen Tumoranteilen (wichtig bei geplanter Biopsie!).
  - *Merke:* Insgesamt bessere Gewebedifferenzierung mit Kontrast-MRT als mit CT.
- **Angiografie:** Nur noch eingeschränkte Bedeutung. *Indikationen:*
  - Darstellung von Aneurysmen oder arteriovenösen Malformationen.
  - Analyse der tumorversorgenden Gefäße bei stark vaskularisierten Läsionen; häufig kombiniert mit präoperativen Embolisationen (z. B. bei Metastasen von Nierenzell- oder Schilddrüsenkarzinomen).
  - Analyse des Kollateralkreislaufs (wichtig bei handgelenksnahen Tumoren; Frage nach Resezierbarkeit der A. ulnaris bzw. radialis).
  - Rezidivdiagnostik nach Versorgung mit Implantaten.
- **MR-Angiografie:** Eingeschränkte Auflösung; Alternative zur Angiografie bei der Darstellung von mittleren bis großen Gefäßen.
- **Sonografie:** Nur geringe diagnostische Bedeutung.
  - Gibt Hinweise zur Unterscheidung solider und zystischer Tumoranteile.
  - Größenbestimmung der Weichteilanteile und Verlaufsbeobachtung möglich.
- **Positronenemissionstomografie (PET):** Gibt funktionelle Einblicke in die Stoffwechselaktivität der verschiedenen Tumoranteile. Ganzkörpererfassung wie bei der Szintigrafie möglich, mit dem Vorteil der Weichteil- und Knochenanalyse.
  - Exakte Aktivitätsquantifizierung für die Dignitätszuordnung (erste Ansätze z. B. bei Knorpeltumoren).
  - Rezidivdiagnostik, auch bei liegenden Implantaten (Artefakte in MRT/CT!).
- **Biopsie:** Wichtigste diagnostische Maßnahme! Biopsiestelle muss späteren operativen Zugangsweg berücksichtigen, s. Tumorbiopsie (S. 510).
  - *Geschlossene Biopsie:* Feinnadelaspiration oder Stanzzylinder; vorwiegend Einsatz bei homogen aufgebauten Weichteiltumoren (bei Knochenläsionen nur eingeschränkte Anwendbarkeit).
    - Vorteil: Minimal invasiv.
    - Nachteile: Stichkanalmetastasen möglich (Kanal bei definitiver Versorgung stets mitresezieren!); in 25 – 33 % wird kein repräsentatives Gewebe gewonnen; reduzierte diagnostische Sicherheit für Artdiagnose und Grading (nur 72 – 80 % bei Malignomen, 23 % bei benignen Prozessen).

12.1 Einführung

> ▷ *Cave:* Ein negativer Feinnadelbefund schließt keinen Tumor aus!
- *Offene Biopsie:* Verfahren der Wahl bei Knochenläsionen oder inhomogen aufgebauten Tumoren.
  - Vorteil: Höchste Trefferquote und diagnostische Sicherheit.
  - Nachteil: Inzision notwendig, ausgedehnte Nachblutungen etc. möglich.

Differenzialdiagnosen

- Chronische Osteitis (S. 212).
- Stressfrakturen (S. 304): Nach gezieltem Nachfragen positive Anamnese im Sinne einer individuellen Überanstrengung (Sport, Militär etc.); typischerweise nur belastungsabhängige Schmerzen; i. d. R. typische Lokalisationen.

> ▷ *Beachte:* Klinische Symptome und bildgebende Befunde bei Stressfraktur und Osteomyelitis ähnlich wie bei Tumoren. Entscheidend sind:
> - *MRT:* Bei Tumoren relativ scharfe intramedulläre Grenze zum umgebenden Mark; bei Osteomyelitis/Stressfraktur regelhaft unscharfe diffuse Abgrenzung.
> - ▷ *Labor:* Höhe und Verlauf der Entzündungsparameter (*Cave:* DD: Chronische Osteomyelitis, Brodie-Abzess).
> - *Lokaler Befund:* Rötung? Überwärmung?
> - *Im Zweifelsfall:* Biopsie mit mikrobiologischem Abstrich und detaillierte Information des Pathologen über die klinischen und anamnestischen Befunde.

- Myositis ossificans.
- Osteopathien (metabolisch, neuropathisch).
- Destruktionen (degenerativ, rheumatoid).
- Synoviale Erkrankungen, z. B. Synovialitis villonodularis (S. 233).

Therapieprinzipien bei primär malignen Knochentumoren (am Beispiel Osteosarkom)

- **Stufendiagnostik:** Inklusive Biopsie mit histologischem Grading.
- **Interdisziplinäre Tumorkonferenz primär:** Ausführliche Vorstellung des Patienten mit konsekutiver gemeinsamer detaillierter Planung der weiteren Therapie. Tumorkonferenz bestehend aus: Radiologe, Nuklearmediziner, Pathologe, Orthopäde, Chemotherapeut, Strahlentherapeut, ggf. Pädiater, chirurgischer Onkologe.
- **Neoadjuvante Chemotherapie** bis zur definitiven operativen Tumorresektion. Substanzen: z. B. Adriamycin, Methotrexat, Ifosfamid, Cisplatin, Carboplatin, Etoposid.
- **Definitive vollständige operative Tumorresektion** mit möglichst extremitätenerhaltender Rekonstruktion.
- **Tumorkonferenz postoperativ:** Patientenvorstellung und Festlegen des Therapieplans in Abhängigkeit vom histologischen Ergebnis des Komplettresekats:
  - *Je nach Resektionsstatus* (Tab. 12.4) Nachresektion oder lokale Strahlentherapie.
  - *Je nach Regressionsgrad* nach Salzer-Kuntschik (Tab. 12.5) und Tumorvolumen Zuordnung (= Stratifikation) des Patienten zur Niedrig-, Standard- oder Hochrisikogruppe.
    - Niedriges Risiko: G I–III, Responder.
    - Hohes Risiko: G IV–VI, Nonresponder.

Tab. 12.4 • **Pathologische Resektionsklassifikation.**

R0	• kein Residualtumor
R1	• Residualtumor nur mikroskopisch
R2	• Residualtumor bereits makroskopisch nachweisbar

kurative Tumorresektion = R0 in Abwesenheit von Metastasen

12.1 Einführung

Tab. 12.5 · Regressionsgrade maligner Knochentumoren (nach Salzer-Kuntschik).

I	• keine vitalen Tumorzellen
II	• vereinzelt nachweisbare Tumorzellen oder vitale Tumorinsel von < 0,5 cm Durchmesser
III	• < 10 % vitales Tumorgewebe
IV	• 10 – 50 % vitales Tumorgewebe
V	• > 50 % vitales Tumorgewebe
VI	• kein Effekt der Chemotherapie erkennbar

▶ **Postoperative Chemotherapie:** Entsprechend der Risikogruppe.
▶ **Regelmäßige Nachuntersuchungen.**

Konservative Therapie

▶ **Nur bei sicher statischen, benignen Tumorläsionen** (s. Abb. 12.4): Klinische und radiologische Kontrolle nach 8 – 12 Wochen.
  • *Bei Status idem:* Abhängig von der Verdachtsdiagnose Kontrolle nach 1 Jahr bzw. bei Beschwerden.
  • *Bei Progredienz:* Erweiterte Diagnostik, ggf. mit Biopsie.
▶ **Kontraindikation** bei allen übrigen tumorverdächtigen Läsionen.

Operative Therapie

▶ **Indikationen:**
  • Alle lokal aggressiv wachsenden benignen Tumoren.
  • Primär und sekundär maligne Tumoren.
▶ **Kontraindikationen:**
  • Sicher statische, benigne Tumorläsionen (s. o.).
  • *Relative Kontraindikation* einer operativen Maximalversorgung: Je nach verbleibender Überlebensprognose und Begleiterkrankungen.
▶ **Notfall-OP:**
  • Bei pathologischer Fraktur der Extremitäten:
    – Sofortige Ruhigstellung.
    – Schnelle diagnostische Abklärung.
    – Zeitnahe definitive operative Versorgung.
    ▷ *Cave:* Sichere Mitresektion des Frakturhämatoms bei kurativem Ansatz wegen erhöhter Rezidiv- und Metastasierungsgefahr; intramedulläre Nagelung wegen Metastasierungsgefahr meiden.
  • Bei akuter Querschnittslähmung mit/ohne Instabilität der Wirbelsäule:
    – Sofortige operative Intervention (je nach Prognose und Begleiterkrankungen) mit möglichst vollständiger Tumorresektion und dorsaler Stabilisierung, evtl. Wirbelkörperersatz.
    – Adjuvante Strahlentherapie, evtl. kombiniert mit Chemotherapie.
    – Je nach Primärvorgehen evtl. sekundär definitive operative Versorgung.
▶ **Elektive OP:** Resektionsformen s. Tab. 12.6.
  • *Knochentumoren:*
    – Lokal aggressiv wachsende, benigne Tumoren: Meist *intraläsionale Resektion* mit Kürettage und Plombage mit autogenem kortikospongiösem Knochen; bei 2-zeitigem Vorgehen (z. B. bei Riesenzelltumor) auch Knochenzementplombage. Strahlen- und Chemotherapie i. d. R. kontraindiziert.
    – Primär maligne Tumoren: *Weite* bzw. *radikale Tumorresektion* mit möglichst extremitätenerhaltender Rekonstruktion. Wenn keine Metastasen bekannt sind, vorrangig radikale Tumorentfernung und erst in zweiter Linie Funktionserhalt; bei nachgewiesenen Metastasen umgekehrt.

- Sekundär maligne Tumoren: Meist *marginale Tumorresektion* mit möglichst extremitätenerhaltender Rekonstruktion, kombiniert mit intra-/postoperativer Strahlentherapie. Häufig reduzierte Lebenserwartung; daher schnelle Rehabilitation anstreben. *Ausnahme:* Bei guter Prognose weite Resektion und Rekonstruktion wie bei kurativem Ansatz (z. B. solitäre Hypernephrom-Metastase).
- *Weichteiltumoren:*
  - Lokal progrediente, benigne Tumoren: *Marginale Tumorresektion.* Ausnahme: Weite Resektion bei benignen Läsionen mit hoher Rezidivwahrscheinlichkeit (z. B. aggressive Fibromatose).
  - Primär maligne Tumoren: *Weite* bzw. *radikale Tumorresektion.* Wenn keine Metastasen bekannt sind, vorrangig radikale Tumorentfernung, erst in zweiter Linie Funktionserhalt; bei nachgewiesenen Metastasen umgekehrt.
  - Sekundär maligne Tumoren: *Weite Tumorresektion,* wenn ohne relevante funktionelle Beeinträchtigung möglich, ansonsten *marginale;* je nach Tumorgrenze und Tumorart kombiniert mit intra-/postoperativer Strahlentherapie.

Tab. 12.6 • **Resektionsformen nach Enneking.**

Typ	Resektionsebene	mikroskopische Erscheinung
intraläsional	• innerhalb der Läsion	• Tumor an den Resektionsgrenzen (R2) (auch makroskopisch erkennbar)
marginal	• innerhalb der reaktiven Randzone	• reaktives Gewebe ± Tumorsatelliten am Resektionsrand (R1)
weit	• außerhalb der reaktiven Zone, intrakompartimentell	• normales Gewebe (R0), Skip- Lesions (R1)
radikal	• normales Gewebe, extrakompartimentell	• normales Gewebe (R0)

Nachbehandlung

▶ **Systematische Kontrolluntersuchungen** zur frühzeitigen Detektion von Lokalrezidiven und Metastasen. Häufigkeit abhängig vom ungefähren Auftreten von Fernmetastasen nach Erstdiagnose (Osteosarkom < 4 Jahre, Ewing-Sarkom > 5 Jahre, Chondrosarkom – High Grade < 5 Jahre, Chondrosarkom – Low Grade > 10 Jahre).
▶ **Wichtige Metastasierungswege:** Siehe Tab. 12.7.

Tab. 12.7 • **Metastasierungswege in abnehmender Häufigkeit.**

Knochensarkome	Weichteilsarkome
Lunge	Lunge
Skelett	Skelett
Lymphknoten	Leber
Haut, Weichteile	Lymphknoten
ZNS, Augen	ZNS
Abdomen, Niere, Nebenniere	Nebennieren, Niere, Abdomen

◩ *Beachte:* Bei Nachkontrollen auch Berücksichtigung (Labor, Bildgebung!) der potenziellen Spätfolgen der eingesetzten Chemotherapeutika.

Komplikationen

◨ *Beachte:* Ort und Schwere der Komplikationen und deren Inzidenz sind abhängig von tumorassoziierten Faktoren (Entität, Lokalisation, Ausdehnung, Zeitpunkt der Erstdiagnose, Vorliegen von Fernmetastasen etc.), Art und Ausmaß des operativen Vorgehens und den eingesetzten Begleittherapien (Chemo-/Strahlentherapie).

▶ **Tumorbedingt:**
  - *Funktionsverlust* (z. B. Muskelinfiltration).
  - *Neurologische Defizite* (Verdrängung/Infiltration peripherer Nerven, Querschnitt etc.).
  - *Pathologische Fraktur:* Bei Röhrenknochen bei Verlust von > 50 % der kortikalen Zirkumferenz wahrscheinlich.
▶ **Operationsbedingt:** Haut- und Muskelnekrosen, Läsion peripherer Nerven oder des ZNS.
▶ **Strahlentherapiebedingt:** Haut- und Muskelnekrosen, Defizite peripherer Nerven oder des ZNS (Langzeitwirkung je nach Dosis), Induktion von Malignomen.
▶ **Chemotherapiebedingt:** Potenzielle Spätfolgen an verschiedenen Organen (Anthrazykline: Myokardiopathie; Cisplatin: Oto- und nephrotoxisch; Ifosfamid: Nephrotoxisch) und Induktion von Malignomen.

Prognose

▶ **Benigne Knochen- und Weichteiltumoren:** Prognostisch günstig; aber Lokalrezidive und sekundäre Malignomentstehung möglich.
▶ **Maligne Knochen- und Weichteiltumoren:** Durch die Optimierung der Gesamttherapie (OP und [neo-]adjuvante Chemo- und Strahlentherapie) in den letzten Jahrzehnten deutliche Verbesserung der Prognose. Die individuelle Prognose ist abhängig von:
  - Tumorentität, histologischem Typ, Grading (Differenzierungsgrad), Staging (lokal, lokoregionär, Fernmetastasierung) und Tumorvolumen.
  - Operativer Radikalität.

Ansprechen auf die Chemotherapie (Regressionsgrad nach Salzer-Kuntschik, s. Tab. 12.5) bzw. auf die Strahlentherapie.

12.2 Osteoidosteom

Grundlagen

▶ **Definition:** Benigner, vorwiegend kortikaler osteoblastischer Tumor mit zentraler Aufhellungszone (Nidus) im Röntgenbild, Größe bis zu 2 cm.
▶ **Ätiologie:** Unbekannt.
▶ **Epidemiologie:** Alter: 5 – 25 Jahre, Frauen im Verhältnis 3 : 1 häufiger betroffen.
▶ **Lokalisation:** Häufig proximaler Femur oder Tibia, selten Wirbelsäule (Wirbelbogen).

Klinik

▶ Typische Nachtschmerzen zunehmender Intensität.
▶ Schmerzreduktion nach Gabe von Acetylsalicylsäure.

Diagnostik und Differenzialdiagnosen

▶ **Röntgen:**
  - Umschriebener, kleiner sklerotischer Herd, meist in der Kortikalis gelegen, mit zentraler Aufhellungszone (Nidus); im Zentrum dieser Aufhellung evtl. kleine Ossifikation.
  - Kaum Sklerosierung bei Tumoren im Bereich der Spongiosa und subperiostal.

  ◨ *Cave:* 25 % der Osteoidosteome sind im Nativröntgen nicht nachweisbar!

- **CT:** Bildgebung der Wahl, ggf. dynamisches CT (Kontrastmittel, schnelle Anflutung im Nidus) zur Abgrenzung von Brodie-Abszess oder reaktivem Knochenumbau.
- **MRT:** Insbesondere bei geringer Sklerosierung und/oder komplexer Anatomie (z. B. intraartikulär).
- **Szintigrafie:** Geeignet bei geringer Sklerosierung, jedoch vom MRT verdrängt.
- **Aspirintest:** Acetylsalicylsäure 3 × 500 mg für 3 – 4 d → erhebliche Schmerzreduktion.
- **Differenzialdiagnosen:** Osteoblastom, Brodie-Abszess (S. 213), Stressfraktur (S. 304).

Therapie

- Komplette Resektion des Nidus (präoperative Schmerzen postoperativ sofort beseitigt).
  - *CT-gesteuerte Resektion (z. B. Thermokoagulation):* Heute Methode der Wahl.
    - Vorteil: Minimal invasiver Eingriff.
    - Nachteil: Keine histologische Sicherung, da keine Präparatentnahme möglich.
  - *Offene Resektion:* Überbohren mit Zylinderbohrer oder Knochenresektion durch Meißel oder Säge.
    - Vorteil: Präparatgewinnung zur histologischen Diagnosesicherung möglich.
    - Nachteil: Keine sichere intraoperative Kontrolle, invasiv.

Prognose

- Günstig bei kompletter Entfernung des Nidus.

12.3 Osteochondrom (kartilaginäre Exostose)

Grundlagen

- **Epidemiologie:** Häufigste gutartige knöcherne Läsion (45 % aller gutartigen sowie 12 % aller Knochentumoren). Multiple kartilaginäre Exostosen: z. T. autosomal-dominanter Erbgang; m : w = 2 : 1.
- **Lokalisation:** Breitbasiges oder gestieltes Aufsitzen auf Höhe der Metaphyse; überzogen von Knorpelkappe.
  - *Singuläre kartilaginäre Exostose:* Meist an den Metaphysen der langen Röhrenknochen (Femur, Tibia, prox. Humerus).
  - *Multiple kartilaginäre Exostosen:* Im Bereich der großen Gelenke (Knie, Hüfte, Schulter).

Klinik

- In der Regel symptomarm, Beschwerden durch Irritation der umliegenden Weichteile; z. T. Bildung einer Bursa exostotica über der Knorpelkappe.
- **Singuläre kartilaginäre Exostose:**
  - V. a. maligne Entartung (ca. 1 % der Fälle) bei Auftreten von Schmerzen, rascher Größenzunahme (v. a. nach Wachstumsabschluss), Zunahme der Knorpelkappe auf > 2 cm Dicke, Kalzifizierung der Knorpelkappe.
- **Multiple kartilaginäre Exostosen:**
  - Ab dem 2.– 3. Lebensjahr tastbar.
  - Wachstumsstörungen, Verkürzung der betroffenen Knochen.
  - *Risiko einer malignen Entartung:* 5 – 15 %; im Bereich des Beckens besonders hoch. Malignitätswahrscheinlichkeit steigt mit der Anzahl der Exostosen.

Diagnostik und Differenzialdiagnosen

- **Röntgen:** Gestielt oder breitbasig wachsend; teilweise blumenkohlartiges Erscheinungsbild.
- **CT/MRT:** Messung der Dicke der Knorpelkappe zur Einschätzung des Malignitätsrisikos; Ganzkörper-MRT bei multiplen Exostosen.

12.4 Nicht ossifizierendes Fibrom

- **Szintigrafie:** Screening-Methode zur Suche nach multiplen kartilaginären Exostosen.
- **Differenzialdiagnosen:** Juxtakortikales Osteosarkom (S. 235), Chondrosarkom (S. 238), Myositis ossificans.

Therapie

- Operative Abtragung auf dem Niveau des Ursprungsknochens, um ein Rezidiv zu vermeiden.

12.4 Nicht ossifizierendes Fibrom

Grundlagen

- **Synonyme:** Metaphysärer fibröser Defekt, fibröser Kortikalisdefekt, metaphysäre Ossifikationsstörung.
- **Definition:** Ossifikationsstörung im Bereich der einstrahlenden Sehnen.
- **Epidemiologie:** 1 % der Bevölkerung unter 20 Jahre betroffen; m : w = 2 : 1.
- **Prädilektionsstellen:** Distale Femur- und proximale Tibiametaphyse.

Klinik

- Meist keine Schmerzen; selten Spontanfraktur.

Diagnostik und Differenzialdiagnosen

- **Röntgen:**
  - Exzentrisch in der Metaphyse gelegene strahlendurchlässige Zone; kleeblatt- oder traubenförmiges Erscheinungsbild mit ausgeprägter Sklerose im Randbereich.
  - Kortikalis gelegentlich ausgeweitet und verdünnt.
  - Selten Spontanfraktur.
- **CT/MRT:** Nur bei großen Läsionen zur Stabilitätsbeurteilung notwendig.
- **Differenzialdiagnosen:** Benignes und malignes fibröses Histiozytom, Riesenzelltumor (S. 234), fibröse Dysplasie (S. 170).

Therapie

- Spontane Rückbildung möglich.
- **OP-Indikation bei Frakturgefahr** (Tumorausdehnung > 50 % des Schaftumfanges); dann Kürettage und Spongiosaplastik (S. 508).

Prognose

- Gut; in der Regel kann die Spontanheilung abgewartet werden.

12.5 Juvenile Knochenzyste

Grundlagen

- **Definition:** Solitäre, meist 1-kammerige Zyste.
- **Epidemiologie:** Häufung im 7.– 14. Lebensjahr; m : w = 2 : 1.
- **Prädilektionsstellen:** Metaphysen der langen Röhrenknochen, bevorzugt proximale Humerus- (50 %) und Femurmetaphyse (25 %), Kalkaneus.

Klinik

- Meist keine Schmerzen, gelegentlich Belastungs- oder Ruheschmerz.
- *Hinweis:* Erstdiagnose häufig durch pathologische Fraktur.

Diagnostik und Differenzialdiagnosen

- **Röntgen:**
  - Verschieden große, sehr oft zentral gelegene, scharf begrenzte osteolytische Zonen in der Metaphyse; Mehrkammerigkeit durch Trabekelstruktur vorgetäuscht.
  - *Bei Spontanfraktur:* Herabfallen von knöchernen Fragmenten zur tiefsten Stelle der Zyste, „Zeichen des herabfallenden Fragments" *(pathognomonisch für juvenile Knochenzyste).*
- **MRT:** Flüssigkeitsnachweis in der Zyste (hohe Signalintensität in T2), fehlende Gadolinium-Aufnahme.
- **Differenzialdiagnosen:** Aneurysmatische Knochenzyste (S. 231), Riesenzelltumor (S. 230), nicht ossifizierendes Fibrom (S. 230), fibröse Dysplasie (S. 170), teleangiektatisches Osteosarkom (S. 235), intraossäres Lipom (Kalkaneus).

Therapie

- **Möglichst radikale Kürettage und Spongiosaplastik** (intraoperativ Zyste mit klarer gelblicher, nach Frakturen manchmal blutig verfärbter Flüssigkeit).
- Nach pathologischer Fraktur Spontanheilung möglich.

Prognose

- Bei radikaler Ausräumung geringe Rezidivrate.

12.6 Aneurysmatische Knochenzyste

Grundlagen

- **Definition:** Zystenformation aus Hohlräumen, die mit ungeronnenem Blut gefüllt sind. Seltener: Variante mit überwiegend soliden Gewebeanteilen nach Zystenabgrenzungen aus Bindegewebesepten, mit eierschalenartiger kortikaler Begrenzung.
- **Epidemiologie:** Häufung im 2. Lebensjahrzehnt.
- **Prädilektionsstellen:** Metaphysen der langen Röhrenknochen, dorsale Elemente der Wirbelsäule.

Klinik, Diagnostik und Differenzialdiagnosen

- Frühzeitiges Auftreten von Schmerzen, z. T. belastungsabhängig, neurologische Symptome bei Wirbelsäulenbefall.
- **Röntgen:** Ausgedünnte Kortikalis, exzentrische, blasenartige Zysten.
- **CT/MRT:** Zysten mit Flüssigkeitsspiegeln. Kräftige KM-Aufnahme der Zystenwand.
- **Histologie:** Hohe Zellzahl, osteoklastische Riesenzellen, Osteoidbildung.
- **Differenzialdiagnosen:** Teleangiektatisches Osteosarkom (S. 235), Chondroblastom, Riesenzelltumor (S. 234), juvenile Knochenzyste (S. 230).

Therapie und Prognose

- Möglichst radikale Kürettage und Spongiosaplastik, bei zweifelhafter Radikalität primär Zementauffüllung, bei Rezidivfreiheit Spongiosaplastik.
- Rezidivrate nach Kürettage ca. 60 %.
- Maligne Entartung möglich.

12.7 Intraossäres Ganglion

Grundlagen

- **Definition:** Unmittelbar unter der Gelenkfläche liegender, zystenartiger Hohlraum; häufig Kommunikation mit dem Gelenk.
- **Epidemiologie:** Auftreten meist im Erwachsenenalter.

Klinik, Diagnostik und Differenzialdiagnose

- **Klinik:** Belastungsabhängige Schmerzen.
- **Röntgen:** Subchondrale Zyste mit umgebender Randsklerose.
- **Differenzialdiagnose:** Arthrosezyste.

Therapie und Prognose

- Kürettage und Spongiosaplastik. Tuberculum majus: Bei gleichzeitiger Läsion der Rotatorenmanschetten Kürettage und Insertion der Sehne in den Defekt.
- Prognose gut.

12.8 Enchondrom, Chondrom

Grundlagen

- **Definition:** Tumor aus hyalinem Knorpelgewebe, der von der Wachstumsfuge ausgeht.
- **Epidemiologie:** Zweithäufigster gutartiger Knochentumor (10 %), häufigster Tumor der Handphalangen. Auftreten in jedem Alter, Häufung in der 2.–4. Dekade; keine Geschlechtspräferenz.
- **Lokalisation:**
  - *Enchondrom:* Lage zentral im Markraum.
  - *Chondrom:* Läsion in der Kortikalis.
- **Sonderformen:**
  - *Enchondromatose:* Multiples Auftreten von Enchondromen.
  - *Morbus Ollier:* Multiple Enchondrome betont in einer Extremität oder Körperhälfte.
  - *Maffucci-Syndrom:* Multiple Enchondrome im gesamten Skelett und zusätzlich Hämangiome (Phlebolithen in der Röntgendiagnostik).

Klinik, Diagnostik und Differenzialdiagnose

- **Klinik:** Meist symptomfrei bis zum Auftreten pathologischer Frakturen.
- **Röntgen:** An den Phalangen oft reine Osteolysen, an den langen Röhrenknochen typische ring- und bogenförmige Verkalkungen. Enchondrome verlagern sich durch das Knochenwachstum von der Epiphysenfuge Richtung Diaphyse, sodass sie dann als diaphysärer Tumor imponieren.
- **MRT:** Popcornartiger Tumor mit niedriger Intensität in T 1- und hoher Intensität in T 2-gewichteten Bildern.
- **Differenzialdiagnose:** Chondrosarkom (S. 238).

Therapie

- Bei regelrechtem radiologischem Befund keine zwingende OP-Indikation.
- Bei V. a. maligne Entartung (Größe > 5 cm) und nach pathologischen Frakturen Kürettage und Auffüllen mit autologer Spongiosa, Osteosynthese. Eine Füllung mit Knochenersatzmaterialien ist nicht zu empfehlen.

12.9 Synoviale Chondromatose

Grundlagen

- **Definition:** Metaplasie der Synovialis mit Knorpelbildungen und Bildung zahlreicher Gelenkkörper infolge einer enchondralen Knochenneubildung.
- **Epidemiologie:** Altersgipfel: 3.–5. Dezennium; m : w = 2 : 1.
- **Lokalisation:** Kniegelenk (70 %), Hüfte, OSG, Ellbogen, Handgelenk, Schulter; prinzipiell in allen Sehnenscheiden und Gelenken möglich.

Klinik, Diagnostik und Differenzialdiagnosen

- **Klinik:**
  - Lokale Schwellung, Verdickung der Gelenkkapsel, Erguss.
  - Einklemmungserscheinungen.
- **Röntgen:** Abhängig vom Ausmaß der Verkalkung: Gelenkerguss oder strahlendichte Gelenkkörper (meist klein und einheitliche Größe).
- **MRT:** Darstellung auch nicht ossifizierter Gelenkkörper, Nachweis freier Gelenkkörper, Verdickung der Gelenkkapsel, evtl. Knochenarrosionen.
- **Differenzialdiagnosen:** Synoviales Chondrosarkom (S. 238), pigmentierte villonoduläre Synovialitis (PVNS, s. u.), Synovialhämangiom, Lipoma arborescens.

Therapie und Prognose

- Entfernung der Gelenkkörper und möglichst vollständige Synovialektomie, offen oder arthroskopisch.
- ▶ *Beachte:* Chemische Synoviorthese mit Ittrium und Bestrahlung sind obsolet.
- Maligne Entartung (synoviales Chondrosarkom) ist unwahrscheinlich, aber möglich.
- Es besteht eine hohe Rezidivneigung, insbesondere bei nicht vollständiger Synovialektomie.

12.10 Pigmentierte villonoduläre Synovialitis (PVNS)

Grundlagen

- **Definition:** Gutartige Proliferation der Synovialzellen unter Bildung braun gefärbter Zotten; mono- und polyartikuläres Auftreten.
- **Epidemiologie:** Altersgipfel 3.–4. Lebensjahrzehnt; m : w = 1 : 2.
- **Prädilektionsstellen:** Kniegelenk (60 %), Hüfte, Hand, Sprunggelenk.

Klinik, Diagnostik und Differenzialdiagnosen

- **Klinik:** Schwellung, Schmerz, Ergussbildung, Bewegungseinschränkung.
- **Röntgen:**
  - Weichteilverschattung (z. B. in der seitlichen Knieaufnahme).
  - Traubenförmige Erosionen und Zysten.
- **MRT:**
  - T1-Wichtung: Fleckiges, inhomogenes, hypointenses Bild. Fettreichere Anteile zeigen hyperintense Signale.
  - T2-Wichtung: Kombination aus signalreichen Bezirken (Flüssigkeit und verdickte Synovialis) sowie eingestreute Bezirke von mittlerer bis schwacher Signalintensität (durch Hämosidereineinlagerungen).
  - Nach Gadolinium-Gabe noch inhomogeneres Bild.
  - Ggf. inhomogen gefüllte zystische Knochenveränderungen am Knochen-Knorpel-Übergang (teilweise beide Gelenkpartner).

- **Differenzialdiagnosen:** Hämophilie, synoviale Chondromatose (S. 233), synoviales Hämangiom, Arthrose (S. 441), rheumatoide Arthritis (S. 185), Gelenktuberkulose (S. 214).

Therapie und Prognose

- **Vollständige Synovialektomie.**
- Eine **Radiosynoviorthese** mit Yttrium oder Osmium ist möglich, jedoch nicht das Verfahren der 1. Wahl. Zum Teil postoperativ bei Rezidiven genutzt.
- Bei unvollständiger Synovialektomie hohes Rezidivrisiko, maligne Entartung sehr selten.

12.11 Riesenzelltumor, Osteoklastom

Grundlagen

- **Definition:** Mit zahlreichen Riesenzellen durchsetzter Knochentumor wechselnder Dignität (benigne, semimaligne); lokal aggressives Wachstum.
- **Epidemiologie:** 5–8 % aller primären Knochentumoren; Häufung in der 2.–4. Dekade; m : w = 1 : 2.
- **Prädilektionsstellen:** Epiphysen der langen Röhrenknochen mit Ausdehnung in die Metaphyse (distaler Femur, proximale Tibia, proximale Fibula, distaler Radius und proximaler Humerus).

Klinik

- Schmerzen, lokale Schwellung, Druckschmerz und Bewegungseinschränkung.
- Selten pathologische Frakturen als erstes Symptom.

Diagnostik und Differenzialdiagnosen

- **Röntgen:**
  - Exzentrisch gelegene, epiphysäre, teils an die Gelenkflächen reichende, landkartenartig begrenzte, flächenhafte Osteolysen mit scharfer Begrenzung, meist ohne sklerotischen Randsaum.
  - Ausbildung von Pseudotrabekeln; seifenblasenartige Septierung der Osteolysen.
  - Meist keine periostale Reaktion.
  - *Cave:* Unterscheidung zwischen benignen und semimalignen Tumoren radiologisch nicht möglich.
- **MRT:**
  - Bestimmung der Tumorausdehnung.
  - Strukturveränderungen im Inneren des Tumors (Einblutungen, Nekrosen).
- **Differenzialdiagnosen:** Aneurysmatische Knochenzyste, Chondroblastom, nicht ossifizierendes Fibrom, benignes fibröses Histiozytom, intraossäres Ganglion, Chondrosarkom, Myelom, osteolytische Metastasen.

Therapie

- Möglichst radikale Kürettage oder En-Bloc-Resektion.
- Primär vorübergehendes Einbringen von Knochenzement (zum besseren Erkennen eines Rezidivs).
- Bei Rezidivfreiheit (> 12 Monate nach Primäreingriff) sekundär Spongiosaplastik.

Prognose

- Nach radikaler operativer Tumorentfernung bleiben 75 % der Patienten rezidivfrei.
- Bei etwa 5 % der Tumoren (semi-)malignes Wachstum, z. T. mit Auftreten von Lungenmetastasen.

12.12 Osteosarkom

Grundlagen

- **Definition:** Primär maligner Knochentumor.
- **Epidemiologie:** Häufigster primärer Knochentumor. Häufigkeit 2–3/1 000 000 ($^1/_3$ aller primär malignen Knochentumoren); 2 Altersgipfel: 60% in der 2. Lebensdekade, 2. Gipfel ab 40. Lebensjahr; m = w = 2 : 1.
- **Pathologie:** Direkte Bildung von Osteoid und unreifem Knochen durch die Tumorzellen; häufig osteoblastische und osteolytische Abschnitte nebeneinander. Einteilung je nach Überwiegen der einzelnen Komponenten nach histologischer Differenzierung:
  - Osteoblastisches Osteosarkom (50%).
  - Chondroblastisches Osteosarkom (25%).
  - Fibroblastisches Osteosarkom (25%).
- **Lokalisationen:** Distaler Femur (35%), proximale Tibia (15%), proximaler Humerus (15%), Becken (10%), Schädel (10%); bei älteren Patienten häufiger Beteiligung des Achsenskeletts und nur 15% der Tumoren im Bereich des Kniegelenkes.
- **Subtypen:**
  - *Medulläres Osteosarkom:* Häufigste (klassische) Form.
  - *Periostales Osteosarkom:* Von der periostalen Kortikalis der langen Röhrenknochen ausgehend.
    - Charakteristika: Codman-Dreieck, Spiculae.
    - Therapie: Keine Chemotherapie, weite Resektion.
    - Prognose: Schlechter als beim paraossalen Osteosarkom (s. u.), jedoch besser als beim klassischen Osteosarkom.
  - *Paraossales Osteosarkom:* Liegt dem Knochen an (80% in der Fossa poplitea).
    - Charakteristika: Langsames Wachstum, späte Metastasierung.
    - Therapie, Prognose: Keine Chemotherapie, weite Resektion, gute Prognose.
  - Teleangiektatisches Osteosarkom:
    - Charakteristika: Ausgedehnte zentrale Höhle (mit Blut gefüllt), schnelles, destruierendes Wachstum, häufig pathologische Frakturen.
    - Therapie: Weite Resektion und Chemotherapie nach Protokoll.
    - Prognose: Schlecht.
- **Metastasierung:** Meist in Lunge, Skelett und Leber.

Klinik

- Lokale Schwellung und allmählich zunehmender Schmerz; häufig nur geringe Druckdolenz.
- Bei großen Tumoren pathologische Venenzeichnung.
- Evtl. Bewegungseinschränkung, Gelenkerguss oder lokale Rötung.

Diagnostik

- **Labor:** Keine spezifischen Tumormarker, meist Erhöhung der alkalischen Phosphatase.
  - *Cave:* Bei Kindern AP wegen des Wachstums erhöht!
- **Röntgen:**
  - *Radiologische Zeichen sehr variabel:* 50% sklerotische Veränderungen, 25% Osteolysen, 25% sklerotisch-osteolytische Läsionen.
  - *Inhomogene, wolkige und fleckige Veränderungen,* häufig mit Infiltration der Weichteile; amorphe Kalzifikation oder irreguläre Ossifikation des extraossären Tumoranteils.
  - *Typische periostale Reaktionen:* Spiculae und Codman-Dreieck (Abb. 12.4).
  - Pathologische Frakturen: In 5–15%.
- **CT:** Gute Abgrenzung der Osteodestruktion.

12.12 Osteosarkom

- ▶ **MRT:**
  - Exakte Beurteilung der Weichteilausdehnung.
  - Beurteilung nekrotischer Anteile nach Gadolinium-Gabe (wichtig für PE).
  - Erkennung von Skip-Lesions (Tumorabsiedelungen im selben Knochen) → Darstellung des gesamten Knochens notwendig!
- ▶ **Szintigrafie:** Screening-Methode zur Darstellung von Metastasen.
- ▶ **Biopsie:** Zur Diagnosesicherung.

Differenzialdiagnosen

- ▶ Andere maligne Knochentumoren (Ewing-Sarkom, malignes fibröses Histiozytom, Lymphom, Karzinommetastasen).
- ▶ Potenziell semimaligne Knochentumoren (z. B. Riesenzelltumor).
- ▶ Gutartige Knochentumoren (z. B. aneurysmatische Knochenzyste, Osteoblastom).
- ▶ Myositis ossificans.
- ▶ Osteomyelitis (S. 210).
- ▶ Kallusbildung nach Fraktur.

Therapieprinzipien

- ▶ **Lokale Tumorresektion.**
- ▶ **Polychemotherapie** altersentsprechend:
  - *Patient < 40a:* EURAMOS-Schema (**Eur**opean and **Am**erican **Os**teosarcoma Study; Stand 10/2013):
    - *Neoadjuvant:* 10 Wochen MAP (**M**ethotrexat, **A**driamycin, Cis**p**latin).
    - *Adjuvant:* mind. 18 Wochen MAP, Kombination mit Ifosfamid, Etoposid bzw. Interferon-α möglich.
  - *Patient > 40a:* EURO-B.O.S.S. Schema (European Bone Sarcoma over 40 Study)
  - Studienzentrale für beide Protokolle: Olgahospital, Stuttgart.
- ▶ **Probleme:**
  - Verzögerte operative Therapie bei Nonrespondern.
  - Erhöhtes Risiko für postoperative Wundheilungsstörungen und Infekte.

Operative Therapie

- ▶ **Prinzip:** Weite Resektion des Tumors im Kompartiment.
- ▶ **Resektionsbehandlung:**
  - *Indikation:* Weite Resektion unter Funktionserhalt der Extremität möglich, anschließend endoprothetische Versorgung.
- ▶ **Umkehrplastik nach Borggreve** (Resektionsreplantation der unteren Extremität):
  - *Indikation:* Bei kniegelenksnaher Tumorlokalisation (meist distaler Femur) mit Tumorbefall der A. und V. poplitea ohne Infiltration des N. ischiadicus.
  - *Technik:*
    - Resektion des tumortragenden Extremitätenabschnitts (meist mit geschlossener Kniegelenksresektion) unter Erhalt des N. ischiadicus.
    - Replantation des Unterschenkels, um 180° nach dorsal gedreht.
    - ▶ Das Sprunggelenk übernimmt die Funktion des Kniegelenks (um ein optimales funktionelles Ergebnis zu erzielen, muss der Gelenkspalt des OSG postoperativ 4 cm weiter proximal liegen als der Kniegelenkspalt der Gegenseite). *Cave:* Überlänge, Rotationsfehler.
- ▶ **Amputation oder Exartikulation:**
  - *Indikation:* Wenn die Funktionsfähigkeit der Extremität nach der Tumorresektion nicht zu gewährleisten ist (z. B. nach Nervenresektion).
  - ▶ *Beachte:* Exakte Planung mit genauer Kenntnis der Tumorgrenzen erforderlich. Bei Verkleinerung der Tumormasse durch präoperative Chemotherapie gelten die Tumorgrenzen von vor der Chemotherapie!
  - *Vorgehen:* Intramedullärer Sicherheitsabstand: 5 cm.

Prognose

- **5-Jahres-Überlebensrate:** 60 – 75 % (vor Einführung der Chemotherapie 10 – 20 %).
- **Prognostisch ungünstig:** Großer Tumor, hoher histologischer Malignitätsgrad, anatomisch ungünstige Lage (z. B. Becken), inadäquate Resektionsränder, pathologische Fraktur, systemische Metastasierung.

12.13 Ewing-Sarkom

Grundlagen

- **Definition:** Bösartige Geschwulstbildung; in 95 % hervorgerufen durch Mutation des Chromosoms 22 (Translokation 11/22).
- **Sonderformen:**
  - Peripherer neuroektodermaler Tumor (PNET): Translokation wie bei Ewing-Sarkom, makroskopisch nicht zu unterscheiden, mikroskopisch mit zusätzlicher neurogener Differenzierung, Nachweis von mindestens 2 neurogenen Markern (z. B. NSE, S 100, Synaptophysin), schlechtere Prognose.
  - Askin-Tumor der Brustwand.
  - Peripheres Neuroepitheliom.
- **Epidemiologie:** Etwa 10 % aller primär malignen Knochentumoren; Altersgipfel im Kindes- und Jugendalter (90 % vor dem 20. Lebensjahr); m : w = 2 : 1.
- **Lokalisation:** Meist in der Diaphyse langer Röhrenknochen; Femur (> 30 %), Tibia, Humerus und Fibula (etwa 30 %), Beckenschaufel (etwa 10 %).
- **Histologie:** Dicht beieinanderliegende kleine Zellen, die runde Kerne besitzen, ohne zytoplasmatische Abgrenzung oder hervorstechende Nukleoli. Strang- oder läppchenförmige Unterteilung durch Bindegewebesepten.

Klinik

- Schmerz, Schwellung (frühzeitig, da großer Weichteilanteil) und Bewegungseinschränkung.
- Beeinträchtigung des Allgemeinzustands, Fieber.
- Frühe Metastasierung, v. a. hämatogen in die Lunge.
- *Beachte:* 25 % der Patienten haben zum Diagnosezeitpunkt schon Metastasen.

Diagnostik und Differenzialdiagnosen

- **Labor:** BSG-Erhöhung, Anämie.
- **Röntgen:**
  - Kleinfleckige, mottenfraßähnliche Knochendestruktionen.
  - Reaktiv diffuse sklerotische Reaktionen.
  - Unscharfe Tumorabgrenzung durch aggressives Wachstum.
  - Reaktive mehrschichtige Periostverkalkungen (Zwiebelschalenmuster).
  - Später Infiltration der Periostreaktion, Ausbildung einer großen Weichteilkomponente.
- **MRT:** Im Markraum scharfe Grenze zum Gesunden (im Gegensatz zur Osteomyelitis).
- **Differenzialdiagnosen:** *Radiologisch:* Osteomyelitis (S. 210), eosinophiles Granulom. *Histologisch:* Kleinzelliges Osteosarkom, malignes Lymphom (S. 244), Neuroblastom, Metastasen eines undifferenzierten kleinzelligen Karzinoms.

Therapieprinzipien

▶ **Nach Leitlinien EURO-Ewing-1999, EICESS-Protokoll** (Studienzentrale Universität Münster, Pädiatrische Hämatologie/Onkologie, Stand: 10/2013):
- Chemotherapie:
  - First Line: Doxorubicin, Methotrexat/Leukovorin, Cisplatin, Ifosfamid.
  - Second Line: Carboplatin, Etoposid.
  - Nach 6 Zyklen Re-Staging und Festlegen des weiteren Prozedere.
- *Strahlentherapie:* Bestrahlung des gesamten befallenen Kompartiments; zusätzlich Boost auf den Bereich der primären Tumorausdehnung möglich.
  - Präoperativ bei nur bedingt resektablen Tumoren sowie bei Nonrespondern auf die Chemotherapie.
  - Postoperativ regelmäßig nach Abschluss der Wundheilung.
  - ◻ *Hinweis:* Alleinige Strahlentherapie nur bei inoperablen Tumoren.

Operative Therapie

▶ Wie bei Osteosarkom (S. 240).

Prognose

▶ Beste Sicherheit durch Kombination von Chemotherapie, Strahlentherapie und operativer Tumorresektion.
▶ 5-Jahres-Überlebensrate nach EICESS-Protokoll ca. 60 %, nur Operation und Bestrahlung ca. 10 %.

12.14 Chondrosarkom

Grundlagen

▶ **Definition:** Maligner Tumor, der Knorpelgewebe bildet.
▶ **Epidemiologie:** Zweithäufigster primär maligner Knochentumor nach dem Osteosarkom. Inzidenz 2-gipflig: 2.– 3. und 5.– 7. Lebensjahrzehnt; m : w = 2 – 3 : 1.
▶ **Prädilektionsstellen:** Becken, proximaler Femur, Schultergürtel und Rippen.
▶ **Einteilung:**
- *Low Grade* (Grad 1): Hoher Differenzierungsgrad, langsames Wachstum, geringe Metastasierungstendenz.
  - Histologie: Größerer Zellkern mit mehreren Nukleoli, Kalzifizierung der Grundsubstanz, keine Mitosen (entscheidend ist das CT: Kortikalisdurchbruch!).
- *High Grade* (Grad 2 und 3): Aggressives Wachstum, rasche Metastasierung.
  - Histologie: Polymorphe Knorpelzellen, zunehmende Anaplasie, Zellreichtum, Mitosen, teilweise polynukleäre Zellen, Kern-Plasma-Relation zugunsten des Kerns verschoben.
▶ **Klassifikation:**
- *Primäres Chondrosarkom:* Entstehung im Knochen, selten im Weichteilgewebe.
- *Sekundäres Chondrosarkom:* Entstehung auf der Basis eines benignen Knorpeltumors (Enchondrom, Osteochondrom, Chondromatose).
▶ **Sonderformen:**
- *Klarzelliges Chondrosarkom:* Seltener Low-Grade-Tumor; Lokalisation epiphysär an den langen Röhrenknochen; radiologisch ähnlich wie Chondroblastom und Riesenzelltumor.
- *Mesenchymales Chondrosarkom:* Nur 1 % aller Chondrosarkome; schnelles und rezidivierendes Wachstum; radiologisch Osteolysen mit ausgedehnter Knochendestruktion.
- *Dedifferenziertes Chondrosarkom:* Grad-1-Chondrosarkom-Anteile liegen neben einem hochmalignen Tumor (Fibrosarkom, MFH, Osteosarkom) vor. Schlechteste

Prognose aller Chondrosarkome; meist bei Patienten nach dem 5. Lebensjahrzehnt.
- *Periostales Chondrosarkom:* Lokalisation fast nur im Bereich der Extremitäten; ausgehend vom Periost mit sekundärer Ausbreitung in den darunterliegenden Knochen.
- *Extraossäres Chondrosarkom:* Entstehung außerhalb des Knochens, v. a. in der Synovialis von Gelenken, Bursae, Faszien und in der Muskulatur.
- *Extraskelettales myxoides Chondrosarkom:* Vorkommen ausschließlich in den Weichteilen.

Diagnostik und Differenzialdiagnosen

- **Klinik:** Langsam größenprogrediente Schwellung (derb), eher geringer Druckschmerz.
- **Röntgen:** Osteolysen mit Auftreibung der Kortikalis. Charakteristisch: Punkt- und fleckförmige Verkalkungen im Tumorbereich.
- **CT:** Permeatives Wachstum, das die Kortikalis durchbricht.
- **MRT:** Zur Bestimmung der Tumorausdehnung und zur Tumorabgrenzung zu Nerven und Gefäßen.
- **Differenzialdiagnosen:** Enchondrom, Chondroblastom, Riesenzelltumor (S. 234) (fehlende Grundsubstanzverkalkung), periostales Osteosarkom (S. 235), Myositis ossificans, synoviale Chondromatose (S. 233).

Therapie

- Kein Ansprechen auf Chemo- oder Strahlentherapie.
- Die chirurgische Resektion weit im Gesunden ist die einzig sichere Therapiemöglichkeit.

Prognose

- 5-Jahres-Überlebensrate bei weiter Resektion und Grad-1-Tumoren 90 %, bei Grad-2-Tumoren 80 %, bei Grad-3-Tumoren 30 – 40 %.

12.15 Maligne Weichteiltumoren

Grundlagen

- **Epidemiologie:** Siehe Tab. 12.8.

Tab. 12.8 • **Verteilung der malignen Weichteiltumoren.**

Diagnose	Kinder	Erwachsene
Rhabdomyosarkom	55 – 60 %	5 – 10 %
Leiomyosarkom	2 – 3 %	5 – 10 %
Liposarkom	< 1 %	10 – 20 %
Fibrosarkom	5 – 15 %	5 – 10 %
malignes fibröses Histiozytom		35 %
Synovialsarkom	7 %	5 – 10 %
andere	15 – 30 %	5 – 35 %

- *Im Erwachsenenalter:* Häufigkeit 1,4 – 2/100 000; unter 1 % aller Malignome.
- *Im Kindesalter:* 10 % aller Malignome.

12.15 Maligne Weichteiltumoren

- **Klassifikation/Einteilung:**
  - *Einteilung gemäß TNM-Klassifikation:* T = Tumorgröße, N = Metastasierung in die Lymphbahnen, M = Metastasierung in andere Organe.
  - Berücksichtigung der Tumordignität (Grading nach Coindré):
    - G1 = hochdifferenziert, entsprechend niedrig maligne.
    - G2 = mäßig differenziert.
    - G3 = schlecht differenziert.
    - G4 = entdifferenziert.
  - *Regressionsgraduierung* (Ansprechen des Tumors auf die präoperative Chemotherapie):
    - < 25 % verbliebene vitale Tumorzellen = „Responder".
    - > 25 % vitale Tumorzellen = „Nonresponder"; Resistenz gegen angewandte Chemotherapeutika.
- **Lokalisation:** Untere Extremität (40 %), Stamm und viszeral (25 %), obere Extremität (10 %), Retroperitoneum (15 %), Kopf und Hals (10 %); vereinzelt Auftreten fern der gewebetypischen Lokalisation möglich.
- **Metastasierung:** Hämatogen in Lunge, Skelett, Gehirn und Leber.

Klinik

- Häufig lange symptomlos; langsame Größenzunahme; Tumor schmerzlos tastbar.

Diagnostik

- **Labor:** Keine spezifischen Tumormarker, gelegentlich Entzündungsparameter erhöht.
- **Röntgen:** Selten im Nativröntgen durch Kalkeinlagerungen darstellbar.
- **MRT:** Wichtigstes diagnostisches Verfahren.
  - Exakte Beurteilung der Tumorausdehnung mit Abgrenzung der befallenen Kompartimente und Lagebeziehung zu Gefäßen und Nerven möglich.
  - Darstellung des gesamten betroffenen Kompartiments zur Erkennung von Satellitenmetastasen (Skip-Lesions).
  - Gabe von Kontrastmittel (Gadolinium) zum Erkennen besonders gut vaskularisierter Tumoranteile (für Biopsieentnahme).
- **CT:**
  - Zur Beurteilung knöcherner Strukturen bei destruierenden Knochenprozessen.
  - *Staging:* CT-Thorax, -Abdomen, -Becken.
- **Szintigrafie:** Screening-Methode zur Metastasensuche.
- **Biopsie** zur Diagnosesicherung.

Therapieprinzipien

- Planung des Biopsiezugangs durch den späteren Operateur gemäß dem Zugangsweg der endgültigen operativen Versorgung.
- Biopsieentnahme aus kontrastmittelanreicherndem Tumorareal.
- **Kombination** aus lokaler Tumorresektion, Strahlen- und Chemotherapie (nach Tumorart und Grading).

Operative Therapie

- **Ziele:** Mikroskopisch vollständige Entfernung des gesamten Tumors. Möglichst Erhalt einer funktionell gebrauchsfähigen Extremität (Limb Salvage) statt technisch einfacher Amputation.
  - *Cave:* Abstriche bei der Radikalität der Tumorresektion zugunsten der Funktionalität sind nicht zulässig („Life for Limb").

- **Vorgehen:** Schichtdicke von 2–3 cm gesundem Weichteilmantel bei Resektion anstreben; bei tumorfreien Faszien oder Gelenkkapseln geringerer Abstand zulässig. Der Tumorbefall eines Gelenkbinnenraumes erfordert eine geschlossene Gelenkresektion.
  - Bei histologisch intraläsionaler Resektion: Nachresektion erforderlich.
  - Bei histologisch marginaler Resektion: Postoperative Strahlentherapie.
  - *Bei Rezidiv:* Ebenfalls radikale Resektion, ggf. mit Chemo- und Strahlentherapie.

Adjuvante Therapie

- **Strahlentherapie:** Einsatz bei G-3-Sarkomen. Der Nutzen der Strahlentherapie ist umstritten. Herddosis: 60–75 Gy.
  - *Präoperativ* im Einzelfall: Wenn weite Resektion nur durch eine Amputation möglich ist (Versuch der Tumorverkleinerung und des Extremitätenerhalts). Problem: Postoperatives Infektionsrisiko erhöht, Vernarbungen erschweren die Operation.
  - *Postoperativ:* Verringert das Auftreten von Lokalrezidivrate, bessert die Überlebensrate aber nicht.
  - *Intraoperative Bestrahlung (Brachytherapie):* Bei ungünstiger anatomischer Tumorlage (Nähe zu Gefäßen und Nerven), wenn daraus eine nur marginale Resektionsmöglichkeit resultiert.
- **Chemotherapie:**
  - Nutzen im Erwachsenenalter nicht gesichert; Anwendung ist experimentellen Studien vorbehalten (Indikation bei High-Grade-Tumoren mit Lokalrezidiven oder Metastasen).
  - Bei kindlichen Weichteilsarkomen: Etablierte Schemata; Ansprechraten bis 50 %.

Prognose

- Spätes Auftreten von Lokalrezidiven (10–15 Jahre nach zunächst erfolgreicher Primärtherapie) möglich. Durch adjuvante Therapiemethoden Lokalrezidivrate an den Extremitäten von 40 % auf 20 % gesunken.
- Metastasierung meist innerhalb der ersten 5 Jahre, bei über der Hälfte der Patienten ausschließlich in die Lunge.
- **Prognostisch ungünstig:**
  - High-Grade-Tumoren > 5 cm Durchmesser mit subfaszialer Lage.
  - R1- oder R2-Resektion (s. Tab. 12.4).

12.16 Plasmozytom

Grundlagen

- **Synonyme:** Multiples Myelom, Morbus Kahler.
- **Definition:** Non-Hodgkin-Lymphom mit hochgradiger Vermehrung eines B-Lymphozytenstamms; Produktion und Sekretion einer der Zellzahl proportionalen Menge Paraprotein (Immunglobulin): IgG (55 %) oder freie monoklonale Kappa- oder Lambda-Ketten = Bence-Jones-Proteine.
- **Epidemiologie:** Inzidenz 4 : 100 000/Jahr. 1 % aller bösartigen Tumoren, 10 % aller hämatologischen Malignome; Altersgipfel im 7. Lebensjahrzehnt; nur 2 % der Patienten sind bei Erstdiagnose < 40 Jahre alt; m : w = 1,5 : 1.
- **Lokalisation:** Blutbildendes Knochenmark enthaltende Abschnitte der Wirbelsäule (meist Wirbelkörper), des Stammskeletts, der stammnahen langen Röhrenknochen und des Schädels.
- *Merke:* Häufigster Wirbelsäulentumor!
- **Ausbreitung:** Hämatogen; gelegentlich direkte Infiltration (Wortgebrauch: „multilokuläres Auftreten", nicht: „Metastasierung").

12.16 Plasmozytom

- **Varianten:**
  - *Solitäres Plasmozytom:* Sehr selten, lokalisiert (häufig ein Herd), ggf. viel später Dissemination.
  - *Nicht osteolytisches Myelom:* Diffus-osteoporotisches Erscheinungsbild.
  - *Plasmazell-Leukämie:* Leukozytose mit Erhöhung des Plasmazellanteils.
  - *Extraossäres Plasmozytom:* Primärer Weichteiltumor, vorwiegend Befall der oberen und unteren Luftwege, der Thorax- und Abdominalorgane.
  - *Plasmozytom des Lymphknotens:* Lymphome mit Differenzierung vergleichbar einem Plasmozytom.

Klinik

- **Primärsymptom Skelettschmerzen:** Häufig unspezifisch, im Bereich der BWS und LWS, tritt bei ⅔ der Patienten auf.
- **Pathologische Frakturen:** Bei 50 % der Patienten.
- **Neurologische Ausfälle:** Bei Wirbelsäulenbefall; anfangs motorische Schwäche, später Abnahme der Oberflächen- und Tiefensensibilität sowie der Sphinkterkontrolle.
- **Infektionen:** Meist der oberen Luftwege oder der Harnwege; bei 20 % der Patienten.
- *Merke:* Minimalkriterien für multiples Myelom im Vollbild:
  - Myelomtypische histologische Veränderungen.
  - > 10 % atypische Plasmazellen in Knochenmarksbiopsie.
  - Osteolysen.
  - Knochenschmerzen.
  - Anämie.
  - Niereninsuffizienz oder Hyperkalzämie.
  - Paraprotein im Serum > 3 g/dl oder Paraproteinurie.

Diagnostik und Differenzialdiagnosen

- **Labor:**
  - BSG (Sturzsenkung > 100 mm in 2 h), CRP ↑, Kalzium ↑, Kreatinin ↑, Harnstoff ↑, Gesamteiweiß ↑ ; β_2-Mikroglobulin ↑, Proteinurie (Bence-Jones-Proteine).
  - *Immunelektrophorese:* Vermehrung von IgG (60 %), IgA (18 %), IgD, IgE und IgM (zusammen 12 %).
  - *Keine pathognomonischen Tumormarker;* Verlaufskontrolle von β_2-Mikroglobulin und quantitative Bestimmung des Paraproteins in Serum und Urin.
- **Röntgen:**
  - Primär kleine, später größere Aufhellungsherde, z. T. mit blasigen Auftreibungen.
  - Kortikalisarrosionen oder ausgedünnte Kortikalisvorwölbungen.
  - Unspezifische Rarefizierung der Knochenbälkchen und Vergröberung der Spongiosabälkchen sowie diffuse Osteoporose.
  - Keine Sklerosierungen oder Periostreaktionen.
  - In 30 % Schrotschussschädel (multiple Osteolysen).
  - *Cave:* Frakturgefahr der langen Röhrenknochen bei Osteolysen > 2,5 cm Durchmesser und Kortikalisdestruktion > 50 % der Kortikaliszirkumferenz.
- **CT:** Genaue Darstellung der ossären Läsion.
- **MRT:** Sensitivstes bildgebendes Verfahren. Signalintensität: T 1 signalarm, T 2 signalreich.
- **Szintigrafie:** Oft Normalbefund.
  - *Beachte:* Negatives Szintigramm schließt Plasmozytom nicht aus, da diese oft nicht speichern (40 % falsch negativ).
- **Knochenmarkpunktion:** Erhöhte Zahl an Plasmazellen aller Reifungsstadien.
- **Differenzialdiagnosen:** Metastasierende Karzinome, schwere Osteoporose (S. 174), Riesenzelltumor (S. 234), Lymphom.

Konservative Therapie

- **Chemotherapie:** Bei Vorliegen von mehr als einer Osteolyse; Kombination verschiedener Zytostatika mit Kortisonpräparaten, Bisphosphonate.
- **Strahlentherapie:** Bei solitären Läsionen Tumoreradikation möglich.
- Meist Kombination von Chemo- und Strahlentherapie.
- Substitution von IgG bei Antikörpermangelsyndrom.
- Behandlung einer Niereninsuffizienz, Anämie (EPO) etc.

Operative Therapie

- **Indikationen:**
  - Pathologische Fraktur oder Frakturgefahr.
  - Neurologische Symptomatik.
- **Ziel:** Möglichst schmerzfreie und selbstständige Mobilisation des Patienten.
- **Vorgehen:** Radikale Resektion nur bei solitären Läsionen gerechtfertigt, sonst intraläsionale Kürettage zur Verkleinerung der Tumormasse.

Prognose

- Heilung nur in Ausnahmefällen durch vollständige Entfernung eines solitären Herds möglich.
- Ohne Therapie sterben 50 % der Patienten 3 Monate nach Diagnosestellung; durch Chemotherapie Prognoseverbesserung auf 36 Monate.
- **Häufige Todesursachen:** Bakterielle Infektionen, Nierenversagen.

12.17 Morbus Hodgkin

Grundlagen

- **Definition:** Maligne lymphatische Systemerkrankung.
- **Epidemiologie:** 50 % aller malignen Lymphome; Altersgipfel zwischen 20. und 60. Lebensjahr; m > w.
- **Einteilung:** Noduläre Sklerose, Mischtyp, lymphozytenarmer Typ, lymphozytenreicher Typ.
- **Lokalisation:**
  - Primärer Knochenbefall selten, am ehesten Wirbelsäule betroffen.
  - Sekundärer Knochenbefall bei 5–20 % der Patienten an Wirbelsäule, Rippen, Becken oder Femur.

Klinik

- Schmerzen und Schwellung über dem betroffenen Knochen.
- Allgemeinsymptome („B-Symptome"): Undulierendes Fieber, Nachtschweiß, Gewichtsverlust.
- Schmerzlose Lymphknotenschwellungen, v. a. im Kopf- und Halsbereich.
- Hohes Fieber bei der mediastinalen (15 %) und abdominalen Form (15 %).

Diagnostik und Differenzialdiagnosen

- **Labor:** Lymphozytopenie, evtl. Eosinophilie.
- **Röntgen:** Meist sklerotische (Elfenbeinwirbel) oder gemischt osteolytisch-sklerotische Veränderungen.
- **Probebiopsien** zur Diagnosesicherung. *Histologie:* Sternberg-Reed-Riesenzellen.
- **Differenzialdiagnosen:** Ewing-Sarkom (S. 237), Osteomyelitis (S. 210), Plasmozytom (S. 245), Skelettmetastasen (S. 245).

Konservative Therapie

- Chemotherapie.
- Strahlentherapie.
- Knochenmark-, Stammzelltransplantation.

Operative Therapie

- **Indikationen:** Pathologische Fraktur oder Frakturgefahr, neurologische Symptomatik.
- **Ziel:** Möglichst schmerzfreie und selbstständige Mobilisation des Patienten.
- **Vorgehen:** Verbundosteosynthese, Endoprothetik, teilweise Kürettage möglich.

Prognose

- In frühen Stadien sehr große Heilungswahrscheinlichkeit (>90%).
- In späten Stadien 5-Jahres-Überlebensrate 50–60%.

12.18 Non-Hodgkin-Lymphom (NHL)

Grundlagen

- **Definition:** Alle malignen Lymphome, die nicht die Diagnosekriterien des Morbus Hodgkin erfüllen (heterogen). Die Tumoren werden in eine B- (ca. 80% aller NHL) und eine T-Klasse (ca. 20%) unterteilt, abhängig davon, ob sie von B- oder T-Lymphozyten ausgehen.
- **Epidemiologie:** m<w; Auftreten zwischen 30. und 70. Lebensjahr; Einteilung in niedrig maligne NHL und hoch maligne NHL.
- **Knochenlokalisation:** Am häufigsten in Meta- und Diaphysen der langen Röhrenknochen und im Becken.

Klinik

- **Allgemeinsymptome:** Leistungsminderung, Nachtschweiß, Gewichtsverlust.
- Persistierende und/oder progrediente, meist schmerzlose Lymphknotenvergrößerung.
- Splenomegalie, seltener Hepatomegalie.
- Extralymphatische Raumforderungen.
- **Orthopädische Symptome:** Anfangs keine Beschwerden, später Schmerzen und Schwellung über dem betroffenen Knochen. Spontanfrakturen sind möglich.

Diagnostik und Differenzialdiagnosen

- **Röntgen:** Thorax und gesamtes Skelett: Osteolysen in Meta- und Diaphyse.
- **CT:**
  - *Thorax, Abdomen:* Screening, Größe und Ausmaß der Raumforderungen.
  - *Extremitäten, Becken:* Bei V. a. knöcherne Beteiligung.
- **MRT bei Knochenbefall:** Darstellung des Weichteilanteils sowie der Lagebeziehung zu Gefäßen und Nerven.
- **Probebiopsien** zur Diagnosesicherung.
- **Differenzialdiagnosen:** Metastase eines undifferenzierten Karzinoms, wenig differenziertes Myelom.

Therapie

- **Chemotherapie** und **Strahlentherapie** nach Therapieprotokollen: Sehr heterogenes Feld, daher keine Standardtherapie (Näheres im Internet unter www.lymphome.de).

- **Operation:**
  - **Indikationen:** Pathologische Fraktur oder Frakturgefahr, neurologische Symptomatik.
  - **Ziel:** Möglichst schmerzfreie und selbstständige Mobilisation des Patienten.
  - **Vorgehen:** Verbundosteosynthese, Endoprothetik.

Prognose

- **Abhängig von der Tumorart:**
  - Niedrig maligne NHL werden i.d.R. erst bei raschem Fortschreiten oder ausgeprägten Symptomen therapiert. Durch Chemotherapie ist keine Heilung möglich!
  - Hoch maligne NHL verlaufen ohne Therapie rasch tödlich, können jedoch durch Chemotherapie zum Teil geheilt werden.

12.19 Skelettmetastasen

Grundlagen

- **Ätiologie/Pathogenese:** Hämatogene oder lymphogene Aussaat oder kontinuierlicher sekundärer Tumorbefall.
- **Epidemiologie:** Häufigster maligner Knochentumor. 60 % der Knochenmetastasen sind an der Wirbelsäule lokalisiert.
- **Häufigste Primärtumoren und deren Morphologie** s. Tab. 12.9. Nur bei 80 % der Skelettmetastasen findet man den Primärtumor, bei 20 % ist der Primarius unbekannt.

Tab. 12.9 • **Häufigkeit skelettaler Metastasen und deren Morphologie.**

Primärtumor	Häufigkeit skelettaler Metastasen	häufige Morphologie
Mammakarzinom	> 70 %	osteolytisch/osteoblastisch
Prostatakarzinom	> 50 %	osteoblastisch
Bronchialkarzinom	30 %	osteolytisch
Nierenzellkarzinom	25 %	osteolytisch
Leberkarzinom	17 %	osteolytisch
Schilddrüsenkarzinom	12 %	osteolytisch
Pankreaskarzinom	10 %	osteolytisch/osteoblastisch
Magenkarzinom	10 %	osteolytisch/osteoblastisch
Harnblasenkarzinom	10 %	osteolytisch
Uteruskarzinom	9 %	osteolytisch
kolorektale Karzinome	< 5 %	osteolytisch/osteoblastisch

Klinik

- **Lokale oder regionale Beschwerden** (Schmerzen, Instabilität, neurologische Ausfälle) bei pathologischer Fraktur oder Raumforderung im Knochen der Extremitäten oder des Achsenskeletts.
- Häufig Nachweis von Metastasen beim Screening ohne klinische Beschwerden.

12.19 Skelettmetastasen

Diagnostik zur Suche des Primärtumors

▶ **Labor:** Erhöhung der BSG ↑, CRP ↑, alkalische Phosphatase (AP), Tumormarker (Tab. 12.10).

Tab. 12.10 • Tumormarker und ihre Hauptindikationsgebiete.

Tumormarker	Hauptindikationsgebiet
onkofetale oder autochthone Antigene	
CEA (carcinoembryonales Antigen)	kolorektales Karzinom, Mammakarzinom
AFP (α-Fetoprotein)	Hodentumoren, Leberzellkarzinom
CA 125	Ovarialkarzinom
CA 19 – 9	Pankreaskarzinom, Gallenwegskarzinom
CA 72 – 4	Magenkarzinom, Ovarialkarzinom
CA 15 – 3	Mammakarzinom
PSA (prostataspezifisches Antigen)	Prostatakarzinom
NSE (neuronenspezifische Enolase)	kleinzelliges Bronchialkarzinom, neuroendokrine Tumoren
SCC	Plattenepithelkarzinom
CYFRA 21 – 1	nicht kleinzelliges Bronchialkarzinom
Hormone	
HCG (humanes Choriongonadotropin)	Keimzelltumoren, Trophoblasttumoren
STH (somatotropes Hormon)	Hypophysenadenom
Kalzitonin	medulläres Schilddrüsenkarzinom
Thyreoglobulin	gut differenziertes Schilddrüsenkarzinom

▶ **Röntgen:** Osteolyse, charakteristischerweise ohne Randsklerose.
▶ **Szintigrafie:** Screening des gesamten Skelettes.
  ▶ *Cave:* Speicherdefekt bei kleinen oder schnell wachsenden osteolytischen Metastasen.
▶ Ganzkörper-MRT.

Therapie

▶ **Behandlungsziel aus orthopädischer Sicht:**
  • Meist *palliativ*, Erhalt der Mobilität, Schmerzreduktion.
  • *Kurativer Ansatz* bei solitärer Metastase nach kurativer Therapie des Primärtumors (z. B. Knochenmetastase nach Nephrektomie und Nierenzellkarzinom bei initial fehlenden Metastasen).
▶ **Konservative Therapie:** Bei strahlensensiblem Tumor und stabiler Knochenstatik.
  • Bestrahlung.
  • Chemo- oder Hormontherapie.
▶ **Indikationen:**
  • Frakturgefahr; pathologische Fraktur der Extremitäten oder pathologische Wirbelkörperfraktur mit Instabilität.
  • Komprimierung umgebender Strukturen.
  • Größere intraspinale Raumforderung mit neurologischer Symptomatik.
  • Ausgeprägte Schmerzsymptomatik.

▶ **Operative Therapie:**
- Verbundosteosynthese.
- Tumordebulking (Reduktion der Tumormasse).
- ventrale/dorsale Stabilisierungen der Wirbelsäule, Dekompression (Laminektomie), Wirbelkörperersatz.
- Endoprothese/Tumorprothese, Amputation, Beckenteilersatz.

13 Neuromuskuläre Erkrankungen

13.1 Arthrogryposis multiplex congenita (AMC)

Grundlagen

- **Definition:** Entwicklungsstörung in der 8.–11. SSW mit Nerven-, Muskel- und Bindegewebebeteiligung. Auffällige, schon zur Geburt auftretende Gelenkkontrakturen (Arthrogryposis = *griech.*: gebogene Gelenke); kein einheitliches Erkrankungsbild.
- **Epidemiologie:** 1 : 3000 – 1 : 12 000 Lebendgeborene; in 40% der Fälle als sog. *Amyoplasie* auftretend.
- **Ätiologie:** Autosomal-rezessive Vererbung (Chromosom 5) wird diskutiert.
- **Klassifikation:**
  - *Typ 1:* Ausschließlich Befall der Extremitäten.
  - *Typ 2:* Wie Typ 1; zusätzlich Fehlbildung unterschiedlicher Organe (Bauchdecke, Blase, Kopf, Wirbelsäule).
  - *Typ 3:* Ausgeprägte Fehlbildungen der Wirbelsäule und des ZNS.

Klinik

- Symmetrischer Befall der Gelenke. Formen:
  - *Tetramele AMC:* Gleichzeitiger Befall von Armen und Beinen (Abb. 13.1).
  - *Kaudale bimele AMC:* Befall nur der Beine; isolierter Befall der Arme sehr selten.
- Weichteilstarre: Geringe, allseitig begrenzte Freigängigkeit. Oberarme typischerweise innenrotiert, Schultern adduziert, Ellbogen gestreckt, Hände in Pronationsstellung, verschiedene Fehlstellungen der Hände und Füße (Klumpfuß); Kniekontraktur; Hüftkontraktur mit teratologischen Luxationen.

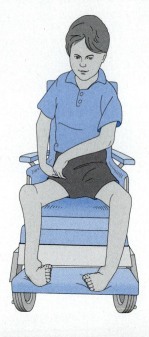

Abb. 13.1 • Arthrogryposis multiplex.

- Aufgehobene Hautfältelung über den Gelenken; Glieder wirken wie „ausgestopft".
- Entwicklung von Skoliosen in den ersten Lebensjahren.
- **Assoziierte Anomalien:** Gaumenspalte, Kippel-Feil-Syndrom, Spina bifida, Nierendefekte, Hyperostosis frontalis, Ösophagusatresie, Glaukom, Katarakt, Polydaktylie, Herzfehler u. a.
- *Merke:* Die Intelligenz ist nicht gemindert.

Diagnostik und Differenzialdiagnosen

- **Untersuchung:** Gelenkstatus, Muskelfunktionsprüfung, neurologische Entwicklungstests möglichst früh nach der Geburt.
- **Fotodokumentation.**
- **Röntgen:** Nur bei therapeutischer Konsequenz (z. B. zur Planung einer OP).
- **Differenzialdiagnosen:** Angeborene obere Plexuslähmung, Larsen-Syndrom (multiples Luxationssyndrom), spinale Muskelatrophie, alle neurologischen Syndrome mit kongenitalen Kontrakturen.

Konservative Therapie

- Richtige Lagerung des Neugeborenen, Vermeiden von Kontrakturen.
- **Manuelle Therapie und Physiotherapie**, vgl. auch Vojta, Bobath (S. 121): Ziel ist die Erlangung der Steh- und Gehfähigkeit, um eine altersentsprechende Entwicklung zu ermöglichen.
- **Ergotherapie.**
- **Verordnung von Hilfsmitteln:** Z. B. Elektrorollstuhl, Bett; Toiletten-, Schreib-, Esshilfen; orthopädisches Schuhwerk, Orthesen.

Operative Therapie

- *Beachte:* Zurückhaltende Indikationsstellung. Die Funktionalität steht vor anatomisch-ästhetischen Betrachtungen.
- **Hüft-/Kniearthrolyse:** Bei Kontrakturen, die der Stehfähigkeit entgegenstehen. Meist bringt die OP keine Bewegungs-, sondern lediglich eine Stellungsverbesserung.
- *Cave:* Verschluss der Poplitealgefäße durch Überdehnung. Daher besser suprakondyläre Verkürzungs- und Extensionsosteotomie.
- **Offene Hüftreposition:** Bei Luxation baldmöglichst.
- **Ggf. Aufrichtung und Stabilisierung:** Bei höhergradigen Skoliosen.
- **Arthrolyse und Achillessehnenverlängerung vor Laufbeginn:** Zur plantigraden Einstellung der Füße.

Prognose

- Bei lokalisiertem Befund gut; bei Befall des Rumpfes und/oder der Wirbelsäule schlechter.
- Bei frühzeitigem Behandlungsbeginn ist eine selbstständige Lebensführung häufig möglich.
- **Spätfolgen:** Ateminsuffizienz, Übergewicht.

13.2 Progressive Muskeldystrophie

Grundlagen

- **Definition:** Rezessiv X-chromosomale Muskeldystrophien mit Beginn im Beckengürtelbereich.
- **Epidemiologie:** Häufigste Muskeldystrophien im Kindesalter, ca. 1 : 3 500 Neugeborene; fast ausschließlich Jungen betroffen; Manifestation bei Muskeldystrophie-*Duchenne* im 0.– 3. Lebensjahr, bei -*Becker* im 5.– 15. Lebensjahr.

13.2 Progressive Muskeldystrophie

- **Ätiologie:** Defekt am kurzen Arm des X-Chromosoms. Bei Muskeldystrophie Duchenne fehlende Bildung des Proteins *Dystrophin* (Bestandteil der Zellmembran der Muskelfaser); bei Muskeldystrophie-Becker fehlerhafte Bildung von Dystrophin.
- **Merke:** zahlreiche weitere Muskeldystrophietypen beschrieben. Erstmanifestation der Symptome bei Geburt bis ins hohe Erwachsenenalter möglich.

Klinik

- **Muskeldystrophie-Duchenne:**
  - *Verzögerung der motorischen Entwicklung:* Verspätetes Laufen, Sprechen und Pfeifen, „Ungeschicklichkeit", häufiges Hinfallen, „Faulheit"; Schwierigkeiten, sich aus der Rückenlage direkt zum Sitzen aufzurichten (ca. 4. Lebensjahr).
  - *Gnomenwaden:* Pseudohypertrophie der Wadenmuskulatur durch Fetteinlagerung; „Watschelgang".
  - *Hohlkreuzbildung und Kontrakturen* (ab dem 4. Lebensjahr; v. a. OSG und Hüftgelenk).
  - *Scapula alata.*
  - Zunehmende *Wirbelsäulenverkrümmung und Thoraxverformung* (Schwäche der Atemmuskulatur, erschwertes Abhusten → *Cave:* Pneumonie).
  - *Herzmuskel* häufig mitbetroffen, ohne subjektive Beschwerden.
  - *Verminderte geistige Leistungsfähigkeit* bei ca. einem Drittel der Patienten; deshalb häufig auch Sprachentwicklungsstörungen.
  - *Übergewicht* als Folge der Bewegungsarmut.
  - *Hinweis:* Unbehandelt kommt es ab dem 8.–12. Lebensjahr zur Gehunfähigkeit.
- **Muskeldystrophie-Becker:**
  - Schwäche der Skelettmuskulatur mit Betonung des Schulter- und Beckengürtels, oft deutlich seitendifferent mit asymmetrischen Kontrakturen.
  - Die Gehfähigkeit bleibt oft bis ins Erwachsenenalter erhalten.
  - Befall der Herzmuskulatur ist im Verlauf häufig führend und bestimmt die Prognose.

Diagnostik und Differenzialdiagnosen

- **Untersuchung:** Wegweisend ist das klinische Gesamtbild. Klinische Tests:
  - *Gowers-Zeichen:* Schwierigkeiten, sich aus der Hocke aufzurichten.
  - *„Dangling-Leg"-Zeichen:* Spontane Abduktionsstellung im Stehen (Verkürzung des Tractus iliotibialis); im Liegen spontane asymmetrische Abduktion der Hüfte.
- **Labor:** Kreatinkinase (CK) stark erhöht. Nachweis über zahlreiche genetische Bestimmungen möglich.
- **Elektromyografie:** Zur Abgrenzung einer Entzündung (Myositis); Zerfall (Dystrophie) der Muskulatur.
- **Sonografie:** Ausdehnung des Befalls.
- **Echokardiografie/EKG:** Beurteilung des Herzmuskels.
- **Fotodokumentation.**
- **Muskelbiopsie:** Fluoreszenzmikroskopie (direkte Darstellung des Dystrophins), histologische Untersuchungen zur Diagnosesicherung.
- **Differenzialdiagnosen:** Kongenitale und andere Myopathien, periphere Neuropathien; spinale Muskelatrophien; Stoffwechselerkrankungen.

Therapieprinzipien

- *Beachte:* Derzeit keine kurative Therapie.
- **Behandlungsprinzipien:**
  - Erhalt der schwindenden Muskelkraft.
  - Vermeidung nachteiliger Einflüsse (Übergewicht, Fehlstellungen).
  - Hilfestellung bei Rehabilitations-, Schul-, Berufs- und Sexualfragen; psychische Betreuung auch der Eltern.
- Neurologische, internistische Mitbehandlung.

Konservative Therapie

- **Medikamentös:** Die Gabe von *Prednisolon (0,75 mg/kg KG)* oder *Deflazacort* ab dem 6. Lebensjahr bis zum Verlust der Gehfähigkeit wird bei der Duchenne-MD in Abwägung mit den Nebenwirkungen positiv bewertet. Bei MD-Becker nur geringe Erfahrung in Einzelfällen; wegen der größeren Belastung der Herzmuskulatur sollte der Einsatz von Kortikosteroiden hier kritisch gesehen werden. Kreatinmonohydrat konnte bei leichteren Formen zeitweise die Kraft steigern.
- **Physiotherapie:** Aktives und passives Training (u. a. Balneotherapie); Überanstrengungen vermeiden! Mit Ende der Gehfähigkeit:
  - *Atemtherapie:* Zum Erhalt der Ein- und Ausatemtiefe.
  - *Stehbrett und Aufrichtstuhl:* Gegen Verkrümmung der Wirbelsäule und zur Vorbeugung von Kontrakturen.
- **Orthopädische Hilfsmittel:** Individueller Einsatz von Orthesen, orthopädischem Schuhwerk, Korsetts, Badehilfen, Rollstuhl, Lifter etc.
- **Diätetische Überlegungen:** Zur Vorbeugung von Übergewicht.
- **Ggf. unterstützende Beatmung:** Bei Abnahme der Herz- und Lungenfunktion (halbjährliche Kontrolle spätestens ab dem 10. Lebensjahr).

Operative Therapie

- **Korrektur von Kontrakturen:** Im Alter von 4–7 Jahren für den Erhalt der Gehfähigkeit.
- **Skoliosekorrekturen:** Zur Vermeidung der sekundären Thoraxverformung und der daraus folgenden Atembehinderung (wenn möglich, bei einem Cobb-Winkel von 20°). Frühzeitige postoperative Bewegungstherapie; Ruhigstellung fördert die Progredienz!

Prognose

- **MD-Duchenne:** Früh invalidisierend, Lebenserwartung ca. 20 Jahre (im Wesentlichen von Ateminsuffizienz und Pneumoniegefahr bestimmt).
- **MD-Becker:** Verlauf insgesamt milder, Lebenserwartung nur leicht vermindert. Limitierender Faktor ist i. d. R. der Befall der Herzmuskulatur.

13.3 Myotonien

Grundlagen

- **Definition:** Persistierende Kontraktion der Muskulatur nach Willkürinnervation.
- **Einteilung:**
  - *Myotone Dystrophie (Curschmann-Batten-Steinert):* Häufigste Form; 1 : 20 000 – 100 000; autosomal-dominant vererbt (Chromosom 19); Beginn im 20.– 30. Lebensjahr; w : m = 1 : 5.
  - *Myotonia congenita hereditaria (Thomsen):* Autosomal-dominant, selten rezessiv vererbt (Chromosom 7); 1 : 230 000; Beginn in früher Jugend; w : m = 1 : 1, Jungen evtl. schwerer betroffen.

Klinik, Diagnostik und Therapie

- **Myotone Dystrophie:** Kombination eines myotonischen Syndroms mit progressiver Muskeldystrophie.
  - Betroffen sind v. a. distale Extremitäten (Nicht-loslassen-können nach festem Zugreifen = Faustschlussmyotonie), Gesicht (bilaterale Ptose, temporale Atrophie, Schwäche der Nackenbeuger) und Zungenmuskulatur (verwaschen näselnde Sprache).

- *Weitere Symptome, assoziierte Erkrankungen:* Innenohrschwerhörigkeit, Stirnglatze bei Männern, Katarakt, Diabetes mellitus, Hyperthyreose, Antriebsschwäche, Hypersomnie; Oligophrenie, Hodenatrophie bzw. Ovarialinsuffizienz.
- Diagnostik:
  - Myotone Reaktion durch Beklopfen der Muskulatur (Wulstbildung).
  - Labor: CK gering erhöht; DNS-Analyse auf Leukozyten zeigt CTG-Triplets.
  - EMG: Zeichen der Myopathie und myotone Entladungen.
- *Therapie:* Selten behandlungsbedürftig.
  - Ggf. medikamentöse Therapie: Procainamid, Carbamazepin, Chinin; Hormonsubstitution; Modafinil bei Hypersomnie.
  - Physiotherapie gegen Muskelatrophie und Kontrakturen.
  - Großzügige Herzschrittmacherimplantation.

▶ **Myotonia congenita:** „Herkulesstatur"; die Muskelkraft liegt aber unter der Norm.
- Symptome:
  - Initiale Starre und Verkrampfung der Muskulatur bei Willkürinnervation, bei Wiederholung der Tätigkeit zunehmend gelöst. Verzögerte Startfähigkeit.
  - Keine Muskelstarre bei passiven Bewegungen.
  - Symptomverbesserung durch Alkohol; Symptomverschlechterung durch emotionale Belastung und längere Ruhe.
- Diagnostik:
  - Direkter Druck auf den Muskel führt zu umschriebener Kontraktion mit Dellenbildung; häufige Prädilektionsstelle: Thenarmuskulatur.
  - Labor: Pathologischer Kreatintoleranztest.
  - EMG: Hochfrequente, salvenartige Entladungen mit erhöhter Amplitude. Frequenz und Amplitude nehmen mit fortlaufender Muskelaktion ab.
- *Therapie:* Medikamentös mit membranstabilisierenden Substanzen (z. B. Phenytoin, Carbamazepin).

  ▶ *Cave:* Keine depolarisierenden Muskelrelaxanzien in der Anästhesie!

Prognose

▶ **Myotone Dystrophie:** Variable klinische Ausprägung. Bei milder Form Lebenserwartung meist wegen kardialer Symptomatik auf ca. 50 Jahre verkürzt.
▶ **Myotonia congenita:** Chronischer Verlauf, keine Heilungsmöglichkeit, aber normale Lebenserwartung.

13.4 Myasthenia gravis

Grundlagen

▶ **Definition:** Chronische Muskelerkrankung mit rascher Ermüdbarkeit, Schwäche der Skelettmuskulatur und rascher Erholungsfähigkeit.
▶ **Epidemiologie:** Häufigkeit 6 : 100 000. Auftreten in jedem Alter möglich. Junge Frauen sind 3-mal so häufig betroffen wie gleichaltrige Männer. Keine Vererbung.
▶ **Ätiologie:** Störung der neuromuskulären Übertragung an der motorischen Endplatte. Autoimmunreaktion mit Bildung von Antikörpern gegen Acetylcholin-(ACh)Rezeptoren. Die Zahl der ACh-Rezeptoren ist vermindert.

Klinik

▶ Doppeltsehen (Schwäche der Augenmuskeln), ein- oder beidseitige Ptosis (häufig über Jahre die einzigen Symptome).
▶ Veränderung der Mimik (trauriger Gesichtsausdruck, unnatürliches Lachen).
▶ Ausprägung und Verlauf sehr unterschiedlich; starke Schwankungen im Tagesverlauf; schon nach kurzer Erholungszeit kann sich die Muskelkraft regenerieren.

Diagnostik und Differenzialdiagnosen

- **Anamnese:** Muskelschwäche bei sich wiederholenden Bewegungen, häufiges Hinfallen, Schwäche beim Treppensteigen, Einschränkung der körperlichen Belastbarkeit.
- **Tensilon-Test:** 10 mg/70 kg KG über 1 min i. v.
  - ⚠ *Cave:* Wegen vegetativer NW Atropin vorspritzen; Intensivbereitschaft.
  - Tensilon (Edrophoniumchlorid) ist ein Cholinesterase-Inhibitor und fördert bei i. v. Injektion vorübergehend die Impulsübertragung vom Nerv auf den Muskel → kurzfristige Besserung der Symptome.
- **Labor:** Nachweis von ACh-Rezeptor-Antikörpern im Blut.
- **MRT/CT Thorax:** Thymusdrüse meist vergrößert.
- **EMG:** Abnahme der Muskelantwort bei wiederholter Reizung der motorischen Endplatte (Stimulations-EMG).
- **Differenzialdiagnosen:** Myasthenische Syndrome bei Myositiden, amyotropher Lateralsklerose (S. 262), Mangelernährung, Lambert-Eaton-Syndrom (oft bei Bronchial- und Mediastinaltumoren), Pseudomyasthenien (Hyperthyreose, Hyperkalzämie), L-DOPA-sensitiver Dystonie (Segawa-Syndrom).

Konservative Therapie

- **Medikamentös:**
  - *Cholinesterase-Inhibitoren:* Z. B. Pyridostigmin (Mestinon) 4 – 6 × 40 – 70 mg p. o. einschleichend dosieren; NW: Cholinerge Symptome; bei starker Überdosierung cholinerge Krise.
  - *Immunsuppression* mit Azathioprin (Imurek).
  - ⚠ *Cave:* Verschlechterung/Auslösung der Muskelschwäche durch eine große Anzahl von Medikamenten, z. B. Antihistaminika, Lokalanästhetika, Mg-haltige Antazida, Benzothiadiazine (Diuretika), Glukokortikoide, Morphin und Derivate, Benzodiazepine, Antibiotika, D-Penicillamin.
- **Plasmapherese:** Bei akuten Krisen; ansonsten nur bei medikamentös schwer kontrollierbarer Myasthenie.

Operative Therapie

- **Totale Thymektomie:**
  - Indikationen:
    - Generalisierte Myasthenie und Alter < 40 Jahre *oder* Thymom und Alter > 40 Jahre.
    - Günstige Prognose bei erst kurzem Krankheitsverlauf (bei ⅔ der Patienten Besserung).
  - *Zugang:* Thorakoskopische oder transsternale Entfernung des Thymus.

Prognose

- Bei rechtzeitigem Behandlungsbeginn weitgehende Besserung, sodass keine nennenswerten Symptome bestehen bleiben.

13.5 Infantile Zerebralparese (ICP)

Grundlagen

- **Synonyme:** Zerebrale Bewegungsstörung, spastische Lähmung, zerebrale Kinderlähmung.
- **Definition:** Folgezustände nach frühkindlicher Hirnschädigung. Manifestation als Hemi-, Di-, Tetra- oder Paraparese.
- **Epidemiologie:** 2 – 3 : 1 000 Geburten; gehäuft bei Frühgeburten.

13.5 Infantile Zerebralparese (ICP)

- **Ätiologie:**
  - *Pränatal:* Infektionen (Toxoplasmose, Röteln, Zytomegalie, Herpes, Syphilis), Hypoxie, Blutgruppenunverträglichkeit, Intoxikationen (Medikamente, Alkohol).
  - *Perinatal:* Risikogeburten (insb. Frühgeburten), geburtstraumatische Schädigungen, Asphyxie.
  - *Postnatal:* Meningitis, Enzephalitis, Schädel-Hirn-Verletzungen.

Klinik

- **Bewegungsstörungen:**
  - *Spastik* (75 %): Erhöhte Spannung der betroffenen Muskulatur mit Verarmung der Bewegungsmuster, gestörter reziproker Innervation, assoziierten Bewegungen, gesteigerten Reflexen und Klonusbereitschaft.
  - *Athetose* (10 %): Unwillkürliche und unregelmäßige Schwankung der Muskelspannung mit unkontrollierten und ausfahrenden Bewegungen sowie Störung der Haltungs- und Bewegungskontrolle.
  - *Ataxie* (15 %): Störung von Koordination und Gleichgewichtskontrolle bei hypotonem Grundtonus; Verfehlen des Zielpunkts bei Bewegungen (Hypermetrie, Dysmetrie).
- **Manifestation der spastischen Lähmung als:**
  - *Hemiparese/-plegie:* Ungeschicklichkeit einer Körperhälfte beim Laufenlernen; bei rechtsseitiger Hemiparese häufig Kombination mit Sprachstörung.
  - *Diparese/-plegie (Morbus Little):* Stärkerer Befall an den Beinen als an den Armen; motorische Entwicklung verzögert, Aufrichtung etwa im 7. Lebensjahr. In der Regel normale Intelligenz.
  - *Tetraparese/-plegie:*
    - Generalisierte Lähmung; Beine, Arme, Hirnnerven und Intelligenz betroffen.
    - Bereits als Neugeborene ausgeprägte Hypotonie („Floppy Child") und Trinkschwierigkeiten; erheblich verzögerte motorische Entwicklung.
    - Ungünstige Prognose, Gehfähigkeit erreichen nur etwa 10 %.
  - *Paraparese/-plegie:* Beteiligung beider Beine, die Arme sind nicht betroffen; Hinweis auf andere Schäden (z. B. geburtstraumatisch).

Diagnostik

- **Untersuchung:** Bei klinischem Verdacht neuropädiatrische Untersuchung! Ausprägung sehr unterschiedlich, von leichter Ungeschicklichkeit bis zu schwerer Tetraparese.
  - Klinische Auffälligkeiten häufig erst im 6.–8. Lebensmonat (langsame Entwicklung der spastischen Tonussteigerung mit zunehmender Reifung der Pyramidenbahn).
  - Typische Haltungs- und Bewegungsmuster:
    - Gebeugte, innenrotierte und adduzierte Hüften; gebeugte Kniegelenke.
    - Spitzfuß, später neurogener Klump- oder Plattfuß.
    - Gebeugte Ellenbogen-, Hand- und Fingergelenke.
    - Gangstörungen: Zehengang, verlängerte Standphase, verminderte Schrittlänge, Zirkumduktion des Beines, „Scherengang".
- **Röntgen:**
  - *Beckenübersicht:* Spastische Hüft-(sub-)luxation mit Coxa valga und Adduktionsstellung des Beines.
  - *Fuß (a.–p. und seitlich):* Spastischer Knick-Platt-Fuß mit Subluxation im Chopart-Gelenk oder neurogener Klumpfuß.

Konservative Therapie

◻ *Merke:* Keine Kausaltherapie möglich; durch Training von Ersatzfunktionen jedoch Besserung der Symptomatik und Vermeidung von Sekundärschäden. Beginn einer multidisziplinären Therapie so früh wie möglich!

- **Physiotherapie:** Entwicklungsbehandlung nach neurophysiologischen Grundsätzen, z. B. nach Bobath, Vojta (S. 121), zur Hemmung der pathologischen Reflexabläufe und Bahnung höher entwickelter posturaler Fähigkeiten.
- **Ergotherapie:** Spezielles Selbsthilfe-, Ess- und Schreibtraining.
- **Sprachheilpädagogik:** Anfangs Esstherapie, später Sprachtherapie, Hörtherapie.
- **Schieltherapie.**
- **Orthopädietechnik:**
  - Versorgung mit Orthesen: Zur Stellungskorrektur und Führung bei gestörtem Muskelgleichgewicht, zur Kontrakturprophylaxe und zur Dämpfung der Spastizität (propriozeptive Orthesen).
  - Geh-, Steh-, Sitz- und Greifhilfen, orthopädische Schuhe, Rollator, Rollstuhl zur Unterstützung im Alltag, je nach Grad der körperlichen Behinderung.
- **Medikamentöse Therapie:**
  - Muskelentspannende Medikamente (z. B. Diazepam, Lioresal, Baclofen).
  - Botulinumtoxin i. m.

Operative Therapie

◨ **Ziele:** Reduktion von Kontrakturen und Fehlstellungen, Funktionsverbesserung und Vermeidung von Sekundärschäden. *Cave:* Überkorrekturen!
- **Hüftgelenke:**
  - Knöcherne Umstellungsosteotomien und Pfannendachplastiken.
  - Weichteilentspannende Operationen (z. B. Verlängerung der Hüftbeuger, Adduktorenotomie, Verlagerung der Adduktorensehnen).
- **Kniegelenke:** Umstellungsoperationen, Verlängerung und Verlagerung der Kniebeuger.
- **Fuß:** Arthrodesen, Sehnenverlängerungen, Tenotomien.
- **Obere Extremität:** Ursprungsverlagerung der Hand- und Fingerbeuger.
- **Wirbelsäule:** Siehe Skoliose (S. 329).

◨ *Cave:* Mehrere indizierte Eingriffe möglichst in einer Operation zusammenfassen. Frühmobilisation!

13.6 Spina bifida und Meningomyelozele

Grundlagen

- **Definitionen:**
  - *Spina bifida occulta:* Fehlender Schluss von Wirbelbögen.
  - *Meningozele:* Zusätzlich fehlender Verschluss der Rückenmarkshäute.
  - *Myelomeningozele (MMC):* Zusätzlich fehlender Verschluss des Neuralrohrs (häufigster Neuralrohrdefekt: 0,5 – 1 : 1 000 Neugeborene).
- **Ätiologie:** Exogen (z. B. Folsäuremangel) oder genetisch bedingte Hemmungsfehlbildung zwischen dem 21. und 28. Schwangerschaftstag.

Klinik

◨ *Beachte:* Der Schweregrad der Erkrankung ist abhängig von der Höhe der Zele und dem Ausmaß der assoziierten Fehlbildungen.
- **Fehlbildungen vor Wirbelsäule und Bewegungsapparat:** Z. B. Verkrümmungen, Gelenkfehlstellungen (Hüfte, Knie, Sprunggelenk).
- **Neurogene Blasen- und Darmentleerungsstörungen.**
- **Hydrozephalus:** In ca. 85 % behandlungsbedürftig (Shunt-OP); sonst weitere Schädigung des ZNS (Debilität, Strabismus, Hörschaden).
- **Chiari-II-Fehlbildung:** Kompression des Zerebellums und der Medulla in den zervikalen Spinalkanal → Hirnstammfunktionsstörungen (schlafbezogene Atemstörungen, Schluckstörung, Stridor).

13.6 Spina bifida und Meningomyelozele

- **Zerebrale Anfallsleiden** (18 – 40 %).
- **Sekundäre Schäden:** Druckulzera, Latexallergie, Refluxnephropathie, chronische Zystitis.
- Die Myelomeningozele ist häufig assoziiert mit dem *Tethered-Cord-Syndrom* (Verklebung des Rückenmarks mit dem Spinalkanal).

Diagnostik

- **Untersuchung:**
  - *Tipp:* Interdisziplinäre Untersuchung (neurologisch, entwicklungsneurologisch, kinderchirurgisch, kinderurologisch, kinderorthopädisch, endokrinologisch, ophthalmologisch, psychiatrisch, psychologisch).
  - *Bei Spina bifida occulta:* Kutane Stigmata: Lumbosakrale Hämangiome, Hypertrichosis, Dermalsinus, Lipome, schwanzförmige Hautlappen.
  - *Bei Tethered Cord:* Radikuläre Schmerzen, Schwäche, asymmetrische Hyporeflexie, Blasen-/Mastdarmstörung, Spastizität, Sensibilitätsstörungen.
  - Immer asymmetrisches Lähmungsbild und entsprechende Skelettdeformitäten (z. B. Hüftluxation, Klumpfuß).
- **Sonografie:** Hydrozephalus, Tethered Cord.
- **MRT:** Basisdiagnostik; Verlaufsdiagnostik bei zunehmender Skoliose und Verschlechterung der Motorik (Syringomyelie, Tethered Cord?).
- **Myelo-CT:** Mittel der Wahl für Tethered Cord.
- **Evozierte Potenziale:** Medianus-SEP, Tibialis-SEP, akustische EP; transkraniale Magnetstimulation; v. a. zur Verlaufsdiagnostik.
- **Hirnstammfunktionsdiagnostik.**
- **EEG:** Nachweis epilepsietypischer Potenziale.

Prävention

- **Primär:** Perikonzeptionelle Folsäureprophylaxe (0,4 mg/d bis zum Abschluss des 3. SSM).
- **Sekundär:** Primäre Sektio bei Diagnose in der Spätschwangerschaft.
- **Pränatal:** Schwangerschaftsvorsorge mit Ultraschall und α1-Fetoproteinbestimmung aus Serum oder Fruchtwasser.

Konservative Therapie

- **Physiotherapie:**
  - Kräftigung und Beübung der restinnervierten Muskulatur.
  - Behandlung und Vorbeugung von Kontrakturen.
  - Förderung der Aufrichtung, Steh- und Gehtraining.
- **Ergotherapie, technische Orthopädie:**
  - Auswahl von und Training mit Hilfsmitteln, z. B. Orthesen (S. 100), Walker, Korsett (S. 331); Rollstuhl.
  - Behandlung von Sinnes- und Teilleistungsstörungen (Abb. 13.2).
- **Psychosoziale und heilpädagogische Maßnahmen:** Kindergarten-/Schulberatung.
- **Schulung:** Sauberes intermittierendes Einmalkatheterisieren (Anleitung der Betreuungsperson); Anleitung zur Selbstüberwachung eines Shunt-Ventils.

Operative Therapie

- **Verschluss der Zele:** Möglichst innerhalb von 24 – 48 h nach der Geburt in spezialisiertem Zentrum. Bei großen Zelen ist eine plastische Weichteildeckung erforderlich.
  - *Hinweis:* Während der OP muss auf *Latexfreiheit* geachtet werden, da es sonst in hohem Maße zu Latexallergien kommt!
- **Ventrikuloperitonealer Shunt:** Bei Hydrozephalus.
- **Dekompression eines Chiari-Syndroms:** Nur bei klinischen Symptomen (ggf. mit Resektion der Kleinhirntonsillen).

13.6 Spina bifida und Meningomyelozele

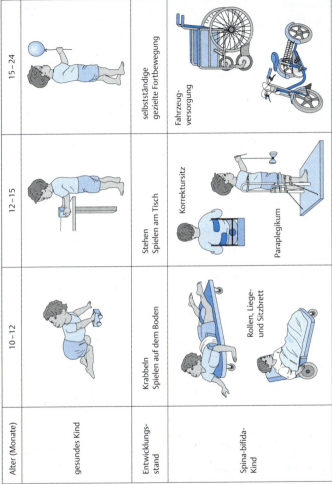

Abb. 13.2 • Entwicklungssynchrones Versorgungsschema bei Kindern mit Spina bifida (nach Kuhn). (aus Baumgartner R., Greitemann B.: Grundkurs Technische Orthopädie. Thieme; 2002)

- **Mikrochirurgische Neurolyse bei Tethered Cord:** Bei progredienten klinischen Symptomen.
- *Merke:* Bis zum Abschluss des Wachstums sollten bei Kontrakturen Weichteilkorrekturen (Tenotomien, Sehnenverlängerungen) im Vordergrund stehen. In Ausnahmefällen:
  - Knöcherne Hüftrekonstruktion oder Derotationsosteotomie der Unterschenkel.
  - Stabilisierung von progredienten Skoliosen.

Prognose

- Trotz früher konservativer und operativer Therapie bleiben neurologische Ausfälle bestehen.
- In der Regel ab der Pubertät Versorgung mit Rollstuhl, Rollstuhlsport.

13.7 Syringomyelie

Grundlagen

- **Definition:** Chronisch progressive Erkrankung mit Bildung von zystischen Höhlen im Rückenmark. Schädigung der grauen Substanz (Fasern für Schmerz- und Temperaturempfindung).
- **Inzidenz:** ca. 9/100 000/Jahr.
- **Ätiologie:**
  - Fehlbildungen im kraniozervikalen Übergang (84 %).
  - Intramedullärer Tumor (10 %): Z. B. Ependymom, Hämangioblastom, Astrozytom.
  - Traumatische Wirbelkörperfraktur (5 %): Auftreten bei 1 – 3 % der RM-Verletzten; Auftreten auch nach Jahren möglich, häufiger im BWS-Bereich.
  - Hydrozephalus (1 %).
- **Lokalisation:** Meist im zervikalen RM, Ausweitung aber auch nach kranial (Medulla, Hirnstamm, Dienzephalon) und kaudal (thorakales RM; Conus medullaris) möglich.

Klinik

- Beginn der Symptomatik überwiegend im Erwachsenenalter.
- Störung des Temperatur- und Schmerzempfindens an der oberen Extremität (v. a. Hand), auch einseitig betont.
- Tastsinn meist erhalten, Propriozeption abgeschwächt.
- Im Verlauf kann auch die untere Extremität bis zur Gehunfähigkeit betroffen sein.

Diagnostik und Differenzialdiagnosen

- **Anamnese:**
  - Parästhesien an der oberen Extremität (am häufigsten an der Hand).
  - Kopfschmerzen aufgrund von gesteigertem Hirndruck beim Niessen, Pressen (Valsalva) oder Strecken. Typischer Schmerz, im Nacken oder am Hinterhaupt hochziehend, mit Pulsrhythmus pochend. Besserung innerhalb < 1 min.
- **Inspektion:**
  - Narben/Wunden aufgrund der verminderten Sensibilität.
  - Atrophien, Deformitäten der Hand und Finger.
  - Skoliose (häufig linksthorakal) aufgrund von Muskeldysbalancen (häufig erster Befund bei Kindern); selten mit respiratorischer Insuffizienz.
- **Neurologische Untersuchung:**
  - Abschwächung der Reflexe und Kraftdefizit der oberen Extremität.
  - Schmerzen in ventrolateraler Thoraxwand nach Valsalva-Versuch.
  - Arthropathie in ca. 25 % der Fälle, meist einseitig (Charcot-Gelenke: Schulter, Ellenbogen, Fuß).
  - Selten Inkontinenz, Impotenz.
- **Röntgen:**
  - *HWS a.–p. und seitlich:* Weitung des Spinalkanals, Anomalien im Bereich des kraniozervikalen Übergangs.
  - An den betroffenen Gelenken: Neuroarthropathische Zerstörung.
- **MRT:** Beurteilung des Spinalkanals, Ausdehnung/Septierung der Syrinx, Fehlbildungen.

- **Differenzialdiagnosen:** Charcot-Arthropathien auch bei:
  - Tertiärer Lues (Tabes dorsalis): In ca. 5 – 10 % auf untere Extremität und kaudale Anteile der Wirbelsäule beschränkt; meist beidseitig.
  - Angeborener Analgesie: Betonung auf Knie und Fuß.
  - Diabetische Neuroosteoarthropathie: Zu 90 % Fuß.

Therapieprinzipien

☐ *Merke:* Feststellen der Ätiologie! Da die Syringomyelie ein hydrodynamisches Problem der Liquorzirkulation darstellt, ist die ursächliche Therapie entscheidend.
- **Frühzeitige operative Dekompression.**
- **Konservative Therapie der Erkrankungsfolgen:** Handschienen zur Stabilisierung und zum Schutz vor Verletzungen, Hilfsmittel, orthopädisches Schuhwerk.

Operative Therapie

☐ *Merke:* Die Korrektur und Rekonstruktion der ursprünglichen Liquorwege steht vor der Drainage mit Shunt.
- **Operative Dekompression:**
  - *Posttraumatische Syringomyelie:* Weite Dekompression im Frakturbereich, ggf. mit Shunt-Anlage.
  - *Tumorbedingte Syringomyelie:* Entfernung des Tumors.
  - *Syringomyelie durch Malformation:* Kraniozervikale Dekompression, ggf. Shunt-Einlage als Zweiteingriff; häufig muss eine fehlende Cisterna magna rekonstruiert werden (subokzipitale Kraniektomie und Laminektomie HWK1/2 mit Schaffung eines Durasackes).
- **Operative Therapie der Folgen:** Stellungskorrektur durch Resektionen (Talus), Arthrodesen.

13.8 Poliomyelitis

Grundlagen

- **Synonyme:** Spinale Kinderlähmung, Heine-Medin-Erkrankung.
- **Definition:** Meldepflichtige Virusinfektion mit Enteroviren (Picorna-Virus), die zum selektiven Untergang von motorischen Vorderhornzellen im Rückenmark führt. Eintrittspforte: Verdauungstrakt, Nasen-Rachen-Raum.
- **Epidemiologie:** Trotz Einführung des Impfstoffes (1960) Inzidenz ca. 17 000/Jahr weltweit; hohe Dunkelziffer. In Industrieländern praktisch verschwunden. Hauptendemiegebiete: Südasien, West- und Zentral-Afrika.
- **Verlauf:** Inapparent (90 %), abortiv, nicht paralytisch oder paralytisch (< 5 %). Ein Teil der Patienten wird nach 20 – 40 Jahren erneut symptomatisch (Postpoliosyndrom [PPS]).

Klinik

- **Abgeschwächter (abortiver) Verlauf:** Unspezifische Symptome wie Fieber, Kopfschmerzen, Übelkeit, Erbrechen, Abdominalschmerzen und Rachenrötung, ähnlich wie ein banaler grippaler Infekt.
- **Nicht paralytischer Verlauf:** Zusätzlich Nacken- und Gliedersteifigkeit, Rückenschmerzen, Meningitis mit lymphozytärer Pleozytose.
- **Paralytischer Verlauf:** 4 Stadien:
  - *Prodromalstadium:* Wie abortiver Verlauf.
  - *Paralysestadium:* Nach 6 – 8 Tagen Inkubationszeit asymmetrisch verteilte schlaffe Lähmung großer Muskelgruppen, Muskelatrophie; Gefahr der Atemlähmung!
  - *Reparationsstadium:* Vollständige, teilweise oder fehlende Rückbildung der Lähmung in bis zu 2 Jahren.
  - *Spätstadium:* Kontrakturen und Deformitäten.

13.8 Poliomyelitis

- **Lähmungsfolgen:** Am schwersten betroffen sind die unteren Extremitäten und die Wirbelsäule, seltener die oberen Extremitäten oder das Zwerchfell.
  - Das Muskelgleichgewicht bleibt gestört. Unbehandelt kommt es zu Kontrakturen und Achsenfehlstellungen der Extremitäten und an der Wirbelsäule zur paralytischen Skoliose.
  - Das Wachstum wird verlangsamt. Je früher aufgetreten und je schwerer das Lähmungsbild, desto größer ist der Rückstand im Längen- und Breitenwachstum der Extremität nach Abschluss des Wachsens.
  - Von der altersüblichen allgemeinen Abnahme der Muskelkraft und peripheren Durchblutung sind die gelähmten Muskeln besonders schwer betroffen.
  - Zu einer altersbedingten Osteoporose gesellt sich die lähmungsbedingte Inaktivitätsosteoporose → erhöhtes Frakturrisiko.
  - Diese altersbedingten Verschlechterungen werden auch als *Postpoliosyndrom* zusammengefasst. Neue neurologische Ausfälle im Alter sind umstritten.
- **Postpoliosyndrom (PPS):** Nach langer Latenz Auftreten von Spätfolgen im Bereich der betroffenen Muskulatur.
  - Symptome:
    - Schwäche und Erschöpfung.
    - Schmerzen (in der Muskulatur und generalisiert), Muskelkrämpfe.
    - Temperaturregulationsstörung.
    - Störung der Atmung.
    - Verminderte Durchblutung, Osteoporose, Frakturneigung.

Diagnostik

- **Untersuchung:**
  - *Akute Polio:* Schlaffe Lähmung großer Muskelgruppen, Atemlähmung, Muskeleigenreflexabschwächung.
  - *Lähmungsfolgen* (Abb. 13.3): Muskelstatus (Tab. 1.3), Gelenkbeweglichkeit, Achsenfehlstellungen, Bein- und Fußlängen, Körpergröße, Skoliose der Wirbelsäule, Lungenfunktion, Funktionstests (Steh- und Gehfähigkeit), Foto- und Röntgendokumentation, Orthesen- und Hilfsmittelversorgung; psychomotorische, soziale, schulische und berufliche Entwicklung.
  - ▶ *Beachte:* Im Wachstumsalter sind diese Untersuchungen in jährlichem Abstand zu wiederholen und zu dokumentieren.

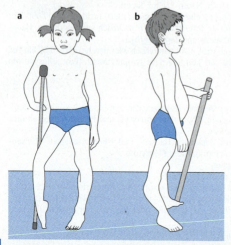

Abb. 13.3 • Typische Deformitäten als Lähmungsfolge bei Poliomyelitis.
a Armlähmung, Hüft- und Kniebeugekontraktur, Spitzfuß;
b Genu recurvatum, Hyperlordose, Bauchwandschwäche.

- Postpoliosyndrom:
  - Polio in der Anamnese.
  - Orthopädisch: Arthrose, Bandinstabilität, Beinlängenverkürzung.
  - Internistisch: Zeichen chronischen Sauerstoffmangels.
  - Neurologisch: Z. B. chronische Druckschädigung von Nerven aufgrund von Krücken- und Orthesenbenutzung.
- **Apparative Diagnostik:**
  - *Akute Polio:* Im Frühstadium direkter Nachweis des Virus aus Rachenspülwasser, Stuhl oder Liquor.
  - *Postpoliosyndrom:* Bildgebende Verfahren und EMG.

Prävention

- Prävention mit inaktiviertem intramuskulärem Tot-Impfstoff.

Konservative Therapie

- **Akute Poliomyelitis:**
  - Immobilisierung, Bettruhe, optimale Lagerung (Vermeidung von Kontrakturen).
  - *Symptomatisch:* Analgetika, Beatmung, Physiotherapie (aktiv und passiv, Atemtherapie).
  - *Orthesen:*
    - Lagerungsorthesen zur Prophylaxe von Kontrakturen und Fehlstellungen.
    - Untere Extremität: Orthesen zur Stabilisierung, zur Achsenkorrektur und zum Beinlängenausgleich: Unterschenkel-, Oberschenkel-, Becken-Bein-Orthesen (S. 107). Orthopädisches Schuhwerk.
    - Obere Extremität: Opponensschiene zur Stabilisierung des Daumens (s. Abb. 5.8).
    - Wirbelsäule: Skolioseorthesen (S. 331) zur konservativen, prä- und postoperativen Behandlung.
  - Hilfsmittel:
    - In Alltag und Beruf: Für Essen, Schreiben (Computer), Toilettenhygiene und Ankleiden.
    - Zur Fortbewegung: Stöcke, Rollstuhl, Motorfahrzeug.
- **Postpoliosyndrom**:
  - *Entlastung:* Wechsel zwischen Anspannung und Entspannung, Ruhepausen.
  - Orthopädische Hilfsmittel.
  - Physiotherapie, Atemtraining.
  - Korrektur von Achsenfehlstellungen an Knie und Fuß.

Operative Therapie

- Während des Wachstums keine Eingriffe durchführen, die die Wachstumsfugen schädigen könnten.
- Jede Verlagerung der Sehnenansätze schwächt den Muskel. Vor allem, wenn er fortan als Antagonist funktionieren soll, ist ein gezieltes Muskeltraining erforderlich.
- Ziel der operativen Therapie bei gesichertem Residuum ist die Wiedererlangung der Steh- und Gehfähigkeit durch Umwandlung der Schwerkraft in eine gelenkstabilisierende Kraft.
- **Beispiele:**
  - Fuß:
    - Achillessehnenverlängerung (S. 299), Gastroknemiusfensterung bei Spitzfuß, Verlagerung der Tibialis-anterior-Sehne nach lateral bei Klumpfuß, Verlagerung der Extensor-hallucis-longus-Sehne auf Kopf des Metatarsale I nach Görres, Durchtrennung der Plantaraponeurose nach Steindler, subtalare Arthrodese nach Grice mit Knochenspan im Sinus tarsi.
    - Arthrodesen: Triple Arthrodese (USG und Chopart) nach Lambrinudi beim Hängefuß (Abb. 23.3).

- Knie:
  - Durchtrennen, Verlängern von Flexorensehnen, Verlagerung nach ventral als Ersatz für den gelähmten Quadrizeps.
  - Infra- und suprakondyläre knienahe Osteotomien zur Achsenkorrektur in der Sagittal- und Frontalebene.
- Hüfte:
  - Durchtrennen des M. tensor fasciae latae und der kurzen Rektussehne mit Eröffnen der vorderen Gelenkkapsel bei Beuge- und Abduktionskontraktur.
  - Adduktorotomie bei Beuge- und Adduktionskontraktur.
  - Hüftnahe Femurosteotomien sind selten indiziert: Coxa valga subluxans belassen, da sie sich spontan nicht verschlechtert. Eine Varisationsosteotomie dagegen verringert den Tonus der geschwächten Muskulatur!
  - Hüfttotalendoprothesen: Hohes Luxationsrisiko, vor allem bei postoperativem Längenverlust.
- Beinlängen:
  - Verlängerungs- und Verkürzungsosteotomien (S. 572) an Ober- und Unterschenkel.
- Obere Extremität:
  - Sehnenverlagerungen an der Hand zur Verbesserung des Muskelgleichgewichts.
  - Arthrodese: Stabilisierung von Schulter- und Handgelenk in Funktionsstellung.
  - Knöcherne Brücke zwischen Metacarpale I und II (Opponensplastik).
- Wirbelsäule:
  - Spondylodese bei schlaffer Skoliose nach präoperativer Haloextension (S. 525).

13.9 Amyotrophe Lateralsklerose (ALS)

Grundlagen

- **Definition:** Erkrankung mit gleichmäßig voranschreitendem Untergang motorischer Neurone; ausschließlich motorisches System betroffen; zentral wie peripher.
- **Ätiologie:** Genaue Ursache unbekannt; ca. 5 – 10 % erblich bedingt (Chromosom 21; Mutation im Gen der Superoxyddismutase I).
- **Epidemiologie:** Prävalenz ca. 50 – 90/1 000 000; Manifestation meist zw. 50.– 70. Lebensjahr; m : w = 1,6 : 1.

Klinik

- Periphere Paresen, Atrophien, Faszikulationen.
- Zentrale Kau-, Schluck- und Sprechstörungen (progressive Bulbärparalyse).
- Im Endstadium Ateminsuffizienz.

Diagnose

Klinische Untersuchung: s. o.
Elektromyographie (EMG) und Elektroneurographie (ENG)

Therapie und Prognose

- Bislang nur symptomatisch: Rollstuhl, Sprechcomputer, Beatmung.
- Medikamentös: Riluzol verbessert 1-Jahres-Überlebensrate um 9 %, ansonsten keine belegte Wirksamkeit von Medikamenten.
- **Prognose:** Abhängig von Progression verkürzte Lebenserwartung (50 % Mortalität in 3 – 4 Jahren); Tod meist durch respiratorische Insuffizienz, Aspiration.

13.10 Periphere Nervenengpass-Syndrome

▶ Vergleiche auch Kap. Nervenkompressionssyndrome am Fuß (S. 496)

N.-medianus-Läsion

- **Anatomie:** C 5 –Th 1 aus Plexus brachialis.
  - *Motorisch:* Innervation der Hand- und langen Fingerbeuger (außer M. flexor carpi ulnaris und ulnarer Hälfte des M. flexor digitorum profundus) und des überwiegenden Teils der Thenarmuskulatur (M. abductor pollicis brevis, M. opponens pollicis, oberflächlicher Kopf des M. flexor pollicis brevis).
  - *Sensibel:* Siehe Abb. 1.1.
- **Ätiologie/Einteilung:**
  - *Schädigung im Oberarmbereich:* Fraktur, Druckschädigung („Paralysie des amants"), iatrogen nach Blutsperre.
    - Klinik: Ausfall der Unterarmbeuger inkl. tiefe Fingerbeuger („Schwurhand").
    - Therapie: Operative Exploration, neurochirurgische Versorgung.
  - *Pronator-teres-Syndrom (S. 312):* Durch chronisch mechanischen Reiz an der Durchtrittsstelle unter dem M. pronator teres; v. a. bei Arbeit in Streckstellung.
  - *Karpaltunnelsyndrom (S. 396):* Kompression des N. medianus im Karpaltunnel.

N.-axillaris-Läsion

- **Anatomie:** C 5 –C 6 aus Fasciculus posterior.
- **Ätiologie:** Häufig nach anterior-inferiorer Schulterluxation (vor Reposition prüfen!); Fraktur des Collum chirurgicum humeri, Skapulafraktur; iatrogen nach OP.
- **Klinik:**
  - Ausfall des M. deltoideus (Elevation des Armes nach vorn und Abduktion eingeschränkt) und M. teres minor (Außenrotation in Abduktion eingeschränkt).
  - Sensibilitätsdefizit in handgroßem Bereich lateral über der Schulter.
- **Differenzialdiagnosen:** Arthrogene Muskelatrophie; Ruptur der Rotatorenmanschette (S. 361); Muskeldystrophie (S. 249).
- **Therapie:** Bei frischer Läsion nach ca. 3–6 Monaten Versuch der Rekonstruktion mit N.-suralis-Transplantat.

N.-radialis-Läsion

- **Anatomie:** C 5 –TH 1 aus Plexus brachialis.
  - *Motorisch:* Innervation der Streckmuskulatur an Ober- und Unterarm, einschließlich M. abductor pollicis, M. supinator und M. brachioradialis.
  - *Sensibel:* Siehe Abb. 1.1.
- **Klinik:** Sensible und motorische Ausfälle abhängig von der Läsionshöhe:
  - *Läsion in Achselhöhle* (z. B. Druckläsion durch Achselstützen): Gesamtes Versorgungsgebiet betroffen.
  - *Läsion im Sulcus n. radialis* (bei Humerusschaftfraktur, Druckparese, „Parkbanklähmung"):
    - M. triceps brachii und Sensibilität in proximalen Hautarealen intakt.
    - Fallhand: Extension des Handgelenks aufgehoben.
  - *Läsion im Supinatorkanal* (Supinatorlogen-Syndrom): Lediglich die vom R. profundus innervierte Muskulatur ist paretisch; M. extensor carpi radialis longus und M. brachioradialis sind intakt → *keine Fallhand*, keine Parästhesien.
  - *Läsion im Bereich des dorsalen Handgelenks oder Handrückens* (durch Uhrarmband, Handschellen, Malerpalette): Selten Druckschädigung des lateralen sensiblen Radialisastes (Cheiralgia paraesthetica).

13.10 Periphere Nervenengpass-Syndrome

▶ **Therapie:**
- Kurzfristig Ruhigstellung in Unterarmschiene.
- *Bei Fallhand:* Palmare Handschiene in Funktionsstellung (S. 105); Arthrodese des Handgelenks, falls neurografisch eine Erholung ausgeschlossen oder unwahrscheinlich ist.
- *Bei Supinatorlogensyndrom:* Dekompression der Supinatorloge über lateralen Zugang.
- Primäre Nervenrekonstruktion.
- Alternativ (falls Nervenrekonstruktion nicht möglich): Pronator-teres-Transfer zu M. extensor carpi radialis; Flexor-carpi-ulnaris- oder Flexor-carpi-radialis-Transfer zu M. ext. digitorum communis.

Sulcus-nervi-ulnaris-Syndrom

▶ **Definition:** Druckschädigung des N. ulnaris im Sulcus ulnaris.
▶ **Ätiologie:** Einmalige oder rezidivierende Traumata, Luxationen/Subluxationen des Nervs, Einengung durch Tumoren, entzündliche Prozesse oder Exostosen sowie nach Frakturen.

⚠ *Merke:* Die traumatische Parese des N. ulnaris ist die häufigste periphere Nervenläsion.

▶ **Klinik:**
- *Zunehmende Parästhesie,* ameisenartiges Einschlafen der ulnaren Handkante, Par-/Hypästhesien bis zur Analgesie.
- *Krallenhand* (Ausfall der Mm. interossei).
- *Beugung und Ulnarabduktion im Handgelenk abgeschwächt* (Ausfall des M. flexor carpi ulnaris), Dig. IV und V in leicht abduzierter Haltung (Überwiegen der Strecker).
- Froment-Zeichen (S. 43) *positiv.*
- Ggf. Hypertrichose/-keratose, verstrichene Papillarlinien, Nagelveränderungen.

▶ **Diagnostik:**
- Prüfung der neurologischen Ausfälle im Versorgungsgebiet des N. ulnaris (s. o.).
- EMG/NLG.
- Zusatzdiagnostik: Bei V. a. Tumoren: MRT oder CT; bei Z. n. Trauma Rö.-Ellenbogen (a.–p. und seitlich).

▶ **Differenzialdiagnosen:** Syringomyelie (S. 258), ALS (S. 262), zervikale Prozesse (Thoracic-Outlet-Syndrom, Diskusprolaps).

▶ **Therapie:** Bei geringer Ausprägung konservativ; bei motorischen Ausfällen operativ.
- Konservative Therapie:
  - Ruhigstellung im Ellenbogengelenk in angedeuteter Streckstellung.
  - Ggf. NSAR und/oder Gabe von Diuretika (zur Ödemminderung).
  - Ellenbogenbandage als mechanischer Schutz.
- *Operative Therapie:* Siehe Tab. 13.1.

Tab. 13.1 • **Operative Therapie des Sulcus-nervi-ulnaris-Syndroms.**

OP-Verfahren	Indikationen
Dekompression	• geringe Symptomatik • keine Subluxation des Nervs • normale Knochenanatomie
subkutane Ventralverlagerung	• Kompression durch anatomische Veränderungen (Tumoren, knöcherne Deformitäten, Achsfehlstellungen, Instabilitäten, Subluxation des Nervs)
submuskuläre Verlagerung	• neuropathische Veränderungen • dünne oder voroperierte Patienten

13.10 Periphere Nervenengpass-Syndrome

- Nachbehandlung:
  - Nach submuskulärer Verlagerung: Gipsschiene für 2 Wochen, danach Freigabe.
  - Nach Dekompression oder subkutaner Verlagerung: Elastischer Verband und KG.

N.-genitofemoralis-/N.-ilioinguinalis-Läsion

- **Anatomie:** L 1 – L 2.
- **Ätiologie:** Häufig nach Hernien-OP (N. genitofemoralis) oder Flankenschnitt.
- **Klinik:**
  - Erhebliche Schmerzen im Versorgungsgebiet des Nervs mit/ohne eruierbarem Trauma.
  - Motorische Ausfälle (untere Bauchwandparese) von geringer Bedeutung.
- **Differenzialdiagnosen:** Hüftaffektionen.
  - *Tipp:* Infiltration mit Lokalanästhetika an den Austrittspunkten führt bei Nervenläsion zur Besserung der Beschwerden.
- **Therapie:** Neurolyse bei Beschwerdepersistenz.

N.-femoralis-Läsion

- **Anatomie:** L 1 – L 4 aus Plexus lumbalis.
  - *Motorisch:* Innervation der Oberschenkelstrecker (Mm. iliopsoas, sartorius, pectineus, quadriceps).
  - *Sensibel:* Innervation der Oberschenkelvorderseite und der Innen-/Vorderseite des Unterschenkels bis zum medialen Fußrand (N. saphenus).
- **Klinik (je nach Lokalisation):**
  - *Läsion im Bereich des kleinen Beckens* (durch retroperitoneale Prozesse; selten): Hüftbeugung aufgehoben.
  - *Läsion auf Höhe des Leistenbandes* (z. B. Sport, Lagerung vor gynäkologischen Eingriffen; häufig): Hüftbeugung erhalten; Kniestrecker und PSR abgeschwächt bis fehlend.
  - *Schädigung des N. saphenus an seinem Durchtritt durch die Fascia cruris:* Chronische Schmerzen und Parästhesien im Versorgungsgebiet des N. saphenus.
- **Differenzialdiagnosen:** Iliopsoashämatom (Hämophilie, Antikoagulanzien) nach Hüft-OP, Appendektomie, Herniotomie; Erstsymptom einer Mononeuritis multiplex; pseudomyopathische Myatrophie bei Diabetes.
- **Therapie:**
  - Symptomatisch.
  - Dekompression, Neurolyse bei Versagen der symptomatischen Therapie.
  - *Bei bleibender Parese:* Versorgung mit Geh-Apparat (Oberschenkelorthese mit Kniesperre).

N.-cutaneus-femoris-lateralis-Läsion (Meralgia paraesthetica)

- **Anatomie:** L 2 – L 3; tritt zwischen äußerem und mittlerem Drittel unter dem Leistenband auf den Oberschenkel. Sensible Innervation der distalen Vorder- und Außenseite des Oberschenkels.
- **Ätiologie:** Häufig iatrogene Läsion nach Beckenkammentnahme; bei Überdehnung und Druck; häufig aber auch keine Ursache feststellbar.
- **Klinik:** Brennende Schmerzen und Parästhesien im Versorgungsgebiet des Nervs, danach umschriebene Sensibilitätsausfälle.
- **Diagnostik:** Durch Infiltration mit Lokalanästhetika auf Höhe des Leistenbandes sofortige, u. U. auch dauerhafte Besserung der Symptomatik.
- **Therapie:** Mechanische Druckentlastung; Infiltration mit Scandicain 1 % oder Bupivacain 0,5 %.

N.-ischiadicus-Läsion

- **Anatomie:** L 4 –S 3.
  - *Motorisch:* Innervation der Außenrotatoren an der Hüfte (M. obturatorius internus, Mm. gemelli, M. quadratus femoris), der Oberschenkelbeuger, partiell des M. adductor magnus. Über die Endäste der Nn. peroneus und tibialis Innervation sämtlicher Unterschenkel- und Fußmuskeln.
  - *Sensibel:* Innervation des gesamten Unterschenkels und Fußes (außer N.-saphenus-Gebiet).
- **Ätiologie:** Unsachgemäße i. m. Injektion, Hüftoperationen, Becken- und Femurfrakturen, Luxationsfrakturen des Hüftgelenks.
- **Klinik:**
  - *Komplette Läsion* (bei Trauma, selten): Nur Streckmuskulatur und Gesäßmuskulatur erhalten.
  - *Inkomplette Läsion:* Häufig schwerpunktmäßig oder ausschließlich Peronäusanteil betroffen.
- **Therapie:**
  - Komplette Läsion:
    - Konservativ: Stabilschuh oder Unterschenkelorthese.
    - Operativ: Stabilisierung des OSG und USG mit Triple-Arthrodese (S. 475).
  - *Inkomplette Läsion:* I. d. R. kann die spontane Reinnervation unter physikalischer Therapie abgewartet werden (bis zu 2 Jahre Heilungszeit).

N.-peroneus-Läsion

- **Anatomie:** L 4 –S 2. Aufteilung in R. profundus und R. superficialis knapp distal des Fibulaköpfchens.
  - *Motorisch:* Innervation aller Fuß- und Zehenheber (R. profundus) und der Mm. peronei (R. superficialis), die den Fuß plantar flektieren und pronieren.
  - *Sensibel:* Innervation der Vorder- und Außenseite des Unterschenkels, des Fußrückens und der Dorsalseite der Zehengrundgelenke. Autonomiegebiet des R. profundus im Spatium interosseum dorsale I.
- **Ätiologie:**
  - *Druck auf den Nerv in Höhe des Fibulaköpfchens* (Lagerung im OP, Lagerung nach Spinalanästhesie, Gipsverband, Orthesen).
  - *Direkte intraoperative Schädigung* (z. B. Fibulaosteotomie bei hoher tibialer Umstellungsosteotomie).
  - Traumatische Läsion (Fraktur).
- **Klinik:**
  - Fußheberschwäche, Fallfuß, Steppergang, Fersengang nicht möglich.
  - Fußfehlstellung in Supination und Spitzfußstellung (übermäßiger Zug der Wadenmuskulatur).
  - Sensibilitätsstörung am lateralen Unterschenkel bis Fußrücken.
- **Diagnostik:**
  - *Untersuchung:* Beurteilung der Kraft der Peronealmuskulatur, Sensibilitätsprüfung, Reflexprüfung (ASR intakt?).
  - EMG/NLG.
- **Therapie:** Sofortige Druckentlastung (korrekte Lagerung, Gipsverbände spalten).
  - Konservativ:
    - Aktive und passive Mobilisation der Fußheber.
    - Elektrostimulation.
    - Orthesen (Peronäusschiene) zur Korrektur der Fußfehlstellung (Spitzfußprophylaxe), s. Unterschenkelorthesen (S. 110).
    - Orthopädische Schuhzurichtung: Absatzverbreiterung nach außen und vorne (Flügel-Thomas-Keilabsatz); Absatzerhöhung zur Korrektur der funktionellen Beinverlängerung (S. 114).

- Operativ:
  - Bei primärer Läsion: Nervennaht oder Neurolyse.
  - Bei irreversibler Lähmung (und Ablehnung der orthetischen Versorgung): Triple-Arthrodese (S. 476).
▶ **Prognose:** Bei Remission innerhalb von Tagen gut bis zur Restitutio ad integrum; sonst meist Restparesen unterschiedlicher Ausprägung.

Tibialis-anterior-Syndrom

▶ **Definition:** Druckschädigung des N. peroneus profundus durch Ischämie/Schwellung der Fuß- und Zehenextensoren in der Tibialis-anterior-Loge (z. B. bei ungewohnter Belastung); s. auch Kompartmentsyndrome (S. 502).
▶ **Klinik:**
  - Intensive Prätibialschmerzen.
  - Schwellung, Rötung, Parese/Paralyse der Fuß- und Zehenheber.
  - ⚠ *Merke:* Frühzeichen: Sensibler Ausfall im Spatium interosseum dorsale I.
  - Erhöhung der Entzündungswerte.
  - Im Verlauf bindegewebiger Umbau der Muskulatur; Krallenzehe (v. a. Dig. I); die Dorsalextension ist aufgehoben.
▶ **Therapie:** Im Frühstadium Kompartimentspaltung, im Endzustand ggf. Ersatz-OP, Arthrodese, Versetzen der Tibialis-posterior-Sehne nach ventral.

14 Pädiatrische Orthopädie

14.1 Grundlagen der Entwicklung

Motorische und sprachliche Entwicklung

Schema der normalen Entwicklung

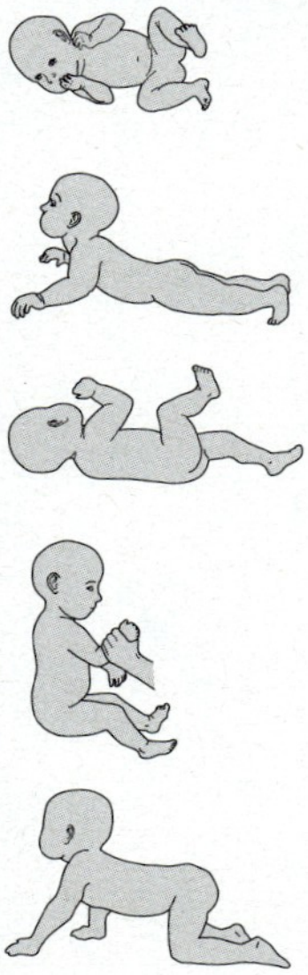

Alter	Motorik	Seelische und geistige Entwicklung
1. Monat	Beugehaltung überwiegt, Moro- und Greifreflexe und zielloses Impulsbewegungen	Missbehagensäußerungen; Fixieren naher Objekte
2. Monat	intermittierendes Heben des Kopfes in Bauchlage	erstes Kontaktlächeln; Reaktionen auf akustische und optische Reize, Verfolgen von Objekten; Fixierungsabstand wird weiter
3. Monat	willkürliche Kopfbewegungen auf Reize, Mororeflex nimmt ab	Wiedererkennen häufig gesehener Gegenstände
4. und 5. Monat	motorisch aktive Greifbewegungen, freie Haltung des Kopfes, Rollen	Reaktion auf Ausdrucksbewegungen (affektiver Kontakt)
ab 6. Monat	Sitzen mit Hilfe, ganzhändiges Zufassen	Nachahmung von Ausdrucksbewegungen; erste Stufe der Sprachentwicklung mit Lallen
7. und 8. Monat	freies Sitzen	Zeichen der Aufmerksamkeit, Nachahmung; Erkennen von Personen; Verstehen von „Nein"
9. Monat	Artikulation von Lauten, Kriechen, Aufstehversuche am Gitter	erstes Wortverständnis, erste Kontaktaufnahme; erster „Werkzeuggebrauch"
11.–12. Monat	Stehen, erste Schritte mit Hilfe, Spitzgriff, zunehmendes Gleichgewicht	Nachsprechen erster Wörter im Sinne von Einwortsätzen; versucht Aufmerksamkeit zu erwecken; versteht einfache Zusammenhänge wie „Auf-Wiedersehen-Winken"
2 Jahre	Laufen besser als Gehen, spielt mit Ball und Bauklötzen, stufenweises Treppensteigen	Dreiwortsätze mit Eigenschaftswörtern und Verben; teilweise Sauberkeit
3. Jahr	kann auf Zehen gehen und Dreirad fahren	über Tag und Nacht sauber; Beginn einer Syntax und der ersten Trotzphase; kann seinen ganzen Namen sagen, malt Kreise, kennt fünf Farben und kann sagen, ob es ein Junge oder Mädchen ist

Abb. 14.1 • Schema der normalen Entwicklung. (aus Dahmer J.: Anamnese und Befund. Thieme; 2006)

14.1 Grundlagen der Entwicklung

> **Beachte:** Sämtliche Altersangaben sind nur grobe Richtwerte (starke individuelle Schwankungsbreite). Entscheidend ist, dass es nicht zu einem Entwicklungsstillstand oder -rückschritt kommt.

▶ **Reifes Neugeborenes:**
- *Neugeborenenreflexe* (obligat ab 4. Tag): Saugreflex, oraler Einstellreflex, Greifreflex, Galant-Reflex, Moro-Reflex, Halsstellreflex, Schreitreflex.
- Spontane Flexionsstellung der Gelenke.

Skelettwachstum

▶ **Definition:** Man unterscheidet:
- *Enchondrales* (interstitielles) Längenwachstum.
- *Periostales* (appositionelles) Dickenwachstum.

▶ **Wachstumsgeschwindigkeit:** Am schnellsten während der Schwangerschaft und im 1. Lebensjahr. Anschließend konstante Wachstumsgeschwindigkeit bis zum pubertären Wachstumsschub (Beginn bei Mädchen ca. mit 10 Jahren, bei Jungen ca. mit 12 Jahren; Dauer: 3–4 Jahre). Wachstumsstörungen sind durch Vergleich mit der Normalpopulation zu ermitteln (Abb. 14.2).

> **Merke:** Das Wachstum erfolgt ganztägig → Wachstumslenkung bei der Skoliose mittels Orthesen ebenfalls ganztägig durchführen!

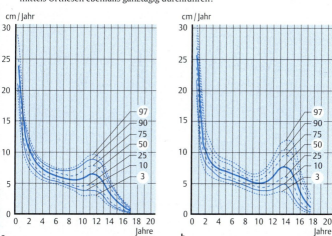

Abb. 14.2 • Wachstumsgeschwindigkeit (cm/Jahr) in Perzentilen (nach Reinken, L. et al.). (aus Sitzmann F.C.: Duale Reihe Pädiatrie. Thieme; 2007)
a Bei Mädchen.
b Bei Jungen.

▶ **Körpergröße:**
- Formeln zur Berechnung der voraussichtlichen Endgröße:
  - Endgröße = (Größe des Vaters + Größe der Mutter) : 2; bei Jungen + 6,5 cm, bei Mädchen – 6,5 cm.
  - *Oder:* Endgröße bei Jungen = Größe der Mutter + 12 cm; bei Mädchen = Größe des Vaters – 12 cm.
- *Abschätzen der restlichen Wachstumspotenz:* Über Bestimmung des biologischen Alters anhand der bereits ossifizierten Knochenkerne. *Vorgehen:* Röntgen der linken Hand a.–p. und Vergleich mit Skelettatlas (Abb. 14.3).

▶ Bestimmung des anteiligen Wachstums der unteren Extremität (Abb. 14.4):

14.1 Grundlagen der Entwicklung

- **Operative Wachstumslenkung**: Bei Fehlwachstum (z. B. ausgeprägtes Genu varum/valgum) besteht die Möglichkeit der Wachstumslenkung durch temporäre Epiphysiodese mittels minimal-invasiver Verfahren (z. B. 8-plate) unter regelmäßigen Röntgenkontrollen.

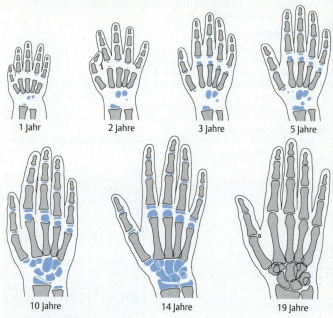

Abb. 14.3 • Knochenkernentwicklung der Hand. (nach Greulich und Pyle)

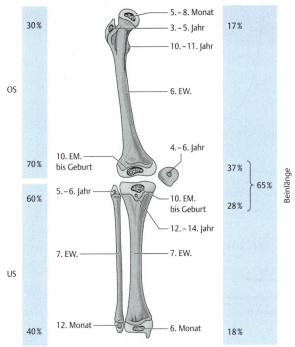

Abb. 14.4 • Anteiliges Längenwachstum an der unteren Extremität, zeitliches Auftreten der Ossifikationskerne. OS = Oberschenkel; US = Unterschenkel; EM = Embryonalmonat; EW = Embryonalwoche Anteiliges Längenwachstum an der unteren Extremität, zeitliches Auftreten der Ossifikationskerne. OS = Oberschenkel; US = Unterschenkel; EM = Embryonalmonat; EW = Embryonalwoche (aus Niethard F. U.: Kinderorthopädie. Thieme; 2009)

14.2 Aseptische Knochennekrosen

Grundlagen

- **Synonym:** Osteochondrose.
- **Definition:** Aseptische Nekrosen der Epiphysen und der Apophysen im Wachstumsalter aufgrund von Durchblutungsstörungen unklarer Genese (Tab. 14.1, Abb. 14.5).
- **Lokalisation:**
  - Praktisch an allen Epiphysen.
  - Gehäuft an Lokalisationen mit kritischer Durchblutung oder mechanischer Dauerbelastung: Hüftgelenk s. Morbus Perthes (S. 287), Wirbelsäule s. Morbus Scheuermann (S. 318), Osteochondrosis dissecans der Femurkondylen (Tab. 14.2), Definition (S. 389), Osteochondrose der Tibiaapophyse s. Morbus Osgood-Schlatter (S. 424), des Os naviculare pedis s. Morbus Köhler I (S. 480) und des Metatarsaleköpfchens II s. Morbus Köhler II (S. 480).

14.2 Aseptische Knochennekrosen

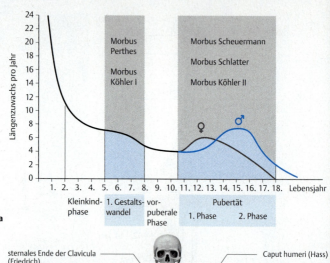

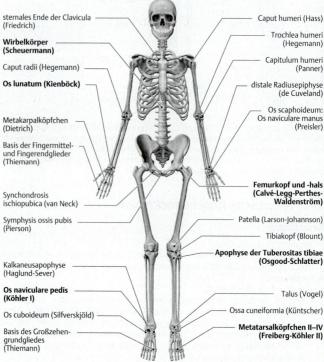

Abb. 14.5 • Altersverteilung und typische Lokalisation aseptischer Knochennekrosen (Osteochondrosen). (aus Niethard F. U., Pfeil J., Biberthaler P.: Duale Reihe Orthopädie und Unfallchirurgie. Thieme; 2014)

14.2 Aseptische Knochennekrosen

Tab. 14.1 • Übersicht über die häufigsten aseptischen Knochennekrosen (Osteochondrosen).

Name	Lokalisation	häufigstes Alter	Geschlechtsverteilung	Befall der Gegenseite	Therapie
Morbus Calvé	Wirbelkörper (Vertebra plana); meist BWS	frühes Kindesalter	m > w	–	*konservativ:* Physiotherapie, Haltungsgymnastik, Kräftigung der Rückenmuskulatur, evtl. Korsett
Morbus Scheuermann	Deck-/Grundplatte der Wirbelkörper	11 – 13 Jahre	m : w = 3 : 1	–	*konservativ:* Physiotherapie, Haltungsgymnastik, Kräftigung Rückenmuskulatur, evtl. Korsett
Morbus Panner	Capitulum humeri	6 – 10 Jahre	m > w	selten beidseits	*konservativ:* kurzzeitige Ruhigstellung *operativ:* evtl. Anbohrung, Fragmententfernung oder osteochondraler autologer Transfer (OAT)
Morbus Kienböck	Os lunatum	20 – 30 Jahre	m : w = 5 : 1	selten beidseits	*konservativ:* Ruhigstellung *operativ:* Ausräumung, Spongiosaplastik, evtl. Arthrodese
Morbus Perthes-Legg-Calvé	Femurkopf	4 – 8 Jahre	m : w = 4 : 1	20 % beidseits	*konservativ:* Physiotherapie, schmerzabhängig Entlastung, selten Abduktionsschiene *operativ:* intertrochantäre Varisierungsosteotomie und/oder Beckenosteotomie nach Salter
Morbus Blount	mediale Tibiakopfmetaphyse	• infantil 1 – 3 Jahre • juvenil 4 – 10 Jahre • adoleszent ab 11. Lj.	nicht bekannt	infantile Form bis 60 % beidseits	*konservativ:* Ruhigstellung mit Schienen *operativ:* valgisierende hohe tibiale Umstellungsosteotomie (ggf. Taylor Spatial Frame)

14.2 Aseptische Knochennekrosen

Tab. 14.1 • Fortsetzung

Name	Lokalisation	häufigstes Alter	Geschlechtsverteilung	Befall der Gegenseite	Therapie
Morbus Osgood-Schlatter	Tuberositas tibiae (Apophyse)	9–13 Jahre	m : w = 4 : 1	25 % beidseits	*konservativ:* Sportpause
Morbus Sinding-Larsen-Johansson	distaler Patellapol	10–14 Jahre	m > w	nicht bekannt	*konservativ:* Sportpause
Morbus Sever-Haglund	Apophysis calcanei (Fersenbeinapophyse)	5–12 Jahre	m : w = 3 : 1	nicht bekannt	*konservativ:* Entlastung, Einlagen mit Absatzerhöhung, Fersenkappe anpassen, Sportpause, evtl. Ruhigstellung
Morbus Köhler I	Os naviculare pedis (Kahnbein)	2–12 Jahre	m : w = 3 : 1	30 % beidseits	*konservativ:* Entlastung und Einlagen, evtl. Gips *operativ* bei sekundärer Arthrose: talonaviculäre oder naviculocuneiforme Arthrodese
Müller-Weiss-Syndrom	Os naviculare pedis (Kahnbein)	>14 Jahre	w : m = 3 : 2	selten beidseits	häufig chirurgische Intervention nötig (z. B. Ausräumung des devitalisierten Nekroseherdes und Defektauffüllung mit autologer Spongiosa); alternativ talonaviculäre oder naviculocuneiforme Arthrodese
Morbus Köhler II (Freiberg)	Metatarsaleköpfchen meist II seltener I, III oder IV	10–18 Jahre	w : m = 4 : 1	selten beidseits	*konservativ:* Entlastung und Einlagen mit Metatarsalesteg *operativ:* Abtragung der verbreiterten Köpfchenanteile, Kapsulektomie

14.2 Aseptische Knochennekrosen

Tab. 14.2 • Übersicht über die verschiedenen Lokalisationen der Osteochondrosis dissecans.

Lokalisation	häufigstes Alter	Geschlechtsverteilung	Befall der Gegenseite	Therapie
Schulter (sehr selten; v. a. Humeruskopf anterosuperior)		m > w	nicht bekannt	*konservativ:* Ruhigstellung *operativ:* je nach Lokalisation und Stadium: Anbohrung, Fragmententfernung oder OAT
Ellenbogen (v. a. laterales Capitulum humeri, selten Trochlea, Radiusköpfchen, ulnare Gelenkfläche)	10–20 Jahre	m : w = 5 : 1	nicht bekannt	*konservativ:* kurzzeitige Ruhigstellung *operativ:* je nach Lokalisation und Stadium: Anbohrung, Fragmententfernung oder OAT
Hüfte (selten; v. a. Hauptbelastungszone Femurkopf, sehr selten Azetabulum)		m > w	nicht bekannt	meist keine Therapie notwendig *operativ:* je nach Lokalisation und Stadium: Anbohrung, Fragmententfernung oder OAT möglich; Umstellungsosteotomie, um Nekroseherd aus der Belastungszone zu bringen
Knie (85 % aller Fälle von Osteochondrosis dissecans) • medialer Femurkondylus (90 %) • lateraler Femurkondylus (7 %) • Patella (3 %)	10–20 Jahre	m : w = 2 : 1	20–40 % beidseits	*konservativ:* Entlastung *operativ:* je nach Lokalisation und Stadium: Anbohrung, Fragmententfernung, OAT, posteriorer Kondylentransfer oder Spongiosaplastik mit autologer Knorpeltransplantation möglich; hohe tibiale Korrekturosteotomie (HTO) bei Malalignment
Sprunggelenk (meist mediale Talusschulter, selten lateral bzw. tibial)	10–30 Jahre	m > w	nicht bekannt	*konservativ:* Entlastung *operativ:* je nach Lokalisation und Stadium: Anbohrung, Fragmententfernung, OAT oder Spongiosaplastik mit autologer Knorpeltransplantation möglich

OAT: osteochondraler autologer Transfer

14.3 Schiefhals

Grundlagen
- **Synonym:** Torticollis congenitus.
- **Definition:** Angeborene einseitige Verkürzung des M. sternocleidomastoideus mit Seitneigung des Kopfes zur Seite des verkürzten Muskels und Rotation zur Gegenseite; Gesichtsasymmetrie. Selten beidseitig.
- **Epidemiologie:** Prävalenz 0,5 % in Europa.
- **Ätiologie/Pathogenese:** Häufig mit intrauteriner Steißlage assoziiert, nach Trauma oder Infektion. Die irreversible, narbige Verkürzung des M. sternocleidomastoideus führt zu einem schiefen Wachstum der HWS *(Halswirbelsäulenskoliose)* und des Gesichtsschädels *(Gesichtsskoliose)*.

Klinik, Diagnostik
- Kopfneigung zur erkrankten Seite, Kopfrotation zur Gegenseite.
- Verkürzter, verdickter Muskelstrang auf der erkrankten Seite; eingeschränkte HWS-Beweglichkeit.
- Röntgen-HWS a.–p. und lateral zum Ausschluss ossärer Ursachen.
- HNO- und augenärztliches Konsil (s. u.).

Differenzialdiagnosen
- Fehlbildungen der HWS: z. B. Klippel-Feil-Syndrom (Segmentationsstörung mit Fusion von 2 oder mehr Segmenten der HWS; klinisch tiefer Haaransatz, kurzer Nacken, eingeschränktes Bewegungsausmaß der HWS).
- Pterygium colli (flügelförmige seitliche Halsfalten).
- Zerebrale Bewegungsstörungen.
- Okuläre oder otogene Ursachen.
- Hysterischer Schiefhals (Seitneigung und Rotation auf gleiche Seite).
- Tumoren der HWS.

Therapie und Prognose
- **Konservativ:**
  - Gegensinnige Lagerung.
  - *Physiotherapie:* Passive Redression, nach Anleitung von den Eltern auszuführen („Das Kind soll auf das untere Ende seines verspannten Halsmuskels blicken"); physiotherapeutische Behandlung auf neurophysiologischer Basis.
- **Operativ:** Bei Therapieresistenz:
  - Biterminale offene Tenotomie des M. sternocleidomastoideus an Ursprung und Ansatz, spätestens am Ende des 1. Lebensjahres.
  - *Cave:* Läsion des N. facialis oder der V. jugularis; Tendenz zu kosmetisch störenden Narbenkeloiden.
- **Prognose:** Bei konsequenter und frühzeitiger Therapie gut. Die Gesichtsasymmetrie kann bestehen bleiben.

14.4 Trichterbrust

Grundlagen
- **Synonym:** Pectus excavatum, Pectus infundibiliforme.
- **Definition:** Trichterförmige Einsenkung der vorderen Thoraxwand im Bereich des mittleren und unteren Sternums sowie der parasternalen Rippenenden.

- **Epidemiologie:** Häufigste Thoraxdeformität mit Inzidenz von 1 : 1 000/Jahr; vereinzelt dominante Erbgänge; m : w = 3 : 1. Auftreten sowohl isoliert als auch mit anderen Anomalien vergesellschaftet (Herzvitien, Zwerchfelldefekt, Blasenektrophie) oder als Teil eines Syndroms (z. B. Marfan-Syndrom).

Klinik und Diagnostik

- **Untersuchung** (Inspektion):
  - Symmetrischer Trichter (75 %).
  - Breiter flacher Trichter bei insgesamt abgeflachtem Thorax.
  - Asymmetrischer Trichter, wobei das Sternum einen Teil der linken Thoraxwand bildet.
- **Sehr selten kardiopulmonale Symptome;** ggf. Abklärung mittels Lungenfunktionstest, Ruhe- und Belastungs-EKG.
- **Röntgen:** Thorax (a.–p. und seitlich).
- **Echokardiografie:** Zum Ausschluss einer Aortenektasie (Marfan-Syndrom).

Therapie und Prognose

- **Konservative Therapie:** Atemtherapie, Sport.
- **Operative Therapie:**
  - Indikation:
    - Sehr selten indiziert!
    - Kinder mit schwerer Deformität und deutlicher Progredienz der Symptome (Kyphosierung des thorakolumbalen Übergangs, hervorspringender Bauch und antevertierte Schultern).
    - Erwachsene mit Beschwerden.
  - *Zeitpunkt:* Idealerweise nach Abschluss des Wachstums.
  - *OP-Techniken:* Anpassen der Form durch:
    - Cerclagen und temporäre Fixierung mit Sulama-Platte (OP nach Ravitch/Schamberger).
    - Keilresektionen im Bereich der Rippenknorpel.
    - Fixierung mit Draht.

14.5 Kielbrust

Grundlagen

- **Synonym:** Pectus carinatum, Hühnerbrust.
- **Definition:** Deformität des Thorax mit kielförmigem Vorspringen des Sternums.
- **Epidemiologie:** 10-mal seltener als Trichterbrust.
- **Ätiologie:** Überschießendes Wachstum der Rippenknorpel mit anschließender Protrusion des Sternums.

Klinik und Diagnostik

- **Untersuchung** (Inspektion): Symmetrische oder asymmetrische Vorwölbung des Sternums im proximalen oder distalen Bereich; Ansatz der Rippen häufig asymmetrisch.
- I. d. R. nur kosmetisches Problem, äußerst selten kardiorespiratorische Beeinträchtigungen.
- **Fotodokumentation** zur Verlaufskontrolle.

Therapie und Prognose

- **Konservative Therapie:**
  - Wachstumslenkung durch Anlage einer Pelottenbandage sinnlos.
  - Atemtherapie.

- **Operative Therapie:** Subperichondrale Resektion der Rippenknorpel III–IX mit Raffung des Perichondriums und transverse Korrekturosteotomie des Sternums (nach Wachstumsabschluss).
- **Prognose:** Meist Spontankorrektur. Bei operativer Korrektur sehr befriedigende Ergebnisse.

14.6 Sprengel-Deformität

Grundlagen

- **Definition:** Angeborener, meist einseitiger Hochstand des Schulterblatts. Knöcherne Verbindung zwischen Skapula und Wirbelsäule möglich (Os omovertebrale).
- **Epidemiologie:** Familiäre Häufung (kein Erbgang nachgewiesen); w > m.
- **Pathogenese:** Hochstehende und zu kleine Skapula wegen Ausbleibens der physiologischen Kaudalisierung der Skapula im 3. Schwangerschaftsmonat. Häufig mit anderen Fehlbildungen assoziiert (z. B. Klippel-Feil-Syndrom, Marfan-Syndrom).

Klinik und Diagnostik

- **Untersuchung:**
  - Skapula einseitig höher stehend (bis 10 cm höher als die Gegenseite), kleiner und meist außenrotiert.
  - Verkürzung der Halsmuskulatur auf der betroffenen Seite.
  - Abduktion und Außenrotation der Schulter eingeschränkt.
  - Evtl. tastbares Os omovertebrale.
- **Röntgen:**
  - *Thorax a.–p.:* Skapulahochstand im Vergleich zur Gegenseite (s. Abb. 14.6).
  - *Skapula tangential:* Os omovertebrale darstellbar.
- **CT:** Zur präoperativen Planung.

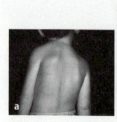
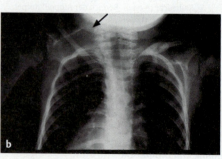

Abb. 14.6 • Sprengel-Deformität. 3-jähriges Kind im Stadium III nach Rigault mit Klippel-Feil-Syndrom. (aus Gohlke F., Hedtmann A.: Schulter. Thieme; 2002)
a Klinischer Befund;
b Röntgenbefund.

Therapie und Prognose

- **Operative Therapie:**
  - *Indikation:* Stark eingeschränkte Abduktion der Schulter, erhebliche kosmetische Probleme.
  - *Zeitpunkt:* 4.– 6. Lebensjahr (vor Schulbeginn).

- OP-Technik:
  - OP nach Woodward: Ablösen der verkürzten Muskeln (M. trapezius, M. levator scapulae, Mm. rhomboidei) von den Dornfortsätzen und Refixierung weiter kaudal.
  - Ggf. Resektion eines Os omovertebrale.
  - ◨ *Cave:* Schädigung des N. accessorius (Zug durch Distalisierung des M. trapezius).
- **Prognose:** Postoperativ gute funktionelle und kosmetische Ergebnisse. Steigerung der Abduktionsfähigkeit um bis zu 50°.

14.7 Schenkelhalsanomalien

Grundlagen

- **Definition:** Achsfehlstellung im Bereich des Schenkelhalses.
  - ◨ *Beachte:* Physiologischer Rückgang von Caput-Collum-Diaphysen-(CCD) und AT-Winkel im Laufe des Wachstums.
- **Einteilung** (Abb. 14.7, Tab. 14.3):
  - *Coxa vara:* Reeller CCD-Winkel < 120°.
  - *Coxa valga:* CCD-Winkel über der altersentsprechenden Norm bzw. > 140°.
  - *Coxa antetorta:* Vorwärtsdrehung des Schenkelhalses über die altersentsprechende Norm hinaus; AT-Winkel > 15°.
  - *Coxa retrotorta:* Rückwärtsdrehung des Schenkelhalses über die altersentsprechende Norm hinaus; AT-Winkel < 10°.

Tab. 14.3 • **Winkel des koxalen Femurendes und der Hüftpfanne im Laufe des Wachstums, s. Kap. Hüftdysplasie** (S. 281).

	Neugeborenes	5–8 Jahre	9–12 Jahre	Erwachsener
CCD-Winkel	150°	140°	135°	127°
CE-Winkel	25°	25°	30°	35°
AC-Winkel	30°	15°	12°	12°
AT-Winkel	30°	25°	20°	12°

CCD = Caput-Collum-Diaphyse; CE = Centrum-Ecken-Winkel nach Wiberg; AC = Pfannendachwinkel nach Hilgenreiner (s. Abb. 14.10); AT = Antetorsion

- **Ätiologie:**
  - *Coxa vara:* Coxa vara congenita bis zur Schenkelhalspseudarthrose, angeborene Fehlbildungssyndrome (Achondroplasie, multiple epiphysäre Dysplasie, Osteogenesis imperfecta), knochenerweichende Erkrankungen (z. B. Rachitis), posttraumatisch, Z. n. Epiphyseolyse (Coxa vara epiphysaria), Z. n. Morbus Perthes.
  - *Coxa valga:* Selten alleiniges Krankheitsbild; häufig Teildeformität bei Hüftdysplasie oder Zerebralparese, Poliomyelitis.
    - ◨ *Hinweis:* Gilt bei regelrechter Gelenkkongruenz nicht als präarthrotische Deformität.
  - *Coxa antetorta oder retrotorta:* Bei Rotationskontrakturen oder Fixierung der Hüfte in Rotationsstellungen.

14.7 Schenkelhalsanomalien

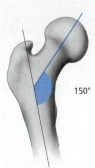

Coxa valga:
CCD-Winkel > 140°

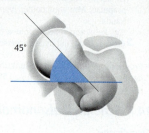

vermehrte Antetorsion: AT-Winkel > 15°

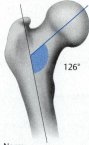

Norm:
CCD-Winkel 120–140°

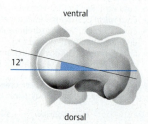

Norm: AT-Winkel 10–15°

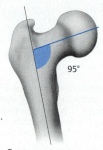

Coxa vara:
CCD-Winkel < 120°

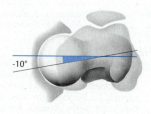

Retrotorsion: AT-Winkel < 10°

a
b

Abb. 14.7 • Schenkelhalsanomalien. (aus Niethard F., Pfeil J., Biberthaler P.: Duale Reihe Orthopädie und Unfallchirurgie. Thieme; 2017)
a Schenkelhalsanomalien in der Frontalebene.
b Schenkelhalsanomalien in der Transversalebene (Axialebene).

Klinik

- **Coxa vara:**
  - Durch relativen Trochanterhochstand Insuffizienz der Hüftabduktoren (positives Trendelenburg-Zeichen).
  - Absinken des Beckens auf die Gegenseite → vermehrte Belastung der betroffenen Hüfte → Verstärkung der Varusstellung bis hin zur Pseudarthrose mit erheblich reduzierter Belastungsfähigkeit.
- **Coxa valga:**
  - Isoliert ohne klinische Relevanz.
  - Kombiniert mit Coxa antetorta → Gangbild mit innenrotierten Kniegelenken; verminderte Abduktions- und vermehrte Innenrotationsfähigkeit des Hüftgelenks.

Diagnostik

- **Röntgen:** a.–p. und axiale Aufnahme nach Dunn-Rippstein (S. 59).
- **CT/MRT:** Zur exakten Darstellung von Rotationsfehlstellungen, v. a. präoperativ oder bei gutachterlichen Fragestellungen.
  - *Cave:* Wegen Strahlenbelastung MRT bevorzugen!

Therapie

- **Konservativ:**
  - *Coxa vara:* Orthesen sinnlos, Verkürzungsausgleich.
  - *Coxa valga:* Bei negativem neurologischem Befund meist spontane Normalisierung des CCD-Winkels im Laufe des Wachstums.
  - *Coxa antetorta oder retrotorta:* häufig spontane Normalisierung.
- **Operativ:**
  - Coxa vara:
    - Valgisierende intertrochantäre Umstellungsosteotomie (S. 570) zur Korrektur von Varusfehlstellung und zum Durchbau der Pseudarthrose.
    - Bei isoliertem Trochanterhochstand (z. B. bei vorzeitigem Epiphysenschluss) Trochanterversetzung nach distal.
  - *Coxa valga:* Varisierende intertrochantäre Osteotomie nur bei Inkongruenz von Kopf und Pfanne indiziert.
  - *Coxa antetorta:* Indikation zur Derotationsosteotomie nur bei ausgeprägten Gangstörungen.

14.8 Hüftdysplasie, angeborene Hüftluxation

Grundlagen

- **Definition:** Ungenügende Ausbildung des Hüftgelenkes mit verzögerter oder gestörter Verknöcherung am Pfannenerker.
- *Merke:* Dysplasie und Luxation sind eine morphologische Entität (engl.: Developmental Dysplasia of the Hip [DDH]).
- **Epidemiologie:** Häufigste kongenitale Skelettfehlentwicklung (2 – 5 %); Mädchen häufiger betroffen, w : m = 5 – 8 : 1 (regional sehr unterschiedlich); in 40 % bilateral. Sekundäre Dysplasien sind deutlich häufiger als die primäre Form. Geografische Häufung.
- **Einteilung:**
  - *Endogene (primäre) Dysplasie:* Primär verzögerte Wachstumsgeschwindigkeit.
  - *Exogene (sekundäre) Dysplasie:* Durch mechanische Störfaktoren prä- oder postnatal (z. B. Beckenendlage, Hydramnion).
  - *Sonderformen* (primär nicht die Hüfte betreffend): Durch neuromuskuläre Erkrankungen (frühkindlicher Hirnschaden, Meningomyelozele, Zerebralparese, Arthrogryposis multiplex congenita, Down Syndrom, Poliomyelitis), Säuglingskoxi-

14.8 Hüftdysplasie, angeborene Hüftluxation

tis, teratologische Hüftgelenksluxation (= Luxation durch Fehlbildung, nicht durch Unreife der Gelenke). Diagnostik und Therapie können hier vom folgenden Schema abweichen.

- **Pathogenese:** Durch hormonelle, genetische Ursachen, intrauterine Steißlage: Kapselüberdehnung → Verknöcherungsverzögerung am Pfannenerker → mangelnde Überdachung des Pfannendachs → (Sub-)Luxation.
  - *Bei geringgradigen Ossifikationsdefekten:* Keine Dezentrierung des Femurkopfes. Das Defizit kann während des gesamten Wachstums ausheilen oder sich bis zur Luxation verschlechtern (v. a. während der Pubertät).
  - *Bei beginnender Dezentrierung:* Starke mechanische Beanspruchung des Pfannenerkers (v. a. des knorpeligen lateralen Anteils) → Ossifikationsverlust der Pfannendachwachstumsfuge → keine Spontanheilung mehr möglich; progrediente Pfannendachabflachung → Luxation des Hüftkopfs nach kranial-dorsal.
  - Folgen:
    - Die ursprüngliche Gelenkpfanne wird sekundär von Fettgewebe ausgefüllt.
    - Ausbildung einer Sekundärpfanne.
    - Iliopsoas-Sehne schnürt bei chronischer Luxation die Gelenkkapsel ein (= Repositionshindernis; oft nur offene Reposition möglich).
  - ◻ *Beachte:* Die Entwicklungsphase mit dem größten Interventionspotenzial (exponenzielles Wachstum) ist die Zeit bis zum 3. Lebensmonat → Behandlung so früh wie möglich! Jenseits des 3. Lebensmonats geringere Formdifferenzierung des Hüftgelenks (Reifungsphase).

Klinik

- **Bei einseitiger Luxation:** Beinverkürzung.
- **Bei beidseitiger Luxation:** Insuffizienz der Hüftgelenksstrecker (Glutäalmuskulatur) durch Kranialisation des Muskelansatzes am Trochanter major und der Linea aspera → Beugekontrakturen der Hüftgelenke in den ersten Lebensjahren → Beckenverkippung nach ventral → kompensatorische Hyperlordose der LWS → früh Wirbelsäulenbeschwerden.

Diagnostik

- **Untersuchung:**
  - ◻ *Merke:* Die alleinige klinische Untersuchung reicht zum Erkennen von Hüftreifungsstörungen nicht aus!
  - Manuelle Untersuchung (Luxations-Repositions-Manöver):
    - *Barlow-Zeichen:* Provokation einer Hüftluxation durch Hüftadduktion und leichten Druck nach dorsal. Dadurch kann bei instabilen Hüften eine (Sub-)Luxation provoziert werden.
    - Durch leichten Zug in Abduktion wird die Hüfte nun sanft reponiert (= *Ortolani-Zeichen*). Dies ist als „Klicken" spürbar.
    - ◻ *Cave:* Barlow- und Ortolani-Zeichen sind nur ca. 4 Wochen nach Geburt bei instabilen Hüftgelenken nachweisbar, anschließend nicht mehr. Eine spätere Durchführung verbietet sich deshalb.
  - Beinlängendifferenz nur bei einseitigem Befund.
  - Abduktionseinschränkung durch Kontraktur der Adduktorenmuskulatur: Geringe Aussagekraft; schwierig genau zu quantifizieren; fehlt bei beidseitiger Luxation.
  - Glutealfaltenasymmetrie: Geringe Aussagekraft, fehlt bei beidseitiger Hüftluxation.
  - Watschelndes Gangbild bei Laufbeginn (beidseitige Hüftluxation).
- **Hüftsonografie** (Abb. 14.8, Abb. 14.9): Standarddiagnostikum bei jedem Neugeborenen laut Richtlinien des Bundesausschusses der Ärzte und Krankenkassen 2009 (bis spätestens zur U3).

14.8 Hüftdysplasie, angeborene Hüftluxation

- **Vorteile:** Nicht invasiv, beliebig oft einsetzbar; gute, standardisierte Darstellung der Strukturen.
- **Standardschnittebene:** Schallkopf von lateral (= koronarer Schnitt).
- Sonografische Landmarken:
  - Unterrand des Os ilium.
  - Schnittebene in der Mitte des tragenden Pfannendachanteils.
  - Labrum acetabulare.
  - ❐ *Beachte:* Um Aussagen treffen zu können, müssen alle 3 Landmarken dargestellt werden! Abweichung nur bei bereits dezentrierten Hüften zur Planung der Therapie (Darstellung der Lagebeziehung Hüftkopf–Pfannendach).
- Sonografische Typisierung nach Graf s. Tab. 14.4.

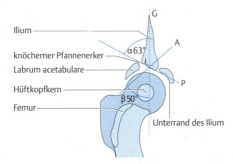

Abb. 14.8 • Schema der Hüftsonografie (Standardebene nach Graf). G = Grundlinie, P = Pfannendachlinie, A = Ausstellungslinie; sie bilden die Winkel α und β (aus Niethard F., Pfeil J., Biberthaler P.: Duale Reihe Orthopädie und Unfallchirurgie. Thieme; 2014)

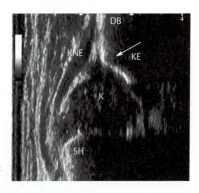

Abb. 14.9 • Sonografie des Hüftgelenks bei Hüftgelenksreifestörung nach Graf: Typ II. Darstellung des gerundeten knöchernen Erkers (→) bei breit übergreifendem knorpeligem Erker ohne Hüftdezentrierung (Typ II). DB = Darmbein, KE = knöcherner Erker, SH = Schenkelhals, KNE = knorpeliger Erker, K = Hüftgelenkkopf. (aus Baumann T,: Atlas der Entwicklungsdiagnostik. Thieme; 2020)

14.8 Hüftdysplasie, angeborene Hüftluxation

Tab. 14.4 • Hüftgelenktypen nach Graf

Hüftgelenktyp	Alter (Lebenswoche)	knöcherne Formgebung	Knochenwinkel α	knöcherner Erker	knorpelig präformiertes Pfannendach Knorpelwinkel β
Typ I reifes Hüftgelenk	jedes Alter	gut	60°	eckig/stumpf	übergreifend • Typ Ia: β < 55° • Typ Ib: β > 55°
Typ IIa*	< 12	ausreichend	50 – 59°	rund	übergreifend
Typ IIa (+)	< 12	ausreichend	50 – 59°	rund bis eckig	übergreifend
Typ IIa (–) physiologisch unreif mit Reifungsdefizit	< 12	mangelhaft	50 – 59°	rund	übergreifend
Typ IIb Verknöcherungsverzögerung	> 12	mangelhaft	50 – 59°	rund	übergreifend
Typ IIc Gefährdungsbereich (Unterscheidung instabil/stabil)	jedes Alter	hochgradig mangelhaft	43 – 49°	rund bis flach	noch nicht übergreifend β < 77°
Typ D am dezentrieren Gelenk	jedes Alter	hochgradig mangelhaft	43 – 49°	rund bis flach	verdrängt β > 77°
Typ III dezentriertes Gelenk	jedes Alter	schlecht	≤ 43°	flach	nach kranial verdrängt • Typ IIIa: knorpeliger Erker ohne Strukturstörungen • Typ IIIb: knorpeliger Erker mit Strukturstörungen
Typ IV dezentriertes Gelenk	jedes Alter	schlecht	≤ 43°	flach	nach mediokaudal verdrängt

* Unterscheidung bei Typ II in IIa (+, besser) und IIa (–, schlechter) in der Kontrolle nach 6 Wochen

14.8 Hüftdysplasie, angeborene Hüftluxation

▶ **Röntgen:**
  ▢ *Beachte:* Innerhalb des 1. Lebensjahres nicht sinnvoll (die Säuglingshüfte ist überwiegend hyalin knorpelig präformiert).
  - Indikationen:
    - Nicht eindeutige sonografische Darstellung.
    - Zur qualitativen Diagnostik von Ossifikationsstörungen.
    - Forensisches Dokument bei sonografisch diagnostizierter Typ-IV-Hüfte.
    ▢ *Wichtig:* Jedes Kind mit Typ IIc, D, III oder IV sollte mit Laufbeginn, vor Einschulung, mit 10 Jahren und nach Wachstumsabschluss klinisch und radiologisch (Beckenübersicht a.–p.) nachuntersucht werden, um eine Sekundärdysplasie auszuschließen.
  - *Einteilung der Luxationsgrade* (Abb. 14.10):
    - Typ I: Kopfkern unterhalb der Hilgenreiner-Linie und innerhalb der Ombrédanne-Linie.
    - Typ II: Kopfkern unterhalb der Hilgenreiner-Linie, aber außerhalb der Ombrédanne-Linie.
    - Typ III: Kopfkern auf Höhe des Pfannenerkers.
    - Typ IV: Kopfkern oberhalb des Pfannenerkers.
▶ **Arthrografie:** Nur zur Darstellung von Repositionshindernissen; weitgehend vom MRT abgelöst.
▶ **MRT:** Zur Überprüfung der Zentrierung nach offener oder geschlossener Reposition (die Indikation beschränkt sich auf Ausnahmefälle).

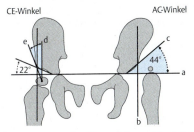

Abb. 14.10 • Hilfslinien zur Beurteilung des Pfannendaches und der Stellung des proximalen Femurendes. **a** Horizontale durch die Y-Fuge (Hilgenreiner-Linie); **b** Senkrechte auf a, die durch die Spitze des Pfannenerkers verläuft (Ombrédanne-Linie) – der Hüftgelenkkopf sollte normalerweise im unteren inneren der durch die Linien a und b gebildeten Quadranten liegen. **c** Linie entlang des Pfannenerkers – der Winkel zwischen a und c ist der Pfannendach- oder AC-Winkel; der Winkel zwischen d und e ist der CE-Winkel, er liegt zwischen der Parallele zur Ombrédanne-Linie durch das Hüftkopfzentrum (**d**) und der Verbindungslinie zum Pfannenerker (**e**). (nach Keller et al.: Lehrbuch der Kinderheilkunde. Thieme; 1991)

Differenzialdiagnose

▶ **Geburtstraumatische Epiphysenlösung des Femurkopfes:**
  - Anamnese, Schwellung, schmerzhafte Bewegungen.
  - Sonografie: Kopf in der Pfanne.
  - Gute Prognose.

Therapieprinzipien

▢ *Beachte:* Die Phase der Formdifferenzierung innerhalb der ersten 3 Lebensmonate muss für die Behandlung genutzt werden (rasche Verknöcherung)! Je früher desto besser!
▶ **Ziel:** Erreichen eines guten Containments (Überdachung des Femurkopfes durch die Gelenkpfanne).

14.8 Hüftdysplasie, angeborene Hüftluxation

▶ **Therapiealgorithmus:**
- Typ Ia/b: Keine Therapie.
- Typ IIa: Keine Therapie, Kontrolle nach 6 Wochen.
- Typ IIa(+): Keine Therapie, weitere Kontrolle nach 6 Wochen.
- Typ IIa(–)/IIb: Tübinger Spreizschiene.
- Typ IIc: Tübinger Spreizschiene.
- Typ D: Fettweis-Gips oder einfache Repositionsbandage nach Pavlik, bis die Hüfte stabil zentriert ist (ca. 3–6 Wochen), dann Ausreifung in Tübinger Spreizschiene.
- Typ III/IV: Behandlung durch erfahrenen Kinderorthopäden. Pavlik-Bandage, bei Versagen Reposition (Overhead-Extension, offene Reposition) und anschließend Retention (Tübinger Spreizschiene).

Konservative (sonografiegesteuerte) Therapie

▶ **In der Repositionsphase:** Dezentrierte Gelenke werden reponiert (durch Overhead-Extension, geschlossene/offene Reposition).
▶ **In der Retentionsphase:** Der Hüftkopf muss sicher in der Pfanne zentriert und gehalten werden.
- *Pfannendachentlastende Stellung:* Sitz-Hock-Position: Flexion ca. 100°, Abduktion ca. 45° (Fettweis-Stellung).
- ▷ *Beachte:* „Sichere Zone" zwischen submaximaler Abduktionsstellung (Gefahr der Hüftkopfnekrose durch zu große Scherkräfte) und Adduktionsstellung, bei der keine Reluxation auftritt.
- *Zeitraum:* Je nach Pfannendachdeformität mehrere Wochen.
- *Retentionsbandagen:*
    - Mittelmeier-Graf-Spreizhose: In den ersten Lebensmonaten.
    - Tübinger Schiene (Abb. 14.11).
    - Pavlik-Bandage: Ab der 6. Lebenswoche (Abb. 14.12).
- *Fettweis-Gips:* Bei instabilen Gelenken ab der Geburt.

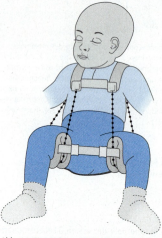

Abb. 14.11 • Tübinger Hüftgelenkorthese (Tübinger Spreizschiene). (aus Baumgartner R., Greitemann B.: Grundkurs Technische Orthopädie. Thieme; 2002)

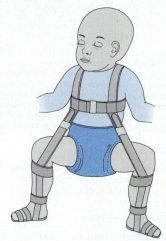

Abb. 14.12 • Riemen-Zügel-Bandage nach Pavlik. (aus Baumgartner R., Greitemann B.: Grundkurs Technische Orthopädie. Thieme; 2002)

▶ **In der Nachreifungsphase** (Gelenk stabil, keine spontane Luxation, Pfannendach aber noch nicht ausreichend ossifiziert): Vermeiden einer erneuten Deformierung durch Retentionsbandagen (s.o.), 6. Lebenswoche bis max. Abschluss des 2. Lebensjahres.

Operative Therapie

▶ **Indikationen:**
  - Verspätete Erstdiagnose (6. Lebensmonat und älter).
  - Frustrane Reposition unter konservativer Repositionsbehandlung (z. B. Overhead-Extension).
  - Neuromuskulär bedingte Luxationen.
  - Teratologische Hüftgelenksluxation.
▶ **Techniken:** Siehe Kap. Offene Reposition (S.564) und Kap. Beckenosteotomie (S.573); s. Kap. intertrochantäre Osteotomie (S.570).

Komplikationen

▶ Hüftkopfnekrose (bei konservativer Behandlung) durch brüske Repositionsmanöver und Nichtbeachtung der sicheren Zone der Retention.
▶ LWS-Beschwerden durch kompensatorische Hyperlordose.
▶ Dysplasiekoxarthrose.

Prognose

❏ *Merke:* Je früher Diagnostik und adäquate Therapie einsetzen, desto höher sind die Chancen der anatomischen Heilung.
❏ *Faustregel:* Die konservative Behandlung dauert ca. doppelt so lange wie das Alter bei Erstdiagnose.
▶ Die sekundäre Dysplasie heilt bei suffizienter Therapie ohne Restdysplasie aus; bei primärer Dysplasie und bei Sonderformen besteht ein hohes Risiko der Restdysplasie.

14.9 Morbus Perthes

Grundlagen

▶ **Synonym:** Legg-Calvé-Perthes Disease (LCP).
▶ **Definition:** Idiopathische juvenile aseptische Knochennekrose des Femurkopfes.
▶ **Epidemiologie:** Altersgipfel 5.–8. Lebensjahr; m : w = 4 : 1; multifaktorielle Vererbung; in 20 % bilateral.
▶ **Ätiologie:** Vaskularisationsstörung unklarer Genese, häufig kombiniert mit Skelettreifungsstörung (oft kleinwüchsige Patienten). Entsteht äußerst selten traumatisch (kindliche Schenkelhalsfraktur), durch Kompression oder Zerreißung der Blutgefäße oder nach Infektion (bei Pyarthros), fraglich thrombophile Genese.

Klinik

▶ **Frühsymptom:** Schmerzloses Hinken.
▶ Schmerzen in Knie (!) und Leiste.
  ❏ *Merke:* Bei unklaren Kniebeschwerden immer auch Röntgen und Sonografie (Ergussausschluss) der Hüfte.

Diagnostik

▶ **Untersuchung:**
  - Innenrotation und Abduktion eingeschränkt, vgl. Viererzeichen (S.44) positiv.
  - Schon- und Versteifungshinken.

14.9 Morbus Perthes

- **Röntgen** (Hüfte a.–p. und axial):
  - *Initialstadium:* Retardierung der Kopfkernentwicklung durch beginnende Vaskularisationsstörung → Zunahme der radiologisch sichtbaren Gelenkspaltbreite.
  - *Kondensationsstadium:* Beginnende reparative Knochenumbauvorgänge, z.T. Frakturierung der Knochenbälkchen → radiologisch Dichtezunahme der Epiphyse.
  - *Fragmentationsstadium:* Fortschreitender Abbau der Knochenbälkchen → radiologisch subchondrale Aufhellungszone und Zerfall der Epiphyse.
  - *Reparationsstadium:* Wiederaufbau des Hüftkopfes durch Bildung neuer Knochenbälkchen → Reossifizierung mit Restitutio ad integrum oder Fixierung der Deformierung (typischerweise Coxa plana/magna mit Abflachung und Vergrößerung des Hüftkopfes).
    - Gleicher Krümmungsradius von Kopf und Pfanne (pathologische Kongruenz) → günstige Prognose.
    - Ungleicher Krümmungsradius (präarthrotische Deformität) → prognostisch ungünstig.
- **MRT:** Frühdiagnose möglich! Initial Signalverminderung der Epiphyse in T2, später Vitalitätsbestimmung mittels Kontrastmittel (Gadoliniumgabe i. v.).
- **Sonografie:** Intraartikulärer Erguss (keine Frühdiagnostik möglich).

Klassifikation (radiologisch)

- **Nach Catterall (Grad I–IV;** Abb. 14.13):
  - Einteilung nach Ausdehnung der Nekrose auf der axialen Aufnahme von ventral nach dorsal (I = 0 – 25 %, II = 25 – 50 %, III = 50 – 75 %, IV = 75 – 100 %).

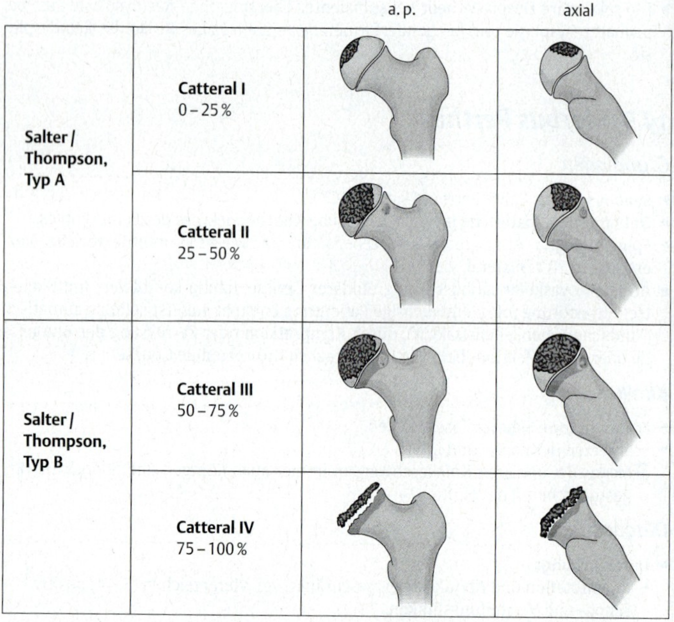

		a. p.	axial
Salter/Thompson, Typ A	**Catteral I** 0 – 25 %		
	Catteral II 25 – 50 %		
Salter/Thompson, Typ B	**Catteral III** 50 – 75 %		
	Catteral IV 75 – 100 %		

Abb. 14.13 • Klassifikation nach Salter/Thompson und Catterall.

- Ergänzung durch **Head-at-Risk-Signs** (ungünstige Prognose allerdings nur bei lateraler Verkalkung und Subluxation zu erwarten):
  - Verkalkung lateral der Epiphyse.
  - Laterale Subluxation.
  - Diffuse metaphysäre Beteiligung.
  - Horizontal gestellte Epihysenfuge.
  - Gage-Zeichen (dreieckförmige Aufhellung am lateralen Femurkopf).
- **Nach Salter und Thompson (A, B;** Abb. 14.13): Einteilung nach Ausdehnung der subchondralen Fraktur (Klassifikation im Frühstadium möglich).
  - A: < 50 % → Prognose gut.
  - B: > 50 % → Prognose schlecht.
- **Nach Herring (A–C):** Beurteilt wird die Höhenreduktion des lateralen Pfeilers der Femurkopfepiphyse (lateral Pillar Classification).
  - Typ A: Laterale Säule intakt, gute Prognose.
  - Typ B: > 50 % der Höhe erhalten, Prognose gut bei Alter < 9 Jahre.
  - Typ C: < 50 % der Höhe erhalten, Prognose schlecht.

Differenzialdiagnosen

- Coxitis fugax (S. 293).
- Bakterielle Koxitis (S. 294).
- Kongenitale Skelettdysplasien (epiphysäre Dysplasie).
- Hypophysenunterfunktion (Kretinismus).
- Kortisonbehandlung.
- Trauma.

Therapieprinzipien/-ziele

- Verhinderung der Kopfdeformierung.
- Wiederherstellung der Gelenkkongruenz.
- Vollständige Überdachung des Femurkopfes durch die Pfanne **(Containment).**

Konservative Therapie

- **Indikationen:**
  - Gute Hüftgelenksbeweglichkeit.
  - Fehlen radiologischer Risikozeichen.
  - *Stadien:* Catterall I, II; Salter-Thompson A; Herring A.
- **Vorgehen:**
  - Alter < 5 Jahre:
    - Verlaufsbeobachtung, Sprungbelastungen vermeiden.
    - Physiotherapie, auf Erhalt der Beweglichkeit achten.
  - *Alter > 5 Jahre:* Heutzutage ist die Indikation zur Entlastung in Orthese über Monate (Mainzer Orthese nach Volkert) äußerst zurückhaltend zu stellen, eher frühzeitige Operation (vgl. Abb. 5.10).
    - *Hinweis:* Der therapeutische Nutzen der Orthesen bei langer Tragedauer und entsprechenen Folgen (Psyche, Immobilisationsschäden) ist umstritten.

Operative Therapie

- **Indikationen:**
  - Höheres Alter (wichtigster Risikofaktor für schlechtes Outcome).
  - Auftreten von radiologischen Risikozeichen (v. a. Subluxation und laterale Kalzifikation).
  - *Stadien:* Catterall III, IV; Salter-Thompson B; Herring B, C.
- **OP-Techniken:**
  - Intertrochantäre Varisierungsosteotomie (S. 570):
    - Ziel: Gute Zentrierung des Hüftkopfes, Epiphysenfuge parallel zur Beckeneingangsebene.

- Nachteil: Initiale Beinverkürzung, Trendelenburg-Phänomen, je nach Alter spontane Revalgisationstendenz.
- **Beckenosteotomie nach Salter:**
  - Keine Verkürzung des Beines, keine Veränderung des Hebelarmes der Abduktoren, keine Vertikalisierung der Epihysenfuge.
  - Zusätzliche Überdachung des ventralen Kopfanteiles möglich.
- Triple-Osteotomie (S. 574): Indiziert bei ungenügender Elastizität des Beckens (bei Patienten > 8 Jahre).

▶ **Nachbehandlung:**
- *Postoperativ Becken-Bein-Gips* für 6 Wochen, bei älteren Kindern Gipsschale zur sofortigen krankengymnastischen Beübung.
- *Röntgenkontrolle:* Postoperativ, nach 6 Wochen, nach 12 Wochen, danach alle 6 Monate.

▣ *Hinweis:* Bei persistierender Coxa vara, Trochanterhochstand und wesentlicher Beinverkürzung: Aufrichtung und Verlängerung des Schenkelhalses durch valgisierende, verlängernde, intertrochantäre Osteotomie möglich (nach Wachstumsabschluss).

Prognose

▶ **Altersabhängigkeit:** Je jünger der Patient bei Erkrankungsbeginn, desto besser die Prognose.
▶ **Ungünstige Prognose:** Bei höherem Alter, Subluxation, lateraler Verkalkung, eingeschränkter Beweglichkeit, weiblichem Geschlecht.
▶ **Komplikation:** Frühzeitige Arthroseentwicklung bei persistierender Inkongruenz von Kopf und Pfanne, ggf. arthroskopische (S. 356) bzw. offene femoroacetabuläre Impingementchirurgie (S. 409).
- Radiologische Klassifikation nach Stulberg zum Zeitpunkt der Ausheilung) s. Tab. 14.5.

▣ *Beachte:* Aufklärung der Eltern wichtig! Berufswahl.

Tab. 14.5 • Stulberg-Klassifikation zur Arthroseentwicklung bei Morbus Perthes.

Stadium	morphologisches Korrelat	Arthroserate
I	runder Kopf, normale Hüfte	0 %
II	runder Kopf, Coxa magna	16 %
III	pilzförmiger Kopf, Coxa magna	58 %
IV	flacher Kopf, kongruent zum Azetabulum	75 %
V	flacher Kopf, inkongruent zum Azetabulum	> 80 %

14.10 Epiphyseolysis capitis femoris (ECF)

Grundlagen

▶ **Definition:** Lockerung der Hüftkopfepiphyse mit Abgleiten des Hüftkopfes vom Femurhals ohne adäquates Trauma.
▣ *Beachte:* **Die akute Epiphyseolysis capitis femoris ist ein orthopädischer Notfall!** Die Unterbrechung der Epiphysengefäße führt zur Femurkopfnekrose.
▶ **Epidemiologie:** Überwiegend Jungen betroffen; m : w = 3 : 1; Erkrankungsgipfel in der frühen Pubertät: Jungen um 12. Lebensjahr, Mädchen um 10. Lebensjahr; Häufigkeit 1 : 10 000. Bei ca. 40 % bilaterales Auftreten.
▶ **Ätiologie:** Multifaktoriell: Endogene (hormonell, toxisch) und mechanische Ursachen (Übergewicht); gehäuft bei Dystrophia adiposogenitalis (Gonadeninsuffizienz, Testosterondefizit).

14.10 Epiphyseolysis capitis femoris (ECF)

- **Einteilung:**
  - *Epiphyseolysis capitis femoris lenta:* Langsames Gleiten über Wochen und Monate, meist keine vollständige Lösung der Epiphyse. Kann auf jeder Stufe des Gleitens stehen bleiben oder übergehen in
  - *Epiphyseolysis capitis femoris acuta:* Plötzliche Dislokation mit Kontinuitätsunterbrechung.
  - *Mischform:* Lenta-Form mit akuter Dislokation.
  - Verhältnis Lenta : Akuta : Mischform = 6 : 1 : 3; prognostisch ungünstige reine Akuta-Form in nur 10 % der Fälle.

Klinik

- **Epiphyseolysis capitis femoris lenta:**
  - Initial diskrete Symptomatik.
  - Vorzeitige Ermüdbarkeit beim Gehen oder Stehen.
  - Schmerzen in Leiste, Oberschenkel oder Kniegelenk, Hinken.
  - Später Beinverkürzung mit Innenrotationseinschränkung.
  - *Cave:* Oft wird der Schmerz mit einem Bagatelltrauma erklärt!
- **Epiphyseolysis capitis femoris acuta:**
  - Akute Belastungsunfähigkeit (Patienten brechen zusammen, können nicht mehr laufen).
  - Verkürzung und Außenrotationsfehlstellung.
- *Merke:* Es gibt keinen Wachstumsschmerz! Hüft- und Knieschmerzen im Wachstumsalter immer abklären.

Diagnostik

- **Untersuchung:**
  - Drehmann-Zeichen (S. 44) positiv (durch Fehlstellung der Epiphyse).
  - Außenrotationsstellung, Einschränkung der Innenrotation, Beinverkürzung.
  - Keine Allgemeinsymptome.
- **Labor:** Unauffällig. Endokrine Fehlregulation ausschließen!
- **Röntgen:**
  - *Beckenübersicht a.–p.:* Aufnahme der symptomatischen Seite (bei medialer Dislokation); Tangente an proximalen Rand des Schenkelhalses legen (Kleinert-Tangente, Abb. 14.14).
    - Norm: Die Linie schneidet einen Teil der Kopfkalotte ab.
    - Langsames Gleiten: Die Linie berührt knapp den Kopf.

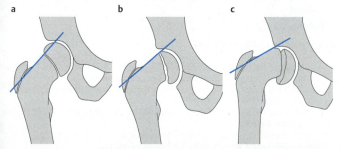

Abb. 14.14 • Position der Femurkopfepiphyse.
a Normale Hüfte: Die Kleinert-Tangente schneidet die Kopfkalotte.
b Leichtes Gleiten: Tangente berührt die Kopfkalotte.
c Völliges Abgleiten: Die Kopfkalotte wird schmaler projiziert („untergehender Mond").

14.10 Epiphyseolysis capitis femoris (ECF)

- Vollständiges Abgleiten: Die Linie berührt die schmaler projizierte Kalotte („untergehender Mond") nicht.
- Aufnahme nach Imhäuser (S. 59): Tangente von kaudal an die laterale und mediale Begrenzung der Epiphyse legen (bei dorsaler Dislokation).
  - Norm: 90° zur Schenkelhalsebene.
  - Lenta-Form: Verbreiterung der Wachstumsfuge, Metaphysenrand abgerundet.
- ❏ *Beachte:* Immer beide Hüftgelenke röntgen!
▶ **Sonografie:** Gelenkerguss erkennbar.
▶ **MRT:** Zur Beurteilung der Epiphysenfuge und Risikoeinschätzung des Abgleitens der Gegenseite. Zeichen der ECF:
  - Verbreiterung der Epiphysenfuge im T1-Bild, Verschmälerung im T2-Bild.
  - Schenkelhalsödem.
  - Gelenkerguss.

Differenzialdiagnosen

▶ Traumatische Epiphysenlösung (nach Hochenergietrauma).
▶ **Entzündliche Hüfterkrankungen:** Coxitis fugax (S. 293), Infektkoxitis, rheumatische Koxarthritis (S. 415).
▶ Tumoren.

Therapie

❏ *Merke:* **In jedem Fall operativ!**
▶ **Therapieprinzip:** Operative Stabilisierung, In-situ-Fixierung der Gegenseite bei kernspintomografisch nachweisbaren Risikozeichen (Gefahr der kontralateralen Olisthesis).
▶ **Epiphysiolysis capitis femoris lenta:** Abhängig vom Dislokationsgrad:
  - *< 30°:* In-situ-Fixierung mit Kirschner-Drähten oder Zugschraubenosteosynthese.
  - *30 – 50°:* In-situ-Fixierung und intertrochantäre Korrekturosteotomie nach Imhäuser (flektierend, valgisierend, derotierend); vgl. Kap. Intertrochantäre Osteotomie (S. 570).
  - *> 50°:* Schenkelhalsosteotomie (S. 570); hohe iatrogene Nekroserate.
▶ **Epiphyseolysis capitis femoris acuta:**
  - Sofortige Bettruhe, evtl. Extension für 24 h (2 – 5 kg).
  - Schonende Reposition unter Anästhesie durch Innenrotation, Abduktion und Flexion. Gefahr der Hüftkopfnekrose!
  - Schnelle Fixierung mit 3 – 4 Kirschner-Drähten (ca. 2,5 mm).
  - Entlastung des begleitenden Hämarthros.
  - Fixierung der Gegenseite bei Jüngeren (bis zum Verschluss der Y-Fuge) in gleicher Sitzung.

Nachbehandlung

▶ **Epiphyseolysis capitis femoris lenta:**
  - Nach In-situ-Fixierung:
    - Entlastung für 6 Wochen; Teilbelastung (20 kg) für 1 – 2 Wochen; ab 7 – 8 Wochen: Übergang zur Vollbelastung bei Beschwerdefreiheit.
    - CPM (Continuous passive Motion), Physiotherapie (passiv) direkt postoperativ.
  - Nach Korrekturosteotomie (OT):
    - Entlastung für 3 Monate; Belastungsaufbau erst bei durchbauter OT und freiem reizlosem Gelenk.
    - CPM, Physiotherapie (passiv) direkt postoperativ.
▶ **Epiphyseolysis capitis femoris acuta** (nach In-situ-Fixierung):
  - Entlastung für 3 Monate.
  - CPM, Physiotherapie (passiv) direkt postoperativ.
▶ **Prophylaktisch fixierte Gegenseite:** Vollbelastung nach 2 – 4 Wochen.

- **Kontrolluntersuchungen:**
  - *Röntgenkontrollen:* Postoperativ, nach 6 Wochen, 3 Monaten, 6 Monaten, 12 Monaten; bei Beschwerden sofortige Röntgenkontrolle!
  - *MRT-Verlaufskontrollen* bei radiologischen Nekrosezeichen.

Prognose

- **Komplikationen:**
  - *Hauptrisiko:* Avaskuläre Femurkopfnekrose. Bei allen Formen ca. 20%, bei der Akuta-Form in bis zu 47%. Das Risiko ist abhängig vom Dislokationsgrad der Epiphyse.
  - Weitere: Morbus Waldenström (Chondrolyse bei protrahierter Immobilisation), Sekundärarthrose.
  - ⚠ *Cave:* Knorpelschaden durch überstehende Pins.
- **Langzeitprognose:**
- Bei Dislokationswinkel < 30° gut.
- Bei Dislokation > 60° Entwicklung einer Sekundärarthrose in > 50% der Fälle; vgl. Kap. Femoroacetabuläres Impingement (S. 409).

14.11 Coxitis fugax

Grundlagen

- **Synonym:** „Hüftschnupfen."
- **Definition:** Abakterielle Reizarthritis des Hüftgelenks.
- **Epidemiologie:** Altersgipfel im 3.–8. Lebensjahr.
- **Ätiologie:** Ungeklärt. Oft nach Allgemeininfektionen, v. a. viralen Infekten der oberen Luftwege.

Klinik

- Schmerzen Leiste und Knie!
- Aktive Hüftbeweglichkeit deutlich reduziert, passive Beweglichkeit eingeschränkt (v. a. Innenrotation). Teils Gehunfähigkeit (Kinder spielen im Sitzen).
- Keine Allgemeinsymptome.

Diagnostik und Differenzialdiagnosen

- **Anamnese/Untersuchung:** Typisches klinisches Bild, zeitlicher Zusammenhang mit Allgemeininfekt.
- **Röntgen:** Hüfte a.–p. und Lauenstein (S. 59): Unauffällig. Ausschluss eines Morbus Perthes.
- **Sonografie:** Intraartikulärer Erguss.
- **Algorithmus:** Primärdiagnostik = Klinik, Laborkontrolle (BB, CRP) und Sonografie.
  - Bei raschem Abklingen innerhalb 1 Woche ohne Rezidive (Sono-Kontrolle) → keine weiteren Kontrollen.
  - Bei Beschwerdepersistenz: Röntgen.
    - ⚠ *Cave:* Septische Koxitis darf nicht übersehen werden!
  - Bei protrahiertem Erguss (> 2 Wochen) → MRT, Rheumaserologie.
  - Bei massiven Ergüssen, starken Schmerzen und Allgemeinsymptomen: Punktion (Entlastung, Bakteriologie).
- **Differenzialdiagnosen:** Morbus Perthes (S. 287), juvenile chronische Arthritis (S. 214), septische bakterielle Koxitis (S. 214), Tumor.

Therapie und Prognose

- **Meist Spontanheilung** innerhalb 1 Woche.
- **Konservative Therapie:**
  - Schonung für 5–7 Tage.
  - Halten des Beins in Flexion-Außenrotation (= natürliche Stellung) → intraartikuläre Druckminderung.
  - Analgetika, z. B. Paracetamol.
  - Sonografische Kontrolle zur Verlaufsbeurteilung des Ergusses.
- **Prognose:** Gut.

14.12 Säuglingsosteomyelitis/Säuglingsarthritis/Säuglingskoxitis

Grundlagen

- **Definition:** Oft fulminant verlaufende hämatogene eitrige Arthritis direkt oder nach Durchbruch eines metaphysären oder epiphysären Osteomyelitisherdes ins Gelenk.
- **Erreger:** Meist Staphylococcus aureus und epidermidis (50 %), Streptokokken (25 %), Haemophilus influenzae.
- **Pathogenese:** Keimeintritt hämatogen oder durch direkte Fortleitung. Am häufigsten ausgehend von intraartikulär gelegenen Metaphysen (Hüfte, seltener Ellbogen und Knie); Ausbreitung über die beim Säugling noch offenen epi-/metaphysären Gefäßverbindungen.
- **Altersgipfel:** Akute Phase meist vor Ablauf des 2. Lebensmonates.

◘ *Merke:* Orthopädischer Notfall.

Klinik

- Ängstliche Schonhaltung des Gelenks in Zwangsstellung.
- Allgemeine Infektzeichen, Fieber; klinisch schwer kranke Kinder.

Diagnostik

- **Labor:** Leukozytose, BSG ↑, CRP ↑.
- **Sonografie:** Subperiostaler oder Weichteil-Abszess, Gelenkerguss.
- **Röntgen:**
  - In der Frühphase evtl. Ergussschatten, feine periostale Reaktionen.
  - Hüftluxation.
- **MRT:** In Zweifelsfällen.

Differenzialdiagnosen

- Coxitis fugax (S. 293).
- Morbus Perthes (S. 287).
- Rheumatoide Arthritis, juvenile Form (S. 185).

Therapieprinzipien

- Bei typischer Klinik sofort chirurgische Gelenkeröffnung. Keine Zeit verstreichen lassen, keine Gelenkpunktion (häufig steril).

Operative Therapie

- **Notfallmäßige chirurgische Gelenkeröffnung**, mit Gelenkspülung und Synovektomie. Bei V. a. metaphysäre Ursache (Schenkelhalsosteomyelitis): Zusätzlich Trepanation der Kortikalis und Ausräumen der Spongiosa.
  - Zugang von anterolateral.
  - Gelenkkapsel offen lassen, große Redondrainage, schichtweiser Wundverschluss.

- Initial sofort i. v. Antibiose (Breitband in Höchstdosis), dann Anpassung nach Antibiogramm.
- Antiphlogistika, Analgetika.
▶ **Nachbehandlung:**
- Postoperativ Ruhigstellung in Gips oder Schiene für einige Tage.
- Funktionelle Nachbehandlung, Physiotherapie.
- *Bei Distensionsluxation:* Becken-Bein-Gips in Sitz-Hock-Stellung.

Prognose

▶ **Komplikationen:** Schädigung des Gelenks durch mechanische (intraartikuläre Drucksteigerung) und toxische Faktoren (proteolytische Enzyme): Distensions-/Destruktionsluxation, Chondrolyse, Nekrosen von Schenkelhals und Femurkopf, Wachstumsstörungen, sekundäre Arthrose/Ankylose.
▶ Bei Frühdiagnose und adäquater Therapie Restitutio ad integrum in 2 – 3 Wochen.
▶ Bei verschleppter Therapie Defektheilung unter Gelenkdestruktion.
▶ **Prognose günstig bei:**
- Sofortiger Diagnostik (Klinik, Sono, Labor).
- Umgehender chirurgischer Entlastung.
- Gezielter i. v. Antibiotikatherapie.

14.13 Crus varum congenitum, kongenitale Tibiapseudarthrose

Grundlagen

▶ **Definition:** Angeborene, meist einseitige Varus- und Antekurvationsfehlstellung der Tibia im mittleren bis distalen Drittel, mit und ohne Pseudarthrose der Tibia.
▶ **Ätiologie:** Ursache nicht völlig geklärt; erbliche Komponente. Typ III und IV nach Crawford (s. u.) häufig mit Neurofibromatose Typ I assoziiert.

Klinik

▶ Unterschenkel verkürzt in Antekurvation und Varusfehlstellung.
▶ Bei Pseudarthrose pathologische Beweglichkeit.
▶ Nach Laufbeginn zunehmende Varusverbiegung bis hin zur Fraktur (Diagnosestellung häufig erst nach ausbleibender Frakturheilung!).

Diagnostik und Differenzialdiagnosen

▶ **Röntgen (Einteilung nach Crawford):**
- Verbiegung und Sklerosierung, meist im mittleren bis distalen Drittel der Tibia (Typ I und II).
- Pseudarthrose mit zystischen Veränderungen (Typ III).
- Pseudarthrose mit zugespitzten Enden (Typ IV).
▶ **Differenzialdiagnosen:** Osteogenesis imperfecta (S. 168), Rachitis (S. 178), Morbus Blount (Tab. 14.1).

Therapie

▶ **Konservativ:** In den ersten Lebensjahren Orthesenversorgung in Valguskorrekturstellung, um eine weitere Verbiegung zu verhindern umstritten.
▶ **Operativ:** Ab dem 5. Lebensjahr:
- Resektion der Pseudarthrose und Segmentverschiebungen mit Ilisarov-Fixateur (S. 406) nach proximaler Kortikotomie (Kompression der Resektionsflächen und Korrektur der Beinverkürzung und der Beinachse).
- Fibula-pro-Tibia-Transfer, Spongiosaplastik, Plattenosteosynthese.
- Kompressionsmarknagel.

> **Beachte:** Häufig Rekonstruktion unter Beinlängenverkürzung; die endgültige Rekonstruktion ist oft erst nach Wachstumsabschluss möglich → ausführliche Information der Eltern über schlechte Heilungstendenz, langwierige Verläufe und notwendige Revisionsoperationen! Mit jeder Revisionsoperation steigt das Risiko einer Unterschenkelamputation.

14.14 Kongenitaler Klumpfuß

Grundlagen

- **Synonym:** Pes equinovarus adductus supinatus et excavatus.
- **Definition:** Angeborene, passiv nicht ausgleichbare Fußdeformität mit Rückfußvarus, Spitzfuß, Hohlfuß sowie Adduktion und Supination des Vorfußes (Abb. 14.15); Innenrotationsfehlstellung der Tibia.
- **Epidemiologie:** Häufigkeit 1 : 1 000 in Europa; m : w = 2 : 1; in 50% beidseitig. In 10% mit anderen Fehlbildungen kombiniert (z. B. Hüftdysplasie).
- **Ätiologie: Multifaktoriell,** genetische Disposition.
- **Pathogenese:** Muskuläres Ungleichgewicht von Plantarflektoren und Supinatoren zu Dorsalflektoren und Pronatoren; Schlüsselstellung des M. tibialis posterior (= Klumpfußmuskel: Plantarflexion, Supination und subtalare Innenrotation). Fehlrotation des subtalaren Gelenkkomplexes in Relation zum Talus nach medial und plantar.
- **Sekundärer Klumpfuß:** Insbesondere bei neurogenen Störungen (Morbus Charcot-Marie-Tooth, Poliomyelits, infantile Zerebralparese).

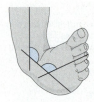

Abb. 14.15 • Angeborener Säuglingsklumpfuß: Spitzfuß, Varusstellung der Ferse und Adduktion des Vorfußes. (aus Baumgartner R., Stinus H.: Die orthopädietechnische Versorgung des Fußes. Thieme; 2001)

Klinik

- **Spitzfuß (Pes equinus)** mit Hochstand des Kalkaneus und Verkürzung der Achillessehne.
- **Supinationsstellung (Pes varus).**
- **Sichelfuß,** syn. Pes adductus (S. 302).
- **Hohlfuß (Pes cavus).**
- Umfangsverminderung des Unterschenkels **(Klumpfußwade),** prognostisch ungünstig.

Diagnostik

- **Untersuchung:** Untersuchung des Neugeborenen in Rückenlage bei 90° Hüft- und Kniebeugung.
- **Einteilung nach Dimeglio:**
  - I: Leichter Klumpfuß, gut redressierbar.
  - II: Mittelschwerer Klumpfuß, redressierbar mit Widerstand.
  - III: Schwerer Klumpfuß, nur gegen starken Widerstand redressierbar.
  - IV: Sehr schwerer Klumpfuß, nicht redressierbar.
- **Merke:** Immer vollständige körperliche Untersuchung.
- **Fotodokumentation** zur Verlaufsbeurteilung, forensisch.

14.14 Kongenitaler Klumpfuß

- **Röntgen:** Fuß a.–p. und seitlich (Abb. 14.16).
  - *Zeitpunkt:* Ab der 14. Lebenswoche für präoperative Aufnahmen; früher wegen fehlender Knochenreife schlecht interpretierbar.
  - *Charakteristisch:* Talokalkanealwinkel seitlich < 30°, dorsoplantar < 20°, flache Talusrolle (Abb. 14.17).
    - Normalfuß (Abb. 14.16a): Talokalkanealwinkel ca. 30°.
    - Klumpfuß (Abb. 14.16b): Durch Fersenhochstand Parallelstellung von Talus und Kalkaneus.
    - Plattfuß (Abb. 14.21): Talokalkanearer Winkel vergrößert.

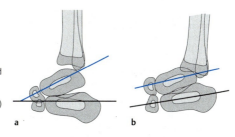

Abb. 14.16 • Röntgenologische Darstellung des seitlichen Fußskeletts beim Neugeborenen. (aus Niethard F. U., Pfeil J., Biberthaler P.: Duale Reihe Orthopädie und Unfallchirurgie. Thieme; 2014)
a Normalfuß,
b Klumpfuß.

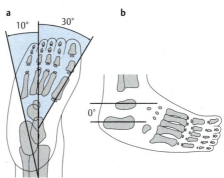

Abb. 14.17 • Die Längsachsen von Kalkaneus und Talus bilden beim Klumpfuß einen Winkel von 10 – 0° oder weniger, sowohl im dorsoplantaren als auch im seitlichen (s. Abb. 14.16b) Röntgenbild (Norm = ca. 30°). Durch die Vorfußadduktion entsteht ein Winkel von ca. 30° zwischen der Achse des Fersenbeins und dem Metatarsale I. (aus Baumgartner R., Stinus H.: Die orthopädietechnische Versorgung des Fußes. Thieme; 2001)
a Röntgenskizze dorsoplantar,
b seitlich.

Differenzialdiagnosen

- **Klumphaltung** (manuell redressierbar); *Therapie:* Gipsverband in Mittelstellung für etwa 6 Wochen.
- **Teratogener Klumpfuß**, z. B. Arthrogrypose (S. 248), Amnionstriktur, Tibiaaplasie, manuell nicht redressierbar.
- **Neurogener Klumpfuß** (Zerebralparese, Spina bifida, Myopathie, Poliomyelitis).
- **Posttraumatischer Klumpfuß.**

Konservative Therapie

- **Redressierende Gipse (Technik nach Ponseti,** Abb. 14.18): Beginn der Therapie möglichst bald nach Geburt.
  - *Prinzip:* Schrittweise Korrektur der Hohlfußstellung, Varus- und Adduktuskomponente in Oberschenkelgipsverbänden bei 90°-Flexionsstellung im Kniegelenk.

14.14 Kongenitaler Klumpfuß

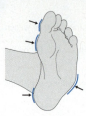

Abb. 14.18 • Angriffspunkte zur Korrektur des Säuglingsklumpfußes. (aus Baumgartner R., Stinus H.: Die orthopädietechnische Versorgung des Fußes. Thieme; 2001)

Verbleibende Spitzfußstellung kann durch Achillessehnenverlängerung (perkutan/offen) behandelt werden.
- Gipswechsel in den ersten 2 Wochen alle 2 Tage, danach 1- bis 2-mal wöchentlich. Guter Gips: Dünn, aber stabil.
- Technik:
  - 1. Schritt: Knie beugen, dünne Wattenschicht (Überlappung ½ bis ¼ der Wattenbreite) und Krepppapier anwickeln.
  - 2. Schritt: Gipsrolle (3 – 5 cm breit) wickeln.
  - 3. Schritt: Gips glatt streichen, anmodellieren im Bereich des Kalkaneus und der Femurkondylen. Oberschenkel wird dabei von Assistent gehalten. Vorgehen für rechten Fuß: Ferse wird mit linker Hand gehalten, Daumen lateral auf Talus und Zeigefinger medial. Der Daumen fungiert dabei als Widerlager für die Korrektur. Mit der rechten Hand jetzt den Vorfuß fassen (Daumen auf Fußballen und Zeigefinger auf Fußrücken). Abduktion des Vorfußes, keine Pronation. Der Fuß wird dabei als Ganzes nach außen gedreht und sukzessive der Vorfuß gegen das Hypomochlion am Taluskopf abduziert. Keine Korrektur des Spitzfußes. Gleichzeitig Gips an Kalkaneus anmodellieren und dabei Rückfuß valgisieren.
  - 4. Schritt: Ausschneiden des Gipses, bis der 5. Zeh zu sehen ist. Kontrolle der Durchblutung nach 10 – 15 min.
  - **Cave:** Bei forcierter Korrektur der Spitzfußstellung Gefahr der Taluskopfnekrose und Schaukelfußbildung mit weiterhin hochstehender Ferse und konvex gebogener Fußsohle (Tintenlöscherfuß).
- **Retention mit Orthesen und Einlagen:** Im Anschluss an die Stellungskorrektur (Abb. 14.20).
- **Beachte:** Rezidivgefahr bis zum Abschluss des Wachstums!

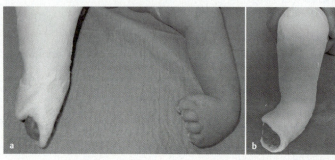

Abb. 14.19 • **a** Beidseitiger kongenitaler Klumpfuß, rechter Fuß nach Gips-Erstanlage. **b** Redressionsgips nach erfolgreicher Redression, vor Achillotenotomie zur Korrektur der Spitzfußes. (aus Eberhardt O. et al.: Z Orthop Unfall. Thieme; 2012;150:190-197)

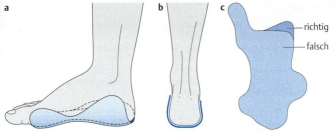

Abb. 14.20 • 3-Lappen-Einlage zum Halten des Korrekturergebnisses beim behandelten Klumpfuß (nach Baehler). (aus Baumgartner R., Stinus H.: Die orthopädietechnische Versorgung des Fußes. Thieme; 2001)
a Von medial,
b Von dorsal (zusätzlich flacher Pronationskeil möglich),
c Schnittmuster mit lateralem Schrägschnitt nach Hohmann.

Operative Therapie

- **Indikation:** Ungenügende Korrektur der Fehlstellungen, v.a. des Spitzfußes, nach Gipsbehandlung (in seitlicher Röntgenaufnahme Winkel zwischen Tibia und Kalkaneus 90° oder geringer; bzw. Talus und Kalkaneus 20°).
- **Zeitpunkt:** 6. Lebensmonat (Fußlänge mindestens 8 cm).

OP-Techniken

- **Achillessehnenverlängerung:** perkutane Verlängerung innerhalb der ersten 12 Wochen und anschließend Gips.
- **Medial Release:** Durchtrennung der Gelenkkapseln des oberen und unteren Sprunggelenkes sowie der lateralen und medialen talokalkanearen Bänder.
- **Bei Subluxation des Os naviculare:** Zusätzlich Durchtrennung der Ligamente zwischen Talus, Os naviculare und Os cuneiforme mediale; Reposition des Os naviculare sowie evtl. Verlängerung der Sehne des M. tibialis posterior.
  - Schnittführung dorsolateral neben der Achillessehne, bei Bedarf mit zusätzlicher Inzision am medialen Fußrand.
  - Alternativ *Cincinnati-Schnitt* (bei Subluxation des Os naviculare): Horizontale Inzision auf Höhe der Ferse, von lateral vom Kuboid um die Ferse herum bis nach medial zum Os naviculare (zur Verlängerung der Sehnen von Mm. flexor hallucis longus, flexor digitorum longus und tibialis posterior).
  - *Optional:* Halten des Korrekturergebnisses durch Fersenbein-Drahtextension.
- **Kuboidosteotomie:** Zur Korrektur der Adduktion.
- **Teilverlagerung der Tibialis-anterior-Sehne** auf die Basis des Metatarsale V.
- **Supramalleoläre Rotationsosteotomie.**
- **Nach Wachstumsabschluss:**
  - Double-Arthrodese, vgl. USG + Chopart (S. 475): Bei Restfehlstellungen.
  - Pantalare Arthrodese mit teilweiser Talusresektion: Bei unbehandeltem Klumpfuß.

Nachbehandlung aller Operationen

- **Oberschenkelgips in 90°-Kniebeugestellung:** Postoperative Anlage; nach Aushärten Spalten des Gipses und des Polsters distal des Kniegelenks.
  - 3 Wochen postoperativ: Gipswechsel und Entfernen des Fersendrahts.
  - 6 Wochen postoperativ: Gipsabnahme und Anpassen von Nachtschienen.
- **Einlagenversorgung:** Ab dem Laufalter.
- **Physiotherapie** mit besonderer Beübung der Peronealmuskulatur.

Prognose

- Gute Ergebnisse bei frühem Behandlungsbeginn und konsequenter Nachbehandlung während des ganzen Wachstums.
- *Hinweis:* Der Fuß bleibt verkürzt, der Ballen verbreitert, die Dorsalextension im OSG eingeschränkt; die Atrophie (Klumpfußwade) persistiert.
- Bis zum 40. Lebensjahr ist die Leistungsfähigkeit kaum eingeschränkt, später kommt es zunehmend zu arthrosebedingten belastungsabhängigen Beschwerden im Rückfuß (bei Berufswahl beachten!).

14.15 Kindlicher Knick-Senk-Fuß

Grundlagen

- **Synonym:** Pes planovalgus.
- **Definition:** Vermehrte Valgusstellung der Ferse und Abflachung der Längswölbung bei Kindern.
- **Ätiologie:** Durch stärkere Antetorsion des Schenkelhalses bei Kindern Gangbild mit innenrotierten Füßen; unbewusst Versuch der Gangkorrektur durch Außenrotation der Füße → Valgisierung der Ferse und Abflachung der Längswölbung.

Klinik, Diagnostik und Differenzialdiagnosen

- *Beachte:* Die mediale Aussparung (Längswölbung) fehlt physiologisch bis zum 6. Lebensjahr.
- Im Stehen geht die Ferse in eine Valgusstellung von > 20° über. Im Zehenspitzenstand Aufrichtung der Längswölbung und Varisierung der Ferse.
- Gleichzeitig vermehrte Antetorsion der Hüfte bei Kindern (Kinder sitzen in umgekehrtem Schneidersitz und haben Genua valga).
- **Differenzialdiagnosen:** Kontrakter kindlicher Knick-Senk-Fuß, Talus verticalis (s. u.), zerebrale Bewegungsstörung.

Therapie und Prognose

- **Konservativ:**
  - Barfußlaufen, Fußgymnastik, Aufklärung der Eltern über gute Prognose.
  - *Cave:* Stützende Einlagen schwächen die Fußmuskulatur (sie verhindern das physiologische Aufrichten der Längswölbung)!
  - In schweren Fällen (Valgus > 30°) fersenumfassende Schaleneinlagen mit Supinationskeil; hohes Schuhwerk, Absatz nach medial verbreitert und nach distal verlängert.
- **Operativ:** Keine OP-Indikation; im Gegensatz zum kontrakten Knick-Platt-Fuß.
- **Prognose:** Gut. Physiologischer Zustand; keine Notwendigkeit für teure und aufwendige diagnostische und therapeutische Maßnahmen.

14.16 Kongenitaler Plattfuß

Grundlagen

- **Synonym:** Talus verticalis.
- **Definition:** Vertikalstellung des Talus bei hoch stehendem Kalkaneus und Luxation im Talonavikulargelenk (Abb. 14.21).
- **Ätiologie:** Angeborene Deformität, z. T. mit familiärer Häufung.

14.16 Kongenitaler Plattfuß

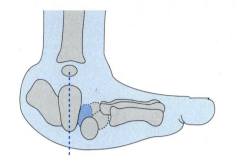

Abb. 14.21 • Kongenitaler Plattfuß mit Steilstellung des Talus. (aus Waldt S. et al.: Messverfahren und Klassifikationen in der muskuloskelettalen Radiologie. Thieme; 2011)

Klinik, Diagnostik und Differenzialdiagnosen

- Hoch stehende Ferse, steil nach unten gerichteter Talus.
- Im Talonavikulargelenk nach kranial luxierter Mittelfuß, Rückfuß in Valgusstellung, Abduktionsstellung des Vorfußes. Verkürzung des M. triceps surae.
- In 50 % finden sich weitere assoziierte Anomalien z. B. neurologische Störungen (Spina bifida), Systemerkrankungen (Arthrogryphosis).
- *Hinweis:* Aufgrund des ausgeprägten subkutanen Fettgewebes bei Säuglingen häufig verkannt!
- **Röntgen** (Fuß dorsoplantar und seitlich im Stehen):
  - Steilstellung des Talus mit lateralem Talokalkanealwinkel von 50–90° (Norm: 40°).
  - (Sub-)Luxation des Talonavikulargelenks.
- **Differenzialdiagnosen: Flexibler Plattfuß (Pes plano-valgus),** zerebrale Bewegungsstörung, Spina bifida (S. 255), Arthrogrypsosis (S. 248), Poliomyelitis (S. 259).

Therapie

- **Konservativ:** Redressierende Oberschenkelgipsverbände (in 90°-Knieflexion) sofort nach der Geburt.
  - *Beachte:* Durch alleinige konservative Therapie ist meist kein befriedigendes Ergebnis zu erzielen.
- **Operativ:**
  - *Zeitpunkt:* Vorzugsweise in den ersten 3 Lebensjahren.
  - Hintere Kapsulotomie des oberen und unteren Sprunggelenkes.
  - Achillessehnenverlängerung.
  - Reposition des Talonavikulargelenks, Rückverlagerung des M. tibialis anterior sowie Vorverlagerung des M. tibialis posterior.
  - Postoperativ Anlage eines Unterschenkelgipses mit guter Modellierung der medialen Fußwölbung.
- **Nachbehandlung:** Langwierig; 6 Monate postoperativ Unterschenkelgipse, danach für 2 Jahre konsequente Stützung mit Unterschenkelorthesen, später Einlagenversorgung.

14.17 Sichelfuß

Grundlagen

- **Synonym:** Pes adductus, Pes metatarsus varus.
- **Definition:** Einwärtsdrehung des Vorfußes (Abb. 14.22).
- **Ätiologie:** Unklar; m : w = 1,5 : 1.

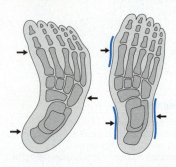

Abb. 14.22 • Sichelfuß (Pes adductus), links unkorrigiert, rechts korrigiert. (aus Baumgartner R., Stinus H.: Die orthopädietechnische Versorgung des Fußes. Thieme; 2001)

Klinik, Diagnostik und Differenzialdiagnosen

- Adduktionsstellung der ersten Zehe (Metatarsus varus) oder des gesamten Vorfußes im Tarsometatarsalgelenk (Lisfranc-Gelenklinie).
- Rückfuß in Neutralstellung oder leicht valgisch (im Gegensatz zum Rückfußvarus beim angeborenen Klumpfuß).
- Häufig kombiniert mit vermehrter Tibiatorsion nach innen und vermehrter Außenrotation der Hüften.
- **Differenzialdiagnosen:** Sichelfußhaltung (manuell redressierbar, kein Therapiebedarf), Serpentinenfuß (zusätzlich talokalkanearer Winkel von > 35°), anbehandelter Klumpfuß (S. 296), zerebrale Bewegungsstörung.

Therapie und Prognose

- **Konservativ:**
  - *Manuelle Redression:* Fixierung des Kalkaneus und Abduktion über das Metatarsale-V-Köpfchen als Hypomochlion.
  - Redressierende Unterschenkel-Gipsverbände: Bei ausgeprägter Fehlstellung.
  - *Im Laufalter:* Fersenumfassende Einlagen mit vorgezogenem Innenrand; Nachtschienen, Antivarus-Schuhe.
- **Operativ:** Bei Versagen der konservativen Therapie.
  - Zuklappende Kuboid- und aufklappende Kuneiformeosteotomie (ab 6. Lebensjahr).
  - Alternativ: Basisnahe Osteotomie der Metatarsalia I–V (nach Wachstumsabschluss).
- **Nachbehandlung:**
  - Postoperativ 4 Wochen Unterschenkelgips.
  - Antivarus-Schuhe zur Revidivprophylaxe.
- **Prognose:** Gut.

15 Sportverletzungen – Knochen, Muskulatur, Sehnen

15.1 Einführung

Grundlagen

- **Definition:** Als Sportverletzungen werden Sportunfälle sowie primäre und sekundäre Sportschäden zusammengefasst. Vielfach sind die Verletzungen sportarttypisch, sodass sie zusätzlich mit dem Namen der Sportart belegt werden (z. B. Snowboarders Ankle, Tennis leg).
- **Epidemiologie:**
  - *Geschlechtsverteilung:* Überwiegend Männer betroffen (75 %) (Männer üben deutlich öfter Kampfsportarten sowie gefährliche Disziplinen aus, z. B. Boxen, Rugby, Fußball).
  - Altersverteilung allgemein:
    - 0- bis 19-Jährige: 27 %.
    - 20- bis 29-Jährige: 40 %.
    - 30- bis 39-Jährige: 17 %.
    - > 50-Jährige: Steigende Verletzungsinzidenz.
  - Altersverteilung nach häufigster Diagnose:
    - < 10-Jährige: Fraktur (39 %).
    - 10–39 Jahre: Distorsionsverletzungen (> 30 %).
    - Anstieg der Muskel-/Sehnenverletzungen mit zunehmendem Alter (bis zu 20 %).
- **Verletzungsrisiko:**
  - Sportarten mit erhöhtem Verletzungsrisiko sind z. B. Inlineskating, Mountainbiking, Canyoning und Paragliding.
  - Verteilung aller Sportverletzungen: Fußball (34 %), Skilauf (12 %), Handball (7 %).
  - *Beachte:* Der **Verletzungsfaktor** (= Sportverletzungen pro Organ und Sportler) ist bei Squash, Rugby und Basketball prozentual sehr hoch.
- **Lokalisation:** Untere Extremität (72 %), obere Extremität (22 %), Rumpf (3 %). Die verschiedenen Körperregionen sind bei unterschiedlichen Sportarten unterschiedlich häufig betroffen:
  - *Obere Extremität:* Wurfsportarten, Kampfsportarten (Ringen, Judo), Snowboarden, Inlineskating.
  - *Untere Extremität:* Skilauf, Fußball, Leichtathletik, Kitesurfen.
  - *Hinweis:* Das Verletzungsmuster kann innerhalb einer Sportart in Abhängigkeit von der weiteren Spezialisierung wechseln (z. B. beim Snowboarden unterschiedliche Verletzungsmuster beim Pistenfahren, Freeriden oder beim Boardercross).

Ursachen und Prophylaxe

- **Unfallursachen:**
  - *Endogen:* Überforderung, Ermüdung, muskuläre Dysbalance, mangelnde Technik, unzureichende Ausrüstung, Vorschäden (posttraumatisch, postoperativ), Gruppendynamik, Alkohol/Drogen.
  - *Exogen:* Sturz, Kollision (Gegen-/Mitspieler, Spielfeldbegrenzung), Spielgerät, Foul, Witterung, seltener Materialfehler.
- **Prophylaxe:**
  - *Vorbereitung:* Adäquates konditionelles und koordinatives Niveau, Aufwärm- und Dehnübungen.
  - *Ausbildung:* Sportartspezifische Kurse, Erlernen der korrekten Technik, zertifizierte Trainer/Guides.

- *Information:* Regelwerk, äußere Umstände, Witterung, Sportplatzbeschaffenheit.
- *Regeländerungen:* Safety first, Kurssetzung (z. B. Ski), konsequente Foul-Ahndung.
- *Protektion:* Schutz besonders gefährdeter Körperstellen (z. B. Helm, Becken-/Rückenprotektoren, Knie-/Ellenbogenpads).

▣ *Beachte:* Anpassen der Belastung an die individuelle Belastbarkeit des Bewegungs- und Halteapparates.

15.2 Stressfrakturen/-reaktionen

Grundlagen

▶ **Synonyme:** Überlastungsfraktur, Marschfraktur (am Fuß).
▶ **Definition:** Infolge kontinuierlicher mechanischer Belastung im Sport:
  - *Stressreaktion:* Reversible spongiöse Umwandlung eines Knochenbezirks.
  - *Stressfraktur:* Zusätzlich Kontinuitätsunterbrechung des kortikalen Knochens.
▶ **Ätiologie:**
  - Übermäßige oder einseitig wiederholte Durchführung eines an sich physiologischen Bewegungsablaufs; unangepasste Trainingsintensität, zu hohe Wettkampfanforderung → Muskelermüdung, s. funktionelles Kompartmentsyndrom (S. 307).
  - Insuffizienter Halte- und Bewegungsapparat.
  - Bodenbelag, Schuhwerk.
  - Osteoporose.
▶ **Epidemiologie:** Auftreten meist bei Laufsportarten wie Leichtathletik, Triathlon (untere Extremität) aber auch beim Radfahren, Golf (Rippen). *Inzidenz:* Jährlich 1,9 % bei Athleten. Besonders gefährdet sind Jugendliche in der Pubertät, v. a. junge Mädchen (Anorexia athletica, Laufsport, Ballett), und ältere Frauen (Menopause, Osteoporose).
▶ **Lokalisation:**
  - Tibia (49 %), Tarsus (25 %), Metatarsalbereich (9 %), Femur (7 %), Fibula (7 %), sonstige, z. B. Schambein (3 %), Rippen; in 16 % bilateral.
  - *Prädilektionsstellen:* Distale Fibula, proximale und distale Tibia, Femurhals, Metatarsale II und III, Os naviculare.

Klinik

▶ Belastungsabhängiger Schmerz.
  - Einseitig an der unteren Extremität: Meist Stressfraktur
  - Beidseitig: Eher Stressreaktion.
▶ Bei fortgesetzter Belastung zunehmend Übergang in Dauer- bzw. Ruheschmerz möglich.

Diagnostik und Differenzialdiagnosen

▶ **Anamnese:** Trainingsmodalität, Änderung von Belastung, kein Trauma erinnerlich.
▶ **Untersuchung:** Lokaler Druckschmerz, anfangs nur während oder unmittelbar nach der sportartspezifischen Belastung.
▶ **Sonografie:** Zum Ausschluss einer Muskel- bzw. Weichteilverletzung, Thrombose.
▶ **Röntgen:** Lokal in 2 Ebenen, an der unteren Extremität beidseits; Verlaufskontrolle bei unauffälligem Befund.
▶ **MRT:** Zur differenzialdiagnostischen Abklärung (z. B. Osteonekrosen, Tumoren) und Diagnosesicherung.
  ▣ *Beachte:* Eine Stressfraktur ist meist erst nach 6 Wochen radiologisch sichtbar.
▶ **Szintigrafie:** Zur frühzeitigen Sicherung einer Stressreaktion/-fraktur (< 48 h). Deutlich sensitiver als Röntgendiagnostik.

15.3 Muskelverletzungen

- **Labor** (v. a. bei jungen Frauen): Hormone, Kalzium, Magnesium (Knochenstoffwechsel).
- **Differenzialdiagnosen:**
  - *Untere Extremität:* Muskelverletzung, arterieller oder venöser Verschluss (Embolie, Thrombose), Gefäßaneurysma, andere Schädigung des N. tibialis/N. peroneus, Diskusprolaps/-protrusion, Tumor, Shin-Splint-Syndrom.
  - *Rippen:* Kardiale Problematik.

Therapie und Prognose

- **Konservativ:**
  - Reduktion bzw. Optimierung der Belastung in Training und Wettkampf.
  - Vorübergehende Entlastung oder (selten) Ruhigstellung im Gips.
  - Mittelfristig: Trainings- und Belastungsanpassung.
  - Physikalische Therapie, Elektrotherapie, Lymphdrainagen, KG.
  - Beratung: Laufschuh, Einlagen.
  - Medikamente: NSAR, Enzympräparate.
- **Operativ:** Nur bei Stressfraktur des Schenkelhalses: Verschraubung (DHS, Nagelosteosynthese).
- **Prognose:** Akute Problematik meist nach 4–6 Wochen behoben; manchmal langwieriger Verlauf mit langer Belastungsreduktion und Rehabilitation.

  Beachte: Atrophien entgegenwirken!

15.3 Muskelverletzungen

Grundlagen

- **Definition:**
  - Einteilung in akute und chronische Verletzung.
  - Aufteilung je nach Lokalisation: Muskelbauch, Muskelsehnenübergang, Sehnenansatz am Knochen.
  - Klassifikation nach Müller-Wohlfahrt:
    - **Typ 1a:** schmerzhafte Muskelverhärtung (ermüdungsbedingt).
    - **Typ 1b:** schmerzhafte Muskelverhärtung (neurogen).
    - **Typ 2:** Muskelzerrung.
    - **Typ 3a:** Muskelfaserriss.
    - **Typ 3b:** Muskelbündelriss.
    - **Typ 4:** Muskelriss/Sehnenausriss.
- **Ätiologie:**
  - Typ 1a Verhärtung durch Überlastung, Ermüdung.
  - Typ 1b neurogene Muskelverhärtung infolge struktureller/funktioneller Störung im Bereich der Lendenwirbelsäule oder SIG.
  - Typ 2 neuromuskuläre Tonusregulationsstörung.
  - Typ 3a, 3b, 4 Längsdehnung bei aktiver Kontraktion oder Hypertonus über die Elastizitätsgrenzen der Muskulatur hinaus.
  - Im Allgemeinen:
    - Exzentrische Kontraktion (starke Beschleunigung) und Wechsel von exzentrischer in konzentrische Kontraktion.
    - Fehlende bzw. verzögerte Relaxation besonders bei Ermüdung, Flüssigkeits- und Elektrolytverlust.
    - Mangelnder Kälteschutz und ungenügende Aufwärmphase.
    - Direktes Trauma durch Stoß, Schlag oder Tritt.

  Beachte: Erhöhte Verletzungsempfindlichkeit bei nicht belastungsadaptierter Muskulatur (ungenügendes Aufwärmen, ermüdete und/oder unterkühlte Muskulatur, schlechter Trainingszustand).

15.3 Muskelverletzungen

Klinik und Diagnostik

▶ **Klinik:**
- Ziehender, stechender Schmerz, Spannungsgefühl (Typ 1a), zusätzlich „Muskel macht zu" (Typ 1b).
- Krampfartiger Schmerz (Typ 2).
- Stichartiger, spitzer Schmerz (Typ 3a).
- Stichartiger, spitzer Schmerz und spürbares Reißen (Typ 3b).
- Schlagähnlicher dumpfer Schmerz (Typ 4).
- Je nach Ausmaß: teilweise Funktionseinschränkung, Schonhaltung, Bluterguss, tastbare und teilweise sichtbare Dellenbildung und Verbindungslinie zum Pfannenerker. Deformation des Muskels und Funktionsverlust.

▶ **Diagnostisches Vorgehen:**
- Palpation.
- Röntgen zum Ausschluss knöcherner Verletzungen.
- Sonografie zur Bestimmung des Verletzungsausmaßes, Vorliegen eines Hämatoms, Abgrenzung einer Sehnenruptur.
- MRT bei diagnostischer Unsicherheit und bei komplexen Verletzungen zur operativen Planung.

Therapie

▶ **Konservativ:**
- Typ 1a:
  - Sofortmaßnahmen: detonisierende Massagen, lockere Bewegung im Wasser, Salbenverband.
  - 1. Tag: Wärme/Elektrotherapie, Massage, leichtes Lauftraining, orale Medikation (Magnesium).
  - Ab dem 2. Tag normale Belastung.
- Typ 1b:
  - Sofortmaßnahmen: Eiswasserabreibung, Salbenverband, Infiltration lumbal zur Detonisierung und ggf. auch lokal, orale Medikation (Magnesium, Reparil, Wobenzym).
  - 1. Tag: Eiswasserabreibung, klassische Massage (zur Lockerung der umgebenden Muskulatur, aber nicht des betroffenen Muskels!), leichtes Lauftraining.
  - 2. Tag: Belastungssteigerung, physikalische Therapie.
  - 3. Tag: Stretching, Gymnastik, Wärme/Elektrotherapie, Regenerationsmassage, Belastungssteigerung.
  - Ab dem 4. Tag normale Belastung, ggf. Wiederholung der Infiltration lumbal.
- Typ 2:
  - Sofortmaßnahmen: Eiswasserabreibung, Salbenverband, Infiltration lokal und ggf. lumbal.
  - 1. Tag: Eiswasserabreibung, klassische Massage gesamte Bewegungskette (Aussperrung Verletzungsstelle wegen möglicher Entwicklung Myositis ossificans), lockere Bewegung im Wasser, angepasstes Bewegungstraining (Lauf-/Ergometertraining).
  - 2. Tag: Belastungssteigerung, physikalische Therapie.
  - 3. Tag: Stretching, Gymnastik, Wärme/Elektrotherapie, Regenerationsmassage, Belastungssteigerung.
  - Ab dem 4. Tag normale Belastung, weitere physiotherapeutische Behandlung für 1 Woche, Beginn propriozeptives Training.
- Typ 3a:
  - Sofortmaßnahmen: PECH Schema (Pausieren, Eis, Compression, Hochlagern), Infiltration lokal, orale Medikation (Wobenzym, Reparil), Salbenverband.
  - Phase 1 (1.–3. Tag): Elektrotherapie, Lymphdrainage, klassische Massagen, Krankengymnastik, Wiederholung der Infiltration, Salbenverband.

- Phase 2 (4.–5. Tag): Elektrotherapie, Lymphdrainage, klassische Massagen (Aussperrung Verletzungsstelle wegen möglicher Entwicklung Myositis ossificans), Wiederholung der Infiltration, Stretching.
- Ab dem 5. Tag: leichte Querfriktion verletztes Gebiet, leichte Trainingstherapie im geschlossenen System.
- Phase 3 (6.–10. Tag): Trainingstherapie mit leichtem Bewegungstraining.
- Ab dem 10. Tag: Steigerung der Trainingsbelastung.
- Typ 3b:
  - Sofortmaßnahmen: PECH Schema (Pausieren, Eis, Compression, Hochlagern), Infiltration lokal, orale Medikation (Wobenzym, Reparil), Salbenverband.
  - Nach 1 Woche: Lymphdrainage, passive Mobilisation.
  - Nach 2 Wochen: Bewegung mit eigenem Körpergewicht, vorsichtige passive Dehnung, PNF.
  - Nach 3 Wochen: leichtes Fahrradtraining und Aquajogging, klassische Massagen (Aussperrung Verletzungsstelle wegen möglicher Entwicklung Myositis ossificans).
  - Nach 4 Wochen: Aquajogging, Bergangehen, Laufschulung und propriozeptives Training.
  - Nach 5 Wochen: Lauftraining.
  - Nach 6 Wochen: sportartspezifischer Trainingsaufbau.
- Verwendete Substanzen: lokal, oral, infiltrativ:
  - Actovegin i. m.: Aminosäure-Präparat aus Kälberblut.
  - Aescin (z. B. Reparil) oder Bromelain (z. B. Wobenzym) p. o.: antientzündlich durch partielle Fibrinolyse.
  - Arnika bzw. Spurenelemente und Mineralstoffe (z. B. Enelbin Paste) lokal als Salbenverband: entzündungshemmend und schmerzlindernd.
  - Lactopurum i. m.: wirkt lokal pH-neutralisierend.
  - Magnesium und Zink p. o.: zur Bereitstellung von Coenzymen im Muskelstoffwechsel.
  - Mepivacain 0,5 oder 1,0 % i. m., epidural, perineural: funktionelle Blockade der Axone zur Detonisierung.
  - NSAR p. o.: kommen aufgrund der verfälschten Schmerzwahrnehmung und der dadurch bestehenden Gefahr der Überlastung kaum zum Einsatz.
  - Platelet-rich-Plasma (PRP-Präparate) lokal: sind in der Liste der verbotenen Substanzen der WADA aufgeführt.
  - Steroide (z. B. Cortison-Präparate) werden nicht empfohlen, da sie das lokale Infektionsrisiko erhöhen und den lokalen Heilungsprozess unterbinden.
  - Traumeel i. m., epidural: hemmt Entzündungsmediatoren und wirkt antiödematös.
  - Vitamin A, C, E p. o., i. v.: wirken als Antioxidantien.

▶ **Operativ:**
- Indikation:
  - Typ-4-Verletzung bei zu erwartendem Funktionsausfall

◳ *Beachte:* Operatives Vorgehen möglichst rasch nach Verletzung

- Direkte Naht oder Muskel-Faszien-Naht bzw. Sehnenrefixation (Bsp. Ankerrefixation).

15.4 Funktionelles Kompartmentsyndrom

Grundlagen

▶ **Synonym:** CECS (Chronic exertional Compartment Syndrome).
▶ **Definition:** Gewebedruckerhöhung bei oder nach muskulärer Belastung in geschlossenen, von Faszien umgebenen Räumen mit Störung der Mikrozirkulation, vorüber-

gehendem oder dauerhaftem Funktionsverlust von Nerven und Muskeln bis hin zum Gewebeuntergang (Nekrosen).
- *Akute Form:* Mit meist irreversibler Muskelschädigung.
- *Chronische Form:* Ischämieschmerz ohne Gewebeschädigung.
▶ **Epidemiologie:** Vorliegen bei unklaren Schmerzen des Unterschenkels bis zu 14 %.
▶ **Ätiologie:** Unklar, vermutlich muskuläre Überlastung im Unterschenkelbereich mit Ischämie, folgender erhöhter Kapillarpermeabilität und Ödembildung. Meist bei Laufsportarten (Leichtathletik, Triathlon und Gehen).

Klinik

▶ Belastungsabhängiger Schmerz im Unterschenkel, meist beidseits. Auftreten meist ab einer bestimmten Laufgeschwindigkeit.
▶ Abnahme bzw. Rückgang der Beschwerden bei Reduktion bzw. Einstellung der körperlichen Tätigkeit.
▶ Oft vergesellschaftet mit Muskelhernien.

Diagnostik und Differenzialdiagnosen

▶ **Anamnese:** Trainingsmodalität, Belastungsgefüge (Schuhwerk, Wechsel der Bodenbeschaffenheit).
▶ **Untersuchung:** Meist Druckschmerz am medialen Unterschenkel (Übergang vom mittleren zum unteren Drittel).
▶ **Kompartmentdruckmessung (Goldstandard):** In Ruhe und unter Belastung (kritischer Wert > 40 – 50 mmHg).
▶ **Sonografie:** Zum Ausschluss einer Muskelverletzung, Thrombose.
▶ **Röntgen:** Unterschenkel a.–p. und seitlich bds.
▶ **MRT/Szintigrafie:** Zum frühzeitigen Ausschluss einer Stressreaktion/-fraktur (S. 304) bei entsprechendem Verdacht.
▶ **Differenzialdiagnosen:** MTSS (Medial tibial Stress Syndrome), Stressfrakturen (S. 304), Muskelverletzung, arterieller oder venöser Verschluss (Embolie, Thrombose), Gefäßaneurysma, andere Schädigungen des N. tibialis/N. peroneus, Diskusprolaps/-protrusion, Tumor, Algodystrophie (CRPS).

Therapie

▶ **Konservativ:**
- Reduktion der Belastung in Training und Wettkampf. Langsame Belastungssteigerung bei klinischer Besserung.
- Mechanische Druckentlastung, physikalische Therapie, Lymphdrainage.
- NSAR, Enzyme.
▶ **Operativ:** Bei akutem Syndrom oder bei Persistenz: Faszienspaltung oder Fasziektomie.

15.5 Boxerarm

Grundlagen und Klinik

▶ **Definition/Ätiologie:** Wiederholte mechanische Reizung, meist am Schlagarm (M. brachialis, M. biceps brachii) → Myositis ossificans.
▶ **Klinik:**
- Schmerzen an der Oberarmvorderseite, ellenbogennah, vor allem bei Beugung im Ellenbogengelenk (Unterarm in Neutralstellung).
- Beugehemmung mit hartem Anschlag.

Diagnostik und Therapie

- **Diagnostik:**
  - *Sonografie:* Zum Hämatomnachweis.
  - *Röntgen:* Zum Ausschluss knöcherner Läsionen (Ausriss M. biceps brachii).
    - **Hinweis:** Verkalkung erst später sichtbar!
  - *MRT:* Ausschluss von DD (Sehnenrisse, Abszess, Tumor, Synovialitiden).
- **Konservative Therapie:**
  - Akut Kühlung, Kompression, Schonung für 4–6 Wochen.
  - Ultraschall, Iontophorese mit NSAR.
  - Evtl. Kortisonbehandlung.
    - **Hinweis:** Bei Leistungssportlern Meldung erforderlich wegen Dopingbestimmungen über Verbandsärzte!.
  - **Beachte:** Keine Querfriktionsmassage im Verletzungsareal (Myositis ossificans!).
- **Operative Therapie:** Bei Beschwerdepersistenz chirurgische Entfernung der Verkalkungsherde.
- **Prognose/Komplikationen:** Bleibende schmerzhafte Bewegungseinschränkung möglich. Rezidivgefahr.

15.6 Tennis leg

Grundlagen

- **Definition:** Muskelverletzung am Übergang des Sehnenspiegels der Achillessehne in den M. gastrocnemius medialis.
- **Ätiologie:** Plötzliche Anspannung der Muskulatur bei Beschleunigung (Tennisaufschlag, Sprinten); exzentrische Kontraktion.

Klinik, Diagnostik und Differenzialdiagnosen

- **Klinik:**
  - *Akut:* Starke belastungsabhängige Schmerzen und Ziehen am Muskel-Sehnen-Übergang der Wade.
  - Schnapp-Phänomen der Wade.
  - Schmerzen bei Dorsalextension im Fuß bei gestrecktem Bein.
- **Diagnostik:** Sonografie (Ausmaß der Verletzung?), evtl. MRT.
- **Differenzialdiagnosen:** Achillessehnenruptur, tiefe Venenthrombose.

Therapie und Prognose

- **Konservativ:**
  - *Akut:* PECH-Schema, Salbenverband.
  - NSAR, Enzyme, Magnesium, Vitamin C und E, Zink.
  - Tapeverband für 2–3 Wochen mit Wadenentlastung, evtl. Entlastungsschuh.
  - Lymphdrainagen, Querfriktionsmassagen (nicht im direkten Läsionsbereich).
  - Bei funktionellen und statischen Störungen: Einlagen, Schuhänderungen.
  - Bei muskulärer Dysbalance: Dehnen und Kräftigen.
- **Operativ:** Selten nötig, evtl. bei kompletter Ruptur (degenerative Vorschäden?).
- **Prognose:** Gut. Sportbeginn nach 2–4 Wochen.

15.7 Blumenkohlohr

Grundlage

- **Synonyme:** Ringer-, Boxer-, Judoohr.
- **Definition:** Blumenkohlartige Veränderung des äußeren Ohres durch Fremdeinwirkung.

- **Ätiologie:** Fortwährende Kompression des Ohres durch Haltegriffe, starken Druck oder Schlag mit Scherwirkung → Einblutung zwischen elastischen Knorpel und Haut.

Klinik und Diagnostik

- **Klinik/Diagnostik:**
  - Schmerzhafte ödematöse, teils blutige Weichteilschwellung der Ohrmuschel.
  - Keine Bildgebung notwendig.

Therapie und Prognose

- **Therapie:**
  - *Akut:* Punktion, Kühlung, Druckverband für ca. 1 Woche.
  - Ältere Hämatome können chirurgisch entfernt werden.
- **Prognose/Komplikationen:**
  - Manchmal kosmetisch störend.
  - Schwerhörigkeit, wenn das Othämatom den äußeren Gehörgang verlegt.

15.8 Quadrizeps- und Patellarsehnenruptur

Grundlage und Ätiologie

- **Prädisponierende Faktoren:**
  - Degenerative Vorschäden, bestehende Partialnekrosen, chronische Tendinitiden, Infektionen, Tuberkulose, villonoduläre Synovitis, systemische oder lokale Steroidtherapie.
  - Patellarsehne: Iatrogene Sehnenschwächung im Rahmen Knie-TEP-Implantation oder nach Sehnenentnahme bei Ersatzplastik des vorderen Kreuzbandes.
- **Ätiologie:**
  - *Quadrizepssehnenruptur:* Gehäuft bei älteren Patienten (>40 Jahre), oft degenerative Vorschäden und Überspannungstrauma, Verhältnis m : w = 6 : 1.
  - *Patellarsehnenruptur:* Intraligamentäre Verletzung bei Knieluxationen (selten), direkte Traumen, nach Knie-TEP-Implantation.

Klinik und Diagnostik

- **Klinik:**
  - Schwellung, Bluterguss und lokale Druckschmerzhaftigkeit.
  - Keine aktive Kniestreckung, außer bei kleinen Rissen.
  - Geh- und Belastungsunfähigkeit.
  - Lokal tastbare Delle an der Rupturstelle.
  - Kein sicherer Einbeinstand möglich.
- **Diagnostik:**
  - *Röntgen:* Knie in 2 Ebenen und Patella tangential:
    - Patellahochstand bei Patellarsehnenruptur.
    - Patellatiefstand bei Quadrizepssehnenruptur.
    - Kalzifikationen und Osteophyten bei degenerativen Vorschäden.
  - *Sonografie:* Darstellung der Ruptur, Hämatom.
  - *MRT:* Genaue Differenzierung des Rupturausmaßes (muskulotendinös/Sehnenstumpf) und der Muskelretraktion.

Therapie

- **Konservativ:** Bei Partialruptur der Quadrizeps- oder Patellarsehne bis max. ⅓ des Sehnendurchmessers.
  - Ruptur bis ⅓ des Sehnendurchmessers:
    - Ruhigstellung in 4-Punkt-Hartrahmenorthese (1.– 6. Woche), Teilbelastung (20 kg) in Schiene.

– Bewegungsumfang: 1.–3. Woche Flexion/Extension 60°/0°/0°; 4.–6. Woche Flexion/Extension 90°/0°/0°.

▶ *Beachte:* Verzögerungen der operativen Versorgung bei Komplettruptur führen zur Sehnenretraktion und Funktionsverlust.
▶ **Operativ:** Bei Ruptur von > ⅓ des Sehnendurchmessers.
  • *Indikation:* In Abhängigkeit von Alter, sportlichem Anspruch, und Sehnenqualität.
  • *Prinzip:* Direkte Sehnennaht mit Augmentation und/oder Refixierung an die Patella.
  • Quadrizepssehnenruptur:
    – Augmentation (Sicherung der Naht) transossär (z. B. FibreWire, als Cerclage transossär durch Patella), Fadenankerrefixierung (z. B. Corkscrew Titan).
    – Bei veralteter/retrahierter Ruptur: Lokale Sehnenplastik oder V-Y-Plastik.
  • Patellarsehnenruptur:
    – Adaptationsnaht der Ruptur und transossäre Fixierung an der Patella und der Tuberositas tibiae mit kräftigem, langzeit- oder nicht resorbierbarem Nahtmaterial (z. B. PDS, FiberTape) in Achtertour.
    – Sehnenaugmentation mit freiem autologem Sehnentransplantat (z. B. M. semitendinosus) in Achtertour (evtl. Hybridtechnik mit Nahtmaterial).
    – Bei Defektzuständen Rekonstruktion mittels Lyse der Quadrizepssehne und autologe Sehnentransplantate.

▶ *Beachte:* Zur Bestimmung der Patellahöhe Erstellung eines Röngtenbildes der Gegenseite präoperativ.
  • Nachbehandlung:
    – Kniegelenksstreckorthese für 6 Wochen, Teilbelastung (20 kg in Streckstellung).
    – Passive Bewegungstherapie in begrenztem Bewegungsumfang (1.–2. Woche Flexion/Extension 30°/0°/0°, 3.–4. Woche Flexion/Extension 60°/0°/0°, 5.–6. Woche Flexion/Extension 90°/0°/0°).

▶ *Beachte:* Keine aktive Extension für 6 Wochen!

Prognose und Komplikationen

▶ **Quadrizepssehnenruptur:**
  • Bei frühzeitiger Versorgung gute Prognose.
  • Selten Einschränkungen des Bewegungsausmaßes, teilweise Kraftverlust im Vergleich zur Gegenseite.
▶ **Patellarsehnenruptur:**
  • Geringe Re-Rupturrate, Einschränkungen teilweise durch Kraftminderung und Bewegungseinschränkung.

▶ Heilt häufig unter Verkürzung (*Cave:* Patellatiefstand bei Anlage der McLaughlin-Schlinge).
  • Bei persistierendem Patellatiefstand und femoropatellärer Schmerzsymptomatik evtl. Kranialisierung der Tuberositas tibiae.
  • Hoffa-Fibrose.

15.9 Weiche Leiste

Grundlagen

▶ **Synonym:** Fußballerleiste
▶ **Pathomechanismus:** Schwäche der Fascia transversalis abdominis mit Druck und Reizung der Nervenäste des N. ilioinguinalis und N. genitofemoralis.
▶ **Ätiologie:**
  • Fußballer 92 %, Rugby, Eishockey, Fechten, Hürdenläufer. 90 % sind Männer, 3 Spieler pro Mannschaft pro Saison.

- Kontinuierliche Anspannung der Abdominalmuskulatur zur Beckenstabilisierung (Einbeinstand).
- Hoher intraabdominaler Druck.
- Symptomatisch durch übermäßige Beanspruchung von Sehnen und Muskeln in der Leiste, v. a. der Adduktoren (M. adductor longus).
  - Torschuss oder Grätschen bei Fußballern.
  - Ständige Abduktionsbewegungen beim Eislauf und Skilanglauf (Skating-Technik).
  - Assoziation der Schmerzen mit Steigerung des Trainingsumfanges oder beim Wettkampf.

Klinik

▶ **Akut:** Starke belastungsabhängige Schmerzen im Sinne von Leistenschmerzen bis hin zu Adduktoren- und Hüftschmerzen. Teilweise messerstichartige plötzliche Schmerzen in der Leiste.
▶ **Chronisch:** In 90 % allmählicher Beginn. Oft diffuse Symptomatik mit belastungsabhängigen Schmerzen; Nies- und Hustenschmerz; Pressschmerzen mit Ausstrahlung in Hüfte, Bauchdecke, Oberschenkel oder zur Genital- und Analregion.

Diagnostik und Differenzialdiagnosen

▶ **Untersuchung:** Druckdolenz, Austasten des Leistenkanals (skrotale Untersuchung), provozierter Sit-up, evtl. Probeinfiltration der Symphyse unter BV.
  ▫ *Merke:* Es genügt bereits eine geringe Insuffizienz, um Beschwerden zu verursachen!
▶ **Sonografie** des Leistenkanals und zum Ausschluss von Muskelverletzungen.
▶ **Röntgen Beckenübersicht:** Ohne Gonadenschutz wegen freier Sicht auf Muskelinsertionen.
▶ **MRT:** Ödem im Knochen oder am Sehnenansatz der Adduktoren.
▶ **Differenzialdiagnosen:** Ansatztendinosen, Adduktorenzerrung, radikuläre Ursache (Bandscheibenprolaps), Hüftgelenkserkrankungen (Labrumläsionen, Hüftkopfnekrose, Koxarthrose), Stressfrakturen, Tumoren, Symphysitis, Osteitis pubis, urologische Erkrankungen (Nebenhodenentzündung, Prostatitis), Morbus Perthes, ECF (beim jungen Patienten).

Therapie und Prognose

▶ **Konservativ:** Schonung, Belastungsanpassung, NSAR, Enzyme.
▶ **Operativ** (bei aktiven Sportlern), offen oder laparoskopisch**: Hernienplastik.
  - Fasziendopplung des M. rectus abdominis (OP nach Shouldice).
  - Einlage eines Verstärkungsnetzes (OP nach Lichtenstein).
  - Dekompression der Nervenäste.
▶ **Prognose:** Sportfähigkeit nach 3–6 Wochen bei laparoskopischem Vorgehen.

15.10 Pronator-teres-Syndrom

Grundlagen

▶ **Definition:** Einengung des N. medianus im Durchtrittsbereich durch den M. pronator teres.
▶ **Ätiologie:** Kraftvolle Pro- und Supinationsbewegungen bei gestrecktem Arm (Wurfbewegungen) oder plötzliches Abbremsen von Schlagbewegungen mit gestrecktem Ellenbogengelenk gegen Widerstand (Rückschlagspieler; z. B. bei Handball, Basketball, Kampfsportarten).

Klinik, Diagnostik und Differenzialdiagnose

- Diffuse Schmerzen bei Belastungs sowie bei Pronationsbewegungen. Sensibilitätsstörungen im Versorgungsgebiet des N. medianus (Dig. I, II, III und radial IV), Schreibkrämpfe.
- Beugeschwäche der 3 radialen Finger, Schwäche der Daumenopposition.
- Druckschmerz und Bewegungsschmerz bei Pronation gegen Widerstand über dem mittleren Pronator-teres-Anteil. Druckschmerz über Thenar.
- Sehnige Muskelverhärtung, Hypertrophie.
- **Diagnostik:**
  - EMG, neurologische Untersuchung.
  - Röntgen: Ausschluss knöcherner Ursachen.
  - MRT: Ausschluss komprimierender Weilteile, Tumorverdacht.
- **Differenzialdiagnose:** Epicondylitis humeri radialis (S. 386).

Therapie und Prognose

- **Konservativ:**
  - Schonung, evtl. Ruhigstellung.
  - Adaptation der Belastung, Techniktraining.
  - Physiotherapie: Dehnung der Unterarmmuskulatur, Ausgleich der Dysbalancen.
  - Medikamentös: NSAR, Enzympräparate, Vitamin-B-Komplex.
  - Perineurale Injektion.
  - ▶ *Hinweis:* Zur Verhinderung irreparabler Nervenschäden sollte nach 6- bis 8-wöchigem erfolglosem konservativem Therapieversuch die operative Intervention erwogen werden.
- **Operativ:**
  - Operative Dekompression, Z-förmige Inzision des Lacertus fibrosus, präparatorische Untersuchung des N. medianus (Abb. 15.1).
- **Prognose:** Sowohl bei konservativer als auch bei operativer Therapie meist gute Ergebnisse.

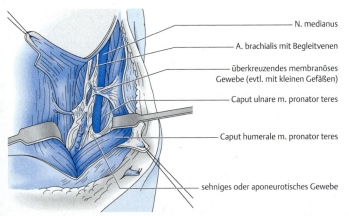

Abb. 15.1 ▪ Darstellung des N. medianus nach Durchtrennung des Lacertus fibrosus. (aus Martini A. K.: Ellenbogen, Unterarm, Hand. Thieme; 2003)

15.11 Turf Toe

Grundlagen

- **Definition/Ätiologie:** Abbremsen kraftvoller Lauf- und Sprungbewegungen (Tennis, Squash, Badminton, Fußball) auf stark bremsenden Kunststoffbelägen → Fuß rutscht im Schuh weiter nach vorn → Großzehengrundgelenk wird gestaucht bzw. überstreckt. Verstärkend wirken zu kleine oder zu große, schlecht geschnürte Sportschuhe.

Klinik und Diagnostik

- **Klinik:**
  - Reaktive entzündliche Kapselschwellung.
  - Evtl. subunguales Hämatom.
  - Endgradig schmerzhaft eingeschränkte Beweglichkeit im Großzehengrundgelenk.
- **Diagnostik:**
  - Untersuchung.
  - Inspektion des Schuhwerks: Abnützung, Trittspur, Passform.
  - Röntgen: Vorfuß a.–p., schräg und seitl. stehend (Arthrose, Fehlstellung, Stauchungsfraktur).

Therapie und Prognose

- **Konservative Therapie:**
  - *Akut:* Kühlung, Schonung, 2 Wochen Sportpause.
  - Tapeverband (S. 72).
  - Sportschuhberatung und -anpassung.
- **Komplikation:** Hallux rigidus (S. 491).

16 Wirbelsäule

16.1 Pathomorphologie des Rückenschmerzes

Pathomorphologie des Rückenschmerzes

- **Diskogener Rückenschmerz:** Durch degenerativ veränderte Bandscheibe (Degenerative Disc Disease = DDD, Faserrisse des Anulus fibrosus, Chondrose).
- **Arthrogener Rückenschmerz:** Schmerzhafte Spondylarthrosen (uni- oder bilateral, mono- bis multisegmental), Synonym: Facettensyndrom.
- **Ligamentärer Rückenschmerz:** Rigide Kurvaturstörung, die zu Mehrbelastung der Nachbarsegmente und deren Bandapparat führt.
- **Muskulärer Rückenschmerz:** Durch muskuläre Dysbalance hervorgerufener Rückenschmerz.
- **Radikulärer Rücken-/Beinschmerz** oder neurologische Ausfallserscheinungen als Folge von degenerativen Veränderungen:
  - Bandscheibenprotrusionen oder Vorfall.
  - Hypertrophie der arthrotischen Gelenkfortsätze und Ligg. flava.
  - Synoviale, extradurale Zysten.
  - Foraminale Stenosen.

  ▶ *Hinweis:* Indikationsstellung zu operativen Maßnahmen bei Rückenschmerzpatienten erst nach Ausschöpfen sämtlicher konservativer Therapiemöglichkeiten!

16.2 Angeborene WS-Fehlbildungen

Anomalien des kraniozervikalen Übergangs

- Basale Invagination: Primäre Fehlanlage (DD: Basale Impression als Krankheitsfolge, z. B. bei Morbus Paget, Osteomalazie).
- Spina bifida atlantis.
- Atlantoaxialer Blockwirbel; Blockwirbel C 2/3.
- Dens-Anomalien mit Ossiculum terminale persistens, Os odontoideum.

▶ *Beachte:* Häufig treten diese Fehlbildungen kombiniert auf.

Anomalien der mittleren und unteren HWS

- **Definitionen:**
  - *Klippel-Feil-Syndrom* (s. Abb. 16.1): Blockwirbelbildungen in Verbindung mit Wirbelbogenspalten und Halbwirbelbildungen; die Veränderungen können ausschließlich im HWS-Bereich vorkommen, können sich aber auch bis in die BWS hinein erstrecken. Darüber hinausgehende Veränderungen (in die LWS) werden unter dem Begriff der *kongenitalen Skoliose* zusammengefasst.
  - *Isolierte Blockwirbel* (s. Abb. 16.1): Häufiger als die ausgeprägte mehrsegmentale Störung. Verschmälerung des sagittalen und longitudinalen Durchmessers (im Gegensatz zu sekundären Wirbelkörperverschmelzungen).
- **Klinik:**
  - *Klippel-Feil-Syndrom:* Kurzer Hals, breiter Nacken und tief liegender Haaransatz; gelegentlich kombiniert mit Störungen im Schultergürtelbereich, z. B. Sprengel-Deformität (S. 278).
  - *Isolierte Blockwirbel:* Meist Zufallsbefund, allenfalls erhöhtes Risiko angrenzender degenerativer Veränderungen (sekundäre Bandscheibenvorfälle, Wirbelkanalstenosen).

16.2 Angeborene WS-Fehlbildungen

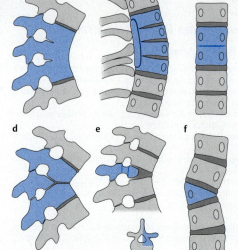

Abb. 16.1 • Wirbelkörperfehlbildungen. (aus Krämer J.: Orthopädie und orthopädische Chirurgie – Wirbelsäule, Thorax. Thieme; 2004)
a Ventrale Segmentationsstörung,
b laterale Störung,
c beidseitige Blockwirbel.
d Halbwirbel und Keilwirbel: Dorsaler Keilwirbel
e Viertelwirbel,
f seitlicher Keilwirbel.

▶ **Diagnostik:**
- Neurologische Abklärung.
- Röntgenaufnahmen, ggf. Röntgenfunktionsaufnahmen (S. 53).
- MRT: Bei radikulären oder medullären Störungen.

▶ **Therapie:**
- *Konservativ*: Physiotherapie auf neurophysiologischer Grundlage (z. B. Brügger), Rückenschule, Stabilisierung und Aufrichtung der Wirbelsäule und Paravertebralmuskulatur.
  ▷ *Hinweis:* Orthesen sind hier zwecklos.
- *Operativ:* Bei Therapieresistenz und Auftreten von neurologischen Störungen.

Zervikothorakale Übergangsstörungen

▶ Klippel-Feil-Syndrom (S. 315).
▶ Spina bifida occulta (S. 255).
▶ Kongenitale Skoliose (S. 329).
▶ Ein- und beidseitige Halsrippen (oder bindegewebige Rudimente von Halsrippen): Relative Häufigkeit 0,6 – 3,4 %; mögliche Ursache eines Thoracic-Outlet-Syndroms (S. 334).
▶ Rippenaplasien und -synostosen.

Lumbosakrale Übergangsstörungen

▶ **Definitionen:**
- *Lumbalisation:* Teilweise oder vollständige Lösung des 1. Kreuzbeinwirbels und Bildung eines 6. Lendenwirbels mit konsekutiver 6-teiliger LWS.
- *Sakralisation:* Teilweise oder vollständige Synostose des 5. Lendenwirbels mit dem 1. Kreuzbeinwirbel mit konsekutiver 4-teiliger LWS.
- *Übergangsformen:* Hyperplastische Querfortsätze ohne Verbindung mit dem Kreuzbein oder mit Nearthros (Pseudogelenk).

▶ **Epidemiologie:** Häufigste kongenitale Anomalie. Klinische Relevanz eher gering.

- **Klinik:** Assimilationsstörungen prädestinieren zu degenerativen LWS-Beschwerden im Sinne einer *prädiskotischen Deformation*.
- **Diagnostik:** Röntgen (S. 53); bei radikulärer Symptomatik ggf. weiterführende Bildgebung; vgl. Bandscheibenvorfall (S. 326).

16.3 Erworbene Deformitäten

Atlantookzipitale Instabilität

- **Definition:** Ventrale Instabilität im oberen Kopfgelenk. Im Spätstadium basiläre Dens-Invagination möglich.
- **Ätiologie:** Meist rheumatoide Arthritis (S. 185).
- **Diagnostik:**
  - Röntgenuntersuchung (S. 53).
  - CT, MRT.
- **Klinik:**
  - *Frühstadien:* Zeichen des oberen Zervikalsyndroms (S. 324).
  - *Fortgeschrittenere Stadien:* Schwindelzustände, Sehstörungen, myelopathische Veränderungen.
- **Einteilung des neurolgischen Defizits nach Ranawat:**
  - Grad I: Kein neurologisches Defizit.
  - Grad II: Subjektive Schwäche bei Hyperreflexie, Dysästhesie.
  - Grad IIIa: Objektive Schwäche mit Pyramidenbahnzeichen, gehfähig.
  - Grad IIIb: Wie IIIa, aber ohne Gehfähigkeit.
- **Therapie:** Im Frühstadium (Ranawat Grad I) konservativ; bei fortgeschritteneren Stadien frühzeitige operative Therapie mit dorsaler okzipitozervikaler Fusion und ggf. Dekompression der Foramen-magnum-Stenose.

Atlantoaxiale Instabilität

- **Definition:** Ventrale oder dorsale Instabilität, bis zur Subluxationsstellung zwischen Atlas und Dens.
- **Epidemiologie:** Bei rheumatischer Arthritis HWS in ca. 44 – 88 % der Fälle betroffen; in 25 % pathologischer Dens–C 1-Abstand, in 16 % Kranialverlagerung der Densspitze entsprechend einer basalen Invagination; Rückenmarkskompression durch „Pannus" (Granulationsgewebe) an der Densspitze.
- **Ätiologie:** Rheumatoide Arthritis (S. 185), Spondylitis ankylopoetica (S. 193), Down-Syndrom, posttraumatische Veränderungen, z. B. Beschleunigungsverletzung der HWS (S. 335).
- **Diagnostik:**
  - Röntgen:
    - Erweiterter Abstand zwischen Vorderrand des Dens und vorderem Atlasbogen im seitlichen Röntgenbild (S. 53), v. a. in den Funktionsaufnahmen.
    - Bezüglich der Vorhersage potenzieller neurologischer Komplikationen wird das posteriore atlantodentale Intervall (PADI) verwendet (= Abstand zwischen Hinterrand des Dens und Vorderrand des hinteren Atlas).
    - Pathologisch ist eine Beweglichkeit von > 3,5 mm bei Funktionsaufnahmen im PADI.
    - Beträgt der Abstand < 14 mm, drohen neurologische Komplikationen bis hin zum Sekundentod.
    - Bei rheumatoider Arthritis: Osteomalazie der Massa lateralis atlantis, Knochenerosionen und Osteoporose, keine Osteophytenreaktion.
  - *MRT:* Bei rheumatoider Arthritis zusätzlich Pannus nachweisbar.
- **Therapie:** Frühzeitig operative dorsale Stabilisierung C 1/2 (ab Ranawat Grad II).
  - Wenn teilreponierbar: Traktion und dorsale Fusion.
  - Wenn nicht reponierbar: Fusion und ggf. ventrale Dekompression transoral.

16.3 Erworbene Deformitäten

Atlantoaxiale Blockierung

- **Definition:** Hartnäckige Funktionsstörung des oberen Kopfgelenks mit persistierender Schiefhaltung des Kopfes.
- **Ätiologie:**
  - *Im Kindesalter:* Meist nach Infekten; bei älteren Kindern oder im Adoleszentenalter bei einem Sportunfall.
  - *Bei Erwachsenen:* Bei degenerativen Erkrankungen (z. B. Arthrosis deformans, Verkalkungen im Kapsel-Band-Apparat).
- **Klinik:** Schiefhals, Kopf- und Nackenschmerzen, Schwindel durch Einengung der A. vertebralis.
- **Diagnostik:**
  - Röntgen (transoral): Atlasfehlstellung.
  - CT.
- **Therapie:** Konservativ, mit chirotherapeutischer Manipulation; ggf. Traktion und anschließende Reposition in Kurznarkose.

Morbus Scheuermann

- **Synonyme:** Adoleszentenkyphose, Osteochondrosis deformans juvenilis dorsi.
- **Definition:** Im Alter von 10–13 Jahren beginnende Erkrankung der Grund- und Deckplatten der Wirbelkörper und sekundäre Bandscheibendegeneration mit Ausbildung eines Rundrückens und eines lumbalen Flachrückens. Vorwiegend im Bereich der BWS und der oberen LWS.
- **Ätiologie:** Nicht sicher geklärt. Diskutiert werden Entwicklungsstörungen der Grund- und Deckplatten, angeborene Bindegewebeschwäche, Mikrozirkulationsstörungen.
- **Klinik:**
  - 3 Stadien:
    - Kyphotische Fehlhaltung mit erhaltener Beweglichkeit.
    - Fixierte Fehlhaltung.
    - Progredienz der Fehlhaltung, Achsenkorrektur nicht mehr möglich.
  - *Sekundäre Hyperlordose* durch tief reichende thorakale und thorakolumbale Kyphose.
  - *Flachrücken* bei Befall der Segmente L2–L4.
  - *Folgen:* Verminderte Belastbarkeit der Gesamtwirbelsäule mit chronischen, belastungsabhängig verstärkten Lumbalgien oder Dorsalgien. Besonders ungünstig ist längeres Stehen.
- **Diagnostik:**
  - *Klinische Untersuchung:* Fixierte Fehlhaltung und verminderte Beweglichkeit.
  - *Röntgen* (Abb. 16.2):
    - Keilform der Wirbelkörper.
    - Wellige Veränderungen der Grund- und Deckplatten mit Einbrüchen des Bandscheibenmaterials in den Wirbelkörper (Schmorl-Knötchen).
    - Verzögerte Randkantenverknöcherung und Randkantenablösungen.
- **Differenzialdiagnosen:** Juvenile Haltungsschwäche aufgrund von muskulärer Dysbalance.
- **Therapie:**
  - *Scheuermann-Gymnastik* (Entkyphosierende oder endlordisierende Haltungsgymnastik, Physiotherapie auf neurophysiologischer Grundlage).
  - *Orthetische Versorgung* (bis zur Korrektur): Bei nicht mehr möglicher aktiver Korrektur der Fehlhaltung und Randkantenherniation; vgl. Orthesen für den Rumpf (S. 101).
  - *Kyphoseoperation:* Bei Deformierungen von mehr als 70° (Messung analog nach Cobb).
- **Prognose:** Bei frühzeitiger Diagnostik und konsequenter Therapie gut; Begünstigung chronischer Rückenschmerzen (prädiskotische Deformität), Berufsberatung.

16.3 Erworbene Deformitäten

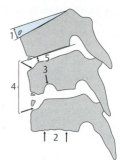

Abb. 16.2 • Typische Veränderungen der Brustwirbel durch Morbus Scheuermann: 1 Keilwirbel, 2 unregelmäßige Kontur der Deckplatte, 3 intraspongiöse Diskushernie (Schmorl-Knoten), 4 vorderer Kantenabbruch, 5 verschmälerter Intervertebralraum.

Spondylolyse, Spondylolisthesis

▶ **Definitionen:**
- *Spondylolyse:* Unterbrechung der Interartikularportion des Wirbelbogens (Bogen zwischen dem oberen und unteren Proc. articularis). *Synonyme:* Spondylolysis interarticularis, Isthmusdefekt, Isthmusspalte, Dysplasie des Isthmus.
- *Spondylolisthesis/Olisthesis:* Ventrale Wirbelverschiebung auf dem Boden einer morphologischen Störung (Spondylolyse) oder Verlängerung und Verschmächtigung dieser Zone (Dysplasie).
- *Pseudospondylolisthesis:* Wirbelgleiten auf dem Boden degenerativer Veränderungen.
- *Traumatische Spondylolyse:* Nach Wirbelbogenfrakturen.
- *Spondyloptose:* Vollständiges Abgleiten meist von LWK 5.

▶ **Epidemiologie:** Spondylolyse oder Isthmusdysplasie mit oder ohne Spondylolisthesis bei 6–7 % der weißen Rasse; in 90 % der Fälle am 5. und 4. Lendenwirbel; etwa 10 % der Spondylolysen treten auch an anderen Lendenwirbelsäulenabschnitten oder an der Halswirbelsäule auf.

▶ **Ätiologie:**
- *Genetisch bedingt:* Entwicklung der Deformität in der 1. Lebensdekade (bisher kein Nachweis einer Spondylolisthesis bei Neugeborenen).
- *Hyperlordosierungstraumata:* Gehäuftes Auftreten bei Turnerinnen und Balletttänzerinnen.

▶ **Einteilung der Spondylolisthesis (vereinfacht nach Wiltse):**
- Angeborene dysplastische Form.
- Erworbene isthmische Form.
- Degenerative, traumatische, postoperative und pathologische Formen des Wirbelgleitens.

▶ **Klinik:**
- Wechselnde, belastungsabhängige Kreuzschmerzen.
- Pseudoradikuläre Ausstrahlung in die dorsale Oberschenkelmuskulatur, bei besonderer Ausprägung mit krampfartigen Schmerzen („Tight Hamstrings").
- Selten echte radikuläre Störungen im Zusammenhang mit einer mechanischen Nervenwurzelkompression.
- Typisch ist die reflektorische krampfartige Aufrichtung der Lendenwirbelsäule, die durch leichte Beugung in Hüfte und Knie kompensiert wird.

▶ *Hinweis:* 90 % der Betroffenen haben nie oder selten Beschwerden, nur bei rund 10 % wird die Störung im Laufe des Lebens klinisch manifest.

▶ **Diagnostik:** Rö-LWS in 2 Ebenen, schräg und Funktionsaufnahmen.
- *Klassische Zeichen:* Hundefigur mit schmalem Hals und Halsband auf der schrägen Aufnahme bei Spondylolyse; „umgekehrter Napoleonshut" bei Spondyloptose (Abb. 16.3).

16.3 Erworbene Deformitäten

- *Morphologische Beschreibung:* Nach dem Ausmaß der Verschiebung des Gleitwirbels gegenüber dem kaudalen Wirbel oder Sakrum. Angabe der Verschiebung des Wirbels in Prozent der Wirbelkörperbreite oder nach Meyerding (Grad I–IV, s. Abb. 16.4).

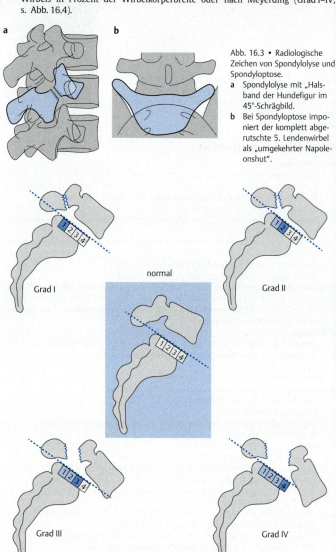

Abb. 16.3 • Radiologische Zeichen von Spondylolyse und Spondyloptose.
a Spondylolyse mit „Halsband der Hundefigur im 45°-Schrägbild.
b Bei Spondyloptose imponiert der komplett abgerutschte 5. Lendenwirbel als „umgekehrter Napoleonshut".

Abb. 16.4 • Einteilung der Spondylolisthesis nach Meyerding. (aus Bruns J., Bruns A.: Klinische Untersuchung der Halte- und Bewegungsorgane. Thieme; 2019)

- Grad I und II: Relativ stabile Formen des Gleitvorgangs.
- Beim Übergang von Grad II zu Grad III: Gleiten rasch progredient; Verbindung zum Sakrum instabil.
- Ab Grad IV: Wirbelkörper beginnt nach ventral abzukippen (komplettes Abrutschen = Spondyloptose, s. Abb. 16.4b).

▶ **Therapie:**
- *Konservativ* (für 90 % der klinisch manifesten Patienten ausreichend): Rückenschule, Krankengymnastik, Instruktion über die Erkrankung; Berücksichtigung bei Berufs- und Sportwahl; Lendenmieder mit Kreuzpelotte.
- *Operativ* (bei allenfalls 10 % der Betroffenen): Dorsale und/oder dorsoventrale Spondylodese (S. 541), meist in situ ohne Reposition, Isthmusrekonstruktion mit Hakenplatte oder Schraubenosteosynthese.

16.4 Degenerative Erkrankungen

Spondylosis deformans

▶ **Definition:** Degenerative Ausbildung sporn- und spangenförmiger Auswüchse der LWS mit Tendenz zur Brückenbildung zu benachbarten Wirbeln. Im Endzustand Versteifung des Bewegungssegmentes.
- *Chondrose:* Degenerative Schädigung der Bandscheibe.
- *Osteochondrose:* Schädigung von Bandscheibe und Grund- und Deckplatten der Wirbelkörper. Einteilung üblicherweise nach Modic-Zeichen im MRT:
  - Modic I: aktivierte Osteochondrose mit Ödem in angrenzender Grund- und Deckplatte.
  - Modic II: fettige Degeneration der angrenzenden Grund- und Deckplatte.
  - Modic III: Mischform.
- *Spondylose:* Sporn-, zackenförmige Auswüchse am Wirbelkörper (Spondylophyt).
- *Spondylarthrose/Facettensyndrom:* Arthrose der Zwischenwirbelgelenke.

▶ **Lokalisation:** Betrifft überproportional häufig den lumbosakralen Übergang, v. a. L 4 und L 5.

▶ **Epidemiologie:** Mit zunehmendem Alter häufiger, in höherem Alter Regelbefund.

▶ **Ätiologie:** Meist unbekannt, Auftreten in Verbindung mit Osteochondrose und Spondylarthrose. Begünstigend wirken prädiskotische Deformierungen: Lumbosakrale Übergangsstörung oder Aufbaustörung, Sacrum acutum, Morbus Scheuermann, posttraumatische Veränderungen, Spondylolisthesis.

▶ **Klinik:**
- Belastungsabhängige und Bewegungsschmerzen, schubweise.
- Nachlassende Beweglichkeit und Einsteifung der WS.
- Bei Entwicklung einer Spinalkanalstenose durch Hypertrophie oder Einstülpungen des Lig. flavum und Knochenanbauveränderungen mit sekundärer Hypertrophie der Wirbelbögen Symptome einer Claudicatio spinalis.

▶ **Diagnostik:**
- Röntgenbild beweisend: Umschriebene Spondylophytenbildung bei Instabilität, „Papageienschnabel".

▶ **Therapie:**
- Aufklären des Patienten, dass die Veränderungen zunächst einen natürlichen Alterungsprozess der Wirbelsäule darstellen.
- In erster Linie konservative Maßnahmen: Krankengymnastik, segmentale Stabilisierung, physikalische Maßnahmen, Rückenschule, evtl. Orthesen.
- Bei konservativ nicht beherrschbarer Schmerzsymptomatik minimal-invasive Schmerztherapie wie Facettendenervation mittels Kälte (Kryotherapie) oder Hitze (Radiofrequenztherapie), ggf. operative dorsale/dorsoventrale Spondylodese oder Implantation einer Bandscheibenprothese.

16.4 Degenerative Erkrankungen

- Bei Claudicatio-spinalis-Symptomatik (S. 323) durch Spinalkanalstenose ggf. operative Dekompression mit Undercutting.

Morbus Forestier (Spondylosis hyperostotica)

- **Synonym**: Spondylosis hyperostotica, DISH (= diffuse idiopathische Skeletthyperostose).
- **Definition**: Ausgeprägte Kalzifikation und Ossifikation anterolateral der BWS und HWS mit massiver spondylophytärer Spangenbildung und knöcherner Überbrückung ganzer Wirbelsäulenabschnitte. Kommt gehäuft bei Diabetes mellitus, Hyperurikämie und Adipositas vor.
- **Differentialdiagnose**: Spondylitis ankylopoetica (M. Bechterew).
- **Klinik, Diagnostik, Therapie**: Symptomatisch.

Morbus Baastrup

- **Synonym**: Kissing Spine Syndrom.
- **Definition**: Pseudogelenkausbildung bzw. Bursitis zwischen den Dornfortsätzen der LWS.
- **Ätiologie**: Gegeneinanderreiben der gegenüberliegenden Abschnitte der Dornfortsätze mit sekundärer entzündlicher Reaktion. Entsteht im Rahmen von degenerativen Veränderungen mit Erniedrigung der Bandscheibenhöhe.
- **Klinik**:
  - Umschriebene Druckdolenz über den betroffenen Dornfortsätzen.
  - Lumbalgien durch Hyperlordose der LWS, verstärkt nach längerem Stehen.
- **Diagnostik**:
  - *Infiltration* kleiner Mengen (2 ml!) eines Lokalanästhetikums zwischen die Pseudogelenke → vorübergehende Beschwerdefreiheit (typisch).
  - *Rö-LWS* (seitlich und a.–p.):
    - Nachweis des deutlich verminderten Abstands zwischen den betroffenen Dornfortsätzen, mit Sklerosereaktion.
    - Pseudogelenkausbildung zwischen den Dornfortsätzen.
- **Differenzialdiagnosen**: Andere pseudoradikuläre Syndrome, z. B. Facettensyndrom, diskogene Schmerzen.
- **Therapie**:
  - Im Anfangsstadium: Rückenschule, bei Hyperlordose entlordosierende Krankengymnastik.
  - Bei Versagen der konservativen Therapie: Operation (Dornfortsatzteilresektion).
  - Bei zusätzlicher zentraler Spinalkanalstenose: Osteoligamentäre Entlastung (S. 543).

Degenerative Skoliose

- **Synonyme**: Senile Skoliose, Altersrundrücken.
- **Definition**: Skoliose durch Verschleißerscheinungen des Bandapparates, der Zwischenwirbelgelenke und der Bandscheiben; wird u. a. begünstigt durch nachlassende Rückstellkraft der Muskulatur.
- **Ätiologie**:
  - Degenerative Veränderungen der Bandscheibe bis zur erosiven Osteochondrose, arthrotische Veränderungen der kleinen Wirbelgelenke.
  - Segmentinstabilität.
  - Trauma.
  - Osteoporose.
- **Klinik**:
  - Heftige lumbale Schmerzen mit Belastungsminderung und deutlicher Limitierung der Geh-, Steh- und Sitzfähigkeit.
  - Später evtl. mit radikulären Ausfällen durch begleitende Bandscheibenvorfälle (S. 326).

16.4 Degenerative Erkrankungen

◻ *Merke:* Bei Beschwerdefreiheit kein Krankheitswert; häufig überlagt von Beschwerden durch Osteoporose, Spondylarthrose oder Osteomalazie.
▶ **Diagnostik:**
  • *Röntgen* (seitlich, a.–p., Funktionsaufnahmen ggf. auch in a.–p.).
  • *Lumbale Myelografie, Myelo-CT:* Ggf. präoperativ zur Darstellung von Nervenwurzelkompressionen.
  ◻ *Hinweis:* Schnittbildverfahren sind wegen der Achsabweichung im sagittalen Schnitt weniger geeignet.
▶ **Therapie:**
  • *Konservativ:* Rückenschule, Krankengymnastik, Massagen, Wärmeapplikation, Schwimmen; bei instabilem Zustand Orthesen (vgl. Abb. 16.7 und Abb. 16.8).
  • *Operativ:* Nur bei eindeutiger Nervenwurzelkompression oder drohendem Kollaps durch rasch progrediente Fehlstellung (z. B. Rotationsskoliose), vgl. idiopathische Skoliose (S. 330).

Pseudospondylolisthesis

▶ **Synonym:** Erworbene, degenerative Spondylolisthesis.
▶ **Definition:** Ventrale Wirbeldislokation bei erhaltener Kontinuität der Interartikularportion; Verschiebung auch der Lamina nach ventral; vgl. Spondylolisthesis (S. 319).
▶ **Epidemiologie:** Auftreten nach dem 4. Lebensjahrzehnt, bevorzugt bei Frauen.
▶ **Ätiologie:** Destruktion der betroffenen Bandscheibe, gefolgt von einer degenerativen Lockerung der Zwischenwirbelgelenke.
  ◻ *Hinweis:* Bei gleichzeitigen degenerativen Veränderungen in den Wirbelgelenken und Verdickungen der Ligg. flava ist die Pseudospondylolisthesis eine häufige Ursache für eine Spinalkanalstenose (s. u.).
▶ **Klinik:** Mehrsegmentale, radikuläre Kompressionssyndrome (im Gegensatz zur Spondylolisthesis). Oft Claudicatio spinalis (S. 323).
▶ **Differenzialdiagnose:** Spondylolisthesis (S. 319).
▶ **Therapie:**
  • *Konservativ:* Rückenschule, Krankengymnastik, Training der Rückenmuskulatur.
  • *Operativ:* vgl. Bandscheibenersatz (S. 541).

Spinalkanalstenose

▶ **Synonym:** Enger lumbaler Spinalkanal.
▶ **Definition:** Einengung des lumbalen Wirbelkanals im sagittalen, seltener im transversalen Durchmesser.
  • Relative Stenose bei sagittalem Durchmesser von 12 mm und weniger, absolute Stenose unter 10 mm.
  • Unterscheidung von zentraler, konzentrischer und Rezessusstenose.
▶ **Ätiologie:**
  • *Anlagebedingt (kurze Pedikel),* mit Erstmanifestation im späteren Lebensalter.
  • *Erkrankungsfolge,* z. B. bei Phosphatdiabetes, Achondroplasie (S. 163).
  • *Degenerativ* (am häufigsten):
    – Einengung des lumbalen Wirbelkanals durch multiple Bandscheibenvorfälle.
    – Ligamenthypertrophie bei gleichzeitigem Elastizitätsverlust durch degenerative Veränderungen, häufig mit Kalkeinlagerungen.
    – Knöcherne Hypertrophie der Wirbelbögen und -gelenke.
    – Wirbelkörper-Randkantenanbauten durch Spondylosis und osteochondrotische Veränderungen.
    – Gelenkganglien.
    – Pseudospondylolisthesis (S. 323).
▶ **Klinik:**
  • *Claudicatio spinalis:* Bei längerer Gehstrecke „Müdigkeit", ziehende Schmerzen, ggf. auch Sensibilitätsstörungen in den Beinen (selten motorische Ausfälle); zu-

nächst komplette Erholung bei Rumpfvorbeuge oder Sitzen (Entlordosierung der Wirbelsäule).
- Lumbalgien und Lumboischialgien: Häufig nur gering ausgeprägt.
▶ **Diagnostik:**
- *Untersuchung:* Selten Minderung der Muskeleigenreflexe; Lasègue meist negativ, gute Flexionsfähigkeit der LWS. Selten radikuläre Symptomatik.
- *Rö-LWS* (2 Ebenen): Beurteilung der Wirbelkanalweite und der degenerativen knöchernen Veränderungen; evtl. zusätzlich vorliegender Morbus Baastrup (S. 322).
- *MRT:* Beurteilung der Weichteile.
- *Ggf. lumbale Myelografie, Myelo-CT:* Präoperativ exakte Darstellung der Weite des Rückenmarkkanals und der Nervenwurzelabgänge.
▶ **Differenzialdiagnose:** Periphere arterielle Verschlusskrankheit (Claudicatio intermittens).
▶ **Therapie:**
- Konservative Möglichkeiten (Physiotherapie, Rückenschulung, episakrale Infiltrationen usw.) begrenzt.
- Operative Therapie (S. 543).
- Dekompression und bei drohender Instabilität ggf. Spondylodese.

16.5 Bandscheibenvorfälle und Wirbelsäulensyndrome

HWS-Syndrom

▶ **Synonyme:** Zervikalgien, Zervikalsyndrom.
▶ **Ätiologie:** Meist muskuläre Dysfunktion. Radiologisch nachweisbare Veränderungen der Bänder, Bandscheiben, Wirbelkörper und Wirbelgelenke der HWS. Fließende Übergänge zu bzw. Kombination mit zervikalem Bandscheibenvorfall, knöchernen und ligamentären Einengungen des Neuroforamens, Uncoforaminalstenose oder Spinalkanalstenose sind möglich.
▶ **Klinik:**
- Myogelosen, Muskelhartspann.
- Beweglichkeitseinschränkung der HWS.
- Radikuläre und myelopathische Symptome wie z. B. Sensibilitätsstörungen, Lähmungen.
- Kombination mit Cephalgien und Brachialgien.
▶ **Diagnostik:**
- Klinischer Untersuchungsbefund.
- Neurophysiologie.
- Röntgen:
  - HWS in 2 Ebenen, Schrägaufnahmen: Längsbandverkalkungen, Höhenminderung der Bandscheiben, Osteochondrose, Spondylosis, Spondylarthrose mit Höhenminderung des Gelenkspaltes, Unkovertebralarthrosen, Sklerose subchondral, Gelenkosteophyten mit ggf. knöchernen Foramenstenosen.
  - Funktionsaufnahmen: Degenerative Instabilität mit Antero- oder Retrolisthesis.
- *MRT:* Bandscheibenvorfall und myelopathische Veränderungen.
▶ **Therapie:**
- Konservativ:
  - Krankengymnastik, Rückenschule, Wärmeapplikation.
  - NSAR; lokale Infiltration.
- *Operativ:* Selten, bei neurologischen Ausfällen.

BWS-Syndrom

- **Definition:** Akute thorakale Blockierungen und chronische Rückenschmerzen.
- **Ätiologie:** Begünstigend wirken degenerative Veränderungen (Spondylose, Osteochondrose, Spondylarthrose) bei gleichzeitiger Muskelüberlastung und Muskelinsuffizienz (z. B. bei monotoner Schreibtischtätigkeit).
- **Klinik:**
  - Muskuläre Verspannung.
  - Umschriebene Druck-, Klopfdolenz einzelner Muskel- und Wirbelsäulenabschnitte.
- **Diagnostik:**
  - *Röntgen:* Ausschluss struktureller Veränderungen.
  - *MRT:* Bei hartnäckigen Beschwerden.
- **Differenzialdiagnosen:** Thorakaler Bandscheibenvorfall, Tumoren, Infekte (Spondylitis), kardiopulmonale Affektion.
- **Therapie:** Physiotherapie mit funktioneller Stabilisierung, Sport (Schwimmen). Lokale Infiltration.

Zervikaler Bandscheibenvorfall

- **Synonyme:** Nucleus-pulposus-Prolaps (NPP), Bandscheibenhernie.
- **Definition:** Anuluseinriss mit Austritt von Teilen des Ncl. pulposus unter das hintere Längsband (subligamentär) oder in den Spinalkanal (frei sequestrierter NPP). *Folgen:* Wurzelkompression bei mediolateralem Vorfall, Rückenmarkkompression bei medialem Massenvorfall (Abb. 16.5).
- **Lokalisation:** Bevorzugt HWK 5/6 und 6/7.
- **Epidemiologie:** Isolierte Bandscheibenvorfälle werden vorzugsweise zwischen dem 20 und 40. Lebensjahr beobachtet, degenerative Veränderungen im höheren Lebensalter.
- **Ätiologie:**
  - *Anlagebedingt:* Begünstigt durch degenerative Vorschädigung (spondylarthrotische und osteochondrotische Veränderungen mit Uncoforaminalarthrose und Einengung der Neuroforamina); multiple segmentale Veränderungen können zur langstreckigen Spinalkanalstenose (S. 323) führen.
  - *Traumatisch:* Bei Hyperflexion, Translation, axialer Kompression.
- **Klinik:**
  - Radikuläre Schmerzen bis hin zu sensiblen und motorischen Ausfällen.
  - Myelopathische Schäden bis zur Querschnittslähmung (S. 337).

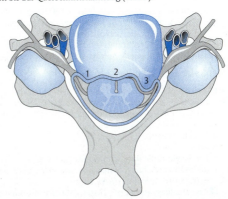

Abb. 16.5 • Mögliche Lokalisationen eines Bandscheibenvorfalls. 1: mediolateral, 2: medial, 3: lateral. (aus Niethard F. U., Pfeil J., Biberthaler P.: Duale Reihe Orthopädie und Unfallchirurgie. Thieme; 2014)

16.5 Bandscheibenvorfälle und Wirbelsäulensyndrome

- **Diagnostik:**
  - Neurologischer Befund.
  - *Neurophysiologie:* Evtl. EMG, evozierte Potenziale, transkraniale Magnetstimulation.
  - *Röntgen:* Rö-HWS in 4 Ebenen, Funktionsaufnahmen der HWS.
  - MRT.
  - *Evtl. Myelografie, Myelo-CT:* Präoperativ bei paramedianen und lateralen Protrusionen, Wurzeltaschen.
  - ▷ *Beachte:* Bandscheibenprotrusionen finden sich als Zufallsbefunde mit zunehmendem Alter häufiger.
  - ▷ *Merke:* Der MRT-Befund allein ist nicht aussagekräftig; er muss grundsätzlich immer mit der Klinik korrelieren!
- **Therapie:**
  - *Konservativ:* Bei Fehlen neurologischer Ausfälle, zunächst für 4–6 Wochen.
    - Nicht steroidale Antiphlogistika.
    - Lokale Wärmeanwendungen.
    - Isometrische krankengymnastische Übungen.
  - *Bei Versagen konservativer Therapie:* Intradiskale Volumenreduktion durch perkutane Techniken bei Bandscheibenprotrusion ohne Sequester.
  - *Operativ:* Bei motorischen Ausfällen und Zeichen der Rückenmarkskompression.
    - ▷ *Merke:* **Notfallmäßig (<24 h) bei akuten kompletten Lähmungen** (Kraftgrad 0/5); frühzeitig (2–6 Tage) bei progredienten oder persistierenden inkompletten Paresen, elektiv bei Beschwerdepersistenz (unter sorgfältiger Abwägung mit dem Patienten!).

Thorakaler Bandscheibenvorfall

- **Definition:** „Weicher Vorfall", sog. Soft Disc; bei Anuluseinriss (S. 325), oder „harter Vorfall", sog. Hard Disc, durch verkalkten Sequester oder Randleistenausbruch; selten Folge eines Morbus Scheuermann (S. 318).
- **Epidemiologie:** Im Vergleich zum lumbalen oder zervikalen Bandscheibenvorfall sehr selten (1 % aller NPP).
- **Klinik:**
  - Rückenschmerzen, meist auf den betroffenen Wirbelsäulenabschnitt beschränkt.
  - Seltener radikuläre Ausstrahlung, dann meist im Bereich des thorakolumbalen Übergangs.
  - Selten Rückenmarkkompression und Zeichen der thorakalen Myelopathie:
    - Positive Pyramidenbahnzeichen (Babinski, Gordon, Oppenheim).
    - Reflexsteigerungen in den Beinen, Reflexzonenverbreiterung.
    - Hinterstrangataxie mit unsicherem Seiltänzerblindgang, gestörtem Lagesinn, gestörtem Vibrationsempfinden.
    - Störung von Berührungs- und Schmerzempfinden.
- **Diagnostik und Therapie:** Analog zum zervikalen Bandscheibenvorfall (S. 325).

Lumbaler Bandscheibenvorfall

- **Definition:** „Weicher" oder „harter Vorfall" durch verkalkten Sequester (s. o.).
- **Lokalisation:** Meist medial oder mediolateral, seltener intraforaminal oder extraforaminal (dann mit Kompression der nächsthöheren Nervenwurzel); am häufigsten auf den Höhen LWK 5/S 1 und LWK 4/5 (zu etwa 90 %, in nur 10 % in den darüber gelegenen Etagen).
- **Klinik:**
  - Lumbalgie, radikuläre Schmerzausstrahlung.
  - Reflexabschwächung, Sensibilitätsstörungen und/oder muskuläre Schwäche im betroffenen Dermatom (Abb. 1.1).
  - ▷ *Cave:* Kaudasyndrom mit Blasen-/Mastdarmstörungen und Reithosenanästhesie bei Kompression der Cauda equina.

16.5 Bandscheibenvorfälle und Wirbelsäulensyndrome

▶ **Diagnostik:**
- *Neurologische Untersuchung* (S. 21): Paresen sind präzise zu dokumentieren, nach Ausmaß (Kraftgrad 0–5; s. Tab. 1.3 und Zeitpunkt des Auftretens. Nach Symptomen eines Kaudasyndroms ist gezielt zu fragen.
  - ▷ *Beachte:* Der mediale Prolaps kann ausschließlich Kreuzschmerzen ohne Ischialgien verursachen, ein großer medialer Prolaps auch beidseitige Ischialgien; durch mediale Kompression des Duralsacks sind radikuläre Schmerzen in einem kaudal gelegenen Segment möglich.
- *Ggf. Neurophysiologie* (EMG, evozierte sensible Potenziale, transkraniale Magnetstimulation): Zur Abschätzung des Ausmaßes der Nervenschädigung und/oder zur Abgrenzung frischer von vorbestehenden älteren Wurzelschäden.
- *Röntgen:* LWS in 2 oder 3 Ebenen, ggf. Funktionsaufnahmen.
- *MRT, selten noch CT* der LWS: Lokalisation medial, mediolateral, intra- oder extraforaminal.
- *Lumbale Myelografie, Myelo-CT:* In Zweifelfällen oder bei eingeschränkter Beurteilbarkeit der Schnittbildverfahren (z. B. bei Skoliose).

▶ **Differenzialdiagnosen:**
- Andere mechanische Ursachen der Nervenwurzelkompression mit ligamentärer oder ossärer Rezessus-Stenose.
- Entzündliche Erkrankungen (z. B. Borreliose, Herpes zoster).
- Tumor.

▶ **Therapie:**
- *Konservativ:* Hohe Spontanheilungsrate; bei Fehlen neurologischer Ausfälle zunächst konservative Therapie für 4–6 Wochen.
  - Schonung, je nach Schmerzsymptomatik (aber keine länger anhaltende Bettruhe), versuchsweise Stufenbettlagerung; TENS (S. 128).
  - Krankengymnastik.
  - Gezieltes Rücken- und Bauchmuskeltraining ‚Spaziergänge, Wandern, Schwimmen, Rückenschule, Radfahren, Nordic Walking, Skilanglauf.
  - Medikamentös: Nicht steroidale Antiphlogistika, ggf. Opioide.
  - Manuelle Therapie (Traktion).
  - Periradikuläre Infiltrationen.
  - Minimalinvasive Techniken/perkutane Volumenreduktion bei Bandscheibenprotrusion zur mechanischen Entlastung der Nervenwurzel.
- *Operativ:* **Notfallmäßig (<24 h) bei akuten kompletten Lähmungen** (Kraftgrad 0/5) oder bei Kaudasymptomatik; frühzeitig (2–6 Tage) bei progredienten oder persistierenden inkompletten Paresen, elektiv bei Beschwerdepersistenz (unter sorgfältiger Abwägung mit dem Patienten!).

Postdiskotomiesyndrom

▶ **Synonyme:** Postnukleotomiesyndrom, Failed Back Surgery Syndrome.
▶ **Definition:** Anhaltende starke Schmerzen nach Bandscheibenvorfall und operativer Therapie; häufig sind mehrfache Bandscheibenvorfälle und Operationen in einem oder mehreren Segmenten vorausgegangen.
▶ **Epidemiologie:** Ca. 5 % der Patienten nach Bandscheiben-OP.
▶ **Ätiologie:**
- Instabilität durch ausgiebige Knochenentfernung (Beschädigung der Gelenkfacetten) oder Durchtrennung der Lamina.
- Narbenfibrose peridural oder im paravertebralen Muskel.
- Nervenwurzelschaden (Deafferenzierungsschmerz).
- Übersehene, teilweise verbliebene Bandscheibensequester.
- Bandscheiben-Rezidivvorfälle oder Vorfälle in anderen Segmenten.
- Spondylodiszitis.
- Prolaps des hinteren Ringbandes in den Spinalkanal.

16.5 Bandscheibenvorfälle und Wirbelsäulensyndrome

- Knöcherne Stenose, insbesondere Rezessusstenose aufgrund unzureichender Entlastung bei den vorangegangenen Operationen (sekundäres vertebrales Syndrom).

▶ **Klinik:**
- *Belastungsabhängige Beschwerden* (Lumbalgien > Ischialgien): Zunahme der Beschwerden im Stehen und bei Einnahme von Zwangshaltungen; Besserung durch Entlastung sowie beim Gehen.
- *Nervenwurzelschaden/Deafferenzierungsschmerz:* Häufig brennender Schmerzcharakter, Dauerschmerz; kein direkter Zusammenhang mit Belastungssituationen.

▶ **Diagnostik:**
- *Röntgen-LWS* (2 Ebenen): Höhenminderung, Osteochondrose, Spondylophyten als Hinweise auf Instabilität.
- *Funktionsaufnahmen der LWS:* Hypermobilität.
- *CT:* Knöcherne Foramenstenose.
- *MRT mit i. v. KM:* Abgrenzung von Narbengewebe gegenüber einem Rezidiv- oder Restvorfall (Treffsicherheit nach Kontrastmittelgabe 80–90 %).
- *Lumbale Myelografie, Myelo-CT:* Intraspinale Raumforderung, Nachweis arachnitischer Veränderungen.

▶ **Differenzialdiagnosen:**
- Infektiöse Spondylodiszitis.
- Aseptische osteochondrotische Knochennekrose.
- Übersehene oder teilweise verbliebene Bandscheibensequester.
- Übersehene Rezidivvorfälle, Vorfälle in anderen Segmenten.
- Prolaps des hinteren Ringbandes in den Spinalkanal.
- Knöcherne Stenose, v. a. Rezessusstenose aufgrund unzureichender Entlastung bei den vorangegangenen Operationen.
- Entzündliche Erkrankungen.
- Psychische Belastungssituationen, Krankheitsfehlverarbeitung, neurotische Persönlichkeitsstörungen, Rentenbegehren.

▶ **Konservative Therapie:**
- *Rückenschule* mit gezieltem funktionellem Aufbau der Rücken- und Bauchmuskulatur und Erlernen von rückengerechtem Verhalten, Gewichtsreduzierung.
- *Lendenmieder* mit Kreuzpelotte.
- Schmerztherapie:
  - Therapieversuch mit TENS-Gerät.
  - Analgetika: NSAR bis starke Opiate; ggf. Kombination von retardierten Opiaten mit Gabapentin.
  - Vorstellung in einer Schmerzambulanz.
  - Bei Versagen der medikamentösen Therapie: Prüfung der Indikation zur perkutanen Schmerzkathetertherapie (Racz-Katheter); alternativ Implantation einer DCS-Sonde (Dorsal-Column-Stimulation) mit subkutan implantiertem Reizgerät; klinischer Erfolg in 50–60 %; hohe Komplikationsrate: Bruch der Sonde, Infektion (Meningitis).
- *Bei Überlagerung mit psychischer Komponente:* Ggf. psychosomatische oder psychotherapeutische Betreuung, Erlernen von Entspannungsübungen.
- Ggf. Umschulung, Arbeitsplatzwechsel.
  - ▷ *Beachte:* Immer auch soziale Anamnese erheben!

▶ **Operative Therapie:** Evtl. indiziert bei Rest- oder Rezidivvorfall oder Instabilität. Neurolyse bei fehlender Raumforderung nicht sinnvoll. Bei Überwiegen des Deafferenzierungsschmerzes sind operative Maßnahmen insgesamt weniger hilfreich.

16.6 Skoliose

Formen und Ätiologie der Skoliose

▶ Siehe Tab. 16.1.

Tab. 16.1 • **Formen und Ätiologie der Skoliose.**

Skolioseform	Ursache
idiopatische Skoliose • infantil (bis 3. Lebensjahr; meist thorakal und linkskonvex) • juvenil (4.–9. Lebensjahr; meist thorakal und rechtskonvex) • adoleszent (ab 10. Lebensjahr; meist thorakal und rechtskonvex)	unbekannt
Säuglingsskoliose	intrauterine Lagedeformität, neuromotorische Störung
kongenitale Skoliose	Segmentationsfehler, Formationsfehler (Halbwirbel, Keilwirbel)
neuropathische Skoliose	virale Myelitiden, Poliomyelitis, Zerebralparese, Meningomyelozele, spinozerebelläre Zelldegeneration, spinale Muskelatrophie, Syringomyelie, Tumoren des Rückenmarks
myopathische Skoliose	Arthrogryposis, Muskeldystrophie, Myasthenie

weitere Ursachen:
- Neurofibromatose (Morbus Recklinghausen)
- Mesenchymstörungen (Marfan-Syndrom, Ehlers-Danlos-Syndrom)
- rheumatische Erkrankungen (RA)
- posttraumatisch nach Wirbelfraktur, Rückenmarktrauma
- iatrogen (nach Laminektomie, Thorakoplastik, Bestrahlung)
- extraspinale Kontrakturen (nach Emphysem, Verbrennung)
- Osteochondrodysplasien (Mukopolysaccharidosen, spondyloepiphysäre Dysplasie, multiple epiphysäre Dysplasie, Achondroplasie)
- Tumoren der Wirbelsäule
- akute oder chronische Osteitis
- metabolische Erkrankungen (Rachitis, Osteogenesis imperfecta, Homozystinurie)
- lumbosakrale Veränderungen (Spondylolyse/Spondylolisthesis, angeborene Anomalien der Lumbosakralregion)
- degenerative Skoliose

Säuglingsskoliose

▶ **Definition:** Teilfixierte, großbogige, meist C-förmige Seitverbiegung der Wirbelsäule ohne strukturelle Veränderungen.
▶ **Klinik:** Auffällige Schräglage des Kindes sowie Vorliebe für eine Seite; Skoliose meist großbogig und linkskonvex.
▶ **Diagnostik:**
  - *Klinische Untersuchung:* Asymmetrische Beweglichkeit der Wirbelsäule, Asymmetrie des Schädels.
  - *Röntgen:* Wirbelsäulenganzaufnahmen (a.–p.) in maximaler Links- und Rechtsneigung.
▶ **Differenzialdiagnosen:**
  - *Angeborene Fehlbildungen:* Keil-, Spalt-, Blockwirbel (S. 315), Rippenfehlbildungen (z. B. Halsrippe, Gabelrippen).

16.6 Skoliose

- *Systemerkrankungen:* Marfan-Syndrom (S. 167), Klippel-Feil-Syndrom (S. 315), infantile Zerebralparese (S. 253).
- ▶ **Therapie:** Konservativ.
  - *Lagerung* des Säuglings in Richtung der Konvexität oder in Bauchlage.
  - *Physiotherapie:* Passive Redression, Therapie nach Bobath oder Vojta (S. 121).
  - Orthesen: Zwecklos.
  - ◘ *Beachte:* Verlaufskontrollen alle 6–8 Wochen, um keine frühe infantile idiopathische Skoliose (s. u.) zu übersehen!
- ▶ **Prognose:** In 90 % Spontanheilung in den ersten Lebensmonaten.

Idiopathische Skoliose

- ▶ **Definition:** Aktiv und passiv nicht vollständig korrigierbare Verkrümmung der Wirbelsäule in der Frontal- und Transversalebene, verbunden mit Rotation der Wirbelkörper.
- ▶ **Epidemiologie:** Eine Skoliose mit Cobb-Winkel (S. 54) > 10° tritt bei 1,2 % aller Jugendlichen (1,9 % aller Mädchen) auf.
- ▶ **Ätiologie/Pathogenese:**
  - *Wachstumsdeformität,* d. h. stärkste Progredienz im pubertären Wachstumsschub.
  - Schnelleres Wachstum der Wirbelkörper im Vergleich zu den dorsalen Elementen → Zunahme von Lordose und Rotation der Wirbelkörper *(Rotationslordose).*
  - Durch Rotationsfehlstellung *Rippenbuckel und Lendenwulst* (s. Abb. 2.5).
- ▶ **Einteilung:**
  - *Infantil* (bis 3. Lebensjahr): Überwiegend Knaben betroffen, linkskonvex.
  - *Juvenil* (4.–9. Lebensjahr): Überwiegend Mädchen betroffen, rechtskonvex.
  - *Adoleszentenskoliose* (ab 10. Lebensjahr): Überwiegend Mädchen, rechtskonvex.
- ▶ **Klinik:**
  - Initial völlig schmerzlos; Erstdiagnose meist mit 10–12 Jahren als Zufallsbefund (Schwimmbad, Sportunterricht).
  - Schmerzhaftigkeit erst bei zunehmenden degenerativen Veränderungen nach Wachstumsabschluss.
  - Im Verlauf eingeschränkte kardiopulmonale Leistungsfähigkeit möglich.
  - Im Extremfall Minderung von Magen-, Darm- und Nierenfunktion durch Deformierung und Verkürzung des Rumpfes.
  - Schmerzen durch den Druck des Rippenkorbes auf den Beckenkamm.
- ▶ **Diagnostik:**
  - Anamnese:
    - Familienanamnese.
    - Menarche, Stimmbruch.
    - Marfan-Syndrom, Neurofibromatose.
    - Schmerzanamnese: Nachtschmerz, Besserung auf Acetylsalicylsäure (DD: Tumor, z. B. Osteoidosteom).
  - Klinische Untersuchung:
    - Bestimmung von Körpergewicht und Körperlänge (Steh- und Sitzgröße).
    - Bestimmung von Körperlot und Schulterhöhe, Inspektion der Taillendreiecke (verstrichen auf der Konvex-, betont auf der Konkavseite).
    - Rippenbuckel (Höhenmessung mit Messgerät), Lendenwulst bei Vorneigung.
    - ◘ *Hinweis:* Fotodokumentation, Messung mit Moiré-Rasterstereometrie, 3-D-Wirbelsäulenvermessung.
    - Lungenfunktion.
  - Röntgen:
    - *Wirbelsäulenganzaufnahmen im Stehen* (a.–p. und seitlich): Messen der Krümmung nach Cobb (S. 54).
    - *Bending-Aufnahmen:* Beurteilung der Ausgleichbarkeit der Krümmung.

– *Röntgen-Beckenkamm:* Bestimmung der Skelettreife nach Risser (S. 55) zur Beurteilung der möglichen Progredienz der Skoliose. In den Stadien Risser 0–II ist eine rasche Progredienz zu erwarten (Wachstumsschub).

▶ **Konservative Therapie:**

▢ *Beachte:* Unterschiedlicher Behandlungsplan, je nach Alter, Redressierbarkeit und Ätiologie.
- Therapierichtlinien:
  – Krümmungen bis 20° nach Cobb: Krankengymnastik.
  – Krümmungen von 20–45° nach Cobb: Krankengymnastik und Orthesen; klinische und röntgenologische Kontrollen alle 6 Monate, in der Pubertät (rasche Wachstumsphase) alle 4 Monate.
  – Krümmung über 45° nach Cobb: In der Regel operative Therapie.
- *Physiotherapie:* Aktiv redressierend, mobilisierend oder Therapie auf neurophysiologischer Grundlage, z. B. nach Vojta (S. 121).
- *Orthesen:* Prinzip der Wuchslenkung, somit Tragen für 23 h/d notwendig (s. Abb. 16.6)!
  – *Aktivkorsett*: Aktive Haltungsverbesserung durch Kinnpelotten (z. B. Milwaukee-Korsett, Abb. 16.7).

Passivkorsett: Direkter Druck auf die Deformität in Korrekturrichtung sowie Derotation, z. B. Cheneau-Korsett für thorakale Korrektur bis Scheitelwirbel BWK 6 (Abb. 16.8), Boston-Brace für lumbale und thorakolumbale Korrektur < BWK 9/10, Skoliosewinkel 20°–40° (Abb. 16.9).

▶ **Operative Therapie:**
- Indikationen:
  – Zunehmende Skoliose > 40° dorsal und > 30° thorakolumbal und lumbal, noch vor Abschluss des Wachstums.
  – Zunehmende Skoliose > 45° dorsal und > 35° thorakolumbal und lumbal.
  – Fortschreitende Skoliose trotz Korsettversorgung (Akzeptanz klären!).
  – Bei lumbalen Skoliosen von Erwachsenen: Bei Erwachsenen, die aus dem Lot kippen, und bei Erwartung einer raschen Progredienz.
- *Dorsale Spondylodese nach Cotrel-Dubousset* (Abb. 16.10):
  – Prinzip: Korrektur mit vorgebogenem Cotrel-Stab durch Drehung. Weitere Korrekturmöglichkeit durch Kompression und Distraktion in Pfeilrichtung.

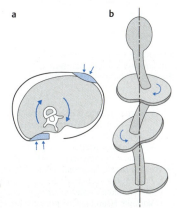

Abb. 16.6 • Korrektur der Skoliose. (aus Baumgartner R., Greitemann B.: Grundkurs Technische Orthopädie. Thieme; 2007)
a Rotation der Wirbelsäule und Asymmetrie des Brustkorbs. Derotationsprinzip durch Anlegen einer vorderen und einer hinteren Pelotte (kurze Pfeile),
b Deformation in der Transversalebene.

16.6 Skoliose

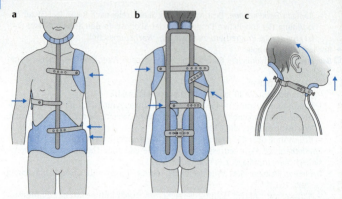

Abb. 16.7 • Milwaukee-Korsett für hochthorakale Skoliosen und zur Extension der Wirbelsäule, Abstützung an Okziput und Kinn, distal an den Darmbeinkämmen, Ausübung von Längszug, keine Detorsion. (aus Baumgartner R., Greitemann B.: Grundkurs Technische Orthopädie. Thieme; 2007)

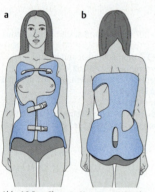

Abb. 16.8 • Cheneau-Korsett zur Korrektur thorakaler Skoliosen. (aus Wirth C. J.: Praxis der Orthopädie. Thieme; 2001)

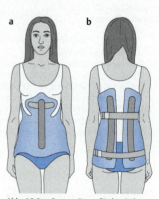

Abb. 16.9 • Boston-Brace für lumbale Skoliosen. (aus Baumgartner R., Greitemann B.: Grundkurs Technische Orthopädie. Thieme; 2002)

- Vorteile: Hohe primäre Stabilität, daher Mobilisation postoperativ meist korsettfrei möglich; gegenüber Harrington-Stab (S. 334) verbesserte Korrektur auch der Rotation um durchschnittlich 20 %.
- Nachteil: Langstreckige Fusion sowohl der primären wie der angrenzenden Sekundärkrümmungen erforderlich.

▶ *Ventrale Derotationsspondylodese (VDS) nach Zielke:*
- Prinzip: Die Korrektur wird von Segment zu Segment von ventral durchgeführt. Deformitäten werden durch eine Verkürzung der vorderen Säule korrigiert.
- Vorteile: Neurologische Komplikationen sind selten (Verkürzung und keine Verlängerung der Wirbelsäule). Kürzere Fusionswege durch verbesserte Rotationskorrektur lassen mehr lumbale Segmente frei als dies bei einer dorsalen Instru-

16.6 Skoliose

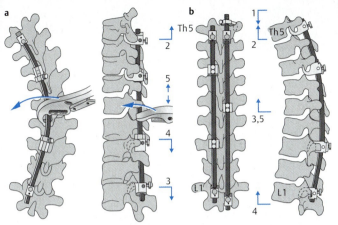

Abb. 16.10 • OP nach Cotrel-Dubousset. (aus Wirth C. J.: Praxis der Orthopädie. Thieme; 2001)
a Drehung des vorgebogenen Cotrel-Stabes (gebogener Pfeil) und Distraktion (gerade Pfeile).
b Nach Instrumentierung anatomisch korrigierte Wirbelsäulensegmente.

mentation möglich wäre (wichtig für die Prognose späterer lumbaler Schmerzen).
- Nachteile: Da eine Thorakotomie oder Thorakophreniko-(lumbo-)tomie erforderlich ist, ist sie für Patienten mit pulmonalen Problemen kontraindiziert. Postoperativ Stabbrüche mit Korrekturverlust und Ausreißen von Endschrauben aus den Wirbelkörpern möglich.
- ▶ *Hinweis:* Verbesserte ventrale Instrumentationen: *Ventraler Hartstab* (Wirbelkörperadaption an den Stab statt Kompression); *ventrale Doppelstabsysteme* (Harms-Zielke).
▶ *Dorsale Spondylodese nach Luque* (s. Abb. 16.11):
- Hauptindikation: Neuromuskuläre Skoliosen.
- Prinzip: Doppelstabsystem. Die Lamina der Wirbelkörper werden einzeln unterfahren, mit Cerclage-Draht segmental sublaminar umfahren und gegen einen in gewünschter Krümmung angebogenen Stab segmental verzwirbelt.
- Vorteile: Korsettfreie Nachbehandlung bei Lähmungsskoliosen. Vorteilhaft v. a. bei Lähmungsskoliosen und neuromuskulären Skoliosen mit Einbeziehung des Beckens: Weiterführen des Luque-Stabes in das Becken möglich (Galveston-Technik). Äußerst kostengünstig.
- Nachteil: Durch das Arbeiten im Spinalkanal auf vielen Ebenen im Thorakalbereich relativ hohes neurologisches Risiko.
▶ *Anterior Release in Kombination mit posteriorer Fusion:* Am thorakolumbalen Übergang über Minithorako- oder Phreniko-(lumbo-)tomie, im thorakalen Bereich über Minithorakotomie oder endoskopisch.
- Prinzip: Resektion der Bandscheiben; allmähliche Korrektur einer starren Hauptkrümmung mittels Haloextension.
- Vorteile: Geringes Risiko neurologischer Komplikationen bei Haupteingriff; 1–2 Wochen nach Release Korrekturausmaß deutlich verbessert.
- Nachteil: Zweizeitige posteriore oder anteriore Fusion.
- Haloextension (S. 525): Präoperativ zur Vordehnung der fixierten thorakalen Krümmung.

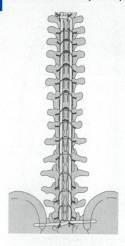

Abb. 16.11 • OP nach Luque. (aus Wirth C. J.: Praxis der Orthopädie. Thieme; 2001)

- Dorsale Spondylodese nach Harrington (nur noch selten angewandt):
  - Prinzip: Korrektur durch Kombination von Distraktion und Kompression. Einbringen eines Distraktionsstabes. Wirbelfusion durch Anfrischung der kleinen Wirbelgelenke und Anlagerung von Knochenspänen entlang des Distraktionsstabes.
  - Vorteile: Bei noch sehr jungen Patienten als passagere Distraktionshilfe einsetzbar: Der Stab kann z. B. nach 6 – 12 Monaten wieder nachgespannt werden, die Fusion bei noch stark wachsendem Skelett kann hinausgezögert werden. Kostengünstig.
  - Nachteile: Postoperativ Rumpfgips erforderlich. Intraoperativ durch Wirbelsäulenverlängerung Gefahr von kompletter oder inkompletter Querschnittsläsion. Relativ hohes Risiko von Hakenausriss, Stabbruch und Pseudarthrose.
  - Heute weitgehend verlassen.
▶ **Prognose:**
  - Abhängig von der Ursache der Skoliose (Grunderkrankung).
  - Umso schlechter, je jünger das Kind, je höher und je stärker die Krümmung ist.
  - Sport und Berufsberatung.

16.7 Thoracic-Outlet-Syndrom (TOS)

▶ **Synonyme:** True Neurogenic TOS, Hyperabduktionssyndrom.
▶ **Definition/Einteilung:**
  - *Neurogene Form:* Chronische Läsion des Truncus inferior des Plexus brachialis.
  - *Vaskuläre Form:* Gestörte Durchblutung peripher der A. subclavia.
▶ **Epidemiologie:** Sehr selten, gehäuft bei langhalsigen Frauen.
▶ **Ätiologie:**
  - Kompression des Truncus inferior durch Halsrippe oder fibröses Band zwischen Halsrippe und 1. Rippe.
  - Gefäßveränderung: Meist aneurysmatische Gefäßaufweitung der A. subclavia im Skalenusdreieck zwischen M. scalenus anterior und medius sowie der 1. Rippe.
  - Sekundär: Nach in Fehlstellung ausgeheilter Klavikulafraktur.
▶ **Klinik:**
  - Neurogenes TOS:
    - Chronischer unilateraler Armschmerz.

- Atrophie der Handmuskulatur, v. a. im Thenarbereich.
- Dysästhesie, v. a. im Versorgungsgebiet des N. ulnaris.
- *Vaskuläres TOS:* Kältegefühl, diffuser Schmerz des Arms, Krämpfe der Muskulatur, Zyanose oder blasse Haut, Pulsverlust.

▶ **Diagnostik:**
- *Klinische Tests:* Positiv bei Auslösung der typischen Symptomatik und Pulsverlust der A. radialis (bessere Verwertbarkeit bei deutlichem Seitenunterschied am gleichen Patienten, sonst nur eingeschränkt reliabel):
  - Adson-Test: Drehung des Kopfes zur erkrankten Seite, Rückneigung des Kopfes und tiefe Inspiration bei hängendem Arm.
  - Wright-Test: Abduzierter und außenrotierter Arm, Schulter zurückgenommen; repetitiver Faustschluss bei eleviertem Arm.
- *Neurophysiologie:* Pathologische Befunde beim relevanten neurogenen TOS.
- *Rö-Thoraxapertur:* Darstellung knöcherner Halsrippen.
- *Ggf. CT/MRT:* Darstellung fibröser Bandstrukturen.
- Arteriografie/MR-Angiografie: Bei V. a. vaskuläres TOS.

▶ **Differenzialdiagnosen:**
- Karpaltunnelsyndrom (S. 396): Häufigste Ursache falscher TOS-Diagnosen!
- Plexusinfiltration durch Tumor (Pancoast).
- Zervikaler Bandscheibenvorfall (S. 325).

▶ **Therapie:** Halsrippen- und Bandresektion über supraklavikulären, posterioren oder transaxillären Zugang.

16.8 HWS-Beschleunigungsverletzung

Grundlagen

▶ **Synonyme:** Der Begriff Schleudertrauma wird heutzutage nicht mehr verwendet, Whiplash Injury. Dezelerationstrauma.

▶ **Epidemiologie:** Häufigkeit national sehr unterschiedlich, (möglicherweise versicherungsrechtlich bedingt); Traumata Grad I–II (Tab. 16.2) sind vorherrschend, Grad III ist selten und zeigt eine stärkere Tendenz zur Chronifizierung.

▶ **Ätiologie:** z. B. Auffahrunfall von hinten: Autoinsassen im vorderen Fahrzeug. Zurück- und anschließendes Vorschleudern des Kopfes ohne Kopfanprall.

▶ *Merke:* Ein Kopfanprall mit dadurch bedingter Abknickung ist per definitionem keine Beschleunigungsverletzung, sondern eine Distorsion der HWS mit Abknickung, Stauchung usw.

▶ **Einteilung:** die überwiegend für gutachterliche Aussagen herangezogene Einteilung nach Erdmann wird immer seltener angewandt. Die allgemeine klinische Einteilung erfolgt nach Quebec Tasc Force (QTF). Siehe Tab. 16.2.

Tab. 16.2 • **Schweregrade einer HWS-Distorsion nach Quebec Tasc Force.**

Grad	0	I	II	III	IV
Klinik	keine Beschwerden, keine neurologischen Ausfälle	Schmerzen im Nacken, Steifigkeitsgefühl, Überempfindlichkeit, keine neurologischen Ausfälle	wie unter I mit zusätzlicher Bewegungseinschränkung, palpatorische Überempfindlichkeit durch Bandscheibenruptur, Muskelzerrung und Hämatom	wie unter II mit neurologischen Symptomen wie abgeschwächte oder aufgehobene Eigenreflexe, sensible Defizite	wie unter II mit WK-Fraktur und/oder diskoligamentärer Zerreißung mit Instabilität

16.8 HWS-Beschleunigungsverletzung

Verlauf und Klinik

- **Verlauf:** In ca. 10 % chronifizierter Verlauf. *Häufiger* bei höherem Alter des Patienten, degenerativen Vorschäden, bereits initial stärker ausgeprägten Beschwerden, bei Frauen, bei radiologischem Nachweis eines Kyphoseknicks.
- **Klinik:**
  - Trauma Grad I–II:
    - Nackenschmerzen, im Tagesverlauf meist zunehmend, ggf. seitenbetont; Nackensteife.
    - Schmerzausstrahlung in den Hinterkopf (90 %), thorakal (30 %), zwischen die Schulterblätter (50 %).
    - Brachialgien, brachiale Parästhesien (25 %).
    - Kopfschmerz (80 – 90 %), mit abendlichem Maximum, dumpf-drückend, Dauer ca. 3 Wochen; verzögerte Rückbildung bei höherem Alter, depressiver Verstimmung, eingeschränkter HWS-Reklination.
    - Schluckbeschwerden, Kloßgefühl, „rauer Hals" (10 %), Kieferschmerzen (4 %).
    - Sehstörungen („Sternchensehen", „Schwarzwerden", „Schleiersehen"; 20 %), Hörstörungen („Watte", „Rauschen"; 20 %).
    - Neurasthenische oder vegetative Störungen (60 %), z. B. Reizbarkeit, Nervosität, Ein- und Durchschlafstörungen, geminderte Konzentrations- und Merkfähigkeit, „weiche Knie", orthostatische Dysregulation; unsystematischer Schwindel in 40 %.

    Hinweis: In ca. einem Drittel der Fälle freies Intervall zwischen Unfall und Beschwerdebeginn von meist 4 – 16 h; möglich bis 24 h, länger kaum erklärbar.
  - Trauma Grad III:
    - Zwangshaltung der HWS.
    - Kopf- und Armschmerzen.
    - Kein freies Intervall.
    - Radikuläre Symptome.

Diagnostik

- **Genaue Unfallanamnese:** Wichtig auch wegen später meist folgender juristischer Auseinandersetzungen!
  - Position im Fahrzeug? Fahrzeug gebremst? Hinterer oder vorderer Auffahrunfall? Kopfhaltung zum Unfallzeitpunkt? Gurt angelegt? Kopfstütze individuell eingestellt? Unfall kommen sehen? Auftreffwinkel? Schadensausdehnung am Fahrzeug?
  - *Unfallnahes Verhalten:* Allein ausgestiegen, an Unfallaufnahme mitgewirkt, wie in Krankenhaus oder nach Hause gekommen? Freies Intervall?
- **Beschwerdeanamnese:** Erst spontane Beschwerdeschilderung, dann gezielte Befragung nach obigen Beschwerden.
- **Körperliche Untersuchung:** Siehe Untersuchung der HWS (S. 31); ggf. Konsil Neurologie, HNO, Augenheilkunde veranlassen.
- **Röntgen:**
  - Röntgen-HWS in 2 (4) Ebenen.
  - Röntgen-Funktionsaufnahmen, passiv gehalten in Re-/Inklination; bei fehlender Rückbildung der Beschwerden ggf. nach 1 Woche wiederholen.
  - Funktionsaufnahmen C 1/2 in passiver Lateralflexion nach Reich, später und bei Begutachtung.
- **Funktions-CT nach Dvorak:** Bei V. a. Kopfgelenkinstabilität.
- **MRT:** Akut nur bei klinischem Nachweis einer Nervenwurzel- oder Rückenmarksschädigung.
  - Spezialaufnahmen zur Darstellung des okzipitozervikalen Bandapparates.
  - Konventionell mit Fettsuppression zur Beurteilung von Bändern und Bandscheiben.

> **Hinweis:** Komplikationen als mögliche Ursache von Teilbeschwerden beachten, z. B.:
> - Prävertebraler Abszess durch Weichteilverletzung, Osteophyten.
> - Chronisches subdurales Hämatom (Kopfschmerzen, Persönlichkeitsveränderungen, Krampfanfälle, Herdsymptome).
> - Gefäßverletzungen der A. vertebralis oder A. carotis.

Therapie

- **Grad I–II:** Ausführliche Aufklärung über Harmlosigkeit der Verletzung!
  - Ohne Instabilitätshinweis in gehaltenen seitlichen Röntgenaufnahmen in Re- und Inklination keine Ruhigstellung mit Orthese erforderlich; körperliche Schonung, aber keine anhaltende Bettruhe.
  - Kälteanwendungen (Eispackungen, die wie ein Kragen fest angewickelt werden); ab dem 3. Tag Physiotherapie mit aktiver Muskeldehnung nach der Kälteapplikation.
  - Analgetika in ausreichender Dosierung, um die Entwicklung eines „Schmerzgedächtnisses" zu verhindern.
  - Muskelrelaxanzien: Diazepam für wenige Tage.
    - Zu erwarten ist eine deutliche Besserung innerhalb 1 Woche und weitgehende Beschwerdefreiheit nach 2 Wochen.
    - Bei protrahiertem Verlauf eventuell erneute gehaltene Röntgenaufnahmen der HWS seitlich in Re- und Inklination zur Überprüfung einer initial nicht nachgewiesenen Instabilität.
    - Ggf. manualtherapeutisches Konsil.
    - Bei Lagerungsschwindel evtl. HNO-ärztliche Lagerungstherapie.
- **Grad III:**
  - Äußere Ruhigstellung mit Halsorthese oder Halo-Jacket.
  - Starke Analgetika.
  - Operative Therapie (S. 525): Bei Instabilität, v. a. hintere Bandzerreißungen und Frakturen.
- **Chronische Beschwerden:**
  - Umfangreiche Diagnostik, auch der Kopfgelenke; segmentale Eingrenzung, manualdiagnostisch und durch Lokalinfiltration der Facettengelenke.
  - Ggf. segmentale Spondylodese.
  - Psychotherapie bei Krankheitsfehlverarbeitung.

Prognose

- Bei Patienten, die nach 2 Jahren bei Nachuntersuchungen beschwerdefrei sind, dauerten die Beschwerden weniger als 2 Monate.
- Neuere Studien zeigen keine beschleunigte HWS-Degeneration 10 Jahre nach einem Beschleunigungstrauma.
  > **Hinweis:** Die Existenz eines „zervikoenzephalen Syndroms" mit anhaltendem Schwindel, Hirnleistungsschwäche, Seh- und Hörstörungen usw. ist zumindest bei Grad I–II nicht zu erwarten.

16.9 Querschnittslähmung

Grundlagen

- **Synonyme:** Tetra-/Paraplegie, -parese.
- **Definition:** Kompletter (Plegie) oder teilweiser (Parese) Ausfall der sensiblen, motorischen und vegetativen Funktionen unterhalb eines Schädigungsortes des Rückenmarks (Läsionsniveau).

16.9 Querschnittslähmung

- **Epidemiologie:** In deutschen Zentren für Rückenmarkverletzte werden pro Jahr etwa 1 200 Neuerkrankte rehabilitiert.
  - Verhältnis Tetraplegiker : Paraplegiker = 40 : 60; m : w = 70 : 30; 1 % Kinder.
  - *Ursachen* (Langzeitstatistik): Verkehrsunfälle 40 %, Arbeitsunfälle 16 %, Sportunfälle 8 %, Erkrankungen 17 %; der Anteil der Arbeitsunfälle nimmt tendenziell ab, der der Erkrankungen (v. a. der Tumoren) dagegen zu.
- **Ätiologie:**
  - *Primäre Erkrankung des Rückenmarks:* Entzündungen (z. B. Multiple Sklerose, Borreliose), Durchblutungsstörungen (Embolie, Thrombose), Gefäßmissbildungen (z. B. Angiome), Rückenmarktumoren (am häufigsten Ependymome).
  - *Erkrankungen des Wirbelkanals mit sekundärer Kompression des Rückenmarks:* Epiduraler Abszess, epidurale Metastasierung, epidurale Blutung bei Gerinnungsstörungen (u. a. bei kindlicher Leukämie, nach Operation oder Punktion).
  - *Erkrankungen der Wirbelsäule:* Spondylitis, primärer oder sekundärer Wirbeltumor, pathologische Frakturen.
  - *Verletzungen der Wirbelsäule:* Wirbelfrakturen; im Bereich der HWS auch isolierte Band- und Bandscheibenverletzungen ohne Wirbelbrüche.

Klinik

- **Spinaler Schock:** Akute Reaktion auf eine massive Rückenmarkschädigung:
  - Hypästhesie oder Anästhesie unterhalb des Querschnittniveaus.
  - Schlaffe, hypotone Lähmung der Muskulatur.
  - Areflexie.
  - Schlaffe Lähmung von Blase und Darm (mit Überlaufblase und Subileus).
  - *Hinweis:* Eine initial vorhandene sog. „sakrale Aufhellung" mit besser erhaltener Sensibilität im Anogenitalbereich gegenüber den übrigen Regionen unterhalb des Querschnittniveaus ist mit einer günstigeren Prognose verbunden.
- **Spastische Querschnittslähmung:** Bildet sich im Laufe einiger Wochen aus:
  - Spastische Muskeltonuserhöhung.
  - Gesteigerte Muskeleigenreflexe, verbreiterte Reflexzonen.
  - *Pathologische Reflexmuster:* Pyramidenbahnzeichen (Patellarsehnen- und Achillessehnenklonus, Knips- und Trömner-Zeichen an den Händen, Babinski-, Gordon-, Oppenheim-Zeichen an den Füßen).

Hinweis: Rückenmarksyndrome:
- *Zentrales Rückenmarksyndrom:* Stärkere Lähmungserscheinungen an den Armen im Vergleich zu den Beinen.
- *Vorderes Rückenmarksyndrom:* Zentrale Lähmung der Extremitäten in Verbindung mit einer gestörten Wahrnehmung von Schmerz, Temperatur und Berührung.
- *Brown-Séquard-Syndrom:* Halbseitige Rückenmarkläsion mit homolateraler Parese und Hypästhesie bei kontralateralem Ausfall der Schmerz- und Temperaturempfindung (dissoziierte Sensibilitätsstörung).
- *Konus- und Kaudasyndrom:*
  - Isolierte Läsion des Conus medullaris (S 3 – S 5) verursacht neben einer „Reithosenanästhesie" Miktions-, Defäkations- und Sexualfunktionsstörungen (Konussyndrom).
  - Bei einer Cauda-equina-Läsion zeigen sich radikuläre motorische und sensible Ausfälle an den unteren Extremitäten.
- *Hinteres Rückenmarksyndrom:* Störungen von Lage- und Vibrationsempfinden. Sensible Ataxie, gestörte Feinmotorik.

Klassifikation (ASIA)

- Anhand der ASIA-Klassifikation unterscheidet man eine komplette von einer inkompletten Querschnittläsion (sensibel und motorisch, Abb. 16.12).

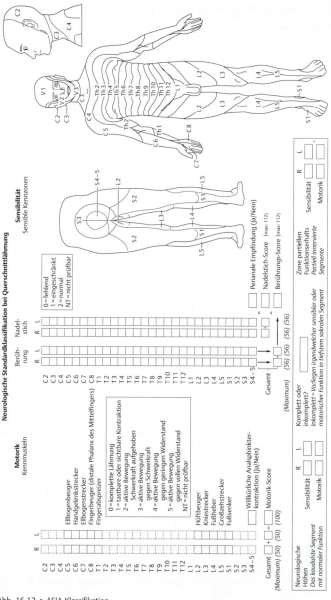

Abb. 16.12 • ASIA-Klassifikation.

16.9 Querschnittslähmung

Diagnostik und Erstversorgung am Unfallort

- **Orientierende Untersuchung:**
  - ◻ *Merke:* Zuerst Sicherstellung der Vitalfunktionen nach ABC-Regel!
  - *Bestimmung der Läsionshöhe:* Entsprechend der Sensibilität: Daumen (C 6), Mittelfinger (C 7), Kleinfinger (C 8), medialer Ellenbogen (Th 1), Mamillen (Th 4), Nabel (Th 10), Leiste (Th 12), Oberschenkel ventral (L 4), Großzehe (L 5), Sohle (S 1).
- **Lagerung, Transport:**
  - *Stiff-Neck* anlegen, sog. Philadelphia-Kragen (S. 103).
  - *Lagerung:* Mit mehreren Helfern, die die WS mit flacher Hand stützen; ein Helfer fasst den Kopf unter leichtem Zug, gleichzeitig mit der anderen Hand Abstützung an der Schulter.
    - *Transport:* Vom Unfallort zur Klinik auf Vakuummatratze; vorzugsweise im Hubschrauber.

Diagnostik in der Klinik

- **Anamnese.**
- **Neurologische Untersuchung (S. 21):** Erster Schritt ist immer die Bestimmung des Läsionsniveaus, damit eine gezielte weitere Bilddiagnostik erfolgen kann.
  - Bei Prüfung der Motorik an den Beinen Fixieren des Beckens durch einen Helfer; bei Prüfung der Motorik an den Armen Fixieren der Schultern durch einen Helfer.
  - ◻ *Merke:* Bei akut aufgetretenen Lähmungen immer rasche notfallmäßige Diagnostik, um das zeitliche Fenster zur evtl. notwendigen operativen Therapie möglichst kurz zu halten (Stunden!).
- ◻ *Beachte:* **Begleitverletzungen ausschließen!** Vorrangig Bauch-, Thorax-, Kopfverletzungen.
  - Frakturen der BWK sind häufig mit Rippenfrakturen und Lungenkontusion vergesellschaftet; Lendenwirbelfrakturen treten häufig zusammen mit Becken- und Beinbrüchen (Kalkaneus) auf (Kettenverletzung!).
  - An stumpfes Bauchtrauma denken (Abdomensonografie).
- ◻ *Hinweis:* Umlagern vorzugsweise mit Schaufeltrage oder wie oben.
- **Röntgen:**
  - *WS-Aufnahmen in 2 Ebenen:* Bei V. a. Wirbelbruch immer die gesamte Wirbelsäule röntgen!
  - *Ggf. CT:* Vorzugsweise bei knöchernen Verletzungen.
  - *MRT:* Bei V. a. Bandscheibenvorfälle, Entzündungen, tumoröse und andere Raumforderungen.
- ◻ *Merke:* Nach Ausschluss einer Rückenmarkskompression ggf. weiterführende neurologische Diagnostik mit Liquoranalyse, Elektrophysiologie usw. (DD: Transversale Myelitis, Guillain-Barré-Syndrom).

Therapie: Übersicht

- **Akuttherapie:**
  - *Ursachenspezifisch:* Bei Rückenmarkkompression in der Regel Entlastungsoperation; bei Instabilität Wirbelsäulenstabilisierung.
  - *Methylprednisolon (NASCIS-II-Schema):* Innerhalb von 8 h nach dem Trauma Bolus von 30 mg/kg KG; dann Infusion mit 5,4 mg/kg KG/h innerhalb von 23 h.
- **Peri- und postakute Therapie:** Prophylaxe und Therapie der Komplikationen.
- ◻ *Beachte:* Beginn bereits in der akuten Behandlungsphase!
- **Langzeitrehabilitation:**
  - *Dauer:* Für Paraplegiker 4–6 Monate, für Tetraplegiker 9 Monate.
  - *Ziele:* Größtmögliche Selbstständigkeit, soziale Reintegration, abhängig vom Lähmungsniveau (Abb. 16.13).

16.9 Querschnittslähmung

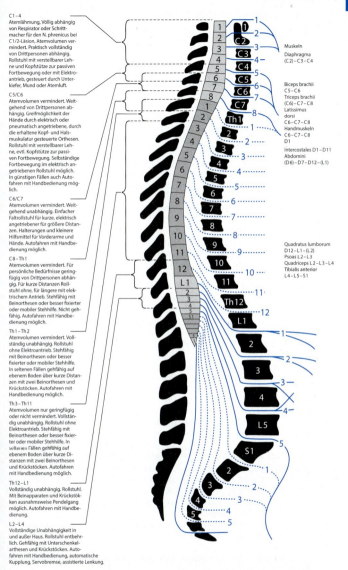

Abb. 16.13 • Kennmuskeln verschiedener spinaler Höhen und daraus resultierende maximale Möglichkeiten der Rehabilitation nach Höhe der Läsion.

16.9 Querschnittslähmung

- *Vorgehen:* Multidisziplinär (Teamgedanke):
  - Ärztliche Therapie.
  - Pflege: Blasen- und Darmentleerung.
  - Ergotherapie: Training von Fertigkeiten, Versorgung mit Hilfsmitteln, Mobilisierung.
  - Physiotherapie: Vermeidung von Kontrakturen, aktives Auftrainieren der verbliebenen Muskulatur, Erlernen spezieller Techniken zum Umlagern und Übersetzen zwischen z. B. Rollstuhl und Bett.
  - Psychosozialer Dienst: Psychologische Betreuung des Patienten und der Familie, Beratung bezüglich Kranken- und Rentenversicherung, Unfallversicherung, Wohnungsfindung, Pflegeversicherung usw.

Postakute Therapie: Harnwege

▶ *Beachte:* Immer frühzeitig den Neurologen zur Mitbetreuung hinzuziehen.
- **Hypotone/atone Blase:** Tritt im spinalen Schock vorübergehend für wenige Wochen auf; dauerhaft bei Schädigung des Conus medullaris oder der Cauda equina.
  - Klinik:
    - Schlaffer Analsphinktertonus, negativer bulbokavernöser Reflex, keine Sensibilität S 2 – 5.
    - Willkürliche Blasensteuerung ist nicht möglich → Überlaufinkontinenz mit drohender Überdehnung der Harnblase; Infektionsgefahr und Gefahr der Nierenschädigung durch Rückstau und aufsteigenden Infekt.
  - *Therapie:* Ziel: Verhinderung von Überdehnung, Infekt, Steinbildung, Harnröhrenschaden.
    - Dauerkatheter für max. 48 h (Gefahr der Harnröhrenstriktur), dann Einmalkatheterismus (4- bis 6-mal tägl.) oder Anlage einer suprapubischen Fistel.
    - Infektprophylaxe durch Ansäuerung mit L-Methionin; Antibiose bei Infekt (Bakteriurie > 10^4 und Leukozyturie > $100/mm^3$).
- **Spastische oder hyperreflexive Blase:** Tritt nach Abklingen des spinalen Schocks bei Läsionen oberhalb des Conus medullaris auf; keine willkürliche Blasensteuerung möglich.
  - *Klinik:* Detrusorhyperreflexie, Sphinkterhyperreflexie; Analreflex positiv, bulbokavernöser Reflex positiv, Sensibilität S 2 – 5 ausgefallen.
  - Therapie:
    - Dauerhaft Einmalkatheterismus (4- bis 6-mal tägl.); im Rahmen der Rehabilitation sollte der Patient das sterile Einmalkathetern (Verfahren der Wahl) selbstständig erlernen, falls funktionell möglich; die glatte Blasenmuskulatur muss dabei mit Parasympatholytika ruhig gestellt werden (z. B. Oxybutynin, Tolterodin).
    - Getriggerte Reflexentleerung durch Beklopfen bei Männern wegen Detrusor-Sphinkter-Dyssynergie (s. u.) meist nur nach Sphinkterotomie sinnvoll.
    - Bei Männern ohne Harnfunktion spontane Reflexentleerung mit Kondomurinal; meist Sphinkterotomie erforderlich; ggf. Einmalkatheterisieren durch Hilfsperson mit anticholinerger Therapie (hoher Pflegeaufwand).
- **Detrusor-Sphinkter-Dyssynergie:**
  - *Klinik:* Spastische Entleerungskontraktion der Blase bei gleichzeitig spastisch erhöhtem Verschluss des externen Blasensphinkters.
  - Therapie:
    - Ggf. Stilllegung des Sphinktermuskels durch Botulinumtoxin-Injektion oder durch Sphinkterkerbung.
    - Medikamentös: M. sphincter internus ist über $\alpha_{1/2}$-Antagonisten beeinflussbar (Phenoxybenzamin, Tumsulosin); der Detrusor über Parasympatholytika.
    - Blasenstimulator bei anders nicht beherrschbaren Störungen.

▶ *Hinweis:* Bei gemischten Lähmungsbildern neurourologische Behandlung erforderlich.

16.9 Querschnittslähmung

Beachte: Erforderliche Kontrollen:
- *Urodynamische Messung:* Zur frühzeitigen Erfassung von pathologisch erhöhten Blasendrücken und Veränderungen des oberen Harntrakts. Anfangs engmaschiger, später in Absprache mit dem Neurourologen jährlich.
- *Urinstatus:* Anfangs wöchentlich, später (in häuslicher Umgebung) 1-mal monatlich.

Postakute Therapie: Atemwege

- **Bei Tetraplegie oberhalb C4:** Komplette Atemlähmung; der Patient ist meist bereits am Unfallort beatmungspflichtig. In der Regel ist eine Langzeitbeatmung erforderlich.
  - Anlage eines Tracheostomas; physiotherapeutische Atemtherapie; endotracheales Absaugen.
  - Es stehen akkubetriebene Beatmungsgeräte zur Verfügung (z. B. Life care), sodass auch diese Patienten im Rollstuhl mobilisiert werden können.
- **Bei Tetraplegie unterhalb C4:** Innervation des Zwerchfells erhalten, Innervation der Atemhilfsmuskulatur jedoch gestört; Vitalkapazität und die Fähigkeit, Schleim abzuhusten, sind erheblich reduziert.
  - Atemtherapie mehrfach täglich.
  - Endotracheales Absaugen, ggf. unter bronchoskopischer Sicht; evtl. Tracheostoma.

Postakute Therapie: Kreislaufsystem

- **Hypotension** (bei Läsionsniveau oberhalb Th 10): Orthostatische Dysregulation aufgrund unvollständiger sympathisch induzierter Vasokonstriktion bei Lagewechsel (z. B. Kippen des Rollstuhls, Hochlagern der Beine). Symptomatische medikamentöse Therapie.
- **Autonome Dysreflexie** (bei Läsionshöhe oberhalb Th 6).
  - **Cave:** Potenziell lebensbedrohliche Komplikation! Tritt bei 50–80 % der Patienten zumindest 1-mal innerhalb der ersten Monate auf.
  - *Auslöser:* Vegetative Reize (Blasendruck, urologische Manipulation), potenziell schmerzhafte Erkrankungen (z. B. Dekubitus im unsensiblen Bereich), Uteruskontraktionen unter der Geburt usw.
  - *Klinik:* Sympathische Aktivierung: Heftige, klopfende Kopfschmerzen bei arterieller Hypertonie; Piloreaktion, Hautrötung und Schwitzen unterhalb der Läsionshöhe; Übelkeit.
    Merke: Hohes Risiko einer hypertonen Hirnblutung, Retinaeinblutung usw.
  - *Therapie:* Ursachenspezifisch; vorrangig effektive RR-Senkung mit 10 mg Nifedipin, ggf. Hydralazin, Diazoxid.
  - *Prophylaxe:* Bei bekannter Neigung zur autonomen Dysregulation Prämedikation mit Nifedipin vor auslösenden Situationen; Dauerprophylaxe mit α_2-Blocker möglich.
- **Herzrhythmusstörungen** (häufig bei Läsionshöhe oberhalb Th 5): Meist Bradykardie durch fehlende supraspinale Kontrolle des sympathischen Systems und Überwiegen des zervikalen parasympathischen Systems.
- **Tiefe Beinvenenthrombose:** Tritt während der ersten 3 Monate bei 50–60 % der Patienten auf; häufig asymptomatisch.
  - *Therapie:* Elastisches Wickeln des betroffenen Beines; Mobilisation bzw. Fortführung der Krankengymnastik; medikamentöse Therapie mit 2 × 1,3 ml niedermolekulares Heparin s. c. (z. B. Mono-Embolex).
  - *Prophylaxe:* In den ersten 2 Wochen pneumatisch komprimierte Wechseldruck-Unterschenkelmanschette, dann Kompressionsstrümpfe (Klasse 2, ohne Maßanfertigung); medikamentöse Prophylaxe mit niedermolekularen Heparinen (z. B. Mono-Embolex s. c. für 4 Monate).
    Merke: Bei komplikationsbedingter Bettruhe nach vorheriger Mobilisation ist eine erneute Prophylaxe erforderlich.

Postakute Therapie: Bewegungsapparat

- ▶ **Wirbelsäulendeformierungen:**
  - Skoliosen und Kyphosen durch Lähmung der wirbelsäulenstabilisierenden Muskulatur oder durch in Fehlstellung verheilte Frakturen.
  - Bei deutlicher Zunahme und Behinderung der Atmung, der Sitzfähigkeit usw. operative Therapie (S. 330) erwägen.
- ▶ **Perartikuläre/heterotope Ossifikationen:** Knochenneubildung in Bindegewebe und Muskel. Ursache unbekannt. Auftreten meist nach 2 – 3 Monaten, selbstlimitierend innerhalb einiger Monate.
  - *Klinik:* Rötung, Schwellung, Überwärmung, Schmerzen, Bewegungseinschränkung des benachbarten Gelenks.
  - Diagnostik:
    - Sonografisch und szintigrafisch frühzeitig sichtbare Strukturveränderungen, radiologisch erst nach einigen Wochen erkennbare wolkige Verkalkungen.
    - Labor: Erhöhung der alkalischen Phosphatase (AP).
  - Therapie:
    - Keine Immobilisation, aber Vermeidung einer forcierten Mobilisation zur Verhinderung weiterer Mikrotraumata.
    - Low-Dose-Bestrahlung: Ca. 5 Gy in 1 – 2 Einzeldosen.
    - Bisphosphonate: z. B. Etidronatdinatrium 20 mg/kg KG/d für bis zu 6 Monate; ggf. Halbierung der Dosis nach einigen Wochen; eine initiale Behandlung mit 300 mg/d i. v. scheint den Erfolg noch zu verbessern.
    - Ergänzend: Indomethazin 3 × 25 mg/d.
    - Chirurgische Maßnahmen: Erst ca. 1 Jahr nach Krankheitsbginn sinnvoll (wenn sich die AP-Werte normalisiert haben); postoperativ Prophylaxe mit Etidronat für 3 Monate.
- ▶ **Schulterbeschwerden:**
  - Ursachen:
    - „Overuse" bei langjähriger Rollstuhlbenutzung: 20 Jahre nach Erkrankungsbeginn bestehen bei 100 % der Patienten Beschwerden.
    - Fehlende Muskelführung bei Tetraplegikern: Bei bis zu 80 % Beschwerden in den ersten Monaten, die sich dann zunächst wieder bessern.
  - *Therapie:* Symptomatisch: Vermeidung der Noxe, NSRA, KG; bei Rotatorenmanschettenruptur (S. 361) ggf. wie bei nicht gelähmten Patienten.
- ▶ **Kontrakturen:**
  - Die Entwicklung einer spastischen Parese mit häufig überwiegender Beugemuskulatur fördert die Entwicklung von Kontrakturen; Kontrakturen wiederum erschweren oder behindern die Mobilität des Patienten (bei Rollstuhlmobilisation, beim eigenem Übersetzen usw.) und erhöhen die Gefahr von Lagerungsschäden.
  - *Prophylaxe:* Konsequente tägliche Krankengymnastik, nach Abschluss der Rehabilitation ambulant 2 – 3 ×/Woche.
- ▶ **Spastik:**
  - Unterhalb der Läsion erhöhte Muskelgrundspannung, überschießende Kontraktion auf passive Dehnung; individuell unterschiedliche Ausprägung.
  - Bei funktioneller Beeinträchtigung, Lagerungsproblemen oder Schmerzen: Medikamentöse Tonussenkung durch Baclofen oder Dantamacrin. Last Resort: Intrathekale Baclofengabe über implantierbare Pumpe.

Postakute Therapie weiterer Komplikationen

- ▶ **Dekubitus:**
  - ◪ *Merke:* Hautschäden können bereits nach einer falschen Lagerung von nur wenig mehr als einer halben Stunde (z. B. auf dem OP-Tisch) auftreten.
  - *Klinik:* Zunächst Hautrötung, die bei Entlastung und gezielter Förderung der Durchblutung reversibel ist; bei irreversibler Schädigung dauerhafte Verfärbung

16.9 Querschnittslähmung

und Nekrose der Haut und/oder Unterhaut und Muskulatur; nach Demarkierung häufig Superinfektion.
- Therapie:
  - Einfacher Dekubitus: Entlastung durch Bettruhe, Würfelmatratze, Wechseldruckmatratze, Clinitron-Bett.
  - Superinfizierter Dekubitus: Chirurgisches Débridement, dann offene Wundbehandlung (Hydrokolloidverbände, Vakuumverbände usw.); operative Sanierung einer Osteomyelitis, plastische Deckung nach einigen Wochen.
- Prophylaxe:
  - Regelmäßiges Umlagern (wechselnd über Seiten- zu Bauch- und Rückenlage) in ca. 4-stündlichem Intervall.
  - Bei instabiler, nicht versorgter Wirbelsäule: Lagerung im Sandwich- oder Hess-Bett.
  - Bei Lähmungsniveau oberhalb C7: Spezielle Sitzkissen und Bettmatratzen (Schaumstoff-, Luftkammer-, Wechseldruckmatratzen); Fremdhilfe beim regelmäßigen Umlagern, auch nachts!
  - Für den Patienten selbst: Lernen von Entlastungstechniken, z. B. regelmäßiges Hochstützen im Rollstuhl.

▶ **Ileus, Subileus:** Darmatonie (paralytischer Ileus) ist Teil jedes spinalen Schocks; sie löst sich innerhalb von 2 – 5 Tagen auf. Behandlung:
- Nahrungskarenz bis zur ersten Defäkation.
- Bis zum Auftreten der Peristaltik nasale Magensonde.
- Regelmäßige Stuhlentleerung anstreben, z. B. in 2-tägigem Rhythmus, durch Laxanziengabe p. o. und Suppositorien.

▶ **Syringomyelie:** Bei traumatischer und kompressionsbedingter Rückenmarkschädigung entsteht fast immer ein Substanzdefekt auf Höhe der Schädigung im Rückenmark; von diesem primären Defekt ausgehend kann es nach Jahren, manchmal sogar Jahrzehnten zu einer *langstreckigen Höhlenbildung im Rückenmark* kommen.
- *Klinik:* Aufsteigen des sensiblen Querschnittsyndroms, häufig in dissoziierter Form (Brown-Séquard-Syndrom); Zunahme der motorischen Ausfälle auch oberhalb des ursprünglichen Querschnittniveaus.
- *Operative Therapie:* Längerstreckige mikrochirurgische Eröffnung der Syrinxhöhle, ggf. Einlage von Drainagen.

Schmerztherapie

▶ **Einteilung/Übersicht:**
- *Nozizeptiver Schmerz:* „Normaler" Schmerz, hervorgerufen durch einen identifizierbaren Stimulus; Ansprechen auf NSAR und/oder Opioide. *Therapie:* Ursächlich, ggf. symptomatisch.
- *Neurogener Schmerz:* Belastungsunabhängiger Schmerz von brennendem Charakter, begleitet von Missempfindungen (Anästhesia dolorosa).
  - Radikuläre oder segmentale Schmerzausbreitung: Schmerzgenerator im Bereich der Nervenwurzeln oder des Hinterhorns.
  - Diffuse Schmerzausbreitung innerhalb der gelähmten Körperpartie: Meist zentraler Deafferentierungsschmerz.
  - ❐ *Merke:* Bei langem (bis mehrjährigem) freiem Intervall zwischen Auftreten der Lähmung und Entwicklung der Schmerzen kernspintomografisch eine Syringomyelie ausschließen!

▶ **Therapie:**
- *TENS:* Nur bei radikulärem Schmerzcharakter erfolgversprechend.
- Medikamentös:
  - Antikonvulsiva: Carbamazepin, Clonazepam; bei allen Medikationen Kombination mit Gabapentin möglich.
  - Antidepressiva mit bevorzugter Wirkung im Noradrenalinstoffwechsel, z. B. Amitriptylin.
  - Opioide.

> **Hinweis:** Die intrathekale Mophiuminfusion über implantierbare Pumpen ist ein effektives, aber letztes Mittel, hohe Komplikationsrate.
- Interventionelle/operative Therapie:
  - Bei radikulären Schmerzen: Periradikuläre Infiltration mit Lokalanästhetikum und ggf. Kortison; selten Ganglionektomie.
  - Bei segmentaler Schmerzausstrahlung: Evtl. DREZ (Dorsal Root Entry Zone Lesion = z. B. Radiofrequenzläsion des Übergangs vom zentralen zum peripheren Nervensystem); die DCS (Dorsal Column Stimulation) hat sich hier nicht bewährt.

16.10 Spondylitis/Spondylodiszitis

Grundlagen

- **Definition:** Akute oder chronische Infektion der Bandscheibe (Spondylodiszitis) und/oder des bandscheibennahen Wirbelkörpers (Spondylitis) durch unspezifische oder spezifische Erreger.
- **Epidemiologie:**
  - Selten.
    - Ausnahme: In Osteuropa (Aussiedler), in Entwicklungsländern (Asylanten) und in Kombination mit AIDS steigt die Inzidenz der Spondylitis tuberculosa.
  - Bis Mitte des 20. Jahrhunderts v. a. tuberkulöse Spondylitis, heute sind *unspezifische Erreger* führend.
  - *Altersgipfel:* Kleinkinder, Erwachsene im 40.–60. Lebensjahr.
  - In 20 % sind mehrere Bewegungssegmente betroffen.
  - *Prädilektionsstelle:* Thorakolumbaler Übergang.
- **Ätiologie/Pathogenese:**
  - Befall eines oder mehrerer Bewegungssegmente *durch Streuung aus einem beliebigen Eiterherd* im Körper (hämatogen, lymphogen oder per continuitatem).
  - *Im Verlauf von Infektionskrankheiten* (bei Cholezystitis, Pneumonie, pulmonalen Tuberkuloseherden) oder *iatrogen* ausgelöst (nach Nukleotomie, Diskografie, Punktion, Infiltration).
  - Einteilung nach zugrunde liegendem Erreger:
    - Spondylitis durch unspezifische Erreger (meist Staph. aureus, evtl. E. coli, Salmonellen, Enterokokken).
    - Spondylitis tuberculosa (Mycobacterium tuberculosis, in Entwicklungsländern noch häufig!).
    - Spondylitis typhosa, brucellosa, luetica, durch Echinokokken oder bei Mykosen.
    - Spondylitis bei anderen Infektionskrankheiten (Masern, Scharlach, Fleckfieber, Pocken, Ruhr).
  - *Schädigungsmuster:* Infektion und Zerstörung des bandscheibennahen Knochens → Einschmelzung/Abszessbildung → Knochenkaverne → ossärer Einbruch → Fehlstellung (Gibbus)/Blockwirbel. Evtl. kommt es zum Durchbruch des Eiters in umgebende Strukturen (Muskulatur, Wirbelkanal) → sog. „Senkungsabszess".
  > **Beachte:** Der Diskus ist beim Kind gefäßversorgt, beim Erwachsenen avaskulär.
  - Kind: Isolierte Diszitis möglich, sekundär Spondylitis.
  - Erwachsener: Erkrankungsbeginn im bandscheibennahen Knochen, sekundär Diszitis.
  - *Risikofaktoren:* Multimorbidität, Immunschwäche, Diabetes mellitus, urogenitale oder gynäkologische Infekte, stattgehabte Wirbelkörperfrakturen.

16.10 Spondylitis/Spondylodiszitis

Klinische Symptomatik

- ▶ **Akute Form:**
  - Fulminanter Beginn.
  - Schwer kranker Patient mit septischen Temperaturen und starken Schmerzen, evtl. neurologische Ausfälle bis zum Querschnittsyndrom.
- ▶ **Chronische Form:** Meist uncharakteristisch (daher Latenz zwischen Krankheits- und Therapiebeginn oft bis zu 3–6 Monate!)
  - Belastungsabhängige und nächtliche Rückenschmerzen.
  - Pseudoradikuläre/radikuläre Schmerzen.
  - Nachtschweiß, Müdigkeit.
  - Subfebrile Temperaturen (Fieber nicht zwingend).
- ▶ **Kinder:** Weigern sich zu sitzen oder zu gehen, zeigen Abstützbedürfnis beim Vorbeugen und Wiederaufrichten, meist keine schweren Allgemeinsymptome, teils *Bauchschmerzen* als Leitsymptom.

Diagnostisches Vorgehen

- ▶ **Klinische Untersuchung:**
  - Lokaler Klopfschmerz, Bewegungsschmerz.
  - Schmerzbedingte Bewegungseinschränkung.
  - Reflektorische Muskeltonuserhöhung, Streckstelle.
  - Neurologische Auffälligkeiten.
  - Kyphotische Fehlstellung im Spätstadium (Gibbus).
- ▶ **Röntgen:**
  - Im Frühstadium oft falsch negative Befunde.
    ▷ *Hinweis:* Die erosive Osteochondrose ist als typische DD schwierig abzugrenzen.
  - Nach einigen Wochen Verschmälerung des Zwischenwirbelraums, Sklerose/Arrosion der Abschlussplatten, ossäre Defekte v. a. im ventralen Wirbelkörper.
  - Im Spätstadium verstärkte Kyphosierung (Gibbus), Blockwirbelbildung als Zeichen der Ausheilung (Abb. 16.14).

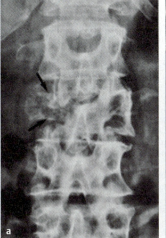 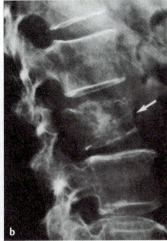

Abb. 16.14 • Fortgeschrittene Spondylitis Th 12 im Röntgenbild. Pfeile zeigen den typischen lytischen Defekt neben Sklerosierungsarealen.
a a.–p.
b und in der Seitaufnahme.

- **MRT mit i. v. Kontrastmittel**:
  - *Goldstandard;* besonders in der Frühphase allen anderen bildgebenden Verfahren überlegen.
  - *Charakteristische Darstellung:* siehe Tab. 16.3.

Tab. 16.3 • **Charakteristische Darstellung der Spondylitis/-diszitis im MRT.**

	T1	T2
Wirbelkörper	hypointens	hyperintens
Diskus	hypointens (verschmälerte Bandscheibe, Vorwölbung nach dorsal) hyperintens nach KM-Gabe	hyperintens („weiße Bandscheibe")
Abszesse	hypointens (mit randständiger KM-Aufnahme)	hyperintens
erosive Osteochondrose	hypointens	meist hyperintens

- **CT:**
  - Zur genauen Beurteilung von ossären Destruktionen (Hinterkante, Bogenwurzeln), für die OP-Planung.
  - CT-gesteuerte Punktion (häufig ohne Keimnachweis) bei V. a. Tbc-Spondylitis, zur Keimgewinnung für eine resistenzgerechte antibiotische Therapie.
- **Labor:**
  - *Infektparameter:* CRP ↑, Leukozytose mit Linksverschiebung, BKS ↑.
  - ◲ *Hinweis:* CRP hat hohe Aussagekraft für Diagnose und Verlauf der Erkrankung.
  - Blutkultur im Fieberschub.
  - Tuberkulintest als Screening.
    - ◲ *Aber:* Ein positiver Test ist nicht beweisend für eine floride Tuberkulose!
  - Bei V. a. Tuberkulose Nachweis der säurefesten Stäbchen in Sputum/Magensaft.

Differenzialdiagnosen

- **Tumoren und tumorähnliche Läsionen:** Ewing-Sarkom, aneurysmatische Knochenzyste, Osteoblastom, Langerhans-Zell-Histiozytose.
- **Metastasen.**
- **Erosive Osteochondrose** (Modic I), s. auch Spondylosis deformans (S. 321).

Konservative Therapie

- **Unspezifische Spondylitis:**
  - *Intravenöse antibiotische Therapie:* Wichtig sind gute Knochen- und Weichteilgängigkeit sowie die Wirksamkeit gegen Staphylokokken. Cephalosporine erreichen beim Erwachsenen nicht den Nucleus pulposus, besser sind Aminoglykoside (Gentamycin), Lincosamide (Clindamycin), Gyrasehemmer (Ciprofloxacin) oder Glykopeptide (Vancomycin). Nach Keimisolierung dem Antibiogramm entsprechend fortführen.
  - Antibiotische Therapie i. v. für 2–4 Wochen, bis eindeutig rückläufige CRP-Werte, dann Umstellung auf orale Gabe möglich. Fortführen für weitere 4–6 Wochen nach Normalisierung des CRP.
  - Analgetika, schmerzadaptierte Mobilisierung, Stützkorsett bei ossärer Fehlstellung.
- **Spondylitis tuberculosa:**
  - *Tuberkulostatika:* Viererkombination (Rifampicin, Isoniacid, Pyrazinamid und Ethambutol) für 2 Monate. Bei komplizierter Tuberkulose zusätzlich Streptomycin. Behandlung über mindestens 7–9 Monate.

Operative Therapie

▶ **Absolute Indikation:**
  - Neurologisches Defizit, Paraparese, Paraplegie.
  - Zunehmende ossäre Destruktion mit hochgradiger Fehlstellung oder Instabilität.
  - Abszessbildung (z. B. epiduraler Abszess nach Punktion, Injektion oder auch postoperativ, Psoasabszess).
▶ **Vorgehen:**
  - *Unisegmentaler Befall:* Ventrale Herdausräumung, Span-Spondylodese und *dorsale* Stabilisierung.
  - *Mehrsegmentaler Befall:* Ventrale Herdausräumung, Span-Spondylodese und *ventrodorsale* Stabilisierung.

Prognose

▶ Bei frühzeitiger und gezielter Therapie ist ein Erhalt des funktionsfähigen Bewegungssegments möglich.
▶ Es gibt fulminante Verläufe mit Querschnittsymptomatik und/oder letalem Ausgang. Die Mortalität lag bis zur Mitte des vergangenen Jahrhunderts bei 40 – 90 %, heute < 5 %.

17 Schulter

17.1 Os acromiale

Grundlagen

- **Definition/Ätiologie:** Nonunion der Ossifikationskerne des Akromions (s. Abb. 17.1). Prinzipiell nicht pathologische Normvariante; oft Zufallsbefund.
- **Epidemiologie:** Inzidenz 2 %, in ca. 60 % beidseitig; erhöhte Inzidenz bei gleichzeitiger Ruptur der Rotatorenmanschette.

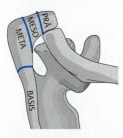

Abb. 17.1 • Einteilung der Ossifikationskerne: Präakromion, Mesoakromion, Metaakromion, Basisakromion = Spina scapulae.

Klinik

- Meist asymptomatisch, selten subakromiale Schmerzen bei Abduktion und Flexion.
- Evtl. Schwäche und Retraktion des M. deltoideus bei großem, hypermobilem Mesoakromion.

Diagnostik und Differenzialdiagnosen

- **Röntgen:** Schulter a.–p. und axial.
  - *Beachte:* Die Fusion der Ossifikationszentren ist erst im 25. Lebensjahr abgeschlossen; Fehldeutung als Fraktur möglich.
- **Differenzialdiagnosen:** Impingement (S. 356), Akromionfraktur, ACG-Luxation, Klavikulafraktur (S. 634).

Therapie

- **Vorbemerkung:** Nur in Ausnahmefällen – bei symptomatischem mobilem Os acromiale – ist eine Therapie erforderlich. Wichtig ist das Erkennen als Normvariante und der Ausschluss anderer Pathologien.
- **Operative Therapie:**
  - *Hakenförmiges stabiles Präakromion, hakenförmiges stabiles Mesoakromion:* Arthroskopische Akromioplastik; Technik bei Impingementsyndrom (S. 358).
  - *Instabiles Mesoakromion und intakte Rotatorenmanschette:* Arthroskopische Spaltdenervierung aus dem Subakromialraum mit elektrothermischer Sonde.
  - *Kleines Präakromion:* Arthroskopische Exzision.
    - *Großes hypermobiles Mesoakromion*: Zuggurtungsosteosynthese; transakromialer Zugang.
  - *Cave:* Vaskulärer Erhalt des peripheren Fragments; keine Denervation des Spalts.
    - Ggf. Versorgung eines Rotatorenmanschettendefekts.
    - Anfrischen des Spalts und Aufrichten der akromialen Epiphyse mit Überkorrektur.
    - Stabilisierung mit kanülierten Schrauben und Zuggurtung.

17.2 Akromioklavikulargelenksprengung (ACG-Sprengung)

Grundlagen

- **Definition:** Verletzung der stabilisierenden Strukturen des AC-Gelenks:
  - Ligg. coracoclavicularia (Lig. trapezoideum, Lig. conoideum).
  - Lig. acromioclaviculare mit Gelenkkapsel.
  - Discus articularis.
  - Deltotrapezoidfaszie.
- **Ätiologie:** Häufig direktes Trauma der Schulter; meist Sturz auf den angelegten Arm, seltener bei Sturz auf den ausgestreckten Arm.
- **Pathomechanismus:**
  - Ruptur der Ligg. coracoclavicularia und acromioclaviculare → vertikale (und horizontale) Instabilität mit relativem Klavikulahochstand.
  - Ruptur der Deltotrapezoidfaszie → höhergradige vertikale und horizontale Instabilität.
- **Einteilung/Klassifikation** nach Rockwood: Grad I–VI (Grad I–III sind identisch mit Tossy Grad I–III); s. Tab. 17.1 und Abb. 17.2.

Tab. 17.1 • **Klassifikation nach Rockwood.**

Grad	ACG-Kapsel	korakoklavikuläre Bänder (CC-Bänder)	Dislokation
I	Überdehnung	intakt	keine
II	Ruptur	Überdehnung	Subluxation um ca. eine halbe Klavikulabreite
III	Ruptur	Ruptur	Luxation um eine Schaftbreite
IV	Ruptur, zusätzlich rupturierte Deltotrapezoidfaszie	Ruptur	Luxation der Klavikula nach dorsal
V	Ruptur, zusätzlich rupturierte Deltotrapezoidfaszie	Ruptur	Luxation mit hochstehender Klavikula (100–300 % im Seitenvergleich) und horizontaler Instabilität
VI (selten)	Ruptur, zusätzlich rupturierte Deltotrapezoidfaszie	Ruptur	Luxation der Klavikula unter das Korakoid

Klinik

- Schmerzen, Schonhaltung, Klavikulahochstand.
- Eingeschränkter Bewegungsumfang.

Diagnostik und Differenzialdiagnose

- **Untersuchung:** Pseudohochstand der Klavikula, federnde Klavikula, sog. Klaviertastenphänomen (S. 39), Druckschmerz.
- **Röntgen:** Schulter true a.–p., axial (bei V. a. Rockwood IV ggf. Vergleich mit Gegenseite), Y-View, Zielaufnahme des AC-Gelenks nach Zanca, zusätzl. ggfs. Alexander-Aufnahme, Schulter a.–p. mit 5–10 kg Belastung bei chronischer Luxation mit Seitenvergleich (keine „Panoramaaufnahme" wegen unnötiger Bestrahlung der Schilddrüse).
  - Relativer Klavikulahochstand.
  - Vergrößerter korakoklavikulärer Abstand.
  - Dorsale Subluxationsstellung (axiales Bild; Alexander-Aufnahme)

17.2 Akromioklavikulargelenksprengung (ACG-Sprengung)

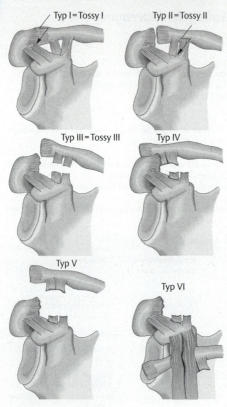

Abb. 17.2 • Klassifikation der ACG-Verletzung nach Rockwood, Typ I–VI. (aus Mutschler W., Haas N. P.: Praxis der Unfallchirurgie. Thieme; 2004)

- **Sonografie:** Beurteilung der Integrität der Deltotrapezoidfaszie, Ausschluss einer Rotatorenmanschettenruptur.
- **Differenzialdiagnose:** Laterale Klavikulafraktur (S. 634) als isolierte oder kombinierte Verletzung.

Therapie

- **Therapieprinzipien:**
  - *Akute Luxation:* Gelenkreposition, Entfernung von Interponaten, Bandrekonstruktion, Rekonstruktion der Deltotrapezoidfaszie.
  - *Chronische Luxation:* Stabilisierung und funktionelle Wiederherstellung des Schultergürtels.
- **Konservativ:**
  - *Indikation:* Akute Läsion Grad I–II nach Rockwood (ggf. Grad III bei geringer Beanspruchung).
  - *Vorgehen:* Schmerzabhängig bis zu 4 Wochen Antiphlogistika. Für 2 Wochen Armschlinge, ggf. Tapeverband. Bewegung je nach Schmerzen nicht über die Horizontale hinaus.
- **Operativ:** s. Akromioklavikulargelenkluxation (S. 546).

17.3 Arthrose des Akromioklavikulargelenks (ACG)

Grundlagen
- **Epidemiologie:** Ab dem 50. Lebensjahr meist vorhanden; in 50 % asymptomatisch.
- **Ätiologie:** Idiopathisch, rheumatisch, posttraumatisch, Überbelastung.

Klinik und Diagnostik
- Schmerzen bei Schulterbewegungen über der Horizontalebene.
- **Untersuchung:**
  - Lokaler Druckschmerz.
  - Oberer Painful Arc (S. 37).
  - Cross-Body-Test (S. 40) positiv.
  - ACG-Lokalanästhesietest (S. 39) positiv.
- **Röntgen:** Schulter in 3 Ebenen und Zanca-View (S. 56):
  - Osteolysen, unebene Gelenkflächen.
  - Sklerosierungszone.
  - Subklavikulärer Osteophyt (unspezifisches Zeichen).
- **MRT:** Knochenmarksödem (T 2-Sequenz), Flüssigkeitsanreicherung im Gelenk (T 2-Sequenz), Osteolysen.

Differenzialdiagnosen
- Osteolysen der lateralen Klavikula (durch wiederholte Mikrotraumata, z. B. durch Bodybuilding).
- Primäres Impingement (S. 356), Rotatorenmanschettenruptur (S. 361), Schultersteife (S. 365), Omarthrose (S. 367), Tendinosis calcarea (S. 363).
- Rheumatoide Arthritis (S. 185), Psoriasisarthritis (S. 207).
- Tumor.

Konservative Therapie
- Intraartikuläre Injektionen (Lokalanästhetikum, evtl. Kortikosteroide).
- Nicht steroidale Antiphlogistika.
- Physikalische Anwendungen: Kryotherapie, Wärme.
- Physiotherapie: Dehnen der Mm. pectoralis major und minor.

Operative Therapie
- **Indikation:** Versagen konservativer Maßnahmen.
- **OP-Technik:** *Arthroskopische ACG-Resektion:*
  - Diagnostische glenohumerale Arthroskopie (dorsaler Standardzugang), dann Wechsel nach subakromial; zusätzliches laterales Portal.
  - Identifikation von Begleitpathologien.
  - Schonung des kranialen und dorsalen Anteils des klavikoakromialen Bandapparates.
  - Weitere Resektion des ACG über zusätzlichen anterioren Zugang unmittelbar vor dem ACG.
  - Resektion der kaudalen Osteophyten aus dem Subakromialraum („Co-Planing") und dachgiebelartiges Erweitern des ACG mit Shaver/Acromionizer unter Erhalt der dorsokranialen Gelenkkapsel.
  - Elektrothermische Denervation.
- **Nachbehandlung:**
  - *1.– 2. Woche:* Armschlinge. Pendelbewegungen bis zur Horizontalen. Danach zunehmend freie aktive und passive Beweglichkeit; keine Gewichtsbelastung über der Horizontalebene.

- **Komplikationen:**
  - *ACG-Instabilität:* Bei ausgiebiger Resektion des Akromions oder der lateralen Klavikula (> 1 cm und Resektion des Lig. coracoclaviculare).
  - *Spinoklavikuläres posteriores Impingement:* Durch Verlust der horizontalen Stabilität und Subluxation nach dorsal.

17.4 Instabilität des Sternoklavikulargelenks (SCG)

Grundlagen

- **Anatomie:**
  - Kugelgelenk mit hoher Inkongruenz der Gelenkflächen; Stabilität durch Kapsel-Band-Apparat gegeben (Lig. intraarticulare, Lig. costoclaviculare, Lig. interclaviculare, Gelenkkapsel).
  - Beteiligung des SCG bei der Schulterbewegung: 45 – 50°-Rotation in der Klavikulalängsachse bei Flexion/Extension der Schulter, 45°-Elevation bei Abduktion.
- **Ätiologie:** Indirektes Trauma mit Sturz auf den ausgestreckten Arm oder direktes Anpralltrauma.
- **Klassifikation nach Allman:**
  - *Grad 1:* Stabil ohne wesentliche Dislokation, Röntgen unauffällig.
  - *Grad 2:* Subluxation, Teilruptur des Lig. costoclaviculare, evtl. Diskusläsion.
  - *Grad 3:* Komplette Ruptur von Lig. costoclaviculare, Gelenkkapsel und Diskus; deutliche Stufenbildung; leere Gelenkpfanne im Röntgen (DD: Epiphysenlösung des medialen Klavikulaendes).

Klinik, Diagnostik und Differenzialdiagnosen

- Schwellung, Hämatom, Druckdolenz; Bewegungsschmerz in allen Ebenen; ventrale oder dorsale Fehlstellung bei Grad-3-Läsion.
- *Cave:* Bei hinterer Luxation Begleitverletzungen an Trachea, Pleura, großen Gefäßen möglich → Angiografie.
- **Diagnostik:**
  - Lokaler Druckschmerz, palpable Instabilität.
  - Schmerz bei Re- und Protraktion sowie Anheben der Schulter gegen Widerstand.
  - *Röntgen:* Thorax p.-a. und seitlich, Sternum seitlich. Subluxation/Luxation meist schlecht darstellbar.
  - *CT:* Mittel der Wahl zur exakten Darstellung des SCG.
- **Differenzialdiagnosen:** Mediale Klavikulafraktur (S. 634), Friedrich-Syndrom (aseptische Nekrose des medialen Klavikulaendes, Tietze-Syndrom (schmerzhafte Verdickung der Rippenknorpel C 2/C 3 am Sternalansatz), Arthrose/Arthritis des SCG (S. 355).

Therapie

- **Konservativ:** Bei Luxation Grad 1 und 2; Rucksackverband für einige Tage.
- **Operativ:** Bei Luxation Grad 3.
  - *Vordere Luxation Grad 3:* Repositionsversuch in Kurznarkose:
    - Rückenlage, Tuchrolle zwischen die Schulterblätter; Zug am 75° abduzierten und hyperextendierten Arm, Druck auf das mediale Klavikulaende.
    - Nur innerhalb 48 h posttraumatisch sinnvoll.
    - Reposition kann selten gehalten werden.
  - *Hintere Luxation Grad 3:* Geschlossener Repositionsversuch in Vollnarkose unter OP-Bereitschaft:
    - Lagerung und Zug wie bei vorderer Luxation.
    - Ggf. Zug am medialen Klavikulaende mit scharfer Tuchklemme.
    - Bei Reposition deutliches Schnappen.

- Offene Stabilisierung bei erfolgloser geschlossener Reposition und Retention:
  - Elektrothermische Denervation und Reposition des SCG.
  - Rekonstruktion des Kapsel-Band-Apparates mit Glasfaserfäden oder -bändern.
  - Stabilisierung mit Sehnentransplantat.
- *Offene Stabilisierung bei älteren Läsionen:* Mediale Klavikularesektion (1 cm) und Fixierung an der 1. Rippe mit transossären Nähten.
- ❒ *Cave:* Verletzung der unmittelbar hinter Sternum und 1. Rippe liegenden Strukturen (Lunge, Aorta).
▶ **Nachbehandlung:** Rucksackverband für 4–6 Wochen.

17.5 Arthrose und Arthritis des Sternoklavikulargelenks (SCG)

Grundlagen

▶ **Epidemiologie:** Selten.
▶ **Ätiologie:** Posttraumatische Fehlstellungen, chronische Instabilität, entzündliche Ursachen (z. B. rheumatische Arthritis mit ventraler Subluxation).

Klinik, Diagnostik und Differenzialdiagnosen

▶ Lokaler Schmerz mit Projektion Richtung M. pectoralis major, verstärkt bei Bewegungen in der Horizontalebene; aktive Schulterbeweglichkeit stark eingeschränkt.
▶ **Diagnostik:**
  - *Untersuchung:* Cross-Body-Test (S. 40) positiv, Lokalanästhesietest (S. 39) positiv.
  - *Labor:* Rheumaserologie.
  - *Röntgen:* Thorax p.–a. und seitlich, Sternum seitlich (Osteolysen, Sklerosierung, Subluxation).
  - *MRT:* Differenzialdiagnostische Abklärung (Infekt, Tumor?).
▶ **Differenzialdiagnosen:** Infekt, Tumor, kardiopulmonale Ursachen, Friedrich-Syndrom (aseptische Nekrose des medialen Klavikulaendes), Tietze-Syndrom (schmerzhafte Verdickung der Rippenknorpel C 2/C 3 am Sternalansatz).

Therapie

▶ **Konservativ:**
  - Intraartikuläre Injektion von Kortikoiden.
  - NSAR bei unspezifischer Arthritis.
  - Vermeiden schmerzprovozierender Momente (Bewegung um/über die Horizontale, Heben von Lasten).
  - Physiotherapie mit Dehnung der Mm. pectoralis major und minor.
▶ **Operativ:**
  - *Indikation:* Versagen konservativer Maßnahmen nach mindestens 6 Monaten.
  - *OP-Technik:* ggfs. mediale Klavikularesektion (1 cm):
    - Interposition der Kapsel, Erhalten der kostoklavikulären Bänder.
    - Ggfs. Sehnencerclage in 8-er Konfiguration über Sternum und Klavikula.
    - Ggfs. zusätzliche Fixierung an der 1. Rippe mit Fadenanker.
▶ **Nachbehandlung:** Rucksackverband für 4–6 Wochen.
▶ **Prognose:** mäßig; häufig persistierende Schmerzen, ventrale Luxation häufig nicht nachhaltig stabil.

17.6 Impingement

Grundlagen

- **Definition:** Sammelbegriff für schmerzhafte Funktionsstörungen der Schulter durch extra- oder intraartikuläres Einklemmen von Weichteilgewebe in definierten Positionen.
- **Einteilung, Ätiologie und Pathomechanismus:**
  - *Subakromiales Impingement* (Outlet-/Non-Outlet-Impingement): Beteiligung von Akromion, Lig. coracoacromiale, Bursa subacromialis, Supraspinatussehne und Tuberculum majus.
    - Bei mittelgradiger Abduktion Einengung des Subakromialraumes → Bursitis subacromialis → Supraspinatusläsion.
    - Ätiologie s. Tab. 17.2.

Tab. 17.2 • **Ätiologie des subakromialen Impingements.**

extrinsische Faktoren		intrinsische Faktoren
primäres (Outlet-)Impingement	*sekundäres (Non-Outlet-)Impingement*	
= mechanische Faktoren, die zur Einengung führen	= Einengung durch andere Ursachen	= primäre Veränderungen der Sehne selbst
• ventraler Akromionsporn	• fehlende Kopfdepression (bei RM-Ruptur)	• einklemmungsbedingte Minderdurchblutung
• pathologische Akromionkonfiguration (Bigliani Typ III)	• gestörte Biomechanik (durch muskuläre Dysbalance, Frozen Shoulder, Hyperlaxität, Instabilität)	• Überbeanspruchung
• AC-Gelenksosteophyten	• Bursitis	• degenerative Schädigung des SSP
• mobiles Os acromiale	• Tendinosis calcarea	
• in Fehlstellung verheilte Tuberculum-majus-Fraktur	• neurogene Schädigungen	
• Vernarbungen der RM nach Naht		

AC = Akromioklavikular(-gelenk), RM = Rotatorenmanschette, SSP = Supraspinatussehne

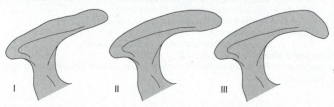

Abb. 17.3 • Morphologische Akromiontypen nach Bigliani und Morrison. Typ I: flach, Typ II: gebogen, Typ III: hakenförmig. (aus Gohlke F., Hedtmann A.: Schulter. Thieme; 2002)

- *Subkorakoidales Impingement:* Beteiligung von Tuberculum minus, Subskapularissehne und Proc. coracoideus.
  - Bei Flexion und Innenrotation → Subskapularisläsion.
  - Ätiologie: Selten primär durch prominentes Korakoid; meist sekundär bei bestehender anterosuperiorer Subluxation des Oberarmkopfes.

Klinik

- Belastungs- und positionsabhängige Schmerzen; häufig Nachtschmerzen (Liegen auf der Schulter nicht möglich).
- Schmerzbedingtes Kraftdefizit.

Diagnostik und Differenzialdiagnosen

- **Klinische Untersuchung:**
  - Schmerzen bei aktiver oder passiver Abduktion.
  - Impingement-Tests (S. 37) *positiv*: Painful Arc, Neer-Zeichen, Hawkins-Kennedy-Zeichen, Matsen-Zeichen, Jobe-Test, subakromialer Lokalanästhesie-Infiltrationstest.
    - *Cave:* Bei Schmerzpersistenz nach Lokalanästhesie-Infiltration an intraartikuläre Pathologie denken.
- **Röntgen:** Schulter true a.–p. (S. 56), axial, Y-View (S. 56):
  - Subakromiale Sklerosierungslinie und Spornbildung.
  - Pathologische Akromiontypen nach Bigliani (Abb. 17.3).
  - Os acromiale.
  - Enthesiopathiezeichen am Tuberculum majus (Sklerosierung und Zystenbildung).
  - Messung des akromiohumeralen Abstands (AHA):
    - Normal: 9–12 mm.
    - < 7 mm bei Supraspinatussehnenruptur.
    - < 5 mm bei vollständiger RM-Ruptur (SSP, SSC, ISP).
- **Sonografie:**
  - Kaliberschwankungen von Bursa und Rotatorenmanschette.
  - Rotatorenmanschettenausdünnung.
  - Beurteilung von Instabilität (Subluxation/Luxation) und Integrität der langen Bizepssehne.
- **MRT nativ:**
  - Krümmung des Akromions.
  - Verdickungen des Lig. coracoacromiale.
  - Hyperintensität der Bursa subacromialis (Bursitis).
  - ACG-Arthrose mit inferiorer Osteophytenbildung.
  - Rotatorenmanschettenläsion.
  - Verschmälerung des subakromialen und subkorakoidalen Raums.
  - Intervall-Läsion (S. 361) und Subskapularisläsionen mit Instabilität der langen Bizepssehne (Subluxation/Luxation).
- **Differenzialdiagnosen:** HWS-Pathologie, z. B. zervikales Wurzelkompressionssyndrom (S. 324); Nervenkompressionssyndrome, ACG-Symptomatik, adhäsive Kapsulitis, z. B. Frozen Shoulder (S. 365).

Therapieprinzipien

- **Therapieziele:** Behebung des intra- oder extraartikulären Konflikts und Versorgung der Begleitläsionen.
- *Merke:* Keine mehrfachen Injektionen von Kortikosteroiden in das Schultergelenk oder den Subakromialraum (Infektionsgefahr und Gefahr der Sehnendegeneration).

Konservative Therapie

▶ **Indikationen:**
- Outlet-Impingement bei Akromion Typ I ohne strukturelle Defekte.
- Non-Outlet-Impingement bei muskulärer Dysbalance.

▶ **Vorgehen:**
- Subakromiales Outlet-/Non-Outlet-Impingement, subkorakoidales Impingement:
  - Medikamentös: Analgetische und antiinflammatorische Therapie (NSAR).
  - Physiotherapie: Kräftigung der Rotatorenmanschette, Mm. lat. dorsi, pectoralis major, Zentrierung und Kaudalisierung des Oberarmkopfes.

Operative Therapie

▶ **Indikation:** Therapierefraktäre Impingementsymptomatik, deutliche Sporne/Osteophyten, Typ III Akromion.
- **OP-Technik:** *Subakromiales Outlet-Impingement:* Arthroskopische subakromiale Dekompression (ASAD), ggf. offene subakromiale Dekompression (Akromioplastik).
  - Diagnostische Arthroskopie (dorsaler Standardzugang), glenohumeral.
  - Identifikation von Begleitpathologien.
  - Wechsel des Arthroskops nach subakromial, zusätzliches laterales Portal, Bursektomie, Blutstillung und Denervation mit elektrothermischer Sonde.
  - Mögliche Resektion eines anterioren Akromionsporns mit Shaver/Acromionizer um halbe Shaver-Breite (ca. 3 – 4 mm) nach medial bis auf Höhe des ACG.
  - Kombination mit Co-Planing und arthroskopischer ACG-Resektion (S. 353) möglich (ARAC).
- Subkorakoidales Impingement:
  - Arthroskopische subkorakoidale Dekompression (Korakoidplastik).
  - Ggf. Subskapularisrekonstruktion, Adressierung von Pathologien der langen Bizepssehne.

▶ **Nachbehandlung:**
- Nach isolierter subakromialer Dekompression:
  - *1. – 2. Woche:* Armschlinge. Pendelbewegungen bis zur Horizontalen. Danach zunehmend freie aktive und passive Beweglichkeit; keine Gewichtsbelastung über der Horizontalebene bis zur 6. Woche.
- Nach Subskapularisrekonstruktion und Tenodese/Tenotomie der langen Bizepssehne (S. 551).

▶ **Prognose:** In der Regel gute Ausheilung ohne Funktionsverlust nach 8 – 12 Wochen.

▶ **Komplikationen:**
- Postoperatives Einsteifen der Schulter, sog. Frozen Shoulder (S. 365).
- Akromionfraktur.
- Mobilisierung eines Os acromiale.
- Bursaseitige Verletzung des M. supraspinatus.
- Komplette Resektion des korakoakromialen Bandes.

17.7 Anterosuperiores/posterosuperiores Impingement (ASI/PSI)

Grundlagen

▶ **Anterosuperiores Impingement (ASI):** Beteiligung von artikularseitigen Anteilen der anterosuperioren Rotatorenmanschette und dem anterosuperioren Glenoidrand.
- Bei Flexion, Adduktion und Innenrotation → Rotatorenintervall-Läsion (S. 361), Subskapularisläsion, Läsion der langen Bizepssehne.

17.7 Anterosuperiores/posterosuperiores Impingement (ASI/PSI)

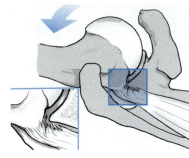

Abb. 17.4 • Posterosuperiores Impingement (nach Walch und Mitarbeiter 1992). In endgradiger Außenrotation und Abduktion kommt es zu einem Anschlagen des Tuberculum majus und der Unterfläche der Supraspinatussehne am hinteren und oberen Glenoidrand. (aus Gohlke F., Hedtmann A.: Schulter. Thieme; 2002)

- **Posterosuperiores Impingement (PSI,** Werferschulter): Beteiligung von artikulärseitigen Anteilen der Sehne des M. supraspinatus und posterosuperiorem Glenoidrand.
  - Bei Abduktion, Außenrotation und Extension → posterosuperiore Labrumläsion und artikulärseitige RM-Partialläsion (am Supraspinatus-Infraspinatus-Übergang; Abb. 17.4). Nachtschmerz.
  - Ätiologie/Auftreten: Meist Überkopfsportler betroffen (Volleyball). Wichtigste Verletzung im Baseball.

Klinik

- **ASI:** Schmerz v. a. in Innenrotation, Flexion, Adduktion (Kontakt zwischen Pulley/Subscapularis und anterosuperiorem Glenoidrand).
- **PSI:** Pathologische Kaskade vom *Funktionsverlust* (eingeschränkte Innenrotation in 90°-Abduktion um 15–20° im Seitenvergleich ist pathologisch [„Glenohumeral Internal Rotation Deficit", GIRD]) über *Schmerz* (posterosuperior, beim Wurf in maximaler Ausholbewegung) zum *Strukturschaden*, z. B. Rotatorenmanschettenläsion (S. 372), SLAP-Läsion (S. 372) (Abb. 17.6).

Diagnostik und Differenzialdiagnosen

- **Klinische Untersuchung:**
  - *ASI:* Druckschmerz Sulcus bicipitalis, positive SSC-Tests (S. 362).
  - *PSI:* Innenrotationsdefizit, schmerzhafte maximale hohe Außenrotation, Hyperangulationstest (forcierte maximale Abduktion/Außenrotation durch den Untersucher), O'Brien-Test, Werfertest (Schmerz bei Wurfbewegung gegen Widerstand aus maximaler Ausholbewegung: „Late Cocking"), Bizepstests (nicht spezifisch).
- **MRT mit intraartikulärem KM:**
  - **Merke:** Zusätzliche Funktionsaufnahmen in Abduktion/Außenrotation (ABER-Position) sinnvoll bei PSI zur Beurteilung des Kontaktes zwischen Supraspinatus (SSP)-Sehne und posterosuperiorem Glenoid (Abb. 17.5).
  - Beurteilung der langen Bizepssehne/des Bizepsankers:
    - ASI: Degeneration der LBS, Pulley-Läsion.
    - PSI: Läsion am Bizepsanker meist als SLAP-IIB-Läsion (posteriorer SLAP II), Labrumläsion.
  - Beurteilung der Rotatorenmanschette:
    - ASI: Subskapularisruptur/-partialruptur.
    - PSI: Artikulärseitige Supraspinatusläsion.
  - Abstand reduziert zwischen Korakoid und Tuberculum minus (normal > 7 mm): DD subkorakoidales Impingement.
- **CT, Röntgen und Sonografie** sind von untergeordneter Bedeutung.

17.7 Anterosuperiores/posterosuperiores Impingement (ASI/PSI)

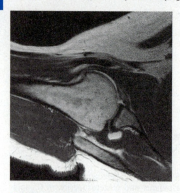

Abb. 17.5 • MRT-Arthrografie in Abduktion/Außenrotation (ABER-Position). Pathologischer Kontakt des Tuberculum majus mit dem Ansatz der Supraspinatussehne und dem posterioren Glenoid.

▶ **Differenzialdiagnosen:**
- Subakromiales/subkorakoidales Impingement.
- Glenohumerale Instabilität.
- Skapuladyskinesie.
- Arthrose.

Konservative Therapie

▶ **Indikation:** Frühstadium des ASI/PSI ohne strukturelle Defekte.
▶ **Vorgehen:**
- Vermeidung schmerzauslösender Positionen, Trainings- und Wettkampfpause. Ggf. Modifikation der sportartspezifischen Technik.
- *Medikamentös:* Analgetische und antiinflammatorische Therapie (NSAR).
- *Physiotherapie:* Stretching der posterioren Gelenkkapsel (bei Innenrotationsdefizit), skapulothorakale Stabilisierung.

Operative Therapie

▶ **Indikationen:** Persistierende Beschwerden, nachweisbare Strukturschäden.
▶ **ASI:** Arthroskopische Behandlung der Läsionen:
- LBS-/Pulley-Läsion: LBS-Tenodese/-Tenotomie (S. 551); Rekonstruktion des Pulleys meist erfolglos.
- Subskapularisläsion: Refixierung mit Fadenankern (S. 546).
- Hypertrophes/fehlverheiltes Korakoid: Korakoplastik.
▶ **PSI:** Arthroskopische Behandlung der Läsionen:
- SLAP-Läsion (S. 373): Refixierung mit Fadenankern oder Tenotomie/Tenodese.
- Artikulärseitige Supraspinatusruptur: Débridement bzw. transtendinöse Naht (Ruptur > 50 % der Sehnendicke).
- Verdickte posteriore Kapsel, Innenrotationsdefizit: Kapselrelease.
- Vermehrte Außenrotation: Anteriore Kapselplikatur.

▢ *Wichtig:* Überkopf- und Wurfsportler explizit über die resultierende Außenrotationseinschränkung bei Stabilisierungsoperationen informieren.

Nachbehandlung

▶ **ASI:** LBS-Tenodese-/Subskapularisnaht (S. 551).
▶ **PSI:**
- SLAP-Repair-/Supraspinatusnaht (S. 373).
- Ventrale Kapselplikatur: Limitierung von Flexion/Abduktion auf 30°, 45°, 90° bis zur 3., 6. und 9. Woche. Außenrotation auf – 45° bzw. – 30° bis zur 3. und 6. Woche limitiert.
▶ Sport nach 3 Monaten, Überkopf-/Wurfsport nach 6 Monaten.

17.8 Ruptur der Rotatorenmanschette (RM-Ruptur)

Grundlagen

- **Definition:** Partieller oder kompletter Einriss einer oder mehrerer Sehnen der Rotatorenmanschette: M. subscapularis (SSC), M. supraspinatus (SSP), M. infraspinatus (ISP), M. teres minor (TM).
  - Mit oder ohne *Intervallbeteiligung* (Läsion von Lig. coracohumerale und Lig. glenohumerale superius = Pulley-Läsion).
  - *Luxation der langen Bizepssehne (LBS)* nach medial und/oder lateral mit und ohne Läsion des SSP und/oder SSC (Klassifikation nach Habermeyer).
  - Mit oder ohne Läsion der langen Bizepssehne (LBS-Läsion).
- **Epidemiologie:** Prävalenz mit dem Alter steigend. Wichtig bei gutachterlichen Fragestellungen:
  - Ultraschallmessung:
    - Alter 40–49 Jahre: 11%.
    - Alter 50–59 Jahre: 33%.
    - Alter 60–69 Jahre: 55%.
    - Alter 70–79 Jahre: 70%.
  - MRT-Messung:
    - Alter < 60 Jahre: 2% Total-, 14% Partialrupturen.
    - Alter > 60 Jahre: 28% Total-, 26% Partialrupturen.
- **Ätiologie:**
  - *Intrinsische Faktoren:* Enthesiopathie (hypovaskuläre Zone ca. 0,5–1 cm proximal des Sehnenansatzes).
  - *Extrinsische Faktoren:* Siehe Tab. 17.2.
  - *Traumatisch:* Potenziell geeignete Verletzungsmechanismen (wichtig für Gutachten):
    - Passive forcierte Außen- oder Innenrotation bei anliegendem oder abgespreiztem Arm.
    - Passive Traktion nach kaudal, ventral oder medial.
    - Axiale Stauchung nach kranioventral oder ventromedial.
    - *Hinweis:* Häufig Bagatelltrauma bei altersentsprechender degenerativer Vorschädigung.
- **Pathomechanismus:** RM-Ruptur → Abnahme der zentrierenden Wirkung der RM und Übergewicht des M. deltoideus → Dezentrierung des Oberarmkopfes → sekundäres Impingement (S. 356). Funktionelle Dekompensation → Schmerzen und Bewegungseinschränkungen → Defektarthropathie.
- **Einteilung:**
  - Nach der Lokalisation (Habermeyer):
    - Zone A: M. subscapularis (SSC), Rotatorenintervall.
    - Zone B: M. supraspinatus (SSP).
    - Zone C: M. infraspinatus (ISP) und M. teres minor (TM).
  - *Nach dem Ausmaß (Snyder):* Totalrupturen und Partialrupturen (bursaseitig, intratendinös, artikularseitig).
    - *Merke:* Als komplette Ruptur wird nicht der Abriss eines kompletten Muskels, sondern der komplette Durchriss der Sehne von bursaseitig bis artikularseitig bezeichnet. Eine kleine durchgängige Ruptur ist demzufolge als komplette Ruptur zu bezeichnen.
  - Nach der Größe der Totalrupturen (Bateman):
    - Grad I: < 1 cm.
    - Grad II: 1–3 cm.
    - Grad III: 3–5 cm.
    - Grad IV: > 5 cm.

- Nach dem Retraktionsgrad (Patte):
  - Grad I: Retraktion bis maximal zum Apex humeri.
  - Grad II: Retraktion zwischen Apex humeri und Glenoidrand.
  - Grad III: Retraktion hinter den Glenoidrand.
- Nach dem Atrophiegrad im MRT (Thomazeau):
  - Grad I: Normale oder nur geringe Atrophie, Verhältnis Muskelquerschnitt : Querschnittsfläche Fossa supraspinata 1 : 0,6.
  - Grad II: Mittelgradige Atrophie, Verhältnis 0,6 : 0,4.
  - Grad III: Schwere Atrophie, Verhältnis < 0,4.
- Fettige Degeneration im CT (Goutallier)/MRT (Fuchs):
  - Grad I: Normales Muskelvolumen.
  - Grad II: Intermuskulärer Fettanteil < Muskelvolumen.
  - Grad III: Intermuskulärer Fettanteil = Muskelvolumen.
  - Grad IV: Intermuskulärer Fettanteil > Muskelvolumen.

Klinik

▶ Schmerzen im Ansatzgebiet des M. deltoideus, insbesondere Nachtschmerz (Liegen auf der Schulter nicht möglich).

▷ *Beachte:* Es besteht eine inverse Korrelation zwischen Rupturgröße und Schmerzgrad; d. h. Partialrupturen sind häufig schmerzhafter als Massenrupturen!

▶ Kraftverlust und Bewegungseinschränkungen (bei dekompensierter Ruptur).

Diagnostik und Differenzialdiagnose

▶ **Klinische Untersuchung:**
  - Subakromiale Krepitation.
  - Impingementzeichen: Neer-Test.
  - SSP-Tests: Supraspinatus- oder Starter-Test (S. 37), Jobe-Test (S. 37).
  - SSC-Tests: Lift-off-Test (S. 38), Napoleon-Test (S. 38), Belly-Press-Zeichen.
  - ISP-Tests: ARO-0°-Abduktionstest, Außenrotations-Lag-Sign (S. 38).
  - TM-Test: Hornblower-Zeichen (S. 38).
  - LBS-Tests: Palm-up-Test (S. 39), Speed-Test (S. 39), Yergason-Test.
▶ **Röntgen:** Schulter true a.–p. (S. 56), axial, Y-View (S. 56):
  - Verminderter akromiohumeraler Abstand (AHA); Norm: 9 – 12 mm.
  - Enthesiopathiezeichen (Sklerosierung und Zystenbildung) am Tuberculum majus.
  - Omarthrosezeichen.
  - Ventrale Subluxationsstellung (bei SSC-Beteiligung).
  - Subakromiale Sklerosierungslinie und Spornbildung.
  - Pathologische Akromiontypen (nach Bigliani, Abb. 17.3).
  - Os acromiale.
▶ **Sonografie:**
  - Kontinuität der RM (Rabenschnabelkonfiguration = intakte RM, Entenschnabelkonfiguration = defekte RM, Humeruskopfglatze = völliges Fehlen der RM).
  - Beurteilung von Stabilität (Subluxation/Luxation) und Integrität der langen Bizepssehne.
  - Subakromiale Ergussbildung.
▶ **MRT:**
  - Beurteilung vom Rupturausmaß (komplett/partiell).
  - Beurteilung der betroffenen Sehnen (Retraktionsgrad, Atrophiegrad, fettige Degeneration, Intervallruptur).
▶ **Differenzialdiagnose:** Impingement (S. 356).
▶ **Therapieprinzipien:**
  - Faktoren, die für eine Rekonstruktion der RM sprechen:
    - AHA > 7 mm.
    - Keine Omarthrosezeichen.
    - Retraktion bis maximal zum Glenoidrand (Grad I, II).

- Atrophie (Grad I, II).
- Fettige Degeneration (Grad I, II).
• Faktoren, die gegen eine Rekonstruktion der RM sprechen:
  - AHA < 5 mm.
  - Fortgeschrittene Omarthrose (Defektarthropathie).
  - Retraktion hinter den Glenoidrand (Grad III).
  - Schwere Atrophie (Grad III).
  - Fettige Degeneration (Grad III/IV).

Konservative Therapie

▶ **Indikationen:**
- Alter, inaktiver Patient mit geringem Funktionsanspruch.
- Begleitende Frozen Shoulder (S. 365).

▶ **Therapieschema:**
- *Phase I:* NSAR; subakromiale Steroidinjektionen; manuelle Therapie.
  ▶ Cave: > 3 Steroidinjektionen führen zu einer Abnahme der Sehnenqualität!
- *Phase II:* KG mit spezifischem Muskelaufbautraining zur Zentrierung und Kaudalisierung.
- *Phase III:* Stufenweise und spezifische Belastungssteigerung, Wiedereingliederung des Patienten.

Operative Therapie

▶ **Indikationen:**
- Akute traumatische RM-Läsionen (v. a. Subskapularisrupturen).
- Traumatische Schulterluxation.
- Degenerative Rotatorenmanschettenruptur.

▶ **Kontraindikationen:**
- *Absolut:* Schulterinfekt, Algodystrophie, Defektarthropathie.
- *Relativ:* Begleitende adhäsive Kapsulitis.

▶ **OP-Technik:**
- Rotatorenmanschettenrekonstruktion, LBS-Tenodese/-Tenotomie (S. 551).

Komplikationen und Prognose

▶ **Komplikationen:** Re-Ruptur, Frozen Shoulder, Low-Grade-Infekt, Deltoideusinsuffizienzen, heterotope Ossifikationen.

▶ **Prognose:**
- Bei frühzeitigen Eingriffen mit guter Compliance der Patienten gute Prognose mit Wiedererlangen der vollen Schulterfunktionsfähigkeit.
- Im Vordergrund steht die Schmerzfreiheit mit uneingeschränkter Beweglichkeit. Die Kraft bleibt reduziert.
- Die volle Sportfähigkeit wird meist erst nach 6 Monaten erreicht.

17.9 Tendinosis calcarea

Grundlagen

▶ **Definition:** Hydroxylapatitablagerungen, meist im Sehnenansatz des M. supraspinatus, seltener im M. subscapularis oder M. infraspinatus.
▶ **Epidemiologie:** Altersgipfel ist zwischen 30. und 50. Lebensjahr.
▶ **Ätiologie/Pathogenese:** Unklar, nicht kombiniert mit allgemeinen intravaskulären Alterungsprozessen. Pathogenesestadien nach Uthoff:
- *Präkalzifizierungsstadium:* Chondroide Metaplasie.
- *Kalzifizierungsstadium:* Kalkbildung, Ruhephase, Resorption des Kalkdepots.
- *Postkalzifizierungsstadium:* Narbe und Remodeling der Sehne.

17.9 Tendinosis calcarea

- **Einteilung:**
  - Klinisch:
    - Akute Phase: Starke Schmerzhaftigkeit, reduzierte Beweglichkeit, Druckschmerz, Überwärmung.
    - Chronische Phase: Schmerzhafte Beweglichkeit, v. a. über der Horizontalebene.
  - Röntgenologisch nach Gärtner:
    - Typ I: Scharfrandig und strahlendicht.
    - Typ II: Scharfrandig, weniger strahlendicht.
    - Typ III: Unscharf und wolkig.

Klinik

- Anamnestisch Monate oder Jahre bestehender, dumpfer Schulterschmerz.
- Die Schmerzen treten intervallartig mit heftigsten Schmerzattacken auf.
- In der Phase der Schmerzexazerbation kann sich das Kalkdepot in den Subakromialraum entleeren. Es ist dann radiologisch nicht mehr nachweisbar; der Patient ist beschwerdefrei.

Diagnostik und Differenzialdiagnosen

- **Klinische Untersuchung:** Positive Impingementtests (S. 37), positiver Lokalanästhesietest subakromial.
- **Röntgen:** Schulter in 3 Ebenen, true a.–p. (S. 56), axial und Y-View (S. 56): Beurteilung von Lokalisation und Größe des Kalkdepots (sehr zeitnah, am besten am Vortag).
- **Sonografie:** Nachweis des Schallschattens in der Sehne.
- **Differenzialdiagnosen:**
  - Septische Arthritis (S. 214), rheumatoide Arthritis (S. 185), neuralgische Schulteramyotrophie.
  - Adhäsive Kapsulitis (S. 365), RM-Ruptur (S. 361), Impingement (S. 356).
  - Zervikale radikuläre Symptomatik (S. 324).

Konservative Therapie

□ *Merke:* Der therapeutische Bedarf ist vom Leidensdruck des Patienten abhängig, nicht von der radiologischen Größe des Kalks!
- NSAR.
- *Physiotherapie:* Humeruskopfzentrierung und -depression, lokale Kälteanwendung im Schmerzschub.
- Extrakorporale Stoßwellentherapie (ESWL).

Operative Therapie

- **Indikation:** Stadium I und II.
- **OP-Technik:**
  - Arthroskopische Kalkentfernung:
    - Arthroskopische Bursektomie, sorgfältige Blutungsstillung mit Elektrothermie.
    - Lokalisierung des Kalkdepots mit Nadel, Markierung mit PDS-Faden, Kalkdepot mit Messer im Sehnenfaserverlauf eröffnen und mit dem Shaver absaugen.
    - Bei großen Sehnendefekten nach Entfernung des Kalks ggfs. arthroskopischer Verschluss.
- **Nachbehandlung:**
  - Gilchrist-Verband für 2 Wochen postoperativ während der Nacht.
  - Sofortiges Mobilisieren unterhalb der Horizontalebene für 2 Wochen, dann freies Bewegungsausmaß.
  - Bei Naht größerer Rotatorenmanschettendefekte (S. 550).
- **Komplikationen:** Infektion, Frozen Shoulder (s. u.).
- **Prognose:** Nach arthroskopischer Kalkentfernung gut.

17.10 Schultersteife (Frozen/Stiff Shoulder)

Grundlagen

- **Definition:** Eingeschränkte Beweglichkeit im Glenohumeralgelenk. Initial schmerzreflektorisch durch Synovitis und Kapsulitis, später durch Kapselfibrose.
- **Ätiologie/Einteilung:**
  - *Primäre (idiopathische) Schultersteife:*
    - Stadienhafter Verlauf: Beginn als adhäsive Kapsulitis, später Frozen Shoulder.
    - Bewegungseinschränkung aufgrund morphologischer Veränderung der Gelenkkapsel (Fibrose, reduziertes intrakapsuläres Volumen).
  - *Sekundäre Schultersteife (Stiff Shoulder):* Bekannte Grunderkrankung; schmerzreflektorische Bewegungseinschränkung, keine regressiven Kapselveränderungen.
    - Intrinsisch: Gelenkassoziierte Ursache (Rotatorenmanschettenruptur, Impingement, posttraumatisch, postoperativ).
    - Extrinsisch: Neurologische Ursache (z. B. periphere Neuropathie, Morbus Parkinson, Radikulopathie).
    - Systemisch: Metabolische Ursache (z. B. Diabetes mellitus, Morbus Addison, Schilddrüsenerkrankungen).
- **Pathogenese der primären Schultersteife:**
  - *Stadium 1:* Präadhäsive Phase, fibrinöse, inflammatorische Reaktion der Synovialis.
  - *Stadium 2:* Proliferative Phase mit Bildung von ersten Adhäsionen, Hyalinisation und fibrinoide Degeneration.
  - *Stadium 3:* Manifestationsphase mit Abklingen der Synovialitis, Verdichtung der Kollagenfibrillen.
  - *Stadium 4:* Chronische Phase, restriktive Adhäsionen, Fibrose ähnlich der bei Morbus Dupuytren.

Klinik

- Schmerzen nahe der Insertion des M. deltoideus; Störung des Nachtschlafs.
- Schleichender Beginn, phasenhafter Verlauf mit typischer, wellenförmig undulierender Schmerzkurve.
  - Primäre Schultersteife:
    - Stadium 1 und 2: Progrediente heftigste Schmerzen; beginnende Bewegungseinschränkung.
    - Stadium 3 und 4: Rückgang der Schmerzen; Bewegungseinschränkung erreicht das Maximum.
  - *Stiff Shoulder:* Lösung der Symptomatik spontan nach 1–3 Jahren.

Diagnostik und Differenzialdiagnose

- **Klinische Diagnose!** Verlust der Beweglichkeit in der Reihenfolge des glenohumeralen Kapselmusters: Zunächst Außenrotation, dann Abduktion, dann Flexion betroffen; später globale Bewegungseinschränkung.
- **Röntgen:** Schulter a.–p., axial, Y-View (S. 56): Keine spezifischen Befunde; Ausschluss, Fraktur, Verkalkung, Tumor.
- **MRT** (ggfs. mit intraartikulärem Kontrastmittel bei primärer Schultersteife): Ausschluss einer zu Grunde liegenden Pathologie.
  - Verdickte Kapsel.
  - Reduziertes Kapselvolumen mit engem inferiorem Pouch.
- **Differenzialdiagnose:** Tendinosis calcarea (S. 364).

17.10 Schultersteife (Frozen/Stiff Shoulder)

Konservative Therapie

- **Indikationen:** Stiff Shoulder; Frozen Shoulder (Stadium 1 und 2).
- **Vorgehen:**
  - *Manuelle Therapie:* Mobilisierende Beübung im schmerzfreien Bereich.
  - Medikamentös (keine eindeutige Evidenz):
    - Intraartikuläre Injektion von Kortikosteroiden.
    - ggfs. Systemische Gabe eines Kortikosteroids (je 5 Tage frühmorgens: z. B. Prednisolon p. o. 40 mg, 20 mg, 10 mg, 5 mg, zwischen den Stufen je 2 Tage Pause); *Cave:* bei Diabetes mellitus.
    - *Hinweis:* Keine KG während oraler Kortikosteroidtherapie.
  - Analgetische Behandlung.
    - *Hinweis:* Typischerweise schlechtes Ansprechen auf NSAR, gutes Ansprechen auf Kortikosteroide.

Operative Therapie

- **Indikationen:** Frozen Shoulder Stadium 3 und 4 und erfolglose konservative Therapie über 4–6 Monate.
- **Arthroskopisches Kapselrelease** mit Interskalenusblock: Selektives Release s. Tab. 17.3.

Tab. 17.3 • **Zugang beim arthroskopischen Kapselrelease.**

Verlust von	Release von	Arthroskop	Resektor
Außenrotation in 0°-Abduktion	anterosuperior (Rotatorenintervall)	posterior	anterosuperior
Außenrotation in 90°-Abduktion	anterosuperior, anteroinferior	posterior	anterosuperior
Innenrotation	posterior	anterosuperior	posterior
Abduktion	inferior	posterior	anterosuperior, posteroinferior

- **Vorteile:**
  - Minimal invasiv, Durchtrennung der individuell hemmenden Strukturen visuell kontrollierbar.
  - Möglichkeit von Zusatzeingriffen.
  - Physiotherapie direkt postoperativ in vollem Umfang möglich, schnelle Symptomlinderung.
  - Geringes Risiko der Instabilität oder Luxation.
- *Cave:* Gefährdete Strukturen: N. axillaris, A. circumflexa humeri, A. brachialis → inferiores Kapselrelease streng an der Glenoidkante!
- **Andere Verfahren:**
  - Offenes Kapselrelease: Nachteile:
    - Schlechte Erreichbarkeit der dorsalen Kapselanteile.
    - Hohe Zugangsmorbidität verhindert Physiotherapie unmittelbar postoperativ.
  - *Narkosemobilisation:* Verbunden mit Risiko von Luxation, Fraktur, unkontrollierter Zerstörung von Kapsel und Rotatorenmanschette.
- **Nachbehandlung:**
  - *Lagerung:* Wechsellagerung im Gilchrist-Verband in maximaler Innen- bzw. Außenrotation bei Ab- und Adduktion.
  - *Physiotherapie:* Ab dem 1. postoperativen Tag.
  - Schmerztherapie:
    - Interskalenusblock für 3–5 Tage postoperativ.
    - Überlappend orale Analgesie.

Prognose

- **Frozen Shoulder:** Meist selbstlimitierende Erkrankung mit Verlauf von bis zu 3 Jahren. Hohe Rate an persistierenden Schmerzen und Bewegungseinschränkung bei konservativem Vorgehen; gute Ergebnisse nach arthroskopischem Kapselrelease.
- **Stiff Shoulder:** Abhängig von der Primärpathologie.

17.11 Omarthrose

Grundlagen

- **Definition:** Degenerative Erkrankung des Schultergelenks. Pathoanatomische Veränderungen:
  - *Humeruskopf:* Knorpelverlust mit zentraler Abflachung, Osteophytenbildung, zunehmende Kopfgröße, subchondrale Zysten.
  - *Glenoid:* Knorpelverlust, Osteophyten, posteriore Pfannendestruktion (Bikonkavität, Subluxation), subchondrale Zysten.
  - *Weichteile:* Gelenksubluxation oder Luxation, inferiore Kapselelongation, anteriore Kapselkontraktur, Rotatorenmanschettendefekte und -kontrakturen, freie Gelenkkörper.
- **Einteilung/Ätiologie:**
  - Einteilung nach *Samilson:*
    - Grad I: Mild, kaudaler Humeruskopfosteophyt 0–3 mm.
    - Grad II: Moderat, Osteophyt 3–7 mm.
    - Grad III: Massiv, Osteophyt > 7 mm.
  - *Idiopathische Omarthrose:* Prävalenz: 3 %; Häufigkeitsgipfel bei 60 Jahren.
  - *Atraumatische Humeruskopfnekrose:* Durchblutungsstörung, bedingt durch multiple Faktoren (z. B. Kortikosteroide, Alkoholismus, Pankreatitis, Hyperlipidämie, Hämoglobinopathien, Cushing-Syndrom, Morbus Gaucher).
  - *Posttraumatische Humeruskopfnekrose:* Durch vaskuläre Verletzung.
  - *Rheumatoide Arthritis:* Prävalenz: 1 %; Häufigkeitsgipfel 35–45 Jahre; in > 50 % ist das Schultergelenk mit betroffen.
  - *Instabilitätsarthrose:* Typischerweise lange Anamnese (max. 40 Jahre).
    - *Beachte:* Schon mit der ersten Luxation wird der Schaden induziert. Ein Zusammenhang zwischen Anzahl der Luxationen und Entstehung der Arthrose konnte bisher nicht nachgewiesen werden.
  - *Defektarthropathie:* Arthrotische Deformität des Humeruskopfes bei fixiertem Humeruskopfhochstand aufgrund einer RM-Massenruptur; entsteht bei 4 % der unbehandelten RM-Massenrupturen.
  - *Sekundäre Omarthrose:* Z. B. nach Armplexuslähmungen, Morbus Parkinson, Chondrodysplasie, postinfektiös.

Klinik

- Bewegungs- und Belastungsschmerz.
- Reduzierte Beweglichkeit.
- Einklemmerscheinungen, Krepitation.

Diagnostik und Differenzialdiagnose

- **Anamnese:** Alter und Aktivität des Patienten; soziales Umfeld (lange Reha-Dauer nach Prothesenimplantation).
- **Untersuchung:** Allgemeine Untersuchung beider Schultern (S. 56); spezielles Augenmerk ist auf die RM (S. 361) zu richten. Neurologischer Status präoperativ.

17.11 Omarthrose

- **Röntgen:** Schulter in 3 Ebenen (S. 56) mit Messkugel zur präoperativen Prothesenplanung.
  - Beurteilung des Ausmaßes der humeralen Destruktion.
  - Osteophyten an kaudaler Humeruskalotte (frühes Arthrosezeichen; sie können schon lange vor einer klinischen Symptomatik imponieren).
  - Exzentrizität des Humeruskopfes im Vergleich zur Pfanne (dorsale Subluxation).
  - Konfiguration des Glenoids (konkav/bikonkav).
- **CT:** Beurteilung von:
  - Subluxation.
  - Retroversionswinkel der Pfanne und Pfannenmorphologie (konkav/bikonkav) → Glenoidtypen nach *Walch*.
  - Knochenstruktur (Zysten).
  - Retrotorsionswinkel des Humeruskopfes zur Epikondylenachse, v. a. im Rahmen der Frakturprothetik.
- **MRT:** Beurteilung der Rotatorenmanschette (Ruptur, Atrophie, Retraktion?).
- *Beachte:* Zur suffizienten OP-Planung müssen Röntgen, CT und ggfs. MRT vorliegen!
- **Differenzialdiagnose:** Humeruskopfnekrose als Begleiterkrankung bei z. B. Syringomyelie, Charcot-Neuropathie.

Therapieprinzipien

- Indikation zur Prothesenversorgung bei Bewegungsverlust noch vor Eintreten einer muskulären Atrophie stellen.
- Funktionsverbesserung bei bereits eingesteiftem Gelenk ist nur noch bedingt möglich.
- *Merke:* Das Röntgenbild bestimmt nicht die Indikation!

Konservative Therapie

- **Indikationen:**
  - Erträglicher Belastungsschmerz mit erhaltener Beweglichkeit.
  - Defektarthropathie bei fixiertem Humeruskopfhochstand aufgrund einer RM-Massenruptur und erhöhtes OP-Risiko.
- **Vorgehen:**
  - Medikamentöse Therapie:
    - orale Schmerzmedikation mit NSAR und ggf. niedrig-potenten Opioiden.
    - Intraartikuläre Injektionen (Kortikoid, Hyaluronsäure, Infiltrationstherapie).
  - *Physikalische Therapie:* Bewegung, KG, Wärme, Elektrotherapie, Balneotherapie.

Operative Therapie

- **Indikationen Gelenkersatz:**
  - Belastungs- und therapieresistenter Schmerz.
  - Beginnender Verlust an Beweglichkeit.
  - Verschmälerung des Gelenkspaltes, Subluxation, Osteophyten an der kaudalen Humeruskalotte.
  - in Abhängigkeit von der Funktionsfähigkeit der Rotatorenmanschette und des Alters Versorgung mit HEP, primärer TEP oder inverser TEP.
- **Kontraindikationen:**
  - Infektionen.
  - Neurogene Gelenkdestruktion (Diabetes mellitus, Charcot-Gelenk, Syringomyelie), Plexusschaden.
  - Fehlende Compliance, psychogene Störungen.
- **OP-Technik** s. Endoprothetik (S. 552).

17.12 Schulterinstabilität/-luxation

Grundlagen

- **Definitionen:**
  - *Instabilität:* Unfähigkeit, den Humeruskopf im Glenoid zu zentrieren.
  - *Laxität:* Glenohumerale Translation; das Ausmaß wird durch die Gelenkkonfiguration und die Weite der Kapsel-Band-Strukturen bestimmt.
  - *Hyperlaxität:* Über dem Normalen liegende glenohumerale Translation.
- **Lokalisation/Richtung der Instabilität:**
  - 95 % unidirektional nach anteroinferior, hiervon bei 30 % vorbestehende Hyperlaxität.
  - 2 – 4 % unidirektional nach posterior.
  - 3 – 5 % multidirektionale Instabilität.
- **Epidemiologie:** Geschlechtsverhältnis m : w = 3 : 1; Altersgipfel im 15.– 30. Lebensjahr; Inzidenzrate sinkt mit steigendem Alter deutlich.
- **Einteilung:**
  - Einteilung nach **Warner/Imhoff**:
    - *Grad:* Subluxation, Luxation, verhakte Luxation.
    - *Auftreten:* Akut (< 24 h), chronisch (unreponiert > 24 h), rezidivierend (> 1-mal).
    - *Richtung:* Anterior, posterior, multidirektional.
    - *Ätiologie:* Traumatisch, angeboren, atraumatisch, neuromuskulär, mikrotraumatisch.
    - *Laxität:* Mit/ohne Hyperlaxität.
  - Einteilung nach **Gerber**: Die dynamische B-Einteilung (Tab. 17.4) hat größere klinische Relevanz als die statische A-Einteilung. Die A-Einteilung bezieht sich lediglich auf die statische Stellung des Humeruskopfes in Relation zur Gelenkpfanne.
  - Einteilung nach **Bayley**:
    - Beschreibung von 3 sich gegenüberstehenden Polen, die die Instabilität charakterisieren.
    - Unterscheidung zwischen traumatischen Instabilitäten ohne muskuläre Dysfunktion, atraumatischen Instabilitäten mit strukturellem Schaden und habituellen Instabilitäten ohne strukturellen Schaden mit muskulärer Dysfunktion.

Tab. 17.4 • **Einteilung der dynamischen Schulterinstabilität nach Gerber.**

Typ	klinisches Korrelat
B1	chronisch verhakte Luxation
B2	unidirektionale Instabilität ohne Hyperlaxität
B3	unidirektionale Instabilität mit Hyperlaxität
B4	multidirektionale Instabilität ohne Hyperlaxität
B5	multidirektionale Instabilität mit Hyperlaxität
B6	uni-/multidirektionale, willkürliche Instabilität

Klinik

- Instabilitätsgefühl, Schmerzen.
- Bewegungseinschränkung aus Angst vor Reluxation.
- Posttraumatische Schultersteife.
- *Merke:* Eine verhakte posteriore Schulterluxation kann klinisch leicht übersehen werden.

17.12 Schulterinstabilität/-luxation

- Der Patient hat evtl. keine Schmerzen und kann den Arm nahezu uneingeschränkt bewegen.
- Bei V. a. Schulterluxation muss radiologisch eine Luxation ausgeschlossen werden (axiale Aufnahme oder freier Gelenkspalt in der a.–p. Aufnahme).

Diagnostik und Differenzialdiagnosen

- **Klinische Untersuchung:**
  - Genaue Anamnese (Auftreten, Richtung, Ätiologie).
  - Instabilitätstests (S. 38) positiv.
- **Röntgen** a.–p., axial, Y-View (S. 56):
  - Luxationsstellung.
  - Ossäre Absprengung am Glenoid (Bankart-Fraktur).
  - Impressionsfraktur (Hill-Sachs-Defekt).
  - Frakturausschluss.
- **CT:** Seltene Indikation.
  - Ausschluss dorsal verhakter Luxationen, Ausschluss von Frakturen, knöchernen Defekten.
  - Zur OP-Planung in speziellen Fällen, z. B. bei geplantem Knochenspan-Interponat bei Glenoiddefekten.
- **MRT:** Beurteilung von:
  - Labrumläsion, Kapsel-Band-Läsion.
  - Weite der Kapseltasche.
  - Integrität der Rotatorenmanschette.
  - Abriss des Bizepssehnenankers (SLAP).
- **Differenzialdiagnosen:** Neurologische Erkrankungen (z. B. progressive Muskeldystrophie), Instabilität durch RM-Ruptur.

Therapie

- **Zeitpunkt der Versorgung:**
  - Notfallmäßig Reposition unter Analgesie oder i. v. Kurznarkose (s. u.).
  - Bei verhakter Luxation, Tuberculum-majus-Fraktur oder Glenoidfraktur operative Versorgung so früh wie möglich.
  - Bei traumatischen Rotatorenmanschettenrupturen Versorgung innerhalb weniger Wochen.
- **Konservative versus operative Versorgung:**
  - Konservativer Behandlungsversuch bei älteren Patienten (> 30 Jahre) mit Erstluxation.
  - Operative Rekonstruktion des Kapsel-Labrum-Komplexes bei Patienten, deren Erstluxation vor dem 30. Lebensjahr stattfand (hohes Reluxationsrisiko bei konservativer Behandlung).
- **Akuttherapie (Repositionsmanöver):**
  - *Repositionsmanöver nach Arlt:* Beim sitzenden Patienten Längszug am Arm bei 90° flektiertem Ellbogen, über hohe Stuhllehne als Hypomochlion.
  - *Repositionsmanöver nach Hippokrates:* Beim liegenden Patienten Zug am gestreckten Arm; Vorfuß des Arztes in der Axilla als Hypomochlion.
  - *Reposition nach Holzach:* Patient in sitzender Stellung mit angezogenen Beinen; Umgreifen der proximalen Unterschenkel mit verschränkten Händen → durch Zurücklehnen des Oberkörpers Eigenreposition der Schulter bei Nachlassen des Muskeltonus.
- **Konservative Therapie:**
  - *Indikation:* Ältere Patienten mit Erstluxation (niedrigere Reluxationswahrscheinlichkeit).
  - *Kontraindikation:* Dead-Arm-Syndrom (Kompressionsbelastung des Plexus brachialis).

17.12 Schulterinstabilität/-luxation

▶ **Operative Therapie**
- *Indikation:* Junge Patienten (< 30 Jahre) mit Erstluxation; rezidivierende Luxationen; subjektives Instabilitätsgefühl, verhakte Luxationen.
- *Kontraindikationen:* Willkürliche Luxierer (Party-Effekt), psychogene Störungen, verminderte Compliance.
- *Vorgehen* s. Tab. 17.5.

Tab. 17.5 • **Operatives Vorgehen bei Schulterinstabilität/-luxation.**

Art der Instabilität/Luxation	Therapie der akuten Läsion	Therapie der chronischen Läsion
posteriore verhakte Luxation	offene Reposition und Stabilisierung mit Tuberculum-minus-Transfer (evtl. Defektdeckung)	je nach Größe reversed-Hill-Sachs-Defekts (Defektdeckung oder Prothese)
anteriore verhakte Luxation	offene Reposition und Stabilisierung mit Infraspinatustransfer, evtl. Interposition Knochenspan	je nach Größe des Hill-Sachs-Defekts (Defektdeckung oder Prothese)
unidirektionale Instabilität		
• ohne Hyperlaxität	arthroskopische Kapsel-Labrum-Refixierung	arthroskopische Kapsel-Labrum-Refixierung + Aufbau Neolabrum + evtl. Knochenspan
• mit Hyperlaxität	arthroskopischer Kapselshift	arthroskopischer Kapselshift + Aufbau Neolabrum + evtl. Knochenspan
multidirektionale Instabilität		
• traumatisch, ohne Hyperlaxität	arthroskopische ventrale und dorsale Stabilisierung	arthroskop. ventrale und dorsale Stabilisierung + Aufbau Neolabrum + evtl. Knochenspan
• atraumatisch, mit Hyperlaxität	–	arthroskopische ventrale und dorsale Stabilisierung und/oder Kapselplikatur
willkürliche Luxation	–	konservative Therapie

▶ Alternative oder ergänzende OP-Verfahren:
- *Korakoidtransfer nach Latarjet:* Bei anteroinferiorer Instabilität mit ausgeprägtem Glenoiddefekt oder Glenoiddysplasie. Abtrennen der Korakoidspitze mit den „Conjoined Tendons", Spaltung der SSC-Sehne und Fixierung des Korakoids am Glenoidrand.
- *Subskapularistransfer nach McLaughlin:* Bei verhakter posteriorer Luxation. Die Sehne des SSC wird in den anterioren Hill-Sachs-Defekt transfixiert, ein erneutes Einhaken in den Knochendefekt wird damit vermieden. Analog dazu kann der M. infraspinatus in den posterioren Hill-Sachs-Defekt bei der anterior verhakten Luxation transfixiert werden *(„Remplissage")*.
- *J-Span nach Resch:* Zum Auffüllen von knöchernen Glenoiddefekten. Einbringen eines trikortikalen Beckenkammspans in eine gemeißelte Nute am anterioren Glenoidrand.

17.13 SLAP-Läsion

Grundlagen

- Meist durch repetitive Mikrotraumata bei Wurf-/Überkopfsportlern oder durch traumatische Läsion (Sturz auf den ausgestreckten Arm) des **s**uperioren **L**abrums des Glenoids in **a**ntero**p**osteriorer **(SLAP)** Ausrichtung. Die lange Bizepssehne entspringt in diesem Bereich gemeinsam mit dem Labrum am Tuberculum supraglenoidale.
- Häufiger Zusammenhang mit dem posterosuperioren Impingement, PSI (S. 358).
- **Klassifikation nach Snyder (erweitert nach Maffet):** In Abhängigkeit von der Rupturlokalisation (Abb. 17.6).

Normalbefund

Typ I
(degenerative Auffaserung)

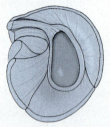

Typ II
(Bizepsanker abgelöst, am häufigsten)

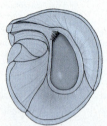

Typ III
(eingeschlagener Korbhenkel)

Typ IV
(Riss reicht in Bizepssehne)

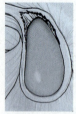

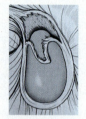

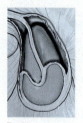

Typ V
(Kombination aus SLAP II und Bankart Läsion)

Typ VI
(Labrumlappenläsion)

Typ VII
(SLAP-Läsion mit Einriss in vordere Kapsel)

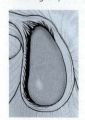

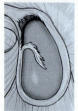

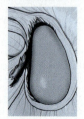

Abb. 17.6 • Einteilung der superioren Labrumläsionen nach Snyder (1990) sowie Maffet und Gartsmann (1995) (V–VII). (aus Gohlke F., Hedtmann A.: Schulter. Thieme; 2002)

- **Klassifikation nach Morgan:** Unterteilung in SLAP IIA/B, je nachdem, ob die Läsion anterior oder posterior liegt.

Diagnostik und Differenzialdiagnose

- **Klinik:** Positiver O'Brien-Test (nicht sehr spezifisch, v. a. bei gleichzeitig vorliegendem Impingement), Crank-Test, Speed-Test (unspezifisch).
- **Arthro-MRT:** Untersuchung *mit intraartikulärer KM-Gabe* mit höherer Aussagekraft. Unterscheidung zwischen SLAP II und Normvarianten schwierig.
  - *Beachte:* Sicheres Zeichen ist Nachweis von KM zwischen Labrum und Glenoid, das nach lateral vom Glenoid in das Labrum zieht.
- **Röntgen, CT, Sonografie** ohne diagnostische Bedeutung.
- **Differenzialdiagnose:** ACG-Luxation (S. 351) Typ III, IV und V nach Rockwood (s. Tab. 17.1).

Therapie

Beachte: Bei strukturellem Schaden ist eine konservative Therapie nicht sinnvoll. Spontanheilung ist aufgrund der mangelhaften Durchblutung und der Instabilität des Labrums nicht möglich.

- **Konservativ:** *SLAP I:* Physiotherapeutische Behandlung durch Dehnung der posterioren Kapsel (Besserung des Innenrotationsdefizits) bei gleichzeitig vorliegendem PSI.
- **Operativ:**
  - Grundsätzlich arthroskopische Operation.
  - Indikation s. Tab. 17.6.

Tab. 17.6 • **Behandlung der SLAP-Läsion in Abhängigkeit vom Schweregrad der Läsion.**

SLAP	Therapie
I	Débridement mit Shaver oder elektrothermischem Instrument, ggf. Kapselrelease bei Vorliegen von Bewegungseinschränkung
II	Refixierung des Labrums mit Fadenankern (s. u.), ggf. LBS-Tenodese.
III	Resektion des Korbhenkels, ggf. LBS-Tenodese
IV	Resektion der Labrum-/Sehnenanteile bei noch wenig degenerativ veränderten Fragmenten Refixierung wie SLAP II bei Einriss der LBS über 50 % LBS-Tenodese
V	Refixierung der gesamten Labrumläsion mit Fadenankern
VI	Resektion des instabilen Anteils, ggf. Refixierung des SLAP, ggf. LBS-Tenodese
VII	Stabilisierung mit Fadenankern

- **OP-Technik:**
  - *Hinweis:* Bei Patienten > 40 Jahre großzügige Indikation zur Tenotomie/Tenodese.
  - Arthroskopische Diagnostik der SLAP-Läsion:
    - Diagnostischer Rundgang über das dorsale Standardportal.
    - Anlage eines anterosuperioren Portals (direkter Zugang zum Tuberculum supraglenoidale).
    - Diagnostische Tasthakenuntersuchung des Bizepssehnenankers (Einteilung nach Maffet s. o.).
    - Evaluierung von Begleitläsionen (Rotatorenmanschette, Knorpel).
  - Refixierung des Bizepssehnenankers (z. B. SLAP II):
    - Anfrischen des Tuberculum supraglenoidale mit dem Shaver.
    - Positionierung von 1 – 2 Fadenankern anterior und posterior der Bizepssehneninsertion gelenkfern am Tuberculum supraglenoidale.

- Durchstechen des superioren Labrums mit jeweils einem Faden aus den Fadenankern mit Shuttle-Instrumentarium.
- Anatomische Readaptation des Bizepssehnenankers am Tuberculum supraglenoidale mittels glenoidfernen Rutschknoten.

▶ **Nachbehandlung:**
  • Bei Resektion/Débridement: Flexion und Abduktion für 4 Wochen auf 90° limitiert. Keine aktive Bizepsbeübung für 6 Wochen.
  • Bei Stabilisierung mit Fadenankern:
    – Keine aktive Bizepsbeübung für 6 Wochen.
    – 1.– 3. Woche: Aktive Abduktion/Adduktion: 45°/0°/0°, passive Flexion/Extension: 45°/0°/0°, aktive Außen-/Innenrotation: 0°/0°/80° (SLAP V: 0°/30°/80°).
    – 4.– 6. Woche: Aktive Abduktion/Adduktion: 60°/0°/0°, passive Flexion/Extension: 90°/0°/0°, aktive Außen-/Innenrotation: 0°/0°/80°.
    – Sport nach 3 Monaten, Überkopf-/Wurfsportarten nach 6 Monaten.

17.14 Proximale Bizepssehnenruptur

Grundlagen

▶ Bei degenerativer Vorschädigung Riss meist im Bereich des Sulcus intertubercularis.
▶ Traumatische Rupturen meist weiter distal (S. 390).

Diagnostik

▶ **Klinik:**
  • Tiefstehender Muskelbauch im Seitenvergleich.
  • Hämatom meist im gesamten Oberarm.
  • Ggf. Druckschmerz im Sulcus intertubercularis.
  • Kraft in Flexion und Supination nur leicht abgeschwächt.
▶ **Sonografie** des Sulcus intertubercularis: Leerer Sulcus, ggf. mit Rupturende der Sehne, häufig begleitende SSP-/SSC-Läsion (Pulley-Läsion).
▶ **MRT** zur Beurteilung von Begleitpathologien (Rotatorenmanschette).
▶ **CT und Röntgen** haben keine wesentliche Relevanz.

Therapie

▶ **Prinzip:** Konservativ; operative Refixierung nur aus kosmetischen Gründen.
▶ **Konservative Therapie:**
  • Ruhigstellung bei starker Schmerzhaftigkeit für 3 – 4 Tage (Armschlinge).
  • NSAR.
  • Beschwerdeabhängig funktionelle Nachbehandlung.
▶ **Operative Therapie:** LBS-Tenodese (S. 551).

18 Oberarm und Ellenbogen

18.1 Cubitus valgus, Cubitus varus

Grundlagen

- **Definition:** Abweichung von der physiologischen Stellung zwischen Ober- und Unterarm in der Frontalebene (physiologische Valgusstellung: Bei Männern 0°–10°, bei Frauen 0°–20° Valgusstellung).
- **Ätiologie:**
  - *Beim Kind:* Physiologische Abweichung in Valgus 10–20° und in Flexion 30° (siehe Abb. 18.1).
  - Meist posttraumatisch:
    - Bei Kondylenfraktur oder Fraktur des Epicondylus humeri ulnaris (Varusabweichung).
    - ▶ *Hinweis:* Die Varusdeformität nach dislozierten suprakondylären Humerusfrakturen ist bei Kindern die häufigste Komplikation (je nach OP-Verfahren bis zu 80%).
    - Nach Verletzung der Wachstumsfugen bei Kindern.
    - Nach schlecht reponierten traumatischen Radiusköpfchenluxationen oder -frakturen (Valgusabweichung).
  - *Überlastung („Valgus Overuse"):* Z.B. bei Baseball-Pitchern („Little League Elbow").
  - Selten angeboren.

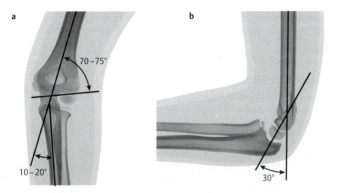

Abb. 18.1 • Achsenverhältnisse am jugendlichen und kindlichen Ellenbogen.
a Achsenverhältnisse am Ellenbogen (anterior–posterior). Die Ulna weist eine Achsenabweichung von 10–20° (valgus) auf. Die Epiphysenlinie der Condylus-lateralis-Epiphyse bildet mit der Humerusachse einen Winkel von 70–75°.
b Seitenansicht des Ellenbogenskeletts mit physiologischer Achsenknickung am Humerus von 30°.

Klinik

- Bewegungseinschränkungen (Streckhemmung bei veränderter Fossa olecrani), Schmerzen in endgradiger Extension, auch Überstreckbarkeit möglich.
- Schädigung des N. ulnaris (v.a. bei posttraumatischer Valgusfehlstellung Dehnung/Stauchung, auch Jahre nach dem Unfallereignis).
- Kosmetisches Problem (v.a. bei Cubitus varus).

Diagnostik

- **Klinische Untersuchung:** Winkelbestimmung zwischen Ober- und Unterarm (humero-ulnarer Winkel). Genaue Achsenbestimmung nur bei vollständig gestrecktem Ellenbogen möglich! Unterarm in Supinationsstellung.
- **Röntgen:** Ellenbogen gestreckt a.–p. und 90° flektiert seitlich; Seitenvergleich!

Therapie

- **Konservativ:** Physiotherapie bei seltenen weichteilbedingten Bewegungseinschränkungen (durch Muskeln oder Sehnen).
- **Operativ:**
  - *Beachte:* Aufgrund der Rezidivgefahr sollte der operative Eingriff erst nach Abschluss des Wachstums erfolgen!
    - *Suprakondyläre Umstellungsosteotomie:* Bei funktionell bedeutsamen Fehlstellungen oder chronischen Nervenirritationen; bei Kindern ggf. wiederholte Korrekturen nötig.
    - *Neurolyse/beugeseitige Verlagerung des N. ulnaris:* Bei Schädigung des Nervs; vgl. Sulcus-nervi-ulnaris-Syndrom (S. 264).
- **Komplikationen:** Bei suprakondylärer Korrekturosteotomie: Pseudarthrose, Korrekturverlust, Gefäß-/Nervenschäden.

18.2 Radiusköpfchensubluxation (Morbus Chassaignac)

Grundlagen

- **Synonyme:** Pronatio dolorosa, „Nursemaid's Elbow".
- **Definition:** Beim Kleinkind (1.–4. Lebensjahr) auftretende Subluxation des Radiusköpfchens unter das Lig. anulare bzw. Einklemmung des Lig. anulare zwischen Capitulum humeri und Radiusköpfchen.
- **Ätiologie/Pathomechanismus:** Meist abrupter Zug am ausgestreckten, pronierten Arm nach oben.

Klinik, Differenzialdiagnosen und Therapie

- Der Arm des Kindes hängt herab (daher Pseudoparese oder Chassaignac-Lähmung) und wird in Flexions-/Pronationsstellung gehalten, meist wenig Schmerzsymptomatik (radiologisch schlecht darstellbar).
- **Differenzialdiagnosen:** Ellenbogenfraktur, Ellenbogenluxation (selten bei Kleinkindern).
- **Therapie:**
  - Reposition durch gleichzeitige schnelle Supination und Streckung im Ellenbogengelenk; ggf. zusätzlich Druck auf das Radiusköpfchen (ggf. kurzzeitig schmerzhaft) ausüben.
  - Gipsruhigstellung selten nach längerer Subluxation für 3–5 Tage erforderlich.
  - Nach Reposition aktiven Gebrauch des Armes prüfen (z. B. Spielzeug geben, spontaner Griff nach Süßigkeiten).

18.3 Chronische Ellenbogeninstabilität, rezidivierende (Sub-)Luxationen

Grundlagen

- **Ätiologie/Pathogenese:**
  - *Akute Luxation:* Vgl. Kap. Ellenbogenluxation, Checkliste Traumatologie.
  - *Rezidivierende Luxationen/Subluxationen:* z. B. nach Ellenbogenluxation, fehlverheilter Radiusköpfchenfraktur oder Radiusköpfchenresektion.
  - *Chronische Instabilität:* Posttraumatisch, bei rezidivierenden Luxationen, angeboren (Ehlers-Danlos-Syndrom), Hyperlaxität, Rheuma, sportliche Überbelastung (Wurfsportarten).
- **Biomechanische Stabilität:** 4-Säulen-Modell (nach O'Driscoll):
  1. *Anteriore Säule:* Proc. coronoideus, M. brachialis, anteriore Gelenkkapsel.
  2. *Posteriore Säule:* Olecranon, M. triceps, posteriore Gelenkkapsel.
  3. *Mediale Säule:* Proc. coronoideus, Epicondylus medialis, medialer Bandkomplex (Lig. collaterale ulnare mediale [MUCL] (anteriore > posteriore Bandanteile).
  4. *Laterale Säule:* Radiusköpfchen, Capitulum humeri, lateraler Bandkomplex (Lig. collaterale laterale [LCL], Lig. anulare, lateral ulnar collateral ligament [LUCL]).
- **Gelenkstabilisatoren:**
  - *Primäre Stabilisatoren:* Humeroulnargelenk, MUCL, LUCL, Radiusköpfchen (in Extension).
  - *Sekundäre Stabilisatoren:* Radiusköpfchen, Gelenkkapsel, Extensoren- und Flexorenmuskulatur.
- **Einteilung:** 5 Kriterien:
  - Beteiligte Gelenkpartner.
  - *Richtung* der Instabilität (Varus-, Valgus-, anteriore, posterolaterale Rotationsinstabilität).
  - *Grad* der posterolateralen Instabilität (O'Driscoll) (s. Abb. 18.2):
    - Grad 1: Posterolaterale Rotationsinstabilität (PLRI): Partialruptur- oder Komplettruptur des LCL.
    - Grad 2: Ulnare Subluxation: Zusätzlich Ruptur der anterioren und posterioren Kapselstrukturen.
    - Grad 3: Vollständige Luxation: Zusätzlich Ruptur des MUCL.
  - *Zeitpunkt* (akut, chronisch, rezidivierend).
  - Vorhandensein von *Begleitfrakturen* (v. a. Frakturen des Proc. coronoideus).

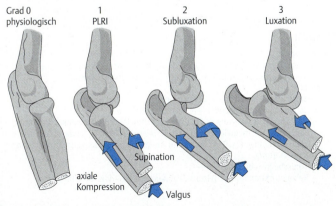

Abb. 18.2 • Grad der Ellenbogeninstabilität (PLRI = posteriore laterale Rotationsinstabilität).

18.3 Chronische Ellenbogeninstabilität, rezidivierende (Sub-)Luxationen

Klinik

▶ Abhängig von Grad und Richtung der Instabilität. Schmerzhafte Bewegungseinschränkung bei Subluxation. Intermittierende Schwellungen, Krepitation.

Diagnostik

▶ **Klinische Untersuchung:**
  • *Varusstress/Valgusstress:* In Streckung und 30°-Beugung Entblockung des Humeroulnargelenkes (S. 40).
  • *Lateraler Pivot-Shift-Test* (Abb. 18.3): Diagnose einer posterolateralen Rotationsinstabilität.

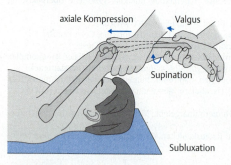

Abb. 18.3 • Lateraler Pivot-Shift-Test. Durch eine Supinations-/Valgusbewegung während der Flexion wird eine Subluxation des Ellenbogens provoziert. (nach Jerosch J., Castro W. H. M.: Orthopädisch-traumatologische Gelenk- und Wirbelsäulendiagnostik. Thieme; 2014)

▶ **Bildgebung:**
  • *Röntgen:* Ellenbogen a.-p. und seitlich, ggf. dynamische Prüfung unter Bildverstärker (Bestimmung des funktionellen Bogens).
  • *CT, MRT:* Ausschluss osteochondraler Verletzungen oder Begleitfrakturen, Nachweis ligamentärer Läsionen.
  • Therapieschema nach Instabilitätskriterien:
    – Klinische Untersuchung der Ellenbogeninstabilität (S. 40) unter dem Bildwandler oder mit Hilfe des Ultraschalls ermöglicht differenzierte Bestimmung der insuffizienten Bandstrukturen. Geschädigte „Primäre Ellenbogen-Stabilisatoren" (MUCL/LUCL/humeroulnares Gelenk) erhalten 2 Punkte, geschädigte „Sekundäre Ellenbogen-Stabilisatoren" (LCL/Lig. anulare/ Radiusköpfchen/ventrale Gelenkkapsel) erhalten 1 Punkt. Ergibt die Summe mehr als 3 Punkte ist eine operative Therapie zur Stabilisierung des Ellenbogengelenkes zu erwägen.

Therapie

▶ **Konservativ:**
  • Einzelne Bandinstabilitäten können muskulär kompensiert werden.
  • Physiotherapie zur Muskelstärkung und Ellenbogenstabilisierung.
▶ **Operativ:**
  • Rezidivierende Luxationen/Subluxationen:
    – Lateraler Zugang (Kocher).
    – Ansatznahe Refixierung des LCL mittels Fadenankern oder transossärer Naht.
    – Ggf. zusätzlich medialer Zugang zur Refixierung des MCL sowie knöcherner Begleitverletzungen (z. B. Abrissfraktur des Proc. coronoideus) und zur anterioren Kapselraffung.
  • Chronische Instabilität:
    – Rekonstruktion mittels Trizeps-, Palmaris-longus- oder Gracilis-Sehne.

- Das Transplantat wird an den Insertionspunkten fixiert (LUCL = lateraler Epikondylus – Ulna [Isometriepunkt] bzw. MUCL = medialer Epikondylus – med. Proc. coronoideus); intraoperative Bestimmung der Fixierungspunkte.
- Bei persistierender, intraoperativer Instabilität nach kapsuloligamentärer Rekonstruktion:
  - Zusätzlich externer Bewegungsfixateur für 6 Wochen (Vorteil: Anatomische Gelenkführung ohne Achsveränderung oder Subluxation des Gelenkes. Reduktion der Arthrofibrose durch kontinuierliche Bewegung).
  - Knöcherner Aufbau bei Proc. coronoideus-Defekt (kortikospöngiöser Span).

▶ **Nachbehandlung:**
- Oberarmwinkelschiene für 4–5 Tage.
- Bewegungsorthese ab dem 5. postoperativem Tag mit zunehmender Bewegungsfreigabe für 6 Wochen.
- ▣ *Beachte:* Ruhigstellung > 3 Wochen kann zur Arthrofibrose und bleibenden Bewegungseinschränkungen führen!
- Medikamentöse Ossifikationsprophylaxe mit NSAR.

18.4 Ellenbogensteife

Grundlagen

▶ **Einteilung der Ellenbogensteife** (nach Cooney und Morrey):
- *Traumatisch:*
  - Frakturen, Luxationen, Luxationsfrakturen.
  - Schädel-Hirn-Trauma (heterotope Ossifikationen).
  - Stromunfälle, Verbrennungen.
- *Kongenital:* Z. B. Arthrogryposis multiplex congenita (AMC; angeborene Gelenksteife).
- *Erworben:* Arthrose, rheumatoide oder septische Arthritis; Paralyse; lange Immobilisation.
- *Stellung:* Extension; Flexion; Neutralstellung.

▶ **Lokalisation/Pathologie:** Klassifikation nach Morrey:
- *Extrinsische Faktoren:* Betreffen extraartikuläre Strukturen:
  - Gelenkkapsel.
  - Muskulatur (M. brachialis. M. brachioradialis).
  - Heterotope Ossifikationen.
- *Intrinsische Faktoren:* Betreffen den Gelenkbinnenraum.
  - Knorpel, Gelenkflächeninkongruenz.
  - Freie Gelenkkörper, Osteophyten.
  - Avaskuläre Nekrosen.
  - Adhäsionen, Gelenkinnenhaut (Synovialitis).
- Kombinierte Ellenbogensteife.

Diagnostik

▶ **Klinische Untersuchung:**
- Zusätzlich Untersuchung von Schulter- und Handgelenk.
- Orientierende neurologische Untersuchung zum Ausschluss einer Irritation von N. ulnaris und/oder N. radialis (neurophysiologische Lokalisation der Nervenkompression: Inching-Technik).

▶ **Röntgen:** Ellenbogen a.–p. und seitlich (freie Gelenkkörper, knöcherne oder ankylosierte Fragmente, Frakturen, Stufen?).

▶ **CT, MRT:** Differenzierung zwischen heterotopen Ossifikationen und freien Gelenkkörpern sowie posttraumatischer intraartikulärer Stufenbildung und Frakturfehlstellungen.

18.4 Ellenbogensteife

Konservative Therapie

- Dehnungsprogramm, Ultraschallbehandlung, Reizstromtherapie.
- Statische oder dynamische Ellenbogenorthesen, Quengelschienenbehandlung.

Operative Therapie

- Neurolyse des N. ulnaris bei ROM-Einschränkung > 15° empfohlen.
- **Indikationen:**
  - Bewegungsausmaß < 0–30–130° („functional arc" nach Morrey).
  - Pronation/Supination < 50–0–50°.
  - Persistierende Bewegungseinschränkung nach konservativer Therapie.
- **Arthroskopische (ASK) Arthrolyse:** Bei weniger ausgeprägten Arthrofibrosen mit isolierter intrinsischer Ursache, s. Tab. 18.1. Arthroskopisches Release/Débridement über laterale und mediale Standardzugänge siehe Kap. Arthroskopie des Ellenbogens (S. 515).
- **Die ASK-Arthrolyse ist indiziert bei geringeren ROM-Einschränkungen** (z. B. < 30°)
- **Offene Arthrolyse:**
  - Die Planung der Zugänge orientiert sich an der präoperativ festgestellten Gelenk- und Weichteilpathologie.
  - ▶ *Beachte:* Vorhandene Narben und frühere Zugänge! Einliegendes Osteosynthesematerial sollte immer entfernt werden!
  - Arthrolyse von lateral über modifizierten Kocher-Zugang („Column Approach"):
    - Hautschnitt bogenförmig über Humeroradialgelenk.
    - Ablösen der Ansätze des M. extensor carpi radialis longus und M. brachioradialis.
    - Exposition der Gelenkkapsel und Exzision über dem Proc. coronoideus.
    - Ausräumen der ventralen Gelenkanteile und Lösen von Adhäsionen/Narbensträngen.
  - *Bei Streckdefizit > 10°* (z. B. Olekranonsporn):
    - Subperiostale Trizepssehnenablösung unter Schonung des M. anconeus.
    - Exposition der posterioren Kapsel.
    - Anschließend Ablösung des M. extensor carpi radialis, Entfernung freier Gelenkkörper.
    - Resektion der Olekranonspitze, ggf. Vertiefung der Fossa olecrani.
- Arthrolyse von medial:
  - Hautschnitt über dem Epicondylus medialis, Darstellen und Ventralverlagerung des N. ulnaris (zusätzliche Neurolyse möglich).
  - Ablösen der Ansätze des Beugermuskulatur am Epicondylus medialis, Inzision der medialen Gelenkkapsel, Ausräumen der Fossa coronoidea.
  - Bei Muskelkontraktur ggf. Verlängerung der Bizepssehne zur Extensionsverbesserung.
- **Distraktionsarthrolyse** durch beweglichen Fixateur externe:
  - ▶ *Cave:* Durch extraartikuläre Verwachsungen kann es zu Verkürzung der Kollateralbänder kommen.
  - *Vorteil:* Möglichkeit der Arthrodiastase bei gleichzeitigem Stabilitätserhalt zur funktionellen Beübung.
  - Nervus-ulnaris-Neurolyse durchführen.
- **Ellenbogenprothese:** Bei massiver Einsteifung durch starke Gelenkdestruktion und Ankylose, bei Patienten über 60 Jahre (z. B. Ellenbogenarthrose).
- **Arthrodese:** Ultima ratio bei jüngeren Patienten und Patienten mit körperlich stark beanspruchender Tätigkeit:
  - 90°-Flexionsstellung (die Hand muss den Mund erreichen); Unterarmdrehung sollte möglichst erhalten bleiben.

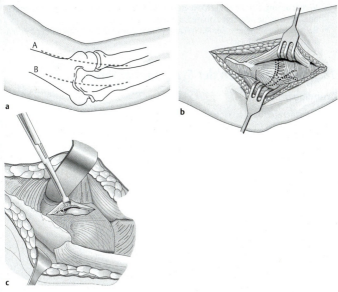

Abb. 18.4 • Offene Arthrolyse bei Ellenbogensteife. (aus Ewerbeck V., Wentzensen A., Grützner P. et al.: Standardverfahren in der operativen Orthopädie und Unfallchirurgie. Thieme; 2014)
a Laterale Hautschnittführung zum „Column Approach" (A), dorsale Inzision zum transhumeralen Zugang (B);
b Exposition der Gelenkkapsel von radial;
c dreieckförmige Exzision der ventralen Kapsel.

▶ **Nachbehandlung Arthrolyse:**
  - Postoperativ Anlage einer Gipsschiene in maximaler Streckstellung für 12–24h
  - 48 h Wechsellagerung in Gilchristverband (Extension und Flexion im 2 stündigen Wechsel)
  - 2 × pro Tag Physiotherapie
  - Plexus-brachialis-Block für 2–3 Tage post-OP und CPM (Continous passive Motion).
  - Sofortige aktive und passive Mobilisation, ggf. Wärmeapplikation und Lymphdrainage.
  - Nach Wundheilung Quengelschiene für Flexion und Extension.
  - Ossifikationsprophylaxe mit NSAR.
  - ⬛ *Beachte:* Sehr aufwendige postoperative Rehabilitation mit täglicher ambulanter Physiotherapie zur Vermeidung einer erneuten Einsteifung notwendig.
▶ **Komplikationen:** Gefäß-/Nervenschäden, Verschlechterung der Beweglichkeit.

Prophylaxe

▶ Frühmobilisation in der Bewegungsorthese nach Kapsel-Band- oder Muskelverletzungen.
▶ Eine sichere Osteosynthese und frühzeitige Bewegung (CPM) bei der Frakturbehandlung sollen eine Bewegungseinschränkung vermeiden helfen.
⬛ *Tipp:*
  - Frühzeitig erkennen, wenn die Ellenbogenbeweglichkeit nach einem Trauma oder einer Fraktur hinter dem Zeitplan zurückfällt.

- Verbesserung der Beweglichkeit durch Einsatz von Schienen (z. B. Ellenbogenquengelschiene oder anpassbare Lagerungsschienen).
- Bei schneller Abnahme der ROM (Tage-Wochen) nach Instabilitäten oder Nervenkompression fahnden!

18.5 Erkrankungen der Synovialmembran

Grundlagen

▶ **Pathogenese/Ätiologie:** Synovialitis und Bildung multipler freier oder adhärenter, chondraler oder osteochondraler Gelenkkörper.
- Primäre Formen:
  - Proliferative, synoviale Chondromatose (mehrheitlich monoartikulär).
  - Rheumatoide Arthritis, nicht entzündliche Arthritis (z. B. Sklerodermie oder SLE).
  - PVNS (pigmentierte villonoduläre Synovialitis), meist monoartikulär; nicht selten rezidivierende Gelenkeinblutungen, Ausbreitung über das Gelenk hinaus möglich.
- Sekundäre Formen:
  - Posttraumatische oder postinfektiöse Zustände.
  - Hämophiliebedingter Hämarthrose.

Klinik

▶ Schwellung, Ergussbildung, Druck- und Bewegungsschmerz.
▶ Schmerzhafte Bewegungseinschränkung, Gelenkblockierungen.
▶ Rezidivierender Hämarthros (bei PVNS).
▶ Sicht- und tastbares *Schnappen über dem Radiusköpfchen* (schnappender Ellenbogen, Plica humeroradialis, humeroradiales Impingement) durch Einklemmung der hypertrophierten Plica synovalis zwischen Capitulum humeri und Radiusköpfchen, plötzlicher Schmerz.

Diagnostik

▶ **Röntgen:** Ellenbogen a.–p. und seitlich (Usuren der gelenknahen Knochenareale bei PVNS).
▶ **MRT oder Arthro-CT:** Diagnosesicherung, Darstellung möglicher chondraler Gelenkkörper, postoperatives Monitoring mit MRT zur Prävention von Rezidiven (bei PVNS).
▶ **Labor:** Ggf. Rheumaserologie.

Operative Therapie

▶ **Therapieprinzipien:**
- Lokale oder vollständige (arthroskopische) Entfernung der Gelenkschleimhaut in Abhängigkeit der Grunderkrankung.
- ▣ *Beachte:* Immer Entnahme einer PE zur histologischen Untersuchung!
- ▣ *Cave:* Nähe der Gelenkschleimhaut zu umgebenden Nerven und Gefäßen!

▶ **Arthroskopische Synovektomie:**
- *Chondromatose:* Partielle (lokalisierte Form) oder vollständige Synovektomie (diffuse Form) und Entfernung aller Gelenkkörperchen.
- *Rheumatoide Arthritis (S. 185):* Entfernung aller betroffenen Gelenkschleimhautanteile (Synovialitiden und Bursitiden; typische Lokalisationen am Ellenbogengelenk s. Abb. 18.5).
- *PVNS (lokalisierte Form):* Exzision der durch Hämosiderineinlagerungen orangegelb gefärbten, verdickten und knotig durchsetzten Synovialis.
- Resektion Plica radialis bei isolierter Schmerzsymptomatik.

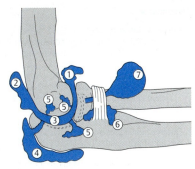

Abb. 18.5 • Typische Lokalisationen der Synovialitiden und Bursitiden im Bereich des Ellenbogengelenks: 1 = ventrale Synovialitis, 2 = dorsale Synovialitis, 3 = intraartikuläre Synovialitis, 4 = Bursitis olecrani, 5 = intraossäre Zysten, 6 = Synovialitis im Bereich des Radiushalses und Lig. anulare radii, 7 = Kubitalzyste (aus Mutschler W., Haas N. P.: Praxis der Unfallchirurgie. Thieme; 2004)

- **Offene Arthrotomie:** Nur bei *PVNS (diffuse Form)*.
  - Bei Befall aller Gelenkanteile und Überschreitung der Gelenkgrenzen, knöchernen Begleitarrosionen und Usuren ggf. *Kürrettage* der Zysten.

Nachbehandlung

- Kurzfristige Ruhigstellung bzw. Bewegungslimitierung für 4–5 Tage.
- Schmerzadaptierte, passive Bewegungsübungen ab dem 1. postoperativen Tag.
- Evtl. orale Gabe von Antiphlogistika.

Komplikationen und Prognose

- Nervenirritationen, Verletzung des N. radialis bzw. ulnaris.
- Beschwerdepersistenz, nicht selten Rezidive (v. a. Chondromatose, PVNS).
- Schlechte Prognose bei diffuser Form der PVNS mit Überschreitung der Gelenkkapsel und rezidivierenden Gelenkeinblutungen.

18.6 Freie Gelenkkörper

Grundlagen

- **Ätiologie:** Eine der häufigsten Ursachen für Bewegungseinschränkungen des Ellenbogens:
  - Fixierte, mit der Synovia verwachsene oder frei bewegliche Gelenkkörper.
  - Chondrale oder osteochondrale Fragmente.
  - *Angeboren:* Akzessorische Ossikel (Os cubitale oder Os supratrochleare dorsale).
  - *Erworben:* Meist traumatisch bedingt (stattgehabte Frakturen, Luxationen oder Mikrotraumata), osteochondrale Läsionen, Synovialitis, Chondromatose, arthrotisch-degenerative Veränderungen.
- **Einteilung nach Lokalisation und Größe:**
  - *Anteriores Kompartiment:* Ca. 60 %, meist mittelgroße (3 – 10 mm) und größere Gelenkkörper (> 11 mm).
  - *Posteriores Kompartiment* (v. a. Fossa olecrani): Ca. 40 %, eher kleine Gelenkkörper (> 3 mm).

Klinik

- Intermittierendes oder persistierendes Flexions- oder Extensionsdefizit.
- Gelenkblockade.
- Stichartige Schmerzen, Nervenkompressionssyndrom.
- Nur selten palpabel.

18.6 Freie Gelenkkörper

Diagnostik

▶ **Klinische Untersuchung:**
- Inspektorisch Schwellung und Bewegungsausmaß.
- Druckschmerzpunkte als Hinweis einer möglichen Lokalisation freier Gelenkkörper.

▶ **Röntgen:** Ellenbogen in 2 Ebenen; evtl. Hyperflexionsaufnahme.
- Direkt präoperativ immer Kontrollaufnahmen zur Sicherung der Lokalisation der Gelenkkörper und zur operativen Planung.

▶ **MRT oder Arthro-CT:** Diagnosesicherung und Darstellung chondraler Fragmente und Knorpeldefekte.

▶ **Differenzialdiagnosen:** Alternative Ursachen für ein Flexions- oder Extensionsdefizit des Ellenbogens zeigt Tab. 18.1.

Tab. 18.1 • Mögliche Ursachen für ein Flexions- bzw. ein Extensionsdefizit des Ellenbogens.

Ursache	Flexionsdefizit	Extensionsdefizit
freier oder fixierter Gelenkkörper	im proximalen Humeroradialgelenk	in der Fossa olecrani
osteophytäre Anbauten	in der Fossa coronoidea	in der Fossa olecrani oder an der Olecranonspitze
Kapselfibrose	im posterioren Gelenkanteil	im anterioren Gelenkanteil
intraartikuläre Verwachsungen/Vernarbungen	im posterioren Gelenkanteil	im anterioren Gelenkanteil
Osteochondrosis dissecans (Morbus Panner)	s. Kap. Osteochondrale Läsionen (S. 389)	
N. ulnaris Dehnung/Kompression durch Fibrosen	Gehäuft ab 90° Flexion	seltener

Operative Therapie

▶ **OP-Technik:**
- Standardverfahren: Arthroskopie.
- Alternative bei großen Gelenkkörpern: Offene Arthrotomie über lateralen, medialen oder transhumeralen Zugang.
- Nervus-ulnaris-Neurolyse

▶ **Arthroskopisches Vorgehen:**
- *Zugänge* s. Kap. Arthroskopie des Ellenbogens (S. 515).
- Kleine und mittelgroße Gelenkkörper werden ausgespült oder mittels Shaver abgesaugt.
- Fixierte Gelenkkörper müssen von der Gelenkkapsel durch Synovektomie gelöst und entfernt werden.
- *Tipp:* Große Gelenkkörper werden zuletzt entfernt, um zu verhindern, dass Gelenkflüssigkeit austritt.
- Große Gelenkkörper müssen evtl. intraartikulär fragmentiert werden.
- Die Extraktion der Gelenkkörper sollte unter arthroskopischer Sicht erfolgen.
- Alle Gelenkkompartimente sollten möglichst inspiziert werden: Nach der Extraktion erfolgt ein abschließender diagnostischer Rundgang.
- Begleitende Pathologien wie Synovialitis oder Osteophyten werden mitbehandelt.

Nachbehandlung

- Keine Ruhigstellung bzw. Bewegungslimitierung erforderlich.
- Schmerzadaptierte, aktive Bewegungsübungen ab dem 1. postoperativen Tag.

Komplikationen

- Nervenirritationen und Paresen (vorwiegend N. ulnaris).
- Bewegungsverschlechterung durch Hämarthros oder Kapselfibrose.

18.7 Ellenbogenarthrose

Grundlagen

- **Ätiologie:** Überwiegend sekundäre Arthrosen (posttraumatisch oder postentzündlich), Chondromatose, Osteochondrosis dissecans, Bluterkrankheit, Hämatochromatose.
- **Lokalisation:** Überwiegend auf der dominanten Seite; meist humeroradialer Anteil betroffen.

Klinik, Diagnostik und Differenzialdiagnosen

- **Klinik:**
  - Morgensteife, Nachtschmerzen.
  - Schwellung und Ergussbildung.
  - Bewegungs- und Belastungsschmerzen.
  - Zunehmende Bewegungseinschränkung, Blockierungen.
  - Beugekontraktur.
  - Neurologische Störungen (meist im Versorgungsgebiet des N. ulnaris).
- **Klinische Untersuchung:** Bewegungsausmaß, Stabilitätsprüfung.
- **Röntgen:** Ellenbogen a.–p. und seitlich:
  - Gelenkspalt verschmälert, Osteophyten.
  - Subchondrale Sklerose, v. a. im Bereich der Olekranonspitze, des Proc. coracoideus und des Radiusköpfchens.
- **Differenzialdiagnosen:** Rheumatoide Arthritis, Arthrofibrose, Kontraktur.

Therapie

- **Konservativ:** Zur Schmerzlinderung und Erhaltung bzw. Verbesserung der Beweglichkeit.
  - Medikamentöse Therapie: NSAR.
  - *Physiotherapie:* Manuelle Therapie, Elektrotherapie, Hydrotherapie.
- **Operativ:**
  - Indikationen:
    - Bei Versagen konservativer Maßnahmen.
    - Bei schmerzhafter Bewegungseinschränkung.
  - *Ziele:* Bewegungsverbesserung und Schmerzfreiheit.
- **OP-Techniken:**
  - *Gelenkdébridement:* Arthroskopische oder offene Osteophytenabtragung, Entfernung freier Gelenkkörper, Synovektomie, Knorpelglättung; postoperativ Gelenkdrainage.
  - Radiusköpfchenresektion oder alloplastischer Ersatz.
  - Ellenbogenteilprothese:
    - Partieller humeraler Oberflächenersatz.
    - Humeroradialer Oberflächenersatz.
    - Humeraler Ersatz.

- Ellenbogenprothese:
  - Teilgekoppelt: Intramedulläres System mit fester Scharnierverankerung.
  - Ungekoppelt: Oberflächenersatz der Trochlea humeri und des Olekranons; Voraussetzungen: Intakter Kollateralbandapparat und gute Knochensubstanz.

18.8 Epicondylitis humeri radialis und ulnaris

Grundlagen

▶ **Definition:** Insertionstendinose im Bereich des
  - *Epicondylus humeri radialis* = Ansatz der Hand- und Fingerstrecker (Tennisellenbogen).
  - *Epicondylus humeri ulnaris* = Ursprung der Hand- und Fingerbeuger (Golfer-/Werferellenbogen).
▶ **Epidemiologie:** Häufigkeitsgipfel im 4. Lebensjahrzehnt; mehr Nichtsportler betroffen, v. a. Musiker, Hausangestellte (Bügeln), Sekretärinnen (Computertätigkeit).
▶ **Lokalisation:** Radial 5- bis 10-mal häufiger als ulnar.
▶ **Ätiologie:** Überbelastung bei chronischem funktionellem Missverhältnisses zwischen exogener Beanspruchung (exogene Tendinopathie) und endogener Belastbarkeit → Ersatzgewebebildung durch reduzierte Regenerationsfähigkeit des Sehnengewebes (endogene Tendinopathie).

Klinik, Diagnostik und Differenzialdiagnosen

▶ **Klinik:**
  - Belastungsschmerzen im Bereich des Epicondylus radialis oder ulnaris, die meist einem Bewegungsstereotyp entsprechen.
  - Spontan- und Druckschmerzhaftigkeit über dem Sehnenursprung.
▶ **Klinische Untersuchung:** Stabilitätsprüfung, Druckschmerzpunkte.
  - Epicondylitis humeri radialis:
    - Mill-Test: Schmerzen am Epicondylus humeri radialis bei Supination und Extension im Handgelenk gegen Widerstand.
    - Thomson-Test: Schmerzen am Epicondylus humeri radialis bei gestrecktem Ellenbogen und Extension der geschlossenen Faust gegen Widerstand.
    - Chair-Test: Schmerzzunahme über dem Epicondylus humeri radialis durch Anheben eines Stuhles bei proniertem Unterarm.
    - Mittelfingerstrecktest: Schmerzverstärkung über dem Epicondylus humeri radialis durch Extension des 3. Fingers gegen Widerstand.
  - Epicondylitis humeri ulnaris:
    - Cozen-Test: Akuter Schmerz über dem Epicondylus humeri ulnaris bei Flexion gegen Widerstand im Handgelenk (bei supiniertem Unterarm)
▶ **Röntgen:** Ellenbogen a.–p. und seitlich; Ausschluss ossär-neoplastischer Veränderungen (Exostosen).
▶ **Differenzialdiagnosen:** Zervikobrachialgie mit radikulärer und pseudoradikulärer Schmerzausstrahlung, Tumoren, avaskuläre Nekrosen, lokale Entzündungen, Nervenkompressionssyndrome (Pronator-teres-Syndrom, Supinatorlogensyndrom), Arthrose, Ganglion.

Konservative Therapie

❏ *Beachte:* Um einer Chronifizierung vorzubeugen, konsequente Therapie ab Schmerzbeginn!
▶ **Stufenschema:**
  1. Schmerzauslösende Belastungen vermeiden.
  2. Physiotherapie, Muskeldehnung und Muskelaufbau der gesamten oberen Extremität.

18.8 Epicondylitis humeri radialis und ulnaris

3. Lokale (Salbenverbände) und systemische (NSAR) Antiphlogistika.
4. Ellenbogenbandagen, Tapeverbände, ulnare Polsterung.
5. Lokale Infiltration (Lokalanästhetikum, autologe Blutplättchenkonzentrate).
6. Stoßwellentherapie.
7. Ruhigstellung im Oberarmgips mit Fingereinschluss für 3 Wochen. Anschließend Physiotherapie zur Verminderung der Sehnenspannung und zum Ausgleich von muskulären Dysbalancen.

Operative Therapie

- **Indikation:** Versagen der konservativen Therapiemaßnahmen über 6 – 12 Monate.
- **Prinzip:** Exzision von erkranktem Sehnengewebe, Desinsertion der entsprechenden Sehnenansätze, Ausheilung der Muskelansätze in narbiger Verlängerung.
- **Epicondylitis humeri radialis:**
  - *OP nach Hohmann:*
    - Leicht bogenförmige Schnittführung etwas ventral des Epicondylus radialis.
    - Eingehen zwischen M. trizeps (posterior) und M. brachioradialis (anterior).
    - Subperiostales Abschieben der Sehnenfasern vom Epikondylus.
    - *Cave:* Bandstrukturen nicht durchtrennen, sonst droht Instabilität mit Beschwerdezunahme.
  - *OP nach Wilhelm:* Wie Hohmann-OP, zusätzliche Denervierung der Radialisäste.
  - *OP nach Bosworth:* Wie Hohmann-OP, zusätzlich Einkerbung des Lig. anulare radii.
  - *OP nach Almquist:* Exzision der Streckaponeurose und Interposition eines gefäßgestielten Muskellappens des M. anconaeus.
  - *Op nach Nirschl:* Ablösen der Extensoren-Sehnenplatte vom Epicondylus, Entfernen des degenerativ veränderten Gewebes und Reinsertion der Extensoren am Epicondylus.
  - *Variante:* Endoskopische Operation möglich.
- **Epicondylitis humeri ulnaris:**
  - Identifizieren des Epicondylus ulnaris, Sulcus ulnaris und N. ulnaris.
  - Bogenförmige Inzision über dem Epicondylus ulnaris und subperiostales Ablösen der Beugesehnen, Entfernen des degenerativen Gewebes und Reinsertion der Sehnen am Epicondylus.

Nachbehandlung

- Leicht komprimierende Bandage und Armschlinge für 2 Wochen.
- Passive Dehnungsübungen ab dem 1. postoperativen Tag.
- Stärkere Belastungen vermeiden für insgesamt 6 Wochen.
- Ab der 6. Woche physikalische Therapie mit Muskelaufbau und aktiven Dehnungsübungen.

Prognose

- **Komplikationen:**
  - Verletzung des N. radialis bzw. ulnaris.
  - Beschwerdepersistenz, Rezidiv.
- Ca. 90 % der Patienten können konservativ therapiert (Behandlungszeitraum ca. 3 – 4 Monate) werden. Bei frühzeitigem Therapiebeginn meist rasche Heilung.

18.9 Bursitis olecrani

Einteilung, Ätiologie, Klinik

- **Traumatische Bursitis** (offene Bursaverletzung): Durch Sturz auf das Olekranon oder direktes Anpralltrauma (häufig stark verunreinigt), Schmerzen und Bewegungseinschränkung, keine Gelenkbeteiligung.
- **Chronische Bursitis** (Student's Elbow, Bursitis informaticus olecrani): Durch Drucküberlastung. Teigige bis fluktuierende Schwellung über dem Olekranon; anfangs schmerzhaft, keine Gelenkbeteiligung.
- **Septische Bursitis** (akut eitrige Bursitis): Durch Bagatellverletzung wie Schürfung oder Insektenstich; starke Schmerzen, Rötung, Überwärmung, ggf. auch Lymphangitis oder Lymphadenitis; primär keine Gelenkbeteiligung.
- **Begleitbursitis:** Bei systemischen Prozessen (RA, Gicht oder Pseudogicht); Gelenkbeteiligung möglich.

Diagnostik

- Bewegungsumfang, Stabilitätstest, Hautstatus, Durchblutung, Motorik und Sensibilität prüfen.
- Offene Wunde mit der Sonde austasten.
- Evtl. tastbare „Reiskörner" bei chronischer Bursitis.
- **Sonografie:** Größenausdehnung, Septierung, Unterscheidung Weichteilödem/liquider Anteil.
- **Röntgen:** Ellenbogen a.–p. und seitlich; Ausschluss knöcherner Entzündungsreaktion.

Therapie

- **Traumatische Bursaeröffnung:** Chirurgische Exzision mit Ausschneiden der Wundränder und Bursektomie, Spülung, Drainageneinlage, in Lokalanästhesie (LA) oder Vollnarkose. Bei starker Verunreinigung ggf. Antibiotikatherapie.
- **Chronische Bursitis:**
  - *Bei Erstmanifestation* konservativer Therapieversuch mit Schonung, Kühlung und Ruhigstellung für ca. 2 Wochen, Salbenverbände (z. B. Rivanol oder Voltaren-Gel) mit Kompression, orale NSAR.
  - *Bei Rezidiv* chirurgische Exzision (Bursektomie) in Vollnarkose (nicht LA wegen Gefahr der Infektverschleppung).

  ▸ *Hinweis:* Vorgehen bei Bursektomie:
    - Längsinzision in der Hautlinie und vollständige Entfernung der Bursa.
    - Immer Abstrichentnahme für bakteriologische Untersuchung!
    - Hohlraumverschluss durch Naht des Subkutangewebes an das Periost.
    - Drainage unter Sog (mind. 24 h) und Ruhigstellung in 90°-Flexion für ca. 1 Woche.
    - Frühfunktionelle Bewegungsübungen nach Drainagenzug.
- **Septische Bursitis:**
  - Seitliche Inzision und Drainageneinlage; Ruhigstellung in 90°-Beugung ca. 1 Woche.
  - Begleitende Antibiotikatherapie.
- **Begleitbursitis:** Behandlung der Grundkrankheit; ggf. diagnostische und entlastende Punktion, evtl. Steroidinfiltration, ggf. Bursektomie.
- **Komplikationen:** Fistelbildung, Rezidiv (v. a. bei unvollständiger Entfernung), Infekt, Weichteildefekte.

18.10 Osteochondrale Läsionen: Osteochondrosis dissecans (OD), Morbus Panner, Morbus Hegemann

Grundlagen

▶ **Definition/Pathogenese:**
- *Osteochondrosis dissecans:* Umschriebene osteochondrale Läsion des subchondralen Knochens des Capitulum humeri (überwiegend am Capitulum radii, selten auch am Radiusköpfchen) mit der Gefahr der Separation eines Gelenkflächenanteils und Bildung freier Gelenkkörper.
  - Häufigkeitsgipfel im jugendlichen und jungen Erwachsenenalter bis ca. 20 Jahre.
  - Mögliche Entstehung durch Mikrotraumata, Kompressions- und Scherbelastungen (z. B. repetitive Wurfbewegungen) während des Schlusses der Wachstumsfuge.
- *Morbus Panner (juvenile Osteochondrose):* Avaskuläre Nekrose des gesamten Capitulum humeri.
  - Häufigkeitsgipfel zwischen dem 6. und 10. Lebensjahr, v. a. Jungen betroffen.
  - Ursachen wahrscheinlich lokale Durchblutungsstörung durch Mikrothromben, genetische Disposition oder Störungen der Wachstumsfuge.
- *Morbus Hegemann:* Avaskuläre Nekrose der Trochlea humeri. Auftreten nach dem 10. Lebensjahr, sehr selten.

Klinik und Diagnostik

▶ **Klinik:** Dumpfe Schmerzen und Schwellung betont im Bereich des lateralen Ellenbogens, vermehrt unter sportlicher Belastung; Bewegungseinschränkungen (v. a. Extensionsverlust), Einklemmungsphänomen, Blockaden, Pseudoblockaden im fortgeschrittenen Stadium.
▶ **Untersuchung:** Bewegungseinschränkung, Druckschmerz am Radiusköpfchen unter Pro- und Supination, evtl. Schwellung.
▷ *Beachte:* Immer kontralateralen Ellenbogen mituntersuchen: Bilaterales Auftreten möglich!
▶ **Röntgen:** Ellenbogen a.–p. in Streckung und 45° gebeugt (bessere Einsicht in das Humeroradialgelenk) und seitlich, ggf. zusätzlich Radiusköpfchenzielaufnahme:
- Oberflächenunregelmäßigkeiten im Bereich der osteochondralen Läsion.
- Aufhellungssaum unter dem Knochenkern bei fortgeschrittenen Stadien.
- Freie Gelenkkörper als Hinweis einer osteochondralen Schädigung.
▶ **Arthro-MRT:** Zur Beurteilung der Vitalität des subchondralen Knochens und der Integrität der Knorpeloberfläche.
- *MRT-Klassifikation* s. Tab. 18.2.

Tab. 18.2 • MRT-Klassifikation osteochondraler Läsionen am Ellenbogen (nach Dipaola).

Stadium I	kein Einriss des Gelenkknorpels, Verdickung des Gelenkknorpels
Stadium II	Einriss des Gelenkknorpels, geringe Signalintensität hinter dem Fragment als Zeichen fibröser Anhaftung
Stadium III	Einriss des Gelenkknorpels, hohe Signalintensität in T2-Wichtung hinter dem Fragment als Zeichen einer Flüssigkeitsansammlung
Stadium IV	freier Gelenkkörper mit Defekt der Gelenkfläche

Therapie

- **Morbus Panner:**
  - Sehr hohe Spontanheilungsrate!
  - Primär konservative Therapie; operative (arthroskopische) Therapie nur bei Vorliegen freier Gelenkkörper oder bei Gelenkblockaden.
- **Osteochondrosis dissecans:** Stadienabhängige Behandlung:
  - *Konservativ in Stadium I und II* (v. a. vor Schluss der Epiphysenfugen):
    - Vermeidung belastender Sportarten.
    - Vermeidung einer Überlastung des Ellenbogengelenks allgemein.
  - Operativ in Stadium III und IV (und bei therapieresistenten Beschwerden > 6 Monate): Osteochondrale autologe Knorpel-Knochen-Transplantation (OAT):
    - Lateraler Zugang zwischen M. anconeus und M. flexor carpi ulnaris.
    - Längsinzision der Gelenkkapsel (ggf. Ablösen des radialen Seitenbandes).
    - Débridement des Defekts.
    - Entnahme des Spenderzylinders aus der ipsilateralen Trochlea des Kniegelenkes über laterale Miniarthrotomie, Einpassen des Spenderzylinders.
    - *Variante bei freiem Dissekat:* Arthroskopische Entfernung und Chondroplastik durch anterograde Anbohrung.
- **Nachbehandlung:**
  - Sofortige freie passive Beweglichkeit, aktiv assistiert ab der 2. Woche.
  - Kein Tragen schwerer Lasten für 3 Monate.

18.11 Distale Bizepssehnenruptur

Grundlagen

- **Definition/Einteilung:** Abriss der Sehne ansatznah, am Tuberculum radii (knöcherner Ausriss selten).
  - *Traumatisch bedingt:* Meist durch indirekte Gewalteinwirkung bei vorgespannter Sehne (z. B. durch das Auffangen einer schweren Last mit gebeugtem und supiniertem Unterarm).
  - *Degenerative Vorschädigung:* In > 50 % der Fälle.
- **Ätiologie:** Nahezu ausschließlich körperlich aktive Männer zwischen dem 35. und 55. Lebensjahr.

Klinik und Diagnostik

- **Klinik:**
  - Initial kurzer Schmerz, nicht selten „Knallerlebnis".
  - Abgeschwächte Flexion und nahezu vollständiger Kraftverlust für Supination im Ellenbogengelenk.
  - Deutliche Hämatombildung.
  - „Hook-Test": Einhaken mit dem Finger von lateral unter der Bicepssehne bei 90° gebeugtem Ellenbogengelenk (sehr hohe Sensitivität) – positiv bei fehlendem Einhaken (Sehnenverlauf nicht tastbar).
    - ▶ *Cave:* Kein Einhaken von medial → Verwechselung des Lacertus fibrosus mit intakter Bizepssehne!
  - Sichtbare Verlagerung des Muskelbauches nach proximal (v. a. bei angespanntem Muskel im Seitenvergleich).
- **Unfallanamnese:** Detaillierte Beschreibung des Unfallhergangs, genaue Dokumentation (versicherungsrechtliche Fragen).
- **Röntgen:** Ellenbogen in 2 Ebenen: Knöcherner Ausriss? Begleitläsionen?
- **MRT:** Differenzierung zwischen Teil- und Totalruptur, Retraktion der Bizepssehne, Sehnenqualität.

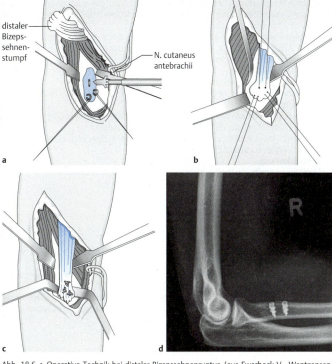

Abb. 18.6 • Operative Technik bei distaler Bizepssehnenruptur. (aus Ewerbeck V., Wentzensen A., Grützner P. et al.: Standardverfahren in der operativen Orthopädie und Unfallchirurgie. Thieme; 2014)
a Vorbereitung der Insertionsstelle zur Refixierung;
b distaler Bizepssehnenstumpf mit Ankernähten gefasst;
c mit 2 Nahtankern fixierte Bizepssehne;
d postoperatives Bild.

◳ *Beachte:* Bei erhaltener Bizepsaponeurose nur geringer Kraftverlust und geringe Retraktion möglich! Daher MRT-Diagnostik empfohlen!

Therapie

▶ Prinzipien:
  • *Immer operatives Vorgehen* (nach konservativer Therapie Minderung der Flexionskraft um 30 – 40 %, der Supinationskraft um mindestens 50 %).
  • Möglichst zeitnahe Versorgung, um eine Retraktion der Sehne zu verhindern.
  • Anatomische Refixierung (histologische Untersuchung).
▶ **Operative Technik:** Rekonstruktionsmöglichkeiten:
  • One-Incision-Technik:
    – Rückenlagerung mit Armtisch, Oberarmblutsperre, Ellenbogen gestreckt, Unterarm supiniert.
    – Ventraler Zugang, S-förmige Schnittführung in der Ellenbeuge.

- Längsinzision der Armfaszie und des Lacertus fibrosus, Identifizieren des distalen Bizepssehnenstumpfes, Anschlingen des N. cutaneus antebrachii lateralis, spreizende Präparation in die Tiefe zwischen M. brachialis und brachioradialis, Darstellen und Anfrischen der Tuberositas radii.
- Reinsertion der Sehne an Tuberositas in maximaler Supinationsstellung mittels 1–2 Fadenankern (z. B. Titan-Korkscrew) oder intramedullärem Bizepsbutton, Anschlingen mit Krackow-Nähten (Abb. 18.6).

▶ Double-Incision-Technik:
- Rückenlagerung mit Armtisch, Oberarmblutsperre.
- Ventraler Zugang wie oben beschrieben, Aufsuchen des distalen Bizepssehnenstumpfes.
- Darstellen der Tuberositas radii über 2. dorsalen Zugang in maximaler Pronation.
- Transossärer Durchzug der Sehne (OP nach Thompson).
- *Nachteil:* Hohes Risiko für heterotope Ossifikationen, Streckdefizit, Nervenläsion (R. profundus n. radialis).

▶ **Nachbehandlung:**
- Frühfunktionelle Nachbehandlung aus der Armschlinge heraus.
- Passiv freie Beweglichkeit, Physiotherapie aktiv assistiert.
- Keine Bizepsaktivität (Supination!) für 6 Wochen.
- Keine sportliche Belastung für mindestens 3 Monate.

Prognose

▶ **Komplikationen:**
- *Intraoperativ (in Abhängigkeit des Zuganges):* Verletzung der A. brachialis, N. medianus, R. profundus n. radialis.
- *Postoperativ:* Re-Ruptur (abhängig von der zeitlichen Versorgung), Bewegungseinschränkungen durch extraanatomische Refixierung, schmerzhafte Ossifikationen im Sehnenansatzbereich, radioulnare Synostose (Double-Incision-Technik).

▶ Gute bis sehr gute funktionelle Ergebnisse bei frühzeitiger, exakter anatomischer Refixierung.

19 Unterarm und Hand

19.1 Distale Radiusfraktur

▶ Siehe Kap. distale Radiusfraktur (S. 643).

19.2 Radiokarpale Arthrose

Grundlagen

- ▶ **Definition:** Arthrose zwischen Radius und proximaler Handwurzelreihe.
- ▶ **Ätiologie:**
  - Meist posttraumatisch, z. B. durch fehlverheilte Radiusfrakturen, chronische karpale Instabilität (Instabilität der Handwurzel).
  - andere Ursachen: rheumatische Grunderkrankung, Spätstadium der Lunatumnekrose (S. 402), kongenitale Fehlbildungen (z. B. Madelung-Deformität), selten primäre Arthrose.
  - ▶ *Hinweis:* die karpale Instabilität ist Folge einer übersehenen oder nicht adäquat behandelten Verletzung der proximalen Handwurzelreihe, z. B. einer Skaphoidfraktur (S. 646) oder skapholunären Bandverletzung. Je nach Ätiologie sind für die arthrotischen Spätstadien verschiedene Abkürzungen gebräuchlich, z. B. SNAC wrist (scaphoid nonunion advanced collapse) oder SLAC wrist (scapholunate advanced collapse).

Klinik und Diagnostik

- ▶ **Klinische Untersuchung:** Schmerzhafte Bewegungseinschränkung, vor allem bei Extensions-/Flexionsbewegungen, Kraftminderung.
- ▶ **Röntgen:** Handgelenk a.–p. und seitlich: Gelenkspaltverschmälerung, Skelorisierung, selten Zystenbildung.
- ▶ **Handgelenksarthroskopie:** zur genaueren Beurteilung der Gelenkoberflächen.

Therapie

- ▶ konservative Therapie durch Antiphlogistika und Orthesenversorgung, meist nur vorübergehende Maßnahme. Bei Rheumatikern Basismedikation überprüfen!
- ▶ operativ:
  - **Denervierung:** Durchtrennen von schmerzleitenden Nerven zum Gelenk, z. B. N. interosseus posterior.
  - **Teilarthrodese des Radiokarpalgelenks:** je nach Ursache z. B. mediokarpale Teilarthrodese, radioskapholunäre Fusion. Alternativ ggf. Entfernung der proximalen Handwurzelreihe (proximal row carpectomy).
  - Handgelenksarthrodese.
  - **TEP:** in Einzelfällen möglich, hohe Komplikationsraten!

19.3 Läsionen des ulnokarpalen Bandapparats (triangular fibrocartilage complex, TFCC)

Grundlagen

- ▶ **Definition:** traumatische oder degenerative Läsion des Bandapparats zwischen Ulnakopf und Handwurzel
  - Hinweis: Wichtigster Bestandteil des komplexen ulnokarpalen Bandapparats ist eine meniskusartige, zentrale Knorpelscheibe, der Discus triangularis (auch Dis-

19.3 Läsionen des ulnokarpalen Bandapparats (triangular fibrocartilage complex, TFCC)

cus ulnocarpalis), die zwischen Ulnakopf und Handwurzel interponiert ist. Die Begriffe „TFCC-Läsion" und „Discus-Läsion" werden häufig synonym gebraucht.
- **Epidemiologie:** degenerative Läsionen sind mit zunehmendem Lebensalter häufig: zwischen 30% und 70% der Bevölkerung, meist jedoch asymptomatisch.
- **Ätiologie:**
  - traumatisch: als Kombinationsverletzung bei bis zu 60% der Radiusfrakturen, auch als isolierte Verletzung häufig.
  - degenerativ: natürliche Degeneration, häufiger bei Patienten, bei denen der Ulnakopf die Radiusgelenkfläche nach distal überragt („Ulna-Impaction-Syndrom").
- **Klassifikation** (nach Palmer):
  - Klasse 1 Läsionen (traumatisch):
    - 1A: zentrale Perforation (am häufigsten).
    - 1B: ulnarer Abriss mit oder ohne Abriss des Proc. styloideus ulnae.
    - 1C: distaler Abriss am Karpus.
    - 1D: radialer Abriss.
  - Klasse 2 Läsionen (degenerativ):
    - 2A: degenerative Ausdünnung des Discus triangularis ohne Perforation.
    - 2B: degenerative Ausdünnung des Discus triangularis mit korrespondierender Chondromalazie der proximalen Handwurzelreihe.
    - 2C: Perforation des Discus triangularis.
    - 2D: Perforation des Discus triangularis und zusätzlicher lunotriquetraler Bandschaden.
    - 2E: Perforation des Discus triangularis, lunotriquetraler Bandschaden und ulnokarpale Arthrose.

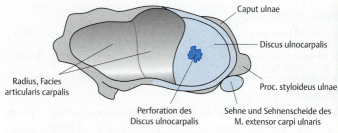

Abb. 19.1 • Ulnokarpaler Bandkomplex (hellblau) von distal mit Perforation des Discus ulnocarpalis.

Klinik, Diagnostik und Differenzialdiagnosen

- ulnokarpaler Handgelenksschmerz, Schmerzen bei Umwendbewegungen.
  - Ulna-Stresstest: Schmerz bei forcierter Umwendbewegung in Ulnarduktion.
  - Fovea-Zeichen: schmerzhafter Druck in die Grube zwischen den Sehnen des M. extensor carpi ulnaris und M. flexor carpi ulnaris.
- **Röntgen:** Handgelenk a.–p. und seitlich: ggf. Ellenüberstand („Ulna-Plus-Variante").
- **MRT:** obwohl sehr häufig durchgeführt, weist die MRT außerhalb klinischer Studien eine sehr schlechte Spezifität auf und ist für die Diagnostik oft verzichtbar.
- Handglenksarthroskopie: Goldstandard zur Diagnostik und Therapie von TFCC-Verletzungen.
- Differenzialdiagnosen: Arthrose des distalen Radioulnargelenks oder Pisotriquetralgelenks, Synovialitis, Ganglien, Nervenkompressionssyndrome, kongenitale Varianten.

Therapie

- **konservativ:** Bei akuten TFCC-Läsion konservativer Therapieversuch durch Ruhigstellung und antiphlogistische Medikation.

- **operativ:**
  - **Handgelenksarthroskopie:** indiziert bei persistierenden oder chronischen ulnokarpalen Schmerzen. Bei zentraler Perforation **Debridement** mit Shaver oder Thermoablation. Bei Abrissen des Discus halboffene **Refixation**.
  - **Ulnaverkürzungsosteotomie:** Beim symptomatischen „Ulna-Impaction"-Syndrom erst nach erfolgloser arthroskopischer Therapie indiziert. Zum Teil hohe Komplikationsraten.

19.4 Handgelenksganglion

Grundlagen

- **Synonym:** Überbein.
- **Definition:** tumorartige, mit Synovia gefüllte Ausstülpung der Gelenkkapsel.
- **Ätiologie:** unklar, zur Entstehung führen eine Mehrproduktion von Synovia in Kombination mit einer Schwäche der Gelenkkapsel. Klassische Theorie: mukoide Degeneration, gelegentlich als Ausdruck einer zugrundeliegenden Gelenkpathologie (z. B. Arthrose).
- **Epidemiologie:** häufigster gutartiger Tumor der Hand. Inzidenz ca. 20–45/100 000, w:m ca. 3:1.

Klinik, Diagnostik und Differenzialdiagnosen

- Am häufigsten (ca. 70%) am dorsalen Handgelenk, am zweithäufigsten (ca. 20%) am radiopalmaren Handgelenk.
- Sehr häufig bei jungen Patientinnen mit hyperlaxen Gelenken.
- Prallelastische, meist wenig verschiebliche Weichteiltumore, je nach Lokalisation und Größe schmerzhaft oder auch nicht (Druck auf N. interosseus posterior).
- **Röntgen:** Zum Ausschluss einer zugrundeliegenden knöchernen Pathologie.
- **Ultraschall:** Zur Abgrenzung von soliden Tumoren gut geeignet, oftmals ist die Darstellung des Ursprungs („Stiel") möglich.
- **MRT:** nur in Ausnahmefällen bei unklarer Klinik indiziert.
- **Differenzialdiagnosen:** Synovialitis, Lipom, maligne Weichteiltumoren, prominente Basen der II. und III. Mittelhandknochen („Carpal bossing"), Aneurysmen der A. radialis, aberrante Muskulatur.

Therapie

- **konservativ:**
  - Bis zu 45% der Handgelenksganglien bilden sich spontan zurück.
  - Dennoch bei nichtoperativen Maßnahmen meist nur kurzfristiger Erfolg bei hohen Rezidivraten (historisch: geschlossenes Rupturieren mit einer Bibel).
  - *Cave:* beim Aspirieren von Ganglien wird eine direkte Verbindung ins Gelenkinnere geschaffen. Die Verschleppung von Keimen kann daher schwerwiegende Gelenkinfektionen zur Folge haben. Angesichts der geringen Aussichten auf dauerhaften Therapieerfolg sollte diese Maßnahme daher nur in Ausnahmen erfolgen.
- **operativ:**
  - **Indikation:** nachvollziehbare schmerzhafte Einschränkung im Alltag. Patienten müssen über die Harmlosigkeit der Veränderung aufgeklärt werden!
  - Anzustreben ist die vollständige Entfernung des Ganglions samt Stiel am Gelenk (bei dorsalen Handglenksganglien meist der skapholunäre Gelenkspalt), die Gelenkkapsel kann gefenstert werden. Ggf. Resektion des N. interosseus posterior.
  - Bei dorsalen Handgelenksganglien offene oder arthroskopische Resektion möglich.

19.5 Karpaltunnelsyndrom (KTS)

- Palmare Handgelenksganglien stehen meist in enger räumlicher Beziehung zur A. radialis (Lupenbrillenvergrößerung!).
- Auch nach operativer Resektion sind in ca. 20 % Rezidive zu erwarten.

19.5 Karpaltunnelsyndrom (KTS)

Grundlagen

▶ **Definition:** Kompression des N. medianus im Karpaltunnel.
▶ **Epidemiologie:** Auftreten ab dem 20. Lebensjahr; am häufigsten bei Frauen zwischen 40. und 60. Lebensjahr.
▶ **Ätiologie:** Zunahme des Tunnelinhaltes oder Verkleinerung der Tunnelkapazität.
  - Synovialitis (Rheuma, Tuberkulose, Infektionen, unspez. Entzündungen), Synovialose, Verdickung des Retinaculum flexorum.
  - Tumoren.
  - Distorsionen, Luxationen, z.B. perilunäre Luxation (S. 646) und Frakturen mit Einblutungen in den Karpalkanal.
  - In Fehlstellung verheilte distale Radiusfraktur.
  - Kompartmentsyndrom, Verbrennungen.
  - Ödembildungen (Gravidität, Menopause, Adipositas).
  - Thrombose, Amyloidose, Diabetes mellitus.
  - Überlastung durch Hyperextension unter axialer Last bei Krückengang.

Klinik

▶ In der Regel über Monate bis Jahre zunehmende Beschwerden; selten akute Schmerzzustände (z. B. ab dem 6. Schwangerschaftsmonat oder posttraumatisch).
▶ Schmerzen und Parästhesien Dig. I–IV palmar, nachts oder frühmorgens; Beschwerdebesserung durch Schütteln der Hand.
▶ Provokation von Parästhesien durch längere Flexionsstellung des Handgelenks (z. B. Autofahren, Fahrradfahren, Telefonieren).
▶ In späterem Stadium permanente Taubheit der betroffenen Finger mit Einschränkung der Feinmotorik und der Kraft (v. a. der Daumenopposition).
▶ Thenaratrophie (heute aufgrund der frühzeitigeren Diagnosestellung seltener).
▢ *Cave:* Beschwerdesymptomatik nicht immer typisch → bei allen Patienten mit unklaren Schmerzen im Bereich des Armes und der Hand, mit Sensibilitäts- oder Greifstörungen gezielte neurologische Abklärung!

Diagnostik und Differenzialdiagnosen

▶ **Klinische Untersuchung:**
  - *Inspektion:* Atrophie des Daumenballens im Seitenvergleich (eine geringe muskuläre Seitendifferenz ist physiologisch).
  - Neurologische Untersuchung:
    – Palmare Sensibilitätsminderung Dig. I–III und Dig. IV radialseitig (im Vergleich zur Gegenseite).
    – Prüfung von Abduktion und Opposition des Daumens; bei Oppositionsschwäche ist ein Berühren von Daumen- und Kleinfingerkuppe nur durch kompensatorische Beugung im Daumengrundgelenk möglich.
  - Klinische Tests (S. 43): Hoffmann-Tinel-Zeichen, Phalen-Test.
▶ **Neurophysiologie (EMG, NLG):** Indikationen:
  - Diagnosestellung bei unklarem klinischem Bild.
  - Kontrolle bei konservativer Therapie.
  - Präoperativ (als Ausgangswert) und zur postoperativen Verlaufskontrolle.
  - Bei Diabetikern zur Abklärung einer Polyneuropathie.

19.5 Karpaltunnelsyndrom (KTS)

- **Röntgen:** Handgelenk a.–p. und seitlich, Karpaltunnelaufnahme zum Ausschluss einer knöchernen Verengung des Karpaltunnels (z. B. nach distaler Radiusfraktur).
- **Differenzialdiagnosen:** Pronator-teres-Syndrom (S. 312), C 6-Radikulopathie, Neuropathie, Raynaud-Syndrom.

Konservative Therapie

- **Indikationen:** Bei kurzer Anamnese, geringen Beschwerden und normaler distaler motorischer Latenz (NLG).
- **Vorgehen:**
  - *Ruhigstellung* mit Schiene in leichter Dorsalextension des Handgelenks; oftmals Nachtschiene ausreichend.
  - *Einmalige lokale Kortisoninjektion:* Bei persistierenden Restbeschwerden nach Schienenbehandlung. Technik:
    - Quaddel mit Lokalanästhetikum 1 cm proximal der Handgelenksbeugefalte zwischen M. flexor carpi radialis und M. palmaris longus.
    - Vorschieben einer Verweilkanüle (20 G) in den Karpaltunnel; bei Parästhesie geringes Zurückziehen.
    - Entfernen der Nadel und Injektion von 2 – 3 ml Lokalanästhetikum (Taubwerden der Finger als Beweis der korrekten Position).
    - Injektion von 5 ml Gemisch aus Kortison und NaCl (z. B. 15 – 20 mg Triamcinolon in 5 ml NaCl).

Operative Therapie

- **Indikationen:**
  - Mehrmonatige Anamnese.
  - Versagen der konservativen Therapie.
  - Elektromyografisch nachweisbare Nervenschädigung.
- **OP-Technik:**
  - Offene Spaltung des Retinaculum flexorum:
    - Hautinzision distal der Handgelenksbeugefalte auf Höhe der dritten Zwischenfingerfalte.
    - Darstellung und Durchtrennung der Palmaraponeurose sowie des Lig. carpi palmare.
    - Vorsichtige Durchtrennung des Retinaculum flexorum entlang seines ulnaren Randes. Schonung der umgebenden Strukturen.
    - Identifizierung und Darstellung des N. medianus, Suche nach Kompressionsursachen (Austasten des Karpalkanals).
    - Identifikation des motorischen Thenarastes (häufigste Lokalisation am distalen Ausgang des Karpaltunnels, seltener intraligamentärer oder transligamentärer Abgang); danach Spaltung der Unterarmfaszie nach proximal.
    - Fakultativ Entfernung von verdicktem Sehnengleitgewebe.
- **Nachbehandlung:** Schiene für 1 Woche (Finger bleiben frei beweglich), danach uneingeschränkte Bewegung und Belastungsaufbau.

Prognose

- Konservative Therapie in der Regel nur vorübergehend erfolgreich, bei Schwangeren meist Verschwinden der Symptomatik nach der Entbindung.
- Gute Prognose bei frühzeitiger operativer Therapie mit kompletter Spaltung des Retinaculums; Rezidive selten (Auftreten v. a. bei Systemerkrankungen).
- Schlechte Prognose bei bereits lange bestehender Beschwerdesymptomatik aufgrund irreversibler Nervenschädigung.

19.6 Dupuytrensche Kontraktur (Morbus Dupuytren)

Grundlagen

- **Synonym:** Palmarfibromatose.
- **Definition:** Knoten- und Strangbildung des Bindegewebes in der Hohlhand (Palmaraponeurose); zunehmende Beugekontraktur der Fingergelenke.
- **Epidemiologie:** Altersgipfel 40.–60. Lebensjahr; m : w ca. 5 : 1.
- **Lokalisation:** Betroffene Finger nach Häufigkeit: Dig. IV und V (80%), Dig. III (70%), Dig. I und II (20%); in 80% beidhändiges Auftreten.
- **Ätiologie:** Genaue Ätiologie bisher unklar. Umstrittene Assoziation zu HLA-DR-Untertypen, Diabetes mellitus, Epilepsie, Alkoholismus, Hyperlipidämie, Rauchen und HIV-Infektion.
- **Klassifikation** (nach Tubiana):
  - *Stadium N:* Knoten in der Hohlhand ohne Streckbehinderung.
  - *Stadium I:* Gesamtkontraktur der Fingergelenke bis 45°.
  - *Stadium II:* Gesamtkontraktur der Fingergelenke zwischen 45° und 90°.
  - *Stadium III:* Gesamtkontraktur der Fingergelenke zwischen 90° und 135°.
  - *Stadium IV:* Gesamtkontraktur der Fingergelenke über 135°, Überstreckung im Endgelenk.

Klinik

- Anfangs stärkere Fixierung der palmaren Haut auf der Unterhaut → punktförmige Hauteinziehung → knotige Verdickungen im Bereich der queren Hohlhandfurche, hauptsächlich über dem 4. und 5. Mittelhandstrahl → strangförmige oder flächigknotige Veränderungen. Evtl. zusätzliche Verdickungen an den Fingern.
- Meist keine Schmerzen (nur bei Druck der Gewebeveränderungen auf Gefäß- oder Nervenbündel in der Hohlhand).
- **Verlauf:** In Abhängigkeit von der Schwere der Erkrankung Ausbildung dickerer Stränge und Entwicklung von Fingerbeugekontrakturen.

Diagnostik und Differenzialdiagnosen

- **Klinische Untersuchung:** Ausmessen der Beugekontrakturen in den Gelenken der betroffenen Finger, Verschieblichkeit der Haut überprüfen.
- **Differenzialdiagnosen:** Neurofibrom, Epithelzyste, tendogene oder arthrogene Kontrakturen, Narbenkontraktur, Schnellender Finger (S. 401).

Therapie

- Konservative Therapie (z. B. manuelle Therapie, Strahlentherapie) zeigt keine nachweisbaren langfristigen Erfolge.
- Injektion von Kollagenase: neues Therapieverfahren. Manuelles Aufbrechen der Stränge nach Kollagenase-Injektion am Vortag. Risiko von Beugesehnenrupturen, sehr teuer.
- **OP-Indikation:** Maßgeblich sind Progression und Funktionsverlust.
  - *Positiver „Table-Top"-Test:* Flaches Auflegen der Hand auf den Tisch nicht mehr möglich (ab einer MP-Kontraktur von 30°–40°).
  - beginnende Kontraktur im PIP-Gelenk.
  - Schmerzen beim Greifen harter Gegenstände.
- **OP-Techniken:**
  - Perkutane Fasziotomie.
  - Partielle oder radikale Fasziektomie/Aponeurektomie in Lupenbrillenvergrößerung; in seltenen Fällen ggf. präoperative Aufdehnung durch Fixateur.
  - Amputation (S. 616) als ultima ratio (Strahlresektion).

- **Nachbehandlung:** Sofortige Mobilisation der Finger und KG in voller Flexion/Extension, Narbenmassage, ggf. Anlage Nachtlagerungsschiene in Streckstellung der Finger.
- **Komplikationen:**
  - Wunddehiszenzen und Hautnekrosen.
  - Intraoperative Nervendurchtrennung (1,5 %).
  - Hämatom in der Hohlhand (5 %) → Gelenkeinsteifungen und Fibrosierungen.
  - Mangeldurchblutung eines Fingers durch Verschluss oder Durchtrennung beider palmarer Arterien.
  - Reflexdystrophie (CRPS).

Prognose

- Keine Heilungsmöglichkeit, da genetische Disposition.
- Unterschiedlich hohe Rezidivraten je nach Verfahren (bis zu 75 % in 5 Jahren).

19.7 Rhizarthrose

Grundlagen

- **Definition:** Arthrose des Daumensattelgelenks.
- **Ätiologie:** Meist primäre Arthrose, seltener posttraumatisch nach Bennett-/Rolando-Fraktur. Häufigste Arthrose an der Hand. Meist Frauen ab dem 40. Lebensjahr betroffen.

Klinik und Diagnostik

- Schmerzen bei Greif- und Drehbewegungen (z. B. Unfähigkeit, einen Deckel aufzuschrauben); störender Kraftverlust; Bewegungseinschränkung meist klinisch nicht relevant.
- **Klinische Untersuchung:**
  - Adduktionsfehlstellung des Daumens im Sattelgelenk mit Hyperextension im Daumengrundgelenk.
  - Schmerzprovokation durch passive Bewegung im Sattelgelenk; häufig Crepitatio.
  - Grind-Test (S. 43).
- **Röntgen** (Daumenstrahl a.–p. und streng seitlich): Typische Arthrosezeichen (Gelenkspaltverschmälerung, subchondrale Sklerosierung, Osteophyten, subchondrale Zysten, Subluxation).

Therapie

- **Konservativ:** Intraartikuläre Infiltration mit Kortison (z. B. Triamcinolon 5 mg), manuelle Therapie, Daumenorthese (s. Abb. 5.8).
- **Operativ:**
  - Resektion des Os trapezium und ggf. Aufhängung an Sehnenstreifen des M. abductor pollicis longus (OP nach Lundborg); alternativ Aufhängung an Streifen des M. flexor carpi radialis (OP nach Epping):
  - *Hinweis:* Obwohl nach wie vor standardmäßig durchgeführt, existiert sehr gute Evidenz, dass die Aufhängung an einem Sehnenstreifen das klinische Ergebnis nicht verbessert.
    - 4 cm langer Hautschnitt über den Sehnen des 1. Strecksehnenfachs, beginnend an der Basis des Os metacarpale I.
    - Längsinzision der Kapsel des Daumensattelgelenks, unbedingt nahtfähige Kapselränder erhalten.
    - Resektion des Os trapezium (zur Sicherung der korrekten Zuordnung der Handwurzelknochen Kontrolle unter Bildwandler).

- ▶ *Tipp:* Erleichterung der Resektion durch Spaltung des Trapeziums in Verlaufsrichtung der Sehne des M. flexor carpi radialis.
- Ggf. Aufhängung an der Sehne des M. abductor pollicis longus: Spaltung des ersten Strecksehnenfachs und Heben eines distal gestielten Sehnenstreifens.
- Durchzug des Sehnenstreifens durch die Sehne des M. flexor carpi radialis und Naht mit sich selbst. Einrollen des verbliebenen Sehnenrests zur Interposition.
- Verschluss der verbliebenen Kapselreste über dem Interponat und Wundverschluss.
- ▶ *Alternativ:* Arthrodese des Daumensattelgelenks (*Cave:* stärkere Bewegungseinschränkung) oder Prothese.
- *Nachbehandlung:* Unterarmgips, nach Abschwellung Mittelhandbrace mit Daumengrundgelenkseinschluss für insgesamt 6 Wochen.

19.8 Skidaumen

Grundlagen

- ▶ **Definition:** Ulnare Kollateralbandruptur am Grundgelenk des Daumens.
- ▶ **Ätiologie/Pathogenese:** Gewalteinwirkung von ulnar (häufig bei Skisturz).
  - *Folge:* Ruptur des ulnaren Seitenbandes und oft auch der dorsalen Kapsel.
  - *Bei Stener-Läsion:* Zurückschlagen des distalen ausgerissenen Ligamentanteils nach proximal und Liegenbleiben auf der Adduktoraponeurose.

Klinik und Diagnostik

- ▶ Schmerzhafte Bewegungseinschränkung im Daumengrundgelenk: Kraftreduktion, Gegenstände können nicht gehalten werden.
- ▶ **Klinische Untersuchung:**
  - Prüfen der Stabilität in Streckung und in 30°-Beugung (dorsale Kapsel entspannt).
  - Prüfung des Zangengriffs: Eine Flasche kann nicht zwischen Daumen und Zeigefinger gehalten werden. Ein Schraubverschluss kann nicht geöffnet werden.
  - Prüfung immer im Vergleich zur Gegenseite.
- ▶ **Röntgen:**
  - *Daumenstrahl a.–p. und streng seitlich:* Ausschluss eines knöchernen Ausrisses (meist aus der ulnaren Grundphalanxbasis).
  - *Manuell gehaltene Aufnahmen im Seitenvergleich:* Bei klinisch unsicherer Beurteilbarkeit der Stabilität (Seitendifferenz > 20°– 30° spricht für eine Ruptur).
- ▶ *Merke:* Die klinische Beurteilung ist für die Therapieentscheidung wichtiger als der gemessene Winkel im Röntgenbild.

Therapie

- ▶ **Konservativ:** Bei inkompletter Läsion. Ruhigstellung in Gipsschiene oder Daumenorthese (Abb. 5.8) für 3 – 4 Wochen.
- ▶ **Operativ:** Bei klinischer Instabilität des Gelenks.
  - **OP-Technik:**
    - Ulnopalmare, leicht bogenförmige Inzision (Schonung des dorsalen Daumennerven!).
    - Spalten der Abduktoraponeurose, ggf. bei Stenerläsion bereits subkutane Lage des distalen Bandanteils.
    - Präparation des Seitenbandes (kann nach einigen Tagen schon verklebt sein).
    - Naht des Kollateralbandes; bei zu kurzem distalem Stumpf transossäre Refixierung oder Einbringen eines Miniknochenankers und Reinsertion des Bandes.
    - Naht der Kapsel und ggf. der palmaren Platte.
    - Readaptation der Abduktoraponeurose.

- Bei disloziertem knöchernem Bandausriss Verschraubung, transossäre Fixierung oder Ankerfixierung.
▶ **Therapie der chronischen Instabilität:**
  - Bandplastik (z. B. mit Palmaris-longus-Sehne).
  - Bei zusätzlicher Arthrose und chronischen Schmerzen bzw. Fehlstellung: Arthrodese.
  - *Nachbehandlung:* Ruhigstellung für 5 Wochen postoperativ im Mittelhandbrace mit Daumengrundgelenkseinschluss; aktive Flexionsübungen aus der Schiene erlaubt.

19.9 Schnellender Finger

Grundlagen

▶ **Synonyme:** Digitus saltans, Tendovaginosis stenosans, Ringbandstenose.
▶ **Definition:** Knotige, synovialitische Verdickung der Beugesehne mit Stenose und Einklemmung am Ringband auf Höhe der Fingergrundgelenke bzw. auf Höhe des Daumengrundglieds. Bei Säuglingen und Kleinkindern Fixierung des Daumens in Flexionsstellung möglich (Pollex flexus congenitus).
▶ **Anatomie:** Siehe Abb. 19.2.

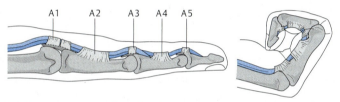

Abb. 19.2 • Anatomie der Ringbänder A1–A5.

Klinik

▶ Anfangs unspezifische Schmerzen im Bereich des gesamten Grundgelenks; Spannungsgefühl, Morgensteifigkeit.
▶ Später rezidivierendes Schnappen bei Extension des Fingers, zunehmend schmerzhaft.
▶ Bei fortgeschrittenem Krankheitsbild Blockierung des Fingers in Flexionsstellung; stark schmerzhafte Extension; eine Überwindung des Widerstandes ist oft nur passiv möglich.
▶ Am häufigsten betroffen sind Daumen, Mittel- und Ringfinger.

Diagnostik und Differenzialdiagnosen

▶ **Klinische Untersuchung:**
  - Druckschmerz und Schmerz bei passivem Überstrecken des Fingers; z.T. fixierte Beuge- oder Streckstellung des betroffenen Fingers.
  - Provokation des Schnappens; hierbei Tasten der Verdickung der Beugesehne.
▶ **Differenzialdiagnosen:** Rheumatische Synovialitits (S. 185) (Schnapp-Phänomene bei Schwanenhalsdeformität oder Ruptur eines Strecksehnen-Seitenzügels), Ringbandganglion, Tumoren, posttraumatische Stenose, Morbus Dupuytren (S. 398).

Therapie

- **Konservativ:** Infiltration der Sehnenscheide mit Kortison (Triamcinolon 10 mg); hierdurch meist nur kurzfristige Besserung.
- **Operativ:** Subjektiv störendes, schmerzhaftes Schnappen, funktionelle Einschränkung.
  - OP-Technik:
    - 1,5 cm langer Hautschnitt über Ringband, bevorzugt längs entlang einer Hautfalte.
    - Einsetzen von Langenbeck-Haken, ggf. Gefäß-/Nervenbündel darstellen; Darstellen und Spalten des A1-Ringbandes in Längsrichtung.
    - *Cave:* Erhalt des A2-Ringbandes, um Bogensehneneffekt der Beugesehne zu vermeiden.
    - *Cave:* Spaltung nur unter Sicht, ansonsten Gefahr von Nerven-/Gefäßverletzungen.
    - Kontrolle der ausreichenden Ringbandspaltung durch Extension und Flexion des Fingers.
    - Inspektion der Beugesehnen zum Ausschluss von Raumforderungen.
  - *Nachbehandlung:* Keine Ruhigstellung, sondern sofort aktive Bewegung des Fingers.

19.10 Lunatumnekrose

Grundlagen

- **Synonym:** Morbus Kienböck.
- **Definition:** Nekrose des Os lunatum.
- **Epidemiologie:** Dritthäufigste Knochennekrose des Menschen. Altersgipfel 20.–40. Lebensjahr; m : w = 2 : 1.
- **Ätiologie: klassische Theorie:** Erhöhter Druck auf das Os lunatum (durch Extensionsstellung des Handgelenks, Radiusüberlänge („Ulna-Minus-Variante"), Radiusgelenkwinkel).
  - *Hinweis:* Anerkennung als Berufskrankheit nach mindestens 2-jähriger Berufstätigkeit mit Druckbelastungen (z. B. Arbeit mit Druckluftwerkzeugen).
- **Klassifikation** (röntgenmorphologische Einteilung nach Lichtmann):
  - *Stadium I:* Keine Veränderung oder geringe Verdichtung; Konturen intakt, Knochenmarködem in der MRT.
  - *Stadium II:* Zystische Aufhellung; beginnende Deformierung.
  - *Stadium IIIa:* Zerfall des Lunatums; karpale Stabilität erhalten.
  - *Stadium IIIb:* Zusätzlich karpale Instabilität mit Fehlrotation der Handwurzelknochen.
  - *Stadium IV:* Zusätzlich Handgelenksarthrose.

Klinik, Diagnostik und Differenzialdiagnosen

- **Klinik:** Dorsalseitige Handgelenksschmerzen, verstärkt bei manueller Belastung.
- **Röntgen:** Handgelenk a.–p. und seitlich (Befunde s. o.).
- **MRT (mit i. v. KM):** Bei unauffälligem Befund im Nativröntgen und Beschwerdepersistenz > 6 Wochen zur Beurteilung der Durchblutung des Os lunatum.
- **Differenzialdiagnosen:** Posttraumatische Störungen der Knochentransparenz, intraossäres Ganglion, Ellen-Impaktionssyndrom („Ulna-Impaction"-Syndrom).

Therapie

- **Konservativ:** Lediglich im Stadium I Therapieversuch mit Ruhigstellung im Unterarmgips für 6 Wochen. Bei Beschwerdepersistenz rascher Übergang zu operativen Verfahren.

- **Operativ:**
  - *Ziel:* Druckentlastung und/oder Verbesserung der Perfusion des Os lunatum.
  - *Stadium II–IIIa:* Lunatumerhaltende, druckentlastende Operationen:
    - Radiusverkürzungsosteotomie.
    - Kapitatumverkürzung mit/ohne Kapitatum-Hamatum-Fusion.
    - Transplantation vaskularisierter Knochenspäne, z. B. Span von der dorsalen Radiuskante (1,2 ICSRA-Span), Interposition des gefäßgestielten Os pisiforme (OP nach Saffar), Transposition des gefäßgestielten Os pisiforme ins kurretierte Lunatum (OP nach Beck), freie Knochenspantransplantation mit mikrovaskulärer Anastomose.
  - *Stadium IIIb:* „Rettungsoperationen".
    - Entfernung der proximalen Handwurzelreihe.
    - Fusion von Skaphoid, Trapezium und Trapezoideum (STT-Arthrodese).
    - Lunatumresektion und Ersatz durch Sehneninterposition (Palmaris-longus-Sehne) oder Verlängerung des Os capitatum nach proximal und Auffüllen des Defektes mit einem Beckenkammspan (OP nach Graner).
  - Stadium IV:
    - Handgelenksarthrodese.
    - Ggf. zusätzlich Schmerzausschaltung durch Handgelenksdenervierung nach Wilhelm.

Prognose

- Sehr heterogene Ergebnisse, in der Regel jedoch Beschwerdebesserung.
- Bei jüngeren Patienten frühzeitig über Berufswechsel nachdenken!

20 Hüftgelenk und Oberschenkel

20.1 Beinlängendifferenz (BLD)

Grundlagen

- **Einteilung/Ätiologie:**
  - Funktionelle BLD:
    - Adduktions-, Flexionskontraktur der Hüfte → Verkürzung.
    - Abduktionskontraktur der Hüfte, Spitzfuß → Verlängerung.
    - Genu valgum, Genu varum, Genu recurvatum, Genu flexum → Verkürzung.
    - Ileosakralgelenksaffektion.
  - *Anatomische BLD:* Anatomisch bedingter Längenunterschied durch:
    - Wachstumsrückstand: Angeboren (Extremitätenfehlbildung, Hüftdysplasie) oder erworben (Epiphysiolysis capitis femoris, Morbus Perthes, Poliomyelitis, Frakturen, posttraumatische/postinfektiöse/iatrogene Epiphysenschädigung).
    - Wachstumsüberschuss: Angeboren (Riesenwuchs, arteriovenöse Shunts, Lymphödem) oder erworben (rezidivierendes Hämarthros bei Hämophilie, Osteomyelitis der Diaphysen, Gefäßtumoren, Frakturen im Wachstumsalter).
- **Epidemiologie:** Häufig, oft nicht symptomatisch.

Klinik

- Geringe BLD meist unbemerkt, Patient beschwerdefrei; bei höhergradiger BLD Verkürzungshinken (S. 29), Beckenschiefstand, funktioneller Spitzfuß (Bedarfsspitzfuß).
- Funktionelle Skoliose durch Ausgleich des Beckenschiefstandes, lange beschwerdefrei.
- Zusätzlich pathologische Belastung des Hüftgelenks der längeren Beinseite (Bursitis trochanterica, Insertionstendopathien).

Diagnostik

- **Klinische Untersuchung:**
  - Messung der Beinlänge (S. 27), direkt.
  - Gangbild, z. B. Trendelenburg-, Duchenne-Zeichen, häufig in Kombination (S. 29).
  - Beckenstellung und -rotation, Achsverhältnisse Bein/Wirbelsäule.
  - Spine-Test (S. 36).
- **Röntgen:** Beckenübersicht, LWS, ggf. Ganzbeinaufnahme, ggf. Rotations-CT/MRT.

Therapieprinzipien

- **Ziel:** Vermeiden von WS-Folgepathologien (Spondylarthrose, Spondylose).
- **Vorgehen:**
  - Anatomische BLD ausgleichen (≥ 2 cm).
  - Bei funktioneller BLD Grundleiden behandeln, kein Beinlängenausgleich mit Einlagen!
  - Zunächst Verlaufsbeobachtung, Bestimmung des Skelettalters (Spontanheilung noch zu erwarten?).
  - *Hinweis:* Das beste OP-Alter ist kurz nach Wachstumsabschluss.

Konservative Therapie

- **Indikation:**
  - *Im Wachstumsalter:* Ausgleich von Differenzen ab 2 cm zur Vermeidung möglicher Sekundärschäden an der WS.
- **Vorgehen:**
  - *Bis 3 cm Längendifferenz:* Schuheinlagen (S. 116), Absatzerhöhung (S. 115), ggf. mit Abrollrampe. Zurichtung eines Konfektionsschuhs.

- *Bis 12 cm:* Orthopädische Maßschuhe oder Innenschuh (S. 112).
- *Ab 12 cm:* Etagenschuh (Orthoprothese): Fuß in starker Spitzfußstellung.
- ❐ *Beachte:* Bei Rückenbeschwerden schrittweise ausgleichen.

Operative Therapie

▶ **Indikation:** Längendifferenzen ab 3 cm; Ausgleich bis 10 – 15 cm Differenz möglich. Indikation streng stellen. Ausschlag gibt nicht allein die Anzahl der Zentimeter, sondern das Gesamtbild (lokale Verhältnisse, Trophik, Beweglichkeit der großen Gelenke, Beckenstand, Skoliosen, Kompensationsmöglichkeit, soziales Umfeld, Psyche). Schmerzhafte, risikoreiche Prozeduren mit Verlauf über viele Monate.

▶ **Verkürzungseingriffe:**
- *Vor Wachstumsabschluss:* Epiphysiodese oder temporäre Klammerung der knienahen Wachstumsfugen (z. B. mit Blount-Klammern oder 8-plate).
- *Nach Wachstumsabschluss:* Verkürzungsosteotomie: Femur subtrochantär bis 5 cm, Unterschenkel infrakondylär bis 3 cm kürzen.
  - Vorteil: Technisch einfach, wenig Komplikationen.
  - Nachteil: Eingriff am gesunden Bein, Verlust von Körpergröße.

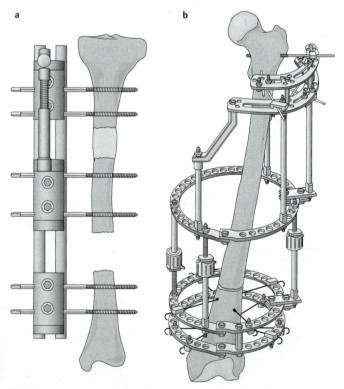

Abb. 20.1 • Instrumentarium zur Distraktion.
a Gleitschienenfixateur (Orthofix),
b Ringfixateur nach Ilisarov.

- **Verlängerungseingriffe:**
  - *OP-Technik:* Kortikotomie und Kallusdistraktion.
    - Anlage des Distraktors und sofortiger Zug.
    - Kortikalisdurchtrennung mit scharfem Meißel; der Markraum wird nicht beschädigt, das Periost bleibt weitgehend intakt.
    - Distraktion um 1 mm pro Tag.
  - *Distraktionsapparate:*
    - Dynamischer monolateraler axialer Fixateur (Gleitschienenfixateur, Abb. 20.1a): Axiale Teilbelastung zur Förderung der Osteogenese erwünscht. Mehrdimensionale Korrekturen möglich.
    - Ringfixateur (Ilisarov, Abb. 20.1b): Gekreuzt verlaufende Kirschner-Drähte verspannen die Extremität in einem umgreifenden Ringsystem. Korrektur mehrdimensionaler Fehlstellungen möglich (gute Feineinstellung). Vollbelastung abhängig von der Weichteilsituation.
    - Intramedulläre Distraktion (Teleskopmarknagel), Korrektur nur in einer Ebene möglich.
    - Vorteil: Eingriff am betroffenen Bein.
    - Nachteil: Behandlungsdauer über mehrere Monate (Compliance!).
- *Komplikationen:* Überdehnung von Nerven, Gelenkkontrakturen, Pin-Infekt, Osteomyelitis, Achsabweichung, Pseudarthrose, Femurkopfnekrose, Hüftluxation.

20.2 Adduktorenläsion (Tendinosen, Sehnenrupturen)

Grundlagen

- **Anatomie:** *Adduktorengruppe* = Mm. adductor longus, brevis et magnus, M. gracilis.
  - *Ursprung:* Os pubis.
  - *Ansatz:* Dorsales und mediales Femur und Femurkondylus, Ansatz des M. gracilis am medialen Tibiakopf.
- **Lokalisation:** Läsion im muskulotendinösen Übergang und Avulsionsverletzungen. Meist M. adductor longus betroffen (hier auch distale Ausrisse).
- **Ätiologie:** Chronische Überlastung, Zerrung/Muskelfaserriss oder (Teil-)Ruptur (forcierte Außenrotation/Abduktion). Häufig bei Fußball, Football, Hockey.

Klinik und Diagnostik

- **Akute Verletzung:** Sofortiger Schmerzbeginn (Leiste) und Unfähigkeit zu einer erneuten Belastung.
- **Chronische Schädigung:** Leistenschmerzen bei sportlicher Betätigung, Leistungsminderung.
- **Klinische Untersuchung:**
  - Druckschmerz entlang der Adduktorengruppe zum Os pubis.
  - Schmerz bei passiver Abduktion und aktiver Adduktion gegen Widerstand (Untersucher legt Arm zwischen beide Beine).
- **Röntgen:** Beckenübersicht (zum Ausschluss von knöchernen Ausrissen).
- **Sonografie:** Zur Beurteilung des Ausmaßes der Läsion (Kontinuitätsunterbrechung, Hämatom, Ödem).
- **MRT:** Zur Beurteilung des betroffenen Muskels, der Lokalisation der Läsion, des Retraktionsgrades, der Qualität von Sehnenstumpf und Muskel (Atrophie, Verfettung bei alten Rupturen).

Therapie

- **Zerrung und Teilruptur:** Versuch der konservativen Therapie, ggf. operative Therapie bei Therapieresistenz.
- **Ruptur:** Je nach Anspruch des Patienten, Ausmaß und Alter der Verletzung konservative oder operative Therapie. Nach 6 Wochen ist die operative Therapie erschwert.
- **Konservative Therapie:**
  - *Initial:* PECH-Schema (Pause, Eis, Kompression, Hochlagern).
  - *Medikamentös:* NSAR p. o. zur Schmerzreduktion, Abschwellung und Prophylaxe von Verknöcherungen (z. B. Myositis ossificans).
  - *Physiotherapie:* Stretching, Bewegungstherapie unterhalb der Schmerzgrenze ab dem 3.– 5. Tag bei frischen Läsionen. Ggf. manuelle Lymphdrainage.
  - Sportkarenz für mindestens 6 Wochen.
  - *Cave:* Keine Massagen bei ausgedehntem Ödem/Hämatom: Gefahr der Myositis ossificans!
- **Operative Therapie:**
  - *Adduktor-Tenotomie* bei chronischer Schädigung (gute Ergebnisse bezüglich Schmerzsymptomatik, jedoch Kraftminderung; daher bei Leistungssportlern nicht mehr zu empfehlen).
  - *Refixierung* bei Sehnenrupturen (z. B. mit Fadenankern).

20.3 Hamstringläsion

Grundlagen

- **Anatomie:** *Hamstringgruppe* = Mm. biceps femoris, semimembranosus, semitendinosus.
  - *Ursprung:* Tuber ischiadicum.
  - *Ansatz:* Im Bereich des Kniegelenkes (proximale Tibia und Fibula, dorsaler Femurkondylus, Ausnahme: Kurzer Kopf des M. biceps femoris mit Ansatz an der Linea aspera).
- **Lokalisation:** Isolierte und kombinierte Verletzungsmuster. Häufiger sind proximale Läsionen.
- **Ätiologie:** Chronische Überlastung oder akute Zerrung/Ruptur.
  - *Verletzungsmechanismus:* Hyperflexion der Hüfte und gleichzeitige Knieextension.

Klinik, Diagnostik und Therapie

- Oft definiertes Ereignis eruierbar. Schmerz am Tuber ischiadicum bei proximaler Läsion. Bei distaler Läsion Schwellung und Schmerzen am Knie. Kraftminderung.
- **Klinische Untersuchung:**
  - Druckschmerz am Tuber ischiadicum. Schmerz bei passiver Kniestreckung bei 90° flektierter Hüfte.
  - Tastbare Muskellücke und Verlagerung des Muskelbauchs bei kompletter Ruptur (abhängig vom betroffenen Muskel und der Frische der Verletzung).
- **Röntgen:** Beckenübersicht (zum Ausschluss von ossären Ausrissen).
- **Sonografie:** Zur Beurteilung des Ausmaßes der Läsion (Kontinuitätsunterbrechung, Ödem, Hämatom).
- **MRT:** Zur Beurteilung des betroffenen Muskels, der Lokalisation der Läsion, des Retraktionsgrads, der Qualität von Sehnenstumpf und Muskel (Atrophie, Verfettung bei alten Rupturen).
- **Therapie:** Refixierung am Tuber in einer Knochennute mit 2 – 3 Fadenankern (z. B. Fadenanker 4,5–5,5 mm Durchmesser).

20.4 Läsion des M. rectus femoris

Grundlagen

- **Anatomie:**
  - *Ursprung:* Caput rectum: Spina iliaca anterior superior, Caput reflexum: Sulcus supraacetabularis.
  - *Ansatz:* Über die Quadrizepssehne an der Patella.
- **Lokalisation:** Läsionen meist im muskulotendinösen Übergang (proximal und distal).
- **Ätiologie:** Chronische Überlastung, Zerrung/Muskelfaserriss oder (Teil-)Ruptur z. B. bei intensivem Schusstraining (Fußball), beim Sprint, Krafttraining, Stoffwechselstörung (z. B. Hypertriglyzeridämie, Diabetes mellitus).

Klinik und Diagnostik

- **Klinik:**
  - *Ruptur:* Subjektives Rissereignis, sofortiger Schmerzbeginn mit Stechen in der Leiste oder im Quadrizepssehnenbereich, Kraftminderung.
  - *Chronische Schädigung:* Progrediente Schmerzen bei Belastung.
- **Klinische Untersuchung:**
  - Druckschmerz am Muskelursprung an der Spina iliaca anterior inferior. Schmerz bei Hüftbeugung (2-gelenkiger Muskel!) und/oder Kniestreckung gegen Widerstand.
  - *Bei Komplettruptur:* Muskellücke palpierbar (besonders bei distalen Läsionen), Patellatiefstand möglich.
- **Röntgen:** Beckenübersicht (zum Ausschluss von ossären Ausrissen), Knie in 2 Ebenen.
- **Sonografie:** Ausmaß der Läsion (Kontinuitätsunterbrechung, Ödem).
- **MRT:** Beurteilung der Lokalisation der Läsion, des Retraktionsgrads, der Qualität von Sehnenstumpf und Muskel (Atrophie, Verfettung bei alten Rupturen).

Therapie

- Zerrungen/Muskelfaserrisse und Teilrupturen zunächst konservativ behandeln.
- Bei therapieresistenten Beschwerden ggf. operative Therapie.
- Operative Therapie von Rupturen abhängig von Alter der Läsion, Sehnen- und Muskelqualität, Anspruch des Patienten.
- **Konservative Therapie:** Siehe Adduktorenläsion (S. 406).
- **Operative Therapie:** Refixierung der Sehne mit Fadenankern oder in transossärer Technik.

20.5 Schnappende Hüfte

Grundlagen

- **Synonym:** Coxa saltans.
- **Definition:** Schnappendes, ruckartiges Gleiten des lateralen Sehnenspiegels des Tractus iliotibialis über den Trochanter major. V. a. in Flexion/Rotation am belasteten Bein. Kann beidseits auftreten.
- **Epidemiologie:** Frauen häufiger betroffen; v. a. junge, aktive Patientinnen.
- **Ätiologie:** Prominenter Trochanter major (z. B. bei Coxa vara), Osteosynthesematerial (Winkelplatten), verstärkte Spannung des Tractus iliotibialis (narbige Verwachsungen, Beckenschiefstand).

Klinik, Diagnostik und Differenzialdiagnosen

- Meist schmerzhaftes Schnappen an der lateralen Hüfte bei bestimmten Bewegungen am belasteten Bein (z. B. beim Wiederaufrichten aus der Kniebeuge, beim Gehen). Im Liegen meist nicht auslösbar.
- **Anamnese:**
  - Vorherige operative Eingriffe (v. a. in der Trochanterregion).
  - Zeitliches Auftreten, Häufigkeit, begleitende Umstände (Sport, Beruf).
- **Klinische Untersuchung:**
  - Inspektion (Narben?).
  - Beinachse, Stellung des Achsenskeletts, Gangbild, s. Ganganalyse (S. 28).
  - Prüfen der Hüftbeweglichkeit (S. 44): Teils tastbares Schnappen bei Flexion/Rotation, Druckschmerz?
- **Röntgen** (Becken a.–p.): Prominenz des Trochanter major, Verkalkung der Bursa?
- **Sonografie:** Bursitiden, Sehnenläsionen, funktionelle Untersuchung.
- **MRT:** Bursitiden, Sehnenläsionen, Ausschluss anderer Hüftpathologien (z. B. Labrumläsion).
- **Differenzialdiagnosen:** Schnappen durch Hindernis im Bereich der Gelenkkapsel (Rektussehne) oder intraartikulär, Labrumläsion (s. u.), Subluxation (bei Hüftdysplasie), Arthrose (S. 415), Frakturfolge, Bursitis iliopectinea (Therapie: Release der Iliopsoassehne am Trochanter minor, Bursektomie bei Bursitis iliopectinea).

Therapie und Prognose

- **Konservativ:**
  - *Indikationen:* Schmerzhaftes Schnappen des Tractus über dem Trochanter major, subjektives Giving Way.
  - Allgemeines Vorgehen:
    - NSAR
    - Entlastende Maßnahmen; Belastungsmodifikation (Beruf, Sport).
    - Physiotherapie mit Dehnung.
    - Lokale Infiltration mit Lokalanästhetikum plus Steroid (z. B. Mepivacain 1 %, Triamcinolon 10–20 mg).
    - Beinlängenausgleich bei Beinlängendifferenz (S. 404).
- **Operativ:**
  - *Indikationen:* V. a. bei chronischem Verlauf abhängig von der Pathologie.
  - *Vorgehen* je nach Pathologie:
    - Trochanterplastik und Entfernen der Bursa trochanterica.
    - Verlängern des Tractus iliotibialis.
    - Tractopexie (nicht zu empfehlen).
- **Prognose:** Meist Spontanheilung innerhalb von Monaten.

20.6 Femoroacetabuläres Impingement (FAI)

Grundlagen

- **Anatomie:** Das Labrum acetabulare ist ein wichtiger *Primärstabilisator des Hüftgelenks*. Es schließt sich zirkulär am Rand der knöchernen Hüftpfanne an und vertieft sie, kaudal ergänzt durch das Lig. transversum.
- **Ätiologie:** Femoroacetabuläres Impingement.
- Bewegungsabhängiger pathologischer Kontakt zwischen anteriorem/antero-superiorem Kopf-Hals-Übergang und dem Pfannenrand in Flexion-Innenrotation.
  - Ursachen:
    - Z. n. Epiphysiolysis capitis femoris (lenta oder acuta) mit einer zurückgebliebenen Deformität des Schenkelhalses am Übergang zur Epiphyse (Coxa vara epiphysaria).

20.6 Femoroacetabuläres Impingement (FAI)

- In Fehlstellung verheilte Schenkelhalsfraktur.
- Z. n. Morbus Perthes.
- Wachstumsstörung (z. B. verringerte Anteversion Schenkelhals, Retroversion des Azetabulums, Coxa profunda, Protrusio acetabuli)
- Trauma mit unphysiologischem Bewegungsausmaß (v. a. Rotationstraumata).
- Traumatische Hüftluxation.
- Mechanismen:
  - *Cam-(Nockenwellen-)Impingement:* Femorale Fehlform. Verlust des Hüftkopf-"Offsets" (*„pistol-grip-deformity"*), verminderter AT-Winkel: ossäre Vorwölbung des Kopf-Hals-Übergangs (Bump) wird gegen die intakte Pfanne gepresst > großflächige Labrumschädigung (fibrokartilaginäre Separation), delaminierende acetabuläre Knorpelschäden, frühzeitige Arthroseentwicklung.
  - *Pincer-(Beißzangen-)Impingement:* Acetabuläre Fehlform. Linearer Kontakt des zu tiefen Pfannenrandes mit dem Kopf-Hals-Übergang. Lokal bei fehlorientierter Pfanne oder zirkumferent bei Coxa profunda. Basisnahe Labrumruptur, „schmaler" Knorpelschaden am Pfannenerker. Schenkelhals zunächst normal, durch persistierendes Impingement bilden sich oft breitbasige Knochenappositionen.
  - Sehr häufig liegt eine Kombination beider Mechanismen zugrunde.

Klinik und Diagnostik

▶ **Klinik:**
- Unspezifische Leistenschmerzen.
- Einklemmungssymptomatik und schmerzhaftes Klicken in der Leistengegend.

▶ **Anamnese:** Trauma, Vorerkrankungen?

▶ **Klinische Untersuchung:** Labrumprovokationstest (sehr sensibel, aber wenig spezifisch):
- *Vorderer Impingementtest in Rückenlage:* Schmerz bei Flexion, Adduktion und Innenrotation ist Hinweis auf ein anteriores Impingement.
- *Hinterer Impingementtest:* Schmerz in Extension, Abduktion und Außenrotation (Schädigung posteromedial).

▶ **Röntgen** (Beckenübersicht, Hüfte axial nach Lauenstein):
- Schenkelhals: antero-lateraler „Bump" („pistol-grip-deformity"), z. B. Coxa vara epiphysarea.
- *Acetabulum: „cross-over-sign"* des vorderen und hinteren Pfannenrandes (Retroversion des Acetabulums).
- CE-Winkel > 30°.
- Beurteilung von degenerativen Veränderungen, Zysten, Arthrosegrad, Gelenkkongruenz.

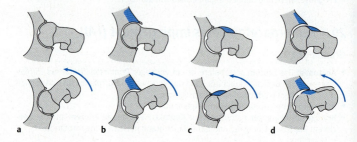

Abb. 20.2 • Klassifikation des femoroazetabulären Impingements: **a** Normalzustand, **b** Pincer-Impingement, **c** Cam-Impingement, **d** Mischform. (aus Waldt S. et al.: Messverfahren und Klassifikationen in der muskuloskelettalen Radiologie. Thieme; 2011)

20.6 Femoroacetabuläres Impingement (FAI)

- **Arthro-MRT:** Goldstandard. Hochauflösendes MRT mit intraartikulärer Gadoliniumgabe und radialer Schichtung um die Schenkelhalsachse. Sehr hohe Sensitivität und Spezifität zur Darstellung von Knorpel- und Labrumpathologie.

Tab. 20.1 • **Charakteristische Befunde des femoroazetabulären Impingements**

Kriterien	Cam-Impingement (= femorale Fehlform)	Pincer-Impingement (= azetabuläre Fehlform)
Mechanismus	• asphärischer Femurkopf mit vermindertem Offset des Kopf-Hals-Übergangs • in Beugung und Innenrotation wird die ossäre Vorwölbung bzw. Ausziehung in die reguläre Pfanne gepresst	• zirkumferenziell oder regional vermehrte Überdachung • linearer, eher langstreckiger Kontakt zwischen überragendem Pfannenrand und Kopf-Hals-Übergang
Läsion	• umschriebene azetabuläre Knorpelläsion: bei 11:00 bis 3:00 (anterosuperior)	• früh Labrumläsionen, die langstreckigen Anteile des Labrums betreffend • lineare Knorpelläsionen in einem schmalen Streifen parallel zum Pfannenrand • Contre-Coup-artige Knorpelläsionen dorsokaudal: Azetabulum und Hüftkopf

Beckenübersichtsaufnahme	• "Pistol-Grip"-Deformität
	• CCD-Winkel < 125°
		• Coxa profunda:
		• Protrusio acetabuli:
		  – medialer Azetabulumrand/ilioischiale Linie < -3 bzw. -6 mm
		  – CE-Winkel > 39°
		  – TF-Winkel negativ
		• Hüftkopfkontur mediale ilioischiale Linie
		• Retroversion: "Propeller"-Zeichen

Cross-over- oder Rippstein-Aufnahme	• α-Winkel > 55° • Kopf-Hals-Offset < 10 mm • femorale Retrotorsion • Offset Ratio < 0,18	• "Linear Indentation Sign"

MR-Arthrografie	• früh: azetabuläre Knorpelläsionen
	• Labrumläsionen
	• paraaxiale Aufnahmen:
	  – α-Winkel > 55°
	  – Kopf-Hals-Offset < 10 mm
	  – femorale Retrotorsion
	• Offset Ratio < 0,18
	• ggf. radiäre Reformationen
	• Beurteilung anterosuperior und kranial
		• früh: langstreckige Labrumläsionen
		• paralleler Streifen chondraler Läsionen
		• später: Pathologien im Bereich des Schenkelhalses (s. Cam-Impingement)

sekundäre Veränderungen	• subchondrale Veränderungen am anterolateralen Schenkelhals: u. a. Herniation Pit • Ossifikationen des Labrums	

Therapie und Prognose

- **Ziel:** möglichst früh kausale Therapie zum Erhalt von Labrum und Knorpel.
- **Konservativ:** Versuch mit Lokalanästhetika und modifizierter Belastung, Physiotherapie, NSAR.

- **Operativ:**
  - *Femoroazetabuläres Impingement:* Offenes oder arthroskopisches Vorgehen möglich:
    - Cam-Impingement: Remodellieren des Kopf-Hals-Übergangs (Abtragen des knöchernen „Bumps"). Ggf. Mikrofrakturierung bei Knorpelläsionen.
    - Pincer-Impingement: Ablösung des Labrums, Abtragen des vorderen Pfannenrands und Retroversion der Pfanne („rim trimming"), Refixieren des Labrums (z. B. Nahtanker). Ggf. Mikrofrakturierung bei Knorpelläsionen.
- **Nachbehandlung:**
  - Teilbelastung mit 10 kg an Gehstützen für 2–4 Wochen je nach Patientenalter und Knochenqualität, bei gleichzeitiger Mikrofrakturierung bis nach der 8. Woche.
  - Abduktionsorthese mit Limitation der Rotation bei Labrumrekonstruktion (4–6 Wochen).
- Postoperativ früher Beginn der Beübung mit Krankengymnastik und CPM.
- Rückkehr zum Sport 4–6 Monate post OP.
- **Prognose:**
  - Gute Ergebnisse bei operativem Adressieren der knöchernen und labralen Pathologie. 75–90 % der Sportler erreichen ihr präoperatives Leistungsniveau.
  - Langzeitergebnisse werden mit Fortschreiten von Labrum- und Knorpelschäden schlechter. Daher frühzeitige Indikationsstellung zur OP.
  - Schlechte Ergebnisse bei isolierter Labrumversorgung.
  - FAI ist ein wichtiger Entstehungsfaktor für die Coxarthrose.

20.7 Aseptische Femurkopfnekrose

Grundlagen

- **Synonyme:** Avaskuläre, ischämische Femurkopfnekrose, Osteonekrose des Hüftkopfes.
- **Definition:** Abakterielle, lokal begrenzte Nekrose von Knochenmark und trabekulärem Knochen im Femurkopf. Natürlicher Verlauf mit Destruktion des Hüftkopfes und schwerer Sekundärarthrose.
- **Epidemiologie:** Prädilektionsalter 25 – 65 Jahre (median 35 Jahre); v. a. Männer betroffen (m : w = 4 : 1). In bis zu 70 % der Fälle bilateral; stellt 5 – 10 % der Indikationen für eine TEP-Implantation dar.
- **Ätiologie:**
  - *Posttraumatische aseptische Femurkopfnekrose:* Echte avaskuläre Nekrose durch Durchblutungsstörung nach Trauma (Schenkelhalsfraktur, Hüftluxation); Auftreten bis zu 5 Jahre posttraumatisch. Auftreten einer Femurkopfnekrose ist abhängig von:
    - Schwere der Gefäßschädigung.
    - Dauer bis zur Reposition.
    - Qualität der Frakturfixierung.
  - *Nicht traumatische Femurkopfnekrose:* Ätiologie nicht abschließend geklärt. *Erhöhtes Risiko* bei Kortisontherapie, Sichelzellanämie, ionisierender Bestrahlung, Caisson-Krankheit, Morbus Gaucher, Alkoholabusus, Nikotinabusus, Fettstoffwechselstörungen, Hyperurikämie, Pankreatitis, Schwangerschaft, Gerinnungsstörungen, systemischem Lupus erythematodes (SLE), Dialyse, Nierentransplantation, Lues, Diabetes mellitus, Neuroosteoarthropathie (Charcot).
- **Verlauf/ARCO-Stadien** (Association Internationale de Recherche sur la Circulation Osseuse):
  - Reversibles Initialstadium (ARCO 0):
    - Nur histologisch nachweisbar.
    - Sämtliche Bildgebung o. B.
    - Patient beschwerdefrei.
    - Restitutio ad integrum möglich.

20.7 Aseptische Femurkopfnekrose

- Reversibles Initialstadium (ARCO I):
  - Fokales, subchondrales Nekroseareal im MRT und Anreicherung im Szintigramm; Nativ-Röntgen und CT o. B.
  - Patient beschwerdefrei.
  - Restitutio ad integrum möglich.
  - Sonderform: *Schmerzhaftes Knochenmarksödemsyndrom (KMÖS):* Schmerzen durch intraossären Druckanstieg. Im Gegensatz zur Osteonekrose gutartiger Verlauf. Wird als selbstständiges Krankheitsbild diskutiert.
- Irreversibles Frühstadium (ARCO II):
  - Typische MRT- und Szintigrafiebefunde (pathognomonisch für manifeste Erkrankung): Demarkierung der Nekrose mit reaktivem Randsaum („Reactive Interface") im MRT; „Cold in hot Spot" in der Szintigrafie (s. u.).
  - Positive Befunde auch im Röntgen und CT (fleckförmige Veränderungen, Sklerosesaum).
  - Irreversible Nekrose durch „Abmauerung" des Nekroseareals.
- Übergangsstadium (ARCO III):
  - Röntgenologisch subchondrale, sichelförmige Frakturlinie (Crescent Sign) und beginnende Kopfabflachung.
  - Aufbrechen des Gelenkknorpels und Stufenbildung.
- Degeneratives Spätstadium (ARCO IV):
  - Röntgenologisch Gelenkspaltverschmälerung, Gelenkflächeneinbruch.
  - Sekundäre arthrotische Veränderungen an Kopf und Pfanne.
  - Sequesterbildung (Abgrenzung Femurkopfnekrose – primäre Arthrose: Gelenkspalt bleibt lange erhalten).
- Subklassifikation (Stadium I–III):
  - Ausdehnung der Nekrose in % des Hüftkopfes (s. Abb. 20.3): Typ A: < 15 %, medial; Typ B: 15 – 30 %, zentral; Typ C: > 30 %, lateral.
  - Ausdehnung der subchondralen Fraktur (in %) oder der Kopfabflachung (in mm): Typ A: < 15 % oder 2 mm Abflachung; Typ B: 15 – 30 % oder 2 – 4 mm Abflachung; Typ C: > 30 % oder > 4 mm Abflachung.

▶ **Ältere Einteilungen:** Nach *Markus* 1972 (6 Stadien), nach *Ficat und Arlt* 1985 (4 Stadien). Bei diesen erfolgt die Klassifikation nach klinischen und röntgenologischen Befunden. Das MRT wird nicht berücksichtigt.

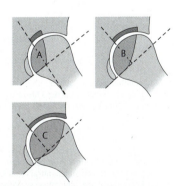

Abb. 20.3 • Lokalisation des Nekroseareals am Hüftkopf.

20.7 Aseptische Femurkopfnekrose

Klinik, Diagnostik und Differenzialdiagnosen

- **Klinik** variabel und stadienabhängig.
  - *Hauptsymptom:* Belastungsschmerz (aber auch schmerzfreie Phasen), in fortgeschrittenen Stadien häufig Ruheschmerzen durch Erguss und Kapselspannung.
  - Typische Bewegungseinschränkung (Kapselmuster), Schmerzhinken, in späten Stadien auch Insuffizienzhinken.
  - *Beachte:* Extraartikuläre Ursachen des Hüftschmerzes ausschließen.
- **Röntgen** (Hüfte a.–p. und axial im Seitenvergleich): Fleckförmige Veränderungen, Crescent Sign, Zysten, Kopfeinbruch.
- **MRT:** Goldstandard in der Diagnostik der Hüftkopfnekrosen.
  - *Pathognomonisch:* Reaktive Randzone, erscheint als Doppellinie („Double Line Sign") in der T2-Aufnahme.
  - Begleitender Gelenkerguss.
- **CT:** Indiziert, wenn subchondrale Fraktur im Röntgen oder MRT vermutet wird. Subchondrale Fraktur und Sklerosesaum früh erkennbar (Stadium ARCO II).
- **Szintigrafie** (3-Phasen-Technik mit 99 m-Technetium): Typisches Bild des „Cold in hot Spot": Speicherdefekt im Nekroseareal, umgeben von Mehranreicherung. Kein Standardverfahren mehr.
- **Labor:** Infektparameter und Rheumaserologie normal. Blutfette, Leberwerte und Harnsäure können erhöht sein, sind aber häufig normwertig.
- **Differenzialdiagnosen:** Bakterielle Koxitis (S. 214), rheumatische Koxitis (S. 185), Koxarthrose (S. 415), Tumoren.

Konservative Therapie

- Medikamentöse Therapie mit vasoaktiven Medikamenten (Prostaglandine) unter stationären Bedingungen (Nebenwirkungen: „Flush", hypertone Krise).
- Entlastung bei drohendem Kopfeinbruch, v. a. präoperativ.
  - *Aber:* Es gibt keinen Nachweis, dass durch die alleinige Entlastung eine Progredienz aufgehalten wird oder eine Remission eintritt.

Operative Therapie

- **OP-Verfahren:**
  - Hüftkopfanbohrung (soll den intraossären Druck senken und eine Revaskularisierung fördern). Zusätzliche Applikation von mesenchymalen Stammzellen.
  - Implantation von Magnetfeld-Übertragerschrauben (BISS-Schrauben; im Tierversuch osteoinduktiver Effekt).
  - Intertrochantäre Umstellungsosteotomien.
  - Nicht vaskularisierte Knochentransplantate (kortikale Spanplastik, Spongiosaplastik).
  - Vaskularisierte Knochentransplantate (gefäßgestielte Fibulatransplantation).
  - Hüft-TEP.
- **Stadienabhängiges Vorgehen:**
  - *Stadium I:* Teilbelastung für 3 Monate mit MRT-Kontrolle. Bei Beschwerden: Hüftkopfanbohrung transtrochantär bis in die subchondrale Nekrosezone.
  - Technik:
    - Lateraler Hautschnitt über dem Trochanter major, Faszienspaltung, ansatznahe Darstellung M. vastus lateralis und Längsspaltung.
    - Vorbohren eines Spickdrahtes und Ausbohren eines 8 mm breiten Knochenzylinders oder Anbohren der Nekrosezone mit 4,5-mm-Bohrer oder multiplen Spickdrähten bis subchondral unter Bildwandlerkontrolle a.–p. und seitlich.
    - Redon-Drainage, schichtweiser Wundverschluss.
  - Stadium II:
    - Subtyp A, B: Hüftkopfanbohrung (s. o.).
    - Subtyp C: Gestieltes oder nicht gestieltes Knochentransplantat (kortikaler Beckenspan, Spongiosaplastik, gefäßgestielte Fibulatransplantate).

- Stadium III:
  - Subtyp A, B: Intertrochantäre, varisierende (flektierende) Umstellungsosteotomie. Ziel: Nekrosezone aus der Hauptbelastung herausdrehen.
  - ❐ *Beachte:* Nur bei kleinen Nekrosezonen möglich; lange Entlastung erforderlich; Änderung der Biomechanik (spätere TEP-Versorgung schwieriger).
  - Subtyp C: Gestieltes oder nicht gestieltes Knochentransplantat (Nutzen fraglich, da schon Kopfeinbruch und damit Knorpelschädigung).
- *Stadium IV:* Endoprothese bei starken Beschwerden.

▶ **Nachbehandlung:**
  - *Nach Hüftkopfentlastungsbohrung:* Entlastung für 6 Wochen; dann Teilbelastung; Vollbelastung nach 10 – 12 Wochen. Thromboseprophylaxe!
  - *Nach gestieltem oder nicht gestieltem Knochentransplantat:* Entlastung für 6 Wochen; Teilbelastung für 3 Monate. Thromboseprophylaxe!
  - *Nach Umstellungsosteotomie:* Entlastung für 6 Wochen; Teilbelastung für 3 Monate bis zur Durchbauung der Osteotomie. Thromboseprophylaxe!

Prognose

▶ Spontanverlauf meist progredient mit Destruktion des Femurkopfes und Arthroseentwicklung.
▶ Günstiger Verlauf vor allem bei Therapie in frühen Stadien (vor Auftreten des Crescent Sign).

20.8 Koxarthrose

Grundlagen

▶ **Definition:** Degenerative, primär nicht entzündliche Erkrankung des Hüftgelenks. Progressive Zerstörung des Gelenkknorpels unter Mitbeteiligung aller Gelenkstrukturen, wie Knochen, synovialer und fibröser Gelenkkapsel und der periartikulären Muskulatur.
▶ **Epidemiologie:** Prävalenz durch erhöhte Lebenserwartung steigend. 17 % der Männer und 10 % der Frauen > 55 Jahre sind betroffen; Altersgipfel bei Erstdiagnose im 50.– 60. Lebensjahr.
▶ **Ätiologie:**
  - *Primär/idiopathisch:* Möglicherweise biologisch minderwertiger Knorpel.
    ❐ *Hinweis:* Viele früher als primär klassifizierte Koxarthrosen basieren auf einem femoroacetabulären Impingement.
  - *Sekundär (77 %):* Ätiologie und Pathogenese bekannt.
    - Überlastung: Dysplasie, Achsfehler, Instabilitäten, erworbene Formstörungen (Epiphyseolysis capitis femoris, Morbus Perthes, Protrusio acetabuli, Hüftkopfnekrose, Osteochondrosis dissecans).
    - Trauma: Gelenkfrakturen, Luxationen.
    - Entzündliche Prozesse: Bakterielle Arthritis, rheumatoide Erkrankungen (cP, Kollagenosen).
    - Metabolische Erkrankungen: Gicht, Chondrokalzinose, Chondromatose, Hämochromatose.
    - Endokrine Erkrankungen: Hyperparathyreoidismus, Hyperthyreose.
    - Neurogen.
    - Fehlstellungen: Coxa vara epiphysea, Dysplasiekoxarthrose, postnekrotische Koxarthrose.
    - Femoroazetabuläres Impingement.

20.8 Koxarthrose

Klinik und Diagnostik

- **Leitsymptome:**
  - *Schmerzen:* In der Leiste, über dem Trochanter major, in Oberschenkel und Knie, ventral ausstrahlend. Zunächst Anlaufschmerz, Belastungsschmerz, später Ruhe- und Nachtschmerz.
  - *Bewegungseinschränkung:* Häufig Hüftkontraktur in Flexions-, Adduktions- und Außenrotationsstellung → funktionelle Beinverkürzung → Gangstörung/Hinkmechanismen, sekundäre Überlastungsbeschwerden.
  - ▶ *Hinweis:* Im Gegensatz zur Gonarthrose geht es abwärts besser als aufwärts.
- **Anamnese:**
  - *Schmerz:* Lokalisation, Schmerzausstrahlung, Verlauf, Tagesrhythmus, Dauer, Intensität.
  - *Funktionseinschränkung:* Belastbarkeit, Sport; Beweglichkeit, (schmerzfreie, mögliche) Gehstrecke; Schuhe binden, Treppensteigen möglich?
  - Gehhilfen, Schmerzmittelbedarf.
  - Unfälle, frühere Hüftgelenkserkrankungen, vorherige konservative und operative Behandlung.
  - Allgemeinerkrankungen, Risikofaktoren, Familienanamnese (gehäufte Hüftgelenkserkrankungen?), Sozialanamnese (berufliche Belastung?).
- **Klinische Untersuchung:**
  - Inspektion:
    - Gangbild (S. 28): Hinken (Verkürzungs-, Schmerz-, Insuffizienzhinken).
    - Evtl. Beinlängendifferenz, Muskelatrophie.
  - *Palpation:* Kapseldruckschmerz, Trochanterklopfschmerz, axialer Stauchungsschmerz; Beweglichkeit benachbarter Gelenke prüfen (LWS, Knie).
  - Bewegungsprüfung (S. 44): Flexion/Extension, Innen-/Außenrotation, Abduktion/Adduktion.
    - ▶ *Merke:* Typisch ist eine frühe Einschränkung von Innenrotation, Abduktion und Extension.
    - Bewegungsschmerz, Kontrakturen (z. B. Beugekontraktur → Thomas-Handgriff (S. 44), kompensatorische Hyperlordose?
  - Längenmessung (S. 27): Beinlängendifferenz funktionell oder anatomisch?
- **Röntgen** (Abb. 20.4):
  - *Standardebenen:* Beckenübersicht (S. 59) auf die Symphyse zentriert, axiale Aufnahme nach Lauenstein (S. 59). Wenn möglich, Vergleich mit früheren Aufnahmen.
  - ▶ *Cave:* Radiologischer Befund und klinische Symptomatik differieren oft stark!
  - Arthrosegrade nach Tönnis (1984):
    - Stadium 0: Keine Arthrosezeichen.
    - Stadium I: Vermehrte Sklerosierung von Kopf/Pfanne, geringe Gelenkspaltverschmälerung, geringe Randwulstbildung.
    - Stadium II: Kleine Zysten in Kopf/Pfanne, zunehmende Gelenkspaltverschmälerung, mäßige Kopfentrundung.
    - Stadium III: Große Zysten in Kopf/Pfanne, Gelenkspaltverschmälerung bis zum völligen Aufbrauch, starke Kopfentrundung, Nekrosen.
- **MRT:** DD bei entzündlichen Erkrankungen, Osteonekrose, Tumor, zur Diagnostik einer radiologisch nicht sichtbaren Fraktur.
- **Labor:** DD einer Stoffwechselstörung, Entzündung, rheumatischen Erkrankung.

Therapieprinzipien

- **Ziele:**
  - Schmerzreduktion.
  - Verbesserung von Beweglichkeit und Gehleistung.
  - Verhinderung von Sekundärschäden an Nachbarstrukturen.

20.8 Koxarthrose

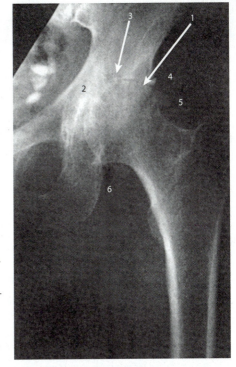

Abb. 20.4 • Radiologische Arthrosezeichen am Hüftgelenk: 1 Gelenkspaltverschmälerung, 2 subchondrale Sklerose, 3 subchondrale Knochenzysten, 4 Pfannendachosteophyten kraniolateral und medial, 5 lateraler Kopfrandosteophyt, 6 medialer Kopfrandosteophyt. (aus Wirth C. J.: Praxis der Orthopädie. Thieme; 2001)

▶ **Vorgehen:** Zunächst konservative Möglichkeiten ausschöpfen; bei Therapieresistenz OP.
- Wahleingriff (den Zeitpunkt bestimmt der Patient!).
- Gelenkerhaltende Eingriffe (hüftnahe Femurkorrekturosteotomie, Beckenosteotomie) oder endoprothetischer Ersatz (Totalendoprothese).

Konservative Therapie

▷ *Hinweis:* Motto: „Viel bewegen – wenig belasten."
▶ **Indikationen:** Frühstadien der Koxarthrose, Inoperabilität, Ablehnung der OP.
▶ **Vorgehen:**
- *Gelenkschutz:* Vermeiden einer mechanischen Überbelastung (durch langes Stehen, Heben, Tragen, belastenden Sport).
- Abbau von Übergewicht.
- Orthopädietechnische Versorgung:
  - Gehstock erst auf der gesunden Seite, später Stockkrücken.
  - Schuhe mit Pufferabsätzen (S. 114), Abrollhilfe (S. 115), Beinlängenausgleich (S. 116).
  - Toilettensitzerhöhung, Strumpfanziehhilfe, Koxarthrosestuhl, ggf. Hüftorthese (schränkt extreme Bewegungen ein, Abb. 5.11).
- Medikamentöse Therapie:
  - Analgetika, NSAR.
  - Kortikoide bei entzündlich-rheumatisch bedingter Sekundärarthrose im inflammatorischen Schub.

20.8 Koxarthrose

- Infiltrationstherapie:
  - Periartikuläres Quaddeln mit Lokalanästhetikum.
  - Intraartikuläre Injektion (Lokalanästhetikum mit Steroiden): Bei synovitischen Zuständen, aktivierter Arthrose, cP-Schub; insgesamt Zurückhaltung empfohlen.

  ◨ *Cave:* Infektrisiko bei intraartikulären Injektionen!
- *Nervenblockaden* (N. femoralis, N. obturatorius, Cauda equina) bei starkem Dauerschmerz oder im Akutstadium; keine Standardtherapie.
- Physikalische Therapie:
  - Bewegungstherapie, Gangschule.
  - Manuelle Therapie (Wassergymnastik, Gelenkmobilisation, Querfriktion etc.).
  - Propriozeptive neuromuskuläre Fazilitation (PNF): Zur Verbesserung der sensomotorischen Leistung.
  - Passive physikalische Anwendungen (Massage, Thermo-, Kryo-, Elektro-, Hydro-, Balneotherapie, Controlled passive Motion [CPM]).

Operative Therapie

▶ **Indikationen:**
- Zur gelenkerhaltenden Operation:
  - Schmerzen, erhaltener Bewegungsumfang.
  - Korrigierbare Gelenkmechanik und -funktion.
  - Alter < 50 Jahre.
- Zur endoprothetischen Versorgung:
  - Schmerzen.
  - Fortgeschrittene Gelenkdestruktion, fortgeschrittene Femurkopfnekrose.
  - Primäre Koxarthrose.
  - Rheumatisch bedingte Koxarthrose, Chondrokalzinose.
  - Metastasen des proximalen Femurs (Tumorprothesen erforderlich).
  - Bilateraler Befall.

▶ **OP-Verfahren:**
- *Hüft-/Femurkorrekturosteotomien:* Siehe Tab. 20.2 und Abb. 20.5.

Tab. 20.2 • Hüft- und Femurkorrekturosteotomien.

zugrunde liegende Fehlstellung/Diagnose	OP-Technik
Coxa valga • + Pfannendysplasie • + Adduktionskontraktur	Varisierung • + Beckenosteotomie • + Adduktorentenotomie
Coxa vara	Valgisierung
Protrusio acetabuli	Valgisierung
Epiphysiolysis capitis femoris	Flexion, Valgisation, Derotation
Trochanterhochstand und Instabilität • + Coxa antetorta	Distalisierung, Lateralisation • + Derotation

▶ **Ziel:** Verbesserung von Gelenkkongruenz und biomechanischer Lastübertragung, Schmerzreduktion.

▶ **Indikation:** Starke Schmerzen bei geringer Bewegungseinschränkung, korrigierbare präarthrotische Deformität bei jungen Patienten (< 50 Jahre).

▶ **OP-Technik:** vgl. intertrochantäre Varisationsosteotomie (S. 570) und Abb. 20.5.

▶ *TEP (Totalendoprothese):*
- Indikationen: Fortgeschrittene Koxarthrose mit therapieresistenten Schmerzen in höherem Lebensalter; spezielle Indikationen: Hüftkopfnekrose, maligne Tumoren u. a.

20.8 Koxarthrose

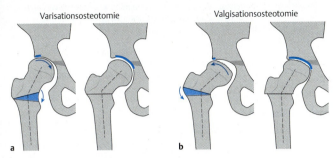

Abb. 20.5 • Intertrochantäre Umstellungsosteotomie (ITO) in verschiedenen Ebenen, evtl. in Kombination mit Flexion–Extension oder Rotation–Derotation.
a Bei Coxa valga wird mit einer varisierenden ITO eine verbesserte Gelenkkongruenz erzielt.
b Optimale Gelenkzentrierung und Medialisierung des Drehzentrums durch eine Valgisationsosteotomie. Keilentnahme, um Verlängerung des Beines zu vermeiden.

- Wahl der Verankerungstechnik: Zementfrei bei biologischem Alter < 65 Jahre, hohem Aktivitätsniveau, guter Knochenqualität; zementiert bei biologischem Alter > 65 Jahre, fortgeschrittener Osteoporose.
- OP-Technik: Siehe Totalendoprothese (S. 565).
▶ *HEP (Hemiendoprothese):*
- Indikation: Akzeptable Ergebnisse für Duokopfprothesen bei Schenkelhalsfrakturen und alten Patienten (keine zusätzliche Koxarthrose).
▶ **OP-Vorbereitung:** Blutgruppen- und Blutkonserventestung, Eigenblutspende: Frühzeitig planen, wenn keine Kontraindikationen bestehen (Tumor, Alter). Abnahme 3 Wochen prä-OP, Haltbarkeit maximal 5 Wochen.
▶ **OP-Aufklärung:**
- Gefäß-/Nervenläsion (A., V. femoralis, N. femoralis, N. ischiadicus).
- Laparotomie bei Läsion intraabdominaler Organe (z. B. Darmgefäßverletzung durch Anbohrung bei geschraubter Pfannendachschale/Pfanne).
- Bakterieller Infekt und Prothesenausbau.
- Thrombose, (Fett-Zement-)Embolie.
- Nachblutung, Bluttransfusion.
- Fraktur, Beinlängendifferenz (S. 404).
- Evtl. Revisions-OP.
- Postoperativ ggf. Intensivstation.
- Standzeit der Prothese ca. 10–20 Jahre → Verweis auf die Möglichkeit einer aseptischen Lockerung (s. u.), Implantatbruch; erhöhtes Luxationsrisiko bis 12 Monate postoperativ.
- ▶ *Beachte:* Intraoperative Antibiotikaprophylaxe und suffiziente perioperative Thromboseprophylaxe bis zur Vollbelastung!
▶ **Nachbehandlung nach ITO:**
- *Lagerung:* In Schaumstoffschiene.
- *Physiotherapie:* Ab dem 1. Tag aktiv-assistierte Mobilisation, Sohlenkontakt für 6 Wochen, dann zunehmende Belastung nach Röntgenkontrolle.
▶ **Nachbehandlung nach TEP:**
- *Lagerung:* In Schaumstoffschiene für die ersten 2 Wochen.
- *Physiotherapie:* Ab dem 1. postoperativen Tag aktiv-assistierte Mobilisation.
- *Belastung:* Zementfreie und zementierte TEP: Sofortige schmerzadaptierte Vollbelastung möglich.

20.8 Koxarthrose

- *Prophylaxe:* Unterweisung des Patienten (vermeiden kritischer Bewegungsmuster zur Luxationsprophylaxe abhängig vom Zugangsweg/OP-Verfahren).
- Röntgenkontrollen:
  - Direkt postoperativ.
  - Im Verlauf, z. B. 3 und 12 Monate postoperativ, dann alle 2 – 3 Jahre.
- *Sportfähigkeit:* Nach 6 Monaten bei Beschwerdefreiheit.
  - Gut: Radfahren (Bergfahren nicht empfehlenswert), Schwimmen, Skilanglauf (klassischer Stil), Gymnastik, Wandern.
  - Schlecht: Kontakt-, Sprung-, Ball-, Rückschlagsportarten, alpiner Skilauf.

Komplikationen

- ▶ **Aseptische TEP-Lockerung, Implantatversagen:**
  - *Klinik:* Belastungsabhängiger Stauchungs-, Extensions-, Rotations- und Rüttelschmerz; auch Ruheschmerz. Hinweisend: Leistenschmerz (= Pfannenlockerung), Oberschenkelschmerz (= Schaftlockerung).
  - Diagnostik: Röntgen:
    - Saumbildung („radiolucent lines"): Unsicheres Zeichen, der zeitliche Verlauf ist entscheidend.
    - Osteolysen.
    - Implantatbruch, Implantatwanderung.
  - *Differenzialdiagnosen:* Schleichender Infekt, Neuralgie, Ischialgie, Spinalkanalstenose, Ansatztendinose, Bursitis.
  - *Therapie:* Prothesenwechsel.
    - Indikation: Eindeutige klinische und radiologische Lockerungszeichen. Alter, Allgemeinzustand und Leidensdruck des Patienten.
    - ▶ *Cave:* Höheres OP-Risiko als beim Primäreingriff!
  - OP-Technik:
    - Schaftverankerung: Je nach entstandenem Defekt zementfrei oder zementiert.
    - Defektersatz durch autologe oder allogene Spongiosa, Knochenzement.
    - Pfannenverankerung mit Abstützschale, Kranialpfannen, Spezialimplantate bei schweren Azetabulumdefekten.
- ▶ **Periartikuläre heterotope Ossifikation (PO):**
  - *Definition:* Radiologisch nachweisbare periartikuläre Verkalkungen, die zu Bewegungseinschränkung und Schmerzen führen können. Auftreten nach bis zu 35 % aller TEP-OPs (in 7 % mit deutlicher Bewegungseinschränkung).
  - *Ätiologie:* Traumatisierende OP-Technik, postoperatives Hämatom, postoperative Luxation, vorausgegangenes Trauma, signifikant häufiger bei Männern, Prädisposition bei Morbus Bechterew, Morbus Forestier, Morbus Paget, Schädel-Hirn-Trauma.
  - Prädilektionsstellen:
    - Schulter: AC-Gelenk-Rekonstruktion, laterale Klavikulafrakturen, Schulterprothesen, Humeruskopffrakturen.
    - Ellenbogengelenk: Ellenbogenluxation.
    - Hüftgelenk: Azetabulumfrakturen bis 70 %, Hüftendoprothesen bis 60 % (wenn keine Prophylaxe). Einteilung nach Brooker in 4 Grade (Grad 4 = Ankylose).
    - Kniegelenk: Nach Patellektomien, Innenbandverletzungen, Endoprothesen bis 10 %.
  - Diagnostik:
    - Röntgen: Wolkige Verschattung periartikulär, 4 – 8 Wochen postoperativ.
    - Labor: Alkalische Phosphatase bis 5 Monate postoperativ erhöht.
  - Prophylaxe:
    - Intraoperativ: Schonende OP-Technik.
    - Postoperativ: Indometacin 3 × 25 mg p. o. oder Diclofenac 3 × 50 mg p. o. über 6 Wochen, mindestens jedoch 2 Wochen.
    - Prä- oder postoperativ: Alternativ „Single-Dose"-Radiatio mit 7 Gy und bei Kontraindikationen zur medikamentösen Prophylaxe.

- *Therapie:* Operative Entfernung.
  - Indikationen: Störende Bewegungseinschränkung.
  - ◘ *Cave:* Hohe Rezidivrate!
▶ **Luxation:**
  - *Ätiologie:* Ungünstige Komponentengeometrie (Pfanne zu steil, zu starke Ante- oder Retroversion der Pfanne, zu starke Anteversion des Schaftes), Glutäalinsuffizienz, Trochanterabriss, anatomisches Hypomochlion, Non-Compliance in der Bewegungslimitierung.
  - *Therapie:*
    - Bei Erstluxation: Repositionsversuch unter Bildwandlerkontrolle, zunächst Versuch unter Analgesie. Keine forcierten und wiederholten Repositionsmanöver, Empfehlung der Reposition in Kurznarkose. Analgosedierung wird nicht empfohlen, da unnötiges Risiko einer Aspiration.
    - Rezidivierende Luxation: Ursache suchen, meist Revisions-OP notwendig.
    - Nachbehandlung: Lagerung in Schiene, ggf. Spezialorthese (z. B. Newport-Orthese, s. Abb. 5.11). Abhängig vom Zugang Vermeidung von typischen Luxationsbewegungen; Muskeltraining.
▶ **Protheseninfekt, septische Lockerung.**
▶ **Fettembolie, Zementembolie.**
▶ **Trochanter:** Abriss, Pseudarthrose nach Osteosynthese.

20.9 Lähmungshüfte

Grundlagen

▶ **Definition:** Sammelbegriff für lähmungsbedingte Folgen am Hüftgelenk.
▶ **Ätiologie:**
  - Myelomeningozele (S. 255): Lähmungsbild abhängig von der Höhe der Läsion, meist asymmetrisch. Hüftmuskulatur oft völlig gelähmt, bis auf M. iliopsoas → Luxation durch verstärkte Adduktion, Außenrotation und Flexion.
  - Infantile Zerebralparese, ICP (S. 253): Luxationstendenz durch gestörtes Muskelgleichgewicht infolge einer Spastik der Adduktoren und Flexoren → Überkreuzen der Beine (Scherengang), Hüften in Flexion und Innenrotation.
  - Arthrogryposis multiplex congenita (S. 248): Subluxation und Luxation durch Lähmung und Verkürzung einzelner Hüftmuskeln.
  - Poliomyelitis (S. 259): Schlaffe Lähmung, Muskelgleichgewicht je nach Lähmungsbild gestört. Hypoplasie des Gelenkes.
    - Luxationsgefahr gering, wenn alle Hüftmuskeln gelähmt sind; Subluxation, wenn Adduktoren und Psoas noch funktionieren (Coxa valga).
    ◘ *Hinweis:* Häufiges Lähmungsbild: Vollständige Lähmung der Hüftmuskulatur bis auf Restfunktion des M. tensor fasciae latae und der Adduktoren → Adduktions-/Flexionskontraktur und Tendenz zur Subluxation.
  - *Erworbene zerebrale Lähmungen:* Hemiplegie, Querschnittslähmung (Paraplegie, Paraparese; Lähmungsbild ähnlich wie bei Myelomeningozele).

Klinik und Diagnostik

▶ **Leitsymptome:** Unterschiedlich, je nach Ursache, Ausdehnung, Art, Verlauf und Alter des Patienten.
  - Hüftkontraktur (meist in Flexion, Adduktion, Innenrotation), Störung des Muskelgleichgewichts.
  - Subluxations- oder Luxationsstellung.
  - Fehlbelastung, Instabilität.
  - Beckenschiefstand.
  - Dysplasie von Becken und Hüftgelenk.

20.9 Lähmungshüfte

- Dekubitus (Tuber ossis ischii, Trochanter major, Spina iliaca anterior superior, Sakrum) infolge von Muskelatrophie und Sensibilitätsstörung.

  ▶ *Hinweis:* Die Gefahr einer Früharthrose ist geringer als bei der angeborenen Hüftdysplasie.

▶ **Klinische Untersuchung:**
  - Gangbild (S. 28): Hinken (Hüfthinken, ein- und doppelseitig), Trendelenburg-Zeichen, Duchenne-Zeichen immer positiv.
  - Selten Schmerzen.
  - Gesamtbeurteilung weiterer Lähmungsfolgen: Z. B. Geh- und Sitzfähigkeit.

  ▶ *Tipp:* Patientenerwartung klären!

▶ **Röntgen:** Becken a.–p. und nach Dunn-Rippstein (S. 59): Zur Beurteilung der Achsen, der Gelenkkongruenz.

Therapie

▶ **Konservativ:**
  - Aktive und passive Mobilisation zur Kontrakturverhütung (Gangschulung, Behindertensport).
  - Orthopädische Hilfsmittel:
    - Sitzkissen und -schalen, bei spastischer Lähmung mit Spreizkeil.
    - Steh- und Gehhilfen.
    - Ziel ist die Aufrichtung des Patienten mit Geh- und Stehfähigkeit.

▶ **Operativ/interventionell:**
  - Bei Adduktorenkontraktur:
    - Adduktorentenotomie.
    - Verlagerung der Adduktoren aufs Sitzbein.
    - Neurotomie des N. obturatorius.
    - Botulinumtoxin-Injektion.
  - Bei Flexionskontraktur:
    - Durchtrennung oder Verlängerung des M. tensor fasciae latae, evtl. der Sehne des M. rectus femoris und der ventralen Hüftgelenkskapsel.

    ▶ *Hinweis:* Nur dann sinnvoll, wenn alle sonstigen Vorraussetzungen zum Erreichen der Geh- und Stehfähigkeit gegeben sind (Lähmungsbild, psychomotorischer Entwicklungsstand).
  - *Bei Luxationstendenz:* Korrektureingriffe an Becken und Femur.
  - Bei Luxation:
    - Kopf-Hals-Resektion nach Girdlestone.
    - Evtl. zusätzlich Derotations-Angulations-Osteotomie nach Milch-Batchelor oder hochdiaphysäre Osteotomie nach Schanz.
  - *Bei Koxarthrose:* Operation (S. 565).

21 Knie

21.1 Insertionstendinose

Grundlagen

- **Synonym:** Insertionstendopathie, Insertionstendinopathie.
- **Definition:** Primär nicht entzündliche Erkrankung der Sehne oder des Sehnenansatzes.
  - *Patellaspitzensyndrom (Jumper's Knee):* Überlastung/degenerative Veränderungen der Patellarsehne.
  - *Tractus-iliotibialis-Syndrom (Runner's Knee):* Insertionstendinose am Tuberculum Gerdii lateral der Tuberositas tibiae und Bursitis am Epicondylus lateralis femoris.
- **Ätiologie:**
  - *Patellaspitzensyndrom:* Häufig bei Sprungsportarten (Fußball, Basket- oder Volleyball).
  - *Tractus-iliotibialis-Syndrom:* Häufig bei Joggern/Läufern oder Radfahrern. Schermechanik zwischen Tractus iliotibialis und lateralem Femurkondylus sowie Zug des anterioren Anteils des Tractus an der lateralen Patella, die zu einer Verengung des lateralen femoropatellären Gelenkspalts führt, gehäuft bei Genu varum.
- **Pathogenese:** Angiofibroplastische Hyperplasie, die sich später zur mukoiden Degeneration entwickelt. Es handelt sich um eine Strukturzerstörung der kollagenen Fasern, bis hin zur Nekrose oder Ruptur.

Klinik, Diagnostik und Differenzialdiagnosen

- **Klinische Untersuchung:**
  - Schmerzen beim Bergabgehen, Laufen, Springen.
  - Lokaler Druckschmerz, passiver Dehnungsschmerz, aktiver Bewegungsschmerz, lokale Patellasehnenverhärtung.
  - Patella alta, Patella-Maltracking, Patella-Instabilität.
  - Evtl. begleitende Chondromalazie, Oberschenkelatrophie.
- **Röntgen:** Knie in 2 Ebenen, Patella tangential (S. 61): Zum Ausschluss von Kalzifizierungen im Bereich des Sehnenansatzes.
- **MRT:** Bei therapieresistenter Erkrankung, zum Ausschluss einer osteochondralen Läsion des Knies, eines Meniskusschadens, Nekrosen der Patellarsehne.
  - *Hinweis:* Beim Jumper's Knee evtl. hyperintenses Signal im Zentrum der proximalen Patellarsehne.
- **Differenzialdiagnosen:**
  - *Patellaspitzensydrom:* Partielle Ruptur, Patellaspitzenfraktur, rheumatoide Arthritis, Gicht.
  - *Tractus-iliotibialis-Syndrom:* Außenmeniskusläsion, Ganglien, chronische Seitenbandinstabilität.

Therapie

- **Prinzip:** Mechanische Entlastung; selten operative Therapie nötig.
- **Konservative Therapie:**
  - *Entlastung des betroffenen Sehnenansatzes:* Sportkarenz für 6 Wochen, gestreckte Schiene für 3 Wochen.
  - *Physikalische Therapie:* Ultraschallbehandlung des Sehnenansatzes mit Iontophorese.
  - Medikamentös:
    - NSAR.
    - Bei chronischer Verlaufsform: Injektion von Lokalanästhetika.
    - In seltenen Fällen: Paratendinöse Injektion von Kortikoiden.

- *Weitere konservative Maßnahmen:* Bandagen, Negativabsatz, Bergabgehen vermeiden.
- *Physiotherapie:* Dehnung, sensomotorisches Training, Exzentrik, Optimierung der Rumpfstabilität und funktionellen Beinachsen.

▶ **Operative Therapie:**
- *Jumper's Knee:*
  - Arthroskopische Dekompression der Patellaspitze und elektrothermische Denervation mit Elektrosonde zur Druckentlastung der Sehne ab 90°-Flexion.
  - Arthroskopisches oder offenes Débridement der Sehnennekrosen/Verkalkungen an der Patellaspitze, ggfs. spindelförmiges Ausschneiden des nekrotischen Sehnenbereichs.
- *Tractus-iliotibialis-Syndrom:* In ganz seltenen Fällen ist eine Bursektomie notwendig.

Prognose

▶ Bei konsequenter konservativer Therapie gute Prognose. Nach operativer Therapie der Patellarsehne: Sportfähigkeit in 90 % nach 6 Monaten.

▶ **Komplikationen:** Ruptur der Patellarsehne.

21.2 Morbus Osgood-Schlatter/Morbus Sinding-Larson Johansson

Grundlagen

▶ **Ätiologie:** Unklar, evtl. Überbelastung bei Übergewichtigen oder Sportlern, in 30 % bilateral.

▶ **Definition:**
- *Morbus Osgood-Schlatter:* Relativ häufige aseptische Nekrose der Tibiaapophyse bei sportlichen Jungen, primär nicht entzündliche Insertionstendinose im Bereich des Sehnenansatzes an der Tuberositas tibiae durch verstärkten Zug der Patellarsehne bei Überbelastung.
- *Morbus Sinding-Larson-Johansson:* Extraartikuläre Osteochondrose der Patellaspitze oder selten kranial (häufigste Insertionstendinose beim Jugendlichen).

▶ **Epidemiologie:**
- *Morbus Osgood-Schlatter:* Häufigkeitsgipfel 10–18 Jahre, m > w, Prävalenz 21 % bei sportlichen, 4 % bei nicht sportlichen Jugendlichen.
- *Morbus Sinding-Larson-Johansson:* Häufigkeitsgipfel 10–13 Jahre, häufig bei übergewichtigen Kindern, meist Jungen.

Diagnostik und Differenzialdiagnosen

▶ **Klinische Untersuchung:**
- Spontan- und Ruheschmerz, lokaler Druckschmerz an der Tuberositas tibia und am distalen Patellapol.
- Oberschenkelatrophie.
- Passiver Dehnungsschmerz, aktiver Bewegungsschmerz bei Streckung des Knies gegen Widerstand.

▶ **Röntgen:** Knie in 2 Ebenen sowie Patella tangential: Zum Ausschluss von Kalzifizierungen im Bereich des Sehnenansatzes oder von Frakturen. Morbus Osgood-Schlatter mit typischem Röntgenbefund einer abgehobenen Tuberositas tibiae.

▶ **MRT:** Bei therapieresistenter Erkrankung zum Ausschluss einer osteochondralen Läsion des Knies, Meniskusschaden, Nekrosen der Patellarsehne.

▶ **Differenzialdiagnosen:** Infrapatelläre Bursitiden, Patellasehnentendinitis, partielle Sehnenruptur, Patellaspitzenfraktur, idiopathischer anteriorer Knieschmerz.

Therapie

- Mechanische Entlastung des betroffenen Sehnenansatzes mit Schiene für 3 Wochen und Sportkarenz für 6 Wochen (langer Verlauf bis zur Ausheilung möglich).
- Ultraschallbehandlung des Sehnenansatzes mittels Iontophorese.
- Medikamentöse Therapie mit NSAR.
- Krankengymnastik (Dehnung, Koordination).

Prognose/Komplikationen

- Bei konsequent durchgeführter konservativer Therapie gute Prognose, Sportfähigkeit nach 6 Wochen, typisch stadienhafter Verlauf.
- Morbus Osgood-Schlatter.
  - Selten nach Wachstumsabschluss operative Abtragung des knöchernen Vorsprunges.
  - Komplikationen: Frühzeitiger Epiphysenverschluss (→ Genu recurvatum).

21.3 Meniskusläsionen

Grundlagen

- **Allgemeines:** Häufigste Verletzung des Kniegelenks; Innenmeniskus 3-mal häufiger betroffen als Außenmeniskus.
- **Ätiologie:** Traumatisch beim jungen, degenerativ beim älteren Patienten.
- **Pathogenese:** Rotationstraumata im Kniegelenk unter axialer Belastung → durch Scherkräfte bedingtes Reißen des Meniskus.
- **Einteilung:** Anhand der Lage in Bezug auf die Kapsel (und damit der Durchblutung) sowie nach der Rissform.
  - Lage (3 Lokalisationen):
    - Gut durchblutete, der Kapsel anliegende rot-rote Zone.
    - Rot-weiße Zone im Meniskuszentrum.
    - Schlecht durchblutete weiß-weiße Zone nahe dem Gelenkzentrum.
  - *Rissform (4 Grundtypen*, Abb. 21.1):
    - Typ I: Vertikalriss an der Meniskusbasis (v. a. medial).
    - Typ II: Vertikaler Lappenriss.
    - Typ IIIa: Korbhenkelriss.
    - Typ IIIb–d: Komplexriss (Korbhenkel- mit Radiärriss)
    - Typ IIIe: Dislozierter Korbhenkelriss.
    - Typ IV: Horizontalriss (meist degenerativ).

Klinik

- Belastungsschmerz (einschießender Schmerz) und Gelenkblockaden (meist Streckhemmung bei z. B. luxiertem Korbhenkelriss).
- Druckschmerz über dem Gelenkspalt.
- Seröser Reizerguss, Hämarthros bei Läsionen der rot-roten Zone.

Diagnostik und Differenzialdiagnosen

- **Klinische Untersuchung:**
  - Druckschmerz über dem Gelenkspalt.
  - Tests:
    - Steinmann I und II (S. 48).
    - McMurray-Test (S. 48).
    - Payr-Test (S. 48).
    - Apley-Grinding-Test (S. 48).

21.3 Meniskusläsionen

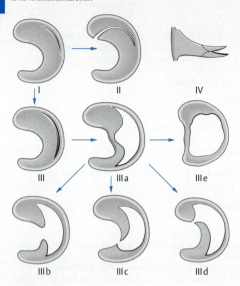

Abb. 21.1 • Rissformen der Meniskusläsion. (aus Mutschler W., Haas N. P.: Praxis der Unfallchirurgie. Thieme; 2004)

- ▶ **Röntgen:** Zum Ausschluss von Zusatzläsionen: Knie in 2 Ebenen, Patella tangential (S.61):
  - Bei akuter Läsion unauffällig.
  - Bei degenerativen Meniskusläsionen oftmals osteophytäre Randanbauten (Rauber-Zeichen); Gelenkspaltverschmälerung im Sinne einer beginnenden Arthrose.
- ▶ **Sonografie:** Darstellung von Meniskusrissen möglich (durch erfahrenen Untersucher).
- ▶ **MRT:** *Goldstandard* mit sehr hoher Aussagekraft, Klassifikation nach Stoller (s. Tab. 21.1).

Tab. 21.1 • **MRT-Klassifikation der Meniskusläsion nach Stoller.**

Grad	Kriterien
Grad I	punktförmige Signalanhebung im Meniskus ohne Kontakt zur Oberfläche
Grad II	lineare Signalanhebung ohne Durchbrechung der Oberfläche
Grad III	Signalverstärkung mit Durchbrechung des superioren/inferioren Randes

- ▶ **Arthroskopie:** Diagnostisch nur dann Alternative zum MRT, wenn ohnehin ein operatives Vorgehen geplant ist.
- ▶ **Differenzialdiagnosen:** Meniskusverkalkung, Chondrokalzinose, freie Gelenkkörper, Osteochondrosis dissecans (S.438), Morbus Ahlbäck (S.439), VKB-Ruptur (S.430), Patellasubluxation (S.445), Tibiaplateaufraktur (vgl. Checkliste Traumatologie).

Therapieprinzipien

- ▶ **Akuttherapie:**
  - Ohne Gelenkblockade:
    - Entlastung/Teilbelastung (evtl. Ruhigstellung in Streckstellung).
    - Konservativen Behandlungsversuch beginnen (s. u.).
    - Weitere diagnostische Abklärung durch MRT.

21.3 Meniskusläsionen

- Mit Gelenkblockade und dringendem Verdacht auf einen Korbhenkelriss (Meniskusluxation ins Gelenk):
  - Versuch der Reposition: Knie beugen soweit toleriert, dann langsam strecken unter gleichzeitigem Aufklappen des betroffenen Gelenkspaltes (Innenmeniskus → Valgusstress, Außenmeniskus → Varusstress) und axialem Zug.
  - Ruhigstellung in Schiene.
  - Weitere rasche diagnostische Abklärung durch MRT und baldige OP.
- **Elektiv:** Meniskuserhaltende Operation anstreben! (Bei notwendiger Resektion: so wenig wie möglich, soviel wie nötig).

Konservative Therapie

- **Indikation:** Symptomatische Meniskusläsion ohne Blockaden oder Ergüsse, geringer Leidensdruck:
  - Stabiler inkompletter Vertikalriss oder kompletter Vertikalriss < 1 cm.
  - Radiärriss, der kleiner ist als die halbe Meniskusbreite.
  - Scheibenmeniskus.
- *Beachte:* Aufgrund der geringen Spontanheilungstendenz ist die konservative Therapie nur in Ausnahmefällen erfolgreich.
- **Vorgehen:**
  - Kühlung, Entlastung (Unterarmgehstützen für 6 Wochen).
  - NSAR, Thromboseprophylaxe.

Operative Therapie

- **Indikationen:**
  - Symptomatische Meniskusläsionen (v. a. Stoller Typ 3).
  - Korbhenkelrisse, Gelenkblockaden, rezidivierende Ergüsse.
  - *Hinweis:* Möglichst frühzeitige Versorgung anstreben, damit eine Meniskusnaht möglich ist.
- **OP-Verfahren:**
  - Meniskusresektion:
    - Teilmeniskektomie (< 50 % des Meniskus): Bei allen nicht nahtfähigen Meniskusläsionen und Läsionen in der weiß-weißen Zone; evtl. auch Korbhenkel-, Lappen- und Horizontalrissen. Grundsatz: „Sparsame Resektion! So wenig wie möglich, so viel wie nötig."
    - Total- oder Subtotalmeniskektomie: Bei nicht rekonstruierbaren, komplex zerrissenen und degenerativen Meniskusläsionen; Scheibenmeniskus mit Längs- oder Radiärriss; ausgeprägtem Radiärriss; Lappenrissen, degenerativen nicht rekonstruierbaren Korbhenkelrissen (evtl. Meniskusersatz mittels Meniskusimplantat sinnvoll).
  - *Meniskusrefixierung:*
    - Alle Vertikalrisse in der rot-roten oder rot-weißen Zone (also in den peripheren $2/3$ des Meniskus).
    - Alle ausgeprägten Korbhenkelrisse.
    - Radiärrisse, die in die durchbluteten Randbereiche ziehen.
  - *Meniskustransplantation:*
    - Leichenmeniskus (Allograft), Sehnenallograft, Kollagen-Meniskusimplantat.
    - Indikationen: Gerade Beinachse, keine arthrotischen Veränderungen; junger Patient mit vorangegangener Totalmeniskektomie oder nicht zu erhaltendem Meniskus.
    - Kontraindikationen: Postinfektiöse Situation, Knorpelschaden Grad IV in der belasteten Zone femoral oder tibial.
- **OP-Vorbereitung:**
  - Patient in Rückenlage.
  - *Anästhesie:* Spinal- oder Allgemeinanästhesie.
- **Zugang:** Siehe arthroskopische OP-Technik (S. 518).

OP-Technik

- **Meniskusresektion (offen oder arthroskopisch):**
  - Resektion von zentral nach peripher.
  - Abtragung von irreparablem Gewebe und Nachresektion im gesunden Anteil (Débridement).
  - Bei Korbhenkelläsionen Absetzen vom Vorder- und vom Hinterhorn.
- **Meniskusrefixierung:**
  - Arthroskopische Technik:
    - Naht in Inside-out-, Outside-in- oder All-inside-Technik (PDS, Ethibond, Fiber-Wire 2–0 Fäden, Fast Fix); s. arthroskopische OP-Technik (S.519) und Abb. 21.2.
- *Komplexe Naht:* Hybridtechnik (Kombination: All-inside: Hinterhorn, Inside-out: Pars intermedia, Outside-in: Vorderhorn).
- *Offene Naht:* nur wenn aus anderer Indikation eine Arthrotomie durchgeführt wird.
- **Meniskustransplantation:**
  - *Xenogene Transplantate:* Werden in arthroskopischer Meniskus-Nahttechnik fixiert.
  - *Autologe Transplantate:* Werden mit oder ohne Knochenbasis fixiert und arthroskopisch genäht.

Nachbehandlung

- **Nach Meniskusresektion:**
  - Kühlung, NSAR. Thromboseprophylaxe.
  - Belastung bis zur Schmerzgrenze; Sportkarenz für 6 Wochen.
  - Physiotherapie zum sensomotorischen Training der funktionellen Beinachse.
  - Regelmäßige postoperative Kontrolluntersuchungen.
- **Nach Meniskusrefixierung und -transplantation:**
  - Kühlung, NSAR, Thromboseprohpylaxe.
  - *Immobilisation:* Orthese mit Flexion bis 90° bei IM-Naht; bei AM-Naht bis 60°; Entlastung für 6 Wochen, dann rasch zunehmende Vollbelastung.
  - *Physiotherapie:* Sensomotorisches Training der funktionellen Beinachse und der Beweglichkeit.
  - Sportkarenz für mindestens 12 Wochen.
  - Regelmäßige postoperative Kontrolluntersuchungen.

Prognose

- **Nach totaler oder subtotaler Meniskusresektion:**
  - In 80 % der Fälle Postmeniskektomie-Arthrose des betroffenen Kompartiments (Einteilung nach Fairbanks, Tab. 21.2).
  - *Vorteil:* Schnellere postoperative Mobilität und Belastung bei geringem Komplikationsrisiko.

Tab. 21.2 • **Einteilung der Postmeniskektomie-Arthrose nach Fairbanks.**

Grad	radiologischer Befund
I	Sporn am betroffenen Kondylus
II	Abflachung der Femurkondylen
III	Gelenkspaltverschmälerung

- **Nach Meniskusrefixierung:**
  - Hinsichtlich der Arthrose wesentlich günstigere Prognose.
  - *Nachteile:* In bis zu 10 % der Fälle persistierende Meniskussymptomatik; längere Nachbehandlungszeit.

21.3 Meniskusläsionen

- *Komplikationen:* Fremdkörperreaktionen bei Anwendung von bioresorbierbaren Stiften. Nervenirritationen (v. a. bei Inside-out-Technik am Hinterhorn des Innenmeniskus bis Pars intermedia).
▶ **Nach Meniskustransplantation:**
  - Entsprechend Meniskusnaht.
  - Ebenfalls günstigere Arthroseprognose.
  - *Komplikationen:* Fremdkörperreaktionen bei allogenen Transplantaten; Abstoßungsreaktionen bei autogenen Transplantaten.
▶ **Allgemeine Komplikationen:** Verletzung des Gefäß-Nerven-Strangs (dorsal), des N. peroneus (lateral), des N. saphenus (medial).

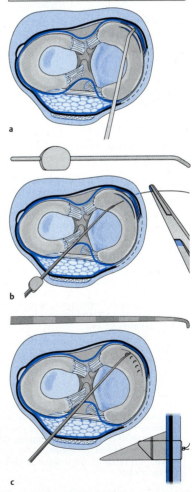

Abb. 21.2 • Meniskusnaht in inside-out-Technik.
a Anfrischen,
b Legen der 1. Nadel,
c Überprüfung der Naht nach Knoten der Fäden.

21.4 Kapsel- und Bandverletzungen

Verletzungsmechanismen (Tab. 21.3)

Tab. 21.3 • Verletzungsmechanismen bei Kapsel-Band-Verletzungen des Kniegelenks.

Bewegung	Verletzung
Außenrotation-Abduktion	VKB, MCL, Kniegelenksluxation
Valgus	MCL, POL, HKB, VKB, Kniegelenksluxation
Varus	LCL, VKB, HKB, PLC, Tractus-iliotibialis-Ruptur, Popliteasehnenruptur, Kniegelenksluxation
Extension/Innenrotation	VKB
Hyperextension	VKB, HKB, PLC, MCL, LCL, hintere Kapsel
hintere Translation Tibiakopf	HKB, PLC, MCL, LCL, Kniegelenksluxation

VKB = vorderes Kreuzband, HKB = hinteres Kreuzband, MCL = mediales Kollateralband, LCL = laterales Kollateralband, POL = posteriores obliques Innenband (Ligamentum popliteum obliquum (s. Abb. 21.3), PLC = posterolaterale Gelenkecke

Vordere Kreuzbandruptur

- **Verletzungsmechanismus:** Meist Außenrotation- oder Innenrotation-Valgisation-Flexionstrauma (Ski, Ballsportarten).
- **Klinik:**
  - Schwellung, Erguss/Hämarthros bei frischer Verletzung.
  - Subjektiv Subluxationsphänomene (Giving Way), Instabilitätsgefühl.
  - *Beachte:* Begleitverletzungen:
    - Isoliert zusätzlich: Meniskus-, Knorpel- oder Kollateralbandverletzungen.
    - „Unhappy Triad": VKB-, Innenband- und Innenmeniskus-Verletzung (selten).
    - „Laterales Quartett": VKB- und Außenmeniskus-Hinterhornwurzel-Verletzung sowie lateraler Bone bruise und laterale Femurcondylus-Impression.
  - Kniegelenksluxation: Verletzung von >2 der 4 ligamentären Komplexe des Kniegelenks, i. d. R. komplette VKB- und HKB-Ruptur sowie Ruptur einzelner peripherer Kapsel-Band-Strukturen.
    - *Cave:* Mögliche Begleitkomplikationen von komplexen Kniegelenksverletzungen: Kompartmentsyndrom, N. peroneus-Läsion, Verletzung A. poplitea → bei Knieluxation MR-Angiografie obligat!
- **Klinische Untersuchung:**
  - Lachman-Test (S. 46).
  - Pivot-Shift-Test (S. 46).
  - Vordere Schublade (S. 47).
  - Klinische Messapparate (z. B. KT 2000, Rollimeter).
- **Röntgen** (S. 61): Kniegelenk a.–p., seitlich und Patella tangential; ggf. Tunnelaufnahme nach Frik (S. 61), z. B. bei knöchernem Ausriss.
- **MRT:** Zur Diagnosesicherung und bei V. a. begleitende Knorpelläsion und Meniskusverletzung bzw. weiteren ligamentären Verletzungen.
- **Therapieprinzipien:** Individuelle Therapieplanung.
  - *Pro OP:* Hohe berufliche und sportliche Beanspruchung, subjektive Instabilität, keine Arthrose, therapiebedürftige Meniskus-/Knorpel-Begleitverletzung.
  - *Kontra OP:* Fortgeschrittene Arthrose, niedrige Beanspruchung, geringe subjektive Instabilität.

21.4 Kapsel- und Bandverletzungen

- **Konservative Therapie:**
  - Sofortbehandlung:
    - Kühlen, Hochlagern (PECH-Schema), NSAR.
    - Ggf. Teilbelastung (schmerz-/ergussabhängig).
  - Weiterbehandlung:
    - Knieorthese mit Gelenk (4-Punkt-Hartrahmenorthese, z.B. Fa. Medi, s. Abb. 5.12) für ca. 3 Monate.
    - Physiotherapie zur muskulären Kräftigung (insbesondere Hamstrings); konzentrische, keine exzentrischen Übungen; Bevorzugung der geschlossenen kinetischen Kette; sensomotorisches Training.
    - Funktionelles Training (Radfahren, Schwimmen) ab voller Beweglichkeit und Ergussfreiheit.
  - ▣ *Cave:* Keine Risikosportarten innerhalb der ersten 6 Monate.
- **Operative Therapie:**
  - *Indikation:* Isolierte vordere Kreuzbandruptur oder kombinierte VKB-Verletzung bei subjektiver und objektiver Instabilität und hohem körperlichem Anspruch.
  - OP-Zeitpunkt:
    - Sofortige (< 2 Tage) oder postprimäre Versorgung nach 4 – 6 Wochen (bei Reizfreiheit des Kniegelenkes).
    - Bis zu diesem Zeitpunkt Knieorthese ohne Bewegungslimit.
    - Bei zusätzlicher Verletzung des medialen Seitenbandes (MCL < Grad III) primär konservatives Vorgehen mit Bewegungslimitierung, OP nach ca. 6 – 8 Wochen (S. 430).
  - ▣ *Beachte:* Präoperativ sollte das Kniegelenk reizlos und ergussfrei sein sowie volle Streckung und Beugung > 120° ermöglichen.
- **OP-Technik:** Arthroskopische VKB-Plastik (S. 576).
- **Nachbehandlung:**
  - Ab sofort freie Beweglichkeit und Beginn mit Physiotherapie.
  - Teilbelastung (20 kg), schmerz- und ergussabhängig für ca. 2 Wochen.
  - Kniegelenksorthese mit Gelenk ohne Bewegungslimit für ca. 3 Monate.
  - Keine Risikosportarten für ca. 1 Jahr (Ausnahme: Leistungssportler); Radfahren ab 100°-Flexion möglich, Laufen auf festem Untergrund ab ca. 2 Monaten.
- **Prognose:** Gut, ca. 80 % erreichen den präoperativen Leistungsstand. Gonarthrose abhängig von Begleitverletzungen (Meniskus- und Knorpelschäden).

Vordere Kreuzbandruptur beim Kind

- **Definition:** Ossärer Ausriss der Eminentia intercondylaris tibialis oder intraligamentäre Kreuzbandläsion.
- **Epidemiologie:** Häufigeres Auftreten durch vermehrte sportliche Aktivität der Kinder.
- **Klassifikation** der tibialen ossären Ausrisse nach Meyers und McKeever:
  - Typ I: Nicht dislozierte Fraktur der Eminentia intercondylaris tibialis anterior.
  - Typ II: Partielle Dislokation mit Anhebung nur des anterioren Anteils.
  - Typ III: Komplett dislozierte Fraktur; intraligamentäre Ruptur.
- **Klinik:**
  - Subjektiv Subluxationsphänomene, Instabilitätsgefühl.
  - Schwellung, Erguss/Hämarthros bei frischer Verletzung.
- **Klinische Untersuchung:**
  - Lachman-Test (S. 46).
  - Pivot-Shift-Test (S. 46).
  - Vordere Schublade (S. 47).
  - Ggf. Streckhemmung.
- **Röntgen:** Knie a.–p. und seitlich, evtl. Tunnelaufnahme nach Frik: Osteochondrale Fragmente und Ausrissfrakturen.
- **MRT:** Frakturverlauf in der Nachbarschaft der Epiphysenfuge, Ausschluss einer begleitenden Epiphysenfugenverletzung.

21.4 Kapsel- und Bandverletzungen

- **Differenzialdiagnosen:** Patellaluxation, luxierter Meniskus-Korbhenkelriss, dislozierte Osteochondrosis dissecans. *Hüftdiagnosen mit Symptom Knieschmerz:* Epiphyseolysis capitis femoris, Morbus Perthes.
- **Therapieprinzipien:**
  - Begleitverletzungen der Menisken oder des Knorpels zwingen häufig zu frühzeitigem operativem Vorgehen.
  - Frühe Rekonstruktion verhindert Folgeverletzungen der Menisken und/oder des Knorpels aufgrund von persistierender Instabilität.
  - Gefahr der Wachstumsfugenverletzung bei sehr jungen Patienten; bei Jugendlichen verursachen zentrale und möglichst senkrecht zur Epiphysenfuge liegende Kanäle keine relevanten Wachstumsstörungen (keine Platzierung von Fixierungsmaterial direkt in der Wachstumsfuge).
  - Häufig ist es möglich, bis zum Erreichen der Skelettreife zu warten, um eine definitiv stabile Versorgung durchführen zu können.
- **Konservative Therapie:**
  - *Indikation:* Typ I nach Meyers und McKeever mit nicht dislozierter Fraktur der Eminentia intercondylaris anterior.
  - Initales Schienen mit Knieorthese (Flexion/Extension: 60°/20°/0°) unter Entlastung.
  - Erweiterung des Bewegungsumfanges nach 2 Wochen (Flexion/Extension: 60°/0°/0°); schrittweise Aufbelastung und Freigabe nach 6 Wochen.
  - Im Verlauf Stärkung des M. quadriceps.
- **Operative Therapie:**
  - *Indikation:* Typ II und Typ III nach Meyers und McKeever mit dislozierten Frakturen, die in Extension nicht reponiert werden können.
  - *Kontraindikationen:* Sehr junge Patienten mit traumatischer, intraligamentärer, jedoch asymptomatischer Ruptur.
  - Technik:
    - *Arthroskopisch assistierte Naht* mit transossär durch Bohrlöcher geführten, nicht resorbierbaren Fäden (FiberWire No. 2). Legen der Fäden mit VKB-Zielgerät medial und lateral der tibialen Insertion des VKBs. Anschlingen der beiden distalen Bündel (anteromediales und posterolaterales) des VKB und der knorpeligen Insertionsstelle mit Hilfsfaden (z. B. PDS), eingeführt mit gebogenem Nadelführungsinstrument (z. B. Suture-Lasso, Spectrum-Nadel), wobei der Hilfsfaden als Shuttle-Faden den definitiven Faden einziehen hilft. Knüpfen der Fäden nach intraartikulärer Reposition über eine tibiale Knochenbrücke und ein resorbierbares Plättchen an der Tibiavorderfläche. Schonen der Wachstumsfuge durch steiles Anlegen des Bohrkanals.
    - *Alternativ:* Arthroskopische Fixierung mit Schraube.
    - *Naht der intraligamentären Risse* durch Anschlingen der Bandstümpfe, wie oben. Dadurch Schonung der tibialen und femoralen Wachstumsfuge bei sehr jungen Patienten.
    - Rekonstruktion mit *Hamstringsehnen* (M. semitendinosus, ggf. zusätzlich M. gracilis) unter Verwendung gelenkferner Fixierungstechniken (z. B. Endobutton) zur Schonung der Wachstumsfuge.
- **Nachbehandlung:** Wie bei VKB-Ruptur des Erwachsenen (S. 430).
- **Prognose/Komplikationen:**
  - Verletzung der Wachstumsfuge.
  - Resultate sind insgesamt gut, da die Rekonstruktion dazu dient, rezidivierende Verletzungen der Menisken und des Knorpels zu verhindern.

Hintere Kreuzbandruptur

- **Vorbemerkungen:** Eine subjektive Instabilitätssymptomatik entwickelt sich nur langsam. Dennoch kommt es durch eine veränderte Gelenk-Kinematik (Subluxation des Tibiakopfes nach dorsal) vermehrt zu Knorpelschäden v. a. retropatellar und am medialen Femurkondylus. Daher können sich bei chronischen Läsionen Beschwerden zuerst evtl. nur retropatellar zeigen.

▶ **Klinik:**
- Akute Läsion:
  - Evtl. Prellmarke im Bereich der proximalen Tibia (sog. Dashboard Injury).
  - Schmerz und Hämatom im Bereich der Fossa poplitea.
- Chronische Instabilität:
  - Selten Schwellung und Erguss.
  - Schmerzangabe evtl. nur peripatellär.
  - Gefühl der Instabilität v. a. in Flexion (z. B. Treppensteigen).
  - Evtl. Gefühl des „nach hinten Durchsackens" bei Extension.
- Inspektorisch hintere Schublade durch Schwerkraft in Rückenlage und 90°-Knieflexion.

▶ **Klassifikation:** Siehe Tab. 21.4.

Tab. 21.4 • **Klassifikation der Verletzung des hinteren Kreuzbandes (HKB) nach Cooper (2005).**

Grad I	isolierte Verletzung des HKB oder der posterolateralen Ecke hintere Schublade < 10 mm
Grad II	kombinierte Verletzung mit medialer oder lateraler Aufklappbarkeit in 30°-Kniebeugung
Grad III	kombinierte Verletzung mit medialer oder lateraler Aufklappbarkeit in 0°-Kniebeugung
Grad IV	komplette Luxation

▶ **Diagnostik:**
- *Klinische Untersuchung:* Posterolateraler Drawer-Test (S. 48), reversed Pivot-Shift (S. 48), Hyperextensionstest, Posterior-Sag-Sign (S. 47), Außenrotations(AR)-Test in Bauchlage.
- Röntgen (S. 61):
  - Kniegelenk a.–p., seitlich, Patella axial: Zum Ausschluss einer knöchernen Läsion.
  - Seitliche Stressaufnahmen (Telos-Apparat): Hintere und vordere Schublade in 90°-Flexion beidseits, (Einteilung nach Klassifikation von Harner, Tab. 21.5).
  - Ganzbeinaufnahme a.–p.: Zur Evaluation von evtl. Achsfehlstellungen (v. a. bei chronischen Instabilitäten).

Tab. 21.5 • **Klassifikation der HKB-Insuffizienz nach Harner.**

	A	B	C	D
hintere Schublade	< 5 mm	5 – 10 mm	11 – 15 mm	> 15 mm
hintere Schublade in Innenrotation	abnehmend	gleich bleibend	gleich bleibend	zunehmend
Varusinstabilität	–	–	±	+
Diagnose	„isoliert"	„isoliert"	„kombiniert"	„kombiniert"
Therapieempfehlung	Physiotherapie	OP, falls symptomatisch	OP	OP

▢ *Beachte:* Keine Stressaufnahmen zwischen 7. Tag und 6. Woche nach Trauma (Gefahr der Schädigung in Heilung befindlicher ligamentärer Strukturen).

21.4 Kapsel- und Bandverletzungen

- *MRT:* Insbesondere bei kombinierten Instabilitäten und zum Ausschluss von Begleitläsionen (z. B. Knorpel, Menisken).
- Neurologie (Messung der Nervenleitgeschwindigkeit): Bei V. a. Läsionen des N. peroneus.
- *MR-Angiografie:* Bei posteriorer Luxation oder direkter dorsaler Gewalteinwirkung zum Ausschluss von Gefäßverletzungen (*Cave:* Intimaeinrisse der A. poplitea).

▶ **Konservative Therapie:**
- *Beachte:* Objektive Quantifizierung der Instabilität nur durch Stressaufnahmen möglich, auf welchen die Therapierichtlinien basieren. Sind sie nicht durchführbar, sollte bei V. a. HKB-Ruptur bis zur endgültigen Diagnosesicherung konservativ mit adäquater hinterer Kreuzbandorthese behandelt werden!
- Indikationen:
  - Rupturen Grad I und II nach Cooper und Typ A und B nach Harner.
  - Partialrupturen des HKB.
  - Nicht dislozierter köcherner Ausriss.
- Vorgehen:
  - Spezielle HKB-Schiene (z. B. Medi-PTS-Schiene) mit Unterstützung des Tibiakopfes von dorsal für 6 Wochen (24 h/d zur Vermeidung der fixierten hinteren Schublade!), begleitend Physiotherapie in Bauchlage zur Verhinderung einer hinteren Schublade während der Behandlung.
  - Danach hintere Kreuzbandorthese ohne Bewegungslimit (z. B. PCL-Jack-Schiene) tagsüber und PTS-Schiene nachts für weitere 6 Wochen.

Hinweis: Fixierte hintere Schublade: Permanente posteriore Subluxationsstellung der Tibia. Zur Vermeidung obligate Versorgung durch PTS-Schiene direkt nach Trauma! In diesen Fällen operative Arthrolyse zur Adressierung der fixierten hinteren Schublade.

▶ **Operative Therapie:**
- Indikationen:
  - Rupturen Grad III und IV nach Cooper und Typ C und D nach Harner.
  - Bei posteriorer Translation > 11 mm und posterolateraler Rotationsinstabilität: Kombination mit Rekonstruktion des posterolateralen Komplexes (z. B. modifizierte Larson-Plastik, Popliteus-Bypass).
  - Chronische symptomatische hintere Instabilitäten Typ B nach Harner (konservativ therapieresistent) nach positivem Orthesen-Test (PCL-Orthese führt innerhalb von 6 Wochen zu signifikantem Symptomrückgang).
  - Dislozierter köcherner Ausriss.
  - Kniegelenksluxation.
  - *Cave:* Eine fixierte hintere Schublade bei chronischen Läsionen erfordert primär einen konservativen Repositionsversuch mit PTS-Schiene für 6 Wochen (s. o.). Bei weiterhin insuffizienter Reposition im Anschluss Arthrolyse mit konsequenter Nachbehandlung, dann erst endgültige operative Versorgung.
- OP-Technik (S. 578).
- Nachbehandlung:
  - Postoperativ unmittelbar Anlage einer PTS-Schiene für 6 Wochen (24 h/d), passive Bewegung aus der Schiene in Bauchlage bis 90°-Flexion, hierbei keine Hamstrings-Kontraktion.
  - Teilbelastung für 6 Wochen, dann langsame Aufbelastung bei freiem Bewegungsausmaß und Anlage einer hinteren Kreuzbandorthese (z. B. PCL-Jack-Schiene) ohne Bewegungslimit. PTS-Schiene nachts für weitere 6 Wochen.

▶ **Prognose:**
- Primär adäquat konservativ therapierte Läsionen Harner Typ A zeigen gute Ergebnisse und erfordern meist keine OP.
- Operative Therapie kann objektiv betrachtet die vermehrte posteriore Translation nicht immer vollständig aufheben, trotzdem subjektiv insgesamt hohe Zufriedenheit der operativ versorgten Patienten.

21.4 Kapsel- und Bandverletzungen

- Negative Einflussfaktoren: Erhöhtes Körpergewicht, Beinachsenfehlstellungen, Voreingriffe.
- Arthroseprogression bleibt trotz Rekonstruktion wahrscheinlich.

Laterale und posterolaterale Rotationsinstabilität

▶ **Synonym:** Posterolaterale Rotationsinstabilität (PLRI), laterale Instabilität, laterale Rotationsinstabilität – es sollte jedoch explizit zwischen *lateraler Instabilität* und *posterolateraler Rotationsinstabilität* differenziert werden.

▶ **Definition:**
- *Laterale Instabilität (gerade Instabilität):* Varusinstabilität (in 0°- 30°-Flexion), Insuffizienz des Ligamentum collaterale laterale (LCL), häufig zusätzlich Läsion des Tractus iliotibialis, des M. biceps femoris und der Kapsel bei ausgeprägter lateraler Instabilität.
- *Posterolaterale Rotationsinstabilität:* Insuffizienz des posterolateralen Komplexes (Sehne des M. popliteus, Lig. popliteofibulare, Lig. popliteum arcuatum, laterale Kapsel, LCL).

▶ **Vorbemerkungen:**
- Isolierte Verletzung des LCL sehr selten, tritt meist in Kombination mit Läsionen des zentralen Pfeilers oder mit Rupturen der distalen Bizepssehne auf.
- Stabilisierende Strukturen s. Tab. 21.6.

Tab. 21.6 • **Stabilisierende Strukturen bei Verletzung des lateralen/posterolateralen Seitenbandkomplexes.**

Struktur	Funktion/Widerstand gegen
LCL	Varusstress
Poplitealsehne	posteriore tibiale Translation, Außenrotation (aktiver Innenrotator), Varusstress
popliteofibulares Band	posteriore tibiale Translation
Tractus iliotibialis	Varusstress
M. biceps femoris	Varusstress, Innenrotation (aktiver Außenrotator)

▶ **Klinik:**
- Oft geringe Symptomatik, kann ggf. lange unbemerkt bleiben.
- Allerdings kann auch eine geringe laterale Instabilität bei varischer Beinachse symptomatisch werden.
- Bei posterolateralem Varus Thrust (vermehrtes Aufklappen des Gelenkspaltes unter dynamischer Belastung) resultieren erhebliche Funktionseinschränkungen (Tab. 21.6).

▶ **Diagnostik:**
- Klinische Untersuchung:
  - Prüfung der ligamentären Stabilität unter Varusstress in 0°- und 30°-Flexion.
  - Tests: AR-Test in Bauchlage (vermehrte AR in 30°-Flexion), Dial-Test (S. 48) zum Ausschluss einer medialen Instabilität, posterolateraler Drawer-Test (S. 48), reversed Pivot-Shift (S. 48).
- Einteilung der lateralen Instabilität:
  - Grad I (< 5 mm): Geringe laterale Aufklappbarkeit in 30°-Flexion mit noch festem Anschlag, physiologische Gelenkskinematik erhalten.
  - Grad II (6 – 10 mm): Vermehrte laterale Aufklappbarkeit in 0°- und 30°-Flexion, Gelenkkinematik gestört.
  - Grad III (> 11 mm): Verstärkte laterale Aufklappbarkeit ohne Anschlag, Gelenkkinematik deutlich gestört, Varus Thrust beim Gehen.

21.4 Kapsel- und Bandverletzungen

- *Röntgen:* Kniegelenk a.-p. und seitlich; ggf. gehaltene Röntgenaufnahme a.-p. in Varusstress und seitliche Stressaufnahmen im Telos-Apparat (beidseits in hinterer und vorderer Schublade in 90°-Flexion).
- *MRT:* Bei komplexer lateraler/posterolateraler Instabilität.
- *Neurologie* (Messung der Nervenleitgeschwindigkeit): Evaluation evtl. Läsionen des N. peroneus.

▶ **Konservative Therapie:**
- *Indikation:* Isolierte Varusinstabilität Grad I.
- Vorgehen:
  - Kurzfristige Ruhigstellung, frühzeitiger Beginn mit isometrischer Kraftübung, vermeiden von Außenrotation, valgisierende Hartrahmenorthese 0°– 90° (z. B. Medi M4 OA varus) für 6 Wochen.

▶ **Operative Therapie:**
- *Indikationen:* Varusinstabilität Grad II–III, PLRI.
  - Frische laterale Seitenbandruptur.
  - Laterale/posterolaterale Instabilitäten (muskuläre Kompensationsmöglichkeit nur gering → operative Rekonstruktion v. a. bei sportlich aktiven Patienten und bei Patienten mit Varusmorphotyp).
  - Als Zusatzeingriff bei Kombinationsverletzungen des HKB und zusätzlicher PLRI (Harner C).
- Vorgehen:
  - Akute Verletzungen: Primäre Naht oder Refixierung (Naht, Anker) mit/ohne Augmentation; bei komplexen Fällen auch primäre Rekonstruktion mit autologem Sehnen-Transplantat (Larson-Plastik).
  - Chronische Instabilitäten: Meist Rekonstruktion mit autologem Sehnen-Transplantat, z. B. modifizierte Larson-Plastik oder Popliteus-Bypass (S. 579).
  - Genu varum: Kombination mit valgisierender Osteotomie.

▶ OP-Technik (S. 579).

▶ **Nachbehandlung:**
- Frühmobilisierung; bei zusätzlicher hinterer Kreuzbandplastik nur passiv entsprechend Vorgehen nach HKB-Rekonstruktionen.
- Knieorthese für mindestens 12 Wochen, Teilbelastung mit 15 – 20 kg für 4 – 6 Wochen.

Verletzung des medialen Seitenbandes und der posteromedialen Kapsel

▶ **Synonyme:** Mediales Seitenband, Lig. femorotibiale, mediales Kollateralband (MCL).
▶ **Anatomie:**
- Mediales Kollateralband:
  - Oberflächliches Blatt (sMCL, s = superficial): Ursprung am Epicondylus medialis, Insertion tibial ca. 7 – 8 cm distal des Gelenkspaltes unter Pes anserinus (primärer Widerstand gegen Valgusstress).
  - Tiefes Blatt (dMCL, d = deep): Meniskofemorales und meniskotibiales Ligament.
  - Hinteres Schrägband (Posterior oblique Ligament, POL): Hinterer schräger Anteil des oberflächlichen MCL mit ausstrahlenden Fasern an die Tibia, die dorsomediale Kapsel und zum M. semimembranosus (3 Schenkel) (Abb. 21.3).

▶ **Klinik:** Schwellung, lokaler Druckschmerz am proximalen oder distalen Ansatz des MCL, med. Aufklappbarkeit bei 30°, bei 0° und in Außenrotation (*Cave:* Anteromediale Rotationsinstabilität).

▶ **Diagnostik:**
- *Klinische Untersuchung:* Prüfung der Bandführung unter Valgusstress in 0°- und 30°-Flexion → Unterscheidung Teilruptur/Ruptur, bzw. bei 90° dorsomediale Kapselecke (POL); Dial-Test (kombinierte mediale Rotationsinstabilitäten).
- Einteilung:
  - Grad I (< 5 mm): Aufklappbarkeit in 30°-Flexion.
  - Grad II (6 – 10 mm): Aufklappbarkeit in 0°- und 30°-Flexion.

21.4 Kapsel- und Bandverletzungen

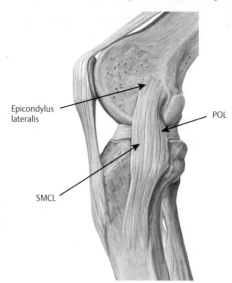

Abb. 21.3 • Anatomische Struktur des medialen Seitenbandes. POL = Posterior Oblique Ligament, sMCL = superficial Medial Collateral Ligament (Schünke M, Schulte E, Schumacher U. Prometheus. LernAtlas der Anatomie. Allgemeine Anatomie und Bewegungssystem. Illustrationen von M. Voll und K. Wesker. 5. Aufl. Stuttgart: Thieme; 2011)

- Grad III (> 11 mm): Aufklappbarkeit ohne festen Anschlag in 0°- und 30°-Flexion (meist kombinierte Bandverletzung).
- *Röntgen:* Kniegelenk a.–p. und seitlich (Stieda-Pellegrini = Kalzifikationen im Bereich des femoralen Ansatzes) bei alten Rupturen; ggf. gehaltene Röntgenaufnahmen in Valgusstress bei chronischen Instabilitäten.
- *MRT:* Lokalisation der Rupturstelle (proximal, intraligamentär, distal); Begleitläsionen (Meniskus, VKB).

▶ **Konservative Therapie:** Sehr gutes spontanes Heilungspotenzial mit positivem Ansprechen auf konservative Therapie.
- *Grad I:* Frühfunktionelle Therapie, Sportaufnahme bei Schmerzfreiheit wieder möglich.
- *Grad II:* Freie Beweglichkeit, ggf. kurzfristige Entlastung und Ruhigstellung mit orthetischer Schienung dorsal und mediolateral in 20°-Flexion bis zur Schmerzfreiheit.

▶ **Operative Therapie:**
- Frischer tibialer oder femoraler Ausriss mit Dislokation des freien Bandendes: Refixierung mit Knochenankern.
- Frische intraligamentäre Ruptur mit Desinsertion des medialen Meniskus/meniskokapsulärer Dehiszenz: Primäre Band-/Meniskusnaht.
- Chronische Läsionen Grad III nach fehlgeschlagener konservativer Therapie: Rekonstruktion mittels autologem umgekehrt V-förmigem Sehnen-Transplantat entsprechend der Anatomie (s. Abb. 21.3) oder Sehnen-Transfer-OP (z. B. M. semimembranosus).
- Nachbehandlung Grad III:
  - 1.– 2. Woche: Entlastung, Knieorthese Flexion/Extension: 60°/20°/0°.
  - 3.– 4. Woche: Teilbelastung, Knieorthese Flexion/Extension: 90°/10°/0°.
  - 5.– 6. Woche: Aufbelastung, Knieorthese Flexion/Extension: 90°/0°/0°.

21.5 Osteochondrale Läsion (OCL)

Grundlagen

- **Synonyme:** Osteonekrose, Osteochondrosis dissecans, Flake Fracture.
- **Definition:** Umschriebene aseptische Nekrose des subchondralen Knochens mit der Gefahr von Knorpelschäden und Bildung freier Gelenkkörper. Traumatische Abscherfraktur eines Knorpelknochenfragmentes.
- **Epidemiologie:** Manifestation meist gegen Ende des Wachstumsalters.
- **Ätiologie:** Oft unbekannt.
  - Makrotrauma: Luxation, Rotationsverletzung.
  - Mikrotrauma: Überlastung nach Meniskusresektion, repetitive Impulsbelastung beim jugendlichen sportlichen Patienten.
    - *Hinweis:* Herde am lateralen Femurkondylus und an der Patella sind fast zu 100 % traumatischer Ursache.
  - Ischämie.
  - Stoffwechselstörungen (Hypo-, Hyperparathyreoidismus).
  - Genetische Disposition (?).
- **Pathogenese:**
  - Beginn der Nekrose im subchondralen Knochen, Knorpeloberfläche in Frühstadien intakt.
  - Altersabhängig Ausheilung oder progrediente Sklerosierung und Demarkation eines linsengroßen Dissekats.
  - Durch repetitive mechanische Belastung Abstoßen des Dissekats ins Gelenk → typische Blockierungsphänomene.
- **Lokalisation:** Vorzugsweise an konvexen Gelenkflächen.
  - Zu 85 % am Knie: 90 % am medialen Femurkondylus, 7 % am lateralen Femurkondylus, 3 % an der Patella.
  - Andere Lokalisationen: OSG (med. Talusschulter), Ellenbogen (lat. Capitulum humeri), Hüfte, Schulter (selten).
- **Einteilung nach Imhoff:** Siehe Tab. 32.2.

Klinik und Diagnostik

- Im Stadium I der Knochen- und Knorpelkontusion oft keine Beschwerden; Beginn mit unspezifischen, belastungsabhängigen Beschwerden (oft nach Bagatelltraumata; Stadium II); Schwellung und Erguss (Stadium III); Gelenkblockierung und Einklemmungen nach Abstoßung des Dissekats (typisch; Stadium IV).
- **Röntgen:** Knie a.–p./seitlich, Patella tangential, Knieaufnahme nach Frik. Verminderte Knochendichte, partiell oder komplett gelöstes Fragment mit oder ohne Dislokation, Sklerose.
- **MRT (mit i. v. KM):** Zur Beurteilung der Vitalität der Dissekate. In der T2-Wichtung ist die Morphologie des Grenzsaumes entscheidend:
  - Signalintensiver Saum → Lockerung.
  - Partielle Signalanhebung → noch stabil.
  - Durchgehend signalarmer Saum → stabil.
  - *Merke:* MRT ist das wichtigste bildgebende Verfahren der OCL!
- **Differenzialdiagnosen:** Morbus Ahlbäck (s. u.), Meniskusläsion (S. 425), Tumor, bei multiplem Auftreten: Epiphysäre Osteochondrodysplasie.

Therapie und Prognose

- **Stadienorientiertes Therapieschema:** Siehe Tab. 32.5.
- **Prognose:**
  - Bei Kindern oft Ausheilen der Nekrose unter Entlastung.
  - Nach Wachstumsabschluss keine Aussicht auf Spontanremission; Defektheilung als präarthrotische Deformität.

21.6 Morbus Ahlbäck

Grundlagen

- **Definition:** Idiopathische, örtlich begrenzte Osteonekrose des medialen Femurkondylus mit progredientem Verlauf. Kann auch im Bereich des lateralen Femurkondylus und im Tibiakopfbereich auftreten (Spontaneous Osteonecrosis of the Knee = SONK).
- *Hinweis:* Der Morbus Ahlbäck zählt zu den spontanen Osteonekrosen des Kniegelenks (SONK), diese zeigen sich im Frühstadium als Knochenmarködem in der MR-Bildgebung.
- **Epidemiologie:** Vorwiegend Patienten > 60 Jahre betroffen; w : m = 3 : 1.
- **Ätiologie:** Multifaktorielle Durchblutungsstörung, ausgehend vom Knochenmark bzw. dem spongiösen Knochen.
  - *Mechanisch:* Lokale Überlastung.
  - *Vaskulär:* Intravasale Gefäßverschlüsse durch Mikroembolien oder perivasale Druckerhöhung des Fettmarks, mit sekundärer Kompression der sinusoidalen Gefäße.
  - Konstitutionell.
  - Erhöhter intraossärer Druck.
  - *Andere Erkrankungen:* Hyperlipidämie, Steroidtherapie, Hyperurikämie, Pankreatitis, Sichelzellanämie, Diabetes mellitus, Alkoholkrankheit, Chemotherapie, Tauchen (Caisson-Krankheit), Blutgerinnungsstörungen, Status nach arthroskopischer Meniskektomie.
- **Einteilung:** Stadieneinteilung nach Soucacos:
  - *Stadium I:* Röntgenbild unauffällig; Knieschmerz; Knorpel makroskopisch unauffällig; Knochenszintigrafie positiv; MRT evtl. mit Knochenmarködem.
  - *Stadium II (2 – 4 Monate nach Beschwerdebeginn):* Radiologisch fleckige Entkalkung oder diffuse Osteoporose, subchondrale Aufhellung, Abflachung des Femurkondylus; MRT positiv; Knochenszintigrafie mit starker Tracer-Anreicherung.
  - *Stadium III (3 – 6 Monate nach Beschwerdebeginn):* Zunehmende Sklerose um eine Aufhellungszone, beginnende Fragmentation, Gelenkflächeneinbrüche, Knorpel gelockert, evtl. bereits freie Gelenkkörper.
  - *Stadium IV (9 Monate bis 1 Jahr nach Beschwerdebeginn):* Nekrosebezirk kollabiert, Arthrose.
- *Hinweis:* Kann in jedem Stadium stehenbleiben oder stark beschleunigt verlaufen.

Klinik, Diagnostik und Differenzialdiagnosen

- Unspezifische Schmerzen am medialen Gelenkspalt; Belastungsschmerz, Ruheschmerz; Gelenkerguss.
- **Röntgen:** Path. Befund im Stadium II–IV s. o.
- **MRT:** Anfangs Knochenmarködem im Bereich des medialen Femurkondylus; bandförmige subchondrale Signalalteration, Befunde je nach Stadium I–IV s. o.
- **Szintigrafie:** Zur Suche nach multifokaler Ausdehnung. Fokale Aktivitätsanreicherung in der Spätphase der Szintigrafie.
- **Differenzialdiagnosen:**
  - *Allgemein:* Meniskusläsion (S. 425), Osteochondrosis dissecans (S. 438), bakterielle Entzündungen, aktivierte Arthrosen, Reizergüsse.
  - *DD im Kondensationsstadium (Stadium II):* Enchondrom, Chondrosarkom, Brodie-Abszess, Osteoidosteom, Chondroblastom, Osteosarkom.
  - *DD der Osteolyse:* Traumatisches Knochenmarködem, Osteolyse entzündlicher oder tumoröser Genese, lokale Osteoporose, Osteodystrophie, Charcot-Gelenk.
  - DD des Knochenmarködems am Knie:
    - Ischämisch: Osteonekrosen, Knochenmarködemsyndrom, Osteochondrosis dissecans, CRPS.

- Mechanisch: Knochenmarkkontusion, stressbedingt (Überlastung), Mikrofraktur, Stressfrakturen.
- Reaktiv: Gonarthritis, Gonarthrose, postoperativ, Tumoren.

Therapie und Prognose

- **Konservativ:**
  - *Indikation:* Stadium I, evtl. Stadium II.
  - Vorgehen:
    - Entlastung, NSAR.
    - Evtl. Hyperbare Sauerstofftherapie.
    - Prostazyklintherapie.
    - Evtl. Bisphosphonat i. v. („Off-Label Use" im Rahmen von Studien).
- **Operativ:**
  - *Indikationen:* Stadium II nach 6-wöchiger Entlastung ohne Besserung und ohne Besserungszeichen im MRT; Stadium III und IV.
  - *Stadium II:* Hohe tibiale Umstellungsosteotomie bei Varusfehlstellung.
  - Stadium III und IV:
    - Knorpel-Knochen-Transplantation, z. B. OAT (S. 601): Bei jüngeren Patienten und kleineren fokalen Läsionen, Nekrosezone < 1,5 cm.
    - Hohe tibiale Umstellungsosteotomie, evtl. in Kombination mit OAT: Bei jüngeren Patienten (< 60 Jahre) und Varusfehlstellung.
    - Unikompartimentale Schlittenprothese: Bei gut erhaltenem lateralem Kompartiment und intaktem femoropatellarem Gleitlager.
    - Oberflächenersatz/Totalendoprothese: Im Stadium IV; bei Patienten > 60 Jahre und degenerativen Veränderungen auch im lateralen Kompartiment oder im patellofemoralen Gleitlager.
- **Prognose:**
  - *Stadium I mit konservativer Therapie:* Abhängig von der Größe der Nekrose; Läsionen < 3,5 cm² haben eine günstigere Prognose; Rückgang der Symptome über 9 – 15 Monate.
  - *Stadium II–IV* sind Präarthrosen, Prognose abhängig vom Zeitpunkt und Ausmaß der operativen Versorgung.

21.7 Poplitealzyste/Baker-Zyste

Grundlagen

- **Definition:** Zystische Aussackung, ausgehend von einer Bursa des M. gastrocnemius, M. semimembranosus oder der dorsalen Kniegelenkskapsel, meist zwischen medialem Gastrocnemiuskopf und M. semimembranosus (Baker-Zyste) mit stielartiger Verbindung zum Gelenk.
- **Ätiologie:** Folge einer Kniebinnenerkrankung mit chronischer Ergussbildung und erhöhtem Innendruck.
  - *Mechanisch:* Meniskusläsion, Knorpelschäden, Gonarthrose.
  - *Bei Erkrankungen der Synovialis:* Chondromatose, pigmentierte villonoduläre Synovialitis, chronische Polyarthritis, Lupus erythematodes, sympathischer Begleiterguss nach Infektion (z. B. Salmonellen, Shigellen, Yersinien, Enterobacter).

Klinik, Diagnostik und Differenzialdiagnosen

- **Symptomatik:**
  - Spannungsgefühl, Kniekehlenschmerz.
  - Vorwölbung in der Kniekehle.
  - Thrombose (Druck der Zyste auf Gefäße) und Lymphödem in Unterschenkel und Fuß; Peronäusparese (Druck der Zyste auf den Nerv).

- **Untersuchung:** Tastbare, prall-elastische Vorwölbung im posteromedialen Kniegelenksbereich in Streckung. Evtl. Ausbreitung der Zyste über die gesamte Wade.
  - *Hinweis:* Akute Schmerzen weisen auf eine Ruptur der Zyste hin. Klinisch Pseudothrombose bei Ruptur der Zyste.
- **Röntgen** (Kniegelenk a.–p., seitlich, Patella tangential): Zur Beurteilung des ossären Status hinsichtlich Gonarthrose, Chondromatose, Knochentumor.
- **Sonografie:** Zur Beurteilung der Größe und Lokalisation der Zyste.
- **MRT:** Frage nach Synovialitis, Meniskusschädigung, Knorpelschädigung, freien Gelenkkörpern, Chondromatose. Zur Größenbeurteilung und Lokalisation der Zyste.
- **Differenzialdiagnosen:**
  - Ganglion.
  - Tumoren (Synovialsarkom, Synovialom, Neurinom, Fibrosarkom, fibröses Histiozytom, Lipom).
  - Aneurysma der A. poplitea.
  - Lymphknotenkonglomerat.

Therapie und Prognose

- **Operative Therapie:** Grundpathologie behandeln (Meniskusläsion, Knorpelschäden). Zystenexstirpation nur bei Kompressionssyndromen. Bei Meniskusläsion gleichzeitige arthroskopische Meniskusrevision, Synovektomie etc.
  - *Nachbehandlung:* Nach Abschluss der Wundheilung freie Beweglichkeit und volle Belastung.
  - *Komplikationen:* Gefäß-, Nervenverletzung, Fistelbildung.
- **Prognose:** Hohe Rezidivrate bei nicht adäquat therapiertem Grundleiden.

21.8 Gonarthrose

Grundlagen

- **Definition:** Durch chronische Ab- und Umbauvorgänge gekennzeichnete sekundäre Veränderungen der Kapsel, des Knochens und der Muskulatur. Synoviale Reizzustände überlagern den primär nicht entzündlichen Prozess. Häufigste Arthroselokalisation.
- **Pathogenese:** Reaktion auf ein Missverhältnis zwischen Leistungsfähigkeit und lokaler Beanspruchung.
- **Ätiologie:**
  - Primäre Gonarthrose: Idiopathische Genese; Zusammenwirken von nutritionellen, hormonellen, genetischen und altersabhängigen Faktoren.
  - Sekundäre Gonarthrose:
    - Achsenfehlstellung (X-Bein, O-Bein).
    - Z. n. Meniskektomie, nach Immobilisation, posttraumatisch, entzündlich.
    - Stoffwechselstörung (Chondrokalzinose, Diabetes mellitus).
    - Instabilität, Chondromatose, Knorpelschaden, osteochondrale Läsion (OCL), aseptische Nekrose.
    - Neurogen, Osteopathien, Kollagenosen, Hämophilie.
- **Einteilung:** Röntgenologische Stadieneinteilung nach Jäger/Wirth (Abb. 21.4).
  - *Stadium I:* Ausziehungen der Eminentia intercondylaris und der gelenkseitigen Patellapole.
  - *Stadium II:* Ausziehungen an den Tibiakonsolen, leichte Verschmälerung des Gelenkspalts, beginnende Entrundung der Femurkondylen, mäßige subchondrale Sklerosierung.
  - *Stadium III:* Verschmälerung des Gelenkspalts auf die Hälfte; deutliche Entrundung der Femurkondylen; osteophytäre Randwülste an Tibiakonsolen, Außen- und Innenkanten der Femurkondylen, Eminentia intercondylaris und gelenkseitigen Patellapolen.

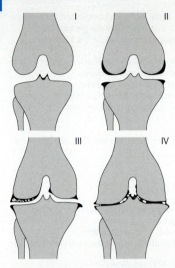

Abb. 21.4 • Röntgenologische Stadieneinteilung der Gonarthrose (nach Jäger und Wirth).

- *Stadium IV:* Deutliche Gelenkspaltverschmälerung; zystische Veränderungen an Femur, Tibia und Patella bis zur knöchernen Destruktion; Subluxationsstellung zwischen Femur und Tibia.

Klinik

▶ Gelenkschmerz: Anlauf- und Belastungsschmerz; später Ruhe- und Nachtschmerz.
▶ Steifigkeitsgefühl, Schwellungsneigung, Wetterfühligkeit.
▶ Inaktivitätsatrophie.
▶ Gelenkblockierungen durch Corpora libera (abgerissene Knorpel-/Knochenstücke).
▶ **Verlauf:** Langsame Progredienz der Symptomatik.
▭ *Beachte:* Bei *aktivierter Arthrose* Bewegungs- und Ruheschmerz, Gelenkerguss, Überwärmung, hochgradige Bewegungseinschränkung.
▭ *Hinweis:* Es geht aufwärts besser als abwärts – im Gegensatz zur Koxarthrose.

Diagnostik und Differenzialdiagnosen

▶ **Untersuchung:**
  - Erguss, Schwellung, Überwärmung.
  - Bewegungseinschränkung: Kapselmuster (= die Flexion wird vor der Extension gehemmt).
  - Druckschmerz über dem Gelenkspalt, Patellareiben, evtl. Baker-Zyste (Poplitealzyste).
  - Prüfen der Beinachse und der Kollateralbandstabilität.
▶ **Röntgen:**
  - *Kniegelenk in 3 Ebenen (a.–p., seitlich, Patella tangential in 30°-Flexion):* Gelenkspaltverschmälerung, osteophytäre Ausziehungen, subchondrale Sklerose, Geröllzysten, Destruktion.
    ▭ *Cave:* Diskrepanz zwischen Röntgenbild und klinischer Symptomatik.
  - *Kniegelenk in 45°-Beugung p.–a. (Rosenberg-Aufnahme):* Bessere Beurteilung der Knorpelsituation in der Hauptbelastungszone.

- Einbeinstand-Aufnahme (S. 61): Varus-, Valgusfehlstellung (Verlauf der Mikulicz-Linie (= Verbindungslinie Hüftkopfmitte zu Sprunggelenkmitte) durch das Kniegelenk und deren Lage in Relation zur Kniegelenkmitte).
- Tunnelaufnahme nach Frik (S. 61): Frage nach knöchernen Bandausrissen, Verkalkungen, freien Gelenkkörpern.
▶ **MRT:** Beurteiling des Ausmaßes des Gelenkschadens, Zusatzverletzungen an Menisken.
▶ **Differenzialdiagnosen:** Coxarthrose, sonst. Pathologien des Hüftgelenks, Arthritiden des Kniegelenks, Osteonekrose.

Therapieprinzipien

◻ *Beachte:* Die akute aktivierte Arthrose ist ein **Notfall!**
- Entlastung.
- Analgetika, Antiphlogistika, Kühlung.
▶ **Primäre und sekundäre Prävention:**
- Beseitigung präarthrotischer Deformitäten.
- Gewichtsreduktion.
- Entstauende Behandlung bei phleboarthrotischem Symptomenkomplex.

Konservative Therapie

▶ **Indikation:** Primär konservatives Vorgehen.
▶ **Vorgehen:**
- Bewegung (Radfahren, Schwimmen).
- Medikamentös:
  - Antiphlogistika/Antirheumatika.
  - Knorpelaufbaupräparate (D-Glucosaminsulfat, Hyaluronsäure).
  - Myotonolytika.
  - Intraartikuläre Injektionen (Kortikoid, Hyaluronsäure).
- *Physikalische Therapie:* Bewegung, KG, Wärme, Elektrotherapie, Balneotherapie.
- Therapeutische Lokalanästhesie, Infiltrationstherapie.
- Orthopädietechnik:
  - Gehstock auf der Gegenseite.
  - Pufferabsätze (S. 114), dämpfende Einlagen, Negativabsatz.
  - Bei Varusgonarthrose Schuhaußenrand-, bei Valgusgonarthrose Schuhinnenranderhöhung (S. 115); achskorrigierende Knieorthese (S. 109).

Operative Therapie

▶ **Indikation:** Bei fehlgeschlagener konservativer Therapie.
▶ **OP-Verfahren:**
- *Arthroskopisches Débridement:* Entfernung mechanischer Gelenkirritationen.
- *Arthroskopische Arthrolyse:* Osteophytenentfernung und Kapseleinkerbung.
- *Arthroskopische Abrasionschondroplastik:* Abtragen oder Glätten degenerierter oder instabiler Knorpelteile mit Eröffnung des subchondralen Markraums.
▶ Umstellungsosteotomien: Siehe u.
▶ Alloarthroplastik (S. 584).
▶ Arthrodese (S. 444).

OP-Technik

▶ **Umstellungsosteotomien:** Zur Behandlung unikompartimentaler Gonarthrosen:
- In frontaler Ebene varisierend, valgisierend.
- In sagittaler Ebene extendierend, flektierend.
- In transversaler Ebene rotierend, derotierend.

21.8 Gonarthrose

- *Ziel:* Entlastung des betroffenen Kompartiments duch Verlagerung der Traglinie in Richtung des noch weitgehend gesunden Kompartiments.
- *OP-Vorbereitung:* Ganzbein-Standaufnahme (S. 61) und hierauf basierende Planung.
- OP-Indikation:
  - Stadium I und II nach Jäger/Wirth.
  - Belastungs- und Druckschmerzen über dem betroffenen Kompartiment.
  - Mindestbeweglichkeit: Flexion nicht < 110°, Extensionsdefizit nicht > 10°.
  - Bei Bandüberdehnung additive Osteotomie; bei Substanzverlust subtraktive Osteotomie (Varus-/Valgus-Stressaufnahmen mit 20 kg); vgl. Kap. Röntgenuntersuchung des Kniegelenks (S. 61).
  - ▶ *Beachte:* Hüftgelenkstatus und Rückfußstatus (Beweglichkeit und Stabilität).
- Kontraindikationen:
  - Stadium III und IV nach Jäger/Wirth in mehreren Kompartimenten.
  - Eingeschränkte Beweglichkeit: Flexion < 110°, Extensionsdefizit > 10°. Achsenabweichung > 15°.
  - Höheres Alter (> 65 Jahre), jedoch in Abhängigkeit von Untersuchungsbefund und Patientenzustand.
  - Entzündliche Gelenkerkrankungen, Osteoporose.
- *Osteotomiearten:*
  - ▶ *Beachte:* Korrektur am Ort der Fehlstellung. (Der Kniegelenkspalt sollte nach der Osteotomie horizontal verlaufen.) Die Osteosynthese soll übungsstabil sein.
  - Bei gelockertem Bandapparat *additive (aufklappende) Osteotomie* (= Open Wedge). Die Grenze der additiven Korrektur liegt bei 15° (interligamentär); > 15° Osteotomie subtuberositär (Gefahr der Patella baja), bei größeren Korrekturen Kallotasis oder zweizeitiges Vorgehen.
  - Bei Genu recurvatum flektierende Tibiakopf- oder suprakondyläre Femurosteotomie. Vermeiden einer negativen Tibiakopfneigung (Tibial Slope).
  - Bei Genu varum valgisierende Tibiakopfosteotomie; d. h. Verlagerung der Traglinie auf das laterale Tibiaplateau (62 % des Tibiadurchmessers = Fujisawa-Linie).
  - ▶ *Merke:* Femurale kniegelenksnahe Osteotomien erfolgen meist suprakondylär metadiaphysär; d. h. Verlagerung der Traglinie auf das Zentrum des Tibiaplateaus

▶ Alloarthroplastik (S. 584).
▶ **Arthrodese:**
- Indikationen:
  - Komplikationen nach Alloarthroplastik (Weichteilnekrose).
  - Defekter Streckapparat.
  - Chronischer Kniegelenksinfekt.
  - ▶ *Hinweis:* Alternative zur Amputation!
- *Vorteil:* Stabile, schmerzfreie Belastbarkeit des Kniegelenks.
- *Nachteile:* Spätfolgen für Hüft- und Sprunggelenk, LWS; verminderte Lebensqualität beim Bergaufgehen, Sitzen in engen Räumen (Auto, Flugzeug).
- *Kontraindikation:* Multilokulärer Gelenkbefall (z. B. rheumatoide Arthritis, Hämophilie), persistierender Infekt.
- Vorgehen:
  - Arthrodese in Valgusstellung von 5°–7° und Kniebeugung von 10°–15° und symmetrischer Außenrotation des Fußes; Verkürzung von 2–3 cm erleichtert das Durchschwingen.
  - Ausheilungsdauer 3–6 Monate.
- *Prognose:* Durchbaurate abhängig von Knochenqualität und Stabilität der Montage 92–100 %; eine Infektsanierung gelingt in > 90 %.

21.9 Patellaluxation

Grundlagen

- **Definition:** Luxation der Patella nach lateral mit Ruptur oder Überdehnung des medialen patellofemoralen Ligamentkomplexes (MPFL-Komplex). Dieser besteht aus dem Lig. patellae femorale mediale (MPFL) und dem medialen Retinaculum (das nur zu 5–10 % stabilisierend nach lateral wirkt) und dient als medialer Reservestreckapparat.
- **Einteilung:**
  - Traumatische Luxation.
  - Habituelle Luxation.
  - Subluxation (= Gleitbahn wird nur teilweise verlassen).
  - Permanente Luxation.

Traumatische Patellaluxation

- **Ätiologie:** Zerreißung des MPFL-Komplexes durch direktes Trauma oder nach vorangegangenen Operationen (z. B. Arthrotomie), bei extremem Zug des Streckapparats auf das gebeugte Kniegelenk und außenrotiertem Unterschenkel.
- **Klinik:** *Funktionsunfähigkeit*, ggf. Schmerzen (die akute Erstluxation ist sehr schmerzhaft, die rezidivierende weniger bis nicht), Gelenkerguss, Hämatom.
- **Diagnostik:**
  - Klinische Untersuchung:
    - Druckschmerz im MPFL.
    - Lateralisierungsschmerz der Patella, s. Apprehension-Test (S. 48).
    - Schmerzbedingte Beugehemmung.
  - *Röntgen:* Kniegelenk in 3 Ebenen, a.–p., seitlich, Patella tangential (S. 61).
    - Radiologische Zeichen: Patellahöhe, Trochleadysplasie, Patellaform.
    - Knöcherne Verletzungen.
  - *MRT:* Pathologische Befunde:
    - Knorpelschäden im Bereich der medialen Patellafacette und des lateralen Femurkondylus.
    - Marködem im Bereich des lateralen Femurkondylus (Bone Bruise).
    - Ruptur des MPFL-Komplexes.
    - Morphologie der Trochlea (evtl. vorhandene Dysplasie).
- **Differenzialdiagnosen:** OCL der Patella (S. 438), Patellafraktur (vgl. Checkliste Traumatologie; *Cave:* Patella bipartita), femoropatellare Anomalien.
- **Konservative Therapie:**
  - *Indikation:* Erstluxation ohne Knorpelläsion (Flake) und bei geringer Dysplasie der Trochlea, Erstluxationen bei offenen Wachstumsfugen.
  - Vorgehen:
    - Entzündungshemmende Maßnahmen.
    - Ruhigstellung in Orthese in 20°-Flexion für 2 Wochen, begrenzter Bewegungsspielraum (ROM): Flexion/Extension 60°/20°/0° für 2 Wochen, anschließend Flexion/Extension 90°/10°/0° für weitere 2 Wochen.
- **Operative Therapie:**
  - *Indikation:* Nach Erstluxation bei geschlossenen Epiphysenfugen, rezidivierende Luxationen nach fehlgeschlagener konservativer Therapie.
  - OP-Technik:
    - Arthroskopie: Spülung des Hämarthros, Entfernen von kleinen Knorpelflakes < 5 mm Größe.
    - Miniarthrotomie: Refixierung von Knorpelflakes ab etwa 5 mm Größe mit resorbierbaren Stiften. Die primäre Naht mit/ohne Fadenankern muss die Rupturzone definitiv überbrücken. Im Zweifelsfall erfolgt die Rekonstruktion des

Lig. patellofemorale mediale (MPFL) mittels autologem Sehnentransplantat (M. gracilis) in anatomischer Doppelbündeltechnik.
- Nachbehandlung:
  - Teilbelastung Sohlenkontakt, Ruhigstellung in Orthese in 20°-Flexion für 6 Wochen nach Refixierung.
  - 4-Punkt-Orthese mit Flexion/Extension 90°/0°/0° für 6 Wochen nach Rekonstruktion des MPFL in anatomischer Doppelbündeltechnik.
▶ **Komplikationen/Prognose:** Hohe Reluxationsrate v. a. bei insuffizienter konservativer Therapie, Knorpelschaden, femoropatellare Arthrose (S. 451).

Habituelle Patellaluxation: Klinik und Diagnostik

▶ **Prädisponierende Faktoren:** Malalignment (dysplastische Faktoren) und Maltracking der Patella (Patellalauf in der Trochlea femoris):
- Patellofemorale knöcherne Dysplasie:
  - Patelladysplasie.
  - Trochleadysplasie.
  - Exzessive femorale Antetorsion.
  - Distale komplette Malrotation: Vermehrte Innenrotation des distalen Femurs, exzessive tibiale Außenrotation.
- Proximales Maltracking:
  - Weichteilatrophie, Schwäche und hochproximale Insertion des M. vastus medialis (angeboren oder nach Arthrotomie).
  - Verkürzte laterale Retinacula.
  - Allgemeine Hyperlaxität.
  - Patella alta (Patellahochstand).
  - Verkippung der Patella (Tilt).
  - Muskuläre Dysbalance/Verkürzung.
- Distales Maltracking:
  - Erhöhter Q-Winkel (Winkel zwischen einer Linie von der Spina iliaca anterior superior zur Mitte der Patella und einer Linie von der Mitte der Patella zur Mitte der Tuberositas tibiae).
  - Lateralposition der Tuberositas tibiae: erhöhter TTTG-Index (Strecke der Translation der Trochleatiefe zur Tuberositas tibiae im axialen CT oder MRT nach Überprojektion), pathologisch > 20 mm, vgl. Beurteilung der Trochleaposition (S. 64).
  - Überpronation des Fußes.
- Beinachsenfehler:
  - Genu valgum.
  - Genu varum mit vermehrter femoraler Innentorsion („Schielen der Patellae").
  - Genu recurvatum.
▶ **Klinik:**
- Schmerzen (die akute Erstluxation ist schmerzhaft, die rezidivierende weniger bis nicht), Gelenkschwellung.
- Unsicherheitsgefühl (Apprehension-Phänomen), v. a. bei sportlicher Betätigung, Belastungsschmerzen.
- Einknicken (Giving Way) des Kniegelenks, gefolgt von Ergüssen.
- Geräusche im Kniegelenk.
▶ Klinische Untersuchung (S. 48):
- Druckschmerzhaftes mediales patellofemorales Ligament (MPFL).
- Patella alta (Patellahochstand), Patellalateralisierung beim Übergang von der Beugung in die Streckung (wichtig bei 0°– 40°), Hypermobilität der Patella (= Verschieblichkeit um mehr als die Hälfte der Patellabreite).
- Evtl. Beinachsenfehler.

- **Tests:**
  - Apprehension-Test (S. 48) positiv.
  - *J-Zeichen:* Nach anfänglicher Patellalateralisierung erfolgt bei Flexion ein plötzliches ruckartiges Eintauchen der Patella nach medial in den Sulkus.
- **Röntgen:** Kniegelenk a.–p., seitlich, Patella axial, Ganzbein im Stehen a.–p.:
  - Patellahöhe (S. 61).
  - Patellaform nach Wiberg (S. 65).
  - Bestimmung der radiologischen Beinachse unter Belastung.
- **MRT:**
  - *Patellalateralisierung:* Kongruenzwinkel nach Merchant (S. 61).
  - *Patellakippung:* lateraler Patellofemoralwinkel, Tiltwinkel, Sulkuswinkel nach Brattström (S. 64).
  - Trochleadysplasie nach Dejour.
  - Bestimmung des TTTG-Index.
  - Beurteilung des Patellalaufs (bewegungsgetriggerte Aufnahme in axialer Schnittführung).
  - Beurteilung der Knorpelsituation der Trochlea.
- **Rotations-MRT/CT:** Torsionsanalyse des Femurs/der Tibia im Seitenvergleich. Antetorsion > 20° meist pathologisch.

Habituelle Patellaluxation: Therapie und Komplikationen

- **Konservative Therapie:**
  - *Indikation:* Habituelle Luxation ohne Unsicherheitsgefühl, keine Knorpelschäden, vor Wachstumsabschluss.
  - Vorgehen:
    - Physiotherapie: Quadrizepstraining, Verbesserung des Muskeltonus des M. vastus medialis, Dehnung und Detonisierung M. quadriceps, sensomotorisches Beinachsentraining.
    - Tapeverband, elastische Orthese mit lateraler Patellastabilisierungspelotte.
- **Operative Therapie:**
  - *Indikationen:* Versagen der konservativen Therapie, rezidivierende Luxation, Unsicherheitsgefühl.
  - ▶ *Beachte:* Bis zum Wachstumsabschluss nur Weichteileingriffe; nach Wachstumsabschluss zusätzlich auch knöcherne Eingriffe.
- **OP-Technik (proximale Realignment-Verfahren):**
  - *Rekonstruktion* des MPFL (Instabilität von 0°–30°-Flexion): Mittels autologem Grazilistransplantat, s. MPFL (S. 594).
  - *Trochleaplastik (Instabilität > 30°-Flexion):* Nur bei intaktem Knorpel im Bereich der Trochlea, subchondrales Anheben einer osteochondralen Schuppe der proximalen Trochlea, Fräsen einer neuen, vertieften Rinne, Anmodellieren der Schuppe und Refixierung mittels Annaht (z. B. Tapes) und resorbierbaren Fadenankern. Alternativ Implantation einer Trochlea-Teilprothese bei bereits geschädigter oder nicht angelegter Gelenkfläche.
  - ▶ *Hinweis:* Die *OP nach Ali-Krogius* (Entnahme eines 1 cm breiten Streifens der medialen Kapsel, Einsetzen in den Defekt der lateralen Retinakulotomie) sowie die *OP nach Fulkerson* (Laterale Retinakulotomie und mediale Raffung) gelten heute als obsolet und sollten nicht mehr durchgeführt werden.
  - ▶ *Hinweis:* Die *Laterale Retinakulotomie* ist ein Eingriff zur Entlastung bei fortgeschrittener patellofemoraler Arthrose und führt eher zur vermehrten Destabilisierung des patellofemoralen Gelenks. Falls das laterale Retinakulum ein Repositionshindernis darstellt, Z-förmige Verlängerungsplastik der einzelnen Retinakulumschichten.

- **OP-Technik (distale Realignment-Verfahren):**
  - *Tuberositasversetzung (OP nach Elmslie/Trillat):* Tuberositasmedialisierung ohne Ventralisierung durch frontale Osteotomie, Tuberositas distal gestielt.
    - Indikationen: Erhöhter Q-Winkel, erhöhter TTTG-Index (> 20 mm); fehlgeschlagene Weichteiloperation; laterale Hyperpression (S. 448).
    - Technik: Medialisierung um 10 – 12 mm, Spanlänge etwa 5 cm, Dicke von 6 – 8 mm (Schraubenfixierung!); geringe Ventralisierung durch schräge Osteotomie möglich (Fulkerson).
    - Nachbehandlung: Keine Belastung für 6 Wochen, Orthese mit Flexion/Extension 90°/0°/0° für 6 Wochen.
  - ▣ *Hinweis:* Die OP nach Roux-Goldthwait verlagert die laterale Patellarsehnenhälfte nach medial. Der Eingriff gilt heute als obsolet und sollte nur noch in Ausnahmefällen zur Anwendung kommen.
  - Osteotomie:
    - Suprakondyläre Variationsosteotomie bei Genu valgum.
    - Derotationsosteotomie bei vermehrter proximaler femoraler Antetorsion (Korrektur subtrochantär) oder vermehrter distaler Innenrotation (Korrektur suprakondylär).
- **Komplikationen nach OP:**
  - Gefäß-, Nervenverletzung, Hämarthros, Infektion, Thrombose.
  - Quadrizepsschwäche.
  - Sehnenruptur, Ausriss der Tuberositas tibiae.
  - Mediale Patellasubluxation, Reinstabilität, Malrotation der Patella.
  - Arthrofibrose.
  - Pseudarthrose.
  - Reflektorische sympathische Dystrophie.

21.10 Patellofemorales Schmerzsyndrom

Grundlagen

- **Synonym:** Patellofemoral Pain Syndrome (PFPS).
- **Definition:** Peripatellarer Kniegelenksschmerz, mit oder ohne Belastung auftretend.
- **Ätiologie:** Knorpelschaden, Veränderungen an Knochen oder Synovialis, Stellungsanomalien des Femoropatellargelenks, hintere Kreuzbandruptur, idiopathisch; Maltracking und Malalignment (S. 446).
- **Differenzialdiagnosen:** Hüftgelenksleiden, Tumoren, entzündliche und synoviale Erkrankungen, Osteochondrosis dissecans (S. 438), Insertionstendinosen (S. 423), intraartikuläre Pathologien, neurologische Ausfälle.

Laterale Hyperpression

- **Definition:** Klinische und radiologische Verkippung der Patella (S. 65).
- **Ätiologie:**
  - Femoropatellare Dysplasie.
  - Folgezustand nach OP.
  - Schädigung der medialen stabilisierenden Strukturen (wie Retinacula, M. vastus medialis).
  - Dysplasie des M. vastus medialis.
- **Klinik:** Knieschmerzen bei Kniebelastung (wie Bergabgehen, Treppenabsteigen) und bei Verharren des Kniegelenks in gebeugter Stellung (z. B. Kinobesuch, längere Autofahrt, Flug).
- **Untersuchung:**
  - Beurteilung des Patellaalignments.
    - Patella-Tilt.
    - Patellahöhe (Patella baja).

- *Palpation:* Druckschmerz am lateralen Patellarand. Erguss, Crepitatio?
- *Tests:* Zohlen-Zeichen (S. 48) positiv, Patellauntergreifschmerz (S. 48).
▶ **Röntgen:** Kniegelenk a.–p., seitlich.
  - Patellalateralisierung, -kippung (S. 65).
  - Evtl. bereits Gelenkspaltverschmälerung des lateralen Femoropatellargelenks.
▶ **MRT:** Zur Beurteilung eines Knorpelschadens, Beurteilung von Patella-Tilt und -Shift, Beurteilung einer evtl. Dysplasie der Trochlea.
▶ **CT:** Beurteilung von Patellakippung und Gelenkspaltverschmälerung des lateralen Femoropatellargelenks.
▶ **Konservative Therapie:** Physiotherapie: Dehnung des M. quadriceps femoris, des Tractus iliotibialis, der Knie- und Hüftbeuger, Mobilisation der Patella, sensomotorisches Beinachsentraining.
▶ **Operative Therapie:**
  - *Indikation:* Versagen der konservativen Therapie.
    - Patella-Tilt ≤ 0°.
    - Patellagleiten < 2 Quadranten.
  - *OP-Technik:* Laterale Retinakulotomie (kontrolliertes Lateral Release).
  - *Nachbehandlung:* Teilbelastung 20 kg, Beschränkung der Beweglichkeit (ROM) Flexion/Extension 90°/0°/0°.

Idiopathisches Knieschmerzsyndrom

▶ **Epidemiologie:** Junge Frauen sind insgesamt häufiger betroffen (oft Hyperlaxität und Atrophie des M. vastus medialis); bei sportlich aktiven Patienten m = w (oft Verkürzung der Knie- und Hüftbeuger, der Wadenmuskulatur, des M. rectus femoris; häufig straffes laterales Retinakulum und Verkürzung des Tractus iliotibialis).
▶ **Ätiologie:** Überbelastung, Fehlbelastung (z. B. im Rahmen von Trainingsfehlern), Hyperpronation im Fuß, psychische Faktoren.
▶ **Pathogenese:** Verminderte Kraft des M. quadriceps, Schwäche der Außenrotatoren.
▶ **Klinik:** Knieschmerzen bei
  - Kniebelastung wie Bergabgehen, Treppensteigen.
  - Verharren des Kniegelenks in gebeugter Stellung: Kinobesuch, längere Autofahrten, Flüge.
▶ **Klinische Untersuchung:** Siehe Kap. Klinische Untersuchung des Knies (S. 46).
  - *Inspektion:* Stand- und Gangbeurteilung. Beinverkürzung, Quadrizepsatrophie, femorale Anteversion, tibiale Außenrotation, Überpronation des Fußes (Knickfuß), medialer „Kollaps" der funktionellen Beinachse.
  - *Palpation:* Gelegentlich retropatellares Knarren, peripatellarer Druckschmerz.
  - *Beweglichkeitsprüfung, funktionelle Untersuchung:* LWS-Beweglichkeit, Kniegelenksbeweglichkeit, Verkürzung des Quadrizeps (vergrößerter Gesäß-Fuß-Abstand), Verkürzung der ischiokruralen Muskulatur, Patellaalignment, Patellagleiten, Patellainstabilität, Stabilität des Bandapparates, Meniskuszeichen, Q-Winkel (S. 446).
▶ **Röntgen:** Charakteristischerweise unauffällig.
▶ **Differenzialdiagnosen:** Bursitis, Insertionstendinose, Narbengewebe, Neurome, Morbus Sudeck, psychosomatische Ursachen.
▶ **Therapie:** Immer konservativ.
  - *Kausal:* Bei V. a. Auslösung durch Überbeanspruchung/Fehltraining: Reduktion der sportlichen Aktivitäten, Änderung der Trainingsgewohnheiten.
  - Medikamentös: NSAR.
  - *Physikalische Therapie:*
    - Kältetherapie (Eismassage, Coldpacks, Cryocuff).
    - Ultraschall, Schwellstromtherapie.
    - Heiße Rolle zur gezielten Detonisierung der Muskulatur.

- *Physiotherapie:*
  - Intensive Dehnung des M. quadriceps femoris und weiterer verkürzter Strukturen.
  - Kräftigung des M. quadriceps (v. a. über sensomotorisches Training der Beinachse im geschlossenen System).
  - Manuelle Patellamobilisation.
  - Aquajogging, Radfahren (Sitz hoch, niedriger Gang).
  - Abwärtsgehen vermeiden (Lift, Bergbahn).
- *Orthopädische Hilfsmittel:*
  - Tapeverband nach McConnell (2 Tapestreifen von medialem zu lateralem Kondylus über die Patella; 3. Tapestreifen von der Patellamitte nach medial, hinter dem medialen Kondylus verankert).
  - Kinesio-Tape.
  - Elastische Kniebandagen mit Patellaführung.
  - Schuhe (S. 112): Gepufferter Negativabsatz, verbreiterter Absatz (Genu varum → nach außen, Genu valgum → nach innen), dämpfende korrigierende (Pronationsstütze) Einlagen.

21.11 Plicasyndrom

Definition und Klinik

▶ **Definition:** Knieschmerz aufgrund von hypertropher Ausbildung einer Plica (Plicae: Reste von Septen aus der embryonalen Entwicklung).
  - *Plica suprapatellaris:* Erstreckt sich kranial der Patella und verläuft in ventrodorsaler Ebene als Septum. Bei nur unvollständiger Ausprägung entspringt sie medial und erstreckt sich verschieden weit nach lateral.
  - *Plica infrapatellaris:* Lig. mucosum.
  - *Plica mediopatellaris:* Entspringt an der medialen Wand des Recessus suprapatellaris, erstreckt sich im medialen Rezessus und inseriert im oberen Teil des Hoffa-Fettkörpers.

▶ **Klinik:** Schwellung, lokale Druckschmerzhaftigkeit, Schmerzen bei körperlicher Aktivität, Klicken, Schnappen.

Diagnostik und Differenzialdiagnosen

▶ **Untersuchung:** Umschriebener Druckschmerz medial und kraniomedial der Patella; teils tastbarer Strang und unter Bewegung.
▶ **MRT:** Darstellung der Plica.
▶ **Differenzialdiagnosen:** Femoropatellares Schmerzsyndrom, Knorpelschaden, Meniskusschädigung.

Therapie

▶ **Konservativ:**
  - Körperliche Schonung.
  - Physiotherapeutisch: Mobilisation, sensomotorisches Training der funktionellen Beinachse.
  - Medikamentös: NSAR.
  - Elektrotherapie.
▶ **Operativ:**
  - *Indikation:* Beschwerdepersistenz > 6 Monate und erfolglose konservative Therapie.
  - OP-Technik:
    - Arthroskopie: Verdickte und entzündlich veränderte Plica, teils Einklemmen der Plica zwischen Patella und Femurkondylus.
    - Arthroskopische Resektion der Plica.
  - *Nachbehandlung:* Freie Beweglichkeit und rasche Vollbelastung.

21.12 Femoropatellare Arthrose

Grundlagen
- **Definition:** Degenerative Schädigung des Knorpels im Bereich der Patellarückfläche und des Gleitlagers, meist in Kombination mit femorotibialer Arthrose.
- **Ätiologie:** Chronische Überbelastung, Trauma, patellofemorale Instabilität, Gleitlageranomalien, Patellamalalignment, idiopathisch.
- **Einteilung/Formen:**
  - Laterale Femoropatellararthrose.
  - Mediale Femoropatellararthrose.
  - Diffuse Retropatellararthrose.

Klinik und Diagnostik
- Belastungs- und Ruheschmerzen, Einlaufschmerz, Schmerzen beim Treppensteigen und Bergabgehen.
- Gelenkerguss, retropatellares Reiben, endgradige Streck- und Beugehemmung.
- **Untersuchung:** Eingeschränkte Patellaverschieblichkeit, Erguss, Krepitation, Patellaverschiebeschmerz.
- **Röntgen** (Kniegelenk a.–p., seitlich, Patella tangential): Beurteilung von Patellaalignment, subchondraler Sklerosierung, Osteophyten, Gelenkspaltverschmälerung.
- **MRT:** Beurteilung des Ausmaßes des Knorpelschadens, des Patellaalignments, Erfassung von Dysplasien des Gleitlagers, Knorpel- und zusätzlichen Läsionen im Bereich der femorotibialen Kompartimente.

Therapie und Prognose
- **Konservativ:**
  - Medikamentös:
    - NSAR.
    - Intraartikuläre Kortikoidinjektion. Hyaluronsäure.
    - Bei Insertionstendinosen punktuelle Infiltration mit Lokalanästhetikum.
  - *Physiotherapie:* Dehnung verkürzter Strukturen, sensomotorisches Training der funktionellen Beinachse.
  - *Physikalische Therapie:* Ultraschall, heiße Rolle, Moor, Fango, Elektrotherapie, manuelle Therapie (Patellamobilisierung).
  - *Orthopädietechnik:* Elastische Patellabandage mit Patellaführung, Taping.
- **Operativ:**
  - *Indikation:* Bei erfolgloser konservativer Therapie.
  - OP-Technik:
    - Lateral Release und Resektion der lateralen Osteophyten (kontrollierte laterale Retinakulotomie).
    - Endoprothetischer Ersatz des patellofemoralen Gleitlagers (Trochlea-Shield, Trochlea-Inlay wie z. B. Wave-Prothese).
    - Medialisierung und Ventralisierung der Tuberositas tibiae mit lateraler Retinakulotomie (OP nach Fulkerson).
    - *Hinweis:* Bei lateraler Femoropatellararthrose mit Gelenkspaltverschmälerung und Osteophytenbildung ist ein Débridement mit lateraler Retinakulotomie meist nicht ausreichend → Implantation eines Gleitlagerersatzes.
- **Prognose/Komplikationen:** Fortschreiten der Arthrose, meist unter Einbeziehung der femorotibialen Kompartimente.

22 Unterschenkel und oberes Sprunggelenk

22.1 Malleolarfraktur

▶ Siehe Kap. Malleolarfraktur (S. 660).

22.2 Syndesmosenverletzung

Grundlagen

- **Definition:** Die Syndesmose besteht aus dem Lig. tibiofibulare anterius und posterius und der Membrana interossea. Bei ca. 10 % der Bandverletzungen im OSG kommt es zur Mitbeteiligung der vorderen Syndesmose. Isolierte Syndesmosenrupturen ohne Fraktur sind insgesamt selten, oft mit Ruptur des Lig. deltoideum oder mit medialer Malleolarfraktur vergesellschaftet.
- **Ätiologie/Pathogenese:** Pronation und Dorsalextension kombiniert mit einer massiven Außenrotation des Fußes (z. B. bei Ballsportarten, Langlauf, Schlittschuh fahren).

Klinik, Diagnostik und Differenzialdiagnosen

- **Klinik:** Druckempfindlichkeit, Schwellung und Schmerzen über der ventralen Syndesmose, Belastungsunfähigkeit des Fußes, schmerzhafte aktive AR.
- **Untersuchung:**
  - Außenrotationstest (Frick): Hängender US bei 90°-Beugung im Knie, der Fuß wird außenrotiert, während die Tibia fixiert wird > Schmerzen über der vorderen Syndesmose.
  - Squeeze-Test: Kompression der Tibia gegen die Fibula in der Mitte der Wade > Schmerzen über der Syndesmose und der Membrana interossea.
  - Cotton-Test: Tibia wird gegen Talus/Kalkaneus in mediolateraler Richtung bewegt > vermehrtes seitliches Spiel im Seitenvergleich.
- **Röntgen:**
  - OSG a.-p. (in 15°-Innenrotation, Mortise View) und seitlich: Zur Frakturbeurteilung.
  - Kompletter Unterschenkel a.–p. und seitlich: Bei V. a. Maisonneuve-Fraktur.
  - *Gehaltene Aufnahmen in AR:* bei Dorsal-/Plantarflexion.
- **MRT:**
  - Untersuchung der Wahl: Syndesmosen-Integrität und Begleitläsionen.
- **Differenzialdiagnosen:** OSG-Bandläsionen, osteochondrale Abscherfraktur des Talus, Pilon-tibial-Fraktur, Volkmann-Fraktur.

Therapieprinzipien

- **Konservative Therapie:** I.d.R. isolierte Verletzungen der vorderen Syndesmose frühfunktionell mit Sprunggelenksschiene unter Vermeidung einer forcierten Dorsalextension.
- **Operative Therapie:** Immer bei Kombination mit Begleitverletzungen, wie Rupturen des LFTA (Lig. fibulotalare anterius), Flake Fracture des Talus, Ruptur der Membrana interossea:
  - Naht der Syndesmose bzw. Mikrofrakturierung der ossären Syndesmosen-Insertionszone.
  - Bei chronischer Syndesmosen-Verletzung Verstärkung mit Periost, wenn auch Membrana interossea zerrissen.
  - Temporäre Fixierung der Fibula in der Knöchelgabel mit Stellschraube in einem Winkel von 30° von dorsal für 6 Wochen, Schraubenentfernung vor Belastung.

- Alternativ Flaschenzugsystem mit je einem Sicherungsplättchen (z. B. Tight-Rope-System), Bohrung perkutan unter Röntgendurchleuchtung; selten sekundäre Metallentfernung.
- Stiefel oder Orthese für 6 Wochen bei frühzeitiger Bewegung unter Vermeidung einer forcierten Dorsalextension.

▶ **Komplikationen:**
- Fehlposition der Fibula in der Knöchelgabel durch horizontale Stellschraube mit Inkongruenz des OSG und sekundärer Arthrose. *Cave: Bei Verdacht postoperatives Kontroll-CT im Seitenvergleich.*
- Kalzifikation der Membrana interossea.
- **Tibiofibulare Synostose:** Verknöcherung der Syndesmose nach Distorsion mit Periostverletzung, eingeschränkte schmerzhafte Dorsalflexion, somit arthroskopische Entfernung der Synostose notwendig mit Wiederherstellung der normalen Fibulabeweglichkeit.

▶ **Prognose:** Erfolgsquote 90 % bei korrekter Reposition der Fibula.

22.3 Achillodynie

Grundlagen

▶ **Definition:** Schmerzen im Bereich der Achillessehne durch Bursitis, Peritendinitis, Tendinosis oder Insertions-Tendinopathie.
▶ Generelle Unterscheidung zwischen Insertions- und Nicht-Insertions-Achillessehnen-Tendinopathien.
▶ **Ätiologie/Pathogenese:** Entzündliche Veränderungen im Peritendineum, der Bursa subachillea oder subcutanea calcanea und später auch im Sehnengewebe durch bzw. tendinopathische Veränderungen durch:
- Intrinsische Faktoren:
  – Fußdeformitäten: Rückfußvalgus/-varus, Pes planus, Pes cavus, Prominenz am kranialen hinteren Kalkaneus, vgl. Haglund-Exostose (S. 472).
  – Dynamische Faktoren: Hyperpronation, Muskelschwäche, Wadenmuskulaturverkürzung.
- Extrinsische Faktoren:
  – Überlastungen durch falsches Training, insuffizientes Schuhwerk, abrupte Steigerung von Trainingsumfang und/oder -intensität.
  – Trauma, repetitive Mikrotraumata.
  – Steroidbehandlung.

Klinik, Diagnostik und Differenzialdiagnosen

▶ Lokale Schmerzen bei Belastung; später auch konstante Schmerzen in Ruhe, Anlaufschmerz; Schwellung, leichte Überwärmung; evtl. Krepitation im Sehnengleitlager.
▶ **Untersuchung:**
- Leichte bis starke Verdickung, lokaler Druckschmerz.
- Schmerzen bei Dorsalextension, kraftvolle Plantarflexion schmerzhaft gemindert.

▶ **Labor:** Rheumaserologie negativ.
▶ **Sonografie** (dynamische Untersuchung!):
- *Fokale Tendinosis:* Echoarme Reflexe, kleine umschriebene Auflockerungen.
- *Komplette Tendinosis:* Echoreiche Reflexe, bei chronisch degenerativen Veränderungen massive Verdickung.
- *Peritendinitis:* Echoarme Reflexe im Bereich des Peritendineums, evtl. Verdickung mit echoreichem Band.
- *Bursitis:* Lokaler echoarmer Bezirk im Bereich der kalkanearen Insertion bzw. Bursa subachillea.

22.3 Achillodynie

- **Röntgen** (Rückfuß seitlich, Kalkaneus axial): Zur DD Haglund-Exostose, Verkalkungen.
- **MRT:** Zur genaueren Weichteilbeurteilung (Achillessehne, peritendinöse Weichteile) und Differenzialdiagnostik bei therapieresistenten Beschwerden.
- **Differenzialdiagnosen:** Achillessehnenruptur/-nekrose (S. 455), z. T. partiell, Peronealsehnen(sub-)luxation (S. 459), Haglund-Exostose (S. 472), Morbus Bechterew (S. 193).

Konservative Therapie

- **Indikation:** Grundsätzlich primär konservative Therapie.
- **Vorgehen:**
  - Belastungsreduktion, Vermeiden von Training auf unebenem Gelände.
  - *Technische Orthopädie:* In der Akutphase Fersendämpfung, Absatzerhöhung (Beinlängenausgleich auf Gegenseite); bei Fußfehlstellungen/-fehlbelastungen supinierende schalenförmige Einlagen (bei Hyperpronation).
  - *Physikalische Therapie:* Kryotherapie nach Belastung, Wärme, Iontophorese, Ultraschall, Querfriktion, Stoßwelle.
  - *Physiotherapie:* Stretching der Wadenmuskulatur, exzentrisches Wadenmuskulaturtraining.
  - *Medikamentös:* NSAR, evtl. Enzyme. Paratendinöse Infiltration (z. B. mit Lokalanästhetikum, Platelet-rich-Plasma [PRP]).
    - ▷ *Cave:* Gefahr der Sehnenruptur bei unsachgemäßer Durchführung; lokale katabole Wirkung von Kortikosteroiden, insbesondere Fettgewebsatrophie!

Operative Therapie

- **Indikation:** Versagen der konservativen Maßnahmen.
- **OP-Technik:**
  - *Lagerung:* Bauchlage.
  - *Lokale umschriebene Paratendinitis:* Spalten des Paratenons (bei starker Verdickung Exzision) und Tenolyse; auch endoskopisch assistiert oder komplett endoskopisch möglich.
  - Tendinosis:
    - Longitudinale Inzision entlang der Kollagenfasern (bei kleiner Läsion ggf. transversal); versetzter Längsschnitt durch Faszie und Peritendineum, um Verklebungen zu vermeiden.
    - Spindelförmige Exzision des nekrotischen/entzündlichen Anteils, Stichelung der Umgebung zur Revaskularisierung.
    - Defektverschluss mit invertierten (!) resorbierbaren Nähten.
    - ▷ *Cave:* Schonung der ventralen Weichteile (Hauptgefäßversorgung).
  - *Therapieresistente Bursitis:* Bursektomie, Resektion der kranialen Prominenz des Kalkaneus.
- **Nachbehandlung:** Möglichst frühfunktionell. Bei großem Substanzverlust Nachbehandlung wie Achillessehnenruptur (s. u.).
  - *Physiotherapie:* Passive Bewegungsübungen, Isometrie.
  - *Physikalische Therapie:* Kryotherapie, Lymphdrainage.
  - *Belastung:* Teilbelastung für 2–3 Wochen, funktionelle Ruhigstellung in Unterschenkel-Gipsschiene oder Walker, anschließend Belastung abhängig vom Beschwerdebild.

Prognose

- Erfolgsquote zwischen 80 und 90 %, wobei insbesondere die Nicht-Insertions-Tendinopathie der Achillessehne im Vergleich zur Insertions-Tendinopathie eine deutlich bessere Erfolgsquote, auch unter konservativen Bedingungen, hat.

22.4 Achillessehnenruptur

Grundlagen
- **Definition:** Partielle bis vollständige Kontinuitätsunterbrechung, meist im mittleren Drittel der Sehne; häufigste subkutane Sehnenruptur.
- **Einteilung:**
  - *Proximale Rupturen*, DD: ggf. Tennis leg (S. 309): Ruptur im Muskel-Sehnen-Übergang, besonders am medialen Gastroknemiuskopf.
  - Rupturen im mittleren Drittel loco typico.
  - *Distale Rupturen*, mit ossärem Ausriss (Entenschnabelfraktur bei jüngeren Patienten).
- **Epidemiologie:** Meist zwischen 30. und 45. Lebensjahr; m : w = ca. 5 – 10 : 1.
- **Ätiologie:** Direkte oder indirekte plötzliche Gewalteinwirkung, häufig begünstigt durch Vorschädigung der Sehne, z. B. durch Medikamente wie Kortikosteroide, Antibiotika (Chinolone), Alterung, chronische Überlastung, systemische Erkrankungen wie Diabetes mellitus, Immobilisation.

Klinik
- **Vollständige Ruptur:**
  - Bei unvorhergesehener Anspannung der Sehne (z. B. Tritt in ein Loch) plötzlicher peitschenschlagartiger lokaler Schmerz und Kraftverlust der Plantarflexion.
  - Evtl. hörbarer Knall oder Verspüren eines „Schnalzens".
  - Verminderte oder aufgehobene Geh- und Stehfähigkeit, ggf. Sturz.
- **Partielle Ruptur:** Belastungsabhängige Schmerzen, Verdickung; Symptomatik zunehmend; häufig kein Trauma eruierbar.

Diagnostik und Differenzialdiagnosen
- **Untersuchung:**
  - Tastbare oder sichtbare Delle (*Cave:* Noch tastbare Plantarissehne dorso-medialseitig).
  - Thompson-Test (S. 49) positiv (die Kompression der Wade führt nicht zur Plantarflexion des Fußes).
  - Kraftverlust bei aktiver Plantarflexion; abgeschwächt über M. plantaris und M. flexor digitorum longus noch möglich.
  - Aktiver Zehenstand bei vollem Körpergewicht nicht möglich.
- **Sonografie:**
  - Kontinuitätsunterbrechung, abgrenzbare Sehnenstümpfe.
  - Echoarmer Bezirk im Rupturbereich, Auflösung der normalen Sehnenstruktur.
  - Dynamische Untersuchung: Annäherung der Sehnenstümpfe bei passiver Plantarflexion.
- **Röntgen** (Rückfuß seitlich und Kalkaneus axial): Ausschluss eines knöchernen Ausrisses oder einer Entenschnabelfraktur.
- **MRT:** Zur genaueren Beurteilung der Ruptur (v. a. bei proximalen und distalen Rupturen), wenn klinischer Befund und Sonografie für die Diagnosestellung nicht ausreichen; zur OP-Planung.
- **Differenzialdiagnosen:** Achillodynie (S. 453), Muskel-(faser-)riss, Tennis leg (S. 309), Entenschnabelfraktur, Peronealsehnenluxation (S. 459), Tibialis-posterior-Insuffizienz (S. 481).

Konservative Therapie
- **Indikationen:**
  - Partialruptur.
  - Weit proximale Ruptur im muskulotendinösen Übergang.

- Deutlich erhöhtes OP-Risiko (systemische Nebenerkrankungen mit Gefahr der Wundheilungsstörung).
- Optional, wenn die Rupturenden sich bei sonografischer Kontrolle in 20°-Plantarflexion vollständig annähern.

▶ **Vorgehen:**
- Initial Ruhigstellung in Spitzfußstellung mit Steigbügelgips oder Walker.
- Nach Abschwellung Walker mit Absatzerhöhung (30°-Plantarflexion), z. B. Aircast-Walker, Adidas Variostabil, Vacuped-Stiefel für 6 Wochen, Tag und Nacht.
  - Schrittweise Reduktion der Absatzerhöhung: Ab 3. Woche 15°-Plantarflexion, ab 5. Woche 5°-Plantarflexion, ab 7. Woche 0°-Plantarflexion.
  - Initial 2 Wochen Teilbelastung (20 kg), ab 3. Woche Vollbelastung im Walker.
  - Fahrradergometer (ohne Last) ab der 4. Woche im Spezialschuh.
- Ab 9. Woche Fersenkeil (z. B. Viscoheel) in normalem Schuhwerk für 4 – 6 Monate.
  - Ab 10.– 12. Woche ebenerdiges Lauftraining.
  - Ab 13.– 16. Woche Sportfähigkeit; Wettkampf nach frühestens 6 Monaten.
- *Alternativ:* Flexible, mit Carbonfaser verstärkte Unterschenkelorthese (z. B. Achill protect) ab der 8.– 12. Woche.

Operative Therapie

▶ **Indikationen:**
- Frische Ruptur.
- Leistungssportler und sportlich Ambitionierte.
- Ungenügende Annäherung der Sehnenstümpfe bei 20°-Plantarflexion.
- Bei alter Ruptur und Versagen konservativer Maßnahmen bzw. Reruptur oder ossärem Ausriss.

▶ **Vorgehen:** Abb. 22.1.
- Frische Ruptur:
  - Offene End-zu-End-Naht und/oder perkutane Rahmennaht (s. u.), neuerdings auch endoskopisch assistiert.
  - Bei ganz distaler Ruptur ossäre Refixierung mit Fadenankern z. B. Titan-Corkscrew 5,5 mm mit FiberWire No. 5., alternativ gekreuzte Fiber-Tape-Konfiguration (Speed-Bridge).
- Alte Ruptur mit retrahierten Enden und degenerativem Sehnengewebe (wenn End-zu-End-Naht nicht mehr möglich):
  - Umkipp-Plastik.
  - Gestielte Sehnen-Transfers (Flexor-hallucis-longus-Plastik, Peroneus-brevis-Plastik).
  - Freie Sehnen-Transfers (Plantaris-longus-Plastik, Gracilis-Plastik).
  - Griffelschachtelplastik.
- *Ossärer Sehnenausriss* (Entenschnabelfraktur): Verschraubung oder Zuggurtung mit Draht-Cerclage, PDS-Kordel oder FiberWire/-Tape.

▶ **OP-Technik:** Perkutane Rahmennaht (Abb. 22.2):
- Bauchlage.
- Perkutane Stichinzisionen (oberflächlich!) 2 – 3 cm proximal und distal der Ruptur, jeweils medial und lateral. Zusätzlich ca. 3 cm lange Längsinzision medial auf Höhe der Ruptur.
- Mit PDS-Kordel (1,3 mm) oder FiberWire No. 2 perkutane Rahmennaht.
- Über medialen Zugang „Auskämmen" der rupturierten Sehnenstumpfenden und Kontrolle der Readaptation.

▶ **Nachbehandlung:** Steigbügelgips oder Walker in Spitzfußstellung bis zum Fadenzug und Reizlosigkeit der Wunde; dann weiter wie konservative Therapie (s. o.).

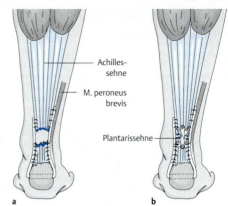

Abb. 22.1 • Achillessehnenrekonstruktion. (aus Ewerbeck V., Wentzensen A., Holz F. et al.: Standardverfahren in der operativen Orthopädie und Unfallchirurgie. Thieme; 2006)
a Peroneus-Plastik,
b Plantaris-Plastik.

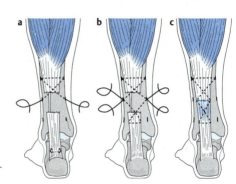

Abb. 22.2 • Perkutane Nahttechnik.

Komplikationen und Prognose

▶ **Komplikationen:**
- Verletzung des N. suralis.
- Wundheilungsstörungen (Hämatom/Serom, Sehnennekrose, Hautnekrosen).
- Infektion (erhöhte Rate aufgrund geringer Weichteildeckung).
- Reruptur (hohe Rate zwischen 6.–12. Woche).
- Thrombose, Embolie.
- Wadenatrophie mit Kraftdefizit im Seitenvergleich.

▶ Geringere Rerupturrate bei operativer im Vergleich zur konservativen Therapie (4 % vs. 15 %); jedoch höhere Komplikationsrate (15 %).

▶ Bis zu 30 % der Patienten klagen postoperativ über gelegentliche Schwellung, frühzeitige Ermüdung oder Narbenschmerzen.

22.5 Peronealsehnenpathologien

Peronealsehnenrupturen

▶ **Grundlagen:**
- *Definition:* Intratendinöse Längsruptur der Peroneus-longus- und/oder Peroneus-brevis-Sehne, vollständige Rupturen der Peroneus-brevis- und/oder Peroneus-longus-Sehne.
- *Ätiologie:* Spontan, posttraumatisch, als Begleitpathologie bei chronischen Instabilitäten des OSG/USG, Begleitpathologie bei Pes cavovarus. Läsion der Peroneus-brevis-Sehne meist in Höhe der Umlenkrolle der Fibulaspitze. Läsion der Peroneus-longus-Sehne meist an den Umlenkstellen des Os cuboideum oder der Fibulaspitze. Selten degenerative Ruptur bei prominentem Tuberculum peroneale lateral des Kalkaneus.

▶ **Klinik, Diagnostik und Differenzialdiagnosen:**
- *Klinik:* Häufig retromalleolarer, belastungsabhängiger Schmerz im Verlauf der Peronealsehnen, auslösbar durch Anspannung, begünstigt durch bestehende Pes-cavovarus-Stellung, sekundäre Entwicklung eines Rückfußvarus bei langandauernder Peronealsehneninsuffizienz.
- *Untersuchung:*
  - Lokaler Druckschmerz im Verlauf der Peronealsehnen.
  - Abgeschwächte Fußaußenrandhebung (Peroneus brevis) bzw. Druckentwicklung unter dem Os metatarsale I (Peroneus longus).
  - Rückfußvarus, Instabilität OSG/USG häufige Begleitpathologie.
- *Röntgen:* Fuß in drei Ebenen belastet, Sprunggelenk a.–p. belastet: Os peroneum Tuberculum peroneale, retromalleolare osteophytäre Anbauten (ggf. posttraumatisch), Rückfußvarus, Pes cavovarus.
- *MRT:* mit Kontrastmittel, Darstellung der Rupturen, vollständige/partielle Ruptur, Beteiligung Peroneus-brevis-/-longus-Sehne, Darstellung von Begleitpathologien.
- *Differenzialdiagnosen:* chronische Instabilitäten, Pes cavovarus ohne Ruptur, Peronealsehnenluxation, neurogene Insuffizenz der Peronealsehnen (Bandscheibenprolaps L5, periphere Läsion am Fibulaköpfchen).

▶ **Therapie:**
- *Konservativ:*
  - Schuhaußenranderhöhung 3–4 mm, Stabilisierende Orthese des Sprunggelenks, Stabilisationstraining.
  - Direkt posttraumatisch: Ruhigstellung sechs Wochen im Unterschenkelgips/Walker.
  - Bei degenerativen Sehnenveränderungen NSAR, Querfriktion, Ultraschall, Außenranderhöhung im Schuh/Einlage, exzentrische Kräftigung.
- *Operativ:*
  - Bei isolierter Längsruptur der beteiligten Sehnen: intratendinöse Naht mit monofilem Faden.
  - Bei bereits vorhandenem Spannungsverlust oder vollständiger Ruptur: Transposition der Peroneus-longus-Sehne auf die Peroneus-brevis-Sehne. Ziel ist der funktionelle Erhalt des M. peroneus brevis. Ggf. Ankerrefixation der Sehne an der Basis des Os metatarsale V.
  - Bei begleitender Instabilität des oberen oder unteren Sprunggelenks: anatomische Kapsel-Band-Plastik (z. B. in der Technik nach Broström).
  - Bei begleitendem Rückfußvarus: Zusätzliche Closing-wedge-Kalkaneus-Osteotomie (Dwyer-Osteotomie).

Peronealsehnenluxation

▶ **Grundlagen:**
- *Definition:* Traumatische oder habituelle Luxation der Peronealsehnen aus der knöchernen Führungsrinne.
- *Einteilung:* Tab. 22.1.

Tab. 22.1 • **Klassifikation nach Eckert und Davis (1976).**

Grad	Klinik
Grad I (50 %)	Ablösung des superioren Retinakulums vom lateralen Malleolus sowie von der fibrokartilaginären Randleiste
Grad II (30 %)	Ablösung des superioren Retinakulums mitsamt der fibrokartilaginären Randleiste vom lateralen Malleolus
Grad III (20 %)	knöcherner Abriss des superioren Retinakulums und der fibrokartilaginären Randleiste

- *Ätiologie:*
  - Akute/traumatische Luxation: Meist Folge einer ruckartigen Reflexbewegung in Pronations- und Abduktionsstellung des Sprunggelenks mit Verletzung des Sehnenhalteapparates, z. B. bei Skisturz, Treppensturz.
  - Habituelle Luxationen: Meist Folge einer unzureichend behandelten traumatischen Luxation.
  - ▶ *Hinweis:* Prädisposition: Selten unvollständige Ausbildung der knöchernen Führungsrinne retromalleolar oder insuffizienter Halteapparat (z. B. Retinaculum superius).

▶ **Klinik:**
- Mäßiger Schmerz; hämatombedingte Weichteilschwellung hinter und oberhalb des Außenknöchels.
- Schnappen beim Gehen.
- Druckschmerz mit Punctum maximum über dem zerrissenen Retinaculum superius; ggf. Krepitation über der distalen fibularen Hinterkante bei Abrissfraktur des superioren Retinakulums.

▶ **Diagnostik und Differenzialdiagnosen:**
- *Untersuchung:*
  - (Sub-)Luxation bei Provokationstest (Zehenstand oder Hockstellung bei evertiertem Rückfuß). Der Patient kann evtl. die Luxation durch Dorsalextension und Eversion willkürlich provozieren.
  - Manuelle (Sub-)Luxation der Sehnen durch Druck mit den Fingerspitzen nach ventral (fühlbares und evtl. sichtbares Schnappen).
  - ▶ *Cave:* Wird häufig übersehen! Immer Vergleich mit der Gegenseite.
- *Röntgen:* OSG a.–p. (S. 66) und seitlich; ggf. axiale Aufnahme der dorsolateralen Malleolenspitze).
  - Lateral des Außenknöchels liegendes Knochenfragment (pathognomonisch für Peronealsehnenluxation).
  - Beurteilung der knöchernen Rinne (meist nur fibrokartilaginär).
- *MRT/CT:* Gibt Aufschluss über den Zustand der Sehnen, des Retinakulums und die Ausprägung der Rinne.
- *Differenzialdiagnosen:* OSG-Distorsion, fibulare Bandruptur (v. a. Lig. fibulotalare posterius).

▶ **Konservative Therapie:**
- *Indikationen:* Selten bei akuter traumatischer Luxation (geringer sportlicher Anspruch, fehlende Operabilität).
- Reposition meist spontan.

- 2 Wochen Unterschenkel-Liegegips in leichter Plantarflexion und Inversion; dann Unterschenkel-Gehgips für weitere 3 – 4 Wochen.
  - *Cave:* Versagerquote 30 – 70 %.
- **Operative Therapie:**
  - *Indikationen:* Bei akuter traumatischer und bei habitueller Luxation (sportlicher Anspruch).
  - *OP-Techniken:*
    - Weichteileingriffe zur Rekonstruktion und Verstärkung des Retinakulums.
    - Ossäre Eingriffe zur Vertiefung oder Schaffung einer knöchernen Führungsrinne.
  - *Vorgehen bei akuter Luxation:*
    - Rekonstruktion und Fixierung des Halteapparates mit transossären Durchzugsnähten. Verstärkung des Retinakulums mit Periostlappen.
  - *Vorgehen bei chronischer Luxation: Kombinierte OP nach Viernstein und nach Kelly oder OP nach Clancy:*
    - OP nach Viernstein: Durchzug der Luxationstasche als Retinakulumersatz durch den sagittalen Knochenschlitz im Malleolus lateralis.
    - OP nach Kelly: Vertiefung der Führungsrinne durch Dorsalverschiebung einer kortikospongiösen Knochenlamelle des Außenknöchels.
    - OP nach Clancy: Vertiefung der insuffizient ausgebildeten Führungsrinne durch subkortikale Impaktation.
  - *Nachbehandlung:*
    - 2 Wochen Unterschenkel-Liegegips in Neutralstellung, dann Unterschenkel-Gehgips für weitere 3 – 4 Wochen mit Teilbelastung, anschließend Übergang zur Vollbelastung.
    - Physiotherapie: Im Anschluss; zunächst Vermeidung von Dorsalextension, Eversion und Pronation für 2 Wochen.
    - Sportbeginn 3 Monate postoperativ.
- **Prognose:**
  - Hohe Versagerquote bei konservativer Therapie (s. o.).
  - Zurückhaltende OP-Indikationsstellung bei willkürlicher Luxation (sekundärer Krankheitsgewinn).

22.6 Kapsel-Band-Läsionen des OSG und USG

Grundlagen

- **Definition:** Distorsion, partielle oder komplette Ruptur des lateralen oder medialen Kapsel-Band-Apparates. Meist Ruptur des Lig. fibulotalare anterius (LFTA) und/oder Lig. fibulocalcaneare (LFC), selten des Lig. fibulotalare posterius (LFTP), Lig. deltoideum, Lig. bifurcatum, Spring-Ligament.
  - *Hinweis:* Außenbandrupturen sind die häufigsten Bandverletzungen des Menschen, evtl. mit bleibender Instabilität.
- **Ätiologie:** Meist forciertes Supinations-/Inversionstrauma, seltener Pronations-/Eversionstrauma.
- **Einteilung der lateralen OSG-Instabilität:**
  - *Grad I:* Leichte Bandverletzung, Zerrung, keine Instabilität; Sonografie und Röntgen unauffällig.
  - *Grad II:* Mittelschwere partielle Bandverletzung (1-Band, 2-Band), leichte Instabilität.
  - *Grad III:* Komplette Bandruptur (3-Band), relevante Instabilität.
    - Bei Außenbandrupturen zuerst LFTA (1-Band-Ruptur, 70 %), dann LFC (2-Band-Ruptur, 25 %), dann LFTP (3-Band-Ruptur, 5 %) betroffen.

- *Grad IV:* laterale Verletzung Grad III und zus. Hämatom über Lig. deltoideum
  ▶ *Cave:* Syndesmosenruptur, peritalare Luxation (begleitende Talusluxation) → schwerwiegende Verletzungen, die operativ versorgt werden müssen.
- **Einteilung der medialen Rückfußinstabilität:** Tab. 22.2.

Tab. 22.2 • **Stadieneinteilung der medialen Rückfußinstabilität nach Hintermann.**

Stadium	Instabilität	mediale Schmerzen	Rückfußvalgus	Vorfußabduktus	TP-Tendinitis	TN-Instabilität
Grad 1	+	+	–	–	–	–
Grad 2	++	+	+	–	–	–
Grad 3	+++	++	++	+	+	+
Grad 4	+++	+++	+++	++	++	+++

TP: Sehne des M. tibialis posterior; TN: Talonavikulargelenk

Klinik, Diagnostik und Differenzialdiagnosen

- **Anamnese:** Typischer Unfallhergang (evtl. hörbares Knacken oder Reißen).
- **Untersuchung:**
  - Schwellung, Funktionseinschränkung; Schmerzen bei Hyperadduktionsbewegung.
  - Hämatom; lokaler Druckschmerz über den Bandinsertionen.
  - Stabilitätsprüfungen:
    - OSG: Talusvorschub (S. 50), Taluskippung (Supination) im Seitenvergleich.
    - USG: Inversion und Translation des Kalkaneus im Subtalargelenk bei fixiertem Talus durch leichte Dorsalextension.
- **Röntgen:**
  - OSG a.–p. (S. 66) in 15°-Innenrotation (Mortise View) und seitlich.
  - Gehaltene Aufnahmen im Seitenvergleich (S. 66): Nur selten bei chronischen Instabilitäten indiziert.
    - Pathologisch: Talusvorschub > 5 – 7 mm, Aufklappbarkeit > 10°.
    ▶ *Beachte:* Bei Schmerzen nur mit Lokalanästhesie sicher verwertbar!
  - *Evtl. dynamische Untersuchung mit Bildwandler:* Zum Ausschluss knöcherner Ausrisse, einer Diastase der Malleolengabel.
  - *Fuß dorsoplantar schräg:* Zum Frakturausschluss bei Druckschmerz über dem Proc. lateralis tali, vgl. Snowboarder's Ankle (S. 468).
- **Sonografie:**
  - Nachweis der Ruptur (Kontinuitätsunterbrechung, Hämatom).
  - Dynamische Untersuchung: Talusvorschub > 4 mm.
- **CT/MRT:** Okkulte Frakturen sind meist besser im CT sichtbar. MRT nur zum Ausschluss osteochondraler Läsionen, fraglicher Begleitverletzungen (z. B. der Syndesmose), freier Gelenkkörper oder bei therapieresistenten Beschwerden sinnvoll, bei chronischen Instabilitäten ggf. SPECT-CT als Spezial-Bildgebung.
- **Differenzialdiagnosen:** Peronealsehnenluxation (S. 459), Frakturen, osteochondrale Läsionen (S. 470), Stressfrakturen (S. 304), Syndesmosenruptur (S. 452), Malleolarfraktur (S. 660).

22.6 Kapsel-Band-Läsionen des OSG und USG

Konservative Therapie

- ▶ **Indikationen:** Grad-I- und -II-Verletzungen (Tab. 22.2).
- ▶ **Vorgehen:** Frühfunktionelle Nachbehandlung (Tab. 22.3).
  - Grad I: 1 – 2 Tage abschwellende Maßnahmen (PECH-Schema; Antiphlogistika).
  - Ggf. Ruhigstellung mit lateral stabilisierender OSG-Orthese oder gespaltenem Unterschenkelgips für 1 Woche; anschließend zügiger Belastungsaufbau.
  - ◻ *Cave:* Thromboseprophylaxe während der Immobilisation.
  - Grad II: Orthese für 6 Wochen.
  - *Physiotherapie:* Training (Kräftigung) der Peronealmuskulatur und der Sensomotorik (Koordinations-/ Gleichgewichtsübungen).
  - *Physikalische Therapie:* Lymphdrainage, Kryotherapie, Wärme.

Tab. 22.3 • **Behandlungsschema für Kapsel-Band-Läsionen des OSG und USG.**

Grad der Verletzung	Therapie	Nachbehandlung	Physiotherapie für/ Sportfähigkeit nach
Grad I	konservativ	Bandage, Tape für 2 Wochen	2 – 4 Wochen/4 – 6 Wochen
Grad II	konservativ, selten operativ (laterale Bandrekonstruktion)	Orthese, Tape für 4 Wochen	4 – 8 Wochen/6 – 9 Wochen
Grad III	konservativ (nicht ambitionierte Patienten, erstmaliges Trauma); operativ (ambitionierte Patienten, wiederholtes Trauma) mit lateraler, evtl. medialer Bandrekonstruktion, bei Varus/Valgus des Rückfußes evtl. Kalkaneusosteotomie	Gehgips, Stabilschuh, Orthese für 6 – 8 Wochen	5 – 10 Wochen/8 – 12 Wochen
Grad IV	operativ, talonavikulare, evtl. subtalare Arthrodese, evtl. Sehnentransfer	s. Grad III	s. Grad III, ggf. verzögerter Sportbeginn

Operative Therapie

- ▶ **Indikationen** (Tab. 22.3):
  - 2-zeitige Ruptur bei vorbestehender Instabilität.
  - Chronische Instabilität.
  - *Relativ:* 2-Band-Ruptur beim Leistungssportler.
- ▶ **OP-Technik:**
  - *Akute Ruptur:* Offene fibulare Kapsel-Band-Naht, anatomische Rekonstruktion (OP nach Broström: Anatomische transossäre Bandnaht, modifizierte Technik mit Fadenanker-Refixierung), optional auch arthroskopisch (s. Abb. 22.3.
  - Chronische Instabilität:
    – Evtl. vorgeschaltete Arthroskopie des OSG.
    – Periostlappen-Plastik bei Instabilität des OSG.
    – Bandplastik bei Instabilität des OSG und USG (s. Abb. 22.4).
    – Anatomische Rekonstruktionen werden gegenüber den Tenodesentechniken (z. B. OP nach Watson-Jones) bevorzugt.
- ▶ **Nachbehandlung:**
  - Gespaltener Unterschenkelgips für 2 Wochen, abschwellende Maßnahmen.
  - Nach gesicherter Wundheilung funktionelle Nachbehandlung (Extension/Flexion schmerzbedingt freigegeben, keine Pro- und Supination!) mit Walker bis 6 Wochen postoperativ.

- 2–4 Wochen Teilbelastung (20 kg), nachfolgend Belastungsaufbau.
- Nach 6 Wochen Beginn mit Übungen zur Kräftigung (Peronealmuskulatur), Sensomotorik, Koordination.

Prognose

▶ **Komplikationen:** Rezidiv, sekundäre Instabilitätsarthrose.
  ▷ *Cave:* Tenodesetechniken bei Bandplastik mit konsekutiver Arthrose.
▶ **Prognose:** Restitutio ad integrum bei frühzeitiger anatomischer Rekonstruktion.

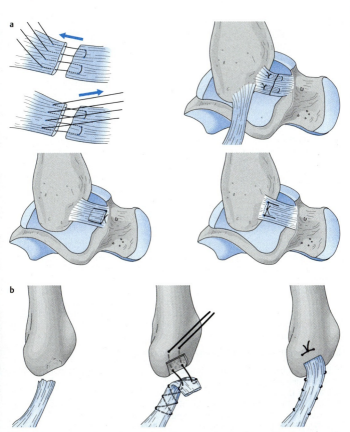

Abb. 22.3 • Operative Therapie bei Kapsel-Band-Läsionen. (aus Wirth C. J.: Fuß. Thieme; 2002)
a Naht des Lig. talofibulare anterius;
b Refixierung des Lig. calcaneofibulare an der Fibulaspitze.

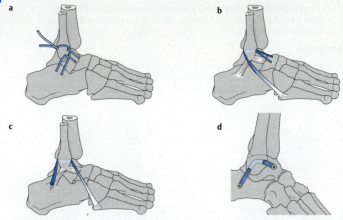

Abb. 22.4 • Verschiedene OSG-Bandplastiken. (aus Imhoff A. B., Zollinger-Kies H.: Fußchirurgie. Thieme; 2004)
a Technik nach Hintermann,
b Technik nach Watson-Jones,
c Technik nach Chrisman-Snook,
d Freies Sehnentransplantat mit Fixierung durch bioabsorbierbare Tenodeseschrauben.

22.7 Impingement des OSG

Grundlagen

▶ **Definition:** Einklemmungs- oder Engpasssyndrom. Häufig posttraumatisch endgradig schmerzhafte Bewegungseinschränkung durch synoviales (weichteiliges) oder knöchernes Impingement.
▶ **Einteilung/Ätiologie:**
  • *Weichteilimpingement:* Bei meniskoiden bzw. narbigen Veränderungen, meist posttraumatisch im distalen Tibiofibulargelenk oder durch Bandreste des LFTA.
  • *Knöchernes Impingement* (Anterior Ankle Pain): Durch Osteophyten (Soccer's Ankle, Talusnase) oder osteochondrale Exostosen.

Klinik, Diagnostik und Differenzialdiagnosen

▶ Schmerzen bei Belastung und beim Abrollen, v. a. bei Dorsalextension; Pseudoblockaden und Schnapp-Phänomene.
▶ **Klinische Untersuchung:**
  • Lokaler Druckschmerz, meist über dem anterolateralen und anterioren Gelenkspalt oder der Außenknöchelspitze, selten anteromedial.
  • Gelegentliche lokale Schwellung.
  • Schmerzen bei maximaler Dorsalextension und Eversion.
  • Verminderter Bewegungsumfang im Vergleich zur Gegenseite (v. a. Dorsalextension).
  • Evtl. chronische Instabilität: vermehrter Talusvorschub (S. 50), laterale Aufklappbarkeit.
  • Evtl. diagnostische Injektion von Lokalanästhetika.

- **Röntgen** (OSG a.–p. in 15° Innenrotation [Mortise View] und seitlich):
  - Arthrosezeichen (v. a. Osteophyten an Tibiavorder-, -hinterkante), evtl. freie Gelenkkörper.
  - Zum Ausschluss ossärer Bandausrisse und osteochondraler Frakturen.
- **MRT:**
  - Nachweis eines Meniskoids, Narbenstruktur bzw. einer alten Bandruptur.
  - Zum Ausschluss osteochondraler Läsionen mit Knorpel-Knochen-Flakes oder freien Gelenkkörpern.
- **Differenzialdiagnosen:** Peronealsehnenluxation (S. 459), freie Gelenkkörper, Chondromatose, Synovitis (S. 185), osteochondrale Läsionen (S. 470), Sinus-tarsi-Syndrom, Os trigonum, Stressfrakturen (S. 304), Arthrose (S. 465).

Konservative Therapie

- **Indikation:** Schmerzhafte Impingementsymptomatik des OSG.
- **Vorgehen:**
  - Medikamentös:
    - Nicht steroidale Antiphlogistika.
    - Intraartikuläre Injektionen (Lokalanästhetikum, evtl. Kortikosteroide).
  - *Physikalische Therapie:* Kryotherapie, Wärme.
  - *Physiotherapie:* Manuelle Therapie, Dehnprogramm.
  - *Technische Orthopädie:* Stoßdämpfende Einlagen, Mittelfußrolle, Absatzerhöhung bei vorderem ossärem Impingement.

Operative Therapie

- **Indikationen:** Nachweis eines morphologischen Korrelats oder Therapieresistenz nach konservativen Maßnahmen.
- **OP-Technik:**
  - *Bei Weichteilimpingement:* Arthroskopische Resektion der synovialen hypertrophen Narbenstränge und -platten (Meniskoide) mit elektrothermischen Geräten (z. B. Arthrex-OPES, Arthrocare, Mitek-Vapr). Distraktion des Gelenks hilfreich (manuell meist ausreichend).
  - *Bei köchernem Impingement:* Arthroskopisches Abtragen von Osteophyten und osteochondralen Ausziehungen mit Shaver oder kleinem Meißel. Selten Miniarthrotomie notwendig.
- **Nachbehandlung:**
  - Je nach Ausdehnung des Eingriffs bis zu 2 Wochen Teilbelastung.
  - Freier Bewegungsumfang; forcierte Dorsalextension nach Abklingen der postoperativen Schmerzen.
  - Beginn sportlicher Aktivitäten nach 6 Wochen.

Prognose

- Konservativ schlechte Erfolgsquote, operativ ist mit guter Prognose zu rechnen, jedoch Rezidivgefahr.

▶ *Tipp:* Häufig zu geringes Abtragen an der ventralen Tibiakante → evtl. Bildwandlerkontrolle hilfreich.

22.8 Arthrose des OSG

Ätiologie und Klinik

- **Ätiologie:**
  - Meist posttraumatisch.
  - Andere Ursachen: Osteochondrale Läsionen, Talusnekrose, postinfektiös, Hämophilie, rheumatoide Arthritis, Lähmungsfolgen, diabetische Arthropathie.

22.8 Arthrose des OSG

- **Klinik:**
  - Belastungsschmerz, Anlaufschmerz, Überwärmung, Schwellungsneigung.
  - Instabilität, verminderte Belastbarkeit und Beweglichkeit.
  - Fehlstellung: Spitzfuß, Varus-/Valgusstellung.

Diagnostik und Differenzialdiagnosen

- **Untersuchung:**
  - Lokaler Druck- und Belastungsschmerz; Schwellung, Fehlstellung.
  - Beweglichkeit und Abrollen schmerzhaft eingeschränkt.
  - Stabilitätsprüfung (S. 50): Geringe bzw. keine Instabilität.
- **Röntgen** (OSG a.–p. und seitlich): Typische Arthrosezeichen bis zur Gelenkdestruktion.
- **MRT:** Nur bei begrenzter Destruktion erforderlich, zur Abklärung der Therapieoptionen: Arthroskopie, Knorpel-Knochen-Transplantation (S. 471) bei lokalisierten osteochondralen Defekten.
- **CT:** Zur präoperativen Planung (z. B. Arthrodese vs. Endoprothese).
- **Differenzialdiagnosen:** Nekrose, Osteoarthropathie, Tumor (z. B. Synovitis villonodosa pigmentosa).

Konservative Therapie

- **Indikation:** Frühstadium.
- **Vorgehen:**
  - *Merke:* Mitbehandlung des Grundleidens!
  - *Medikamentös:* Nicht steroidale Antiphlogistika. Intraartikuläre Injektionen (evtl. Kortikosteroide, Hyaluronsäure).
  - Physikalische Anwendungen.
  - Physiotherapie.
  - *Orthopädietechnik:* Einlagenversorgung, orthopädisches Schuhwerk, Abrollhilfen, Fersenkeil, Puffer, Fuß-Unterschenkel-Orthese.
  - Hilfsmittel: Stöcke.

Operative Therapie

- **Indikationen:**
  - Versagen konservativer Maßnahmen.
  - Starker Leidensdruck bei objektivierbar fortgeschrittener Arthrose.
  - Gelenkdeformierung, Fehlstellung, Instabilität.
- **OP-Technik:**
  - Arthroskopie:
    - Nur bei jungen Patienten, mäßiger Arthrose und starker Beeinträchtigung durch Impingement (z. B. der ventralen Tibia).
    - Lavage, Weichteil-Débridement, Osteophytenabtragung.
  - Distraktionsarthroplastik:
    - Nur bei ausgewählten Patienten.
    - Operative Distraktion via Fixateur externe für begrenzten Zeitraum.
  - *Arthrodese:*
    - Bei großen Fehlstellungen (> 10° Varus), ligamentärer Instabilität.
    - Bei jungen und sportlich aktiven Patienten.
    - Arthrodese mit Schrauben (Abb. 22.5), Fixateur externe, Marknagel retrograd (Gefahr der potenziellen Schädigung des Fersenpolsters).
    - *Cave:* Der Fuß wird nach dorsal und medial verschoben, damit die anatomische Achse der Tibia über den 2. Strahl läuft. Positionierung in 0 – 5° Valgus, 5 – 10° Außenrotation und neutral in Dorsalextension/Plantarflexion (0°).
    - Alternativ: Arthroskopisch assistierte Arthrodese (weniger traumatisch, aber kaum Stellungskorrektur möglich).
    - Kann in Einzelfällen im Verlauf sekundär in eine OSG-Prothese konvertiert werden.

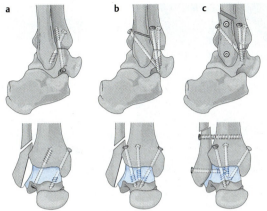

Abb. 22.5 • Schraubenarthrodesen des OSG. Bei allen Techniken zusätzlich Fibulaosteotomie. (aus Wirth C. J.: Fuß. Thieme; 2002)
a Mit 2,
b mit 3,
c mit 5 Schrauben.

- *OSG-Prothese* (Abb. 22.6):
  - Neuere Generation zementfreier 3-Komponenten-TEP; ggf. in Kombination mit USG-Arthrodese bei kombinierter OSG-/USG-Arthrose.
  - Bei stabilem OSG und USG ohne große Fehlstellung.
  - Bei alten Patienten und jungen mit niedriger Belastung (Low Demand).
  - Kein Übergewicht.
  - Rheumatoide Erkrankungen.
  - Begleitende Arthrose des USG.
▶ **Nachbehandlung:**
  - *Nach Arthroskopie:* Aktiv-assistierte Bewegungstherapie, Teilbelastung für 2 Wochen.
  - Nach Arthrodese:
    - 6 Wochen Entlastung im Unterschenkel-Liegegips, dann 6 Wochen Walker mit progressivem Belastungsaufbau.
    - Hohe Schuhe mit Pufferabsatz (S. 114), Mittelfußrolle (S. 115), breiter Schnürung, tief gezogener Lasche.
  - *Nach OSG-Prothese:* 6 Wochen Entlastung im Unterschenkel-Liegegips.

Komplikationen und Prognose

▶ **Komplikationen:** Pseudarthrose (ca. 10 %), Infektion.
▶ Insgesamt gute Ergebnisse bei Arthrodese: Funktionelle Einschränkungen nach OSG-Arthrodese gering, nur wenig gestörtes Gangbild.
  ▷ *Beachte:* Bei Arthrodese des OSG vermehrte Belastung des USG und des Chopart-Gelenks mit sekundärer Anschlussarthrose nach mehreren Jahren (gute Positionierung wichtig!).
▶ OSG-Prothesen neuerer Generation sind erfolgversprechend; bezüglich einer Lockerung liegen jedoch noch keine Langzeitergebnisse vor.

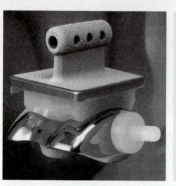 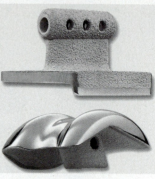

Abb. 22.6 • OSG-Prothese, zementfrei mit mobilem Polyethylen-Inlay. Tibiakomponente mit medialer tibiotarsaler Führung, Taluskomponente mit Hohlbohrerverankerung. (aus Imhoff A. B., Zollinger-Kies H.: Fußchirurgie. Thieme; 2004)

22.9 Fraktur des Processus lateralis tali (Snowboarder's Ankle)

Grundlagen

- ▷ *Beachte:* Der Processus lateralis tali bildet einen Teil der Gelenkfläche zum USG → Risiko der Früharthrose bei übersehener Fraktur.
- ▶ **Definition/Ätiologie:** Typische Fraktur des Snowboarder's Ankle im Softboot. *Mechanismus:* Kombinationsbewegung von forcierter Dorsalextension/Pronation des Fußes unter axialer Last → Abscherfraktur des Processus lateralis tali, z. B. bei Landung im flachen Gelände.
- ▶ **Epidemiologie:** Häufig, bis zu 15 % aller Sprunggelenksverletzungen und 34 % der Sprunggelenksfrakturen im Wintersport; m : w = 3 : 1.

Klinik, Diagnostik und Differenzialdiagnose

- ▶ Schwellung, Hämatom über dem lateralem Talus; Bewegungs- und Belastungsschmerz v. a. bei Bewegung im USG.
- ▶ **Untersuchung:** Lokaler Druckschmerz, Schmerzprovokation bei Dorsalextension oder Pronation.
- ▶ **Röntgen** (OSG a.–p. und seitlich, ggf. dorsoplantar, s. Abb. 22.7a), **CT** (Abb. 22.7b):
  - ▷ *Cave:* Die Fraktur kann auf konventionellen Röntgenbildern leicht übersehen und als fibulare Bandläsion missgedeutet werden! Bei unklarem Röntgenbefund großzügige Indikation zur CT.
- ▶ **Ggf. MRT** (Abb. 22.7c): Zur Beurteilung des kollateralen Weichteilschadens (Syndesmose, fibulare Bänder).
- ▶ **Differenzialdiagnose:** Fibulare Bandläsion.

Therapie und Prognose

- ▶ **Konservative Therapie:**
  - Bei undislozierten Frakturen.
  - 6 Wochen Entlastung in Unterschenkelorthese.

22.9 Fraktur des Processus lateralis tali (Snowboarder's Ankle)

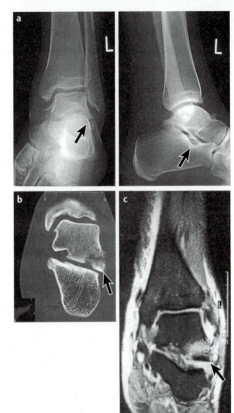

Abb. 22.7 • Fraktur des Processus lateralis tali.
a Im konventionellen Röntgen (Pfeil),
b im koronaren CT,
c im MRT (Gelenkfläche zum USG abgeschert).

▶ **Operative Therapie:**
- *Indikation:* Dislozierte Frakturen mit Beteiligung der Gelenkfläche des USG.
- *OP-Technik:* Osteosynthese (z. B. Schraube) oder Fragmententfernung (abhängig von der Fragmentgröße).
  - Hockeyschlägerförmiger Zugang über dem lateralen Talus.
  - Schraubenosteosynthese nach anatomischer Reposition über einen temporär eingebrachten Kirschner-Draht als „Joystick".
  - Entfernung kleiner Fragmente aus der Kompressionszone.
- Nachbehandlung:
  - Nach Fragmententfernung: Teilbelastung bis zur Wundheilung, dann rasche Belastung.
  - Nach Osteosynthese: Entlastung für 6 Wochen im Gips oder Unterschenkelorthese (z. B. Vacoped oder Aircast-Walker).

▶ **Komplikationen:** Hauptrisiko ist die Früharthrose des USG.

23 Fuß

23.1 Osteochondrale Läsion des Talus

Grundlagen

- **Definition:** Aseptische Osteonekrose.
- **Ätiologie:**
  - *Traumatische Genese:* In den meisten Fällen liegen Supinationstraumata des oberen Sprunggelenkes (OSG) zugrunde (anamnestisch oftmals nicht sicher zu evaluieren), bei medialen Läsionen bis zu 70 %, bei lateralen Läsionen bis zu 98 %.
  - Biomechanische Genese: Instabilität des OSG, Achs-, Gelenkfehlstellung.
  - *Idiopathische Genese:* Vaskuläre, genetische und endogene Faktoren.
- **Epidemiologie:** Altersgipfel im 2.–3. Lebensjahrzehnt.
- **Einteilung:** Siehe Tab. 23.1.

Klinik, Diagnostik und Differenzialdiagnosen

- **Symptomatik:** Belastungsabhängige Schmerzen („Schmerzen bei jedem Schritt"), im akuten Stadium zusätzlich Schwellung und Bewegungseinschränkung. Oftmals kein Ruheschmerz.
- **Untersuchung:** Schwellung, Beweglichkeit des OSG, DS über medialer bzw. lateraler Talusschulter.
- *Beachte:* Eine zusätzliche Bandinstabilität des OSG muss ausgeschlossen werden!
- **Röntgen** (OSG, 2 Ebenen unter Belastung und Rückfußaufnahme (z. B. Saltzman-Aufnahme):
  - Verminderte Knochendichte, Sklerosesaum (alte Läsion), evtl. gelöstes Fragment.
  - Mögliche arthrotische Veränderungen, posttraumatische Fehlstellungen, Gelenksinkongruenz.
  - *Cave:* Oft zeigt sich ein Normalbefund im konventionellen Röntgenbild.
- **MRT:** Bei klinischem Verdacht einer OCL des Talus (mit i. v. KM):
  - Beurteilung von Größe und Vitalität des Knorpels und des subchondralen Knochens (Ödem).
  - Ggf. tibiale Begleitreaktion, arthrotische Veränderungen, Synovitis.
- **Differenzialdiagnosen:** Chronische Sprunggelenksinstabilität, posttraumatische Arthrose, Knorpelabscherung (Flake Fracture).

Therapie und Prognose

- **Konservative Therapie:**
  - Indikation:
    - Nur bei geringer Beschwerdesymptomatik oder akzidentell in der MRT entdeckten asymptomatischen osteochondralen Läsionen.
    - Läsionen mit Erweichung des Knorpels oder bei Signalalterationen im MRT ohne Zeichen einer Ablösung (Stadium I und II, Einteilung s. Tab. 23.1).
  - Vorgehen:
    - 6-wöchige Teilbelastung mit 20 kg in Kombination mit Physiotherapie (Gangschule an Unterarmgehstützen und Bewegungstherapie).
    - Eine alleinige Entlastung führt oftmals nicht zu befriedigenden Ergebnissen.
  - Weitere konservative Therapiemöglichkeiten:
    - Hyperbare Sauerstofftherapie (Steigerung der Sauerstoffdiffusionsstrecke).
    - Bisphosphonate (BP), „off-label use" (Hemmung der Osteoklasten, Verminderung der Knochenresorption, antiinflammatorische Wirkung). Bei ausgeprägtem Knochenmarködem neoadjuvante BP-Therapie. Im Anschluss klinische und radiologische Re-Evaluation (MRT mit i. v. KM).
- **Operative Therapie:** Siehe Tab. 23.1.

23.1 Osteochondrale Läsion des Talus

Tab. 23.1 • **Indikationen zur operativen Therapie.**

Stadium	Befund	Therapie
I (juvenil)		kons. Therapie, MRT-Verlaufskontrolle
I (Erwachsene)		kons. Therapie/retrograde Anbohrung
II	ohne Sklerosierung mit Sklerosierung	kons. Therapie/retrograde Anbohrung, retrograde Spongiosaplastik
III	vitales Fragment, geringe Sklerosezone	anterograde Anbohrung und Spongiosaplastik bei erhaltenem Knorpeldeckel
		Dissekatrefixierung, falls möglich (Fibrinkleber, resorbierbare Stifte)
	avitales Fragment, zystische subchondrale Sklerosierung, deutliche Sklerosezone	Dissekatentfernung, Kürettage
		OAT oder AMIC mit Spongiosaplastik bei Knorpeldefekt
IV	vitales Fragment	Dissekatrefixierung nach Anbohrung und Spongiosaplastik
	avitales Fragment, Sklerosierung	Dissekatentfernung
		Knorpel-Ersatzverfahren (OAT, AMIC oder MACT ggf. mit Spongiosaplastik)

OAT = osteochondrale autologe Transplantation
MACT = matrixassoziierte autologe Chondrozytentransplantation
AMIC = autologe matrixinduzierte Chondrogenese

- **OP-Technik:**
  - *Osteochondrale autologe Transplantation (OAT):*
    - Medialer oder lateraler Zugang (für Exposition der Läsion medial ist häufig eine Innenknöchelosteotomie nötig).
    - Zylindrisches Ausstanzen des Defektes.
    - Entnahme von Spenderzylinder(n) aus dem ipsilateralen Kniegelenk (proximolaterale Trochlea femoris) und Transplantation in den Talus (meist 1 – 2 Zylinder von 8 – 10 mm Durchmesser).
    - Reposition bei Osteotomie des Malleolus und Schraubenosteosynthese
- **Nachbehandlung:**
  - Nach OAT (osteochondrale autologe Transplantation):
    - Physiotherapie: Extension/Flexion 0°/0°/frei; bei Malleolarosteosynthese keine Pro- und Supination.
    - Entlastung für insgesamt 6 Wochen an UGS unter medikamentöser Thromboseprophylaxe, gespaltene Gipsschiene zur Spitzfußprophylaxe für 2 Wochen postoperativ (bei Malleolarosteotomie 6 Wochen).
    - Röntgenkontrollen nach 6 und 12 Wochen postoperativ.
    - Mögliche Entfernung der Malleolarschrauben bei vollständiger Konsolidierung der Osteotomie.
  - Nach Anbohrung und/oder matrixassoziierter autologer Chondrozytentransplantation (MACT): Entlastung für 6 – 12 Wochen.
- **Prognose:**
  - Konservative Therapie vor Wachstumsabschluss mit guter Prognose (bei konsequenter Belastungsreduktion); mit zunehmendem Alter des Patienten, Defekt-

größe und Arthrose des OSG verschlechtert sich die Prognose der konservativen Therapie.
- Gute mittelfristige Erfolge mittels OAT.
- Geringe Entnahmemorbidität am Kniegelenk.

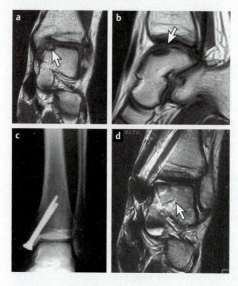

Abb. 23.1 • Osteochondrale Läsion der medialen Talusschulter.
a Präoperativer Befund.
b Präoperativer Befund.
c Zustand nach OAT und Innenknöchelosteotomie.
d MRT 2 Jahre nach OAT.

23.2 Haglund-Exostose

Definition und Klinik

- **Definition:** Knöcherne Ausziehung/Sporn am oberen Pol des Tuber calcanei; durch chronischen Druck durch zu enges Schuhwerk, oft doppelseitig.
- **Klinik:** Schmerzen bei Belastung im Bereich der Ferse am Ansatz der Achillessehne; Schwielenbildung; Bursitis, ggf. Erguss.

Diagnostik und Differenzialdiagnosen

- **Untersuchung:** Lokaler Druckschmerz.
- **Röntgen** (Rückfuß seitlich und Kalkaneus axial): Typische Spornbildung am kranialen Pol des Tuber calcanei.
- **Ggf. CT:** Ausmaß der knöchernen Veränderung.
- **Ggf. MRT:** Bursitis subachillea, Teilrupturen im Ansatzbereich der Achillessehne, Begleitödem im Knochen.
- **Differenzialdiagnosen:** Achillessehnenpathologie, dorsaler Fersensporn (Verkalkungen im Ansatz der Achillessehne, Morbus Sever (Apophysitis des Tuber calcanei vor Abschluss des Wachstums), Spondylarthropathie.

Therapie und Prognose

- **Konservative Therapie:**
  - Vermeiden von engem Schuhwerk zur Druckentlastung (Sandalen, barfuß laufen).
  - *Orthopädieschuhtechnik:* Maßgerechte Entlastung, Polsterung und Erhöhung der Fersenkappe, v. a. in Stiefeln, Fersenkissen.
  - *Medikamentös:* Nicht steroidale Antiphlogistika.
  - *Physikalische Therapie:* Kryotherapie, Wärme; Ultraschall.
  - Stoßwelle.
- **Operative Therapie:** Abtragen der Haglund-Exostosen bei Versagen der konservativen Maßnahmen.
  - Offene OP-Technik:
    - Medialer L-förmiger Schnitt am ventralen Rand der Achillessehne oder dorsaler Längs-Zugang mittig durch Achillessehnenansatz, kein Präparieren von Schichten, Bauchlage.
    - ▶ *Cave:* Schonung des lateral verlaufenden N. suralis! Häufigste Ursache für Rezidive ist ein unzureichend abgetragener Knochen, vor allem an der medialen und lateralen Kalkaneuskante.
    - Darstellen und minimales Abschieben der Achillessehne am Tuber calcanei; in Plantarflexion Abmeißeln des Tuber calcanei bis an die Achillessehneninsertion.
    - Bursektomie.
    - Ggf. kombinierte Abtragung eines dorsalen Fersensporns (s. u.).
  - *Endoskopische OP-Technik,* arthroskopische Standardinstrumente (S. 511):
    - Portale: Medialer und lateraler Rand der Achillessehne in Höhe des Kalkaneusoberrandes.
    - Entfernung der Bursa.
    - Abtragung des Knochens mit Akromionizer unter Röntgenbildverstärker-Kontrolle, ggf. Débridement der Achillessehne.
  - Nachbehandlung:
    - Bei isolierter endoskopischer Abtragung der Haglund-Exostose: Hochlagern, Kühlen, Teilbelastung für 2 Wochen, Walker oder Unterschenkel-Gipsschiene in 90° für 6 Wochen.
    - Bei offener OP: 6 Wochen Walker oder Unterschenkel-Gipsschiene in 90°, davon 2 Wochen Entlastung, 2 Wochen Teilbelastung und 2 Wochen Vollbelastung.
  - *Komplikationen:* Verletzung der Achillessehne, postoperative Ruptur, Läsion des N. suralis, adhärente Hautnarbe.
- **Prognose:** Rezidiv bei ungenügender Resektion.

23.3 Dorsaler Fersensporn

Definition und Klinik

- **Synonym:** Verkalkung des Achillessehnenansatzes.
- **Definition:** Knöcherne Ausziehung des Kalkaneus am Achillessehnenansatz.
- **Klinik:** Lokale Schmerzen, Verkürzung der dorsalen Kette.

Diagnostik und Differenzialdiagnosen

- **Diagnostik:**
  - *Untersuchung:* Lokaler Druckschmerz.
  - *Röntgen:* Verkalkungen im Achillessehnenansatz.
  - *MRT:* Ggf. Flüssigkeitsaufnahme des Achillessehnenansatzes, Partiallängsruptur der Achillessehne.
- **Differenzialdiagnosen:** Haglund-Exostose, Achillessehnenpathologie.

Therapie und Prognose

▶ **Therapie:**
- Konservativ:
  - Medikamentös: NSAR.
  - Physikalisch: Im akuten Reizzustand Kälte, sonst Wärme, Querfriktion, Ultraschall, Stoßwelle.
  - Physiotherapie: Dehnung der dorsalen Kette, exzentrische Kräftigung.
- Operativ:
- Abtragung der intratendinösen Verkalkungen über medialen paraachillären Zugang oder dorsal mittigen Zugang über dem Achillessehnenansatz.
- Refixierung des abgelösten Achillessehnenansatzes, ggf. mit Fadenanker.
- *Nachbehandlung:* Abhängig vom Ausmaß der abgetragenen Anteile des Achillessehnenansatzes:
  - Abtragung > 2/3 des Sehnenansatzes: Wie Achillessehnenruptur (S. 455): 8 Wochen Vacoped-Stiefel, 4 Wochen 120°, 2 Wochen 105°, 2 Wochen 90°, davon die ersten 2 Wochen Teilbelastung 20 kg.
  - Abtragung < 2/3 des Sehnenansatzes: 6 Wochen Walker in 90°-Stellung, die ersten 2 Wochen Teilbelastung 20 kg.

23.4 Arthrose des USG

Ätiologie und Klinik

▶ **Ätiologie:** Isolierte USG-Arthrose posttraumatisch (Kalkaneusfraktur, Talusfraktur), degenerativ, bei rheumatoider Arthritis oder postinfektiös, Coalitio (angeborene Knochenbrücke zwischen Fußknochen, häufig Subtalar- oder Kalkaneonavikulargelenk).

▶ **Klinik:**
- Belastungsschmerz am Rückfuß, Anlaufschmerz.
- Verminderte Belastbarkeit und Beweglichkeit, Schwellungsneigung.
- Varus-, seltener Valgusfehlstellung.
- Sinus-tarsi-Syndrom.

Diagnostik und Differenzialdiagnosen

▶ **Untersuchung:**
- Lokaler Druck- und Belastungsschmerz; Schwellung, Fehlstellung.
- Beweglichkeit und Abrollen schmerzhaft eingeschränkt.

▶ **Röntgen** (Fuß in 3 Ebenen und Sprunggelenk in 2 Ebenen unter Belastung, Saltzmann): Zur Beurteilung der Fehlstellung → Valgusdeformität durch OSG oder USG?

▶ **CT:** Zur genaueren Positionsbeurteilung und Beurteilung der Knochenstruktur für evtl. OP-Planung.

▶ **MRT:** Evtl. zum Ausschluss einer Weichteilpathologie, Ausschluss Coalitio talocalcanearis.

▶ **Differenzialdiagnosen:** Posteriores ossäres Impingement, Ruptur des M. tibialis posterior, Tarsaltunnel-Syndrom, Fersensporn-/plantare Fasziitis.

Konservative Therapie

▣ *Merke:* Initial ist immer ein konservativer Versuch gerechtfertigt.

▶ **Vorgehen:**
- Orthopädietechnik:
  - Einlagenversorgung (S. 116): fersenumfassend mit Abstützung unter Sustentaculum tali; Pufferabsatz.
  - Mittelfußrolle als Abrollhilfe (S. 115), mediale Fersenabstützung.
  - Knöchelübergreifende Schuhe.
- *Medikamentös:* Lokale Infiltrationen (evtl. Kortikosteroide, Hyaluronsäure).

Operative Therapie

- ▶ **Subtalare Korrekturarthrodese:**
  - Indikationen:
    - Isolierte Arthrose im Subtalargelenk.
    - Versagen konservativer Maßnahmen.
    - Starker Leidensdruck bei objektivierbar fortgeschrittener Arthrose.
    - Rückfuß-Varus- oder -Valgusfehlstellung oder Talusverkippung (meist posttraumatisch).
  - *OP-Technik* (Abb. 23.2):
    - Zugang posterolateral, medial oder lateral.
    - Mit Osteotomiespreizer Öffnen des Gelenkes und korrigierende Ausrichtung; Bildwandlerkontrolle. Anbohren der zu arthrodesierenden Knochenflächen.
    - Nach Entknorpeln ggf. Achskorrektur durch Knochenspan, Einbringen von Beckenkammspongiosa zur Korrektur des Höhenverlustes durch die Gelenkresektion; vgl. Kap. OP-Technik autologe Knochengewinnung (S. 508).
    - Stabilisieren mit kanülierten Spongiosaschrauben (2 × 7,5 mm) von talar, kalkanear oder kalkanear und lateroplantar nach talar.
  - ⮕ *Cave:* Sekundäre Inkongruenz der Chopart-Gelenklinie.
- ▶ **Double-Arthrodese:**
  - *Definition:* Arthrodese von Subtalargelenk und Talonavikulargelenk.
  - *Indikationen:* Arthrose von Subtalargelenk und Talonavikulargelenk posttraumatisch, degenerativ, durch Fehlstellungen, symptomatische Hypermobilität.
- ▶ **OP-Technik:**
  - Zugang posterolateral und/oder medial.
  - Aufspreizen und korrigierende Ausrichtung zunächst des Subtalargelenkes, Entknorpeln und Verblocken mittels Knochenspan oder Spongiosa.
  - Einbringen von kanülierten Schrauben.
  - Darstellen und Aufspreizen des Talonavikulargelenkes, Entknorpeln und Verblocken mittels Beckenkammspan/-spongiosa.
  - Einbringen von kanülierten Schrauben.
- ▶ **Triple-Arthrodese:**
  - *Definition:* Arthrodese von Subtalargelenk und Chopart-Gelenklinie (= Talonavikular- und Kalkaneokuboidalgelenk).
  - Indikationen:
    - Korrektur von Fehlstellungen (Klumpfuß, extremer Hohlfuß), kontrakter Knick-Platt-Fuß.

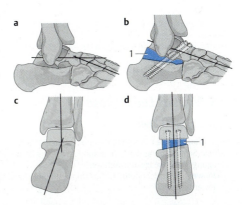

Abb. 23.2 • Subtalare reorientierende Arthrodese mit Korrektur der Rückfußachse durch einen keilförmigen trikortikalen Span aus dem Beckenkamm. (aus Wirth C. J.: Fuß. Thieme; 2002)
a Präoperativ im Vergleich zur Mittelfußachse verkippter Talus,
b Anhebung der Taluslängsachse durch Einfügung eines Knochenspans (1),
c präoperative Varusfehlstellung des Fersenbeins,
d Korrektur der Rückfußachse.

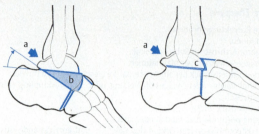

Abb. 23.3 • Lambrinudi-Technik.
a Arthrorise,
b Korrekturkeilentnahme aus Talus und Kalkaneus,
c Verzahnung des Talus in Nut des Os naviculare, Plantarflexion im OSG 0°–10°, Pro-/Supination im Vorfuß neutral.

– Lähmungsspitzfuß bei Poliomyelitis (Lambrinudi-Technik: Der Taluskopf wird in eine Nut des Os naviculare verzahnt, s. Abb. 23.3).
– Posttraumatische Arthrose des Subtalar- und des Chopart-Gelenks.
• OP-Technik:
– Lateraler und medialer Zugang.
– Öffnen der Gelenke nacheinander mit Osteotomiespreizer und korrigierende Ausrichtung. Bildwandlerkontrolle.
– Entknorpeln, ggf. Achskorrektur durch Knochenspan, Anlagern von Beckenkammspongiosa.
– Stabilisierung mit kanülierten Schrauben im Talonavikular-, Kalkaneokuboidal- und Talokalkanealgelenk.
▶ **Nachbehandlung:**
• 12 Wochen Walker oder Unterschenkelgips.
• 6 Wochen Entlastung an Unterarmgehstützen, evtl. Rollstuhl.
• Nach Röntgenkontrolle 6 Wochen postoperativ schrittweiser Belastungsaufbau über weitere 6 Wochen.
• Röntgenkontrollen: Postoperativ, vor Entlassung, 6 und 12 Wochen postoperativ.
• Frühfunktionelle Mobilisation des OSG.

Komplikationen und Prognose

▶ **Komplikationen:** Verletzung von N. suralis, N. cutaneus intermedius, Peronealsehnen; Pseudarthrose (2 – 6 %), laterales Impingement (5 %), Fusion des Kalkaneus in Varus oder Valgus.
▶ Funktionelle Einschränkung nach USG-Arthrodese gering, meist unauffälliges Gangbild.
▶ Gefahr der Anschlussarthrosen.

23.5 Morbus Ledderhose

Definition und Klinik

▶ **Definition:** Plantare Fibromatose unbekannter Ursache.
▶ **Klinik:** Schrumpfung der Plantaraponeurose; meist noduläre (selten flächige) Ausprägung; Zehenbeugekontrakturen.
  ▷ *Hinweis:* Entspricht dem Morbus Dupuytren der Hand; häufig gemeinsame Manifestation.

Diagnostik und Differenzialdiagnosen

- **Untersuchung:** Im Bereich der Plantaraponeurose gut tastbare, oft knötchenartige Resistenzen; meist medial gelegen; Zehen nicht betroffen.
- **Röntgen** (Fuß in 2 Ebenen): Unauffällig.
- **MRT:** Ausschluss eines Tumors.
- **Differenzialdiagnosen:** Tumor, Fasciitis nodularis.

Therapie und Prognose

- **Konservative Therapie:** Bei kleinen Knötchen: Einlagenversorgung mit Weichbettung unter Einbeziehung der Knötchen.
- **Operative Therapie:** Bei persistierenden Beschwerden.
  - OP-Technik:
    - Seitliche Inzision von medial am Rand der Fußsohle nicht immer ausreichend: Bogenförmiger Schnitt durch wenig belastete Sohlenfläche.
    - Entfernung der Knötchen und der umgebenden Stränge plus möglichst viel Gewebe der Aponeurose.
    - *Cave:* Bei zu sparsamer Resektion steigt die Rezidivgefahr.
  - Nachbehandlung:
    - Entlastung für 2 Wochen mit sofortiger aktiver Zehen- und Fußbewegung; Belastungssteigerung je nach Schmerz-/Reizzustand und abhängig von der Größe der OP.
    - Einlagen zur Entlastung mit Fußbettung zur Polsterung.
- **Prognose:** Hohe Rezidivquote!

23.6 Plantarfasziitis

Definition und Klinik

- **Synonym:** Plantarer Fersensporn.
- **Definition:** Persistierende entzündliche Veränderung im Bereich der Plantarfaszie, meist am kalkanearen Ursprung.
- **Ätiologie:** Überlastung, Fehlbelastung, Fußdeformität, Fersensporn (knöcherne Ausziehung des Kalkaneus, medioplantar am Ursprung der Plantarfaszie; meist Zufallsbefund (10% der Bevölkerung); gehäuft bei Adipositas, stehenden Berufen, Knick-Senk-Fuß.
- **Klinik:** Lokale Schmerzen, vermehrt bei Belastung direkt am Ursprung der Aponeurose; häufig beidseits.
- *Beachte:* Nicht der Fersensporn bereitet die Beschwerden, sondern die Plantarfasziitis. Die Beschwerden sind nicht proportional zur Größe des Sporns. Nicht jeder Sporn verursacht Schmerzen, nicht bei jedem Schmerz lässt sich ein Sporn radiologisch nachweisen.

Diagnostik und Differenzialdiagnosen

- **Untersuchung:** Typische Zeichen einer Insertionstendinose: Lokaler Druckschmerz.
- **Röntgen** (Fuß in 3 Ebenen): Ggf. typische knöcherne Ausziehung, evtl. Kalkeinlagerung, erhöhte Röntgendichte der Plantarfaszie.
- **MRT:** Inserationstendinose gut darstellbar, Verdickung der Plantarfaszie, Ausschluss anderer DD.
- **Differenzialdiagnosen:** Ermüdungsfraktur, Knochenmarködemsyndrom, Nervenkompression des R. calcanearis des N. tibialis (= Baxter-Nerv), Tarsaltunnelsyndrom (S. 193), Morbus Bechterew (S. 193), Gicht (S. 203), Knochenzyste.

Therapie und Prognose

- **Konservative Therapie:** In > 95 % erfolgreich.
  - *Orthopädietechnik:* Einlagenversorgung mit Abpolsterung der schmerzhaften Plantarfaszie über die gesamte Länge (nicht nur kreisförmig; s. Abb. 5.25), Pufferabsatz.
  - Extrakorporale Stoßwellentherapie.
  - Medikamentös:
    - Lokale Injektionen (Lokalanästhetikum, evtl. Kortikosteroide, Botulinumtoxin) von medioplantar.
    - NSAR.
  - *Physiotherapie:* Dehnung der dorsalen Kette, Gangschulung, Friktionen, Ultraschall.
- **Operative Therapie:** Nur bei Versagen aller konservativen Maßnahmen.
  - OP-Technik:
    - Schräger medialer Zugang am Oberrand des M. abductor hallucis.
    - ▷ *Cave:* Baxter-Nerv.
    - Darstellen der Insertion der Faszie; partielle scharfe Ablösung, Resektion eines evtl. vorhandenen Sporns und Resektion der entzündlich veränderten Anteile der Plantarfaszie (meist mediales Faszienbündel betroffen).
    - Ggf. Dekompression des N. plantaris an der Durchtrittsstelle durch die Abduktorfaszie.
  - *Nachbehandlung:* Hochlagern, Entlastung bis zum Abschluss der Wundheilung (Fersenpuffer, Einlagen); Belastungssteigerung nach Schmerz-/Reizzustand.
  - *Komplikationen:* Gefäß-, Nervenverletzungen (N. plantaris).
- **Prognose:** Hohe Rezidivrate.

23.7 Akzessorische Knochen

Grundlagen

- **Definition:** Häufig beidseits lokalisierte Normvarianten mit primär separierten Ossikeln an den Tarsalknochenvorsprüngen.
- **Ätiologie:** Entstehung aus separaten Anlagen im hyalinen Knorpel mit eigenem Ossifikationszentrum, durch intratendinöse Ossifikation, selten posttraumatisch.
- **Formen/Einteilung** (Abb. 23.4): Mehr als 40 akzessorische Knochen beschrieben; meist symmetrisch; klinisch relevant sind v. a. Os tibiale externum bzw. Os naviculare cornutum (knöcherne Fusion des Ossikels mit dem Os naviculare), Os trigonum, Os Vesalianum, Os intermetatarseum, Os peroneum.

Klinik, Diagnostik und Differenzialdiagnosen

- Meist asymptomatisch, radiologischer Zufallsbefund; u. U. lokaler Schmerz, Druck im Schuh.
  - ▷ *Hinweis:* Akzessorische Knochen können nach geringem Trauma symptomatisch werden.
- **Untersuchung:** Achten auf Prominenzen, Beschwielung, Klavi, Schmerzen, Bursae.
- **Röntgen** (Fuß in drei Ebenen oder OSG a.–p. und seitlich; ggf. Zielaufnahmen): Vergleichsaufnahme der Gegenseite, Abgrenzung zu Frakturen, knöchernen Ausrissen oder posttraumatischen Ossifikationen!
  - ▷ *Merke:* Ossa accessoria sind abgerundet, frische Frakturen haben scharfe Kanten.
- **MRT, CT:** Zur exakten Diagnosefindung (Abgrenzung zur Fraktur) und Lokalisierung. Aktivierung durch KM-Aufnahme darstellbar.
- **Differenzialdiagnosen:** Frakturen (Gutachten!), knöcherner Abriss/Absprengung, posttraumatische Verknöcherung, Pseudarthrose.

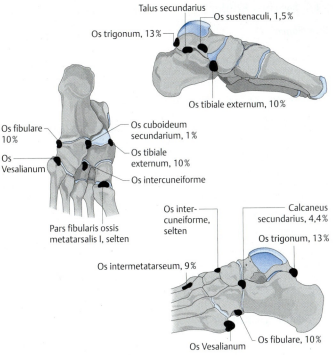

Abb. 23.4 • Übersicht der akzessorischen Knochen nach Lanz und Wachsmuth. (aus Wirth C. J.: Fuß. Thieme; 2002)

Therapie

- **Konservativ:** Lokale Entlastung durch Einlage, offenes/weites Schuhwerk mit weichem Oberleder; Polsterung, Filzring (besser: U-förmige Polsterung).
- **Operativ:** Exstirpation des Ossikels nur bei persistierenden Beschwerden.
  - OP-Technik:
    - Os trigonum: Offene oder arthroskopische Entfernung und posteriore Dekompression.
    - Os tibiale externum bzw. Os naviculare cornutum: Über dorsomedialem Längsschnitt Spalten der Tibialis-posterior-Sehne; Exstirpation des Ossikels und großzügige Resektion/Glättung der Exostose bis zum medialen Talusrand (evtl. Reinsertion der Tibialis-posterior-Sehne mit Fadenanker).
  - *Nachbehandlung:* Teilbelastung bis zur gesicherten Wundheilung; bei Sehnenrefixierung 6 Wochen Walker oder Unterschenkelgips.

Komplikationen und Prognose

- **Komplikationen:** Sehnenruptur; Rezidiv wegen ungenügender Resektion eines Os naviculare cornutum.
- **Prognose:** Häufig lange Rekonvaleszenzzeit (ggf. mehrere Monate bis zur Schmerzfreiheit).

23.8 Morbus Köhler I

Grundlagen

- **Definition:** Avaskuläre Osteonekrose des Os naviculare pedis.
- **Epidemiologie:** Prädilektionsalter 3.– 12. Lebensjahr; m : w = 4 : 1; in 30 % beidseitig; häufig kombiniert mit anderen avaskulären Nekrosen, z. B. Morbus Perthes (S. 287), und bei Ossifikationsstörungen, z. B. enchondrale Dysostose (S. 161).

Klinik, Diagnostik und Differenzialdiagnosen

- Belastungsabhängige Schmerzen im Mittelfuß.
- **Untersuchung:** Druckschmerz und gelegentlich Schwellung über dem Os naviculare.
- **Röntgen:** (Fuß in drei Ebenen): Scheibenförmige Verschmälerung und Zunahme der Knochendichte im Os naviculare; schollenförmiger Zerfall des Knochens möglich; Gelenkspaltverbreiterung zu Talus und Os naviculare.
- **Differenzialdiagnosen:** Posttraumatische Vaskularisationsstörung, Tumor, Entzündung, Anlagestörung (Os naviculare bipartitum).

Therapie und Prognose

- **Konservative Therapie:** Bei akuten Schmerzen Ruhigstellung im Unterschenkelgips und Entlastung für 8 – 12 Wochen; danach Versorgung mit Einlagen zur Unterstützung des Fußlängsgewölbes.
- **Prognose:** Meist Restitutio ad integrum. Bei persistierender Deformität des Os naviculare mit Abflachung der Fußlängswölbung sekundäre Arthroseentstehung möglich (→ Arthrodese).

23.9 Morbus Köhler II

Grundlagen

- **Synonym:** Köhler-Freiberg-Erkrankung.
- **Definition:** Avaskuläre Osteonekrose der Metatarsaleköpfchen (bevorzugt Metatarsaleköpfchen II betroffen, seltener III, IV oder V); gehäuft kombiniert mit Spreizfuß.
- **Epidemiologie:** Prädilektionsalter 10.– 18. Lebensjahr; m : w = 1 : 4.

Klinik, Diagnostik und Differenzialdiagnosen

- Druckschmerz plantar und dorsal am betroffenen Metatarsaleköpfchen, Schmerz bei Abrollbewegung.
- **Röntgen** (Fuß in drei Ebenen): Stadienhafter Verlauf mit Initial-, Kondensations-, Fragmentations- und Reparationsstadium, vgl. Röntgenmorphologie bei Morbus Perthes (S. 287). Im Endstadium häufig persistierend becherförmige Deformierungen und Exostosen.
- **Differenzialdiagnosen:** Ruptur der plantaren Platte im MTP-Gelenk, Ermüdungsfraktur, Überlastungsschmerzen, Tendinopathien, Morton-Metatarsalgie (S. 497), Psoriasisarthritis (S. 207), chronische Polyarthritis (S. 185), Charcot-Fuß, s. Neuroosteoarthropathie des Fußes (S. 498).

Therapie und Prognose

- **Konservative Therapie:** Kurzfristig Entlastung zur Schmerzreduktion. Langfristig Einlagen mit retrokapitaler Pelotte zur gezielten Entlastung des Metatarsaleköpfchens.
- **Operative Therapie:** Therapie bei Arthrose mit Knorpeldefekten:

- Subkapitale dorsale Closed-Wedge-Osteotomie mit Resektion der destruierten Gelenkanteile, Dorsalisierung der intakten, plantaren Gelenkfläche in die Hauptbelastungszone, Schraubenosteosynthese.
- Gelenkplastik (Abtragung der Exostosen, Debasierung selten notwendig).

▶ **Prognose:** Aufgrund der häufig persistierenden Deformität frühzeitige Arthroseentstehung.

23.10 Tibialis-posterior-Insuffizienz

Grundlagen

▶ **Synonym:** (Erwachsenen-)Knick-Senk-Fuß, Pes planovalgus, Tibialis-posterior-Dysfunktion.
▶ **Definition:** Fersenabknickung unter Belastung in Valgusstellung > 10–15°, Längswölbung abgeflacht und Vorfuß in Abduktion (fließende Übergänge der 3 Komponenten), Steilstand des Talus.
▶ **Ätiologie:**
- Insuffizienz der Tibialis-posterior-Sehne mit konsekutiver Insuffizienz der medialen kapsuloligamentären Strukturen auf degenerativer Basis, nach Trauma, Poliomyelitis, bei zerebralen oder peripheren Paresen, Meningomyelozele.

▶ **Einteilung** (modifiziert nach Johnson):
- *Stadium I:* Tenosynovitis ohne Deformität; Sehnenkontinuität ist erhalten, Einbeinzehenstand möglich, Inversion des Fußes kräftig gegen Widerstand.
- *Stadium II:* Partialruptur der Tibialis-posterior-Sehne mit einem flexiblen Plattfuß; klinisch abgeflachtes Längswölbung, Inversionsschwäche, Einbeinzehenstand nicht möglich.
- *Stadium III:* Rigider Rückfußvalgus, meist in Kombination mit einer rigiden Vorfußabduktion.
- *Stadium IV:* Valgusdeformität des oberen und unteren Sprunggelenks, zusätzliche Instabilität des Lig. deltoideum.

Klinik, Diagnostik und Differenzialdiagnosen

▶ **Klinik:** Häufig asymptomatisch; sichtbare Deformität; evtl. medioplantarer Belastungsschmerz, Druckbeschwerden.
▶ **Untersuchung:**
- Rückfuß locker, beweglich oder kontrakt? Passiver, manueller Ausgleich der valgischen Rückfußstellung? (Aktive Korrektur des lockeren Knick-Senk-Fußes im Zehenstand; bei Kontraktur nicht möglich.)
- *Neurologische Untersuchung:* Lähmung, schlaff oder spastisch?
- *Genu valgum:* Statische Insuffizienz bei schlecht trainierter Muskulatur und Übergewicht.
- „Too many Toes"-Sign: Bei Betrachtung im Stand von hinten durch Vorfußabduktion lateral mehr Zehen sichtbar.
- Längswölbung abgeflacht bis aufgehoben.
- „Single-Heel-Rise"-Test positiv: Einbeinzehenspitzenstand nicht möglich, schmerzhaft, Längswölbung richtet sich nicht auf.
- Druckstellen, Ulzera.
- Verkürzung der Wadenmuskulatur

▶ **Röntgen** (Fuß in drei Ebenen belastet; Sprunggelenk a.–p. belastet): Talus verticalis (Steilstellung) durch mediales Abrutschen, Vorfußabduktion, Überlagerung der Fußwurzelreihe, Subluxation im Talonavikulargelenk, Rückfußachse valgisch.
▶ **MRT Rückfuß:** Synovialitits im Tarsaltunnel, partielle oder komplette Ruptur der Tibialis-posterior-Sehnen, laterales Impingement subfibular mit Sinus-tarsi-Syndrom, in Stadium III und IV Arthrose im OSG und USG.

23.10 Tibialis-posterior-Insuffizienz

- **Pedografie:** Belastung initial nach medial verlagert, zur Verlaufskontrolle postoperativ.
- **Differenzialdiagnosen:** Kongenitale oder posttraumatische Fehlstellung, destruierende Prozesse (Osteoarthropathie (z. B. Charcot-Fuß, rheumatoide Arthritis), Coalitio calcaneonavicularis.

Therapie

- **Konservativ:**
  - Stadium I und II:
    - NSAR, Ultraschallbehandlung.
    - Einlagenversorgung mit langsohligen Einlagen mit Rückfußfassung und Sustentaculum-Unterstützung.
    - Retrokapitale Pelottierung, ggf. Zehenbänkchen.
    - Ruhigstellung mittels Unterschenkelgips, Walker.
  - Stadium III und IV:
    - Sprunggelenkschiene.
    - Orthopädischer Schuh.
- **Operativ:**
  - *Stadium I:* Tenosynovektomie.
  - *Stadium II:* Je nach individueller Fehlstellung können folgende Maßnahmen einzeln oder kombiniert durchgeführt werden:
    - Laterale Kalkaneusverschiebeosteotomien zur Varisierung und Reduktion der Rückfußeversion.
    - Verlängerung der lateralen Säule mit Kalkaneusverlängerungsosteotomie (Interposition eines Beckenkammspans) nach Evans zur Korrektur der Vorfußabduktion. *Cave:* Drucküberlastung auf das Calcaneo-Cuboidalgelenk.
    - Sehnentransfer (Transposition des M. flexor digitorum longus auf das Os naviculare).
    - Plantarisierende basisnahe Metatarsale-I- oder Cuneiforme-I-Osteotomie.
    - Achillessehnenverlängerung.
  - *Beachte:* Der funktionelle Erhalt des unteren Sprunggelenks ist nur im Stadium I und II möglich, wenn die Deformität noch passiv ausgleichbar ist und keine Arthrose besteht.
  - Stadium III:
    - Reorientierende Triple- oder Double-Arthrodese (Subtalargelenk und Chopart-Gelenk bzw. Subtalargelenk und Talonavikulargelenk; s. Abb. 23.3).
    - Die Vorfußabduktion kann durch eine Interpositionsarthrodese des Kalkaneokuboidal-Gelenks oder Verlängerung der lateralen Säule nach Evans (s. o.) korrigiert werden.
  - Stadium IV:
    - Arthrodese des Subtalargelenks in Kombination mit Tibiotalargelenk.
    - Alternativ: Pantalare Arthrodese.
    - Alternativ: Triple-Arthrodese in Kombination mit Sprunggelenkprothese (zuerst Arthrodese, im Intervall von 3 Monaten OSG-Prothese).

Prognose

- **Komplikationen:** Pseudarthrose, Wundheilungsstörungen, Restbeschwerden bei schon degenerativ veränderten Gelenken.
- Über- und Unterkorrektur vermeiden.
- Isolierte Weichteileingriffe sind nicht dauerhaft zufriedenstellend.

23.11 Spreizfuß

Grundlagen

- **Synonym:** Pes planotransversus.
- **Definition:** Querwölbung abgeflacht, Ballen verbreitert, Metatarsalgie (S. 497).
- **Epidemiologie:** Häufigste Fußdeformität; w > m.
- **Ätiologie:** Familiäre Disposition; sekundäre Zehendeformitäten (Hallux valgus, Hammerzehen, Dig. quintus varus), begünstigt durch Schuhwerk (hoher Absatz mit schräg gelagerter Ferse [= Rutschbahn] und enger spitzer Vorfußkappe).
- **Pathogenese:** Muskuläre und ligamentäre Insuffizienz, Tiefertreten der Metatarsaleköpfchen bis zur plantarkonvexen Krümmung → mechanische Überlastung, vermehrter Zug an Ligamenten und punktueller Druck unter den Metatarsaleköpfchen.

Klinik, Diagnostik und Differenzialdiagnosen

- Schmerzen bei Belastung im Stand und beim Abstoßen; Hallux valgus (S. 487) oder Digitus quintus varus (S. 494), Hammer- und Krallenzehen (S. 492); übermäßige Beschwielung unter den Metatarsaleköpfchen II–IV.
- **Untersuchung:**
    - Im Stehen und Zehenstand: Vorfuß verbreitert, Querwölbung abgesunken.
    - Druckschmerz unter den Metatarsaleköpfchen II–IV, mit übermäßiger Beschwielung und Rötung.
    - Kontrakter oder flexibler Spreizfuß (manuelle Redression noch möglich)?
    - Vorfußkompressionsschmerz? DD: Morton-Neuralgie (S. 497), evtl. diagnostische Infiltration.
- **Fußabdruck:** Trittspur, Pedobarografie.
- **Röntgen** (Fuß belastet in 3 Ebenen): Intermetatarsalewinkel > 10°, Sesambeine subluxiert, ggf. Digitus quintus varus, ggf. Überlänge der Metatarsalia II und III (IV) (= Metatarsale-Plus-Index).
- **Differenzialdiagnosen:** Morton-Neuralgie (S. 497), Morbus Köhler II (S. 480), Stressfraktur, Exostosen, Arthritiden (cP, Gicht), Tumoren, Verrucae plantares.

Konservative Therapie

- **Konservative Maßnahmen** meist ausreichend, um volle Belastungsfähigkeit zu gewährleisten.
- **Technische Orthopädie:**
    - Einlagenversorgung:
        - Flexibler Spreizfuß: Retrokapitale Pelotte zur Entlastung der Metatarsaleköpfchen.
        - Vorfußweichbettung bei Metatarsalgie.
        - Sustentaculum-Unterstützung bei abgeflachter Längswölbung.
        - Zehenbänkchen.
        - Kontrakter Spreizfuß: Bettung ohne Korrektur zur lokalen Druckentlastung (z. B. bei Polyarthritis).
    - Schuhwerk mit Ballenrolle; Schmetterlingsrolle nur bei kontraktem Spreizfuß, z. B. rheumatoide Arthritis (S. 185); Vorfußkappe mit Platz für deformierte Zehen, bei starker Vorfuß- und Zehendeformität evtl. Maßschuh.
- **Medikamentös:** Bei aktiver Entzündung lokale und systemische Antiphlogistika.
- **Physiotherapie:** Fußgymnastik, regelmäßiges Laufen, Wandern, Sport.

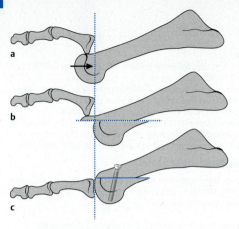

Abb. 23.5 • Weil-Osteotomie bei Metatarsalgie mit Zehenluxation. (aus Imhoff A. B., Zollinger-Kies H.: Fußchirurgie. Thieme; 2004)
a Luxation einer Kleinzehe im Grundgelenk,
b Intraartikuläre Schrägosteotomie nach Weil,
c Verschiebung des Metatarsalköpfchens nach proximal und Schraubenfixierung.

Operative Therapie

- **Indikation:** Versagen konservativer Maßnahmen.
- **OP-Technik:**
  - *Distale Schrägosteotomien:* Zur leichten Elevation und Proximalisierung der Metatarsaleköpfchen II–IV:
    - OP nach Weil (Abb. 23.5): Sägeschnitt von dorsal–distal nach plantar–proximal; Entfernung einer Scheibe zur Dorsalisierung des Metatarsaleköpfchens; Fixierung des Köpfchens mit Minischraube (ca. 1,5 mm) in der gewünschten Korrekturstellung.
    - Gefahr der dorsalisierenden MTP-Kontraktur.
    - Ggf. Metallentfernung und Arthrolyse.
- Proximale transversale Keilosteotomien: Zur Elevation der Metatarsalia II–IV.
- *Metatarsaleköpfchenresektion:* Nur bei schwerer rheumatischer Deformität.
  - OP nach Lelièvre: Metatarsaleköpfchenresektion II–V, Debasierung I meist nicht notwendig.
  - OP nach Clayton: Zusätzlich Resektion der Basis der Grundphalanx.
  - *Beachte:* Exaktes Alignment bei Resektion II–V, Debasierung I.
- **Nachbehandlung:** Nach Abschwellung und gesicherter Wundheilung Mobilisation im Vorfußentlastungsschuh nach wenigen Tagen; nach radiologischem Durchbau Vollbelastung.
- **Komplikationen:** Verzögerte Heilung, Pseudarthrose, Wundheilungsstörung, Infekt.

23.12 Spitzfuß (Pes equinus)

Grundlagen

- **Definition:** Meist kontrakte Plantarflexion des Fußes.
- **Ätiologie:** Meist erworben: Spastische Lähmung (infantile Zerebralparese, Apoplexie), traumatisch (Fuß-Sprunggelenk-Fraktur mit Achillessehnenverkürzung), Folge von insuffizienter Lagerung bei Bettlägerigkeit, Kontrakturen nach ischämischer Läsion (Tibialis-anterior-Syndrom); angeboren als Komponente beim Klumpfuß.
- **Schlaffe Lähmung:** Hängefuß: Keine aktive Dorsalextension möglich durch Läsionen der Nervenwurzel L5, periphere Schädigung N. peroneus, infantile Zerebralparese, Poliomyelitis.

23.12 Spitzfuß (Pes equinus)

Klinik
- Dorsalflexion aufgehoben, Ferse berührt im Stehen nicht den Boden. Fußlänge funktionell verkürzt.
- Bei Belastung der Fußsohle Knieüberstreckung → Genu recurvatum.
- Spitzfuß bewirkt funktionelle Beinverlängerung → Zirkumduktion des betroffenen Beins beim Gehen, Beckenschiefstand, lumbale Skoliose.
- Steppergang.
- Bei längerem Bestehen Kapselschrumpfungen, Subluxationen, Arthrosis deformans.
- Silverskjöld-Test: Funktionstest zur Differenzierung einer muskulären Kontraktur:
  - Dorsalextension aktiv und passiv bei gestrecktem Knie über Neutralstellung nicht möglich → Kontraktur des M. gastrocnemius.
  - Dorsalextension aktiv und passiv bei flektiertem Knie nicht möglich → zusätzlich Kontraktur des M. soleus.

Diagnostik
- **Untersuchung:** Dokumentation des Bewegungsumfangs, neurologische Untersuchung, Mitbeurteilung von Knie, Hüfte, LWS, Ganganalyse.
- **Röntgen:** Fuß in drei Ebenen belastet, Sprunggelenk in zwei Ebenen belastet: Arthrose, Subluxation, pathologische Gelenkwinkel.

Konservative Therapie
- **Indikation** abhängig von Ursache und Ausprägung.
- **Kontrakter Spitzfuß:** Aktive und passive Mobilisation, Physiotherapie, Dehnung des M. gastrocnemius immer bei gestrecktem Knie (M. soleus!).
- **Spastischer Spitzfuß:** Physiotherapie auf neurophysiologischer Basis (Bobath, Vojta).
- **Hängefuß:** Dynamische Fußheberorthese, Nachtlagerungsschiene.
- **Schuhzurichtung:** Ferse horizontal einbetten, Mittelfußrolle, Beinlängenausgleich auf der Gegenseite.

Operative Therapie
- **Achillessehnenverlängerung** (Z-Plastik, Stichelung) mit Arthrolyse im OSG/USG.
- **Lähmungsspitzfuß:**
  - Versetzen der Sehne des M. tibialis posterior auf den Fußrücken bei intaktem Muskel.
  - Triple-Arthrodese (Lambrinudi-Technik) bei Lähmung sämtlicher Fußheber und Arthrose im USG (s. Abb. 23.3).
- **Aponeurotische Verlängerung des M. gastrocnemius** durch mehrfache schräge Durchtrennung der ventralen Sehnenplatte des M. gastrocnemius bei mittelgradiger Kontraktur bei infantiler Zerebralparese.

Prophylaxe
- Ruhigstellung im OSG in Neutralstellung (außer postoperativ nach Achillessehnennaht).
- Beim bettlägerigen Patienten auf suffiziente Lagerung achten (Fußkasten).
  - *Cave:* Wird beim beatmeten Patienten gern vergessen!
- Möglichst tägliche Mobilisation.
- Suffiziente Gipspolsterung (N. peroneus).

23.13 Hohlfuß (Pes excavatus, Pes cavus, Claw Foot)

Grundlagen

- **Definition:** Überhöhte Längswölbung, Ferse steht oft varisch.
- **Ursache:** Störung des Muskelgleichgewichts, meist neurogen bzw. neuromuskulär bedingt, z. B. durch Spina bifida, Myelomeningozele, Poliomyelitis, Friedreich-Ataxie, traumatische Läsion peripherer Nerven, Rückenmarkstumoren. Tritt familiär gehäuft auf, Entwicklung während des Wachstums.
- **Pathogenese:** Störung des Muskelgleichgewichts von Fußhebern und Peronealmuskeln. Die Krallenzehen entstehen durch Kontraktur der Zehenstrecker.

Klinik

- **Fußform:** Kurz und verplumpt, die Längswölbung ist überhöht.
- Unelastisches Gangbild.
- Subjektiv plantare Schmerzen beim Gehen/Stehen, Umknicken nach außen.
- Starke Beschwielung am verbreiterten Ballen (MT-I-/-V-Köpfchen) und an der Ferse.
- Die Plantaraponeurose ist als derber Strang zu tasten.
- Krallenzehen.

Diagnostik

- **Untersuchung:** Unterscheidung zwischen flexiblem vs. kontraktem Hohlfuß, Dokumentation des Bewegungsumfangs, neurologische Untersuchung, Mitbeurteilung der LWS, Ganganalyse, Pedografie.
- Differenzierung von Ballen-/Hacken-/Klauenhohlfuß.
- **Röntgen** (Fuß in 3 Ebenen und OSG in 2 Ebenen im Stehen): Steilstellung der Ferse, vermehrte Abknickung im Chopart-Gelenk mit früher Arthroseentwicklung, das Os naviculare ist teils deformiert.
  - *Ballenhohlfuß*: Steilstellung des MT I, Krümmungsscheitel in Höhe der Ossa cuneiformia.
  - *Hackenhohlfuß*: Steilstellung des Kalkaneus, Krümmungsradius weiter proximal.
  - *Klauenhohlfuß*: Analog zum Hackenhohlfuß, Überstreckung im Zehengrundgelenk mit Subluxation, Beugekontraktur im DIP-Gelenk.

Konservative Therapie

- **Physiotherapie** zum Dehnen der Plantaraponeurose und der Fußmuskulatur.
- **Einlage** zur Vergrößerung der Auflagefläche des Fußes und zum Dehnen der plantaren Weichteile, quere retrokapitale Abstützung, die Längswölbung nicht anheben, extendierendes Zehenbänkchen.
- **Schuhe:** 2 – 4 cm Absatz zum Ausgleich der Sprengung (= „Höhendifferenz" zwischen Rück- und Vorfuß), Mittelfußrolle, ausreichend Platz für Ballen und Zehen planen. Bei Rückfußvarus den Außenrand erhöhen. Oft sind orthopädische Maßschuhe erforderlich (s. Abb. 5.16).

Operative Therapie

- **Bei schweren kontrakten Hohlfüßen** mit entsprechenden Beschwerden:
  - *Release der Plantaraponeurose:* Steindler-Release, beim Erwachsenen nur begrenzt sinnvoll, da es die langen Zehenflexoren relativ verkürzt.
  - *Sehnentransfers* (Flexor digitorum longus, Tibialis posterior, Peroneus longus auf Peroneus brevis).
  - Extendierende MT-I-Osteotomie.
  - Laterale Closed-Wedge-Osteotomie des Kalkaneus (z. B. Dwyer).
  - Mittelfußosteotomie mit Keilentnahme.
  - In sehr schweren Fällen Triple-Arthrodese mit Korrektur der Fehlstellungen.

Prognose

- **In leichten Fällen** sind konservative Maßnahmen meist ausreichend, um eine volle Belastungsfähigkeit zu gewährleisten. Wichtig sind fachgerechte orthopädieschuhtechnische Maßnahmen.
- **In schweren Fällen** – u. a. abhängig von der Ätiologie – ist die Gehleistungsfähigkeit nach einigen Jahren bereits eingeschränkt. Bei der Berufswahl berücksichtigen.

23.14 Hallux valgus

Grundlagen

- **Definition:** Laterale Abweichung der Großzehe im Grundgelenk, mediale Prominenz des Metatarsale-I-Köpfchens („Ballen") und gleichzeitig Pronation des 1. Strahls und Metatarsus primus varus. Superposition des Hallux über oder unter die 2. Zehe. Sekundär Hammer- und Krallenzehen II–V und Digitus quintus varus.
- **Epidemiologie:** Häufigste Vorfußdeformität, oft beidseits; w > m, selten bei Kindern; gehäuft ab dem 50. Lebensjahr; familiäre Disposition.
- **Ätiologie:** Achsfehlstellung durch Störung des muskulären Gleichgewichts beim Spreizfuß (S. 483); Achsfehlstellungen oder Instabilitäten im Tarsometatarsale-I-Gelenk; Tragen zu engen Schuhwerks oder zu hoher Absätze, rheumatische Erkrankungen, genetische Disposition. Pathomechanismus s. Abb. 23.6.

Klinik

- Druck über Pseudoexostose, Schwielen, Klavi, Bursitis (enges Schuhwerk).
- Metatarsophalangeale Gelenkschmerzen durch sekundäre Arthrose.
- Begleitende Hammer- und Krallenzehen DII–V.
- Subjektiv störende Optik.

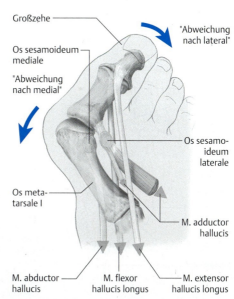

Abb. 23.6 • Pathomechanismus beim Hallux valgus. (aus Schünke M, Schulte E, Schumacher U. Prometheus. LernAtlas der Anatomie. Allgemeine Anatomie und Bewegungssystem. Illustrationen von M. Voll und K. Wesker. 5. Aufl. Stuttgart: Thieme; 2011)

23.14 Hallux valgus

- Metatarsalgie durch Funktionsverlust der Großzehe.
- Schmerzen in der Lisfranc-Gelenkreihe.

Diagnostik und Differenzialdiagnosen

- **Untersuchung:**
  - *Inspektion/Palpation:* Fußdeformität, Abweichung der Großzehe (manuelle Reposition möglich?); Druckschwielen, evtl. Metatarsalgie, instabiles Grundgelenk der II. Zehe.
  - *Beweglichkeitsprüfung:* Eingeschränkte Dorsalextension und Plantarflexion.
- Vorfuß-/Rückfußfehlstellungen.
- Hypermobilität dorsoplantar Tarsometatarsale-I-Gelenk.
  > *Beachte:* Durchblutung, Motorik und Sensibilität prüfen.
- **Röntgen:** Fuß in 3 Ebenen unter Belastung:
  - Degenerative Veränderungen im Metatarsophalangealgelenk und im Tarsometatarsalegelenk.
  - Kongruenz/Subluxation im Grundgelenk.
  - Stellung der Gelenkflächen im Großzehengelenk.
  - Beurteilung der Sesambeine (Arthrose im Sesambeingleitlager, Luxation nach lateral).
  - Instabilität im Tarsometatarsalegelenk (Subluxation in der d.–p. Aufnahme oder plantares Klaffen des Gelenks in der Seitaufnahme).
  - Winkelmessung:
    - Intermetatarsalewinkel zwischen Metatarsale (MT) I und II (normal < 10°), vergrößert bei Hallux valgus.
    - Hallux-valgus-Winkel zwischen Grundphalanx und MT I (normal 10–15°), vergrößert bei Hallux valgus.
    - Distaler Gelenkflächenwinkel (DMAA) zwischen Senkrechter auf der Schaftachse des MT I und der Gelenkoberfläche des MT-I-Köpfchens (normal < 10°) vergrößert bei Hallux valgus.

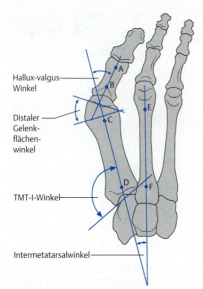

Abb. 23.7 • Winkelmessung am d.–p. Röntgenbild im Stehen: Intermetatarsalewinkel zwischen MT I (CD) und MT II (EF), Hallux valgus zwischen GP (AB) und MT I (CD), distaler Gelenkflächenwinkel. (aus Imhoff A. B., Zollinger-Kies H.: Fußchirurgie. Thieme; 2004)

- Tarsometatarsale-I-Winkel zwischen der Schaftachse des MT I und der Gelenkfläche des Tarsometatarsale-Gelenks I.
- Interphalangealwinkel zwischen Achse der Grundphalanx (GP) und Achse der Endphalanx (normal < 5°).

Differenzialdiagnose: Hallux rigidus (S. 491), Gicht (S. 203), posttraumatische Deformität, Deformität nach Osteonekrose des MT-I-Köpfchens, Arthritis.

Konservative Therapie

▶ **Indikation:** Nur im Frühstadium. Korrektur unmöglich, Progredienz unaufhaltsam.
▶ **Vorgehen:**
- *Technische Orthopädie:* Schuhwerk mit Platz für Pseudoexostose und Hammerzehen. Einlagen (S. 116) mit retrokapitaler Abstützung, Rückfußfassung mit Sustentaculumstütze bei Fehlstellungen/Fußdeformitäten, Ballenrolle (S. 115), gleichzeitigem Rückfußvalgus. Hallux-Schiene, Silikon-Spacer.
- *Physiotherapie:* Training des M. abductor hallucis und des M. peroneus longus, Detonisierung des M. adductor obliquus et transversus, Lockerung der lateralen Gelenkkapsel.

  ▶ *Merke:* Redressierende Schienen sind nur postoperativ sinnvoll und wirken nur, solange sie angelegt sind.
- *Medikamentös:* Bei akutem Reizzustand lokale und systemische antiinflammatorische Therapie.

Operative Therapie

▶ **Indikationen:** s. Kap. 8.17.
▶ **OP-Technik** (Abb. 23.8):
- *Chevron-Osteotomie:*
  - Medialer distaler Zugang, Kapselinzision (Kapselplastik), Synovektomie, Abtragung der Pseudoexostose, MT-Köpfchen-Osteotomie (Originalarbeit: Winkel 60° gleich lange Schenkel; modifiziert: 90° plantar längerer Schenkel), Verschieben des Köpfchens nach lateral (max. halbe Schaftbreite), Fixierung mittels K-Draht oder Schraube.

  ▶ *Beachte:* Plantarer Schenkel länger wegen Gefäßversorgung des Köpfchens!
- *Scarf-Osteotomie:*
  - Medialer distaler Zugang, Kapselinzision (Kapselplastik), Synovektomie, Abtragung der Pseudoexostose, subkapitale, Z-förmige MT-Schaft-Osteotomie, Verschieben des Köpfchens nach lateral (max. ⅔ der Schaftbreite), Fixierung mit 2 K-Drähten oder Schrauben.

  ▶ *Hinweis:* Gute 3-dimensionale Korrektur möglich, mit großer Auflagefläche.
- *Reverdin-Green-Osteotomie:*
  - Wie Chevron-OT, nur L-förmige Osteotomie mit Entnahme eines medialbasigen Keils zur Korrektur des MTP-I-Gelenkwinkels.
- *Open-Wedge-Basisosteotomie:*
  - Medialer Zugang, Kapselinzision (Kapselplastik), Synovektomie, Abtragung der Pseudoexostose, basisnahe, subtotale MT-Osteotomie, Einbringen zweier Meißel und vorsichtiges Aufbiegen der Osteotomie, Spongiosaplastik in den Osteotomiespalt, Fixierung mittels Schrauben-Platten-Kombination, Stufenplatte.
- *Proximale Basis-/Chevron-Osteotomie:*
  - Medialer Zugang, Kapselinzision (Kapselplastik), Synovektomie, Abtragung der Pseudoexostose, basisnahe, totale MT-Osteotomie mit Entnahme eines lateroplantarbasigen Keils, Reposition der Osteotomieflächen, Fixierung mittels Schrauben-Platten-Kombination.
- *Tarsometatarsalegelenk-I-Arthrodese (Lapidus-Arthrodese):*
  - Medialer Zugang, Kapselinzision (Kapselplastik), Synovektomie, Abtragung der Pseudoexostose, TMT-I-Arthrotomie mit Entnahme eines lateroplantarbasigen Keils an der Gelenkfläche, Reposition der Osteotomieflächen, Fixierung mittels

23.14 Hallux valgus

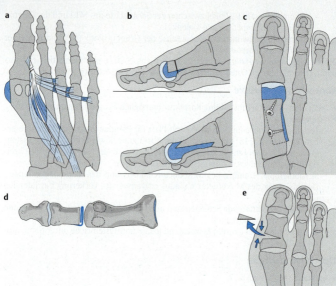

Abb. 23.8 • Hallux-valgus-Operationen. (aus Wirth C. J.: Fuß. Thieme; 2002)
a Weichteil-Release,
b Chevron-OT am distalen Metatarsale I mit Zugschraubenfixierung oder aufklappende OT mit Miniplättchenfixierung,
c diaphysäre Z-förmige Korrektur-OT nach Scarf,
d Keller-Brandes-OP,
e Akin-OP mit zuklappender varisierender Osteotomie an der proximalen Phalanx.

Schrauben-Platten-Kombination, Stufenplatte. In Kombination mit lateralem Weichteil-Release und ggf. Akin-Osteotomie (s. u.).
- Laterales Weichteil-Release:
  – Transartikulärer Zugang oder intermetatarsaler Zugang I/II, Darstellen der Sehnen des M. adductor hallucis obliquus et transversus, Durchtrennen derselben, Längsinzision der lateralen MTP-I-Kapsel, Varisationsmanöver um ca. 10 – 20°.
- *Keller-Brandes-Operation:*
  – Resektion der Grundgliedbasis (ca. ⅓) der Großzehe und der Pseudoexostose. Interposition eines Kapsellappens in das Gelenk. Kaum noch Bedeutung beim Hallus valgus. Problem ist der Funktionsverlust des M. flexor hallucis brevis.
  ▶ *Hinweis:* Nachteil ist die Zehenverkürzung und der Funktionsverlust, Überlänge D II durch Debasierung oder Mittelgelenksresektion ausgleichen.
  ▶ *Hinweis:* Bei ausgeprägtem Intermetatarsalewinkel zusätzliche proximale MT-I-Osteotomie.
- *OP nach Akin:* Schließende Osteotomie mit Keilentnahme (mediale Basis) an der Grundphalanx.

Prognose

▶ **Komplikationen:**
- Rezidiv, Hallux varus, Verletzung des M. flexor hallucis longus, Köpfchennekrose.
- Bei differenzierter Indikationsstellung und OP-Auswahl gute bis sehr gute Patientenzufriedenheit.

23.15 Hallux rigidus

Grundlagen

- **Definition:** Schmerzhafte Bewegungseinschränkung der Großzehe.
- **Ätiologie:** Arthrose im Metatarsophalangealgelenk durch Mikrotraumata, Überlastung, z. B. Sport: Fußball, Ballett; Turf Toe (S. 314); selten osteochondrale Läsionen, Gicht, Psoriasis.
- **Einteilung:**
  - *Frühes Stadium:* Leichte Beschwerden in Dorsalextension, geringe oder keine Bewegungseinschränkung; radiologisch keine Arthrosezeichen.
  - *Mittleres Stadium:* Dorsalextension eingeschränkt, evtl. tastbarer Osteophyt am dorsalen MT-I-Köpfchen; im Röntgen beginnende Arthrose mit dorsalen Osteophyten.
  - *Spätes Stadium:* Starke Bewegungseinschränkung oder Gelenksteife, tastbarer Osteophyt dorsal; röntgenologisch verschmälerter bis aufgehobener Gelenkspalt.

Klinik, Diagnostik und Differenzialdiagnosen

- Schmerz bei Abrollbewegung, Zehenspitzenstand/-gang.
- **Untersuchung:** Eingeschränkte Dorsalextension, lokaler Druckschmerz, tastbarer Osteophyt.
- **Röntgen (**3 Ebenen belastet): Gelenkspaltverschmälerung, Osteophyten.
- **Differenzialdiagnosen:** Arthritis urica (S. 203), rheumatoide Arthritis (S. 185), Psoriasisarthropathie (S. 207), Osteoarthropathie (S. 259)

Therapie und Prognose

- **Konservative Therapie:** Im Frühstadium.
  - Medikamentös:
    - Nicht steroidale Antiphlogistika.
    - Intraartikuläre Injektionen (Lokalanästhetikum, Kortikosteroide, Hyaluronsäure).
  - *Physikalische Therapie:* Kryotherapie, Iontophorese, Reizstrom.
  - *Physiotherapie:* Traktion, Mobilisation.
  - *Manuelle Therapie* (auch selbsttätig): Mobilisation des Großzehengrundgelenks.
  - *Orthopädietechnik:* Hallux-rigidus-Rolle, Einlage mit Hallux-rigidus-Feder, Schuhaufweitung, steife Sohle, Vorfußkappe anpassen (S. 116).
- **Operative Therapie:** Im mittleren und späten Stadium.
  - *Gelenkerhaltende OP im mittleren Stadium:* Cheilektomie oder dorsalextendierende Osteotomie der Grundphalanx (Abb. 23.9a und Abb. 23.9b).
  - *Resektionsarthroplastik*, z. B. Keller-Brandes (S. 490): Bei älteren und inaktiven Patienten im Spätstadium.
  - *Arthrodese des MTP-Gelenks* (Abb. 23.9c): Bei jüngeren, aktiven Patienten → bessere Funktion beim Abstoßen als bei Resektionsarthroplastik.
    - Dorsaler bzw. dorsomedialer Zugang.
    - Sparsame Resektion der Gelenkfläche des MT I, Einstellung in Dorsalextension 5–15° zur Fußebene (je nach Sprengung des Fußes und gewohnter Absatzhöhe) bzw. 10–15° zum MT I parallele Gelenkflächenresektion zur Basis der Grundphalanx.
    - Arthrodese mit dorsaler Drittelrohrplatte und Zugschraube von proximal nach plantarlateral oder gekreuzten Zugschrauben.
    - Postoperativ 6 Wochen Verbandsschuh.
  - *Großzehengrundgelenkprothese* ist aufgrund schlechter Resultate bisher nicht zu empfehlen.

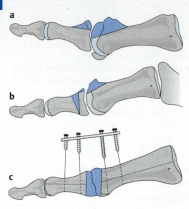

Abb. 23.9 • OP-Verfahren bei Hallux rigidus. (aus Wirth C. J.: Fuß. Thieme; 2002)
a Cheilektomie,
b dorsalextendierende Osteotomie,
c Arthrodese.

▶ **Nachbehandlung:**
- Nach Cheilektomie: Frühfunktionelle Bewegungsübungen, Traktion, Dorsalextension; möglichst baldige Belastung nach gesicherter Wundheilung.
- Nach Arthrodese: Verbandsschuh oder Vorfußentlastungsschuh für 6 Wochen, dann für 3 Monate Einlage mit Rigidusfeder.

▶ **Komplikationen:**
- Cheilektomie: Progrediente Arthrose, Bewegungseinschränkung, Restbeschwerden.
- Arthrodese: Transfermetatarsalgie, Pseudarthrose, Arthrose des Interphalangealgelenks.

▶ **Prognose:** Erfolgsquote bei Cheilektomie mittelfristig 70 – 80 %, Endoprothesen sind der Arthrodese bisher unterlegen und zeigen bei aktiven Menschen schlechte mittelfristige Ergebnisse.

23.16 Hammerzehe/Krallenzehe

Grundlagen

▶ **Definition:**
- *Hammerzehe* (häufigste Zehendeformität, Abb. 23.10a): Hyperextension im Metatarsophalangeal-(MTP)Gelenk, Hyperflexion im proximalen Interphalangeal-PIP) Gelenk und Hyperextension im distalen Interphalangeal-(DIP)Gelenk (meist D II).
- *Krallenzehe* (Abb. 23.10b): Hyperextension im MTP-Gelenk, Hyperflexion im PIP- und DIP-Gelenk; häufig alle Kleinzehen betroffen.

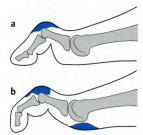

Abb. 23.10 • Zehendeformität. (aus Imhoff A. B., Zollinger-Kies H.: Fußchirurgie. Thieme; 2004)
a Hammerzehe,
b Krallenzehe.

23.16 Hammerzehe/Krallenzehe

▶ **Ätiologie:**
- *Erworben:* Neuromuskuläre Erkrankungen, Hohlfuß, Spreizfuß, nach Kompartmentsyndrom, Poliomyelitis, Charcot-Marie-Tooth-Krankheit, rheumatische Erkrankungen, Insuffizienz der intrinsischen Fußmuskeln (meist bedingt durch langjähriges Tragen von zu engem Schuhwerk mit hohen Absätzen), Kompensation eines Ausfalls der Fußheber oder -senker.
- Selten angeboren.

Klinik und Diagnostik

▶ **Symptomatik:** Druckbeschwerden durch Klavi, Schwielen (Schuhwerk); Schmerzen im Mittelgelenk oder Metatarsalgien durch plantaren Druck der Metatarsaleköpfchen. Nekrosen oder Infekt bei Neuropathie und Angiopathie; ästhetisch störend.
▶ **Untersuchung:** Im Sitzen und im Stehen!
- *Inspektion:* Beschwielung, interdigitale Abstände? Superduktusstellung (S. 494), Hallux-valgus-Fehlstellung? (Wichtig für die Auswahl des OP-Verfahrens).
- Atrophie des plantaren Fettpolsters.
- Instabilität der Zehengrundgelenke (Schubladentest).
- *Beweglichkeitsprüfung:* Fixierte oder flexible Fehlstellung, Subluxation/Dislokation im MTP-Gelenk?
▶ **Röntgen** (Fuß 3 Ebenen belastet):
- Subluxation/Dislokation, Arthrose.
- Achsabweichung.
- Relative Überlänge einzelner Metatarsalia gegenüber MT I.

Konservative Therapie

▶ **Indikation:** Passive Redressierbarkeit.
▶ **Vorgehen:**
- Orthopädietechnik:
  – Einlagenversorgung mit retrokapitaler Abstützung, angepasste (geweitete) Vorfußkappe.
  – Offenes oder weites, flaches Schuhwerk mit weichem Oberleder zur gezielten Druckentlastung.
  – Redression mit Schienen oder Zügelverbänden.
  – Korrekturorthese in Silikontechnik (drückt die Grundphalanx nach plantar), Zehengreifer stellt den Bodenkontakt her.
  – Polster, Filzringe.
- *Physiotherapie:* Im frühen Stadium Bewegungsübungen und Distraktion, um die Progredienz zu verringern.
- *Podologie:* Fußpflege, Schwielen abtragen, Schutzverbände.

Operative Therapie

▶ **Indikationen:**
- Flexible, korrigierbare Fehlstellung: Sehnentransposition.
- Passiv nicht redressierbare Kontraktur: OP nach Hohmann oder Arthrodese.
- Bei gleichzeitiger Metatarsalgie oder Luxation/Subluxation im MTP-Gelenk: Zusätzlich OP nach Weil (S. 484).
- Evt. Rekonstruktion der plantaren Platte.
▶ **Kontraindikationen:** Schlechte Durchblutung, pAVK, kritische Hautverhältnisse.
▶ **OP-Technik:**
- *Flexor-Extensor-Transfer:*
  – Plantarer und dorsaler Hautschnitt.
  – Aufspalten der Sehne des M. flexor digitorum longus in der Mitte. Hochziehen der Schenkel medial und lateral, dorsales Vernähen mit der Extensorsehne.
  – Fixierung mit K-Draht für 2 – 3 Wochen, evtl. transartikulär durch das MTP-Gelenk.

- Ggf. zusätzlich dorsale Kapsulotomie oder Tenotomie der kurzen Strecksehne und Verlängerung der langen Strecksehne (Z-Plastik).
- *OP nach Hohmann:*
  - Köpfchenresektion der Grundphalanx über dorsalen Zugang; Ausmaß der Resektion entsprechend der Deformität balancieren, ca. ⅓ der distalen Grundphalanx.
  - Fixierung mit zentralem K-Draht.
- *Arthrodese:*
  - Entknorpeln der Basis der Mittelphalanx und Resektion des Köpfchens der Grundphalanx.
  - K-Draht-Fixierung in Korrekturstellung.

▶ *Beachte:* Der K-Draht sollte möglichst nicht das MTP-Gelenk transfixieren. Die Zehe muss so balanciert werden, dass diese von alleine korrekt steht.

▶ **Nachbehandlung:**
- Hochlagern, abschwellende Maßnahmen; ab dem 2. Tag Vollbelastung mit steifer Sohle/Verbandsschuh erlaubt.
- Fadenzug 2 Wochen postoperativ, K-Draht 4 Wochen postoperativ entfernen (bei Arthrodese 4–6 Wochen postoperativ).

Komplikationen und Prognose

▶ **Komplikationen:** Wundheilungsstörungen, Durchblutungsstörungen, Nekrosen,
▶ Verletzung der zuführenden Gefäßversorgung, Verlust der Zehe, Rezidiv.

▶ *Cave:* Bei schlechter Durchblutung, starken Schmerzen oder Gefühllosigkeit frühzeitige K-Draht-Entfernung (Gefahr der Nekrose). Postoperative Kontrolle der Durchblutung.

▶ **Prognose:** Gut. Zehe wird allerdings kürzer (funktionelle Einbuße; Ultima Ratio: Exartikulation → die benachbarten Zehen versuchen die Lücke zu schließen).

23.17 Digitus quintus superductus et varus

Definition und Klinik

▶ **Definition:** Kongenitale Superduktion der 5. Zehe über die 4. Zehe.
▶ **Klinik:** Probleme mit dem Schuhwerk, Klavusbildung, störende Kosmetik.

Diagnostik

▶ **Untersuchung:**
- Inspektion (andere Fußdeformitäten?).
- Beweglichkeit im Grundgelenk prüfen (Extensorensehnenverkürzung?).
- Knöcherne Fehlstellung des Metatarsale V.

▶ **Röntgen** (Fuß in drei Ebenen im Stehen): Ausmaß der Fehlstellung, Verkürzung des Metatarsale und der Zehenglieder?
- Alleinige Fehlstellung der Zehe.
- Typ I: Exostose Metatarsale-Köpfchen.
- Typ II: Biegung des Schaftes MT V nach lateral.
- Typ III: Vergrößerter intermetatarsaler Winkel zwischen MT IV und V.

▶ *Beachte:* Gegenseite immer mit untersuchen!

Therapie und Komplikationen

▶ *Beachte:* Eine konservative Therapie mit Polstern und redressierenden Orthesen ist den meist jungen Patienten auf Dauer nicht zumutbar.

▶ **Operative Therapie:**
- *Indikationen:* Schmerzen, ggf. störende Kosmetik.
- *Kontraindikationen:* Schlechte Durchblutung bei Z. n. Amnionumschnürung.

- *Vorgehen:* In Abhängigkeit von der Deformität und der Kontraktur im Grundgelenk, Tenotomie der langen Strecksehen, Weichteilkorrektur. Die Debasierung der Grundphalanx spielt aufgrund schlechter Ergebnisse keine Rolle mehr.
▶ **OP-Technik:**
  - *Weichteilkorrektur* mit Flexor-Extensor-Transfer (S. 493).
  - Korrekturosteotomie des Metatarsale V bei gleichzeitiger knöcherner Deformität:
    – Typ I: Exostosenabtragung.
    – Typ II: Chevron- oder Scarf-Osteotomie (S. 489).
    – Typ III: Basisosteotomie (Abb. 23.5b).
    – Strecksehnentransfer nach Lapidus zur Korrektur der 5. Zehe.
▶ **Nachbehandlung:**
  - *Nach Weichteileingriff:* Verbandsschuh für 3 Wochen, K-Draht entfernen, dann Belastung in breitem, bequemem Schuhwerk.
  - *Nach Korrekturosteotomie:* Verbandsschuh für 6 Wochen.
▶ **Komplikationen:** Rezidiv, Nekrosen bis zum Verlust der Zehe, Metatarsalgie, Überkorrektur und instabile 5. Zehe.

23.18 Unguis incarnatus

Definition, Klinik und Diagnostik

▶ **Definition:** Seitlich eingewachsener Zehennagel, meist der Großzehe.
▶ **Klinik:**
  - Schmerzen und Schwellung bei chronisch entzündetem seitlichem Nagelbett. Verminderte Belastbarkeit.
  - Neuropathie und Angiopathie bei zu engem Schuhwerk.
▶ **Röntgen:** (Fuß d.–p. und schräg): Exostosen unter dem Nagelbett abtragen.

Therapie und Prognose

▶ **Konservative Therapie:**
  - Entlastung, Anpassung des Schuhwerks.
  - Antiseptische Verbände, Kamillebäder.
  - Spangentechnik zur Abflachung des Nagels und Entlastung des Nagelfalzes.
▶ **Operative Therapie:** Bei Versagen konservativer Maßnahmen, chronisch stark entzündetem, schmerzhaftem Nagelbett.
  - OP-Technik:
    – Chirurgische Entlastung (Pus).
    – Emmert-Plastik: Rückenlage, Oberst-Leitungsanästhesie, ggf. Blutsperre an der Basis der Großzehe; Unterfahren des Nagels mit Schere oder Nageldurchtrennung mit Skalpell am entzündungsfreien Rand bis zur Basis; mit Extraktionszange über den äußeren Falz gedreht herausziehen; Keilexzision bis ins Gesunde (inkl. der Matrix!), in der Tiefe bis auf den Knochen. Exostosen abtragen. Offen lassen für sekundäre Heilung!
  - Nachbehandlung:
    – Salbenverbände (z. B. Betaisodona oder Betadine).
    – Hochlagern, ggf. Verbandsschuh, entlasten, bis die Wunde zunehmend reizfrei ist und granuliert; Vollbelastung nach 2 – 3 Wochen.
  - Komplikationen:
    – Rezidivgefahr (v. a. bei nicht genügend radikaler Exzision/unvollständiger Matrixresektion).
    – Initial starke Blutung, Wundheilungsstörungen.
    ▶ *Cave:* Nageldeformierung (Patientenaufklärung!).
▶ **Prognose:** Regeneration nach 2 – 3 Monaten.

23.19 Nervenkompressionssyndrome am Fuß

Tarsaltunnelsyndrom

- **Definition:** Nervenengpasssyndrom durch Kompression des N. tibialis (proximales Tarsaltunnelsyndrom) oder seiner Endäste Nn. plantares (distales Tarsaltunnelsyndrom).
- **Ätiologie:** Meist idiopathisch, selten Entzündung, Frakturen, Narben im Bereich des Rückfußes.
- **Klinik:** Schmerzen im Bereich der Fußsohle und Zehen oder retromalleolar medial, selten mit Hyp- und Dysästhesien, v. a. nachts; Schmerzverstärkung bei Belastung.
- **Diagnostik:**
  - Untersuchung:
    - Druckschmerz in der Region hinter dem medialen Malleolus; Schmerzverstärkung bei forcierter Dorsalextension.
    - Hypo-, Par- und Dysästhesien im Versorgungsgebiet des betroffenen Nervs.
    - Tinel-Zeichen (S. 43): Dysästhesien durch Perkussion des Tarsaltunnels auslösbar.
  - *Röntgen* (OSG a.–p. und seitlich): Zum Ausschluss von Osteophyten bei entsprechender Anamnese.
  - *Neurophysiologie:* EMG, NLG.
  - *Evtl. MRT Rückfuß* z. A. Verlegung des Tarsaltunnels.
- **Differenzialdiagnosen:** pAVK, Enthesiopathien, Neuropathien, Tibialis-posterior-Pathologie.
- **Konservative Therapie:**
  - *Medikamentös:*
    - Lokale Injektionen (Lokalanästhetikum, evtl. Kortikosteroide) 1-mal/Woche, max. 6-mal.
    - Nicht steroidale Antiphlogistika.
  - *Physikalische Therapie:* Ultraschall, Elektrotherapie.
  - *Orthopädieschuhtechnik:* Medial abstützende, stoßdämpfende Einlagen.
- **Operative Therapie:** Bei Versagen konservativer Maßnahmen.
  - **Beachte:** Exakte präoperative Abklärung mit Messung der Nervenleitgeschwindigkeit sinnvoll.
  - *OP-Technik:*
    - Bogenförmiger Schnitt hinter dem Innenknöchel. Durchtrennen des Retinaculum flexorum.
    - Freilegung des N. tibialis posterior bis über die Aufteilung in medialen und lateralen Ast hinaus.
    - Einkerben des Ursprungs des M. abductor hallucis.
  - *Nachbehandlung:* 2 Wochen Gipsschiene und Entlastung.
  - *Komplikationen:* Nervenverletzung, Restbeschwerden.
- **Prognose:** Gute Prognose bei ca. 70 %.

Kompression des N. peroneus profundus

- **Definition:** Nervenengpasssyndrom durch Kompression des N. peroneus profundus oder seiner Hauptäste am Fußrücken (z. B. durch Entzündung, Trauma, zu enges Schuhwerk oder durch Narben).
- **Klinik:** Hartnäckige, therapieresistente Schmerzen am Fußrücken.
- **Diagnostik:**
  - *Untersuchung:* Druckschmerz in der betroffenen Region; Schmerzverstärkung bei forcierter Plantarflexion; Hyp-, Par-, Dysästhesien im Versorgungsgebiet des betroffenen Nervs.
  - Positives Tinel-Zeichen.
  - Im Übrigen wie bei Tarsaltunnelsydrom (s. o.).

- **Differenzialdiagnosen:** pAVK, Enthesiopathien, Neuropathien.
- **Konservative Therapie:**
  - *Medikamentös:* Wie bei Tarsaltunnelsyndrom.
  - *Physikalische Therapie:* Ultraschall, Elektrotherapie.
- **Operative Therapie:**
  - ◻ *Merke:* Nur nach erfolgreicher diagnostischer Anästhesie und bei eindeutigem neurologischem Befund!
  - *OP-Technik:* Ventraler Längsschnitt. Nervenäste liegen direkt subkutan. Dekompression und Neurolyse.
  - *Nachbehandlung:* Tragen von offenem Schuhwerk bis nach Abklingen der Symptome.
- **Prognose:** Wie Tarsaltunnelsyndrom (s. o.).

Morton-Neuralgie

- **Definition:** Durch perineurale Fibrose am N. digitalis plantaris communis verursachte Vorfußschmerzen. Gehäuftes Auftreten bei Fußdeformitäten (z. B. bei Hallux valgus und Spreizfuß) oder Atrophie des plantaren Fettpolsters. Hauptlokalisation II/III und III/IV.
- **Epidemiologie:** Frauen sind ca. 4-mal häufiger betroffen als Männer. Auftreten meist im 40.–50. Lebensjahr.
- **Ätiologie:** Chronische mechanische Reizung durch Druck von plantar. Die häufig angenommene Kompression zwischen den Metatarsaleköpfchen III und IV erscheint unlogisch, da die Plantarnerven plantar des Lig. metatarsale transversum liegen.
- **Klinik:** Lokalisierte stechende, brennende, plötzlich auftretende, anfallsartige Schmerzen im Intermetatarsalraum III/IV oder II/III; häufig „elektrisierendes" Gefühl. Häufig schnelle Linderung durch Ausziehen der Schuhe. Schmerzausstrahlung in die Zehen.
- **Diagnostik:**
  - Untersuchung:
    - Lokaler punktförmiger Druckschmerz und Berührungsempfindlichkeit.
    - Schmerzprovokation durch quere Vorfußkompression und durch plantaren Fingerdruck („Klingelknopfzeichen") oder Verschieben der nebeneinander liegenden Metatarsaleköpfchen gegeneinander („Hohmann-Handgriff").
    - Bei ca. 50 % Hyp-/Parästhesie in dem vom betroffenen Plantarnerv versorgten interdigitalen Hautareal.
  - *Röntgen* (Vorfuß d.–p. und seitlich): Zum Ausschluss knöcherner Ursachen.
  - *MRT:* Einziges bildgebendes Verfahren zum Nachweis eines Neuroms! V. a. T1-koronare Wichtungen. Allerdings findet sich oft nur neurovaskuläres Reizgewebe ohne klassische Nervenauftreibung.
  - *Pedobarografie:* Zum Ausschluss einer mechanischen Schmerzursache.
  - ◻ *Beachte:* Elektrophysiologische Untersuchungstechniken sind zum Nachweis nicht geeignet.
- **Differenzialdiagnosen:** Entzündung, Beschwerden durch Überlastung, Metatarsalgien, Tumor, Spreizfuß (S. 483), Ermüdungsfraktur.
- **Konservative Therapie:**
  - *Medikamentös:* Injektionen (Lokalanästhetikum, evtl. Kortikosteroide) von dorsal ins Spatium interosseum.
  - Orthopädieschuhtechnik:
    - Einlagen mit Entlastung der Querwölbung, Polster.
    - Weiche, breite Schuhe ohne seitliche Kompression auf den Ballen.
    - Ballenrolle, nach distal auslaufende Schmetterlingsrolle (S. 115).
    - Sohlenversteifung (S. 116).
- **Operative Therapie:** Nur nach Versagen konservativer Maßnahmen.
  - ◻ *Beachte:* Vorher diagnostische Testinjektion mit anschließender Schmerzfreiheit!

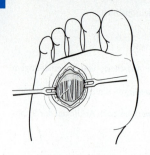

Abb. 23.11 • Intraoperativer Situs von plantar. N. digitalis communis und Verbindungsäste zwischen N. plantaris medialis und N. plantaris lateralis. (aus Imhoff A. B., Zollinger-Kies H.: Fußchirurgie. Thieme; 2004)

- *OP-Technik* (Abb. 23.11):
  - Dorsaler Längsschnitt intermetatarsal (bei Rezidiv S-förmiger plantarer Zugang).
  - Präparation bis auf das Lig. transversum intermetatarsale, Spaltung nach proximal und Darstellung des darunter liegenden Nervs.
  - Absetzen des Nervs proximal weit in der plantaren Muskulatur und distal der Aufzweigung in die digitalen Äste.
  - Histologie.
- ▶ *Nachbehandlung:* Verbandsschuh mit Fersenbelastung bis zur abgeschlossenen Wundheilung.
- ▶ *Komplikation:* Narbenbeschwerden bei plantarem Zugang. Rezidivneurom am Nervenstumpf, Narbenneurom
- ▶ **Prognose:** Gut. Erfolgsquote 80 – 98 % bei korrekter Durchführung der OP.

23.20 Neuroosteoarthropathie des Fußes (Charcot-Fuß)

Grundlagen

- ▶ **Synonym:** Diabetisches Fuß-Syndrom.
- ▶ **Ursache:** Periphere Neuropathie, sensorisch, oft auch motorisch.
  - *Angeboren:* Kongenitale Analgesie, Spina bifida und Myelomeningozele, Syringomyelie.
  - *Erworben:*
    - Am häufigsten Folge der **diabetischen Neuropathie**.
    - Tabes dorsalis, Lepra, Maladie ulcéro-mutilante Déjerine-Sottas, Psoriasis.

Klinik, Diagnostik und Differenzialdiagnosen

- ▶ **Einteilung** nach Eichenholtz:
  - *Stadium 1:* Aktive Phase (dissolution).
  - *Stadium 2:* Heilungsphase (coalescence).
  - *Stadium 3:* Endstadium (remodeling).
- ▶ **Stadium 1:**
  - Anamnese und klinische Untersuchung:
    - Ohne oder nach geringfügigem Trauma aufgetretene schleichende, schmerzlose, nicht entzündliche Schwellung der Weichteile.
    - Keine Schmerzen, kein Fieber, Allgemeinzustand nicht beeinträchtigt.
    - Verstärkte Durchblutung.
    - Ausnahme: Gleichzeitige periphere arterielle Verschlusskrankheit.
    - Sekundäre Deformierung, falsche Beweglichkeit: Vorfußadduktion, → *Schaukelfuß* (Abb. 23.14), Fersenvalgus oder -varus,

23.20 Neuroosteoarthropathie des Fußes (Charcot-Fuß)

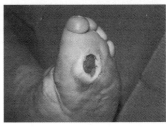

Abb. 23.12 • Malum perforans (unter dem Köpfchen des Metatarsale II), Röntgenbild s. Abb. 23.13 (aus Baumgartner R., Stinus H.: Die orthopädietechnische Versorgung des Fußes. Thieme; 2001)

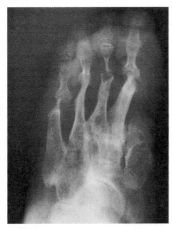

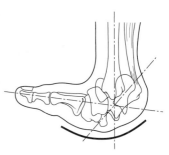

Abb. 23.13 • Osteoarthropathie Typ Sanders I: Weitgehende Resorption der Metatarsaleköpfchen und der Grundphalanx III. Transmetatarsale Amputation I, Malum perforans II. (aus Baumgartner R., Stinus H.: Die orthopädietechnische Versorgung des Fußes. Thieme; 2001)

Abb. 23.14 • Osteoarthropathie Typ Sanders III: Röntgenskizze eines Schaukelfußes. Die Längswölbung ist durchgetreten. Rückfuß spitzfüßig, Vorfuß hackenfüßig. Nach plantar vorstehendes Fragment. (aus Baumgartner R., Stinus H.: Die orthopädietechnische Versorgung des Fußes. Thieme; 2001)

– *Malum perforans* (Abb. 23.12, Abb. 23.13): Von außen durch ungeeignetes Schuhwerk bei vorgeschädigter Haut, mangelhafte Fußpflege, von innen durch perforierende Knochenfragmente.
▶ **Stadium 2:**
  • Knochenfragmente werden resorbiert, runden sich ab.
  • Fehlstellung verfestigt sich.
  • Erhöhte Gefahr eines Malum perforans, weil die Schwellung abgeklungen ist.
▶ **Stadium 3:** Endstadium.
  • Osteoarthropathie ausgebrannt, Fehlstellung konsolidiert.
  • Ankylosen OSG und USG möglich.
▶ **Bildgebung:**
  • *Röntgen, MRT:* Osteolyse (Zuckerstengel), Arthropathien, Luxationen, pathologische Frakturen, Osteonekrose, Osteoporose. Weichteilatrophie, Fistelbildung bei Malum perforans.
  ⮕ *Cave:* Die Osteomyelitis ist die häufigste Fehldiagnose im MRT bei einer floriden Neuroarthropathie.

23.20 Neuroosteoarthropathie des Fußes (Charcot-Fuß)

- Es sind immer nur Teile des Fußes betroffen (Tab. 23.2).
- **Differenzialdiagnosen:**
  - *Periphere arterielle Verschlusskrankheit (pAVK):* Kann gleichzeitig auftreten. Fuß unterkühlt, livid, keine Schwellung, fehlende Fußpulse, ev. Claudicatio intermittens → angiologische Abklärung: Angioplastik. Gefäßchirurgie
  - *Osteomyelitis:* Nur bei gleichzeitigem Malum perforans.
  - *Frakturfolge:* Unfallmechanismus genau erfragen → Verhältnis von Trauma und Schädigung abwägen.
  - *Tumor:* Röntgen, CT, MRT.
  - Psoriasis, Gicht.
  - Neurologische Erkrankungen.
- Einteilung nach Befallsmuster.

Tab. 23.2 • **Topografische Klassifikation nach Sanders/Frykberg**

Typ	Lokalisation	Folgen
I	Zehen, Vorfuß	Luxationen, Resorption der Metatarsaleköpfchen (Abb. 23.12 und Abb. 23.13)
II	Lisfranc-Gelenklinie	Schaukelfuß, Vorfußab-/adduktion
III	Chopart-Gelenklinie	Schaukelfuß: Ferse spitzfüßig, Vorfuß hackenfüßig (Abb. 23.14)
IV	Oberes Sprunggelenk	Rückfußvarus oder -valgus, Hackenfuß
V	Fersenbein	Rückfuß verbreitert, Varus/Valgus, Hackenfuß

Therapie

- **Prinzip:** Die Therapie ist unbedingt dem Stadium anzupassen.
- **Stadium 1:**
  - Diabetes einstellen.
  - *Ruhigstellung* mit gut gepolstertem, zirkulärem Unterschenkelgips.
  - Eine axiale Entlastung ist nicht unbedingt notwendig.
  - Den Patienten mobilisieren, keine Bettruhe.
  - Malum perforans:
    - Möglichst vorbeugen, z. B. auf gut angepasste Schuhe, medizinische Fußpflege achten.
    - Wenn eingetreten: Konservative Behandlung bei oberflächlichem, chirurgische bei tiefem Defekt → Fistel blau anfärben, betroffene Knochen, Fragmente und Fistel resezieren.
    - Offene Wundbehandlung, evtl. Sekundärnaht oder plastische Wunddeckung.
  - Fuß in Neutralstellung mit Fixateur externe ruhig stellen bis zum Stadium 2 und zur Wundheilung.
  - *Hinweis:* Zugang besser von dorsal als von plantar her wählen..
  - Amputationen möglichst vermeiden oder auf ein Minimum beschränken, s. Kap. Amputation (S. 608).
  - *Alternative:* Resektion der distalen zwei Drittel einzelner oder aller Metatarsalia unter Erhalt der Zehen (s. Abb. 33.11).
  - Auf Osteosynthesen wegen Knochenresorption verzichten.
- **Stadium 2 und 3:**
  - *Orthopädisches Schuhwerk:* Weichbettung nach Maß, Abrollhilfen.
  - Vorstehende Fragmente resezieren.
  - Malum perforans: Siehe oben.
  - Osteosynthesen, Arthrodesen.
  - *Cave:* Der knöcherne Durchbau ist um Wochen verzögert.

24 Notfälle in der Orthopädie

24.1 Einführung

Übersicht

- Akute Querschnittslähmung (S. 337).
- Konus-Kauda-Syndrom (S. 338).
- (Offene) Frakturen und Luxationen mit Gefäß-Nerven-Kompression.
- Akute Epiphysiolysis capitis femoris (S. 290).
- Schenkelhalsfrakturen (S. 653) im Kindesalter.
- Traumatische Hüftluxation.
- Schenkelhalsfraktur im Erwachsenenalter:
  - Notfalleingriff bei kopfhaltender Therapie.
  - Planbare OP bei endoprothetischem Ersatz.
- Bakterielle Arthritis (S. 214).
- Kompartmentsyndrom (S. 502).
- Postoperativ: Starke Nachblutung, Nervenkompression.
- Abszess, Phlegmone (s. Tab. 4.9).

Checkliste zur Notfall-OP

❏ *Beachte:* Zentral wichtig sind eine rasche Diagnostik (klinische und radiologische Untersuchung), die Klärung der OP-Indikation und die Wahl des OP-Zeitpunktes.
- **OP-Indikation:**
  - Wichtig ist ein schneller Informationsfluss (Oberarzt, Anästhesie, OP-Personal, Stationspersonal).
  - Entscheidung über konsiliarische Mitbetreuung durch andere Fachrichtungen.
- **OP-Planung:**
  - Entscheidung über OP-Zeitpunkt (Dringlichkeit, Nüchternheit; Risikofaktoren beachten, z. B. Hypertonus, Diabetes mellitus).
  - Postoperative Patientenbetreuung klären (Intensivbett).
  - Angehörige verständigen.
- **OP-Aufklärung:** Einverständniserklärung unterschrieben (bei Minderjährigen durch Erziehungsberechtigten)
- **OP-Vorbereitung:**
  - EKG.
  - *Röntgen-Thorax* (ab 60. Lebensjahr und bei kardiopulmonaler Erkrankung).
  - *Labor:* Blutbild, CRP, Elektrolyte, Gerinnung, Harnstoff, Kreatinin, Glukose, GOT, GPT, γ-GT, Bilirubin; Blutgruppe, Kreuzblut, bei Bedarf Blutkonserven kreuzen.
  - Großlumigen i. v. Zugang für Infusionen legen (ggf. mehrere).
  - *Patienten nüchtern lassen,* möglichst 6-stündige Nahrungskarenz beachten (Stationspersonal informieren!).

Basis-Monitoring

❏ *Beachte:* Kontinuierliches Monitoring von Hämodynamik und Oxygenierung.
- 3-Kanal-EKG (Monitor).
- Pulsoxymeter (Monitor).
- Ggf. engmaschig manuelle Blutdruckmessung.
- Dauerkatheter zur Kontrolle der Urinausscheidung.

24.2 Kompartmentsyndrom

Grundlagen

- **Definition:** Multifaktoriell bedingte Gewebedruckerhöhung in geschlossenen, von Faszien umgebenen Räumen. *Folgen:* Störung der Mikrozirkulation, Funktionsverlust von Muskeln und Nerven bis zur Nekrose.
- **Ätiologie:**
  - *Verkleinerung des Kompartments:* Z. B. durch einschnürende Verbände, zu strammen Verschluss eines Fasziendefekts.
  - *Inhaltsvermehrung des Kompartments:*
    – Blutung: Z. B. Gefäßläsion, Antikoagulanzientherapie, vermehrte Blutungsbereitschaft.
    – Wundinfekt, Abszess.
    – Erhöhte Kapillarpermeabilität: Postischämische Schwellung (Blutsperre), medikamentös oder toxisch bedingt (Z. B. Schlangengift).
    – Funktionelles Kompartment bei Muskelhypertrophie.
  - *Kombination:* z. B. bei Fraktur, Weichteiltrauma, Osteotomie.
- **Typische Lokalisationen:**
  - *Obere Extremität:* Dorsale, ventrale Oberarmlogen, Unterarmbeuge- und -streckerlogen, Thenar, Mm. interossei.
  - *Untere Extremität:* Dorsale, laterale Oberschenkelloge, M.-tibialis-anterior-Loge, Peronäusloge, Mittelfuß plantar.

Klinik

- Progredienter bohrender, stechender Schmerz, mit dem Verletzungsausmaß nicht immer erklärbar.
- Druckdolentes, verhärtetes Kompartment.
- Spät sensible und motorische Ausfälle; periphere Pulse lange erhalten.
  - *Cave:* Maskierte Klinik bei diabetischer Neuropathie!
- **Funktionelles Kompartment:**
  - Progrediente Schmerzen unter Belastung; rückläufig nach kurzer Ruhe, bei Aktivitätsaufnahme wiederkehrend.
  - Taubheitsgefühl interdigital (1. und 2. Zehe) und Schwierigkeiten bei der Dorsalextension bei Tibialis-anterior-Syndrom.

Diagnostik und Differenzialdiagnosen

- *Beachte:* Primär klinische Diagnose! Zwischen der Läsion und dem Kompartmentsyndrom liegen Stunden oder Tage → engmaschige klinische Kontrolle bei gefährdeten Patienten!
- **Untersuchung:**
  - *Zeitpunkt* des Unfalls und Untersuchungszeiten dokumentieren.
  - *Schmerz quantifizieren* (ggf. auf visueller Analogskala [VAS]).
  - *Palpation:* Muskel weich, hart, gespannt? Muskeldehnungsschmerz?
  - *Sensibilität:* Vermindert? 2-Punkte-Diskrimination prüfen.
  - Motorik.
  - Periphere Pulse.
  - *Hautstatus:* Farbe, Kapillardurchblutung, Blasen?
- **Subfasziale Druckmessung:** Nur Entscheidungshilfe. Einbringen von Sonden in das betroffene Kompartment. Vergleich der Werte mit denen des gesunden Kompartments der Gegenseite.
- **Differenzialdiagnosen:** Thrombose, arterielle Zirkulationsstörung, postoperativer Infekt, Shin-Splints, Tibialis-anterior-Syndrom (S. 267).

24.2 Kompartmentsyndrom

Therapie

🗩 *Beachte:* Im Zweifel operative Kompartmentspaltung.
▶ **Prinzip:**
- Engmaschige klinische Kontrollen.
- Entscheidungshilfe: Kompartmentdruck:
  - < 30 mmHg: Konservative Therapie (Patient normotensiv).
  - > 30 – 40 mmHg: Operativ, je nach klinischem Befund.
  - Gewebeperfusionsdruck (mittlerer arterieller Druck minus Kompartementdruck) von ca. 60–70 mmHg beachten, d. h. bei niedrigem Blutdruck (septischer Schock, ICU) Indikation zur operativen Entlastung schon unter 40 mmHg.

▶ **Konservative Therapie:**
- Spalten von Gipsverbänden, Öffnen von zirkulären Verbänden.
- Extremität zur Druckentlastung von der Unterlage anheben (keine Hochlagerung).
- Kühlung.
- Diuretika, Antiphlogistika.

🗩 *Cave:* Vorsicht mit Analgesie (eingeschränkte klinische Beurteilbarkeit).

Operative Therapie

▶ **Drohendes Kompartmentsyndrom:** Halbgedeckte Fasziotomie über kleine Hautinzisionen.
▶ **Manifestes Kompartmentsyndrom:** Komplette Dermatofasziotomie aller Kompartmente auf der ganzen Länge, Wundnähte öffnen, Hämatom ausräumen, avitale oder zerstörte Muskulatur ausräumen.
▶ **Chronisches Kompartmentsyndrom:** Endoskopisch kontrollierte Fasziotomie bei konservativer Therapieresistenz.
▶ **Kompartmentspaltung:**
- *Oberschenkel:* Laterodorsale Inzision der Fascia lata (Abb. 24.1).

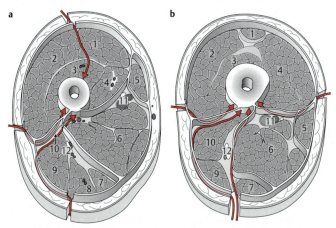

Abb. 24.1 • Kompartmentsyndrom des Oberschenkels: Zugangswege im anatomischen Schnittbild.
a Proximales Oberschenkeldrittel,
b distales OS-Drittel. 1: M. rectus femoris, 2: M. vastus lateralis, 3: M. vastus intermedius, 4: M. vastus medialis, 5: M. sartorius, 6: Adduktorengruppe, 7: M. semimembranosus, 8: M. semitendinosus, 9: M. biceps femoris – langer Kopf, 10: M. biceps femoris – kurzer Kopf, 11: A. und V. femoralis, N. saphenus, 12: Nn. tibialis et peroneus communis.

- *Unterschenkel:*
  - Anterolateraler Zugang: Zur Entlastung des ventralen und lateralen Kompartments. Parafibulare Fasziotomie über die gesamte Fibulalänge.
  - Posteromedialer Zugang: Hautschnitt an der dorsalen Tibiakante, Spaltung des posterioren oberflächlichen und tiefen Kompartments (Abb. 24.2).
- *Mittelfuß:* Medialer Zugang entlang des Fußgewölbes (Abb. 24.3).
▶ **OP-Technik:**
- Sorgfältiges Débridement der Muskulatur.
- Offenlassen der Hautinzision und temporäre Deckung mit Kunsthaut.
- Second Look nach 48 Stunden.
- Sekundärer Wundverschluss erst nach Schwellungsrückgang und blandem Lokalbefund; evtl. dynamischer Wundverschluss mit Skinstretcher oder Spalthautdeckung.

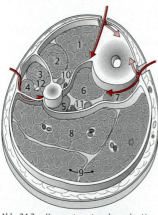

Abb. 24.2 • Kompartmentsyndrom des Unterschenkels: Zugangswege im anatomischen Schnittbild. 1: M. tibialis anterior, 2: M. extensor digit. longus, 3: M. peroneus longus, 4: M. peroneus brevis, 5: M. flexor hallucis longus, 6: M. tibialis posterior, 7: M. flexor digitalis longus, 8: M. soleus, 9: M. gastrocnemius, 10: A. und V. tibialis anterior, N. peroneus profundus, 11: A. und V. tibialis posterior, N. tibialis, 12: N. peroneus superficialis.

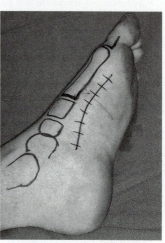

Abb. 24.3 • Kompartmentsyndrom am Fuß: Inzisionslinie. (aus Bühren V., Keel M., Marzi I.: Checkliste Traumatologie. Thieme; 2012)

Komplikationen und Prognose

▶ **Komplikationen:**
- Nekrose von Muskulatur, Gefäß- und Nervengewebe.
- Motorische, neurologische Defizite.
- Spätfibrose, Kontrakturen (Volkmann-Kontraktur).
- Narbenkeloide, v. a. im Wachstumsalter.
▶ **Prognose:** Bei früher adäquater Therapie Restitutio ad integrum. Sonst oft schwerwiegende Invalidität.

25 Eingriffe bei Knochendefekten

25.1 Pseudarthrose

Grundlagen

- **Definition:** Ausbleibende Frakturheilung nach 6 Monaten (Stillstand des Heilungsprozesses und keine knöcherne Durchbauung).
  - *Hinweis:* DD: Verzögerte Frakturkonsolidierung *(Delayed Union)* < 6 Monate.
- **Einteilung:**
  - *Hypertrophe (aktive) Pseudarthrose:* Pseudarthrose meist durch mechanische Instabilität; gut durchblutete Fragmentenden bilden überschießenden Kallus (Versuch, die Fraktur zu stabilisieren).
  - *Atrophe (avitale oder inaktive) Pseudarthrose:* Meist durch gestörte Durchblutung oder auch durch ausgedehnte Deperiostierung; häufig sklerotische und verschmälerte Frakturenden.
  - *Oligotrophe Pseudarthrose:* Biologisches Heilungspotenzial grundsätzlich vorhanden, allerdings nur geringe Kallusbildung; Frakturenden nicht verschmälert.
  - Sonderformen:
    - *Defektpseudarthrose.*
    - *Infizierte Pseudarthrose:* Eine Osteitis führt über Osteolysen und Knochensequestrierung zu Knochendefekten, Instabilität und Nekrose; auch zu Implantatlockerung und -bruch.
- **Ätiologie:**
  - Biologisch:
    - Verminderte lokale Durchblutung durch Trauma, intraoperative Schädigung.
    - Frakturlokalisation und Frakturtyp (z. B. offene Frakturen des Unterschenkels).
    - Fragmentdiastase (Knochenenden finden keinen Kontakt zueinander).
    - Bakterielle Infektion (meist Staphylococcus aureus).
    - Systemische Ursachen, z. B. Rauchen, Steroidtherapie, Zytostatika, Bestrahlung, Nephropathien, Stoffwechselerkrankungen.
    - Durchblutungsstörungen (periphere arterielle Verschlusskrankheit).
  - Mechanisch:
    - Instabilität der Fraktur: Instabile Osteosynthese, zu früher Belastungsaufbau, Implantatversagen.
    - Knochendefekte: Trauma, Tumorresektion.
    - Fragmentnekrosen: Trümmerfrakturen.
    - Gewebeinterponat im Frakturspalt: Periost, Weichteile.
- **Lokalisation:** Gehäuft im diaphysären Bereich langer Röhrenknochen.

Klinik und Diagnostik

- Persistierende Schmerzen unter Belastung, Funktionsstörung, Fehlstellung, Falschbeweglichkeit.
  - *Hinweis:* Klinische Symptome sind oft nur schwer von denen einer Infektion zu unterscheiden; bei infizierten Pseudarthrosen finden sich meist erhöhte Infektparameter (CRP, Leukozyten).
- **Bildgebende Diagnostik:**
  - Röntgenübersicht mindestens in 2 Ebenen (Vergleich zu Voraufnahmen).
  - CT (Goldstandard zur Beurteilung der Pseudarthrose; Identifikation von Knochen-Sequestern).
  - MRT mit i. v. KM: Unterscheidung zwischen vitaler und avitaler Pseudarthrose und bei septischen Pseudarthrosen.

25.1 Pseudarthrose

Therapie

- **Hypertrophe Pseudarthrose:**
  - *Stabilisierung:* Stabile Osteosynthese (z. B. Marknagel, aufgebohrt); Wechsel von Platte auf Nagel; Fixateur externe mit Kompression der Pseudarthrose.
  - *Dekortikation* (S. 507).
- **Atrophe (avitale oder inaktive) Pseudarthrose:**
  - *Débridement* (Resektion der Pseudarthrose, Abb. 25.1).
  - *Stabilisierung:* Mit Fixateur externe, Marknagel oder Plattenosteosynthese.
  - *Autologe Knochentransplantation*, s. autologe Knochengewinnung (S. 508).
- **Defektpseudarthrose:**
  - *Stabilisierung:*
    - Fixateur externe.
    - Ringfixateur: Kompression an der Pseudarthrose, metaphysäre Osteotomie mit Verlängerung.
    - Plattenosteosynthese.
    - Verriegelungsmarknagel.
  - *Defektauffüllung mit kortikospongiösen Spänen* oder autologe Knochentransplantation (z. B. Fibula pro Tibia).
  - *Segmenttransport* (Abb. 25.2):
    - z. B. Segmenttransport über Fixateur externe oder Marknagel (Kallusdistraktion).
- **Infizierte Pseudarthrose:**
  - Biopsie zur Keim-Identifikation (Antibiose).
  - *Stabilisierung:* Wechsel der Osteosynthese auf Fixateur externe.
  - *Beseitigung avitaler Fragmente* (= Sequester): Abtragen sklerosierter Randzonen osteitischer Höhlen, bis vital blutende Kortikalis sichtbar wird.
  - *Spülung* (= Jet-Lavage).
  - Nach erreichen der Keimfreiheit ggf. Defektersatz durch autologe Spongiosa (evtl. segmentaler Knochentransport nötig).
  - ▶ *Hinweis:* Verlauf und Ausdehnung abhängig von Weichteilverhältnissen, Allgemeinzustand des Patienten, Virulenz evtl. vorhandener Keime, Durchblutungsverhältnissen.
- **Behandlungsdauer:** 2 – 6 Monate.

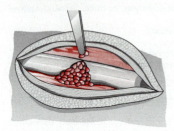

Abb. 25.1 • Débridement und Anlagerung von kortikospongiösen Spänen bei der atrophen Pseudarthrose. (aus Ewerbeck V., Wentzensen A., Grützner P. et al.: Standardverfahren in der operativen Orthopädie und Unfallchirurgie. Thieme; 2014)

Abb. 25.2 • Verschiebe-
osteotomie mit unilateralem
Fixateur externe: Ein Segment
wird im Sinne der Kallusdistraktion in die Defektzone
verschoben. (aus Ewerbeck
V., Wentzensen A., Grützner
P. et al.: Standardverfahren in
der operativen Orthopädie
und Unfallchirurgie. Thieme;
2014)
a Montage des Fixateurs im
proximalen und distalen
Knochen und mit 2 Stein-
mann-Nägeln im Segment,
b langsames Verschieben
des Segmentes in die
Defektzone,
c Segment hat die Defekt-
zone überbrückt, Kallus-
bildung innerhalb des
verbliebenen Periost-
schlauches.

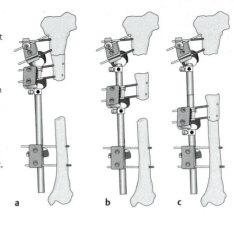

25.2 Dekortikation

Grundlagen

- **Indikation:** Atrophe Pseudarthrose und Infektpseudarthrose (s. o.).
- **Prinzip:** Anmeißeln kräftiger kortikaler Knochenlamellen (tannenzapfenartig) im Verbund mit dem Periost und der anliegenden Muskulatur (vaskularisierter Knochenspan, Abb. 25.3). Unterfütterung mit Spongiosa zur Vergrößerung des Knochenquerschnitts (Abb. 25.3).

OP-Technik

- Direktes Eingehen auf das betroffene Knochenareal; kein subperiostales Darstellen des Knochens.
- Ausdehnung der Dekortikation, bis beidseits des Defektes guter Kontakt mit vitalen Knochenarealen besteht.

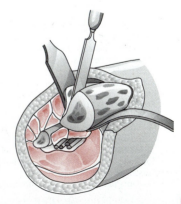

Abb. 25.3 • Dekortikation. (aus Ewerbeck V., Wentzensen A., Grützner P. et al.: Standardverfahren in der operativen Orthopädie und Unfallchirurgie. Thieme; 2014)

- Anschlagen von länglichen Kortikalislamellen mit einem gebogenen scharfen Hohlmeißel; Dicke etwa $1/3–1/4$ der Kortikalis.
- Dekortikation um den Schaft, Entfernung avitaler Fragmente.
- Gewinnung von autologer Spongiosa (S. 508): gleichmäßiges Einbringen über die ganze Dekortikationslänge.
  ◘ *Cave:* Aseptische Spongiosagewinnung bei Infektpseudarthrose.
- Bei Instabilität der Fragmente evtl. zusätzliche Osteosynthese (z. B. mit Fixateur externe) mit adäquater Kompression.

Komplikationen

- Fraktur, Instabilität.
- Nachblutung, Kompartmentsyndrom.
- Infektion (z. B. durch Sequester).

Nachbehandlung

- Entlastung je nach Defektgröße und Frakturheilung, regelmäßige 4-wöchentliche Röntgenkontrollen, evtl. CT-Kontrolle (Konsolidierung meist nach etwa 6 Wochen; volle Belastbarkeit nach ca. 3 – 5 Monaten).

25.3 Autologe Knochengewinnung

Grundlagen

- **Prinzip:** Autologer Knochen wirkt osteoinduktiv und ist relativ infektresistent. Eine epi-/metaphysäre Spongiosaimplantation trägt zur Stabilität bei.
  ◘ *Beachte:*
  - *Keine Fehlplatzierung von autologer Spongiosa in das umliegende Weichteilgewebe.*
  - *Spongiosa großzügig einbringen.*
  - Die Spongiosaentnahme muss unbedingt vor der Transplantation als aseptischer Eingriff durchgeführt werden!
- **Entnahmestellen:**
  - Vorderer und hinterer *Beckenkamm*.
  - Tibiakopf: Kortikospongiöse Späne, Spongiosa (nur in begrenztem Ausmaß).
  - Distaler Unterschenkel, distaler Radius: Kleine Mengen Spongiosa.

OP-Technik

- **Vorderer Beckenkamm:**
  - Lagerung: Rückenlage.
  - Hautschnitt: Beginnend 3 Querfinger lateral der Spina iliaca anterior superior, ca. 4 cm entlang der Crista iliaca nach lateral.
    ◘ *Cave:* N. cutaneus femoris lateralis.
  - Inzision des Periosts und Präparation mit der Muskulatur auf der Crista iliaca nach medial.
  - Subperiostales Abschieben des M. iliacus von der Beckenschaufel.
  - Einsetzen eines oder zweier spitzer Hohmann-Hebel.
  - Eröffnen eines Kortikalisfensters mit dem Meißel; Wegklappen des Kortikalisdeckels und Gewinnen von Spongiosa (z. B. mit scharfem Löffel).
    ◘ *Hinweis:* Bei Gewinnung von kortikospongiösen Spänen ist keine vorherige Kortikalisfensterung erforderlich; Entnahme mit dem Hohlmeißel oder dem OAT-Meißel.
  - Spülen der Wunde, evt. Einlage von Kollagenvlies evtl. mit Naropin getränkt.
  - Verschluss des Kortikalisdeckels.
  - Readaptation der Faszie; Redon-Drainage, Subkutan-, Hautnaht.

- **Hinterer Beckenkamm:**
  - *Lagerung:* Bauch- oder Seitenlage.
  - Von kraniomedial nach laterokaudal verlaufender Hautschnitt, beginnend lateral der Spina iliaca posterior superior.
  - Freilegen der Crista iliaca quer zur Hautschnittrichtung.
  - Spalten des Periosts.
  - Wegschieben der Mm. glutaeus medius und maximus nach lateral und Retraktion mit 2 Hohmann-Hebeln.
  - Spongiosaentnahme nach Fensterung bzw. Entnahme kortikospongiöser Späne.
  - Redon-Drainage, Subkutan-, Hautnaht.
- **Tibiakopf:**
  - Wenig Spongiosaentnahme möglich, höhere Frakturgefahr als an anderen Entnahmestellen.
  - Hautschnitt am medialen Tibiakopf parallel zum Pes anserinus oder longitudinal.
  - Abschieben des Periosts, Spongiosaentnahme nach Fensterung.
- **Distaler Unterschenkel:**
  - Entnahmestelle stark schmerzhaft, in Kombination mit Operationen in direkter Nachbarschaft.
  - Hautschnitt anteromedial längs vom OSG nach proximal.
  - Spongiosaentnahme nach Fensterung mit stabilem Verschluss des Kortikalisfensters.

Komplikationen

- Gefäß-/Nervenverletzung (z. B. N. cutaneus femoris lateralis).
- Nachblutung, Hämatom.
- Fraktur.

Nachbehandlung

- Mobilisation unter Vollbelastung (evtl. Teilbelastung für 2 Wochen bei Entnahme an der Tibia).
- Evtl. Hb-Kontrollen im Verlauf.

26 Tumorbiopsie

26.1 Geschlossene Biopsie

Prinzip

- Feinnadelaspiration oder Stanzzylinder.
- *Beachte:* Durchführung unter sterilen Kautelen und unter Kontrollmöglichkeit durch Schnittbildtechnik (CT, Sono).

26.2 Offene Biopsie

Durchführung

- *Merke:* Nur durch erfahrenen Tumorchirurgen, der auch die endgültige Versorgung vornimmt.
- **Exakte Planung des Zugangsweges:**
  - Auf direktem Weg zum Tumor, ohne Gefäß-/Nervenscheiden, Gelenkbinnenräume (Ausnahme intraartikuläre Lage) oder zusätzliche Kompartimente zu eröffnen.
  - *Cave:* Gleichzeitig Berücksichtigung der potenziell endgültigen Versorgung, damit bei definitiver Resektion auch die gesamte Biopsienarbe en bloc entfernt werden kann. Bei Biopsie ggf. Zugangsweg mit Tusche oder Faden markieren.
- **Resektion von ausreichendem und repräsentativem Gewebe** bestehend aus:
  - Pseudokapsel (Übergang zwischen gesundem Umgebungsgewebe und Tumorrand).
  - Vitalem, biologisch aktivem Tumoranteil von ca. je 1 – 2 cm³ (bei unklarer Repräsentativität im Schnellschnitt).
  - *Cave:* Postoperative pathologische Fraktur bei Knochenbiopsie: Am besten Entnahme eines Knochenzylinders mit Hohlbohrer, in der Transversalebene.
- **Wundabstrich für mikrobiologische Untersuchung** (DD: Osteomyelitis!).
- **Gründliche Blutstillung:** Zur Vermeidung einer Tumorzellverschleppung (bei Markraumeröffnung Stillung durch Knochenzement oder Kollagenvlies).
- **Sorgfältiger, schichtweiser Wundverschluss:** Mit nicht resorbierbaren Fäden (Zugangsmarkierung für definitive Versorgung).
- **Drainagen:** Im Wundwinkel oder in geringem Abstand im Schnittverlauf der Haut ausleiten.
  - *Beachte:* Schnittverlauf nach der definitiven Versorgung richten, Gefahr der Tumorverschleppung.
- **Dokumentation:** Auf den pathologischen Anforderungsschein gehören:
  - Angabe des Resektionsortes je Probe.
  - Klinisch-radiologische Verdachtsdiagnose.
  - Beilegen der Bildgebung.
- *Merke:* Eine falsch platzierte Biopsie kann fatale Folgen für die endgültige Versorgung (inkl. Amputation) und Prognose haben (betrifft 8,5 % der Patienten; davon wurden 77 % nicht in Tumorzentren versorgt!).

27 Arthroskopie (ASK)

27.1 Grundlagen

Aufbau der OP-Einheit

- **Optik:**
  - *Standardoptik:* 30°-Winkeloptik mit Xenon-/Halogenlichtquelle, Durchmesser 4 mm.
  - *Für spezielle Fragestellungen* (z. B. hintere Kreuzbandrupturen): 70°-, 90°- und 120°-Optik.
    - ◩ *Cave:* Gefahr einer iatrogenen Verletzung aufgrund der verschobenen optischen Achse.
  - *Für kleinere Gelenke:* Optik mit Durchmesser bis zu 1,9 mm.
- **Kamera:** Digitale Kamera mit Weißabgleich. Ein angeschlossener Farbfotoprinter bzw. digitales Aufzeichnungsgerät dokumentiert die wesentlichen Befunde.
  - *Mangelhafte Bildqualität* kann durch einen technischen Defekt (Kamerakabel, Lichtkabel, Lichtquelle, Kamera oder Monitor) bedingt sein.
  - *Trübungen der Kamera* können durch Eindringen von Wasser unter die Abdeckung oder Beschädigungen der Optik auftreten.
- **Flüssigkeit:** Bei Verwendung von monopolaren elektrischen Instrumenten ist eine elektrolytfreie Lösung (z. B. Purisole) zu empfehlen. Falls ein bipolares oder kein elektrisches Instrument eingesetzt wird, kann auch Ringer- oder isotonische NaCl-Lösung verwendet werden.
  - ◩ *Tipp:* Zur Verbesserung der intraartikulären Hämostase Noradrenalin 1 : 1 000 in die Arthroskopielösung geben.
- **Wasserpumpe:** Eine druckkontrollierte Rollenpumpe ist Standard. Alternativ kann die Flüssigkeit allein durch Schwerkraft eingebracht werden.

Instrumentarium

- **Standardinstrumente** zum Greifen, Tasten und Resezieren von Gewebe.
- **Shaver-Handstück mit variablen Aufsätzen:** Rotierendes Messer mit einschaltbarer Absaugvorrichtung bei einstellbarer Umdrehungszahl und Drehrichtung (vorwärts, rückwärts, oszillierend). Verschiedene Aufsätze für spezielle Operationen (Weichteilresektor, Knochenresektor, Kugelfräse).
- **Elektrothermische Geräte:**
  - Monopolar (z. B. Opes).
  - Bipolar (z. B. Arthrocare, Vapr).
  - Unterschiedliche Aufsätze zur Blutstillung, Versiegelung, Shrinkage und Geweberesektion.
- **Laser:** Nicht mehr zu empfehlen (teuer, zeitaufwendig).

27.2 Arthroskopie der Schulter

Vorbereitung

- **Instrumente:** 30°-Weitwinkeloptik (4 mm Durchmesser); Kunststoffkanülen mit Gewinde zur Sicherung der Portale.
- **Lagerung:** Beach-Chair-Position oder Seitenlagerung. Freie Lagerung des Arms.
  - *Beach-Chair-Position:* Mechanischer oder pneumatischer Armhalter für eine stabile Positionierung des Armes in allen Raumebenen.
  - *Seitlagerung:* Seilzugsystem oder pneumatischer Armhalter.
- Präoperativ **Anzeichnen der anatomischen Landmarken** und der geplanten Zugänge: Akromion, Klavikula, AC-Gelenk, Spina scapulae, Proc. coracoideus.
- **Subkutane Infiltration** der Zugangswege mit 2 %iger Suprarenin-Lösung zur Verbesserung der Hämostase.

27.2 Arthroskopie der Schulter

- **Narkoseuntersuchung der Schulter:** Hyperlaxität, passiver Bewegungsumfang und Grad bzw. Richtung der Instabilität.
- **Wasserdruck:** 50 – 70 mmHg (Blutdruck wenn möglich durch Anästhesie auf 100 mmHg systolisch einstellen).

Arthroskopische Zugänge

- Siehe Abb. 27.1.
- **Posteriorer Zugang:** Standardzugang für das Arthroskop.
  - Soft Spot ca. 2 – 3 cm kaudal und 1 – 2 cm medial der dorsolateralen Akromionecke.
  - Vertikale Stichinzision der Haut; Eingehen in das Gelenk mit dem stumpfen Trokar durch den M. infraspinatus in Richtung Proc. coracoideus.
- **Anterosuperiorer Zugang:** Standardzugang für Stabilisierung und anteriore bzw. anterosuperiore Rotatorenmanschette.
  - Zwischen Proc. coracoideus und AC-Gelenk.
  - Anlage des Portals unter Sicht im Rotatorenintervall (Sondierung mit Nadel).
  - Stichinzision; Eingehen mit dem Wechselstab. Das superiore glenohumerale Band (SGHL) und die lange Bizepssehne liegen lateral und die Subskapularissehne inferior des Zugangs. Einbringen einer Arbeitskanüle über den Wechselstab.
- **Posterolateraler Zugang (Port of Wilmington):** Kameraportal für superiore und posterosuperiore Rotatorenmanschettenrekonstruktion.
  - 1 cm lateral und 1 cm anterior der dorsolateralen Akromionecke.
- **Anteriorer Zugang:** Zugang für Stabilisierung und anteriore Rotatorenmanschette.
  - Ca. 2 – 3 cm unter dem anterosuperioren Zugang.
  - Sondierung des Portals mit der Nadel knapp proximal der Subskapularissehne im Foramen Weitbrecht, zwischen superiorem (SGHL) und mittlerem (MGHL) glenohumeralem Band.
  - Stichinzision, Eingehen mit dem Wechselstab und ggf. Einbringen der Arthroskopiekanüle von ventral über den liegenden Wechselstab.
- **Tiefer anteroinferiorer Zugang (Imhoff-Portal):** Zugang für anteroinferiore Stabilisierung und Bankart-Frakturen.
  - 10 cm distal des Proc. coracoideus auf 1 cm lateral der vorderen Axillarlinie auf Höhe der Achselfalte und 1 cm medial der V. cephalica.
  - *Cave:* N. axillaris; nur Hautinzision! Stumpfes Spreizen der Muskulatur mit Wechselstab, Trokarhülse und Plastikkanüle.
  - Eingehen in die Kapsel glenoidfern durch das untere Drittel des M. subscapularis; Zugangswinkel ca. 135° zur Glenoidebene.

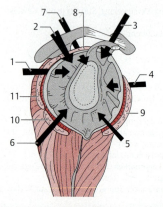

Abb. 27.1 • Arthroskopische Zugänge zur Schulter. 1: posteriorer Zugang, 2: posterolateraler Zugang, 3: anterosuperiorer Zugang, 4: anteroinferiorer Zugang, 5: tiefer anteroinferiorer Zugang, 6: posteroinferiorer Zugang, 7: Neviaser-Portal, 8: M. supraspinatus, 9: M. subscapularis, 10: M. teres minor, 11: M. infraspinatus.

27.2 Arthroskopie der Schulter

- **Superiorer Zugang (Neviaser-Portal):** Zugang für posterosuperiore Rotatorenmanschette.
  - In der Fossa supraspinata in Richtung auf das Tuberculum supraglenoidale (z. B. für Zugfaden bei arthroskopischer Naht der Rotatorenmanschette).
- **Lateraler Zugang:** Zugang für subakromiale Dekompression und superiore und posterosuperiore Rotatorenmanschette.
  - Ca. 4 cm distal der Akromionkante; für die subakromiale Dekompression im vorderen Drittel, für die Rotatorenmanschettennaht im mittleren oder hinteren Drittel.
- **Kaudaler ACG-Zugang:** ACG-Resektion.
  - Ca. 1 cm ventral und kaudal des AC-Gelenks; Anlage unter arthroskopischer Sicht.
- **Wahl des Zugangs:** Siehe Tab. 27.1.

Tab. 27.1 • **Empfohlener Zugang je nach klinischer Fragestellung.**

Diagnostik/Therapie	Zugang	für
anteriorinferiore Instabilität/Luxation	posterior	Arthroskop
	anterosuperior bzw. hoch anterosuperior	Glenoidpräparation, Fadenmanagement
	tief anteroinferior bzw. anterior	Setzen der Anker, Perforation
posteriore Instabilität	posterior	Glenoidpräparation, Fadenmanagement
	anterosuperior	Arthroskop
	tief posterior	Setzen der Anker, Perforation
subakromiale Dekompression	posterior	Arthroskop
	lateral	Shaver, Elektrothermie
AC-Gelenkresektion	posterior	Arthroskop
	lateral	Shaver, Elektrothermie
	kaudaler ACG-Zugang	Shaver, Elektrothermie
Rotatorenmanschetten-Rekonstruktion	posterior	Arthroskop
	anterosuperior	Arbeitszugang
	2–3 laterale Zugänge (je nach Rupturmorphologie)	Arbeitszugang
SLAP-Läsion	posterior	Arthroskop
	anterosuperior	Glenoidpräparation, Fadenmanagement
	posterolateral (Port of Wilmington)	Setzen der Anker
LBS-Pathologie (Tenodese)	posterior	Arthroskop
	anterosuperior/anterior	Arbeitszugang
	anterolateral	Anker/Schraube/Fadenmanagement
Schultersteife (Kapsel-Release)	posterior	Arthroskop
	anterosuperior	Shaver, Elektrothermie
	anterior	Shaver, Elektrothermie

SLAP = superiores Labrum von anterior nach posterior, LBS = lange Bizepssehne

27.2 Arthroskopie der Schulter

Instrumente in der Schulterchirurgie

▶ **Nahtinstrumente:**
- Shuttle-Instrumente: Scharfe Hohlinstrumente mit vorschiebbarer Schlinge/ Shuttlefaden zum Fadentransport durch das Gewebe.
- Perforationsinstrumente: Scharfe Instrumente mit direkter Fadengreiffunktion an der Spitze.
- Nahtzangen: Komplexe Perforationsinstrumente zum automatisierten Fadentransport durch das Gewebe.

▶ **Verankerungsimplantate/Knochenanker** (Abb. 27.2):
- Schraubfadenanker (Titan, PEEK, bioresorbierbar): Eindrehen in den Knochen; freie Fäden zur Fixierung des Gewebes mittels Knoten.
- Knotenlose Knochenanker (Titan, PEEK, bioresorbierbar): Fixierung von vorgelegten Fäden durch unterschiedliche Klemm-Mechanismen im Knochen.

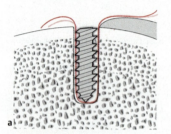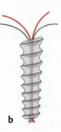

Abb. 27.2 • Knochenanker.
a Knotenloser Knochenanker = Klemmanker,
b Schraubenfadenanker.

Diagnostische Arthroskopie

▶ *Merke:* Diagnostische Arthroskopie immer nach einem standardisierten Ablauf, um keine wesentlichen Befunde zu übersehen!

▶ **Von glenohumeral:**
- *Bizepssehne* (intraartikuläre Leitstruktur) mit Bizepssehnenanker und Verlauf/ Stabilität in der Pulley-Schlinge in Innen- und Außenrotation. Synovitis, Partialruptur.
- *Rotatorenmanschette* (M. subscapularis, M. infraspinatus, M. supraspinatus, M. teres minor): Rötung, Ruptur, Retraktion, Größe und Form der Läsion.
- *Labrum glenoidale.*
  ▶ *Hinweis:* Das Foramen sublabrale zwischen 1:00 und 3:00 Uhr ist eine physiologische Normvariante; nicht refixieren!
- *Gelenkkapsel* mit glenohumeralen Ligamenten: Superiores (SGHL), mittleres glenohumerales Band (MGHL), inferior glenohumeraler Bandkomplex (IGHL-C) aus anteriorem und posteriorem Band und Recessus axillaris.
- *Rotatorenintervall* (begrenzt durch M. subscapularis und den Vorderrand des M. supraspinatus; kranial bedeckt von Lig. coracohumerale und SGHL, die lateral die Pulley-Schlinge bilden): Elongiert bei Laxität und multidirektionaler Instabilität (MDI) oder fibrosiert bei Schultersteife.
- *Knorpel an Humerus und Glenoid:* Knorpelschaden (Größe, Lokalisation, Grad der Läsion), Hill-Sachs-Defekt, Bare Area (= knorpelfreie Zone).

▶ **Standardbilddokumentation** (Empfehlung KBV 2008):
- 1 und 2: Übersicht Glenoid, Bizepssehnenanker mit Tasthaken.
- 3 und 4: Übersicht Humeruskopf, Pulley.
- 5 und 6: Subskapularis in Außenrotation, Verlauf der langen Bizepssehne (LBS).
- 7 und 8: Supraspinatus, Infraspinatus.

- **Umsetzen des Arthroskops in den Subakromialraum:** Entfernen der Kamera; Einsetzen des Trokars; vorsichtiges Herausziehen der Hülse aus dem Gelenk; Kippen der Hülse nach kranial und Einführen in Richtung vordere laterale Akromionecke. Horizontale Scheibenwischerbewegung zur Lösung von subakromialen Adhäsionen.
- **Blick von subakromial nach Bursektomie:**
  - Bursa subacromialis/subdeltoidea.
  - Lig. coracoacromiale mit anteriorem Akromioneck.
  - AC-Gelenk: Kaudale Osteophyten?
  - Rotatorenmanschette von kranial: Ruptur, Kalkdepot?

27.3 Arthroskopie des Ellenbogens

Vorbereitung

- **Instrumente:** 30°-Weitwinkeloptik (4 mm).
- **Lagerungsoptionen:**
  - Rückenlagerung, Hand in Mädchenfänger aufgehängt
  - Seitlagerung mit Armhalter
  - Bauchlagerung mit stabil gelagertem Oberarm (Beistelltisch); Ellbogen 90° abgewinkelt und frei beweglich abgedeckt.
- Blutsperre 150 – 200 mmHg, elastische Auswickelung des Unterarms (Esmarch-Binde).
- Wasserdruck: 30 – 50 mmHg.
- Palpieren und Anzeichnen der anatomischen Landmarken (Radiusköpfchen dynamisch, lateraler und medialer Epikondylus, Olekranon, Sulcus n. ulnaris).
  - **Hinweis:** Besonderes Augenmerk auf Operationsberichte und Narben: Frühere Transposition des N. ulnaris?
- **Flüssigkeitsinjektion:**
  - Einbringen einer Nadel am Soft Spot im Dreieck zwischen Radiusköpfchen, Olekranon und lateralem Epikondylus (Blick von lateral).
  - Distension initial mit 10 ml Flüssigkeit, Überprüfung des Rückflusses; dann weitere Flüssigkeitsinjektion (bis zu 50 ml), bis sich die posteriore Gelenkkapsel hufeisenförmig um das Olekranon vorwölbt und durch das vollständige Füllen der Gelenkkapsel eine leichte Extension des Ellenbogens zu beobachten ist.

Arthroskopische Zugänge

- Siehe Abb. 27.3.
- **Anterolateraler Zugang (AL):** Standard-Kameraportal.
  - 2 cm anterior und 2 cm distal des lateralen Epikondylus in Richtung des medialen Epikondylus.
  - oberflächlicher Hautschnitt 4 – 5 mm; Spreizen von Subkutis und Muskulatur mit stumpfer Klemme.
  - Eingehen mit Arthroskopieschaft über stumpfen Trokar in Richtung des medialen Epikondylus; der Rückfluss von Flüssigkeit zeigt die intraartikuläre Lage an.
- **Anteromedialer Zugang (AM):** Standardarbeitsportal.
  - 1,5 cm anterior und 2 cm distal des medialen Epikondylus.
  - Anlage in Inside-out-Technik, mit einem Wechselstab vom anterolateralen Zugang aus möglich.
- **Tiefer posterolateraler Zugang:** Optikportal für das dorsale Gelenkkompartiment
  - Stichinzision von radial auf Höhe der Olecranonspitze in 90°-Flexionsstellung.
- **Softspot Zugang (PL):** Arbeitsportal für das dorsoradiale Gelenkkompartiment.
  - Stichinzision im Softspot und stumpfes Präparieren nach intraartikulär.
- **Hoher posterolateraler Zugang:** Kameraportal für dorsale Strukturen.
  - 3 cm proximal der Olekranonspitze und lateral der Trizepssehne.

27.3 Arthroskopie des Ellenbogens

▶ **Weitere Instrumentenzugänge:** Je nach Fragestellung (z. B. superoposteriorer Zugang).
 ◨ *Cave:* N. ulnaris.

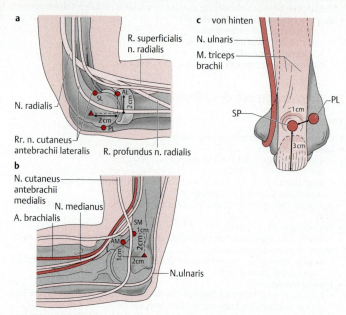

Abb. 27.3 • Zugangswege zur Ellenbogenarthroskopie. (aus Wirth C. J., Kohn D.: Gelenkchirurgie. Thieme; 1999)
a von radial,
b von ulnar,
c von dorsal. AL = anterolateral; AM = anteromedial; PL = posterolateral; SL = superolateral; SM = superomedial; SP = superoposterior.

Diagnostische Arthroskopie

▶ Die diagnostische Arthroskopie des Ellenbogens sollte folgende standardisierte Einstellungen beinhalten, um das Gelenk vollständig abzubilden:
 • Dorsale Gelenkanteile:
  – Ulnarer Recessus
  – Fossa olecrani mit Processus olecrani.
  – Dorsoradiales Gelenkkompartiment mit dorsaler Plica radialis, Radiusköpfchen und dorsalem Capitulum, Incisura trochlearis ulnae.
  – Stabilitätsprüfung mit Wechselstab im radiohumeralen, radioulnaren und humeroulnaren Gelenkspalt.
 • Ventrale Gelenkanteile:
  – Fossa coronoidea und Processus coronoideus.
  – Ventrale Plica radialis.
  – Radiusköpfchen und humerale Gelenkflächen.
▶ **Wahl des Zugangs:** Siehe Tab. 27.2.

Tab. 27.2 • **Übersicht der einsehbaren Strukturen.**

Zugang	einsehbare Strukturen
anterolateraler Zugang	ulnare Gelenkkapsel ulnare Hälfte der anterioren Gelenkkapsel Proc. coronoideus anteriore humerale Gelenkfläche mit Fossa coronoidea ulnarer Anteil des proximalen Radioulnargelenks (Pro-/Supination)
anteromedialer Zugang	radiale Gelenkkapsel radiale Hälfte der anterioren Gelenkkapsel anteriore humerale Gelenkfläche Radiusköpfchen Capitulum humeri (Flexion/Extension) laterale Anteile der Ulna
hoher posterolateraler Zugang/ tiefer posterolateraler Zugang	Fossa olecrani Olekranon posteromedialer Recessus posteriore humerale Gelenkfläche posteriores Radioulnargelenk dorsale Plica radialis (besser von tief PL)

27.4 Arthroskopie des Handgelenks

Vorbereitung

- **Instrumente:** 30°-Weitwinkel-Optik, 2,7 mm Schaftdurchmesser (ggf. 1,9 mm).
- **Lagerung:**
  - Rückenlage des Patienten auf dem Operationstisch, Schulter 90° abduziert, Ellenbogengelenk auf 90° flektiert. Fixierung der Finger in Mädchenfängern. Gegengewicht von 3–5 kg am frei hängenden Oberarm. Aufwändige sterile Abdeckung.
  - Alternative: steriler „Traction Tower" (sterile Mädchenfänger mit vom Operateur steril justierbarem Zug von Fingerauswahl und Zugkraft)
- Blutsperre 300 mmHg, elastische Auswicklung des Unterarms (Esmarch-Binde).
- **Wasserdruck:** 30–50 mmHg.
- Anzeichnen der anatomischen Landmarken: Tuberculum Lister, Proc. styloideus radii, Proc. styloideus ulnae, Strecksehnenfächer.
- Aufsuchen des „soft spots" knapp 1 cm distal des Tuberculum Lister zwischen dem 3. und 4. Strecksehnenfach. Eingehen mit 30–45° nach proximal gekippter Nadel. Füllen des Gelenkes unter Distraktion mit Flüssigkeit (5-10 ml).

Arthroskopische Zugänge

- Siehe Abb. 27.3.
- **Dorsaler 3–4-Zugang:** Standard-Kameraportal.
  - oberflächlicher Hautschnitt 3 – 5 mm über „softspot" (s.o.), Spreizen von Subkutis und Muskulatur mit stumpfer Klemme.
  - Eingehen mit Arthroskopieschaft über stumpfen Trokar.
- **Dorsaler 4–5-Zugang:** Arbeitsportal Radio-Karpalgelenk.
  - Anlage in Outside-in-Technik mittels Kanüle zwischen 4. und 5. Strecksehnenfach.
- **Dorsaler 6-R-Zugang:** Arbeitsportal und Kameraportal.
  - Anlage in Outside-in-Technik mittels Kanüle radial der 6. Strecksehne.
- **Dorsaler 6-U-Zugang:** Arbeitsportal.
  - Anlage in Outside-in-Technik mittels Kanüle ulnar der 6. Strecksehne.

- **Dorsaler 1–2-Zugang:** Arbeitsportal Radio-Karpalgelenk. Nur in Ausnahmefällen.
- *Cave:* R. superficialis n. radialis und R. profundus a. radialis.

Diagnostische Arthroskopie

- Folgende standardisierte Einstellungen sind notwendig um das Gelenk vollständig abzubilden:
  - Radiokarpal:
    - Gelenkfläche Radius, Scaphoid und Lunatum.
    - Radiale, radiodorsale und radiopalmare Kapsel.
    - Scapholunärer Übergang (Stabilität dynamisch/Tasthaken).
    - Übergang Discus articularis.
  - Ulno-karpal:
    - Ulnare, dorsoulnare und ulnopalmare Kapsel.
    - TFCC-Komplex
    - Gelenkfläche Os triquetrum, Übergang zum Os lunatum.

27.5 Arthroskopie der Hüfte

Vorbereitung

- **Instrumente:** 30°- und 70°-Weitwinkeloptik (4–5,5 mm, langer Schaft); steril abgedeckter Bildwandler.
- **Lagerung:** Auf Extensionstisch in Rücken- oder Seitlage unter Distraktion (Polsterung der Genitalien!), maximale Muskelrelaxation; kontralaterales Bein in Abduktion, 10–20°-Flexion der Hüfte.
- **Wasserdruck:** 50 bis max. 80 mmHg.
- Anzeichnen der anatomischen Landmarken: Spina iliaca anterior superior, Spitze des Trochanter major, Verlauf der A. femoralis.
- Füllen des Gelenkes unter Distraktion und Bildwandlerkontrolle mit Flüssigkeit (30–40 ml).

Arthroskopische Zugänge

- Siehe Abb. 27.4.
- Anlage der Portale in 0°-Rotation.
- **Anterolateraler Zugang:** Kamera-/Arbeitsportal (ventrales Labrum).
  - Einbringen des Arthroskopieschaftes unter Bildwandlerkontrolle auf Höhe der Trochanterspitze, 2 cm nach ventral.

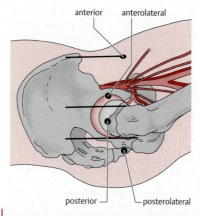

Abb. 27.4 • Arthroskopische Zugänge zum Hüftgelenk. (aus Tschauner C.: Becken, Hüfte. Thieme; 2004)

- **Anteriorer Zugang:** Arbeitsportal (ventraler Gelenkanteil).
  - Arthroskopisch kontrolliert, Schnittpunkt der Vertikalen von der Spina iliaca anterior superior und der Horizontalen über der Symphyse.
- **Posterolateraler Zugang:** Arbeitsportal (posteriorer Gelenkanteil).
  - Arthroskopisch kontrolliert, 2–3 cm posterior der Trochanterspitze, spiegelbildlich zum anterolateralen Zugang.
- **Lateraler Zugang (supratrochantär):** Kameraportal (reine Diagnostik).
  - Einbringen des Arthroskopieschaftes unter Bildwandlerkontrolle von lateral ca. 2 cm oberhalb der Spitze des Trochanter major bei abduzierter Hüfte.
- **Hoch lateraler Zugang:** Arbeitsportal (ventraler Gelenkanteil).
  - Verlängerung der Spitze des Trochanter major ca. 5–7 cm proximal; tangential zum anterioren Azetabulumrand.
- **Wahl des Zugangs:** Siehe Tab. 27.3.

Tab. 27.3 • **Übersicht der einsehbaren Strukturen.**

Zugang	einsehbare Strukturen
lateraler Zugang	Hüftkopf Fovea des anterioren und posterioren Labrums
anteriorer Zugang	anteriorer Schenkelhals anteriores und laterales Labrum inferiorer Anteil des Hüftgelenks (freie Gelenkkörper!) Lig. capitis femoris
anterolateraler Zugang	ventraler Pfannenrand Labrum Lig. capitis femoris
posterolateraler Zugang	dorsales Labrum Pfannenerker
hoher lateraler Zugang	Azetabulum Pfannenerker

▶ *Beachte:* Die posterioren Anteile des Gelenks sind nur mit guter Distraktion von anterior einsehbar; ein rein posteriorer Zugang ist mit einer offenen Präparation der Hüftmuskulatur verbunden und wird selten angewandt.

27.6 Arthroskopie des Knies

Vorbereitung

- **Instrumente:** 30°-Weitwinkeloptik (4 mm); nur bei speziellen Fragestellungen zusätzlich 70°-Weitwinkel-Optik.
- **Lagerung:** Rückenlagerung, Beinhalter (manuell oder elektrisch) oder Fußbank plus Seitenstütze (Knie bis 120° flektierbar).
- Ggf. Blutsperre 280–350 mmHg.
- Wasserdruck: 50 mmHg.

Arthroskopische Zugänge

- Siehe Abb. 27.5.
- **Anterolateraler Zugang:** Standardzugang zur diagnostischen Arthroskopie.
  - Soft Spot ca. 1,5 cm über dem Gelenkspalt, ca. 1 cm lateral der Patellarsehne.
  - Horizontale Stichinzision (11er-Skalpell, Klinge nach lateral, d. h. von der Patellarsehne weg gerichtet).

27.6 Arthroskopie des Knies

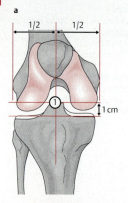
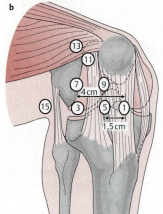
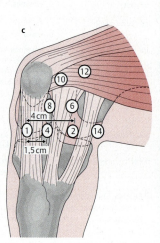

Abb. 27.5 • Übersicht arthroskopische Zugänge zum Kniegelenk: 1 = zentral; 2 = anteromedial; 3 = anterolateral; 4 = parazentral medial; 5 = parazentral lateral; 6 = hoch anteriomedial; 7 = hoch anterolateral; 8 = hoch parazentral medial; 9 = hoch parazentral lateral; 10 = midpatellar medial; 11 = midpatellar lateral; 12 = superomedial; 13 = superolateral; 14 = posteromedial; 15 = posterolateral. (aus Kohn D.: Das Knie. Thieme; 2005)

- Eingehen mit dem Arthroskopieschaft über stumpfem Trokar in Richtung der Fossa intercondylaris.
▶ **Anteromedialer Zugang:** Standardzugang für Instrumente.
  - Anlage unter arthroskopischer Sicht nach Punktion mit einer Nadel (intraartikulärer Austritt knapp oberhalb des Innenmeniskus). Die zu behandelnden Regionen müssen gut erreichbar sein.
  - Stichinzision mit Durchtrennung der Kapsel, ggf. Aufspreizen der Kapsel mit Klemme oder Schere.
  ⊃ *Cave:* Zu große Zugänge können zu Wasser- und Druckverlust und damit schlechteren Arthroskopiebedingungen führen.

- **Zentraler (transligamentärer) Zugang nach Gillquist:** Meniskuschirurgie.
  - Kameraportal mit gutem Blick auf beide Meniskushinterhörner (anteromedialer und anterolateraler Zugang können als Arbeitsportale verwendet werden).
  - Hautschnitt längs zentral zwischen den Femurkondylen und 1 cm proximal der tibialen Gelenklinie.
  - Stumpfes Penetrieren der Patellarsehne.
- **Posteromedialer Zugang:** Für Synovektomie, freie Gelenkkörper, Arthrolyse und HKB.
  - In 90°-Flexion Vorschieben des Arthroskops medial des vorderen Kreuzbandes nach posterior durch die Notch.
  - Unter arthroskopischer Sicht Einbringen einer Nadel 1–2 Querfinger über dem Gelenkspalt und Stichinzision. Einlage einer Kanüle.
- **Hoher posteromedialer Zugang:** Zur Präparation der tibialen Insertion des hinteren Kreuzbandes oder Innenmeniskuswurzelrefixation.
  - Anlage 3 Querfinger über dem Gelenkspalt.
- **Posterolateraler Zugang:** Zur Entfernung freier Gelenkkörper, Synovektomie, Außenmeniskuschirurgie (Außenmeniskuswurzelrefixation).
  - Anlage wie posteromedialer Zugang.
  - Eingehen anterior der Sehne des M. biceps femoris.

Instrumente in der Kniechirurgie

- **Resektionsinstrumente** (Abb. 27.6):
  - Arthroskopische Schere: Schere mit langem Griff. (Abb. 27.6b):
  - Meniskuspunch (gerade und seitlich): Beiß-Instrumentarium zur Meniskusteilresektion. (Abb. 27.6c–Abb. 27.6d):
- **Nahtimplantate/-instrumente:**
  - All-inside-Meniskusnaht:
    - Fadensysteme mit Verankerungsplättchen zur Refixierung an der Meniskusbasis (z. B. FastFix, Meniskus Cinch).
  - Outside-in-Meniskusnaht:
    - Transkutanes Einbringen von Faden nach intraartikulär (über Nadel oder Mini-Lasso) und Ausziehen über Lasso, Knoten extraartikulär auf Gelenkkapsel.
  - Inside-out-Meniskusnaht:
    - Meniskusnadel mit starrer Kanüle: Perforationsnadeln zur Inside-out-Naht.

Diagnostische Arthroskopie

- Anterolateraler Zugang in 90°-Flexion; Einbringen des Arthroskops tangential an den medialen Femurkondylus.
- Unter Sicht anteromedialer Arbeitszugang (Tasthaken) nach Vorpunktion dünner Kanüle (*Cave:* Innenmeniskusvorderhorn); unter langsamer Extension vorsichtiges Vorschieben des Arthroskops in den suprapatellären Rezessus.
- **In Streckstellung:**
  - Suprapatellärer Rezessus: Synovitis, Plicae, Verletzung der Retinacula.
  - Patellarückfläche und Trochlea: Knorpelschäden?
  - Alignment der Patella zu Beginn der Flexion?
  - Langsame Beugung, Absteigen mit dem Arthroskop nach medial.
- **In 20°-Flexion:**
  - *Mediales Kompartiment in Valgusstellung* (Fuß am Beckenkamm des Operateurs abstützen und Gelenk aufklappen).
- **In 90°-Flexion:**
  - *Zentrales Kompartiment:* Beurteilung von vorderem und hinterem Kreuzband und Plica infrapatellaris. Posteriore Meniskuswurzeln.
- **In Viererposition:**
  - Laterales Gelenkkompartiment in Varusstellung.
  - Hiatus popliteus und intraartikuläre Popliteussehne.
  - Posterolaterales Bündel des VKB.

27.6 Arthroskopie des Knies

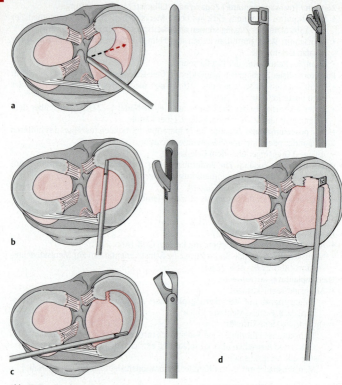

Abb. 27.6 • Resektionsinstrumente. (aus Kohn D.: Das Knie. Thieme; 2005)
a Stumpfer Trokar,
b Arthroskopische Schere und
c schmaler Meniskuspunch,
d Seitschneider, aufgebogener Meniskuspunch.

- ▶ **Streckung von lateral:**
  - Popliteusschlitz in Valgusstress.
- ▶ **Standardbilddokumentation** (Empfehlung KBV 2008):
  - 1 und 2: Retropatellär, Trochleagleitfläche.
  - 3 und 4: Medialer Meniskus mit Hinterhorn (Tasthaken), medialer tibiofemoraler Knorpel.
  - 5 und 6: VKB und HKB (Tasthaken).
  - 7 und 8: Lateraler Meniskus mit Popliteuseck (Tasthaken), lateraler tibiofemoraler Knorpel.

27.7 Arthroskopie des oberen Sprunggelenks

Vorbereitung

- **Instrumente:** 30°-Weitwinkeloptik (4 mm ggf. 2,7 mm bei posterioren Pathologien).
- **Lagerung:** Rückenlagerung, Fuß 15 – 20 cm über Tischkante hängend.
- Oberschenkelblutsperre 280 – 350 mmHg.
- Wasserdruck: 30 – 50 mmHg.
- Anzeichnen der anatomischen Landmarken: Innenknöchel, Außenknöchel, Gelenkspalt, Sehne des M. tibialis anterior und M. extensor digitorum longus, Hautvenen (vor Schluss der Blutsperre).
- Optimale muskuläre Relaxierung durch Anästhesie, evtl. Anbringen einer Distraktion (Textilschlaufe mit Gewicht).

Arthroskopische Zugänge

- Siehe Abb. 27.7.
- **Anterolateraler Zugang:** Standardzugang für das Arthroskop.
  - Soft Spot lateral der Sehne des M. extensor digitorum longus.
  - Einbringen einer Injektionsnadel in das Gelenk, Auffüllen des Gelenks mit 5 – 10 ml Arthroskopielösung.

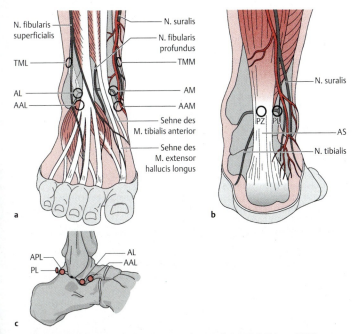

Abb. 27.7 • Arthroskopische Zugänge zum OSG. (aus Wirth C. J.: Fuß. Thieme; 2002)
a von anterior,
b von posterior,
c von lateral. AL = anterolateral, AM = anteromedial, AS = Achillessehne, AAL = akzessorisch anterolateral, AAM = akzessorisch anteromedial, PL = posterolateral, PZ = posterozentral, TML = transmalleolär lateral, TMM = transmalleolär medial.

- 4-mm-Hautschnitt, stumpfe Präparation auf die Gelenkkapsel; Dorsalextension des OSG, Einführen des Arthroskopieschaftes mit dem stumpfen Trokar nach medial, Stichrichtung 45° zur Horizontalen.
▶ **Anteromedialer Zugang:** Standard-Instrumentenzugang.
- Transillumination mit Arthroskop; Einbringen einer Injektionsnadel auf Gelenkniveau.
- Hautschnitt 4 mm; stumpfe subkutane Präparation; Eingehen mit einer Klemme in das Gelenk und Spreizung der Kapsel.
▶ **Posterolateraler Zugang:** Zusätzlicher Zugang für spezielle Fragestellungen.
- Arthroskop im anteromedialen Portal; Nadel lateral der Achillessehne auf Gelenkniveau.
- 4-mm-Hautschnitt; stumpfe subkutane Präparation; Einführen eines Wechselstabes; Einbringen des Arthroskops über den Wechselstab.

▷ *Cave:* Gefährdete Strukturen: N. peroneus superficialis, N. saphenus, V. saphena magna/parva, A. dorsalis pedis.

27.8 Arthroskopie des unteren Sprunggelenks

Vorbereitung

▶ **Instrumente:** 30°-Weitwinkeloptik (2,7 mm).
▶ **Lagerung: Halb**-Seitlagerung mit ipsilateralem Fuß oben, im Knie 60° flektiert.
▶ Oberschenkelblutsperre 280 – 350 mmHg.
▶ Wasserdruck: 30 – 50 mmHg.
▶ Anzeichnen der anatomischen Landmarken: Außenknöchel, Achillessehne, N. suralis, N. peroneus, Hautvenen (vor Schluss der Blutsperre).

Arthroskopische Zugänge:

▶ **Anterolateraler Zugang:** Standardzugang für das Arthroskop.
- 1,5 – 2 cm anterior und 1 cm distal der lateralen Malleolarspitze
- 4-mm-Hautschnitt, stumpfe Präparation auf die Gelenkkapsel; Einführen des Arthroskopieschaftes mit dem stumpfen Trokar nach posterior des Lig. interosseus
▶ **Posterolateraler Zugang:** Standard-Instrumentenzugang.
- Visualisierung mit Arthroskop; Einbringen einer Injektionsnadel auf Gelenkniveau.
- 0,5 cm posterior des Malleolus lateralis und direkt lateral der Achillessehne.
- Hautschnitt 4 mm; stumpfe subkutane Präparation.
- Primär Diagnostik von anterolateral dann Umstecken nach posterolateral.
▶ **Laterales Portal:** zusätzlicher Zugang (direkt unterhalb der lateralen Malleolarspitze) für Diagnostik und Instrumentierung.
▶ **Posteromedialer Zugang:** für Rückfußarthroskopie (z. B. Os trigonum Exstirpation) ggf. Bauchlagerung bei rein posteriorer Pathologie.
- Direkt medial der Achillessehne auf Höhe der Spitze des Malleolus medialis.
- Kamera posterolateral. Mit Instrument direkt anterior der Achillessehne nach lateral auf Arthroskop gehen entlang des Arthroskops nach anterior schieben. Cave: N. tibialis.

28 Wirbelsäule

28.1 Operative Maßnahmen

Therapieziele operativer Maßnahmen (nach Mayer)

- **Entfernung bzw. Ausschaltung der Schmerzquelle:** Im Bereich der Bandscheiben, Deckplatten, Wirbelgelenke.
- **Biomechanische Restabilisierung des Bewegungssegmentes:** Fusion zur Immobilisierung.
- **Wiederherstellung der Bandscheibenraumhöhe bei Erhalt der Beweglichkeit:**
  - Bandscheibenprothese (Totalersatz).
  - Mechanisch: Partieller oder totaler Nukleusersatz (experimentell).
- **Korrektur von Kurvaturstörungen** (Tilt, Drehgleiten, degenerative Lumbalskoliose):
  - Fusion.
  - Bandscheibenprothese.
- **Dekompression neuraler Strukturen:** Allein oder komplementär zu o. g. Verfahren.

Operationsverfahren

- Nach Versagen konservativer Verfahren besteht eine große Auswahl an OP-Methoden, unter denen immer mehr interventionelle, minimal-invasive den offenen Operationsverfahren vorangestellt werden.
- Zunächst besteht die Notwendigkeit einer sorgfältigen Indikationsüberprüfung.
- Grundsätzlich sind rekonstruierende Verfahren unter Erhalt der segmentalen Beweglichkeit nur bei Bandscheibendegeneration ohne Kurvaturstörung angezeigt.
- Bei translatorischen Makroinstabilitäten (Ventrolisthesis), frontaler oder sagittaler Kurvaturstörung besser segmentale Fusion.

28.2 Spezielle Aufklärung

Komplikationen

- Verletzung der Dura, Liquorfistel.
- Verletzung von Gefäßen (Massenblutverlust) mit evtl. erforderlicher Laparotomie zur Gefäßversorgung bei ventralem Zugang.
- Nervenschäden mit Verlust von Motorik, Sensibilität bis hin zu Querschnittslähmung.
- Verletzung von Darm, Lunge mit Folgeeingriffen zur Rekonstruktion.
- Intraspinale Vernarbungen mit der Folge von persistenten Lumbalgien und Lumboischialgien.
- Pseudarthrose bei Fusionen, Implantatlockerung.
- Segmentinstabilität durch Gelenkfortsatzverlust oder durch Höhenminderung der Bandscheibe.
- Infekt mit Ausbreitung in Bandscheibe, Wirbelkörper und angrenzende Weichteile bis hin zur Meningitis.
- Arachnoiditis mit persistenten Wurzelreizungen.

28.3 Haloextension

Grundlagen

- **Prinzip:** Ruhigstellung durch Längszug an HWS und BWS durch Anbringen eines stabilen Rings an der Kopfkalotte (Abb. 28.1).

28.3 Haloextension

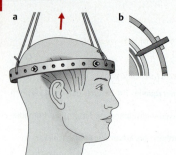

Abb. 28.1 • Haloextension.
a Lage des Rings. Der Ring liegt leicht unterhalb des größten Kopfdurchmessers und berührt das Ohr nicht.
b Verschraubung. Die Schrauben verlaufen nicht durch den M. temporalis.

▶ **Indikationen:**
- Konservative Therapie von Frakturen von C 1 und C 2 (Alignment mittels Ligamentotaxis).
- Konservative Therapie bei nicht operablen Patienten mit Frakturen der unteren HWS und oberen BWS.
- Extendierende Vorbehandlung von schweren Kyphosen und Skoliosen (besonders vor dorsalen distrahierenden Fusionen).
- Bei Skoliosen nach schlaffen Lähmungen, z. B. Polio (S. 259).
- Passagere Distraktion bei Skoliosen nach Anterior-Release der Hauptkrümmung in der BWS.

OP-Technik

▶ **Vorbereitung:**
- Rückenlage, Rasur des Insertionsgebietes ist nicht erforderlich.
- Wahl und passageres Anbringen des Haloringes; Halten mit Distanzschrauben.
- Lokalanästhesie mit langer Nadel durch die zu belegenden Ringschraubenöffnungen.

▶ **Zugang:** Quere Hautinzisionen im Stirnbereich, längs verlaufend am Okziput.

▶ Eindrehen der Kalottenschrauben mit Drehmomentschlüssel (bei Erwachsenen bis ca. 0,6–0,8 Nm, bei Kindern bis ca. 0,4 Nm Drehmoment). Die Kalottenschrauben bestehen aus einer scharfen Spitze, runden Enden und breiter Gehrung, um eine zu leichte Penetration zu vermeiden.

▶ Anbringen von Kontermuttern von außen an die Kalottenschrauben, gegen den Ring.

▶ Anbringen des Extensionsbügels oder des Gestänges an einer Weste oder Extension im Rollstuhl mit Galgen. Im Bett mit Gegenextension am Beckenkamm.

Nachbehandlung

▶ **Schraubenpflege:**
- Nachziehen der Kalottenschrauben mit Drehmomentschlüssel am 1., 3., 5., 8. Tag; dann 2-mal wöchentlich.
- Ersatz von zu tief eingedrungenen und entzündeten Schrauben.

▶ **Empfohlener axialer Zug:**
- *Bei C 1/C 2-Fraktur:* Beim wachen Patienten ca. 0,4 Nm, beim beatmeten Patienten 0,2 Nm.
- Bei Frakturen der mittleren und unteren HWS: Ca. 5 % des Körpergewichts.
- Bei hoch thorakalen Frakturen: 10 % des Körpergewichts.
- *Vor Skolioseoperationen:* Steigerung des Zugs um 0,1 Nm/d bis auf 40 % des Körpergewichts, für 2–3 Wochen präoperativ.

28.4 Operative Zugänge zur Wirbelsäule

Perkutaner Zugang zur Halswirbelsäule

- **Definition:** Bildwandlergestützter Zugang zur mittleren HWS bis C 6/7 zur intradiskalen Therapie (z. B. Chemonukleolyse, Nukleoplastie).
- **Indikationen:** Intradiskale Volumenreduktion bei Bandscheibenprotrusion mit intaktem dorsalem Anulus zur Entlastung des Spinalkanals.
- **OP-Technik:**
  - Lagerung: Kopf in leichter Reklination, Sedierung (keine Vollnarkose).
  - Zugang:
    - Palpation der Wirbelsäule, nachdem Trachea, Schilddrüse und Ösophagus nach medial sowie Karotisstrang und M. sternocleidomastoideus nach lateral gedrängt wurden.
    - Punktion der Bandscheibe zwischen Mittel- und Zeigefinger, anschließend Lagekontrolle durch Bildwandler.
    - Injektion von Chymopapain/Applikation der Coblationssonde (Nukleoplastie).

> *Hinweis:* Die Chemonukleolyse wird wegen des Risikos einer aseptischen Spondylodiszitis mit Arrosion der angrenzenden Grund- und Deckplatten nur noch selten angewandt. Der Effekt der Nukleoplastie ist in der Literatur kontrovers dargestellt.

Ventraler transoraler Zugang zur Halswirbelsäule (bis C 2)

- **Definition:** Zugang zur oberen Halswirbelsäule vom Clivus bis zur kranialen Hälfte von C 3.
- **Indikationen:**
  - Resektion des Dens.
  - Nicht reponierbare atlantoaxiale Subluxation.
  - Abszesse und zur Biopsie.

Ventraler Zugang zur Halswirbelsäule (C 2 – Th 2)

- **Definition:** Klassischer Zugang zur HWS, s. ventrolateraler Zugang nach Robinson (S. 534), ventraler und lateraler retropharyngealer Zugang bei Läsionen der oberen HWS (Abb. 28.2).
- **Indikationen:**
  - Frakturen und Instabilität der Halswirbelsäule.
  - Entlastung des Spinalkanals von ventral bei Nukleusprolaps oder Osteophyten.
  - Einfache Instabilitäten auf Höhe C 2 bis Oberkante von Th 2.
- **OP-Technik:**
  - Lagerung:
    - Kopf in leichter Reklination, Halswirbelsäule in erreichbarer Reklination (präoperativ im wachen Zustand kontrollieren!); bei kyphosierenden Frakturen evtl. Einrenkungsmanöver in Narkose unter fortwährender Durchleuchtung.
    - Kopf in der Kopfkalotte am OP-Tisch festkleben.
  - Hautschnitt:
    - Bei Zugang zu 1 oder 2 Bandscheiben bzw. Wirbelkörpern paramedian, bevorzugt in den Hautfalten (kosmetisch wesentlich schöneres Ergebnis).
    - Falls langstreckiger Zugang erforderlich, Schnitt am vorderen Rand des M. sternocleidomastoideus.
  - Durchtrennen der Subkutis, des Platysmas und der oberflächlichen Faszie (evtl. auch der queren ventrale Äste der V. jugularis externa, die unterbunden werden müssen).
  - Stumpfe, spreizende Präparation mit zwei Stieltupfern (ausnahmsweise Schere), möglichst unter Erhalt des M. omohyoideus (bei Durchtrennung muss später eine Stumpfadaption durch mehrere O-Nähte erfolgen).
  - Auseinanderdrängen der prävertebralen Gleitschichten lateral paramedian.

28.4 Operative Zugänge zur Wirbelsäule

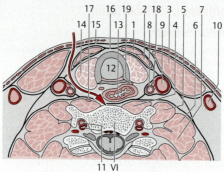

1. M. sternohyoideus
2. M. sternothyroideus
3. M. sternocleidomastoideus
4. M. longus colli
5. M. scalenus anterior
6. M. scalenus medius
7. M. scalenus posterior
8. A. carotis communis
9. V. jugularis interna
10. V. jugularis externa
11. Vasa vertebralia
12. Trachea
13. Oesophagus
14. Glandula thyroidea
15. Fascia cervicalis, Lamina superficialis
16. Fascia cervicalis, Lamina praetrachealis
17. Fascia cervicalis, Lamina praevertebralis
18. N. vagus
19. N. laryngeus recurrens
VI. Vertebra cervicalis

Abb. 28.2 • Anatomische Strukturen in Höhe von HWK 6 und operativer Zugang zu Wirbelkörper und Bandscheibe. (aus Krämer J.: Orthopädie und orthopädische Chirurgie – Wirbelsäule, Thorax. Thieme; 2004)

- Weghalten der Halseingeweide vom Gefäß-Nerven-Bündel zur Gegenseite nach lateral.
- Einstechen einer Kanüle in den M. longus colli in Höhe der Fraktur zur Orientierung und Verifikation unter Bildwandler.
- Mobilisation der Innenränder des M. longus colli.
- Eindrehen von Kaspar-Spreizschräubchen in die Grenzwirbelkörper und leichte Distraktion.
- Eigentlicher Eingriff an der Halswirbelsäule.
- *Cave:* Bei Zugang zu C 2 und C 3: N. facialis auf der ipsilateralen Seite, Ansa cervicalis profunda in der Tiefe.
- *Tipp:* M. omohyoideus liegt in Höhe C 5. Bei Zugängen distal des M. omohyoideus erleichtert eine Spaltung des M. sternohyoideus den Zugang bei dickem Hals erheblich.

Ventraler Zugang zur oberen Brustwirbelsäule (BWK 1 – 4)

▶ **Definition:** Zugang vom Jugulum bis zur Höhe des Aortenbogens durch Teilsternotomie und transmediastinalen Zugang.
▶ **Indikationen:**
  - Frakturen und Tumoren (Metastasen) der oberen BWS.
  - Spondylitis.
  - Hoch thorakaler Bandscheibenvorfall (selten).
▶ **OP-Technik:**
  - *Lagerung:* Rückenlage.
  - *Hautschnitt:* Mittig vom Jugulum bis zum Abgang der 6. oder 7. Rippe am Sternum.
  - Mittige kraniale Teilsternotomie.

28.4 Operative Zugänge zur Wirbelsäule

- Auseinanderspreizen und ausschließlich stumpfe Präparation kranial des Aortenbogens, unter sorgfältiger Blutstillung.
- Einsetzen von Spezialspreizern mit ausschließlich stumpfem Spreizflügel.
- Weghalten des Ösophagus nach rechts.
- Orientierung am vorderen Längsband bzw. am auslaufenden Schenkel des M. longus colli rechts und links.
- Bildwandlerkontrolle des Zugangsniveaus.
- Eindrehen von Spreizschrauben und Distraktion.
- Eigentliche OP an der Wirbelsäule (in der Regel Vertebrektomie und ventrale Fusion).
- Verschluss der Sternotomie mit Draht oder Drahtnähten.

Ventraler (transthorakaler) Zugang zu BWK 4 – 7

▶ **Definition:** Laterale Thorakotomie von rechts im 5. oder 6. Interkostalraum.
▶ **Indikationen:**
- Lungen- und Thoraxwandeingriffe.
- Entzündliche und tumoröse Veränderungen der Wirbelsäule.
- Mittelthorakaler verkalkter, verknöcherter Bandscheibenvorfall.
- Mediastinaler Tumor mit Übergreifen auf die Wirbelsäule.
- Anterior-Release einer hoch thorakalen Kyphoskoliose.

▶ **OP-Technik:**
- *Lagerung:* Schräglage bzw. Seitenlage links, Arm eleviert gelagert.
- *Hautschnitt:* Schnitt von der hinteren Axillarlinie bogenförmig nach ventral, 3 QF kaudal des Warzenhofes; bei Frauen immer in der Submammärfalte.
- Durchtrennen des Subkutis, Blutstillung.
- Abzählen der gewünschten Rippe, meist Zugang am Oberrand der 5. oder 6. Rippe.
- Durchtrennen des M. pectoralis major über der gewählten Rippe, lateral M. serratus anterior in Faserrichtung spreizen.
- Längsinzision des Periosts mit dem Elektromesser, Abschieben des Periosts mit dem Raspatorium und Befreien der oberen Rippenkante.
- Inzision der Pleura.
- Durchtrennen des Rippenknorpels im ventralen Wundwinkel.
- *Zugangserweiterung:* Einkerben des M. serratus anterior im lateralen Wundwinkel und Präparation entlang der Rippen bis ca. Angulus costae (Blutstillung!) unter strikter Schonung des M. latissimus dorsi. Rippenosteotomie dorsal zur Erweiterung des Zugangs.
- Ggf. Rippenresektion als Knochenspende.
- Eigentlicher Eingriff an der Wirbelsäule.

Lateraler Zugang zur unteren BWS

▶ **Definition:** Laterale Thorakotomie von links im 10. oder 11. Interkostalraum.
▶ **Indikationen:** Thorakaler Bandscheibenvorfall, Instabilität, Tumormetastasen.
▶ **OP-Technik:**
- *Lagerung:* Seitenlage, Arm eleviert gelagert.
- Festlegen des Zugangs in gewünschter Projektionshöhe mit dem Bildwandler, meist am Oberrand der 10. oder 11. Rippe.
- Schnitt über dem gewünschten oberen Rippenrand.
- Durchtrennen von Subkutis und Teilen des M. serratus anterior, Blutstillung.
- Abpräparieren des Vorderrandes des M. latissimus dorsi.
- Zugang am Oberrand der gewünschten Rippe; alternativ Herauslösen der gewünschten Rippe (10. Rippe für den Bereich Th 11 –L 1, 11. Rippe für Th 12 –L 2).
- Markieren der Höhe einer Bandscheibe.
- Zugangserweiterung:
  – Zu LWK 1: 3 cm langer Schlitz im Crus mediale des Zwerchfells, exakt über der Mitte der erkennbaren anterior-posterioren Ausdehnung des Wirbelkörpers.

28.4 Operative Zugänge zur Wirbelsäule

– Zu LWK 1 und 2: Über randständige Zwerchfellablösung, 1 cm von der Thoraxwand entfernt; ggf. retroperitonale Lumbotomie.
- Eingriff an der Wirbelsäule.
- *Wundverschluss:* Sorgfältige Naht des Crus mediale mit O-Naht und sorgfältige Naht der Zwerchfellablösung durch dicht gestochene Naht des Zwerchfellrandes. Gesonderte Naht des unteren Rippenbogens.

Lateraler Zugang zu LWK 2 – 5

▶ **Definition:** Direkter retroperitonealer Zugang zu exakt LWK 2 – 5, seitlich (Abb. 28.3).
▶ **Indikationen:**
- Entzündungen, Spondylitis.
- Instabilität, veraltete in Kyphose verheilte Fraktur.
- Tumor, Tumormetastasen.
- Lumbale Skoliose.

▶ **OP-Technik:**
- Vorbereitung:
  - Lagerung: Seitenlage, Arm eleviert gelagert, Halbrolle in der Flanke.
  - Großzügige sterile Abdeckung für evtl. Zugangserweiterung.
  - Bildwandlerkontrolle und Markierung der gewünschten Zugangshöhe.
- *Hautschnitt:* In Faserverlauf des M. obliquus externus.
- Durchtrennen von Subkutis und Faszie, dann von M. obliquus externus und M. obliquus internus mit dem Elektromesser.
- Leicht versetzt schräge Durchtrennung des bindegewebigen und muskulären Teils des M. transversus abdominis.
- Retroperitonale Mobilisation und stumpfes Abschieben des Retroperitoneums samt Peritonealfett nach ventral; stumpfe Präparation bis auf den M. psoas.
- Ablösen des M. psoas ca. 0,5 cm von seinem Vorderrand entfernt.
- Laterale Darstellung des gewünschten Abschnitts der LWS.

▶ *Hinweis:* Vom gleichen Zugang aus:
- Ausräumen eines ipsilateralen Psoasabszesses bis zur Leiste möglich.
- Durch epimuskuläre Präparation 2 – 3 QF nach lateral lässt sich der laterale Beckenkammrand darstellen (für evtl. Entnahme von Knochenblocktransplantaten).

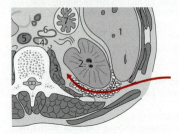

Abb. 28.3 • Retroperitonealer Zugang zur LWS. 1: Leber, 2: Niere, 3: M. psoas major, 4: V. cava inferior, 5: Aorta abdominalis, 6: V. portae hepatis, 7: Duodenum.

Ventraler Zugang zum lumbosakralen Übergang

▶ **Definition:** Zugang zur trans- oder retroperitonealen Darstellung von L 5 –S 2.
▶ **Indikationen:**
- Ventraler Eingriff im Rahmen dorsoventraler Stabilisierung bei Osteochondrose.
- Spondylolisthesis, Spondyloptose.
- Tumormetastasen.
- Respondylodese bei Pseudarthrosen.

OP-Technik:
- *Lagerung:* Rückenlage, LWS hyperextensiert, Kopftieflage.
- Zugang 2 cm kranial des Os pubis (quer) oder vom Os pubis Richtung Nabel in der Linia alba.
- Stumpfe retroperitoneale Präparation. Orientierung an der Aortenbifurkation.
- Weghalten des Plexus hypogastricus mitsamt Gefäßen mit eingeschlagenen Pins in LWK 5 bzw. das Sakrum.
  ▶ *Cave:* Venöse Blutung (Venenwinkel, A. und V. praesacralis), Aufklärung über die Gefahr von retrograden Ejakulationsstörungen postoperativ.

Dorsale Zugänge zur Wirbelsäule

Definition:
Zugang zu den hinteren Strukturen der Wirbelsäule, einschließlich des Spinalkanals, beliebig verlängerbar.

Indikationen:
- Dorsale Spondylodese im Rahmen dorsoventraler Stabilisierung bei Osteochondrose.
- Fraktur, Instabilität.
- Wirbelsäulenverkrümmungen (Skoliose und Kyphosen, Lordosen).
- Weicher Bandscheibenvorfall der BWS, Vorfälle der LWS.
- Spondylolyse, Spondylolisthesis.

OP-Technik:
- Vorbereitung:
  - Lagerung: Entlordisierende Bauchlage, Abdomen frei gelagert, Beine flektiert (Knie-Ellbogen-Lagerung); bei Zugängen vom Okziput bis Th 5 Kopf orthograd gelagert.
  - Verifikation der Zugangshöhe unter Durchleuchtung.
- *Hautschnitt:* Mittiger Schnitt über den tastbaren Dornfortsätzen.
- Knapp paramedianer Zugang mit periostalem Abschieben der Muskulatur von der Lamina. Weite Darstellung bis über die Querfortsätze möglich.
- Die Darstellung der Pedikelebene erfordert ein Ablösen der Muskulatur ein Segment weiter kranial. Das Ligamentum interspinosum im Halsbereich der interspinalen Muskulatur sollte erhalten bleiben.
  ▶ *Hinweis:* Ausnahme: Skoliose-OP von dorsal. Bei dorsalem Zugang zur oberen HWS ist der Spinalfortsatz C2 knorpelig oder ossär in den ersten Millimetern zu spalten, um die kurzen Kopfrotatoren besser inserieren zu können.
- *Wundverschluss:* Seitnaht der Fascia lumbodorsalis unter Mitfassen des Ligamentum interspinosum. Besonderheiten:
  - In Höhe C2 Seitnaht und transossäre Naht durch die Spitze des Spinalfortsatzes C2.
  - Mm. rhomboidei werden getrennt vernäht (zusätzlich zu der Spinalfortsatzreihe).

Perkutaner (posterolateraler) Zugang zur Lendenwirbelsäule

Definition:
Bildwandlergestützter Zugang zur Lendenwirbelsäule zur intradiskalen Diagnostik/Therapie (z.B. Diskografie, Chemonukleolyse, Nukleoplastie, intradiskale elektrothermische Therapie [=IDET/Acutherm] und/oder endoskopische/perkutane Nukleotomie).

Indikationen:
- Diagnostische Evaluation des schmerzhaften Bandscheibensegmentes vor weiteren operativen Maßnahmen (Diskografie).
- Intradiskale Volumenreduktion bei Bandscheibenprotrusion mit intaktem dorsalem Anulus zur Enlastung des Spinalkanals (Chemonukleolyse, Nukleoplastie, IDET, endoskopische/perkutane Nukleotomie).
- Therapieresistenter diskogener Schmerz bei intakter Bandscheibenfachhöhe (IDET).

- **OP-Technik:**
  - *Lagerung:* Schräg- oder entlordisierende Bauchlagerung, Sedierung (keine Vollnarkose).
  - *Zugang:* Bildwandlerkontrollierte, gezielte Punktion des Bandscheibenfachs mit einer Einführungsnadel.
  - Injektion von Chymopapain/Platzierung der Hitzesonde (IDET) bzw. Coblationssonde (Nukleoplastie).
- *Hinweis:* Die Chemonukleolyse wird wegen des Risikos einer aseptische Spondylodiszitis mit Arrosion der angrenzenden Grund- und Deckplatten nur noch selten angewandt. Der Effekt der Nukleoplastie wird in der Literatur kontrovers diskutiert.

28.5 Verschraubung von Densfrakturen

Grundlagen

- **Indikation:** Densfraktur Typ II nach Anderson.

OP-Technik

- **Lagerung:** Rückenlage, Kopf in Kopfkalotte, sodass er sich a.–p. und auch seitlich durchleuchten lässt; ggf. Headclamp.
- Hautschnitt parallel zum Vorderrand des M. sternocleidomastoideus ca. in Höhe C 4.
- Stumpfe, schräg nach kranial verlaufende Präparation bis auf die vordere distale Spitze von C 2.
- Eindrehen eines dünnen Kirschner-Drahts unter wiederholter oder fortwährender Durchleuchtung in 2 Ebenen bis zum Eintreten der Drahtspitze am dorsokranialen Apex vom Dens axis.
- Positionierung eines 2. Kirschner-Drahtes in gleicher Weise.
- Messen der überstehenden Längen der K-Drähte → dadurch Bestimmung der Längen der künftigen Schrauben (unter Sicherheitsabzug von 2 mm).
- Überbohren der K-Drähte bis einige Millimeter über das Frakturniveau hinaus. Eindrehen der kanülierten Spezialschrauben (Abb. 28.4).

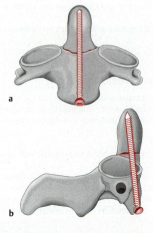

Abb. 28.4 • Ventrale Densverschraubung. (aus Wirth C., Mutschler W., Kohn D. et al.: Praxis der Orthopädie und Unfallchirurgie. Thieme; 2013)
a von ventral,
b von der Seite.

- **Beachte:** Beim Eindrehen der ersten Schraube unbedingt darauf achten, dass der zweite Kirschner-Draht noch in situ ist, damit es nicht zum Wegdrehen des Dens kommt.
- Positionierung eines Redons in die prävertebralen Gleitschichten.
- Dichte Naht des Platysmas, intrakutane Hautnaht, Pflasterverband.

Nachbehandlung

- **Neurologische Kontrolle:** Unmittelbar postoperativ.
- **Mobilisation:** Halsorthese 6 Wochen, je nach Stabilität.
- **Röntgenkontrolle:** Postoperativ, nach der 6. und 12. Woche.
  - **Tipp:** Bei Unsicherheit über den Durchbau CT-Kontrolle.

28.6 Zervikale Laminektomie

Grundlagen

- **Prinzip:** Dorsale Entlastung des Spinalkanals (ggf. plus der Foramina).
  - **Cave:** Der Verlust der Ansätze eines Großteils der Nackenmuskulatur führt ohne Fusions-OP zur Nachkyphosierung und zu Dauerbeschwerden im Nacken und in der oberen Schulterregion. Die Operation ist daher ausschließlich mit einer gleichzeitigen Fusion der HWS zu kombinieren (Kleinfragment-Rekonstruktionsplatte, Schrauben-Stab-System).
- **Indikationen:**
  - Intraspinale Metastasen der Wirbelkörper (langstreckige Entlastung des Spinalkanals bei gleichzeitiger dorsaler Stabilisierung).
  - Spinalkanalstenose.
- **Aufklärung:**
  - Neurologische Störungen bis hin zur Querschnittslähmung.
  - Blutverlust (Periduralplexus).
  - Verletzung von Dura, Myelon, Spinalnervenwurzeln.
  - Rasche Entwicklung einer zervikalen Instabilität, wenn keine gleichzeitige Fusion erfolgt.

OP-Technik

- **Lagerung:** Kopf leicht inkliniert.
- Dorsaler Zugang zur Halswirbelsäule, periostale Darstellung der Lamina.
- Verifikation der zu entlastenden Segmente im seitlichen Röntgenstrahlengang.
- Wegstanzen einer Seite der Lamina am Übergang zur Gelenkebene rechts wie links mit der feinsten 1-mm-Stanze.
- Fassen des Spinalfortsatzes mit einer Tuchklemme, Anheben in Richtung dorsal und sukzessives Abstanzen oder vorsichtiges Abschneiden der Ligamenta flava samt der interspinalen Muskulatur im Bereich der gewünschten Segmente.
- I. d. R. Teilforaminotomie der rechten und linken Seite. Die kranialste erhaltene Lamina sowie die distalste erhaltene Lamina werden im Sinne einer Hemilaminotomie rechts wie links übergangsmäßig teilreseziert (Abb. 28.5).
- I. d. R. dorsale Fusion mit Reco-Platten oder Schrauben-Stab-System zur Stabilisierung der entlasteten Segmente an.
- Mehrschichtiger Wundverschluss, Redon in der zweituntersten Muskelschicht.
- Halskrawatte.

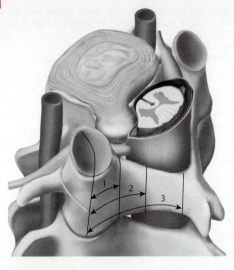

Abb. 28.5 • Dekompressionsoperationen.
1 Foraminotomie, 2 Hemilaminotomie, 3 Hemilaminektomie. (aus Niethard F. U., Pfeil J., Biberthaler P.: Duale Reihe Orthopädie und Unfallchirurgie. Thieme; 2014)

Nachbehandlung

- Sofortige neurologische Kontrolle.
- **Ruhigstellung:** Halskrawatte für 6 Wochen postoperativ (Tag und Nacht).
- **Röntgenkontrolle:** Vor Entlassung.
- Teilfädenzug am 10. postoperativen Tag, Restfädenzug am 14. postoperativen Tag.
- *Hinweis:* Laminoplastie zur Entlastung des Spinalkanals bei Stenose: Dekompression des Spinalkanals durch einseitiges Aufmeißeln der Lamina als minimalinvasive Operation.

28.7 OP nach Robinson (HWS)

Grundlagen

- **Prinzip:** Ventrolateraler Zugang zum Spinalkanal durch die Bandscheibe; Stabilisierung eines Segmentes durch folgende Platzhalter:
  - Autologer Beckenkammspan.
  - Cages mit Spongiosafüllung.
  - Distanzhalter aus spongiösem Metallblock.
  - Palacos-Plombe.
  - Knochenersatzkeramik.
  - Bandscheibenprothese.
- **Indikationen:**
  - Zervikale hoch thorakale Diskushernie.
  - Reponierte oder reponierbare Luxationsfraktur.
  - Neuroforamenstenose, Spinalkanalstenose.

OP-Technik

- **Vorbereitung:**
  - *Lagerung:* Rückenlage, Halswirbelsäule rekliniert, Kopf in den Kopfgelenken rekliniert und in der Kopfkalotte festgeklebt.
  - Steril klebende Abdeckung der Halsregion, ggf. zusätzlich des ventrolateralen Beckenkammrands.
- Hälftiger paramedianer Kragenschnitt (ästhetisch wesentlich schöner); bei mehreren zu operierenden Segmenten Schnitt am Vorderrand des M. sternocleidomastoideus.
- Durchtrennen des Platysmas, stumpfes Vordringen in die Tiefe mit 2 Präpariertupfern.
- Weghalten der Trachea und des Ösophagus nach medial, des M. sternocleidomastoideus und des Gefäßbündels nach lateral (Abb. 28.2).
- Längsinzision, anschließend Aufspreizen der prävertebralen Gleitschichten an der ipsilateralen Randkante der tastbaren Vorderseite der Wirbelsäule.
- Weghalten der Halseingeweide über die Mittellinie hinaus zur Gegenseite. Markieren der entsprechenden Etagen durch eine Kanüle, die einige Millimeter tief in den Rand des M. longus colli in Höhe der entsprechenden Bandscheibe eingestochen wird; Verifikation der Höhe über Bildwandler im seitlichen Strahlengang.
- Mobilisation der Vorderränder des M. longus colli mit Raspatorium und Einsetzen des Weichteilspreizers.
- Eindrehen von Kaspar-Spreizschräubchen, exakt mittig in die Wirbelkörpervorderflächen des jeweils kranialen und distalen Wirbelkörpers des zu operierenden Segmentes.
- Überstülpen mit Kaspar-Längsspreizer und ggf. nochmalige Röntgenkontrolle.
- Fenestration, Ausräumen der Bandscheibe einschl. des dorsalen Ringbandes.
- Der ursprünglich bogenförmige zervikale Bandscheibenraum wird durch Fräsen zur rechteckigen Öffnung erweitert.
- Ausdünnen und Fräsen oder Freistanzen der Foramina (mit Flachfuß-HWS-Stanze).
- Luxatentfernung, ggf. Resektion des dorsalen Längsbandes bei engem Spinalkanal. Freistanzen der Foramina bis zu den Pedikeln.
- Abtragen der Deckplatte unter Belassen einer 2 mm hohen Retensionskante zum Spinalkanal hin; durch Fräsen Abtragung der Grundplatte leicht unterminierend, unter Belassen einer 2 mm Retensionskante ventral.
- Maximale Distraktion, Messen der intrakorporalen Distanz und entsprechende Wahl des interkorporalen Distanzhalters (z. B. trikortikaler Beckenkammrandspan).
- **Röntgenkontrolle** (im seitlichen Strahlengang, evtl. in 2 Ebenen): Zur Kontrolle der Lage des Fusionsmaterials und zur Beurteilung der Distraktion.
  - Der Abstand vom Platzhalter sollte mindestens 2 mm zum Spinalkanal hin betragen und die ventrale Begrenzung der Wirbelsäule nicht überragen.
  - Die Distanzzunahme gegenüber der Ausgangslage sollte 1 – 2 mm betragen (ein leichtes Nachsintern durch Umbaumaßnahmen postoperativ ist zu erwarten).
  - Eine Überdistraktion des Segmentes wird an der deutlich vermehrten Distanz der Facettengelenkflächen im seitlichen Strahlengang erkennbar.
- Entfernen der Kaspar-Spreizschrauben und Blutstillen der Perforationsöffnung durch resobierbare Abstopfung.
- Einlegen einer Redon-Drainage in die prävertebralen Gleitschichten.
- Wundverschluss.
- Halsorthese (s. Abb. 5.4).

Nachbehandlung

- **Ruhigstellung:**
  - Halskrawatte Tag und Nacht bis zur Wundheilung (5. postoperativer Tag); ab dem 5. postoperativen Tag tagsüber abbauen, Tragen nachts und zum Transport (Beschleunigungsbelastung).
  - Verbot jeglicher ausgeprägter Rotation der HWS und jeglicher Manipulation an der HWS.
  - Bei Implantation einer Bandscheibenprothese keine Ruhigstellung durch Halskrawatte notwendig.
- **Belastung:** Klinische und Röntgenkontrolle in der 6. Woche postoperativ; danach Freigabe für tägliche Verrichtungen; schweres Heben und sportliche Betätigung ab der 12. postoperativen Woche.

28.8 Dorsale zervikale Spondylodese

Grundlagen

- **Indikationen:**
  - Posttraumatische, monosegmentale Instabilität durch dorsale Bandrupturen ohne Bandscheibenbeteiligung.
  - Falsch verhakte Subluxation der HWS bei Nachweis einer intakten hinteren Bandscheibenbegrenzung.
  - Entzündliche/rheumatische und tumoröse Prozesse der Halswirbelkörper bei Inoperabilität von ventral und intakten Gelenkebenen.
  - Luxationsfrakturen mit Bandscheibenbeteiligung und Unmöglichkeit einer Reposition in Narkose (dorsoventrodorsales Vorgehen).
  - Flexionsbeschleunigungstrauma der HWS mit dorsaler Bandzerreißung.

OP-Technik

- **Vorbereitung:**
  - *Lagerung:* Bauchlage; ggf. Extension und Fixierung der HWS mit Halo, Headclamp, Crutchfield-Klemme.
  - ▣ *Beachte:* Nach Lagerung sofortige Kontrolle der Stellung der HWS unter Bildwandler im seitlichen Strahlengang.
  - Sterile klebende Abdeckung der HWS und einer der beiden hinteren Beckenkämme zur späteren Knochenentnahme.
- Orientierung über die Zugangshöhe im Bereich der HWS am tastbaren Spinalfortsatz (C 2 und C 7 sind i. d. R. eindeutig palpabel).
- Medianer Hautschnitt, mediane Spaltung der Nackenmuskulatur bis zur Darstellung der Dornfortsatzspitzen; fortlaufende Blutstillung.
- Periostales Präparieren in der Mitte der vorgesehenen OP-Höhe, zunächst an der Oberkante der Lamina; Markieren mit einem Instrument und nochmalige Bildwandlerkontrolle.
  - ▣ *Hinweis:* Die Denudierung der zervikalen Lamina muss auf das Notwendigste beschränkt bleiben (die postoperativen Nackenbeschwerden verhalten sich proportional zum Ausmaß der Muskelablösung von der HWS).
- Periostale Darstellung der dazugehörigen Gelenkebene.
- Entknorpelung der Gelenke in der dorsalen Hälfte, ggf. Anfrischen der lateralen Lamina und der Gelenkebene.
- Fräsen von Startlöchern für den künftigen Bohrer zur Aufnahme der Gelenkmassivschrauben.
- Von der Startstelle aus divergierend 25–30° und 45° ansteigend in Richtung der ansteigenden Gelenkebene der betreffenden Massa lateralis bohren (Abb. 28.6).

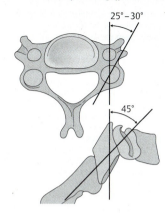

Abb. 28.6 • Zervikale Spondylodese: Korrekte Bohrrichtung nach lateral und kranial.

- **Dorsale Fusion:**
  - Verwendung von Hakenplättchen.
  - Verwendung von H-Span und interspinösen Draht-Cerclagen.
  - Verwendung einer Okzipitalplatte.
- Blutstillung, Wunddrainage; schichtweiser Wundschluss mit Einzelknopfnähten der Haut.
- Anlegen einer Schaumstoff-Halskrawatte (Anpassung präoperativ).

Nachbehandlung

- **Neurologische Untersuchung:** Unmittelbar postoperativ und wiederholt in den ersten 24 h.
- **Röntgenkontrolle:** Postoperativ in der 6. und 12. Woche. Achten auf Schraubenlänge, Sitz in der Lamina, Repositionsergebnis.
- **Äußere Stabilisierung:** Je nach geschätztem Stabilisierungserfolg und Ursache der Instabilität.

28.9 Endoskopische Eingriffe an der BWS

Grundlagen

- **Prinzip:** Minimalinvasive Technik für Eingriffe an der mittleren und unteren BWS.
- **Indikationen:**
  - Weicher thorakaler Bandscheibenvorfall.
  - Anterior-Release einer Skoliose, besonders bei kurzstreckigen, starken Knickbildungen (als Vorbereitung zur späteren dorsalen Skoliose-OP).
  - Probeexision aus dem Wirbelkörper bei von dorsal schlecht erreichbarer Lokalisation.
  - Frakturen.

OP-Technik

- **Lagerung:** Seitlagerung, freigelagerte Schulter; Tisch leicht aufgeklappt.
- Planen der Zugänge unter Bildwandlerkontrolle: I. d. R. 3 Zugänge durch die Thoraxwand (in der Art eines gleichschenkligen Dreiecks im Bereich zwischen hinterer und vorderer Axillarlinie). Der Abstand der Zugänge sollte jeweils mind. 10 cm betragen.

- Besonders vorsichtiges Eindrehen des 1. Trokars und Schaffen eines Pneumothorax (doppellumige Intubation).
- Einbringen der Optik.
- Schaffen des Arbeitszugangs senkrecht zum OP-Situs unter Sicht der Optik, um eine Lungenverletzung zu vermeiden.
- Ggf. Zugang, um die Lunge mit einem Weghalter aus dem OP-Situs zu halten (v. a. bei OP-Situs nahe am Lungenhilus).
- Verifikation der OP-Lokalisation unter Bildwandler.
- Ausräumen der Bandscheiben:
  - *Weicher Bandscheibenvorfall:* Ausräumen mit extralangen Stanzen und Rongeurs. Dabei müssen nur der hinterste Anteil der Bandscheibe und der Nucl. pulposus entfernt werden; eine Fusion ist nicht unbedingt erforderlich.
  - *Teilverknöcherte Bandscheibenvorfälle:* Weitgehende komplette Bandscheibenresektion mit Ausbohren der Deck- und Grundplatten und Einbringen eines interkorporalen Platzhalters (autologer trikortikaler Knochenspan vom Becken oder anderer Platzhalter).
  - *Skoliose:* Strategischer Wechsel der Instrumente von Zugang zu Zugang für die Ausräumung der einzelnen Bandscheiben; wenn möglich, Ausräumung einschließlich des hinteren Ringbandes. Alternative: Mini-Thorakotomie.
  - *Frakturen:* Rekonstruktion der ventralen Säule des Wirbelkörpers und Einbringen von interkorporalen Platzhaltern.
- Blutstillung, Positionierung von 1 – 2 Bülau-Drainagen.
- Zurückziehen der Optik; verkleinernde Tabaksbeutel-Vorlagenaht und zusätzlich annähen der Bülau-Drainagen; ggf. 2-schichtiger Verschluss des 3. Zugangs.

Nachbehandlung

- Sofortige neurologische Untersuchung; klinische und radiologische Kontrolle der pulmonalen Situation.
- Betreiben der Bülau-Drainagen mit Sog, je nach Produktion für 2 – 5 Tage.
- **Nach Anterior-Release bei Skoliose:** Halotraktion mit steigendem Zug (bis 40 % des Körpergewichts); dann dorsale Fusion mit einem Schrauben-Stab-System.

28.10 Extraforaminale Nukleotomie

Grundlagen

- **Prinzip:** Nukleotomie über transmuskulären Zugang durch die Paraspinalmuskulatur nach Wiltse (zur Minimierung der Muskelablösung).
- **Indikationen:**
  - Extra- bzw. intra–extraforaminaler Bandscheibenvorfall zur Sequestrektomie.
  - Zugang zum Querfortsatz und Rippenköpfchen im Bereich der BWS (bei Tumor, Kostotransversalarthrose, zur Denervierung bei persistenter Interkostalneuralgie).
  - Zugang zur Spondylotomie und Spongiosaplastik, wenn keine zusätzlichen stabilisierenden Maßnahmen mit Implantaten erforderlich erscheinen.
  - Spondylitis bei moribunden Patienten zur Abszessdrainage.

OP-Technik

- **Lagerung:** Entlordisierende Bauchlage, freigelagertes Abdomen; Beine in den Kniegelenken und Hüftgelenken jeweils ca. 50° flektiert. Alternativ Knie-Ellenbogen-Lage oder sog. Häschenstellung.
- OP-Mikroskop.
- Hautschnitt 2 QF paramedian, Längsschnitt in gewünschter Höhe von 5 – 6 cm Länge.

- Längsdurchtrennung der Fascia lumbodorsalis; stumpfer, spreizender transmuskulärer Zugang ca. in der Schicht zwischen M. multifidus und M. longissimus dorsi, leicht schräg zur Mitte laufend.
- Ertasten der Gelenkebene mit dem Finger.
- Periostale Darstellung der Unterkante des kranialen und der Oberkante des distalen Querfortsatzes mit dem Raspatorium.
- Röntgen-Verifikation der Zugangshöhe.
- Stanzen der lateralen Kanten der oberen Gelenkfacette; eine wird mit schräger Kerrison-Stanze ausdünnend reseziert.
- Vorsichtige Resektion des Ligamentum intertransversale.
- Identifikation der Nervenwurzel und deren Weghalten, von distal beginnend nach proximal.
  - Der Sequester befindet sich meist an der kranialen Begrenzung des eigentlichen Bandscheibenniveaus bzw. unter der Nervenwurzel und wird vorsichtig herausgehäkelt.
- Kürettage des Nucleus pulposus wird heutzutage nicht mehr durchgeführt.
  ◘ *Beachte:* Intra-extraforaminal befindet sich das sehr druck- und zugempfindliche Nervenganglion. Alle Manipulationen an den Nervenwurzeln nur unter dem Mikroskop und äußerst vorsichtig durchführen! Jeder größere Zug und Druck auf die Nervenwurzeln muss ausbleiben.
◘ *Hinweis:* Varianten im Thorakalbereich:
  - *Kostotransversotomie:* Der Proc. transversus wird eine Etage tiefer komplett in der oberen Hälfte reseziert; die Präparation beginnt zunächst an der Außenkante des nächsten distalen Pedikels.
    - Vorteil: Bessere Übersichtlichkeit für den Fall, dass Nervenwurzel und die begleitenden Gefäße zwischen Proc. transversus und Rippenniveau verlaufen.
  - *Spondylotomie:* Der Zugang wird durch Resektion des kranialen Drittels des Pedikels erweitert, die Wundhöhle mit scharfem Löffel und gebogenem Rongeur ausgeräumt und mit kortikospongiösen Chips aufgefüllt.
- Spülung, Redon-Drainage von dorsal auf die Querfortsätze, schichtweiser Wundverschluss.

Nachbehandlung

- **Nach** Nukleotomie (S. 540).
- **Nach Spondylotomie:**
  - Strenge Bettruhe für 6 Wochen.
  - Dann äußere Stabilisierung (z. B. Kreuzstützmieder oder Gipskorsett in Hyperlordosestellung).
  - Resistenzgerechte antibiotische Behandlung bis zur weitgehenden Normalisierung der Entzündungsparameter (i. d. R. Zweifachantibiose).
  - Periodische neurologische Überprüfung.
  - Röntgenkontrolle (ggf. CT): Alle 3–6 Wochen, bis eindeutige Durchbauungszeichen bestehen.

28.11 Mikroskopisch-assistierte lumbale Sequestrektomie (Nukleotomie)

Grundlagen

- **Prinzip:** Durch Flavotomie und einen intraspinalen Zugang können mithilfe eines OP-Mikroskops sowohl intraspinale Sequester als auch ein Nucl. pulposus ausgeräumt werden.

28.11 Mikroskopisch-assistierte lumbale Sequestrektomie (Nukleotomie)

▶ **Indikationen:**
- Medialer oder mediolateraler Bandscheibenvorfall mit freiem Sequester und neurologischen Ausfällen.
- Traumatische oder degenerative Abrisse des hinteren Ringbandes bei anhaltender Therapieresistenz auf konservative Maßnahmen.

OP-Technik

▶ **Lagerung:** Häschenstellung oder Knie-Ellenbogen-Lage.
- *Alternative Lagerung:* Entlordisierende Bauchlage; in den Kniegelenken ca. 60°-Flexion, in den Hüften variabel flektierbar (i. d. R. 30 – 60° flektiert).
▶ Zugang in gewählter Höhe nach Identifikation der Etage unter Durchleuchtung im seitlichen Strahlengang.
▶ Knapp paramedianer Zugang zur Fascia lumbodorsalis, die einseitig paramedian wenige Millimeter durchtrennt wird.
▶ Abschieben des M. multifidus, einseitig von den kranialen Laminae und der Oberkante der distalen Lamina (z. B. L4 und L5). Die sehnigen segmentalen Ansätze des M. multifidus können meist geschont werden.
▶ Wegspreizen der Muskulatur mit tiefem Spreizer.
▶ Resektion der lateralen 2 Drittel des Lig. flavum des dargestellten Interarcualraums.
▶ Erweiterung des Interarcualraums durch Hemilaminotomie des kranialen Wirbels; Foraminotomie des Segments.
▶ Einstellen des OP-Mikroskops.
▶ Mit tastendem Häkchen Eingehen am kranialen lateralen Ende des erweiterten Interarcualraums; Verschieben der Dura samt Nervenwurzel und periduralem Fettgewebe en bloc nach medial. Austausch des Häkchens durch Wurzeldistraktor.
▶ Suchen und Entfernen des Sequesters, ggf. Inzision des dorsalen Längsbandes bei subligamentärer Lage des Sequesters.
▶ Suche nach Perforation im dorsalen Ringband bzw. am Übergang des Ringbandes zur Deck- bzw. Grundplatte der Wirbelkörper.
▶ Das Ausräumen des Nucl. pulposus mit dem Rongeur wird heutzutage nicht mehr durchgeführt. Evtl. aufgeworfene Ringbandreste sollten subligamentär mit entfernt werden.
▶ Kontrolle auf Bluttrockenheit; weiträumiges, jedoch vorsichtiges Austasten des Spinalkanals.
▶ Spülung.
▶ Rearrangement des periduralen Fettgewebes (verringert die Gefahr von intraspinalen Narbenbildungen).
▶ Schichtweiser Wundverschluss über eine subfasziale Redon-Drainage.

Nachbehandlung

▶ Sofortige neurologische Untersuchung.
▶ **Mobilisierung:** Beginn nach Redonzug innerhalb der ersten 24 h; Sitzverbot bis zur Wundheilung; Meiden von Rotationsbewegungen des Rumpfes in den ersten 6 Wochen postoperativ. Tragen einer Lumbalorthese ist als „Gedächtnisstütze" zur Vermeidung von Rotationsbewegungen für die ersten 3 – 4 Wochen sinnvoll.
▶ **Physiotherapie:** In den ersten 3 Wochen streng isometrisch; anschließend allmählicher Übergang zur Mobilisation, stärkere Mobilisation ab der 6. postoperative Woche.
▶ *Hinweis:* Zunehmend werden auch endoskopische Nukleotomietechniken mit ähnlich guten Ergebnissen durchgeführt. Die Vorteile eines minimierten Zugangs sind allerdings eher beim transforminalen endoskopischen Vorgehen evident als beim translaminären Zugang. Vergleichende Langzeitstudien stehen noch aus.

28.12 Bandscheibenersatz

Bandscheiben-Totalendoprothesen

- **Prinzip:** Totalendoprothesen aus Deck- und Grundplattenteil mit Polyethylen-Inlay in verschiedenen Größen (z. B. Charité SB III-Link, Prodisc-Spine Solution).
- **Indikation: Strenge Indikationsstellung!** Bandscheibendegeneration L 2/3 bis L 5/S 1 mit diskogenem Rückenschmerz ohne Kurvaturstörung und intakten dorsalen Strukturen (Wirbelgelenke und Lamina), Einsatz auch bei hochgradiger Degeneration mit kollabiertem Bandscheibenraum möglich.
- **Technik:**
  - Zugang retroperitoneal und Darstellung der ventralen Zirkumferenz der zu operierenden Bandscheibe.
  - Entfernen des Anulus fibrosus in einer Breite von 4 cm und anschließendes Ausräumen des Nukleus, Kürretieren der Deck- und Bodenplatte.
  - Meißeln eines sagittalen Schlitzes in die angrenzenden Wirbelkörper.
  - Einbringen der Grund- und Deckplattenteile des Implantates in der Mittellinie, Aufspreizen und Einsetzen des Polyethylen-Inlays.
  - Primärstabilität durch Pressfit, knöcherne Integration nach 3–6 Monaten.
- **Nachbehandlung:** Frühmobilisation am 1. postoperativen Tag, Bücken und Heben schwerer Lasten in den ersten Wochen vermeiden.
- **Prognose:** Kurzfristige klinische Erfolgsquote von 80–90 %, noch keine wirklichen Langzeitergebnisse. Überlegenheit gegenüber Fusionsoperation bislang nicht bewiesen.

Ausblick: Nucleus-pulposus-Ersatz/autologe Nucleus-pulposus-Zelltransplantation

- **Definition:** Ein z. B. aus Hydrogel bestehender Platzhalter oder eine autologe Nucleus-pulposus-Zellsuspension wird implantiert.
- **Indikation:** Monosegmentale Bandscheibendegeneration im frühen Stadium des diskogenen Rückenschmerzes.
- **Technik:** Zugang über interlaminären oder über minimalinvasiven retroperitonealen anterolateralen Zugang.
- **Resultate:** Erst in kontrollierten Studien im Einsatz.

28.13 Spondylodesen

Posterolaterale Fusion

- **Prinzip:** Anlagern von autologen kortikospongiösen Spänen aus dem dorsalen Beckenkamm auf die dekortizierten Wirbelbögen und Querfortsätze. Lange Zeit Goldstandard der Fusionsoperationen durch In-situ-Fusion ohne stärkere Kyphosierung.
- Zusätzliche Primärstabilisierung mit Pedikelschraubsystemen (Fixateur interne, verschiedene Systeme, z. B. VSP nach Steffee, Cotrel-Dubousset, Luque, Kluger, AO-Fixateur interne).
- **Nachteil:** Lediglich die hintere Säule wird fusioniert, während die Bandscheibe als ventrale elastische Struktur erhalten bleibt.
- **Prognose:** Hohe Rate an Pseudarthrosen, bei 2-segmentaler Fusion in 16 %.

Posteriore/transforaminale interkorporale lumbale Fusion (PLIF/TLIF)

- **Prinzip:** Interkorporale Fusion durch autologen Knochen und/oder Cages (meist Titankörbchen). Zusätzliche Stabilisierung mit Pedikelschraubsystemen. Heute die verbreitetste Fusionstechnik.

28.13 Spondylodesen

▶ **Technik:**
- Posteriore interkorporale lumbale Fusion (PLIF):
  - Über dorsalen Zugang Entfernen der Bandscheibe und Einbringen von autologem Knochen in den Zwischenwirbelraum nach Laminektomie und Facettektomie. Dabei werden meistens die Wirbelgelenke zerstört. Geringe Exposition erlaubt nur kleinere Knochenspäne.
  - Nachteil gegenüber TLIF (s. u.): Gefährdung des Duralsacks und der Nervenwurzeln.
  - Kombination mit Cage-Systemen zur besseren Abstützung des Zwischenwirbelraums möglich.
- Transforaminale interkorporale lumbale Fusion (TLIF):
  - Der Bandscheibenraum wird von lateral exponiert unter Umgehung des Spinalkanals, wobei lediglich der laterale Anteil des Wirbelgelenks entfernt werden muss.
  - Nachteil gegenüber PLIF: Erhöhte Gefahr der Nervenwurzelverletzung.

▶ **Prognose:** Wegen der Gefahr einer Pseudarthrose nicht ohne zusätzliche dorsale Instrumentierung.

Dorsoventrale Fusion

▶ **Prinzip:**
- Gleichzeitig dorsale Stabilisierung mit Pedikelschraubsystemen und von ventral interkorporale Abstützung mit Cage-Systemen oder trikortikalen Knochenspänen nach Ausräumung des Bandscheibenraums.
- Wiederherstellung der physiologischen Lordose zur Reduktion des Risikos der Dekompensation der Nachbarsegmente.

▶ **Indikation (nach Ausschluss somatoformer Schmerzstörungen):**
- Ruhigstellung der schmerzhaften Wirbelsegmente und Wiederherstellung der physiologischen Kurvatur (degenerative Spondylolisthesis, Lumbalskoliose).
- Konservativ therapieresistente Osteochondrose.
- Tumoren, Traumata, Spondylitiden.
- Schmerzhafte Bewegungssegmente nach Bandscheiben-OP oder Dekompressionen.

▶ **Technik:**
- Röntgendurchleuchtung, Operationsmikroskop, ggf. auch mit Navigation.
- Lagerung und Zugang:
  - Für die Segmente L2–L5: Rechtsseitenlagerung und Zugang über den retroperitonealen mikrochirurgischen Zugang.
  - Für das Segment L5–S1: Lagerung auf dem Rücken mit weit gespreizten Beinen, Kippen des Tisches und Ausrichten des Bandscheibenraums planparallel zur Arbeitsachse des Operateurs. Zugang über den transperitonealen mikroskopischen Zugang (s. Abb. 28.7).

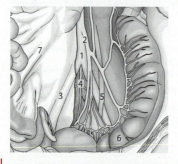

Abb. 28.7 • Ventraler Zugang zur LWS: Topografische Verhältnisse des Retroperitoneums. 1: Aorta, 2: A. mesenterica inferior und Äste, 3: A. iliaca, 4: A. sacralis mediana, 5: Ureter, 6: Colon sigmoideum, 7: Mesenterium.

- In derselben Sitzung erfolgt primär *von dorsal* die Stabilisierung mit Pedikelschraubsystemen.
- Anschließend *anteriore lumbale interkorporale Fusion (ALIF)* oder *Mini-ALIF:* Von ventral werden in minimalinvasiver Technik 2 Drittel der Bandscheibe ausgeräumt und die Grund- und Deckplatten angefrischt.
- Dann Einbringen von autologer Spongiosa oder kortikospongiösem Span aus dem Beckenkamm, alternativ aus der Knochenbank (Fibulaspäne, Femurkopfscheiben).

▶ Abstützen mit Cage-Systemen. Diese werden mit autologer Spongiosa (teils zusätzlich adjuvant BMP-2 = Bone Morphogenic Protein) gefüllt, um die dekortizierte Deck- und Bodenplatte solide zu fusionieren. Titan-Cages sind auch mit Gewindegängen (z. B. BAK, L-Fix-Cage) erhältlich, die einen Distraktionseffekt durch Ligamentotaxis auf das erhaltene hintere Längsband haben.
- Nachteil: Cage-Systeme ohne zusätzliche dorsale Stabilisierung haben eine hohe Pseudarthrosenrate.

▷ *Hinweis:* Die Explantation von Cage-Systemen ist nur schwer möglich!

Nachbehandlung

▶ Mobilisation am 1. postoperativen Tag, je nach primärer Indikation mit Korsett.

Komplikationen

▶ **Pseudarthrosen** (8 – 40 %).
▶ **Fehllage von Pedikelschrauben** (bis 40 %).
▶ Epidurale Hämatome, tiefe Infekte, Implantatbrüche durch Materialermüdung bei fehlender Fusion.
▶ Implantatlockerung bei unzureichenden Implantatlagern (Osteoporose), Entwicklung einer Spondylolisthesis mit Spinalkanalstenose, Bursitiden über Schraubenenden.
▶ Neurologische Komplikationen insgesamt bei 1 – 2 %. Im Einzelnen:
- *PLIF:* Gefährdung des Duralsackes (5 – 10 %) und der Nervenwurzeln (2 – 4 %), neurologische Komplikationen in 9 – 16 %, peridurale Fibrose.
- *TLIF:* Gefahr der Nervenwurzelverletzung (8 – 10 %), neurologische Komplikationen in 5 – 9 %.
- *ALIF:* Nervenläsionen (N. genitofemoralis beim transperitonealen Zugang).

Prognose

▶ Klinische Erfolgsrate von 60 – 85 % bei hoher Fusionsquote (> 95 %).
▶ Soziale und berufliche Reintegration abhängig vom Alter des Patienten und der Dauer der präoperativen Arbeitsunfähigkeit.
▶ Durchschnittlich kehren nur 30 % der Patienten mit ehemals therapierefraktären Rückenschmerzen nach einer Fusionsoperation in den Arbeitsalltag zurück.

28.14 Osteoligamentäre Entlastung bei Spinalkanalstenose

Grundlagen

▶ **Prinzip:** Resektion der Ligamenta flava, der hypertrophen Gelenkinnenkanten und evtl. der Facettenganglien. Durch unterminierende Ausdünnung der Lamina wird der Raum im Spinalkanal nach dorsal und lateral erweitert.
▶ **Indikation:** Mono- oder mehrsegmentale Spinalkanaleinengung ohne wesentliche Instabilität.

OP-Technik

- **Lagerung:** Entlordosierend (Bauchlage, frei gelagertes Abdomen; Beine meist mindestens 70° in der Hüfte und entsprechend ca. 60° im Kniegelenk flektiert). Alternativ Häschen- oder Knie-Ellenbogen-Lage.
- Periostales einseitiges paravertebrales Abschieben der Mm. multifidii von der Spinalfortsatzreihe.
- Exakte Darstellung der Interarcualräume. Im Extremfall können diese wie Dachziegel übereinanderstehen und eine kontinuierliche Knochenschicht vortäuschen.
- Ausdünnen der Wirbelbögen je ca. 3 mm nach kranial und distal mit der motorisierten Fräse oder dem Meißel (später weitere Wirbelbogenresektion mit kleinen Kerrison-Stanzen, s. u.).
- Resektion der Gelenkinnenkante des gesamten Lig. flavum und großzügige Foraminotomie.
- Kippen des Tisches 10° zur Gegenseite. Vorsichtiges Wegmeißeln der spinalkanalnahen distalen Kante des kranialen Spinalfortsatzes und der kranialen Kante des distalen Spinalfortsatzes.
- Schräg unterminierendes Resezieren des Lig. flavum einschließlich der Gelenkinnenkanten; Foraminotomie der Gegenseite unter mikroskopischer Sicht („Undercutting").
- Mit den stark gebogenen kleinen Kerrison-Stanzen unterminierendes Ausräumen aller Flavum-Reste unter dem distalen wie dem kranialen Bogen.
- Ggf. gleiches Vorgehen auf dem nächsten Segment.
  Beachte: Es müssen mindestens 5 mm Breite von der dorsalen Kortikalis der Lamina erhalten werden.
- Zum Erhalt der Beweglichkeit wird jede Lamina gesondert mit einem schmalen Interponat versehen. Dazu wird eine kleine Menge Spongiosa dorsal auf die „Scharnierseite" der Lamina gelegt.
- Redon-Drainage, mehrschichtiger Wundverschluss.

Nachbehandlung

- **Neurologische Kontrolle:** Unmittelbar postoperativ, mehrfach am 1. postoperativen Tag; dann mehrfach bis zur Wundheilung (6. postoperative Woche).
- **Ruhigstellung:** Funktionelle Ruhigstellung in Lumbalorthese für 3–4 Wochen.

28.15 Vertebroplastie/Kyphoplastie

Grundlagen

- **Prinzip:** Minimalinvasive perkutane Injektion von Zement, meist Polymethylmethacrylat (PMMA), in einen osteoporotisch frakturierten Wirbelkörper ohne **(Vertebroplastie)** oder mit Ballon **(Kyphoplastie).**
- **Indikation:**
  - Als Schmerztherapie bei osteoporotischer Wirbelkörperfraktur. (Eine durch den Zement hervorgerufene Reposition der Wirbelkörperhöhe gelingt nur teilweise durch die Kyphoplastie).
  - Osteolytische Metastasen der Wirbelkörper, Hämangiomwirbel.
  - Seltener adjuvant bei traumatischer Wirbelkörperfraktur (Kyphoplastie).

OP-Technik

- **Lagerung:** Entlordosierende Bauchlage, lokale oder Vollnarkose.
- Perkutaner Zugang transpedikulär (analog des Setzens einer Pedikelschraube bei dorsaler Instrumentierung).
- Nach Lagekontrolle bildwandlergestützte Injektion von Zement (BWS 3–4 ml; LWS 4–5 ml).

28.15 Vertebroplastie/Kyphoplastie

▶ *Hinweis:* Bei Vertebroplastie eher Zementaustritte in den Spinalkanal, bei Kyphoplastie ist eine Aufrichtungs- und Stabilisierungsmöglichkeit teilweise gegeben.

Nachbehandlung

- **Neurologische Kontrolle:** Unmittelbar postoperativ, mehrfach am 1. postoperativen Tag.
- **Belastbarkeit:** Sofortige Belastungsstabilität.
- **Ruhigstellung:** Funktionelle Ruhigstellung in Thorakolumbalorthese für 3 – 4 Wochen zur Vermeidung von Anschlussfrakturen, da die feste Zementplombe ein hartes Widerlager gegen benachbarte osteoporotische Wirbelkörper darstellt.

29 Schulter

29.1 Akromioklavikulargelenkluxation (ACG-Sprengung)

Operative Therapie

- **Indikationen:** Akute Läsion Grad III–VI nach Rockwood (vgl. Tab. 17.1 und Abb. 17.2); alle chronisch schmerzhaften Läsionen ohne Ansprechen auf konservative Therapie.
- **OP-Technik: Akute Luxation:**
  - Arthroskopisch gestützte Rekonstruktion mit Flaschenzugsystem:
    - Diagnostische Arthroskopie über dorsalen Standardzugang.
    - Identifikation von vorliegenden Begleitpathologien (ant.-sup. Arbeitsportal).
    - ❐ *Cave:* Bei höhergradigen Verletzungen (Rockwood IV–V) bis zu 23 % Begleitverletzungen.
    - Anlage eines zusätzlichen anterolateralen Portals, Präparation zum Korakoid mit elektrothermischem Instrument mit M. subscapularis als Leitstruktur und Darstellung der Korakoidbasis.
    - Mögliche Bursektomie und ACG-Darstellung zur Repositionsvorbereitung.
    - Vertikale Inzision über dem anatomischen Ansatz der Korakoklavikularbänder über der Klavikula (ca. 3 cm), Präparation auf die Klavikula. Mit einem speziellen Zielgerät Einbringen eines Zieldrahtes (2,4 mm) durch Klavikula und Korakoid, Überbohren mit kanüliertem Bohrer (4,0 mm) unter Sicherung der Drahtspitzen mit einem scharfen Löffel.
    - Setzen von einem (z. B. Fibertape und 2 × Dogbone) oder 2 Flaschenzugsystemen (z. B. Tight Rope). Reposition des ACG (ggf. unter Bildwandlerkontrolle) und Verknoten der Fäden auf Plättchen über der Klavikula.
    - Additive AC-Cerclage (z. B. PDS-Kordel) über Schnitt direct über AC-Gelenk möglich.
  - Cerclage mit PDS-Kordel:
    - Säbelhiebschnitt über ACG bis zum Proc. coracoideus, Darstellen der deltoideotrapezoidalen Faszie.
    - Reposition des ACG.
    - Retention mit resorbierbarer PDS-Kordel (Ethicon) um die Basis des Proc. coracoideus in 8er-Tour.
    - Ggf. additive temporäre Kirschner-Draht-Arthrodese (Metallentfernung nach 6 Wo.).
    - ❐ *Cave:* Dislokationsgefahr der Drähte (z. B. in den Thorax).
    - Naht der coraco-claviculären (CC-) Bänder, ACG-Kapsel und deltoideotrapezoidaler Faszie.
  - **Hakenplatte:** Höhertreten der lateralen Klavikula wird durch Haken unter dem Akromion verhindert. Säbelhiebschnitt über ACG. Reposition, Débridement des Diskus, falls Reposition nicht möglich. Unterschieben des Hakens dorsal des ACG unter das Akromion. Fixierung der Platte mit 3 Kleinfragmentschrauben auf kranialer Fläche der lateralen Klavikula. Metallentfernung (ME) nach 3 Monaten.
- **Komplikationen:**
  - *Allgemein:* Restinstabilität, sekundäre ACG-Arthrose, persistierende Schmerzen.
  - *Flaschenzug:* Dislokation, Korakoidfraktur, laterale Klavikulafraktur.
  - CC-Cerclage und ggf. Kirschner-Draht-Arthrodese: Drahtdislokation, Weichteilperforation, Materialbruch.
  - *Hakenplatte:* Durchwandern des Hakens, Plattenlockerung, Osteolysen.

29.1 Akromioklavikulargelenkluxation (ACG-Sprengung)

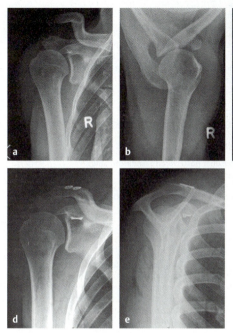

Abb. 29.1 • ACG-Sprengung Typ Rockwood V.
a Präoperatives Röntgen a.–p.,
b axial,
c y-Aufnahme.
d Postoperatives Röntgen a.–p.,
e y-Aufnahme.

▶ **OP-Technik: Chronische Luxation:**
- *Refixierung mit Faden-Flaschenzugsystem (Tight Rope/Dog Bone):* Wie oben; zusätzlich biologische Bandplastik mit autologem Transplantat (Gracilis-Sehne). Transkorakoidale Führung (Bohrgröße je nach Transplantatdurchmesser) als 8er-Tour um die Klavikula und das Korakoid. Annähen des Transplantates mit nicht resorbierbarem Fadenmaterial über der Klavikula. Alternativ Fixierung mit Biotenodese-Schraube. Ggf. zusätzliche Überbrückung des ACG mit Sehnengraft (AC-Bandstabilisierung).
- *Hakenplatte:* s. o.
- *Transpositionsplastik nach Weaver-Dunn:* Nach Resektion des lateralen Klavikulaendes Transposition des akromial abgelösten Lig. coracoacromiale auf das laterale Klavikulaende durch Anschlingen mit nicht resorbierbarem Faden (z. B. FiberWire No. 2) und transossäre Fixierung. Ggf. zusätzliche Stabilisierung mit coraco-claviculärer PDS-Kordel (Lig. coracoacromiale besitzt nur einen Bruchteil der Stabilität der nativen CC-Bänder).

▶ **Nachbehandlung:**
- Gilchrist-Verband oder Schulter-Arm-Schlinge für 2 Wochen.
- Limitierte Flexion/Extension/Abduktion in 2 Wochen-Schritten bis 30°/60°/90° für 6 Wochen.

- Rückkehr zum Sport nach 3–4 Monaten, Kontaktsportarten nach 6 Monaten.
- Physiotherapie.
▶ **Komplikationen:**
  - *Allgemein:* Restinstabilität, ACG-Arthrose, persistierende Schmerzen.
  - *Flaschenzug und Graft:* Dislokation, Korakoidfraktur, laterale Klavikulafraktur.
  - *Hakenplatte:* Durchwandern des Hakens, Plattenlockerung, Osteolysen. Reinstabilität nach ME.
  - *Weaver-Dunn:* Laterale Klavikulafraktur.

29.2 Rekonstruktion der Rotatorenmanschetten (RM)

Arthroskopische Rekonstruktion der RM

▶ **Diagnostische Arthroskopie über posterioren Standardzugang:**
  - Anlage eines anterosuperioren Portals unter Sicht.
  - Dynamische Untersuchung der:
    – Subskapularis-Insertion in Innen- und Außenrotation, des Pulley-Systems und der langen Bizepssehne (LBS).
    – Supraspinatussehne in Abduktion mit Tasthaken.
  - Großzügige Indikation zur Tenotomie/Tenodese (S. 551) der LBS (> 80 % LBS-Pathologien bei SSC-Läsion).
▶ **Arthroskopische SSC-Rekonstruktion:**
  - Anlage eines 3. Portals (anteriores Portal bei nach inferior reichender Ruptur, anterolaterales Portal bei kranialer Partialruptur).
  - Darstellung der Läsion (Resektion des superioren glenohumeralen Ligaments [SGHL], Präparation und Anfrischen des Tuberculum minus mit Shaver) und Mobilisation des SSC (Resektion des medialen glenohumeralen Ligaments [MGHL], bursale und periglenoidale Mobilisation bis Korakoid). Ggf. Einlage eines Zugfadens.
  - Repositionsversuch der Läsion. Bei mangelhafter Reposition weitere Mobilisation oder Medialisierung der Insertion.
  - Einbringen eines doppelt armierten Fadenankers in das Tuberculum minus (bei größeren Läsionen ggf. 2 – 3 Anker notwendig) über das anteriore bzw. anterolaterale Portal.
  - Vorlegen der Fäden nach intraartikulär, Perforation der Sehne mit einem Perforationsinstrument (z. B. Bird-beak), Anlage von 2 U-Nähten.
  - Verknoten der Fäden mit Rutschknoten von ventral in 30°-Innenrotation, zusätzliche Reposition der Sehne (Zugfaden/Rotatorenfasszange), entsprechendes Vorgehen bei mehreren Ankern (Knotenreihenfolge der Anker von distal nach proximal).
  - Ggf. laterale Ankerreihe (knotenlose Klemmanker) um die Fäden in Suture-Bridge-Technik über den Footprint zu spannen.
▶ **Arthroskopische Supraspinatussehnen-(SSP)Rekonstruktion:** (Beispiel halbmondförmige Komplettruptur):
  - Anlage eines lateralen Portals. Eingehen mit dem Arthroskop über das posteriore Portal nach subakromial.
  - Bursektomie, Denervierung und subakromiales Débridement, falls erforderlich zusätzliche Dekompression (z. B. Akromiontyp III), ossäre Dekompression aufgrund der Blutungsneigung am Ende der Operation.
  - Darstellung und Mobilisation (subakromial und periglenoidal) der rupturierten Sehnenanteile. Identifikation der Rupturform (Abb. 29.2) mit dynamischer Repositionsprüfung (z. B. Rotatorenfasszange) (Abb. 29.3).
▶ Präparation des Insertionsareals mit dem Shaver.
▶ Setzen von 2 Fadenankern unmittelbar lateral der Knorpel-Knochen-Grenze (Ankerabstand ca. 1,5 cm a.-p.).

29.2 Rekonstruktion der Rotatorenmanschetten (RM)

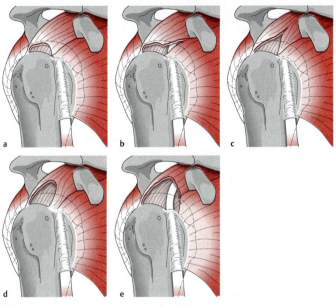

Abb. 29.2 • Rupturtypen der Supraspinatussehne (SSP).
a halbmondförmig mit medialer Retraktion,
b Reversed L-förmig, Ruptur dehnt sich entlang des Rotatorenintervalls aus,
c L-förmig, Ruptur dehnt sich entlang des Intervalls zwischen Supra- und Infraspinatussehne aus,
d Trapezoidale Ruptur mit SSP und ISP Beteiligung,
e Massenruptur von 2 oder 3 Sehnen und Retraktion von mindestens 5 cm, häufig Luxation der langen Bicepssehne.

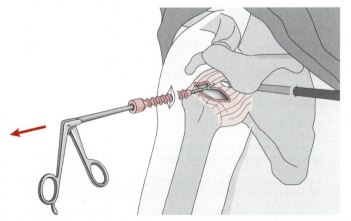

Abb. 29.3 • Arthroskopische Reposition der Supraspinatussehne mit der Fasszange über ein laterales Portal.

29.2 Rekonstruktion der Rotatorenmanschetten (RM)

- Durchstechen des SSP mit den Fäden der Anker (Kreuzstich oder parallele U-Nähte) und Verknoten mit Rutschknoten (Fäden **nicht** abschneiden!). Anlegen einer 2. lateralen Reihe und Fixierung mittels knotenlosen Klemmankern (Abstand zur medialen Reihe mind. 1,5 cm für eine komplette Deckung der Insertionsstelle).
- Variationen:
  - Knotenfreie Doppelreihenrekonstruktion mit breiten Spezialfäden (z. B. FiberTape/Speed-Bridge).
  - Single-Row-Technik: Fixierung der Sehne in einer Ankerreihe. Die Fadenanker werden zentral in die Insertionsfläche (Ankerabstand ca. 1,5 cm a.–p.) der Sehne gesetzt.
- **Nachbehandlung:**
  - Schulterabduktionskissen für 6 Wochen Abb. 5.6.
  - Bewegungsausmaße:
    - *1.–3. postoperative Woche:* Passive Abduktion/Adduktion: 90°/30°/0°, passive Flexion/Extension: 90°/30°/0°, passive Innenrotation/Außenrotation in Abduktionsstellung: Frei.
    - *4.–6. postoperative Woche:* Passive Abduktion/Adduktion: Frei/30°/0°, aktiv-assistierte Abduktion bis 90°, passive Flexion/Extension: Frei/30°/0°, aktiv-assistierte Flexion bis 90°, aktiv-assisstierte Innenrotation/Außenrotation in Abduktionsstellung: Frei.
    - *Ab 7. postoperativer Woche:* Freie Beweglichkeit.
- **Arthroskopische Rekonstruktion einer Partialruptur:** z. B. PASTA-Läsion (PASTA = Partial Supraspinatus Tendon Avulsion).
  - Markieren der Rupturzone intraartikulär mit PDS-Faden, der über eine Kanüle von lateral eingebracht wird.
  - Anlage eines lateralen Portals. Wechsel des Arthroskops im posterioren Portal nach subakromial.
  - Bursektomie, Denervierung der Akromionunterfläche. Subakromiales Aufsuchen des PDS-Fadens.
  - Erneutes Eingehen nach intraartikulär und Präparation des Insertionsareals mit dem Shaver.
  - Einbringen eines Fadenankers transtendinös von lateral (evtl. Zusatzportal nötig) in das präparierte Insertionsareal. Durchstechen des SSP mit Perforationsinstrumentarium (z. B. Bird-beak), Kreuzstich oder parallele U-Nähte.
  - Fäden von subakromial mit Rutschknoten verknoten. Abschließende intraartikuläre Beurteilung der Rekonstuktion, bei unvollständiger Rekonstruktion Einbringen eines weiteren Ankers. Analoges Vorgehen wie zuvor beschrieben.
  - **Variation:** Komplettierung der Teilruptur und Rekonstruktion wie Komplettruptur.
- **Nachbehandlung:** Wie bei arthroskopischer Rekonstruktion der SSP-Komplettruptur (s. o.).

Mini-open oder offene Rekonstruktion der Rotatorenmanschette

- **Vorgehen:**
  - Diagnostische Arthroskopie (dorsaler Standardzugang), glenohumeral und subakromial.
  - Subakromiale Dekompression arthroskopisch oder später offen falls erforderlich (s. o.).
  - Zugang über einen ca. 4 cm langen anterosuperioren Hautschnitt mit Split des M. deltoideus. Bei isolierten Läsionen des M. subscapularis deltoideopektoraler Zugang möglich.
  - Darstellen und Mobilisieren der rupturierten Sehnenanteile (je nach Läsionsart).
  - Bei Längsrissen im Sehnenverlauf Seit-zu-Seit-Naht mit resorbierbaren Fäden (z. B. Vicryl 1).
  - Anschlingen mit nicht resorbierbarem Faden (z. B. FiberWire No. 2), Kreuzstichnaht.

- Fixierung mit Knochenankern oder transossär mit lateralem Titanplättchen zur Verhinderung des Durchwanderns der Fäden durch den Knochen. In 1- oder 2-Reihen-Technik möglich.
- ❐ *Hinweis:* Vorteil der Kombination von Arthroskopie und Mini-open-Technik:
  - Bessere Diagnostik intraartikulärer Läsionen als bei ausschließlich offenem Vorgehen.
  - Nach arthroskopischem Beginn Übergang zur Mini-open-Technik jederzeit möglich.

29.3 Arthroskopische oder offene Tenodese oder Tenotomie der langen Bizepssehne (LBS)

OP-Technik und Nachbehandlung

▶ **OP-Technik:**
- Diagnostische Arthroskopie (dorsaler Standardzugang), glenohumeral (und ggf. subakromial).
- Anlage eines zusätzlichen anterosuperioren Portals.
- *Tenotomie:* Absetzen der langen Bizepssehne am Tuberculum supraglenoidale; Sehne wird durch Muskelzug retrahiert. Nachteil: Distalisierung des Muskelbauches des M. bizeps brachii.
- *Tenodese:* Nach Tenotomie Anschlingen des Sehnenendes und Fixierung in den angefrischten Sulcus intertubercularis mittels Fadenanker, Klemmanker oder Biotenodeseschraube.
- Alternativ bzw. in chronischen Fällen subpektorale Tenodese über Mini-Inzision (von 1 cm oberhalb bis 2–3 cm unterhalb des Pectoralis major, 1 cm lateral der Axillarfalte) mittels Schraubentenodese.

▶ **Nachbehandlung:**
- Funktionelle Nachbehandlung: Armschlinge für einige Tage.
- Keine Bizepsaktivität für 6 Wochen.
- Passiv freie Beweglichkeit, aktiv-assistierte Physiotherapie.

29.4 Arthroskopische anteroinferiore Schulterstabilisierung

Standardvorgehen

▶ Diagnostischer Rundgang über das dorsale Standardportal mit Beurteilung der vorliegenden Pathologie.
▶ Anlage des anterosuperioren Portals zur vorderen Glenoidpräparation.
▶ Mobilisierung des Kapsel-Labrum-Komplexes (z. B. mit Bankart-Messer).
▶ Anfrischen des Glenoidrandes zur Durchblutungsförderung und somit Verbesserung der Anheilung (z. B. Bankart-Raspatorium).
▶ Anlage des tiefen anteroinferioren Zugangs (Imhoff-Portal).
▶ Setzen von 3 Nuten am vorderen Glenoidrand (Position: 3:00, 4:30 und 5:30 h).
▶ Bohren/Gewindeschneiden und Platzieren eines 1. Fadenankers (Schraub- oder Klemmanker) in der inferioren Nut (Position: 5:30 h).
▶ Perforation des Kapsel-Labrum-Komplexes (ggf. Kapsel-Shift von infero-lateral nach supero-medial) mittels gebogenem Shuttle-Instrumentarium (z. B. Linvatec).
▶ Durchziehen eines Fadens (aus dem Anker) mittels Shuttle-Faden – bei knotenlosen Ankern muss das Fadenvorlegen vor Ankerinsertion erfolgen.
▶ Readaptation des Neolabrums am Glenoidrand mittels Rutschknoten oder über Anker-Klemmmechanismus.
▶ Gleiches Vorgehen für den 2. und 3. Fadenanker.

Zusatzeingriffe

- **Knöcherne Bankart-Läsion:** Refixierung des Fragments: Setzen von Ankern superior und inferior des Fragments bzw. mit (kanülierter) Kleinfragmentschraube.
- **Einhakender Hill-Sachs** (in Außenrotation): Auffüllen des Defekts mit Knochenspan (z. B. mit Hohlmeißeln) oder Tenodese der Infraspinatussehne in den Hill-Sachs-Defekt (Remplissage).
- **Kapsel-Shift** (bei ventraler Hyperlaxität): Durchflechtung des vorderen Kapsel-Labrum-Komplexes und Raffung mittels PDS-Fäden.

29.5 Endoprothetik

Grundlagen

- **Ziel:** Schmerzreduktion und Funktionserhalt bei fortgeschrittener Omarthrose.
- **Prothesentypen** (Tab. 29.1):

Tab. 29.1 • **Wahl des Implantattyps.**

Prothesen-typ	CUP-Prothese	HEP	TEP	inverse Prothese
Indikation	rheumatoide Arthritis (Humeruskopfnekrose)	Humeruskopfnekrose (Instabilitätsarthrose)	humerale und glenoidale Destruktion (intakte Rotatorenmanschette)	irreversibler Defekt der Rotatorenmanschette mit sekundärer Cuff-Arthopathie
Zentrierung	zentriert, ggf. minimaler inferiorer Pfannen-Wear	ohne humerale Subluxation (Ausnahme Instabilitätsarthrose)	mit humeraler Subluxation (posterior)	Kranialisierung des Humeruskopfes
Röntgen Glenoid/Akromion	erhaltene Pfanne	konzentrische Pfannenform bzw. intakter Glenoidknorpel	exzentrisches/bikonkaves Glenoid oder zentraler Einbruch des Glenoids	superiorer Glenoidverbrauch, stabiles Akromion bei Azetabularisierung
Röntgen Humerus	Zerstörung der Humeruskalotte < 1/3	Destruktion des Humeruskopfes	Destruktion des Humeruskopfes	sekundäre Destruktion des Humeruskopfes

HEP = Hemiendoprothese; TEP = Totalendoprothese

- Anatomische Totalendoprothese (S. 553): Schaftprothese/schaftfreie Prothese.
- Hemiprothese (HEP):
  - Prothesen mit Humeruskopfresektion (Schaftprothese/schaftfreie Prothese).
  - Alleiniger humeraler Ersatz, Technik entsprechend TEP-Implantation, bei Cuff-Arthropathie Versorgung mit großem Kopf möglich (schlechtere Ergebnisse als inverse Prothese), bei primärer Omarthrose schlechteres Outcome als TEP.
  - *Indikation:* Humeruskopfnekrose, Instabilitätsarthrose, Eburnisierung Glenoid (Walch A2), Cuff-Arthropathie.
- *Cup-Prothesen:*
  - Hemisphärische Kappe ohne Schaft (Copeland, Durom): *Vorteil:* Keine Schaftlockerung. *Nachteile:* Pfannenersatz technisch höchst anspruchsvoll (keine Resektion des Humeruskopfes), 3-dimensionale anatomische Rekonstruktion schwie-

rig; Gefahr des „Overstuffings". *Indikationen:* Rheumatoide Arthritis, unkomplizierte Omarthrose, Humeruskopfnekrose.
- Partieller Oberflächenersatz (z. B. Arthro-CAP, Partial-Eclipse): Fokaler einschraubbarer Oberflächenersatz aus Metall in verschiedenen Größen und Krümmungen. *Indikation:* Fokaler Knorpelschaden beim älteren (> 40 Jahre) Patienten.

▶ *Frakturprothese:* Modulares System (zusätzlich variable Längeneinstellung) mit Verankerungmöglichkeiten der Tuberkula (Fadenösen) und spezieller Form (seitliche Finne) für stabile Fixierung und verbesserte Einheilung der Tuberkula.
- *Indikation:* Humeruskopffraktur mit intakter Rotatorenmanschette (Headsplit, 4-Fragment-Luxationsfraktur bei alten Patienten), chronische Humeruskopffraktur (Sequelae).

▶ Inverse Prothese (S. 557).

▶ *Bipolare Prothese:* 2-gelenkiges humerales System ohne Glenoidersatz, kraftschlüssig, erreicht durch Verbesserung der deltoidalen Vorspannung bei Verschiebung des humeralen Offsets nach lateral.
- *Indikation:* Cuff-Arthropathie (nur noch selten verwendet).

▶ *Tumorprothese:* Modulares System, Koppelung mit Ellenbogenprothese möglich.
- *Indikation:* Wiederherstellung der Funktion bei großen Knochendefekten.

29.6 Anatomische Totalendoprothese

▶ **Ziel:** Rekonstruktion des Humeruskopfes und des Glenoids mit möglichst zum Originalgelenk identischem Kurvenradius und Kalottenhöhe; exakte Wiederherstellung der Torsionswinkel.

Technik der anatomischen Humerusprothetik

▶ **Standard-Prothesenmodelle:**
- *Generation 1:* 1-teilige Prothese mit Schaft und Kopf (Monoblock) in verschiedenen Schaftlängen, -dicken und Kopfgrößen (Neer-I-System).
- *Generation 2:* Kombination unterschiedlicher modularer Kopfkomponenten und Schaftgrößen (Biomet, Richards, Intermedics, Global De Puy).
- *Generation 3:* 3-fach modulares System zur Wiederherstellung des Original-Rotationszentrums, Inklinationswinkel und Rotationszentrum einstellbar (Aequalis, Epoca).
- *Generation 4:* Ermöglicht stufenlose Modularität in 3 Achsen: Schaftachse (Ante-, Retroversion), Koronarebene (Inklinationswinkel) und in der Sagittalebene (posteromedialer Offset; Univers, Anatomica, Abb. 29.4).
- *Generation 5:* Wechselmöglichkeit der anatomischen auf inverse Prothese (Erhalt des Schaftes).

▶ **Pfannenersatz:**
- *Zementiert:* Kiel-Pfanne, Peg-Pfanne (Verankerungszapfen, z. B. Global, Anatomica, Univers).
- *Unzementiert:* Schraubpfanne (Cofield), Press-fit-Pfanne (Copeland).
- Der natürliche Pfannenradius ist größer als der Kopfradius (Non-Konformität) → ermöglicht Roll- und Gleit-Mechanismus bei der Schulterbewegung.
  – Zu großer Kopfradius → Verlust des Gleit-Mechanismus (Bewegungseinschränkung, Lockerung).
  – Zu kleiner Kopfradius → Verlust des Rollmechanismus (Instabilität, Materialverschleiß, Lockerung).

▶ **Kopfersatz:**
- Bei der Schaftprothese erfolgt das Einbringen im Verlauf des Markraums; nach Schaftimplantation Nachjustieren des Kopfes. Der Prothesenschaft wird entweder zementiert oder press-fit (unzementiert) eingebracht.

29.6 Anatomische Totalendoprothese

- Bei der schaftfreien Prothese wird der Kalottenträger z. B. mittels Hohlschraube oder Korbsystem in der Metaphyse fixiert.

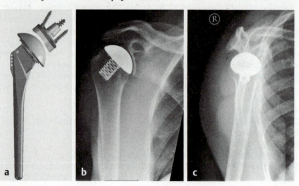

Abb. 29.4 • Schulterprothesen. (mit freundlicher Genehmigung der Fa. Arthrex Medizinische Instrumente GmbH, Karlsfeld)
a Schulterprothese der 4. Generation (Univers II),
b Schaftfreie Schulterprothese (Eclipse) in situ (Röntgen a.–p.),
c Röntgen Y-View.

OP-Planung

▶ **Bestimmt werden:**
- *Am Humeruskopf* (Röntgenaufnahme oder besser CT):
  - Inklinationswinkel = Gelenkflächenneigung zur Schaftachse.
  - Metaphysäre Achse (orthopädische Achse) = Ausgangsreferenzlinie.
  - Retrotorsionswinkel des Humerus zur Epikondylenachse.
  - Außerdem: Kalottendurchmesser, Kalottenhöhe, Kopfmittelpunkt in Relation zur Schaftachse (humeraler Offset), i. d. R. nach medial und dorsal versetzt. Schaftdurchmesser (8 – 14 mm).
- *Am Glenoid:* Retroversionswinkel und Glenoiderosion (im axialen Röntgen/CT; Abb. 29.5).

▶ **Resektionslinie:** Knorpel-Knochen-Grenze (anatomischer Hals) des Humeruskopfes.

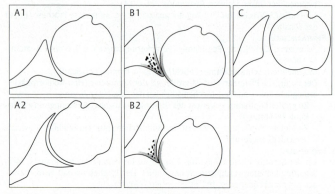

Abb. 29.5 • Glenoidtypen bei primärer Arthrose (nach Walch); Erläuterungen s. Tab. 29.2.

29.6 Anatomische Totalendoprothese

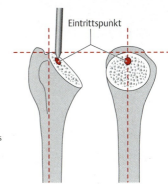

Abb. 29.6 • Markieren des Eintrittspunktes des Oberarmschaftes kraniodorsal in Höhe des Sulcus intertubercularis. (aus Ewerbeck V., Wentzensen A., Grützner P. et al.: Standardverfahren in der operativen Orthopädie und Unfallchirurgie. Thieme; 2014)

▶ **Eintrittspunkt des Humerusschaftes (Hinge Point):** Schnittpunkt von anatomischer Achse und Inklinationswinkel, liegt am superioren Rand der Gelenkfläche (Abb. 29.6).

OP-Technik

▶ **Lagerung:** Beach-Chair-Position. Schulter frei gelagert (Extension möglich!). ggf. Armhalter.
▶ **Anästhesie:** Ggf. Skalenusblock/-katheter (*Cave:* Luxationsgefahr).
▶ **Zugang:** Deltoideopektoral.
▶ Adhäsiolyse digital (subakromial) und mittels Elevatorium; Darstellen des N. axillaris.
▶ Eröffnen Rotatorenintervall longitudinal, Ablösen und Adhäsiolyse (360°) des M. subscapularis mit Ablösung der Kapsel, evtl. Verlängerungsplastik des M. subscapularis; M. supraspinatus/infraspinatus nicht vom Tuberculum majus ablösen. Kapsulotomie.
▶ Exposition des Humerus in Außenrotation, Kopfresektion nach Osteophytenresektion; die Resektionslinie entspricht dem anatomischen Hals (s. o.).
▶ Markraumpräparation; Bohrlöcher am Tuberculum minus zur Reinsertion des M. subscapularis.
▶ Schaft implantieren (zementiert/nicht zementiert) und Kalottenschutz.
▶ Darstellung des Glenoids, 360°-Kapsulotomie und Resektion des Labrums, bei kontrakter Situation Release des kranialen M. pectoralis und des M. triceps brachii.
▶ Präparation der Pfanne entsprechend dem präoperativen axialen CT (Tab. 29.2).

Tab. 29.2 • Präparation der Pfanne.

Glenoidtyp nach Walch (Abb. 29.5)	Problem	mittleres Patientenalter	Prozedere
A1 und A2	in die Pfanne zentrierter Kopf mit balanciertem Muskelgleichgewicht und symmetrischer Erosion	A1: 62 Jahre A2: 70 Jahre	zentrale Pfannenfräsung und Osteophytenresektion
B1	posteriore Erosion	63 Jahre	auf Niveau fräsen Weichteilbalancierung
B2	Bildung einer Doppelkonkavität	70 Jahre	auf Niveau fräsen Weichteilbalancierung
C	Retroversion > 25° (dysplasiebedingt)	61 Jahre	Implantation in Retroversion oder Hemiprothese

29.6 Anatomische Totalendoprothese

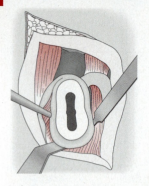

Abb. 29.7 • Exposition der Pfanne: Rinne für die Aufnahme des Pfannenkiels. (aus Ewerbeck V., Wentzensen A., Grützner P. et al.: Standardverfahren in der operativen Orthopädie und Unfallchirurgie. Thieme; 2014)

- Implantation der Pfanne aus Platzgründen vor Implantation der Kalotte.
- Ausmessen der resezierten Kalotte (größter Durchmesser), Einstellen der Basisplatte (Offset und Rotation).
- Probeimplantation.
- Fixieren der Kalotte, Reinsertion des M. subscapularis (ggf. M. pectoralis major).

Nachbehandlung

- **Woche 1 – 2:**
  - *Ruhigstellung:* Armschlinge für 48 h.
  - Frühfunktionelle Nachbehandlung: Ab dem 1. postoperativen Tag.
    - Rein passives Beüben (Flexion 30°, Abduktion 30°, Außenrotation 0°, Innenrotation 60°).
    - Üben im schmerzfreien Bereich!
    - Spezielle Beübung der Skapulastabilisatoren/skapulothorakalen Bewegungsabläufe.
- **Ab Woche 3:** Rein passives Beüben (Flexion 60°, Abduktion 60°, Außenrotation 0°, Innenrotation 60°); Schlingentisch.
- **Ab Woche 4:** Bewegungsbäder ohne Widerstand.
- **Ab Woche 5:** Aktiv-assistives Beüben (Flexion 90°, Abduktion 90°, Außenrotation 0°, Innenrotation 60°).
- **Ab Woche 7:** Freie Beweglichkeit ohne Begrenzung; konzentrisches, kein exzentrisches Training.

Prognose

- **Komplikationen:**
  - Schaftlockerung/Glenoidlockerung.
  - Glenoidabnutzung (Polyethyleninlay-Verbrauch).
  - Insuffizienz des M. subscapularis (Funktionsverlust).
  - Nervenschaden (N. axillaris).
  - Infekt.
  - Malpositionierung der Prothese: Instabilität/(Sub-)Luxation, Bewegungseinschränkung, sekundäre Rotatorenmanscheteninsuffizienz (Overstuffing = zu hohe Vorspannung), Schmerzen, Lockerung, Impingement.
- Die Lebensdauer der Prothese hängt von der regelrechten Wiederherstellung der Biomechanik ab. Die Revisionsrate liegt bei ca. 10 %, davon sind $1/3$ durch Lockerung bedingt.
  - *Hinweis:* Für die meisten Revisionen sind Probleme im Glenoidbereich verantwortlich.

29.7 Inverse Prothese

Grundlagen

- **Synonym:** Reverse Prothese, Grammont-Prothese.
- **Ziel:** Schmerzfreiheit und Verbesserung der Beweglichkeit bei vorliegender RM-Insuffizienz.
- **Inverse Prothesen** (Abb. 29.8):
  - Glenosphäre (Halbkugel) an der Skapula.
  - Humeral konkave Polyethylenpfanne (Metaglene), epiphysär im Humerus gehalten durch Schaftfixierung.
    - Indikation: Bei Defektarthropathie, als Revisionsprothese (z. B. sekundäre RM-Insuffizienz, fehlgeschlagene Osteosynthese), beim alten Patienten als Primärversorgung bei Trümmerfraktur des Humeruskopfes.
    - Kontraindikation: Insuffizienz des M. deltoideus (neurologisch, iatrogen), instabiles Akromion (*Cave:* Instabiles Os acromiale bzw. Ausdünnung des Akromions bei fortgeschrittener Azetabularisierung), fortgeschrittener Glenoidverbrauch.
  - Kompensation der RM-Insuffizienz durch:
    - Medialisierung des Rotationszentrums (bessere Aktivierung des medialen M. deltoideus).
    - Kaudalisierung des Humerus zur Erhöhung der Delta-Vorspannung.
    - Verhindern der Kranialisierung durch Prothesendesign („Klammer").

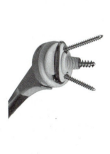
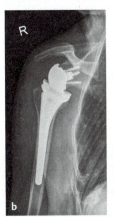
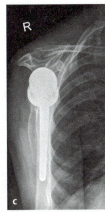

Abb. 29.8 • Inverse Prothese.
a Prothese (mit freundlicher Genehmigung der Firma Arthrex, Karlsfeld),
b Prothese in situ (Röntgen a.–p.),
c Prothese in situ (Röntgen Y-View).

OP-Planung

- **Bestimmt werden:**
  - *Am Humerus im Röntgenbild:* Zur präoperativen Planung der Schaftgröße.
  - *An Glenoid bzw. Skapula im CT:* Retroversionswinkel und Glenoiderosion (Abb. 29.5), Abschätzung der Verankerungsmöglichkeit der Glenosphäre, Beurteilung Akromionstabilität.

29.7 Inverse Prothese

- **Resektionslinie:** Flacher als bei der anatomische Prothese (Resektionlehre), 0–20° Retroversion.
- **Eintrittspunkt des Humerusschafts (Hinge Point):** Schnittpunkt von orthopädischer Achse und Inklinationswinkel, liegt am superioren Rand der Gelenkfläche. (Abb. 29.6.)

OP-Technik

- **Lagerung:** Beach-Chair-Position. Schulter frei gelagert (Extension möglich!). ggf. Armhalter.
- **Anästhesie:** Ggf. Skalenusblock/-katheter (*Cave:* Luxationsgefahr).
- **Zugang:** Anterosuperior (McKenzie) oder deltoideopektoral.
- Adhäsiolyse digital (subakromial) und mittels Elevatorium; Resektion von insuffizienten Rotatorenmanschettenstümpfen, Darstellen des N. axillaris.
- Ablösen und Adhäsiolyse (360°) des M. subscapularis (falls intakt) mit Ablösung der Kapsel, evtl. Verlängerungsplastik des M. subscapularis; M. infraspinatus/M. teres minor (falls intakt) nicht vom Tuberculum majus ablösen.
- Exposition des Humerus in Außenrotation, Kopfresektion nach Osteophytenresektion; Resektionslinie (s. o.).
- Markraumpräparation (Abb. 29.8); Bohrlöcher am Tuberculum minus/dorsalen Tuberculum majus ggf. zur Reinsertion des M. subscapularis/M. infraspinatus.
- Schaft implantieren (zementiert/nicht zementiert).
- Darstellung des Glenoids, 360°-Kapsulotomie und Resektion des Labrums, bei kontrakter Situation Release des kranialen M. pectoralis und des M. triceps brachii.
- Präparation der Pfanne mit Positionierung des Fräsenmittelpunktes inferior des Glenoidzentrums (Glenosphäre muss inferior ossär abschließen; *Cave:* Notching! [s. u.])
- Implantation der Glenosphäre (ggf. exzentrisch) aus Platzgründen vor Implantation der Metaglene.
- Probeimplantation (verschiedene Inlayhöhen), dynamische Spannungsüberprüfung (Instabilität versus Überspannung).
- Definitive Implantation.
- Ggf. (partielle) Refixierung des M. subscapularis/M. infraspinatus.
- Bei ausgeprägter Außenrotationsinsuffizienz Kombination der inversen Prothese mit Latissimus-dorsi-Transfer möglich.

Nachbehandlung

- **Ruhigstellung:** Schulter-Abduktionsorthese in 15°-Abduktion und 0°-Außenrotation oder Gilet-Orthese für 3 Wochen (abhängig von Prothesen-Stabilität und Patientencompliance).
  - Frühfunktionelle Nachbehandlung: Ab dem 1. postoperativen Tag.
  - Woche 1–2: Aktiv-assistierte Abduktion/Adduktion: 90°/0°/0°, aktiv-assistierte Flexion/ Extension: 90°/0°/0°, aktiv-assistierte Innenrotation/Außenrotation: 80°/0°/0°.
  - Ab Woche 3: Freie Beweglichkeit (FROM = Free Range Of Motion).

Prognose

Bei älteren Patienten mit irreparablem RM-Defekt/Cuff-Arthropathie lässt sich eine für den Alltag gute Beweglichkeit erreichen. Die aktive Rotationsfähigkeit ist vom präoperativen Zustand des M. pectoralis major, des M. subscapularis sowie des M. teres minor abhängig. Die passive Rotationsfähigkeit kann aufgrund des Prothesendesigns nicht komplett wiedererlangt werden.

- **Komplikationen:**
  - Instabilität/Luxation.
  - Infekt.

- Inferiores Notching (= Anschlagen der Metaphyse an inferiorem Glenoid → ossäre Defekte).
- Lockerung.
- Polyethyleninlay-Verbrauch.
- Nervenschaden (N. axillaris).
- Akromionfraktur.
- Deltainsuffizienz/-ermüdung.

▶ *Cave:* Die Rückzugsmöglichkeiten nach inverser Prothese sind begrenzt (z. B. Langschaft mit großem Kopf, Girdlestone).

29.8 Arthrodese

Grundlagen

▶ **Definition:** Versteifung des glenohumeralen und akromiohumeralen Gelenks.
▶ **Therapieprinzip:** Intraartikuläre oder extraartikuläre Fixierung.
  ▶ *Merke:* Die Arthrodese stellt die letzte Option der therapeutischen Behandlungskette (Salvage-Verfahren) dar. Die Indikation muss im Einzelfall gut überdacht werden.
    – Für eine Arthrodese spricht die dauerhafte glenohumerale Stabilisierung mit Schmerzreduktion.
    – Gegen eine Arthrodese sprechen der Bewegungsverlust und die Belastung der angrenzenden Gelenke und der Wirbelsäule (Anschlussarthrosen).
▶ **Indikationen** (nur bei fehlender therapeutischer Alternative):
  - Paralytische Schulter (Hauptindikationen: Plexusläsionen nach Unfällen und Poliomyelitis).
  - Postinfektiös.
  - Tumorresektion.
  - Chronische therapierefraktäre Instabilität.
  - Massive Rotatorenmanschettenrupturen (Cuff-Tear-Arthropathie) mit Verlust des M. deltoideus.
▶ **Kontraindikationen:**
  - Fortschreitende neurologische Erkrankungen mit Affektion der periskapulären Muskulatur (Charcot-Gelenk).
  - Non-Compliance.
  - Ipsilaterale Ellenbogenarthrodese, kontralaterale Schulterarthrodese.

OP-Vorbereitung

▶ **Patientengespräch:**
  - Evaluation der Compliance, Ausschluss psychogener Faktoren.
  - Aufklärung über mögliche Folgeschäden (Bewegungseinschränkung, Belastung der Wirbelsäule).
  - Aufklärung über die Irreversibilität des Verfahrens.
▶ **Präoperative Diagnostik:**
  - *Röntgen:* Schulter a.–p., axial, Y-View.
  - *CT:* Zur Planung des Arthrodesewinkels (Referenz: Spina scapulae).

▶ *Hinweis:* Jüngere Patienten erachten den oberen Körperbereich (Kopf) als wichtiger, ältere und weibliche Patienten den unteren Körperbereich (Hüfte, Gesäß) → präoperative Evaluation des funktionell wichtigen Bereichs, um die Winkel individuell anzupassen; ggf. temporäre Fixierung mit Fixateur externe.

29.8 Arthrodese

OP-Technik

- **Ziel:** Stellung der Arthrodese: Flexion 30°, Abduktion 30°, Innenrotation 30°; der Daumen sollte das Kinn erreichen können.
- **Lagerung:** Beach-Chair-Lagerung; freie Lagerung der Spina scapulae. Bildwandlerkontrolle
- **Zugang:** Von der Spina scapulae übers Akromion zum ventralen Oberarm.
- Resektion der RM-Manschette (Kontakt von Akromion und Humerus); Dekortikation der Gelenkflächen parallel zum Akromion bzw. zum Glenoid.
- Probestabilisation mit Steinmann-Nagel zur Kontrolle der Position.
- Definitive Stabilisierung:
  - Plattenosteosynthese:
    - AO-Platte oder Becken-Reko-Platte.
    - 2 lange horizontale Zugschrauben fixieren die glenohumerale Osteotomiefläche; 1 vertikale Zugschraube zur Kompression von Humeruskopf und Akromion.
  - Fixateur externe.
  - Schulterarthrodese nach Laumann-Kuhn: nach Amputationen im Oberarm wegen Lähmung (Plexusparese, Poliomyelitis, Hemiplegie). Zusätzlich subkapitale Varisationsosteotomie, um Platz zu schaffen für den Prothesenschaft und zur Erleichterung der Hygiene in der Achselhöhle (Abb. 29.9).

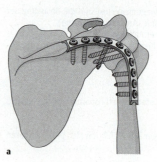 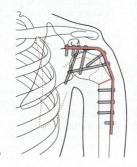

Abb. 29.9 • Arthrodese-Techniken.
a Schulterarthrodese mit 10-Loch-Rekonstruktionsplatte und transartikulärer Schraubenfixierung. (aus Ewerbeck V., Wentzensen A., Grützner P. et al.: Standardverfahren in der operativen Orthopädie und Unfallchirurgie. Thieme; 2014)
b Arthrodese mit subkapitaler Varisationsosteotomie nach Laumann-Kuhn. (aus Baumgartner R., Botta P.: Amputation und Prothesenversorgung. Thieme; 2008)

Nachbehandlung

- **Röntgenkontrolle:** 1. postoperativer Tag, 6 und 12 Wochen postoperativ.
- **Ruhigstellung/Belastung:** Thorax-Abduktionsgips für mindestens 12 Wochen (präoperativ herstellen!); dann langsame Belastungssteigerung des Arms.

Prognose

- **Komplikationen:** Wundinfekt, Hämatom, Frakturen, Pseudarthrose, Malpositionierung (zu viel Flexion und Abduktion).
- Häufig periskapuläre Schmerzen (durch muskuläre Dysbalance der Skapularotatoren).
- **Prognose:** Bei jüngeren Patienten günstig für schmerzfreie, stabile Schultergürtelfunktion.

30 Hüfte

30.1 Zugänge

Anteriorer Zugang nach Smith-Petersen

- **Indikationen:** Beckenosteotomien, Endoprothetik, Darmbeinfrakturen, Tumoren, Arthrodesen, offene Repositionen bei angeborener Hüftluxation.
- **OP-Technik:**
  - *Hautschnitt* (Abb. 30.1): Lateral entlang des vorderen Beckenkamms, von der Spina iliaca anterior superior gerade nach distal; Schnittverlauf unterhalb des Beckenkamms, um Verwachsungen von Haut und Beckenkamm zu vermeiden und N. cutaneus femoris lateralis zu schonen.
- Spalten der Fascia lata parallel zum Hautschnitt bis zum Ansatz des M. sartorius.
- Stumpfe Präparation der Schicht zwischen M. sartorius und M. tensor fasciae latae.
- Ablösen der Mm. tensor fasciae latae, gluteaus medius et minimus in einer Schicht vom Darmbein.
- T-förmige Eröffnung der Kapsel.
- Weiteres Vorgehen nach Operationsart.
- Anteriorer Zugang auch gut als minimalinvasiver Zugang mit Hyperextension im Hüftgelenk möglich (modifiziert nach Hueter).

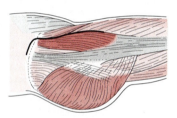

Abb. 30.1 • Hautschnitt beim anterioren Zugang nach Smith-Petersen. (aus Mutschler W., Haas N. P.: Praxis der Unfallchirurgie. Thieme; 2004)

Anterolateraler Zugang nach Watson-Jones

- **Indikationen:** Endoprothetik, Osteosynthesen am Schenkelhals.
- **OP-Technik:**
  - *Hautschnitt* (Abb. 30.2): Leicht bogenförmig, unterhalb der Spina iliaca anterior superior über den Trochanter major bis zum anterolateralen Oberschenkel (ca. 15 cm lang).
- Spalten des Subkutangewebes und der Fascia lata.
- Aufsuchen des Interspatiums zwischen M. tensor fasciae latae (anterior) und M. glutaeus medius (posterior), von distal auf Höhe des Trochanter major beginnend.
- **Tipp:** Distal stumpfes Vorgehen, der divergierende Faserverlauf erleichtert die Unterscheidung.

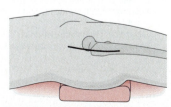

Abb. 30.2 • Hautschnitt beim anterolateralen Zugang nach Watson-Jones.

30.1 Zugänge

> **Cave:** Der Nerv zum M. tensor fasciae latae (Ast aus N. glutaeus superior) durchzieht das proximale OP-Feld; eine Verletzung ist oft unvermeidlich.
- Darstellen der Gelenkkapsel durch Retraktion des M. tensor fasciae latae nach medial und der Mm. glutaeus medius/maximus nach lateral (Abb. 30.3).
- Weiteres Vorgehen nach Operationsart.

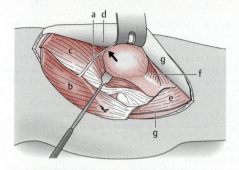

Abb. 30.3 • Anatomischer Situs: M. glutaeus medius am Beckenkamm und Trochanter major eingekerbt und zurückgeschlagen. **a** Verlauf des N. glutaeus superior sichtbar (Pfeil = Risiko der iatrogenen Nervenläsion), **b** M. glutaeus medius, **c** M. glutaeus minimus, **d** M. tensor fasciae latae, **e** M. vastus lateralis, **f** M. vastus intermedius, Fascia lata.

Minimalinvasiver Zugang (MIS)

- **Indikationen:** Endoprothetik.
- **Vorteile:** Kleinerer Hautschnitt (ca. < 8–10 cm), weniger traumatisierend, ggf. schnellere Mobilisation, ggf geringere funktionelle Einschränkungen (z. B. Hinken).
- **Nachteile:** Geringere Übersicht und dadurch höheres Risiko für Fehlpositionierung und Komplikationen (Learning Curve!).
- **OP-Technik:**
  - Jeder Zugang (posterior, antero-lateral, anterior) ist als MIS möglich.
  - Rückenlagerung oder Seitlagerung.
  - Ggf. zusätzlich Abwaschen beider Beine notwendig (z. B. MIS antero-lateral) oder Lagerung auf Extensionstisch (z. B. AMIS).
  - Ggf. spezielle Instrumente (gebogene Haken und Fräsen).

> **Cave:** Entscheidend ist langfristig die korrekte Positionierung der Komponenten, ggf. Schnitterweiterung für ausreichende Übersicht.

Transglutäaler Zugang nach Bauer/Hardinge

- **Indikationen:** Endoprothetik, Schenkelhalsfraktur, -osteotomie, Epiphyseolysis capitis femoris (ECF).
- **OP-Technik:**
  - *Hautschnitt:* Wie nach Watson-Jones (S. 561).
  - Spalten der Subkutis und der Fascia lata parallel zum Hautschnitt; Spalten der Mm. glutaei medius et minimus und des M. vastus lateralis zwischen vorderen und mittleren Drittel im Faserverlauf.
  - Sorgfältiges, einschichtiges Lösen des tendoperiostalen Gewebes zwischen M. glutaeus medius und M. vastus lateralis an der Vorderseite des Trochanter major.
  - T-förmige Eröffnung der Gelenkkapsel. Luxation in maximaler Außenrotation und Adduktion.
  - Setzen von 2 Hohmann-Hebeln am Schenkelhals.
  - Weiteres Vorgehen je nach Operationsart.

Dorsaler oder posterolateraler Zugang (Southern Approach)

▶ **Indikationen:** Endoprothetik, Tumoren, Osteosynthese des hinteren Beckenpfeilers.
▶ **OP-Technik:**
  • *Lagerung:* Bei TEP Seitenlagerung; bei Beckenfraktur Bauchlagerung.
  • *Hautschnitt* (Abb. 30.4): Geschwungener Hautschnitt distal der Spina iliaca posterior inferior über den Trochanter major nach distal.

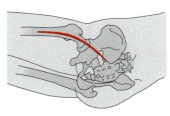

Abb. 30.4 • Hautschnitt beim posterolateralen Zugang. (aus Wirth C. J., Kohn D.: Gelenkchirurgie. Thieme; 1999)

▶ Spalten von Subkutis und Fascia lata. Erweiterung der Inzision durch stumpfe Präparation in Faserrichtung des M. glutaeus maximus.
▶ Maximale Innenrotation des Beins (Schutz des N. ischiadicus bei Tenotomie der kurzen Außenrotatoren, Abb. 30.5).

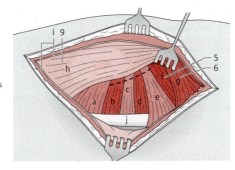

Abb. 30.5 • Zugang durch Tenotomie der Außenrotatoren bei maximal innenrotiertem Bein (Schonung des N. ischiadicus). **a** M. quadratus femoris, **b** M. gemellus inferior, **c** M. obturatorius internus, **d** M. gemellus superior, **e** M. piriformis, **f** M. glutaeus minimus, **g** M. glutaeus medius, **h** M. vastus lateralis, **i** Fascia lata, **j** N. ischiadicus.

▶ Ablösung der Mm. gemelli superior et inferior, M. obturatorius internus, M. piriformis 1 QF medial des gemeinsamen Muskelansatzes (spätere Möglichkeit der Refixierung).
▶ Abschieben der Außenrotatoren nach dorsal. Weghalten von Mm. glutaei medius et minimus nach anterior.
▶ T-förmige Kapselinzision. Umfahren des Schenkelhalses mit 2 Hohmann-Hebeln.
  • Luxation des Gelenks in Flexion, Adduktion und Innenrotation.
  • Weiteres Vorgehen je nach Operationsart.
  ◘ *Cave:* Mögliche Überdeckung des N. ischiadicus durch Narbengewebe bei Revisionseingriffen → Darstellung des Nervs.
▶ Zur Darstellung der intertrochantären Region:
  • Trochanter major mit spitzem Hohmann-Haken dorsal einstellen. Darstellung des M. vastus lateralis.
  • L-förmige Desinsertion des sehnigen Anteils distal des Tuberculum innominatum (distaler Rand des Trochanter major).

- Maximale Innenrotation des Beins; Abtrennen des sehnigen Anteils des Muskels vom Septum intermusculare mit dem Messer. Subperiostales Abschieben des Muskels nach ventromedial.
- Einstellen des Kalkars medial mit einem spitzen Hohmann-Haken.
- Weiteres Vorgehen je nach Operationsart.

▶ *Cave:* 10–15 cm distal der Trochanterspitze durchstoßen die ersten Vasa perforantia 1–2 mm vom Femur entfernt das Septum intermusculare.

30.2 Offene Reposition

Indikationen

▸ Konservativ nicht reponierbare angeborene Luxation oder posttraumatische Hüftluxation, teratologische Luxation.

OP-Technik

▸ **Zugang:** Anteriorer Zugang (S. 561). Bei Kindern wird der knorpelig angelegte Darmbeinkamm längs gespalten. T-förmige Eröffnung der Gelenkkapsel, Anschlingen der Kapseldreiecke.
▸ **Reposition:**
  - Abhängig von Luxationsrichtung, typischerweise in Innenrotation und Abduktion.
  - Bei Repositionshindernis: Entfernen des Lig. capitis femoris, des eingeschlagenen Limbus und des Fettgewebes am Grund des Azetabulums.
  - Stabilitätsprüfung.
▸ Raffen und Vernähen der Kapsellappen in Flexion/Innenrotation/Abduktion.
▸ Reinsertion von M. rectus femoris und M. sartorius; Readaptation des losgelösten lateralen Teils des Apophysenknorpels mit dem M. glutaeus medius.

Nachbehandlung

▸ Beckenbeingips in Narkose (Sitz-Hock-Stellung). Röntgenkontrolle.
▸ Gipsentfernung und Stabilitätskontrolle in Narkose nach 6 Wochen.
▸ Ggf. Nachtlagerungsschiene für weitere 12 Wochen oder funktionelle Behandlung z. B. mit Tübinger Schiene.

30.3 Epiphysenspickung

Indikationen

▸ Epiphysiolysis capitis femoris (ECF) acuta oder lenta.
  ▶ *Merke:* Wegen möglichem bilateralem Auftreten der ECF sollte abhängig von Alter und Risikofaktoren eine prophylaktische Versorgung der Gegenseite in Betracht gezogen werden.

OP-Technik

▸ **Vorbereitung:** Bildverstärker.
▸ **Zugang:** Lateraler Zugang zum proximalen Femur.
▸ Hautschnitt etwas inferior der Trochanterspitze, ca. 5–10 cm nach distal. Den M. vastus lateralis sparsam längs spalten.
▶ *Cave:* Patienten typischerweise sehr adipös (Dystrophia adiposogenitalis [Morbus Fröhlich]).
▸ Anlegen eines Kirschner-Drahtes ventral auf den Schenkelhals und Richtungskontrolle unter Bildverstärker.

- Einbohren des 1. Kirschner-Drahtes (Durchmesser 2 – 3 mm) in den Schenkelhals, leicht nach dorsal gerichtet. Einbringen der Spitze bis an die Epiphysenfuge unter Bildwandlerkontrolle in 2 Ebenen.
- Bei mobiler Epiphyse Reposition unter moderater Krafteinleitung (keine Gewalt anwenden!!) in Flexion–Innenrotation–Abduktion des Hüftgelenks. Dann Überbohren der Fuge mit dem Draht zur Fixierung der Epiphyse.
- Fächerförmiges Einbohren von 2 weiteren Kirschner-Drähten (zur Fixierung v. a. auch des dorsalen Teils des Femurkopfes). Die Drahtspitzen dürfen die Kopfkalotte in keiner Ebene durchstoßen (Abb. 30.6).
- Umbiegen der vorstehenden Drahtenden nach distal bis zum Kontakt mit dem Femurschaft.
- **Variante Epiphysenverschraubung:** Statt der Kirschner-Drähte Verwendung von 2 kanülierten Spongiosaschrauben mit kurzem Gewinde.
  - *Beachte:* Hohe Stabilität, aber Wachstumsstopp (Epiphysiodese). Daher nur bei kurz bevorstehendem Wachstumsende (Schluss der Epiphysenfugen) indiziert.
- Drainage, Verschluss des M. vastus lateralis und der Fascia lata.

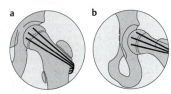

Abb. 30.6 • Fächerförmiges Einbohren der Kirschner-Drähte unter Bildwandlerkontrolle.
a a.–p. Projektion,
b axiale Projektion.

Nachbehandlung

- **Physiotherapie:** Assistierte Hüftgymnastik ab dem 2.– 3. postoperativen Tag, Mobilisation.
- **Belastung:**
  - *Bei akuter Lyse:* Entlastung für 4 Wochen.
  - *Bei prophylaktischer Spickung:* Teilbelastung (50 % des Körpergewichts) bis zur Wundheilung, dann Vollbelastung.
- **Röntgenkontrolle** (Becken a.–p., axial nach Lauenstein): Nach 1, 3, 6 Monaten, dann halbjährlich bis zum Schluss der Epiphysenfugen.
- **Metallentfernung:** Nach Epiphysenfugenschluss.
- *Hinweis:* Bei jungen Kindern ggf. Wiederholen der Spickung, da das Schenkelhalswachstum über die Drähte hinaus weitergeht und diese zu kurz werden können.

30.4 Totalendoprothese (TEP)

Indikationen

- Koxarthrose (S. 415), Femurkopfnekrose (S. 412), Schenkelhalsfraktur, Rheuma.

OP-Planung

- **Planungsskizze:**
  - Grundlage ist eine auf die Symphyse zentrierte Beckenübersicht.
  - Wahl der Pfannengröße und Position mithilfe der Beckeneingangsebene und Hüftkopfmittelpunkt der gesunden Gegenseite, Rekonstruktion Drehzentrum.
  - Pfanneninklination auf dem Röntgenbild 40 – 45°.
  - Markieren des Pfannenmittelpunktes und der Pfannenumrisse.
  - Auflegen der Schaftschablone und Ermitteln der Schaftgröße am Röntgenbild.

30.4 Totalendoprothese (TEP)

- Übertragen der Umrisse von Femur und Prothesenschaft. Eintragen der Resektionshöhe am Schenkelhals 1 QF proximal des Trochanter minor (abhängig ob varischer/valgischer Schenkelhals).
- Verschieben der Umrisse, bis Kopf- und Prothesenmittelpunkt übereinstimmen.
- Kontrolle des *Offsets* zwischen Becken und Femur, ggf. Planung eines lateralisierenden Schaftes.
- Eintragen der Prothesengrößen (Pfanne, Kopf, Schaft), der Beinlängendifferenz und der Patientendaten.

◘ *Beachte:*
- Ein zementierter Schaft erfordert einen 2 – 3 mm breiten Zementmantel.
- Pfannenpositionierung: Inklination 40 – 45°, Anteversion 10 – 15° (sichere Zone nach Lewinnek).

OP-Technik

▶ **Lagerung:** Rücken- oder Seitlagerung auf herkömmlichem OP-Tisch.
▶ **Zugang:** Standardzugang (S. 561) oder minimalinvasiv (steigende Tendenz).
▶ Im Folgenden beschrieben für Rückenlage:
▶ Darstellen der Hüftgelenkskapsel und Einsetzen von Hohmann-Haken.
▶ T-förmiges Eröffnen der Kapsel. Resektion der Kapsel (mit dem Messer immer Richtung Schenkelhals schneiden, sonst Gefahr der Gefäß-Nerven-Verletzung).
▶ Einsetzen von 2 Hohmann-Haken um den Schenkelhals und Markieren der Resektionslinie. Osteotomie des Schenkelhalses in situ oder Luxieren des Hüftkopfes durch maximale Adduktion und Außenrotation.
▶ Bei Osteotomie in situ unter Hohmann-Schutz mit der oszillierenden Säge. Entfernen des Kopfes mit dem Korkenzieher. Resektion von Kapselresten und Ausräumen der Fovea (Pulvinar acetabulare). Resektion von behindernden Pfannenosteophyten.
▶ Schrittweises Auffräsen der Pfanne, bis der Gelenkknorpel vollständig entfernt ist und kleine punktförmige Blutungen aus der subchondralen Lamelle austreten (Abb. 30.7).
  ◘ *Beachte:* Die Spongiosa soll nicht freiliegen (in 2-mm-Schritten fräsen; Beginn meist mit der 44-mm-Fräse).

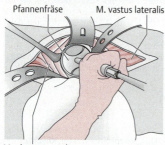

Abb. 30.7 • Ausfräsen der Hüftgelenkpfanne. (aus Ewerbeck V., Wentzensen A., Grützner P. et al.: Standardverfahren in der operativen Orthopädie und Unfallchirurgie. Thieme; 2014)

▶ Prüfen der Passform mit Probepfannen.
▶ Einschlagen der Originalpfanne in 40 – 45°-Inklination und 10 – 15°-Anteversion. Einbringen des Inlays und Wechseln zum Femurschaft.
▶ Setzen eines Hohmann-Hakens dorsal des Trochanter major. Lagerung des Beins in 90°-Außenrotation und 45°-Adduktion in der Hüfte und Knieflexion, um einen orthograden Zugang zum Markraum zu erlangen.

30.4 Totalendoprothese (TEP)

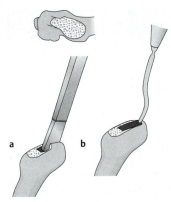

Abb. 30.8 • Dorsolaterale Markraumeröffnung. (aus Ewerbeck V., Wentzensen A., Grützner P. et al.: Standardverfahren in der operativen Orthopädie und Unfallchirurgie. Thieme; 2014)
a Eröffnung des Schenkelhalses mit dem Kastenmeißel.
b Austasten des Markraumes mit einem Löffel, um eine etwaige Schaftperforation auszuschließen.

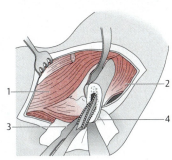

Abb. 30.9 • Schaftpräparation. 1: M. tensor fasciae latae, 2: M. vastus lateralis, 3: Reibahle, 4: Trochanter major. (aus Ewerbeck V., Wentzensen A., Grützner P. et al.: Standardverfahren in der operativen Orthopädie und Unfallchirurgie. Thieme; 2014)

▶ Eröffnen des Markraums mit dem Kastenmeißel. Sondieren der Markraumrichtung mit einem langen scharfen Löffel (Schaftperforation vermeiden, Abb. 30.8).
▶ Vorbereiten des Prothesenbettes unter schrittweisem Aufweiten des Femurschaftes mit Formraspeln in streng axialer Richtung (Abb. 30.9).
▶ *Tipp:* Immer in Richtung Knie/Patella agieren.
▶ Probereposition mit letzter Raspel. Aufsetzen des Probekopfes (Halslänge kurz, mittel, lang) und Probereposition. Überprüfen von Bewegungsumfang, Beinlängendifferenz, Straffheit des Gelenkschlusses, Luxationstendenz und *Offset*-Kontrolle.
▶ Luxation, Ausbringen Raspel, Einsetzen und Einschlagen des definitiven Schaftes (*Cave:* Femurschaftfraktur). Erneute Kontrolle der Höhenrelation zu Trochanter minor und major.
▶ Endgültige Reposition mit dem passenden Kopf (Keramik oder Metall) (Abb. 30.10).
▶ Spülen, Blutstillung, Wundverschluss.
▶ **Bei zementierten Schäften:**
  • Markraumspülung mit Jet-Lavage (Verringerung des Embolierisikos). Einbringen des passenden Markraumsperrers. Kompressen zur Trocknung des Prothesenbettes.
  • Anmischen und Vorkomprimieren des vorgekühlten Zements in Vakuumtechnik (blasenfreies Zementgemisch).
  • Langsames retrogrades Einbringen des Zements mit einer Kartusche nach Drainageeinlage und Kompression.
    ▶ *Merke:* Information der Anästhesie vor Beginn des Zementierens (Risiko eines Blutdruckabfalls durch Zementeinpressung und resultierende Fettembolie (Palacosreaktion).
  • Langsames Einbringen des Schaftes unter gleichzeitigem Entfernen der Drainage. Sofortiges Entfernen des Zementüberstands und Kompression des Schaftes in sein Bett bis zum Aushärten des Zements.

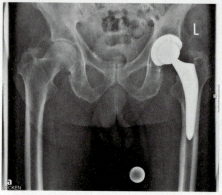
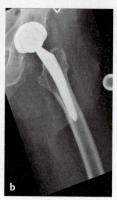

Abb. 30.10 • Hüft-TEP.
a Beckenübersicht a.-p.
b Hüfte links axial.

▶ **Bei Pfannendefekt:**
- Kranialer Pfannendefekt: Pfannendachaufbau mit Knochenspan aus dem resezierten Femurkopf (Harris-Plastik).
- Zentraler Defekt: Einbringen von Spongiosa je nach Defektgröße.
- Größerer Pfannendefekt/Beckendiskontinuitäten (Einteilung nach D'Antonio): Verwendung von Kranialpfannen, Stützpfannen mit Spongiosaunterfütterung (postoperative Entlastung notwendig) und individuellen/modularen Implantaten.

▶ Nachbehandlung (S. 419).

30.5 Endoprothesenwechsel

Indikationen

▶ (A)septische Pfannen- und/oder Schaftlockerung.
▶ Fehlpositionierung/rezidivierende Luxation.
▶ Symptomatische Metall-Metallgleitpaarung, (erhöhte Ionenkonzentration im Blut)
▶ Materialbruch, Aufbrauch der Polyethylenpfanne.
▶ Chronischer Infekt (2-zeitiger Wechsel ggf. mit Spacer).

OP-Technik

▶ **Vorbereitung: sorgfältige** Planung, ggf. Bestellung von Spezialinstrumentarium/-implantaten, ggf. Knochenzement-Implantate (z. T. mit speziellen Antibiotika nach Antibiogramm).
▶ **Material:** Markraumbohrer, spezielle Meißel (z. B. zur Entfernung von Prothesen mit Spongiosametall).
▶ **Zugang:** meist wie zum Primäreingriff.
▶ Entfernen der Narbenkapsel: Schrittweise Resektion der Kapselanteile, bis eine Luxation möglich ist.
▶ Teilweise Resektion der Trochanterspongiosa mit dem Meißel, um Zugang zum Prothesenschaft zu erlangen. Ausschlagen der Prothese. Entnahme von mehreren Abstrichen (empfohlen 5 mikrobiologisch, 1 histologisch).
▶ Entfernen der Zementreste (zementierte Prothese): Schrittweises Spalten des Zementköchers mit dem Nutenmeißel. Distale Zementreste werden unter Bildwandlerkontrolle zentral aufgebohrt.

- **Hinweis:** Gelingt die vollständige Entfernung nicht, wird nach Ablösen des M. vastus lateralis ventral am Femurschaft ein Fenster auf Höhe der Zementspitze angebracht.
  - Bohren von 4 Ecklöchern mit dem 3,2-mm-Bohrer und Entfernen eines Deckels von ca. 30 mm Breite und 80 mm Länge.
  - Hochschlagen des Zements mit einem Stößel in toto oder stückweise Entnahme durch das Fenster.
  - Alternativ: Entfernen des Zements mit Ultraschallinstrument.
- Kürettage und Spülung des Schaftes mit Jet-Lavage.
- Einpassen des neuen Prothesenschaftes (typischerweise Wechsel auf zementfreie Schäfte): Nach Femurfensterung muss der Schaft mit der Spitze bis ca. 4–5 cm distal des Fensters reichen (Sollbruchstelle).
- Einschlagen bei zementloser Prothese, Zementieren der Prothese.
- Bei chronischem Infekt: Temporäres Einbringen eines antibiotikahaltigen Zement-Spacers. Entnahme von mehreren Gewebeproben und Einsendung in die Hygiene. Falls vorhanden, Sonikation der entnommenen Prothese (Erregernachweis auf der Oberfläche auch bei *Biofilm-Bildnern* möglich), Antibiotikatherapie nach Antibiogramm und 2-zeitiges Implantieren der Prothese nach Ausheilen des Infekts (Klinik, Entzündungsparameter, sterile Punktion).
- Nachbehandlung (S. 419).

30.6 Hüftgelenksarthrodese

Prinzip

- Operative Versteifung der Hüfte zum Erreichen lokaler Schmerzfreiheit bei hoher Belastungsstabilität auf Dauer.
- Nachteil ist die starke Belastung der LWS und der Gegenseite (Hüfte, Knie) durch Kompensation des Bewegungsdefizits.

Indikationen

- Schwere Gelenkdestruktion, hochgradige muskuläre Insuffizienz, schwere Kontrakturen, nicht beherrschbare Infekte.
- **Merke:** Nur selten indiziert, durch moderne Endoprothetik fast gänzlich verdrängt.

OP-Technik

- Versteifung mit Arthrodeseplatten (Kreuz-, Schmetterlings-, Cobraplatte) in 0°-Abduktion, 10–20°-Außenrotation (bei 20° leichteres Abrollen), 15°-Flexion (Abb. 30.11).
- Variante: Zusätzliche Beckenosteotomie zur besseren Überdachung.

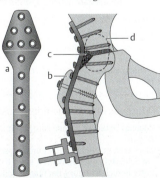

Abb. 30.11 • Hüftarthrodese. **a** Aufsicht auf Kreuzplatte, **b** Trochanter major, durch Platte mit Malleolarschrauben fixiert, **c** Spongiosaanlagerung, **d** alternative Möglichkeit zur Trochanterfixierung.

Nachbehandlung

- Röntgenkontrolle postoperativ, nach 2, 4 und 12 Wochen.
- Aufsitzen im Bett nicht erlaubt, Kniemobilisation am Bettrand, Aufstehen unter Entlastung, Koxarthrosestuhl.
- Beinlängendifferenz an Absatz und Sohle nur auf 0,5 – 1 cm ausgleichen.

Prognose

- Ossäre Konsolidierung nach ca. 4 Monaten.
- I. d. R. wird volle Geh- und Stehfähigkeit erreicht; Sitzen auf normalen Stühlen und Anziehen von Schuhen ist schwierig.

30.7 Intertrochantäre Osteotomie (ITO)

Indikationen für Varisation

- **Im Kindesalter:** Übermäßige Antetorsion und Valgusstellung des proximalen Femurs mit Pfannendysplasie (CE-Winkel < 15°, AC-Winkel > 20°), Hüftdysplasie, Morbus Perthes.
- **Im Erwachsenenalter:**
  - Beginnende, mit konservativen Maßnahmen nicht zu beeinflussende Koxarthroseschmerzen im jungen Erwachsenenalter bei Dysplasiehüfte (evtl. kombiniert mit Beckenosteotomie).
  - Funktionell störende Rotationsfehlstellungen des Femurs nach Femurschaftfrakturen.
- *Cave:* Überkorrektur führt zu übermäßiger Beinverkürzung und Insuffizienz der pelvinotrochantären Muskulatur.

Indikationen für Valgisation

- Coxa vara congenita.
- Epiphyseolysis capitis femoris mit Abgleiten der Kopfkalotte > 40°.
  - Intertrochantäre Osteotomie nach Imhäuser (Valgisations- und Flexionsosteotomie mit ggf zusätzlicher Außenrotation).
  - Subkapitale Osteotomien haben höhere Kopfnekroseraten, therapieren aber im Bereich der Fehlstellung.
- Schenkelhalspseudarthrose nach Kollumfrakturen.

Indikationen für Flexion

- Femurkopfnekrose bei gut erhaltenem Gelenkknorpel und wenig betroffenem dorsalem Kopfquadranten (Flexionsosteotomie 30°).

OP-Vorbereitung

- Röntgen (S. 61): Hüfte a.–p. und nach Imhäuser (Hüft- und Knieflexion 90°, Hüftabduktion 45°) zur Bestimmung des reellen CCD-Winkels und des reellen AT-Winkels, alternativ CT.
- **Planungsskizze:** Siehe Abb. 30.12.
- Funktionsaufnahmen (zur Überprüfung des Containments) in Ab- oder Adduktion im Hüftgelenk (Varisations-, Valgisations-OT).

OP-Technik: Intertrochantäre Varisationsosteotomie

- **Zugang:** Seitlicher Zugang zum proximalen Femur, Darstellen der intertrochantären Region.
- Markieren der Antetorsion durch Einschieben eines K-Drahtes entlang des ventralen Schenkelhalses. Einbohren eines K-Drahtes kranial des geplanten Klingensitzes unter Berücksichtigung der markierten Antetorsion und des Varisationswinkels.

30.7 Intertrochantäre Osteotomie (ITO)

- Markieren der Osteotomie durch Einbringen eines Drahtes am kranialen Rand des Trochanter minor unter Bildwandlerkontrolle, Hüfte a.–p.
- Markieren der genauen OT-Höhe und des zu resezierenden Keils mit dem breiten Meißel. Entfernen des distalen Drahtes am Trochanter minor.
- Einschlagen des Plattensetzinstrumentes mit dem Schlitzhammer und der auf den Korrekturwinkel eingestellten Führungsplatte (Abb. 30.13).
- Auf Parallelität der Führungsplatte mit dem Richtungsdraht achten (v. a. während der ersten Hammerschläge)! Ein zu früher Widerstand beim Einschlagen nach 3 – 4 cm entspricht dem Aufsitzen der Platte auf einer Kortikalis.
  - Überprüfen der Richtung unter Bildwandlerkontrolle in 2 Ebenen.
  - Einschlagen des Setzinstrumentes bis auf die gewünschte Länge von 50 – 60 mm. Bei jungen Patienten wird die Klinge beim Vortreiben alle 1 – 2 cm etwas zurückgeschlagen, um ein Festklemmen zu vermeiden.

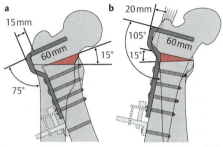

Abb. 30.12 • Planungsskizze zur intertrochantären
a Varisationsosteotomie,
b Valgisationsosteotomie.

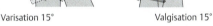

Varisation 15°   Valgisation 15°

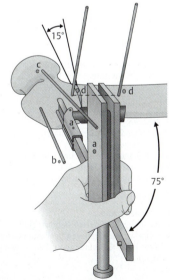

Abb. 30.13 • Einschlagen des Plattensetzinstrumentes. **a** Führungsplatte und Schlitzhammer zur Kontrolle der Schaftparallelität der Platte, **b** Markieren der Varuskorrektur, **c** Markieren der Antetorsion, **d** Markieren der Rotation.

- Markieren der Rotation: Einbringen von 2 parallelen K-Drähten ventrolateral, im rechten Winkel zum Plattensetzinstrument.
- Subtotales Zurückschlagen des Plattensetzinstrumentes (ein Zurückschlagen nach der Osteotomie kann äußerst schwierig sein, da kein Widerlager mehr vorhanden ist).
- Osteotomie mit der oszillierenden Säge und Entfernen des Keils unter Weichteilschutz mit 2 Hohmann-Hebeln.
- Montage der Platte auf dem Einschlaginstrument. Vollständiges Zurückschlagen des Plattensetzinstrumentes und Einbringen der Platte. Liegt die Klinge gut, kann die Platte mit der Hand zu $3/4$ eingeschoben werden.
- Adaptation der Osteotomie bei leicht flektiertem Oberschenkel und provisorische Fixierung mit einer Osteosynthesezange (z. B. Verbrügge). Kontrolle der Varisation und Derotation anhand der Markierungsdrähte.
- Montage des Plattenspanners und Kompression der Osteotomie.
  - *Cave:* Beim Spannen dreht das distale Fragment oft in zusätzliche Außenrotation.
- Fixierung der Platte und klinische Beweglichkeitsprüfung in allen Ebenen. Röntgenkontrolle.
- Wunddrainage, Reinsertion des M. vastus lateralis unter Abduktion des Beins.

Nachbehandlung

- **Ruhigstellung:**
  - Lagerung des Beins in Schaumstoffschiene. Bei Flexionsosteotomie Hüfte zunächst leicht flektiert lagern, innerhalb von 1 Woche strecken.
  - Mobilisation am 2.– 3. postoperativen Tag.
- **Physiotherapie:** Quadrizepsgymnastik ab dem 1. postoperativen Tag.
- **Belastung:** Entlastung für 6 Wochen an 2 Stöcken, Vollbelastung nach 3 Monaten. Wiederaufnahme von körperlicher Arbeit oder Sport nicht vor 6 Monaten postoperativ.
- **Metallentfernung:** Nach 1 Jahr und Röntgenkontrolle.
- **Röntgenkontrolle:** Postoperativ nach 6 und 12 Wochen.

30.8 Subtrochantäre Verkürzungsosteotomie

Indikationen

- Beinlängenunterschiede von 2 – 5 cm nach Wachstumsabschluss.
- Übermäßige Antetorsion und Valgusstellung des proximalen Femurs mit Pfannendysplasie (CE-Winkel < 15°, AC-Winkel > 20°).

OP-Vorbereitung

- **Röntgen:**
  - Stehende Ganzbeinaufnahme mit Ausgleich der Beinlängendifferenz mit einem Brettchen.
  - Röntgen Hüfte a.–p. und nach Imhäuser.
- **Planungsskizze:** Siehe Abb. 30.14. Lage der Plattenklinge so hoch wie möglich, um die Osteotomie im rein spongiösen Knochen durchführen zu können.

OP-Technik

- Lateraler Zugang.
- Darstellen der Intertrochantärregion.
- Subperiostales Freilegen des Femurs nach medial, distal des Trochanter minor. Einlegen eines K-Drahtes ventral entlang des Schenkelhalses zur Markierung der Antetorsion.

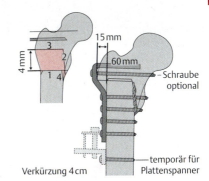

Abb. 30.14 • Planungsskizze zur subtrochantären Verkürzungsosteotomie (1 – 4 = Reihenfolge der Osteotomien).

- Einbringen von K-Drähten kranial des geplanten Klingensitzes und auf Höhe der geplanten proximalen und distalen Osteotomie. Das zu resezierende Stück wird etwas kleiner gewählt als die geplante Verkürzung, da sich die Fragmente sekundär einstauchen. Röntgenkontrolle.
- Einschlagen des Plattensetzinstrumentes parallel zum proximalen Führungsdraht unter Röntgenkontrolle.
- Ankörnen der Osteotomielinien mit dem Meißel. Markieren der Rotation durch 2 ventrolateral eingebrachte Drähte.
- Distale Osteotomie mit der oszillierenden Säge. Das proximale Fragment wird mit dem Einzinker nach lateral gezogen. Sägen des ansteigenden Teils der proximalen OT von distal nach proximal (Reduktion des proximal höheren Umfangs); Sägen des horizontalen Teils der proximalen OT und Entfernen des Blocks.
- Ausmulden der distal vorstehenden Spitze mit dem Trochanter minor von lateral, um eine bessere Anpassung an das distale Fragment zu ermöglichen.
- Einführen der Klinge. Adaptation der Osteotomie und provisorische Fixierung mit Knochenfasszange. Rotationskontrolle.
- Montage des Plattenspanners, Röntgenkontrolle und Fixierung der Platte.
- Ggf. Anlagerung von Spongiosa aus dem Keil an die mediale Osteotomie.
- Wunddrainage, Readaptation des M. vastus lateralis, schichtweiser Wundverschluss.

Nachbehandlung

- Lagerung in Schaumstoffschiene.
- **Physiotherapie:** Aktiv-assistiert ab dem 2. postoperativen Tag. Ausgleichen des durch die Verkürzung entstandenen Tonusverlustes v. a. des Quadrizeps.
- **Belastung:** Entlastung an 2 Stöcken für 6 Wochen, Vollbelastung nach 3 Monaten.
- **Röntgenkontrolle:** Postoperativ nach 6 und 12 Wochen.

30.9 Beckenosteotomie

Indikationen

- Hüftdysplasie (S. 281).

Salter-Beckenosteotomie

- Siehe Abb. 30.15.
- Osteotomie (quer) oberhalb der Spina iliaca anterior inferior bis zum Foramen ischiadicum.

30.9 Beckenosteotomie

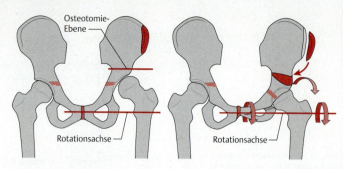

Abb. 30.15 • Technik nach Salter. (nach Wirtz D., Stöckle U.: Expertise Hüfte. Thieme; 2018)

- Kippen des Azetabulums nach lateral und ventral um einen in der Symphyse gelegenen Drehpunkt (Mobilität in der Symphyse ist für den Erfolg entscheidend!).
- Operation am besten im Kindesalter.
- Einbringen eines Knochenkeils in die Osteotomie; Fixierung mit Kirschner-Draht.
- **Hinweis:** Der AC-Winkel wird auf den altersentsprechenden Wert korrigiert. Korrekturwinkel bis 12° sind möglich.

Chiari-Beckenosteotomie

- Schräg nach medial ansteigende Beckenosteotomie, beginnend auf Höhe des Pfannenerkers.
- Verschieben des proximalen Teils des Os ilium nach lateral über den Femurkopf (neues Pfannendach) und Medialisierung des Femurs.
- **Nachteil:** Das neue Dach besteht nicht aus hyalinem Knorpel, außerdem kleine ventrodorsale Ausdehnung.
- **Hinweis:** Salvage-Operation, insbesondere bei schon bestehender Inkongruenz.

Triple-Osteotomie nach Tönnis

- **Zugänge:**
  - Dorsaler Zugang für OT (S. 563) des Os ischium (besserer Schutz des N. ischiadicus).
  - 2 ventrale Zugänge für Osteotomie (S. 561) von Os ilium und Os pubis.
- Beginn mit Osteotomie des Os ischium in Halbseitenlage von dorsal. Schräge OT, sodass die Spina ischiadica und der Ansatz des Lig. sacrospinale am Sitzbeinfragment verbleiben (besseres Schwenken des azetabulären Fragments, weniger Pseudarthrosen), dann Drehen des Patienten in Rückenlage und OT von Os ilium und Os pubis (Abb. 30.16).
- Fixierung mit Kirschner-Drähten, beim Erwachsenen mit Spongiosaschrauben.
- Möglich ab dem 8. Lebensjahr.

Abb. 30.16 • Beckenosteotomie nach Tönnis. (aus Wirth C., Mutschler W., Kohn D. et al.: Praxis der Orthopädie und Unfallchirurgie. Thieme; 2013)

30.9 Beckenosteotomie

⚠ Cave:
- Technisch schwierig und aufwendig (3 verschiedene Zugänge; intraoperatives Umlagern nötig).
- *Komplikationen:* Nervenschäden (Nn. obturatorius, femoralis, ischiadicus), Gefäßverletzungen, Pseudarthrosen, Überkorrektur (führt zum Pinzer-Impingement), s. Kap. Hüftgelenk und Oberschenkel (S. 404).

Periazetabuläre Osteotomie nach Ganz

- Ausmeißelung des Azetabulums ohne komplette Durchtrennung aller Knochen (Os ilium, pubis, ischii).
- Operation erfolgt über einen ventralen Zugang (Smith-Petersen).
- Y-Fuge muss geschlossen sein (Anwendung erst nach Abschluss des Wachstumsalters).
- **Vorteile** gegenüber der Triple-Osteotomie:
  - Nur eine Inzision notwendig.
  - Lig. sacrospinale nicht am azetabulären Fragment (freie Reorientierungsmöglichkeit).
  - Bessere direkte, postoperative Stabilität (Beckenring erhalten).
  - Weniger Fixierung nötig, geringere Pseudarthroserate.
  - Geringere Gefahr einer Nervenläsion (N. ischiadicus).

Nachteile:
- Schwierigere Operation wegen schlechterer Sichtverhältnisse.
- Höheres Risiko der Hüftgelenksverletzung.
- Erhöhtes Risiko einer avaskulären Nekrose.
- Schnitt durchkreuzt die Y-Fuge, daher nicht vor Abschluss des Wachstumsalters.

Nachbehandlung

- **Salter-Beckenosteotomie:** Ruhigstellung im Becken-Bein-Gips für 4 – 6 Wochen.
- **Chiari-Beckenosteotomie:** Bettruhe für 2 Wochen, Entlastung für 10 – 12 Wochen je nach Röntgenkontrolle.
- **Triple-Osteotomie nach Tönnis:**
  - *Physiotherapie:* Becken und Azetabulum sind übungsstabil, Bewegungstherapie ab sofort.
  - *Belastung:* Entlastung für mind. 6 Wochen, Teilbelastung je nach Röntgenbefund, Vollbelastung nicht vor 3 Monaten.
  - *Röntgenkontrolle:* Nach 4, 8 und 12 Wochen.
- **Periazetabuläre Osteotomie nach Ganz:**
  - *Physiotherapie:* Becken und Azetabulum sind übungsstabil, Bewegungstherapie ab sofort.
  - *Belastung:* Minimalbelastung für 8 Wochen, danach zügige Aufbelastung nach Röntgenkontrolle.

31 Knie

31.1 Kniebandplastiken – Grundlagen

Transplantatwahl

- **Semitendinosus-/Gracilissehne** (Hamstring-Sehnen): Leichte Handhabung, einfache Gewinnung.
- **Mittleres Drittel des Lig. patellae (Bone-Tendon-Bone-Graft):** Präparation erfordert mehr Aufwand, höhere Morbidität auf Spenderseite.
- **Quadrizepssehne:** Ein Knochenblock, geringere Transplantatlänge.
- **Sehnentransplantate der kontralateralen Seite:** z. B. im Revisionsfall.
- **Allogene Sehnentransplantate:** Z. B. Tibialis-anterior-Sehne, Achillessehne.
  - ◪ *Cave:* Die volle Haftung (z. B. HIV, Hepatitis) verbleibt lebenslänglich beim Operateur (vgl. Gewebegesetz, BGB § 35, 2007).
- **Synthetische Kunstbänder:** Keine zufriedenstellenden Langzeitresultate (Materialermüdung, Reinstabilität, Fremdkörperreaktionen etc.).

Fixierungstechniken

- **Unterscheidung von:**
  - Knochen-Knochen-Fixierung (z. B. Patellarsehnentransplantat).
  - Knochen-Sehnen-Fixierung (z. B. Hamstringsehnentransplantat).
- ◪ *Hinweis:* Möglichst gelenknahe, primär stabile Systeme wählen.
- **Gelenknahe Verfahren:**
  - Interferenzschrauben (bioresorbierbar: PLLA, PDLA; nicht resorbierbar: Titan, PEEK, Composite): Geringe Gefahr der Tunnelausweitung, hohe primäre Stabilität.
  - Retroschrauben: „All-Inside-Technik" möglich über retrogrades Einbringen der Schraube.
  - Fadenfixierung (z. B. FiberWire): Bei knöchernen Ausrissen oder als Hybridverfahren.
  - Press-Fit: Bei Verwendung von Knochenblöcken, niedrige primäre Stabilität, keine Fremdkörper.
- **Gelenkferne Verfahren:**
  - Kipp-/Knotenplättchen (z. B. Endobutton, RetroButton, Suture Disc): Aus Titan; Transplantat wird über Fäden fixiert, einfache Handhabung, Gefahr der Tunnelausweitung.
  - Fixierungs-Pins (z. B. Transfix oder Rigidfix): Aus Titan oder PLLA; hohe Primärfestigkeit, einfache Handhabung; Tunnelausweitung, Zielgerät nötig. *(keine anatomische Fixierung möglich, nicht zu empfehlen).*

31.2 Kniebandplastiken

Vorderes-Kreuzband(VKB)-Plastik

- **VKB-Plastik in Einzelbündel-(single Bundle)Technik** mit Hamstring-Sehnen (M. semitendinosus/M. gracilis):
  - Hautinzision 3 cm horizontal über dem Pes anserinus, etwa 5 cm unterhalb des Gelenkspaltes.
  - Spalten der Sartoriusfaszie, Lösen der Sehnenverwachsungen (oft verläuft ein dünner Strang vom Semitendinosus zum medialen Kopf des Gastrocnemius).
  - Entnahme der Sehnentransplantate je mit einem stumpfen Sehnenstripper auf einer Länge von etwa 25 – 28 cm, nachdem die Sehnen am Pes anserinus scharf abgelöst und mit einem Faden gesichert worden sind. Präparation der Sehnen

31.2 Kniebandplastiken

mit Auszugsfäden (z. B. FiberWire No. 2) als 4-faches Transplantat (je 2 U-förmige Schlingen) am Nebentisch.
- Diagnostische Arthroskopie und Präparation der tibialen und femoralen Insertionspunkte des VKB (Resektion des insuffizienten oder Rest-VKB).
- Anlage des tibialen Bohrkanals: Mittelpunkt bei ca. 43 % des max. a.–p. Durchmessers des Tibiakopfes im seitlichen Röntgenbild entspricht ca. 7 mm ventral des hinteren Kreuzbandes (HKB).
- Femoraler Kanal: Mittelpunkt im 3. und 4. Quadranten in a.–p.- und kraniokaudaler Richtung = am lateralen Femurkondylus.
- Fixierung direkt intraartikulär mit resorbierbaren Interferenzschrauben.
- alternative Fixation mittels kortikalen Flip-Buttons (Endobutton oder ACL-Tightrope System).

▶ **VKB-Plastik in Doppelbündel-(double Bundle)Technik** (Abb. 31.2):
- Anatomische Rekonstruktion des anteromedialen (AMB) und des posterolateralen Bündels (PLB); intraartikuläre Interferenzschraubenfixierung.
- Entnahme und Präparation der Hamstring-Sehnen sowie diagnostische Arthroskopie und Präparation der Insertionsorte (s. o.).
- Bohren des femoralen Kanals für das AMB mit Bohrhilfe (4 mm Offset) über anteromediales Portal in 120°-Flexion.
- Bohren des PLB-Kanals mit Bohrhilfe (4 mm Offset) ventrodistal (9:30 h) und mind. 1-mm-Knochenbrücke (über mediales Portal) in 90°-Flexion.
- Anlage des tibialen Bohrkanals für das PLB etwa 45° aus der sagittalen bzw. 45° zur horizontalen Ebene in Richtung auf 51 % des max. Durchmessers des Tibiakopfes in a.–p.-Richtung, AMB wird etwa 20° aus der sagittalen bzw. 55° zur horizontalen Ebene unmittelbar ventral des PLB-Kanals ins Gelenk gezielt (41 %).

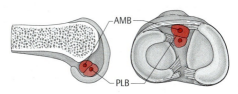

Abb. 31.1 • Insertionsstellen der beiden Bündel des vorderen Kreuzbandes.
AMB = anteromediales Bündel; PLB = posterolaterales Bündel.

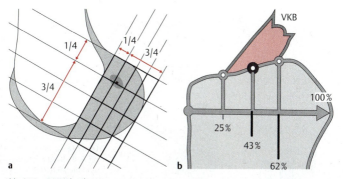

Abb. 31.2 • VKB-Plastik.
a Quadrantenmethode nach Bernard und Hertel,
b tibiale Insertion des VKB nach Stäubli und Rauschnig.

31.2 Kniebandplastiken

- Einziehen der beiden Transplantate, zuerst AMB, dann PLB und Fixierung femoral und distal mit insgesamt 4 bioresorbierbaren Interferenzschrauben (AMB in 45°-Flexion, PLB in 15°-Flexion).
- alternative Fixation mittels kortikalen Flip-Buttons für das AM-Bündel und bioresorbierbare Interferenzschraube 4,5 mm für das PL-Bündel.

▶ **VKB-Plastik mit Patellarsehnentransplantat:**
- Entnahme des mittleren Patellarsehnendrittels zu 10-mm-Breite mit tibialem und patellarem konischem Knochenkeil (Sägeschablone 10 × 25 mm).
- Diagnostische Arthroskopie, Präparation der Insertionspunkte des VKB und Anlage der Bohrkanäle wie bei der Hamstring-Technik.
- Einzug des Transplantats und Fixierung mit Interferenzschrauben.

Hinteres-Kreuzband-(HKB)-Plastik

▶ **Ersatzplastik des hinteren Kreuzbandes in Einzelbündeltechnik:**
- Transplantatentnahme wie bei VKB-EPL: Meist Semitendinosus- und Grazilissehne, alternativ Patellar- und Quadrizepssehne.
- Präparation des Transplantats als mindestens 4-fach gelegtes Transplantat.
- Diagnostische Arthroskopie und Präparation der tibialen Insertionszone (ca. 15 mm unterhalb des Tibiaplateaus; ca. 51 % lateromedial) über zusätzliches posteromediales Portal.
- Präparation des femoralen Insertionspunktes des HKB (Kanalzentrum bei 12:30 h = anatomische Lage des anterolateralen Bündels).
- ▶ Bohren des femoralen und anschließend des tibialen Kanals (*Cave:* Popliteales Gefäß-Nerven-Bündel).
- Durchzug und Fixierung des Transplantats mit 2 bioresorbierbaren Interferenzschrauben in 90°-Flexion (in gehaltener vorderer Schublade).

▶ **Ersatzplastik des hinteren Kreuzbandes in Doppelbündeltechnik** (Abb. 31.3):
- Transplantatentnahme wie bei VKB-Plastik: Meist Semitendinosus- und Grazilissehne.
- Präparation des Transplantats als Y-förmiges Transplantat aus beiden Sehnen.
- Diagnostische Arthroskopie und Präparation der tibialen Insertionszone (s. o.).
- Präparation des femoralen Insertionspunktes (12:30 h = anatomische Lage des anterolateralen Kanals; 3:00 h = Lage des posteromedialen Kanals).
- Bohren des femoralen und anschließend des tibialen Kanals.
- Durchzug und Fixierung des Transplantats, zuerst femorale Fixierung des posteromedialen-Bündels in 30°-Flexion, Fixierung tibial und zuletzt femorale Fixie-

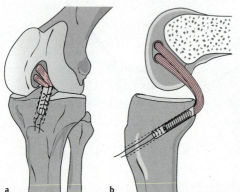

Abb. 31.3 • Transtibiale HKB-Rekonstruktion in Doppelbündel-Technik (aus Ulmer M. G., Rose T., Imhoff A. B.: Bandverletzungen am Kniegelenk Teil II. Thieme; 2006)
a von ventral
b und lateral.

31.2 Kniebandplastiken

rung des AL-Bündels in 90° (mit 3 bioresorbierbaren Interferenzschrauben, unter gehaltener vorderer Schublade)
- **Bemerkung:** Bei kombinierter Rekonstruktion (VKB- und HKB-Ersatzplastik) muss erst das HKB fixiert werden, dann kann das VKB angespannt werden → Vermeiden einer fixierten hinteren Schublade.

Laterale und posterolaterale Bandplastik (Larson- und Popliteusbypass)

- Siehe Abb. 31.4.
- **Larson-Plastik:**
  - Entnahme eines autologen Transplantates (i. d. R. Semitendinosus-Transplantat).
  - Präparation des Transplantats und Anschlingen beider Enden.
  - Ca. 3 – 4 cm longitudinaler Hautschnitt und Präparation des Fibulaköpfchens, Spalten des M. bizeps femoris in Längsrichtung (*Cave:* N. peroneus an der Unterfläche).
  - Anlage eines anteroposterioren Bohrlochs (entsprechend dem einfachen Transplantatdurchmesser, ca. 4 – 5 mm) durch Fibulaköpfchen (Einlage eines Shuttle-Fadens).
  - Ca. 3 cm Hautschnitt in Faserrichtung des Tractus iliotibialis über dem anatomischen femoralen Insertionsort, Präparation, Einbringen eines K-Drahtes 5 mm oberhalb der Insertion des lateralen Kollateralbandes (LCL) in 90°-Flexion und Testen der Bandisometrie im vollen Bewegungsumfang.
  - Überbohren des K-Drahtes (ca. 60 mm Tiefe, ca. 6 mm = doppelter Transplantatdurchmesser).
  - Fibularer Einzug des Transplantats, posteriorer Durchzug des Transplantats unterhalb des Tractus iliotibialis; anteriorer Durchzug unter dem iliotibialen Band zum lateralen Epikondylus.
  - Fixierung beider Enden mittels bioresorbierbarer Interferenzschraube (ca. 60°-Flexion, Innenrotation, Valgusstress und vordere Schublade). Zusätzliche 4,5 mm Biointerferenzschraube im fibulären Kanal.

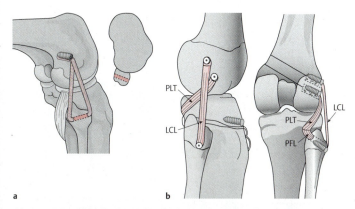

Abb. 31.4 • Posterolaterale Rekonstruktion nach Larson und nach Müller-LaPrade.
a Trianguläre posterolaterale Rekonstruktion nach Larson (nach Kohn D.: Das Knie. Thieme; 2005)
b Posterolaterale Rekonstruktion mit Seitenbandplastik und Popliteusbypass nach Müller-LaPrade. LCL = laterale Seitenbandplastik, PLT = Ersatz des popliteofemoralen Ligaments und Bypass des Popliteus, PFL = Ersatz des popliteofibularen Ligaments (aus LaPrade R.: Posterolateral Knee Injuries. Thieme; 2006)

Popliteus-Bypass:
- Vorgehen entsprechend Larson-Plastik.
- Es wird ein insgesamt längeres Transplantat benötigt (mind. 24 cm).
- Bohren des zusätzlichen tibialen Kanals von anterior in Richtung posterolaterale Tibiagelenkecke (ggf. mit Zielgerät).
- Einzug des poplitealen Schenkels unter dem LCL (falls vorhanden) zum Insertionspunkt des M. popliteus.
- Bei Kombinationseingriff Fixierung des poplitealen Schenkels in 30°-Flexion mit bioresorbierbarer Interferenzschraube unter vorderer Schublade.

31.3 Osteotomien

Valgisierende Tibiakopfosteotomie

- **Synonyme:** Hohe tibiale Osteotomie (HTO).
- **Ziel:** Die mechanische Beinachse soll durch die Osteotomie in das laterale Kompartiment verlagert und die Kniebasislinie horizontal eingestellt werden.
- *Hinweis:* Immer Berücksichtigung der Verhältnisse am koxalen Femurende und der Stellung des oberen Sprunggelenks. Berücksichtigung der Beinlänge (Beinverkürzung bei subtraktiver HTO bzw. Beinverlängerung bei additiver HTO). Berücksichtigung des Zustandes und Symptomatik des Femoro-Patellargelenkes.
- **OP-Planung:**
  - *Röntgen:* Ganzbeinstandaufnahme.
  - *Planungsskizze* (Abb. 31.6):
    - Kennzeichnen der Traglinie vom Hüftkopfmittelpunkt zur Talusmitte (A), die beim Genu varum durch das mediale Kompartiment läuft.
    - Festlegen der künftigen Traglinie, die den Tibiakopf lateral der Tibiaplateaumitte schneidet und nach distal bis auf Höhe des Sprunggelenkspalts verlängert

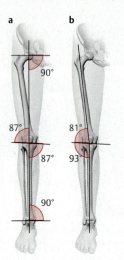

Abb. 31.5 • Planung von Deformitätenkorrekturen. (aus Niethard F. U., Pfeil J., Biberthaler P.: Duale Reihe Orthopädie und Unfallchirurgie. Thieme; 2014)

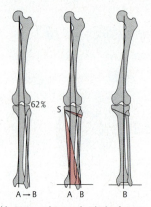

Abb. 31.6 • Valgisierende Tibiakopfosteotomie. (aus Kohn D.: Das Knie. Thieme; 2000)

31.3 Osteotomien

wird (ergibt neues Zentrum des oberen Sprunggelenks; B). Der Schnittpunkt der künftigen Traglinie mit dem Tibiaplateaudurchmesser (100% von medial nach lateral) bestimmt das Ausmaß der Korrektur. Diese ist abhängig vom Knorpelzustand der beiden Kompartimente (s. Tab. Tab. 31.1).
- Bestimmen des Scharnierpunkts (S) der Osteotomie im Tibiakopfbereich.
- Der Osteotomiekeil ist der Winkel zwischen den Geraden vom Scharnierpunkt der Osteotomie (S) zum alten Zentrum (A) und neuen Zentrum (B) des Sprunggelenks.

Tab. 31.1 • **Korrekturausmaß in Abhängigkeit der zugrunde liegenden Pathologie. Die neue mechanische Achse wird hierbei in 5% messende Areale des Tibiakopfquerdurchmessers platziert.**

Indikationsgruppe	Pathologie	neue mechanische Achse in Relation zum Tibiakopfquerdurchmesser (%)
Gruppe 1	Varusfehlstellung mit schmerzhafter medialer Überlastung ohne relevanten Knorpelschaden	50–55
Gruppe 2	Varusfehlstellung bei • medialer Arthrose Grad I und II • Knorpeltherapie (OAT, ATC, MACHT) • chronischer lateraler/posterolateraler Instabilität mit medialer Arthrose Grad I und II	55–60
Gruppe 3	Varusfehlstellung mit medialer Arthrose Grad III und IV	60–65

OAT(S): osteochondral autograft transfer (system), ACT: autologe Chondrozyten-Transplantation, MACHT: matrix-assoziierte Chondrozyten-Transplantation

▶ **Schließende Tibiakopfosteotomie (Closed Wedge**, s. Abb. 31.6):
- Zentrale oder anterolaterale Hautinzision.
- Knapp subchondral Kennzeichen der Kniegelenksebene mit K-Draht parallel zum Tibiaplateau.
- Ablösen des M. tibialis anterior vom lateralen Tibiakopf; Darstellen des Fibulaköpfchens.
- Schutz des N. peroneus durch stumpfen Hohmann-Haken unmittelbar dorsal des Fibulaköpfchens. Von ventral schräg nach lateral ansteigende Fibulaköpfchenosteotomie mit dem Meißel. Das laterale Kollateralband und der Bizeps femoris Ansatz verbleiben unverändert am proximalen Teil des Fibulaköpfchens.
- Unterfahren des Tibiakopfs mit einem stumpfen Hohmann-Haken zum Schutz der dorsalen Gefäße und Nerven.
- Keilförmige 4/5-Schrägosteotomie des Tibiakopfes im metaphysären Bereich nach vorheriger Anlage von K-Drähten (2 mm) oder unter Zuhilfenahme spezieller Osteotomieschablonen. Schutz des Ligamentum patellae. Keilentfernung.
- Ggf. im Rahmen einer biplanaren Osteotomie Kranialisieren der Tuberositas tibiae
- Anlage einer Platte und proximale Fixation.
- Langsames Zuklappen der Osteotomie und distale Schraubenfixation.
- Vor allem bei nicht-winkelstabilen L- oder T-Platten Verwendung eines Plattenspanners zum Schließen und Komprimieren der Osteotomie.

▶ **Öffnende Tibiakopfosteotomie** (Open Wedge, s. Abb. 31.7):
- Zentrale oder mediale Hautinzision.
- Darstellen des Pes anserinus und des Ligamentum patellae; partielle ventrale Ablösung des Innenbandes.

- Anlage zweier paralleler K-Drähte (2 mm) vom Oberrand des Pes anserinus schräg Richtung Fibulaköpfchen unter Bildwandlerkontrolle.
- Schräge Osteotomie der Tuberositas tibiae vom Ansatz der Patellasehne nach distal. Unterfahren des Tibiakopfs mit einem Hohmann-Haken zum Schutz der Gefäße und Nerven.
- 4/5-Osteotomie des Tibiakopfs unterhalb der K-Drähte.

▶ *Hinweis:* Die gegenseitige Tibiakortikalis (Scharnier) sollte erhalten bleiben. Bei größeren Korrekturen ist ein Erhalt dieses Scharniers durch die begrenzte Knochenelastizität nicht immer möglich.

- Langsames Aufdehnen der Osteotomie mit mehreren übereinander eingebrachten Meißeln bis die gewünschte Korrektur erreicht ist. Vorläufiges Halten des Osteotomiekeils mit einem Knochenspreizer.
- Dorsales oder ventrales Spreizen zur Korrektur der Inklination der sagittalen Tibiaebene (= Slope, physiologisch 4°–7° nach dorsal abfallend).
- Anlage und Fixation einer speziellen winkelstabilen Osteotomieplatte (z. B. Peak Power HTO Platte (Arthrex) oder Tomofix (Synthes), s. Abb. 31.8).
- Bei Korrekturen ab 10° Einbringen von Spongiosa in den Osteotomiespalt.

▶ **Komplikationen:**
- *Schließende Tibiakopfosteotomie:* Hämatom, Peroneusläsion, Über- oder Unterkorrektur, Korrekturverlust, Kompartmentsyndrom, Pseudarthrose, Gefäßverletzung (A. und V. poplitea), Beinvenenthrombose.

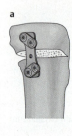
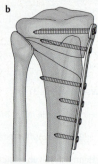

Abb. 31.7 • Hohe tibiale Umstellungsosteotomie (HTO; Open Wedge). **a**: mit Spacer-Platte und winkelstabilisierenden Schrauben sowie der Möglichkeit einer Slope-Korrektur, **b**: HTO-Platte als Fixateur interne (z. B. Peak Power HTO Platte [Arthrex] oder Tomofix [Synthes]).

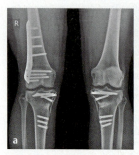
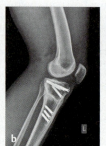
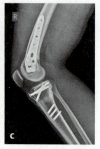

Abb. 31.8 • Spezielle winkelstabile Osteotomieplatten (Femur rechts: Tomofix Femur lateral [Synthes], Tibia bds: Peak Power HTO-Platte medial [Arthrex]).
a anterior-posterior,
b seitlich links HTO,
c seitlich rechts HTO und DFO.

- *Öffnende Tibiakopfumstellungsosteotomie:* Hämatom, Pseudarthrose, Gefäßverletzung (A. und V. poplitea), Über- oder Unterkorrektur, Beinvenenthrombose.
▶ **Nachbehandlung:**
- Öffnende Tibiakopfumstellungsosteotomie:
  – Physiotherapie: unmittelbar postoperativ.
  – Teilbelastung: 20-kg-Teilbelastung an 2 Unterarmgehstützen für 2 Wochen (ggf. Adaptation bei Übergewicht, großer Keilhöhe sowie Fraktur des lateralen Scharniers), dann stufenweise schmerzadaptierte Belastungssteigerung (mit 20 kg pro Woche), Röntgenkontrolle nach 6 Wochen, 3 Monaten, 6 Monaten und nach einem Jahr.
  – Materialentfernung bei Beschwerdesymptomatik nach ca. 1–1,5 Jahren.

Suprakondyläre varisierende Femurosteotomie

▶ **Prinzip/Möglichkeiten:**
- *Schließende varisierende Femurosteotomie (Closed Wedge):* Varisierung durch Entnahme eines Keils mit medialer Basis.
  ◨ *Beachte:* Aufklärung über Beinverkürzung!
- Öffnende varisierende Femurosteotomie, Open Wedge (S. 581).
▶ Korrekturen durch Keilentnahme und Planung der Osteotomien entsprechend der gewünschten Winkelkorrektur.
▶ **Schließende varisierende Femurosteotomie (Closed Wedge):**
- Lagerung: Patient in Rückenlage; Erreichbarkeit durch Absenken des anderen Beines oder Beugung des zu operierenden Beines (70–90°) und Hüftaußenrotation.
- Hautschnitt medial von etwa 15 cm Länge; Beginn kaudal 2–3 cm distal und etwas vor dem Epicondylus medialis, Verlauf nach proximal entlang der Femurschaftachse.
- Längsdurchtrennen der Faszie. Ablösen des M. vastus medialis vom Septum intermusculare mediale nach ventral und Einsetzen von Hohmann-Hebeln; Unterbinden der Aa. und Vv. perforantes.
  ◨ *Cave:* Adduktorenkanal mit A. femoralis und N. saphenus.
- Freilegen der Diaphyse. Darstellen der Femurmetaphyse ventral und proximal des Lig. collaterale mediale. Wenn möglich keine Gelenkeröffnung.
- Einbringen von 2 parallelen K-Drähten (2 mm) ca. 1–2 cm proximal des Condylus medialis in Richtung des Oberrandes des Condylus lateralis.
- Gemäß der präoperativen Planung Einbringen von 2 weiteren parallelen K-Drähten (2 mm) proximal der beiden ersten wieder in Richtung des Oberrandes des Condylus lateralis. Die vier K-Drahtspitzen treffen sich dort. Unterfahren des Femurs mit einem Hohmann-Haken zum Schutz der Gefäße und Nerven.
- Keilförmige 4/5-Osteotomie zwischen den K-Drähten, Entfernen des Keils.
▶ Schließen der Osteotomie, Anlage und Fixierung einer winkelstabilen Platte.
▶ **Aufklappende varisierende Femurosteotomie (Open Wedge):**
- Hautschnitt von etwa 15 cm Länge an der Femuraußenseite, parallel zur Femurschaftachse; Ende etwa 2 cm distal des Epicondylus femoris lateralis.
- Längsdurchtrennen der Fascia lata; Ablösen des M. vastus lateralis vom Septum intermusculare laterale nach ventral und Einsetzen von Hohmann-Hebeln; Unterbinden der Aa. et Vv. perforantes.
- Freilegen der Diaphyse subperiostal. Wenn möglich keine Gelenkeröffnung!
- Einbringen von 2 parallelen K-Drähten (2 mm) ca. 1–2 cm proximal des Condylus lateralis in Richtung des Oberrandes des Condylus medialis.
- Unterfahren des Femurs mit einem Hohmann-Haken zum Schutz der Gefäße und Nerven.
- 4/5-Osteotomie oberhalb der K-Drähte.
◨ *Beachte:* Die mediale Kortikalis muss stehenbleiben.

31.4 Endoprothetik

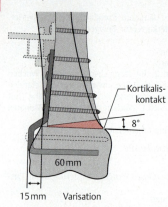

Abb. 31.9 • Planungsskizze einer suprakondylären Varisationsosteotomie.

- Langsames Öffnen der Osteotomie unter Verwendung mehrerer übereinander eingebrachter Meißel bis die gewünschte Korrektur erreicht ist.
- Fixation mit winkelstabiler Platte (z. B. Peak Power HTO Platte [Arthrex] oder Tomofix [Synthes], s. Abb. 31.7).
- Hinweis: Einbringen von Spongiosa in den Osteotomiespalt zur schnelleren Konsolidierung und entsprechend schnelleren Materialentfernung.
▶ **Komplikationen:**
  - *Schließende varisierende Femurosteotomie:* Über- oder Unterkorrektur, Pseudarthrose, Infekt, Gefäß- und Nervenverletzung.
  - *Öffnende varisierende Femurosteotomie:* Irritation der Platte am Tractus iliotibialis, Pseudarthrose, Über- oder Unterkorrektur, Infekt, Gefäß- und Nervenverletzung (bei Korrektur > 5° ist der N. peroneus in Gefahr, dann Berücksichtigung der zuklappenden Osteotomie).
▶ Bei zusätzlich vorliegendem Streck- oder Beugedefizit bzw. Torsionsfehler Korrektur in Form flektierender oder extendierender bzw. rotierender Femurosteotomie.
▶ Hinweis: Bei allen suprakondylären Femurosteotomien Einbringen Schanz'scher Schrauben oder dicker K-Drähte proximal und distal der Osteotomie zur Kontrolle der frontalen und sagittalen Achse sowie Torsion
▶ **Nachbehandlung:**
  - Physiotherapie: unmittelbar postoperativ
  - *Belastung:* Teilbelastung mit 20 kg für 6 Wochen, dann Röntgenkontrolle und Festlegung der Belastungssteigerung. Vollbelastung nach ca. 10–12 Wochen.
  - Materialentfernung bei Beschwerdesymptomatik nach ca. 1–1,5 Jahren.

31.4 Endoprothetik

Grundlagen

▶ **Mögliche Indikationen und Kontraindikationen:**
  - Die Knieprothese ist nach der Hüftgelenksprothese die zweithäufigste Endoprothese mit deutschlandweit etwa 175 000 Operationen jährlich.
  - Degenerative Arthrose (Beschädigung des Gelenkknorpels).
  - RheumatoideArthritis (Entzündung des Gelenks mit Knorpelschädigung).
  - Posttraumatische Arthritis (Arthritis nach Unfall).
  - Symptomatische Knieinstabilität (Verletzungen des Bandapparats).
  - Knieversteifung (Rekonstruktion der Beweglichkeit des Gelenks).
  - Deformationen des Kniegelenks.

31.4 Endoprothetik

- Rekonstruktion einer Kniegelenksfunktion nach Resektionen im Rahmen der Tumorchirurgie.

▶ **Individuelle Kniegelenksprothesen:**
- Auf Basis der CT-Daten wird am Computer ein virtuelles 3D-Modell vom Knie des Patienten erstellt, woraus eine Schablone gefertigt wird, eine sog. Negativ-Form, mit deren Hilfe das Implantat gefertigt wird. Auch das notwendige OP-Werkzeug wird individuell auf die Anatomie des Patienten abgestimmt und im 3D-Druckverfahren gefertigt.

▶ **Ergebnisse:**
- Im schwedischen Endoprothesenregister von 2012 ergaben sich für Primärimplantationen des kompletten Kniegelenkes (Totalendoprothese mit und ohne Kniescheibenersatz) Zehnjahres-Überlebensraten von ca. 95 % und für unikondyläre Schlittenprothesen von ca. 85–90 %.

▶ **Prothesentypen:**
- Unikompartimentelle Oberflächenendoprothesen:
  - *Unikondyläre Schlittenprothese:* Indikation: Unikompartimentelle Destruktion der Gelenkfläche (posttraumatische oder meniskoprive Arthrose, fokale Nekrosen z. B. Morbus Ahlbäck), die anderen Abschnitte weisen allenfalls geringe Knorpelveränderungen auf, passive und aktive Kniegelenkstabilisatoren weitgehend intakt.
  - *Teilflächenersatz* (z. B. HemiCAP oder UniCAP): Indikation: Fokale Knopelschäden (Grad IV).
- Femoropatellärer Oberflächenersatz:
  - Trochleainlay mit oder ohne Patellarückflächenersatz (z. B. HemiCAP-Wave): Indikation: Fokale Knopelschäden (Grad IV), Dysplasiearthrosen.
- Trikompartimentelle Oberflächenendoprothesen (s. Abb. 31.10):
  - *Ungekoppelte Prothesen* (unconstrained, cruciate Retaining CR): Indikation: Pangonarthrose mit weitgehend stabilem Bandapparat.
  - *Teilgekoppelte Prothesen* (semi-constrained, cruciate Substituting CS) oder achsgeführte Rotationsprothese (Rotating-Hinge): Indikation: Pangonarthrose. Kreuzbänder als auch Seitenbänder beschädigt, die Gelenkkapsel und der Mus-

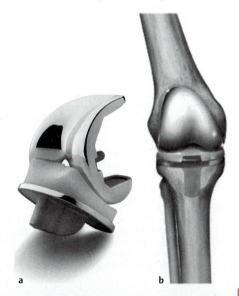

Abb. 31.10 • Trikompartimentelle Oberflächenendoprothese (NexGen, Copyright ZIMMER).

kelapparat aber noch intakt. Das Implantat übernimmt die Stabilisierung des Gelenks sowohl nach vorne und hinten, als auch nach links und rechts. Es lässt aber eine Rotation der Tibia gegen den Femur zu, das heißt der Fuß kann noch nach außen gedreht werden.
- *Achsgeführte Prothese* (constrained): Indikation: Schwere Pangonarthrosen mit deutlicher Bandinstabilität, großen Knochendefekten. Korrektur von schweren Fehlstellungen und Kontrakturen möglich. Die Tibia kann gegen den Femur nur noch nach vorne und hinten bewegt werden.

OP-Technik

▶ **Totalendoprothese Knie:**
- *Lagerung:* Rückenlage, Hüfte mit Spina iliaca palpierbar abgedeckt.
- Medianer Hautschnitt (oberhalb des Patellapols beginnend, bis 2 cm unterhalb der Tuberositas tibiae) oder Exzision bereits bestehender Narben.
- Arthrotomie parapatellar medial bei Varusgonarthrose; lateral bei kontrakter Valgusgonarthrose (wegen lateralem Weichteil-Release von Vorteil). Zugang mittig in der Quadrizepssehne oder im M. vastus medialis (midvastus) oder unterhalb des M. vastus medialis (subvastus).
- Die Subvastus-Arthrotomie ermöglicht einen guten minimal-invasiven Zugang mit Erhalt aller medialer Muskelansätze einschließlich des medialen Retinaculumansatzes, eine Eversion der Patella ist nicht erforderlich und frühpostoperative Muskelkontraktion ist möglich.
- Endgradige Beugung des Kniegelenks und je nach Zugang Evertieren der Patella.
- Bei den meisten Prothesenmodellen Resektion des vorderen Kreuzbandes und der Meniskusreste. Randständiges Abtragen von osteophytären Anbauten. HKB bleibt bei ungekoppelter Prothese stehen!

▣ *Hinweis:* Zur Implantation einer trikompartimentellen Knieendoprothese eignen sich 2 Methoden:
- *„Femur First":* mit primärer Resektion des distalen Femurs, lässt eine Anpassung des Beuge- und Streckspaltes nur durch Weichteil-Balancing und Änderung der Inlayhöhe zu. Hier wird die Rotation der Femurkomponente anhand von anatomischen Landmarken, meist der posterioren Kondylen (plus 3° ARO), der Epikondylen oder der Whiteside-Line eingestellt.
- *„Tibia First":* ermöglicht ein perfektes Ausgleichen von Beuge- und Streckspalt durch knöcherne Resektion (femorale Rotation), Weichteil-Balancing und Änderung der Inlayhöhe. Hier wird der Schnitt der posterioren Kondylen vom bereits resezierten Tibiaplateau referenziert, wobei die Ligamente die Rotation des Femurs und somit den Beugespalt bestimmen.

▶ **„Femur first"-Technik** (Abb. 31.11):
- Einbringen der intramedullär ausgerichteten Resektionslehre. Distale femorale Resektion frontal, Orientierung an den posterioren Kondylen, der Epikondylarlinie oder der Whiteside-Linie (Abb. 31.12).
- Transversalschnitt mit Schablonen, entsprechend der Implantatgröße.
- Ausrichten der Sägelehre für die anteriore und posteriore Femurresektion (physiologisch in 3°-Außenrotation) mit Verankerungsbohrung.

▣ *Hinweis:* Dadurch Verlagerung der Patellagleitbahn nach lateral und Verkleinerung des Q-Winkels.

- Darstellen des Tibiakopfes durch subperiostales Ablösen des Kapsel-Band-Apparates.
- Resektion der Tibiagelenkfläche unter Schutz des hinteren Kreuzbandansatzes: In der Frontalebene rechtwinklig zur Tibiaschaftachse; in der Sagittalachse entsprechend der präoperativ bestimmten Neigung des Tibiaplateaus nach dorsal („tibial Slope" 4–7°; Abb. 31.13).

▣ *Cave:* Oft bei Protheseninstrumenten bereits integriert!

31.4 Endoprothetik

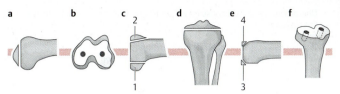

Abb. 31.11 • Standardschritte der „Femur first"-Technik. (aus Ewerbeck V., Wentzensen A., Grützner P. et al.: Standardverfahren in der operativen Orthopädie und Unfallchirurgie. Thieme; 2014)
a Transversalschnitt am distalen Femur,
b mediale und laterale Verankerungsbohrung,
c posteriorer (= 1) und anteriorer (= 2) Femurschnitt,
d Transversalschnitt der proximalen Tibia,
e posteriorer (= 3) und anteriorer Schrägschnitt (= 4),
f tibiale Verankerung.

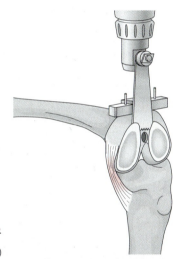

Abb. 31.12 • Resektion der Femurkondylen. (nach Ewerbeck V., Wentzensen A., Grützner P. et al.: Standardverfahren in der operativen Orthopädie und Unfallchirurgie. Thieme; 2014)

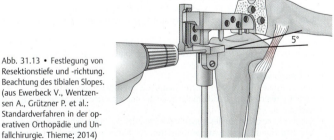

Abb. 31.13 • Festlegung von Resektionstiefe und -richtung. Beachtung des tibialen Slopes. (aus Ewerbeck V., Wentzensen A., Grützner P. et al.: Standardverfahren in der operativen Orthopädie und Unfallchirurgie. Thieme; 2014)

31.4 Endoprothetik

- Überprüfen der Seitenbandspannung in Beuge- und Streckstellung (Beuge- bzw. Streckspalt).

▶ *Hinweis:*
- Zu enger Streckspalt → femorale Nachresektion; evtl. Weichteil-Release.
- Zu enger Beugespalt → Weichteil-Release (in speziellen Fällen Wechsel auf kleinere Implantatgröße femoral).
▶ Zu enger Streck- und Beugespalt → tibiale Nachresektion (*Cave:* Tiefstand der Gelenkebene).
▶ Prothesenimplantation und weiteres Vorgehen s. u.
▶ **"Tibia first"-Technik:**
- Zugang und Präparation s. o.
- Darstellen des Tibiakopfes durch subperiostales Ablösen des Kapsel-Band-Apparates.
- Resektion der Tibiagelenkfläche unter Schutz des hinteren Kreuzbandansatzes: In der Frontalebene rechtwinklig zur Tibiaschaftachse; in der Sagittalachse entsprechend der präoperativ bestimmten Neigung des Tibiaplateaus nach dorsal (4 – 7°).
- Anbringen der intramedullär ausgerichteten femoralen Sägelehre. Distale femorale Resektion 90° zur mechanischen Achse.
- Bestimmen des Streckspaltes, Weichteil-Release, bis die gegenüberliegenden Resektionsflächen parallel sind.
- Messung des Beugespaltes (90°-Flexion) mit einem entsprechenden Instrument (Tensioner, Spreizer).
- Ausrichten der femoralen Sägelehre für die ventrale und dorsale, gerade und schräge Knochenresektion sodass die dorsale Resektionsfläche parallel zur Tibia liegt. Anhand der posterioren Kondylen oder Epikondylarlinie kann die Schablonenausrichtung nochmals kontrolliert werden.
- Einsetzen der Probekomponenten mit Inlay und Funktionsprüfung (Kontrolle von Extension (Überstreckbarkeit von 5°), Flexion (> 100°), Achsen- und Rotationsausrichtung, Patellalauf, Gelenkstabilität).
- Patellarückflächenersatz nur bei starker Destruktion der Gelenkfläche; ansonsten Ostetophytenabtragung und Patellaranddenervierung.
- Einsetzen der definitiven Prothesenteile.
- Einlage von 2 – 3 Redon-Drainagen; schichtweiser Wundverschluss.

Vorgehen bei kontraktem Bandapparat

▶ *Hinweis:* Kontraktur meist auf der Konkavseite der Deformität.
▶ **Prinzip:** Schrittweise subperiostale Desinsertion der verkürzten Strukturen unter Erhalt ihrer Längszugstabilität. Keine Stabilisierung der Seitenbänder durch Anheben der Gelenkebene!
▶ **Bei Varusgonarthrose:**
- Entfernen von Osteophyten am Tibiaplateau.
- Subperiostales Ablösen der medialen Kapsel und des posteromedialen Kollateralbandes um ca. 1,5 cm nach distal, dorsal bis zur Insertion des M. semimembranosus.
- Subperiostale Desinsertion des Ansatzes des oberflächlichen medialen Seitenbandes, des Pes-anserinus-Ansatzes sowie der Semimembranosus-Insertion.
- Release des hinteren Kreuzbandes.
▶ **Bei Valgusgonarthrose:**
- Subperiostales Ablösen des Tractus iliotibialis am Tuberculum Gerdii.
- Mobilisieren des Arcuatumkomplexes an der dorsolateralen Tibiaecke bis ca. 2 cm nach distal.
- Subperiostales Ablösen des Außenbandes mit der Popliteus-Sehneninsertion vom lateralen Femurepikondylus; Mobilisieren der hinteren Kreuzbandinsertion von der Tibiakopfrückfläche.

31.4 Endoprothetik

- Laterale Kapsulotomie.
- ❱ *Cave:* Dehnungsschaden des N. peroneus bei starker Valgusfehlstellung.

Vorgehen bei Instabilität nach korrekter Knochenresektion und Weichteil-Release

▶ Wahl einer Prothese mit höherem Kopplungsgrad (semi constrained oder constrained), wie:
- *Posterior stabilisierte Prothese* (auf Tibiaplateau Zapfen oder First): Bei Verlust des hinteren Kreuzbandes und anteroposteriorer Instabilität.
- *Interkondylär stabilisierte Prothese* (Tibiakomponenente mit starkem und länger dimensioniertem zentralem Polyethylenzapfen): Bei durch Weichteil-Release nicht behebbarer mediolateraler Instabilität.
- *Achsgeführte Knieprothese:* Bei Insuffizienz des lateralen oder beider Kollateralbänder, Muskelinsuffizienz (z. B. neurologische Erkrankungen), nicht ausgleichbarem Beuge- und Streckspalt.

Vorgehen bei Kontrakturen

▶ **Problem:** Verkürzung der dorsalen Kapsel-Band-Strukturen, insbesondere des hinteren Kreuzbandes mit konsekutiver präoperativer Streckhemmung.
▶ **Vorgehen:**
- Entfernen der dorsalen Osteophyten femoral und tibial.
- Abschieben des femoralen dorsalen Kapselansatzes nach proximal; Abschieben der hinteren Kreuzbandinsertion von der Tibiakopfrückfläche bzw. interligamentäre Einkerbung.
- Evtl. Durchtrennen des hinteren Kreuzbandes und Ersatz mit teilgekoppeltem Prothesensystem.
- Dorsale Kapseldurchtrennung unter Schonung von Gefäßen und Nerven; Mobilisieren des Gastroknemiusursprungs an den Femurkondylen.
- Nachresektion der distalen Femurresektionsebene.
- Bei erheblicher Imbalance des kollateralen Bandapparates: Implantation einer achsgeführten Prothese (S. 584).

❱ *Cave:* Dehnungsschaden des N. peroneus.

Vorgehen bei knöchernen Defekten

▶ **Problem:** Große knöcherne Defekte (z. B. Revision) und höhergradige Beinachsenfehler sind durch Oberflächenendoprothesen allein evtl. nicht korrigierbar.
▶ **Grundsätzliches Vorgehen:**
- Vorgehen richtet sich nach der Klassifikation von Engh und Parks (Tab. 31.2).
- Auffüllen der Defekte mit Knochen, Zement oder Metal Wedges.
- Verwendung von Stielen unterschiedlicher Länge und Durchmesser.
- Evtl. Implantation von Spezialendoprothesen.

31.4 Endoprothetik

Tab. 31.2 • Klassifikation knöcherner Defekte nach Engh und Parks (aus Wirth CJ, Zichner L, Kohn D: Orthopädie und Orthopädische Chirurgie; Stuttgart: Georg Thieme Verlag; 2005).

	Defekt		Therapie	
Femur	**F1** intakte Knochensubstanz	• intakter kortikaler Rand • tragfähiger spongiöser Knochen	• keine Stems oder Augmentate notwendig • Versorgung mit Standardfemurkomponente • kleinere Defekte mit Knochen oder Zement auffüllbar	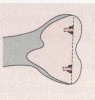
	F2 defizitäre Knochensubstanz	• deutliche Proximalwanderung der Femurkomponente (symmetrisch oder asymmetrisch) • metaphysärer Knochen allein nicht tragfähig	• Auffüllung der kavitären Defekte durch allogenen Knochen • Ersatz der randständigen Defekte durch Augmentation	
	F2A 1 Kondylus (medial oder lateral)	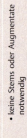	• Auflegen der Femurkomponente am erhaltenen Kondylus • Nachresektion am defizitären Kondylus • unilaterale distale (und posteriore) Augmentation • kurzer metadiaphysärer Stem	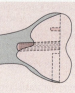

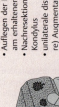

31.4 Endoprothetik

Tab. 31.2 • Fortsetzung

Defekt		Therapie	
F2B beide Kondylen		• Nachresektion an beiden Kondylen distal und (meist) posterior • bilaterale (distale und posteriore) Augmentation • kurzer metadiaphysärer Stem	
F3 Knochensubstanz- und Banddefizit	• massive Femurkomponentenwanderung • schwerer kondylärer Knochenverlust • Verlust der Bandansätze an einem oder beiden Kondylen	• ausgedehnter Knochenersatz durch allogene Femurköpfe, strukturiertes Allograft oder Custom-made-Femurkomponente • achsgeführte Prothese oder Bandrekonstruktion notwendig • markraumfüllender diaphysärer Stem, zementierter Langschaft oder stufenförmige Zurichtung von Allograft und Wirtsknochen	

31.4 Endoprothetik

Tab. 31.2 • Fortsetzung

		Defekt		Therapie	
Tibia	T1 intakte Knochensubstanz	• intakter kortikaler Rand • tragfähiger metaphysärer Knochen		• kleinere Defekte mit Knochen oder Zement auffüllbar • keine langen Stems oder Augmentate notwendig • Versorgung mit Standardtibiakomponente	
	T2 defizitäre Knochensubstanz	• deutliche Distalwanderung der Tibiakomponente • fehlende kortikale Abstützung • metaphysärer Knochen allein nicht tragfähig		• Ersatz der randständigen Defekte durch Augmentate (symmetrisch oder asymmetrisch) • Auffüllung der zentralen kavitären Defekte durch allogenen Knochen • Auffüllung der zentralen kavitären Defekte durch allogenen Knochen	
	T2A 1 Plateau (medial oder lateral)	• Varus- oder Valgusverkippung des Plateaus	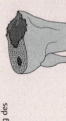	• schräge oder halbseitig-horizontale Nachresektion am defizitären Tibiakopfanteil • schräge oder halbseitig gerade Augmentation • kurze metadiaphysäre Stemverlängerung	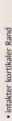

Tab. 31.2 • Fortsetzung

Defekt		Therapie
T 2B beide Plateaus	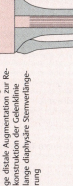	• horizontale oder beidseitig schräge distale Augmentation zur Rekonstruktion der Gelenklinie • lange diaphysäre Stemverlängerung	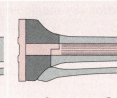
T 3 Knochensubstanz- und Banddefizit	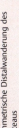 • massive Tibiakomponentenwanderung • schwerer Knochenverlust des Tibiakopfes • Verlust der Bandansätze an einer oder beiden Seiten	• ausgedehnter Knochenersatz durch allogene Femurköpfe, strukturiertes Allograft oder Custom-made-Tibiakomponente • achsgeführte Prothese oder Bandrekonstruktion notwendig • markraumfüllender diaphysärer Stem, zementierter Langschaft oder stufenförmige Zurichtung von Allograft und Wirtsknochen	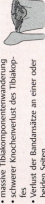

31.5 Rekonstruktion des medialen patellofemoralen Ligamentes

▶ **Definition/Prinzip:**
- Anatomische Rekonstruktion des medialen patellofemoralen Ligamentes (MPFL) mittels autologem Sehnentransplantat in Doppelbündeltechnik und Bio-Anker-Fixierung.

▶ **OP-Technik:**
- *Lagerung:* Rückenlagerung, Knierolle.
- Entnahme der Sehne des M. gracilis am Pes anserinus.
- Ca. 3 cm lange Hautinzision über dem medialen Patellarand.
- Präparation und Platzierung von 2 Bohrdrähten in beiden patellären Fixierungspunkten (proximomediale Ecke und 1 cm distal) und Überbohren (4-mm-Bohrer, 2,5 cm Tiefe).
- Fixierung der beiden Transplantatenden mit jeweils einem Bio-Tenodese-Anker (z. B. 4,5 mm SwiveLock).
- Präparation der Schicht zwischen Kapsel und M. vastus medialis in Richtung der femoralen Insertionszone (zwischen Epicondylus medialis und Tuberculum adductorium) und ca. 2 cm lange Inzision, Durchzug des V-förmigen Transplantates.
- Platzierung eines Zieldrahtes im femoralen Insertionsort, radiologische Kontrolle, Überbohren (= gedoppelter Transplantatdurchmesser).
- Einziehen des Transplantates und femorale Fixierung in 30°-Knieflexion unter Ausrichtung des lateralen Patellarandes zur lateralen Kondylenkante, Fixierung mit einer bioresorbierbaren Interferenzschraube (z. B. 6 mm Biointerferenzschraube).
- Schichtweiser Wundverschluss.

32 Schäden des Gelenkknorpels und deren Therapie

32.1 Einführung

Anatomische Grundlagen

- ▶ **Bestandteile des hyalinen Knorpels:**
  - 70–80 % Wasser.
  - 20–30 % organische und anorganische Bestandteile:
    - Kollagen (überwiegend Typ II, wenig VI, IX, X, XI).
    - Proteoglykane (überwiegend Aggrekan) mit unterschiedlichen Seitenketten (Glykosaminoglykane).
    - Hyaluronsäure.
    - Weitere Proteine, Glykoproteine, Lipide.
  - 1 % Zellen.
- ▶ **Funktionen:**
  - Reibungsarmes Gleiten der Gelenkoberflächen.
  - Gleichmäßige Kraftübertragung zwischen den Segmenten des Bewegungsapparates.
  - Schutz des Knochens.
  - Abfangen von Druck-, Scher- und Reibungskräften (Druckbelastung bis 400 kg/cm^2; Reibungskoeffizient 0,0002; zum Vergleich: Reibungskoeffizient Stahl vs. Stahl 0,6).

Klinische Grundlagen

- ▶ **Ätiologie von Knorpelschäden:**
  - *Akutes Trauma* (z. B. Knorpel-, Gelenkfraktur, (Sub-)Luxation).
  - Repetitive Mikrotraumata (z. B. Sport, Arbeit).
  - *Achsenfehlstellung* (→ unilaterale Überlastung).
  - Degeneration.
- ▶ **Prädisponierende Faktoren:**
  - *Mikro- und Makroinstabilität* (z. B. führt eine Ruptur des vorderen Kreuzbands zu einer vermehrten anterioren tibialen Translation → Meniskusläsion durch Scherkräfte).
  - *Durchblutungsstörungen* (z. B. bei Osteochondrosis dissecans).
  - ▣ *Beachte:* Besondere Problematik durch:
    - Fehlende Gefäßversorgung.
    - Fehlende nervale Versorgung.
    - Geringe Mitoserate von Chondrozyten.
    - Mangel an chondrogenen Zellen im Defektbereich.
- ▶ Fehlende Regenerationsmöglichkeit von verletztem Gelenkknorpel.
- ▶ Initiale Läsion kann zu vorzeitiger Arthrose führen.
- ▶ Der subchondrale Knochen ist wichtig für die Reparatur des Knorpelschadens.
  - Reparation erfolgt durch Einwandern von mesenchymalen Stammzellen (Blut, Knochenmark, Synovialis).
  - Reparationsgewebe ist jedoch *histologisch minderwertig* (Bindegewebe, Faserknorpel).

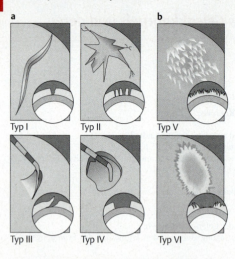

Abb. 32.1 • Klassifikation des Knorpelschadens nach Bauer und Jackson.
a Traumatisch bedingt (Typ I–IV),
b degenerativ bedingt (Typ V und VI).

32.2 Klassifikation von Knorpelschäden

Einleitung

▶ Stadieneinteilungen orientieren sich zurzeit am arthroskopischen Befund des Schadens.
▶ MRT: Bisher gibt es keine etablierte MRT-Klassifikation, MRT ist jedoch wichtig für die OP-Planung.

Klassifikation nach Bauer und Jackson

▶ Siehe Abb. 32.1.
▶ Deskriptive Einteilung, Unterscheidung von degenerativen und traumatischen Schäden.
  • *Typ I:* Linienförmiger Knorpelaufbruch (traumatisch).
  • *Typ II:* Sternförmige Läsion (traumatisch).
  • *Typ III:* Lappenförmiger Riss (traumatisch).
  • *Typ IV:* Kratertyp (traumatisch).
  • *Typ V:* Fibrillationstyp (degenerativ).
  • *Typ VI:* Degenerationstyp (degenerativ).

Klassifikation der International Cartilage Research Society (ICRS)

(s. Tab. 32.1)
▶ Zur Einschätzung der therapeutischen Konsequenzen gut geeignet.
▶ Erweiterung der 4-stufigen Outerbridge-Klassifikation (1961).
▶ Internationale Standardklassifikation.
▶ Die Einteilung basiert auf der arthroskopischen Einschätzung der bereits débridierten Läsion (Beachtung von Tiefe und Ausdehnung).
▶ Nur nach ausgiebigem Débridement kann das Defektareal in der Ausdehnung realistisch abgemessen werden.

32.2 Klassifikation von Knorpelschäden

Tab. 32.1 • **ICRS-Klassifikation des Knorpelschadens (mit freundlicher Genehmigung der ICRS = International Cartilage Repair Society).**

Outer-bridge	ICRS Grad	ICRS Beschreibung	
	0	keine erkennbaren Defekte	
I	1a	intakte Oberfläche, Fibrillationen und/oder leichte Erweichung	
	1b	zusätzl. oberflächliche Risse/Fissuren	
II	2	Läsionstiefe < 50 % der Knorpeldicke (abnormaler Knorpel)	
III	3a	> 50 % Tiefe der Knorpeldicke, nicht bis zur kalzifizierten Schicht (schwer abnormer Knorpel)	
	3b	> 50 % Tiefe der Knorpeldicke, bis zur kalzifizierten Schicht	
	3c	> 50 % Tiefe der Knorpeldicke bis zur subchondralen Platte	

Tab. 32.1 • Fortsetzung

Outer-bridge	ICRS Grad	ICRS Beschreibung	
	3 d	> 50 % Tiefe der Knorpeldicke, mit Blasenbildung	
IV	4a/b	vollständige Knorpelläsion mit Durchbruch der subchondralen Platte	

32.3 Klassifikation von osteochondralen Läsionen

Osteochondrale Läsionen (OCL)

▶ **Diagnostik:**
- *Röntgen:* Initiale Untersuchung und Diagnose.
- *MRT:* Ausmaß und Stadium der Läsion, Mitreaktion des subchondralen Knochens.
- *Arthroskopie (ASK):* Beurteilung der Knorpeloberfläche und der Stabilität des Dissekates mittels Tasthaken.
  ▷ *Wichtig:* Eine diagnostische ASK ist selten indiziert (Ausnahmen: z. B. ASK vor Beinachsenkorrektur, „Staging"-ASK nach komplexen fehlgeschlagenen Voroperationen).

ICRS-Klassifikation der osteochondralen Läsionen (ICRS-OCL-Klassifikation)

- ▶ *Grad I:* Stabile Läsionen mit intaktem, erweichtem Knorpel.
- ▶ *Grad II:* Stabile Läsionen mit partieller Knorpeldiskontinuität.
- ▶ *Grad III:* Komplettes Dissekat, noch nicht disloziert.
- ▶ *Grad IV A:* Abgelöstes oder freies Dissekat.
- ▶ *Grad IV B:* Defekt > 10 mm Tiefe.

OCL-Klassifikation unter Einbeziehung des MRT (nach Imhoff)

- ▶ **Definition:** Beschreibt Größe des Schadens und Knochenvitalität → wichtig für Therapieplanung.
- ▶ **Einteilung:** Siehe Tab. 32.2.

32.3 Klassifikation von osteochondralen Läsionen

Tab. 32.2 • Einteilung der osteochondralen Läsionen am Knie nach Imhoff.

Stadium	Röntgen	MRT	Arthroskopie	Beurteilung	Therapie
IA	unauffällig	Bone Bruise, geringere Signalintensität T1, Ödem T2, kein Grenzsaum	intakter Knorpel	Knochenkontusion	Teilbelastung, MRT-Verlaufskontrolle
IB	unauffällig	eventuell Verdickung des Gelenkknorpels	Knorpel weich/uneben	Knorpelerweichung	Teilbelastung, Verlaufsbeobachtung
IIA	verminderte Knochendichte	niedrige Signalintensität T1/T2, Signalanstieg nach i. v. Gd., niedrige Signalintensität T1, Grenzsaum, Knorpelalteration	Knorpel demarkiert aber intakt	Demarkation ohne Sklerose, Knorpel intakt	retrograde Anbohrung (offen/arthroskopisch)
IIB	verminderte Knochendichte, Abgrenzung durch Sklerose	Idem, kein Signalanstieg nach i. v. Gd.	Knorpel demarkiert aber intakt	Demarkation mit Sklerose, großer Herd, Knorpel intakt	retrograde Anbohrung, bei großem Defekt Spongiosaplastik
IIIA	partiell gelöstes Fragment	niedrige Signalintensität T1/T2, Signalanstieg nach i. v. Gd. im Herd, hohe Signalintensität T2, Grenzsaum, Knorpeldefekt	Herd partiell gelöst, Knorpel intakt	partielle Ablösung, vitales Fragment, Knorpel intakt, ohne Sklerose	anterograde Anbohrung, Spongiosaplastik und Dissekatfixierung mit Fibrinkleber, resorbierbaren Stiften (Darts, Ethipins) oder Minifragmentschrauben
IIIB	partiell gelöstes Fragment, Sklerosezone	Idem, aber kein Signalanstieg nach i. v. Gd.	Herd partiell gelöst, Knorpel nicht intakt	partielle Ablösung, avitales Fragment oder malazischer Knorpel, deutliche Sklerose	Knorpelglättung, Knorpel-Knochen-Transplantation, MACT + Spongiosaplastik

32.3 Klassifikation von osteochondralen Läsionen

Tab. 32.2 • Fortsetzung

Stadium	Röntgen	MRT	Arthroskopie	Beurteilung	Therapie
IVA	komplett gelöstes Fragment mit/ohne Dislokation	hohe subchondrale Signalintensität, Grenzsaum, Knorpeldefekt, Signalanstieg im Herd nach i.v. Gd.	freies Dissekat	vitales freies Fragment, keine Sklerose	Dissekatrefixierung nach Anbohrung oder Spongiosaplastik mit resorbierbaren Stiften oder Minifragment-Schrauben, Knorpel-Knochen-Transplantation, MACT + Spongiosaplastik
IVB	komplett gelöstes Fragment mit/ohne Dislokation	Idem, kein Signalanstieg im Herd nach i.v.Gd.	freies Dissekat	avitales freies Fragment, deutliche Sklerose	Dissekatentfernung, Knorpel-Knochen-Transplantation, MACT + Spongiosaplastik
VA	zystische verminderte Knochendichte, keine Sklerose	hohe Signalintensität T2 (Anfangsphase)	Knorpel intakt oder Knorpelmalazie	Zyste ohne Sklerose	Entlastung, bei Persistenz retrograde Anbohrung
VB	Idem, Sklerosezone	Idem zu VA, Grenzsaum, niedrige Signalintensität T1/T2	Idem zu VA	Zyste mit Sklerose	retrograde Anbohrung, bei großer Zyste retrograde Spongiosaplastik

Bedeutung der MRT-Diagnostik

- ▶ **Einleitung:** Einsatz vor einem operativen Knorpeleingriff. Beurteilung der Knorpelläsion und des Zustandes des subchondralen Knochens.
- ▶ **Empfohlene Sequenzen** zur Knorpeldarstellung sind:
  - Protonendichte (PD), T 2-gewichtete, Fast-Spin-Echo-(FSE) und 3-D-spoiled-Gradienten-Echo-(SPGR) oder Fast-low-Angle-Shot-(FLASH)Sequenz. DGEMRIC-Darstellung zunehmend für klinische Studien, nicht in der Routinediagnostik.
  - Fettsupprimierte Aufnahmen in diesen Sequenzen sind zur Darstellung insbesondere von Knorpelpathologien geeignet.
  - Im MRT wird die Größe des Schadens häufig unterschätzt.
  - Gute Beurteilung des subchondralen Knochens.
  - Die Aussagekraft lässt sich durch eine MR-Arthrografie gegebenenfalls noch steigern.

32.4 Therapeutische Verfahren

Verfahren zur mesenchymalen Stammzellrekrutierung

- ▶ Nutzung von mesenchymalen Stammzellen (MSC) des Blutes/Knochenmarks.
- ▶ Einwandernde Zellen bilden über Proliferation, Differenzierung und Matrixsynthese das Reparationsgewebe.
- ▶ Regenerat besteht in der Regel aus Faserknorpel, der gegenüber hyalinem Knorpel minderwertig ist.
- ▶ Verbesserung der Funktion und Schmerzsymptomatik für eine limitierte Zeit.
- ▶ Indikation: kleine umschriebene Knorpeldefekte.
- ▶ **Operationen:**
  - ▣ Pridie-Bohrung (*Cave:* Hitzeentwicklung beim Bohren).
  - ▣ Abrasionsarthroplastik (*Cave:* Destabilisierung der subchondralen Lamelle).
  - Mikrofrakturierung des subchondralen Knochens.
  - Matrixgekoppelte Mikrofrakturierung.
  - Transplantate vom Periost oder Perichondrium können ebenfalls als Lieferant von MSC dienen (Problem: Mögliche Hypertrophie).

Autologe osteochondrale Transplantation (z. B. OAT, Mosaikplastik)

- ▶ **Indikation:** Bei osteochondralen Schäden (z. B. Osteochondrosis dissecans).
- ▶ **Konkurrierende Konzepte:**
  - Mosaikplastik:
    - Viele kleine, nebeneinander eingebrachte autologe Knorpel-Knochen-Zylinder.
    - Nachteile: Lücken zwischen den Zylindern führen zu Inkongruenz, Instabilität und Degeneration.
  - OAT (osteochondral Autograft Transplantation):
    - Implantation von wenigen, ggf. sich leicht überlappend eingebrachten Knorpel-Knochen-Zylindern in Press-fit-Verankerung.
    - Vorteile: Vermeidung einer Lückenbildung, Verbesserung der Stabilität.
  - Spenderregion: Proximale anterolaterale/anteromediale Trochlea und Notch (geringe Belastung).
  - Größere Defekte am Knie: Transfer der posterioren medialen oder lateralen Femurkondyle in den Defekt (z. B. Mega-OATS).
  - *Vorteile* des osteochondralen Autografts:
    - Direkte Verfügbarkeit.
    - Kein Risiko der Übertragung von Infektionen.
    - Ersatz des Defektes mit hyalinem Knorpel.
    - Ersatz des geschädigten subchondralen Knochens.
    - Geringe Kosten.
    - Einzeitiger Eingriff, Verfahren ist arthroskopisch möglich.

- Nachteile:
  - Begrenzte Möglichkeit zur Entnahme.
  - Potenzielle Morbidität im Spenderbereich.
- Methode meist im Bereich des Kniegelenkes und des oberen Sprunggelenkes eingesetzt. Kann aber auch an Schulter-, Ellenbogen- und Hüftgelenk durchgeführt werden.
- Die Entnahmemorbidität am Kniegelenk ist mit dem BMI korreliert.

Chondrozytentransplantation (ACT, MACT)

▶ **Definition:** Arthroskopische Entnahme von hyalinem Knorpel, Isolierung der Zellen und Proliferation in der Zellkultur, dann Reimplantation.
▶ Verfahren benötigen einen intakten subchondralen Knochen.
▶ Es gibt mehrere konkurrierende Verfahren:
  - Die klassische autologe Chondrozytentransplantation (ACT) mit Periostlappen.
  - Matrixgekoppelte autologe Chondrozytentransplantation (MACT) (je nach Methode verschiedenes Matrixmaterial und Applikation).
  - Applikation der Zellen als Chondrosphären (Pellet-Kultur). Vorteil: Rein arthroskopisch möglich.
▶ Nach derzeitiger Studienlage lässt sich kein Verfahren eindeutig favorisieren.
▶ Bisher keine Defektheilung mit hyalinem Knorpel, aber z. T. gute klinische Ergebnisse.

32.5 Operationstechniken

Stammzellenrekrutierende Verfahren

▶ **OP-Technik:**
  - *Abrasionsarthroplastik:*
    - Oberflächliche Abtragung des subchondralen Knochens im Defektbereich.
    - Stammzellenrekrutierung aus Blutclot und Knochenmark.
    - Nachbehandlung: Entlastung für 6 Wochen, dann schrittweise Aufbelastung.
  - *Pridie-Bohrung:*
    - Mehrmalige Anbohrung (Bohrer, K-Draht) des Knorpeldefektes durch den subchondralen Knochen.
    - Nachbehandlung: Entlastung für 6 Wochen, dann schrittweise Aufbelastung.
  - *Mikrofrakturierung:*
    - Schaffen einer scharfen Defektbegrenzung (Knorpelränder) und Abtragen der kalzifizierten Schicht über der subchondralen Grenzlamelle mit einer Ringkürette.
    - Perforation des subchondralen Knochens mit einer gekröpften Ahle (Chondropic) (ca. 3 – 4 Mikrofrakturierungen pro cm^2).
    - Kontrolle der korrekten Tiefe durch Austritt von Blut und Fettmark aus der Perforation.
    - Nachbehandlung: Entlastung für 6 Wochen, dann schrittweise Aufbelastung.
▷ *Hinweis:* Sämtliche Techniken können arthroskopisch oder offen durchgeführt werden. In der Nachbehandlung empfiehlt sich für alle Techniken die Verwendung einer CPM-Schiene

OAT (Knorpel-Knochen-Transplantation)

▶ **OP-Technik** (Abb. 32.2): Arthrotomie oder arthroskopische Implantation.
  - Größenbestimmung und Ausstanzen der Defektzone mit Rundmeißel (Empfängermeißel).
  - Orthograde Entnahme eines Knorpel-Knochen-Zylinders aus der superolateralen (ggf. auch superomedialen) Femurkondylenregion oder Notch und Press-fit-

32.5 Operationstechniken

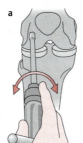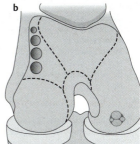

Abb. 32.2 • OAT-Technik.
a Entnahme der Spender-Zylinder mit entsprechendem Instrumentarium,
b Transplantation in den Defektbezirk.

Transplantation des/der Spenderzylinder(s) in die ausgestanzten Defektzonen (Donor-Meißel = 0,3 mm größer).

▶ **Komplikationen:**
- Nicht orthograde Implantation.
- Zu tiefes Einschlagen oder Überstehen des Zylinders.
- Fehlende Press-fit-Verankerung und Herauslösen des Zylinders.
- Knorpelschädigung durch zu festes Einschlagen des Zylinders.
- Nekrose des Spenderzylinders.
- Entnahmemorbidität.

▶ **Nachbehandlung:** Keine Belastung für 6 Wochen, freie passive Beweglichkeit ab sofort, CPM-Schiene.

Mega-OATS (posteriorer Kondylentransfer)

▶ **OP-Technik** (Abb. 32.3):
- Zentrale Längsinzision, mediale oder laterale Arthrotomie.
- Ausfräsen der Defektzone mit speziellem Instrumentarium.
- Entnahme der posterioren Kondyle (i. d. R. ipsilateral) mit dem Meißel unter Hohmann-Schutz medial, lateral und interkondylär.
- Präparation der entnommenen posterioren Kondyle entsprechend der Größe der ausgefrästen Defektzone (Mega-OATS-Instrumentarium).
- Einfügen des Transplantates (Press-fit), ggfs. Fixierung mit Kleinfragmentschraube bei mangelnder Stabilität.
- Schichtweiser Wundverschluss, Hautnaht.

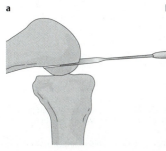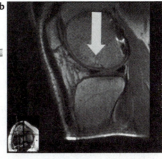

Abb. 32.3 • Entnahme der posterioren Kondyle zur Mega-OATS-Operation.
a Meißelosteotomie in 120°-Knieflexion,
b MRT-Kontrolle nach 3 Monaten zeigt gute Einheilung und Vitalität des Transplantates.

- ▶ **Komplikationen:**
  - Nekrose des Transplantates.
  - Erschwerte spätere Prothesenversorgung.
- ▶ **Nachbehandlung:**
  - Keine Belastung, Flexion bis 90° für 6 Wochen, dann schrittweise Aufbelastung und Übergang zur freien Beweglichkeit.
  - Bei Schraubenfixierung nach 6 Wochen arthroskopische Entfernung der Schraube.

ACT (autologe Chondrozytentransplantation)

- ▶ **OP-Technik:** 2-zeitiges Vorgehen.
  - *Knorpelbiopsie:* Arthroskopische Entnahme aus der superolateralen oder superomedialen Femurkondylenkante oder Notch.
  - Isolierung und Kultivierung der Chondrozyten (3 – 4 Wochen).
  - *Arthrotomie:*
    - Darstellen des Defektes und Anfrischen der Ränder.
    - Größenbestimmung und Entnahme eines entsprechenden Periostlappens (z. B. an der proximalen Tibia).
    - Einnähen des Lappens in Einzelknopftechnik mit monofilem Faden (6 – 0); Versiegelung mit Fibrinkleber.
    - Injektion der Chondrozyten unter den Periostlappen.
    - Schichtweiser Wundverschluss, Hautnaht.
- ▶ **Komplikationen:** Adhäsionen, Arthrofibrose, Hypertrophie des Periosttransplantats, Ablösung des Transplantats.
- ▶ **Nachbehandlung:** Keine Belastung für 6 Wochen, dann schrittweise Aufbelastung; freie Beweglichkeit im Kniegelenk.

MACT (matrixinduzierte autologe Chondrozytentransplantation)

- ▶ **OP-Technik:** Vorgehen zunächst wie bei der klassischen Technik, s. o.). Statt eines Periostlappens wird eine artifizielle Matrix (z. B. Kollagen I/III, PGLA, Hyaluronan, Fibrin) benutzt. Die Chondrozyten können auf der Matrix direkt kultiviert oder erst intraoperativ auf diese aufgebracht werden. Auch arthroskopische Technik möglich (je nach Matrix).
- ▶ **Nachbehandlung:** Wie bei ACT (s. o.).

Chondrosphären (Pellet-Kultur)

- ▶ **OP-Technik:** Defektpräparation wie bei ACT, ggf. arthroskopisch. Die Pellets werden offen oder arthroskopisch (ASK mit Luft) auf den Defekt appliziert und können über Adhäsionskräfte anheften.
- ▶ **Nachbehandlung:** Wie bei ACT (s. o.).

MACT plus Spongiosaplastik („Sandwich"-Operation)

- ▶ **OP-Technik:** Entnahme der Knorpelbiopsie und Anzüchtung der Zellen wie bei ACT. Zusätzlich: Entfernung des erkrankten Knochens bis in gesunde Bereiche und Auffüllung mit Spongiosaplastik.
- ▶ Spongiosaplastik kann zum gleichen Zeitpunkt wie die Knorpelbiopsie (2-zeitiges Verfahren) oder im Rahmen der MACT (1-zeitiges Verfahren) erfolgen.
- ▶ **Vorteil 1-zeitig:** Nur eine offene OP (Spongiosa/MACT), kürzere Nachbehandlung.
- ▶ **Nachteil 1-zeitig:** Wenn die Spongiosaplastik fehlschlägt > Verlust der gezüchteten Zellen.
- ▶ **Nachbehandlung 1-zeitig:** Nach ASK schmerzadaptierte Vollbelastung und freie Beweglichkeit, nach 2. OP wie nach ACT.
- ▶ **Nachbehandlung 2-zeitig:** Nach 1. und 2. Operation wie nach ACT.

32.6 Therapie in Abhängigkeit von Größe und Stadium der Läsion

Grundlagen

- ▶ Ein stabiles und achsgerechtes Gelenk ist die Grundlage für eine erfolgreiche operative Knorpeltherapie.
- ▶ Klinische und bildgebende (Röntgen, MRT) Evaluation notwendig (Beinachse, Bandapparat).
- ▶ Bei Notwendigkeit Durchführung einer Bandstabilisierung oder Achskorrektur.

Techniken

- ▶ **Débridement:**
  - Débridement dient in erster Linie zur Vorbereitung des Defektes für die weitere Knorpeltherapie.
  - Ein alleiniges Débridement hat keinen signifikanten Effekt.
- ▶ **Mikrofrakturierung:**
  - Einsatz bei 0,5–1 cm2 (max. bis 3 cm2) messenden Grad-II-, -III- und -IV-Defekten nach Bauer und Jackson sowie Grad-III- und -IV-ICRS-Defekten.
  - Läsion sollte scharf begrenzt sein und sich im Umfeld intakter Knorpel befinden.
- ▶ **Antero-/retrograde Anbohrung bei OCL:**
  - Bei osteochondralen Läsionen ist eine Anbohrung in frühen Stadien in einigen Fällen indiziert.
  - Bei den Stadien IIA und -B nach Imhoff, sowie Grad II ICRS-OCD, kann durch eine retrograde Anbohrung der Prozess im Einzelfall aufgehalten werden.
  - Stadium IIIA und IVA nach Imhoff, Grad III und IV ICRS-OCD: Anterograde Anbohrung des Läsionsbettes und Refixierung des Dissektates ggf. mit Spongiosaplastik.
  - Stadium VB nach Imhoff: Retrograde Anbohrung bei kleinen Zysten.
  - *Prognose:* Der Erfolg einer Anbohrung bei OCL ist generell limitiert.
  - ⊃ *Tipp:* insbesondere vor Epiphysenschluss sollte das Spontanheilungspotenzial ausgeschöpft werden.
- ▶ **Knorpel-Knochen-Transplantation** (z. B. OAS), „Sandwich"-Operation:
  - Osteochondrale Läsionen Grad IIIB und IV nach Imhoff und III und IV nach ICRS-OCD, insbesondere mit avitalem Fragment, sowie fokal begrenzte Osteonekrosen (insbesondere Talusschulter und Femurkondylen).
  - Geeignet bei einer Läsionsgröße von bis zu max. 2,0 cm × 2,0 cm.
  - Bei größeren Schäden am Knie Einsatz der Mega-OATS-Technik (Defektgröße bis 9 cm^2) oder der „Sandwich"-Operation.
- ▶ **ACT/MACT:**
  - Einsatz insbesondere bei intaktem subchondralem Knochen.
  - Stadien II–IV (Bauer und Jackson) und die Stadien IIIB–D und IV nach ICRS-Klassifikation.
  - Gute Ergebnisse an den Femurkondylen (am besten untersucht).
  - Die Anwendung an anderen Gelenken ist beschrieben (keine Standardtherapie).
  - Einsatz bei Defektgrößen von 2 – 9 cm^2.
  - Abgrenzung zum Mega-OATS-Verfahren besteht hinsichtlich des Zustandes des subchondralen Knochens.

Übersicht zur Erleichterung der Therapieentscheidung

- ▶ **Therapie entsprechend der ICRS-Einteilung von Knorpelschäden:** Siehe Tab. 32.3.

32.6 Therapie in Abhängigkeit von Größe und Stadium der Läsion

Tab. 32.3 • **Therapie entsprechend der ICRS-Einteilung von Knorpelschäden.**

Schaden ICRS	Konservativ	Débridement	Mikrofrakturierung	MACT/ACT
I	++	–	–	–
II	++	(+)	–	–
III	(+)	(+)	++	++
IV	–	(+)	+++	+++

(aus S. Vogt, S. Braun, A.B. Imhoff [2007] Stadiengerechte operative Knorpeltherapie. Zeitschrift für Rheumatologie, 66[6]:493–504, Springer Heidelberg, modifiziert). Mit freundlicher Genehmigung von Springer Science and Business Media.

▶ **Differenzierung der Wahl des Verfahrens nach Entscheidung zur operativen Therapie bei Knorpelschäden:** Siehe Tab. 32.4.

Tab. 32.4 • **Differenzierung der Wahl des Verfahrens nach Entscheidung zur Operativen Therapie bei Knorpelschäden**

	Mikrofrakturierung	MACT/ACT
Läsionsgröße		
<1 cm²	+++	(+)
1–3 cm²	++	++
>3 cm²	+	+++
Begleitschäden		
Randst. Knorpel beschädigt	++	(+)
Korrespond. Knorpelschaden	(+)	(+)
Arthrose	–	–
Alter		
<40	+++	+++
>40	+	+
Kosten	+++	–

(aus S. Vogt, S. Braun, A.B. Imhoff [2007] Stadiengerechte operative Knorpeltherapie. Zeitschrift für Rheumatologie, 66[6]:493–504, Springer Heidelberg, modifiziert). Mit freundlicher Genehmigung von Springer Science and Business Media.

32.6 Therapie in Abhängigkeit von Größe und Stadium der Läsion

▶ **Stadiengerechte Therapievorschläge bei osteochondralen Schäden:** Siehe Tab. 32.5.

Tab. 32.5 • Stadiengerechte Therapievorschläge bei osteochondralen Schäden.

ICRS OCD	Imhoff	Therapie
I	IA	Entlastung, MRT-Verlaufskontrolle
	IB	Entlastung, bei Persistenz arthrosk. Knorpelglättung
II	IIA	Retrograde Anbohrung
	IIB	Retrograde Anbohrung, bei großem Defekt retrograde Spongiosaplastik
III	IIIA	Anterograde Anbohrung/Spongiosaplastik und Dissekatrefixierung
	IIIB	Knorpelglättung; Knochen-Knorpel-Transplantation, „Sandwich"-Operation
IV	IVA	• Dissekatrefixierung nach Anbohrung oder Spongiosaplastik • Knochen-Knorpel-Transplantation • „Sandwich"-Operation
	IVB	Dissekatentfernung; Knochen-Knorpel-Transplantation; „Sandwich"-Operation
	VA	Entlastung, bei Persistenz retrograde Anbohrung
	VB	Retrograde Anbohrung, bei großer Zyste retrograde Spongiosaplastik

(aus S. Vogt, S. Braun, A.B. Imhoff [2007] Stadiengerechte operative Knorpeltherapie. Zeitschrift für Rheumatologie, 66[6]:493–504, Springer Heidelberg, modifiziert). Mit freundlicher Genehmigung von Springer Science and Business Media.

Zusatzeingriffe bei Achsabweichungen und Instabilitäten

- Eine erfolgreiche Knorpeltherapie bedarf einer physiologischen Beinachse. Ein Malalignment sollte wenn möglich im Rahmen der Knorpeltherapie oder vorher durch entsprechende Achskorrekturen (Osteotomien) adressiert werden. Näheres s. Kap. Osteotomien (S. 580).
- Eine Gelenkinstabilität führt zu einer vermehrten Belastung des Gelenkknorpels. Deswegen ist ein subjektiv (und objektiv) stabiles Gelenk Bedingung für eine erfolgreiche Knorpeltherapie. Liegt eine Gelenkinstabilität vor sollte diese daher mitbehandelt werden. Näheres s. Kap. Kapsel- und Bandverletzungen (S. 430), Kap. Syndesmosenverletzung (S. 452), Kap. Kapsel-Band-Läsionen des OSG und USG (S. 576), Kap. Kniebandplastiken – Grundlagen (S. 576) sowie Kap. Kniebandplastiken (S. 576).

33 Amputation und Prothesenversorgung

33.1 Amputation

- „Amputation" bezeichnet kein eigenständiges Krankheitsbild, sondern immer die Folge einer Grundkrankheit oder eines Traumas.
- Zwischen der gewählten Amputationshöhe und dem Rehabilitationsergebnis besteht ein direkter Zusammenhang. So kommt ein doppelseitig im Oberschenkel amputierter Patient geriatrischer Patient auch mit den besten Prothesen nicht mehr zum Gehen, im Gegensatz zum doppelseitig Unterschenkelamputierten.
- Ein doppelseitig Oberarmamputierter ist zeitlebens auf fremde Hilfe angewiesen.
- Nach Amputationen wegen arterieller Verschlusskrankheit ist zudem die Lebenserwartung direkt abhängig von der Höhe der Amputation: Nach 7 Jahren leben nur noch 5 % der Oberschenkelamputierten im Vergleich zu 33 % der Unterschenkelamputierten.
- In Deutschland wird allgemein zu hoch amputiert, mit entsprechend höheren Kosten für die Nachsorge und geringerer Lebensqualität für die Betroffenen: Das Verhältnis zwischen Ober- und Unterschenkelamputierten beträgt in den meisten Kliniken Deutschlands 2 : 1. In skandinavischen und angelsächsischen Ländern ist es genau umgekehrt.

Ätiologie und Indikationen

- Siehe Tab. 33.1.

Tab. 33.1 · Ätiologie und Indikationen.

Grundkrankheit/Ätiologie	untere Extremität		obere Extremität
	Industrieländer	Entwicklungsländer	Industrie- und Entwicklungsländer
arterielle Verschlusskrankheit	85 – 90 %	15 – 20 %	5 – 10 %
• davon Diabetes mellitus	50 – 60 %	30 – 40 %	5 – 7 %
Trauma	5 – 10 %	20 – 30 %	50 – 70 %
Infektion	1 – 3 %	20 %	1 – 3 %
Tumor	2 %	5 – 10 %	10 – 20 %
angeborene Fehlbildung	0,5 %	0,5 %	0,5 %
Andere	5 %	5 %	5 %

- **Periphere arterielle Verschlusskrankheit (pAVK):**
  - ❐ *Merke:* Wichtigste Amputationsursache an der unteren Extremität.
    - pAVK ist ein Sammelbegriff für über 50 verschiedene Ursachen (nach Wagner); jede mit eigener Charakteristik für die Wahl der Amputationshöhe und für die Prognose.
    - Eine Amputation ist nur dann indiziert, wenn angiologische und gefäßchirurgische Therapie ausgereizt sind.
    - Nikotin beschleunigt die pAVK und verzögert die Wundheilung („Raucherbein").
    - Auch Nephropathie (Dialyse, Nierentransplantation) und Immunsuppressiva erschweren die Wundheilung.

- *Diabetes mellitus*, Neuro-Osteo-Arthropathie, Charcot-Fuß mit 50 – 60% die häufigste Ursache: Die Amputation lässt sich meist auf Fuß und Unterschenkel beschränken. Die Gegenseite ist ebenfalls gefährdet, auch Finger und Hand.
- *Arteriosklerose:*
  - Untere Extremität: Alle Amputationshöhen. Gegenseite gefährdet.
  - Obere Extremität: Selten betroffen.
- *Thrombangiitis obliterans Winiwarter-Buerger:* Entzündung der Arterienwand → Thrombose → Obliteration. Überwiegend betroffen sind 30- bis 50-jährige Männer mit Nikotinabusus.
  - Untere Extremität: meist knienahe Amputationen.
  - Obere Extremität: Später betroffen. Amputationshöhen: Finger bis Oberarm.
- *Arterielle Embolie:* Der Thrombus stammt in der Regel aus dem linken Herzvorhof oder aus atheromatösen Plaques. Klinisch plötzlich auftretender peitschenschlagartiger Schmerz. Es handelt sich um einen akuten Verschluss (keine Zeit, Kollateralen zu bilden) → Amputationshöhe eher hoch wählen.
- *Arterielles Aneurysma:*
  - Degenerativ, posttraumatisch oder an gefäßchirurgischer Nahtstelle.
  - Prädilektionsstellen: Leiste und Poplitea.
- *Kollagenosen:* Rheumatisch-entzündliche Vaskulitis. Thrombozytenmangel nach Therapie mit Immunsuppressiva → Purpura haemorrhagica mit multiplen punktförmigen Gewebenekrosen.
- *Kokkensepsis:* Meist im Wachstumsalter durch Meningo- oder Pneumokokken verursacht; führt zu peripheren Infarkten, meist an allen Extremitäten.
  - Therapie: Schockbehandlung, Antibiotika. Demarkation abwarten, dann Grenzzonenamputationen.
  - Stümpfe vernarben flächig, später Achsenfehlstellungen wegen geschädigter Epiphysenfugen → Korrekturen von Narbenkeloiden und Achsenfehlstellungen notwendig.
▶ **Trauma:** Wichtigste Amputationsursache an der oberen Extremität (50 – 80%). Nicht selten Mehrfachamputationen, z.B. nach Starkstromverbrennungen, Erfrierungen, Explosionsverletzungen, Eisenbahnunfällen.
- *Primäre Amputation:* Direkt nach dem Unfallereignis und im Rahmen der Erstversorgung. Replantation möglich? Im Zweifelsfall mehrzeitiges Vorgehen (S. 612): Wunddébridement, Stumpfbildung sekundär.
- *Sekundäre Amputation:* Bei Demarkation, chronischem Infekt, Fehlschlagen von Rettungsversuchen, oft Jahre nach der Erstversorgung.
▶ **Infektionen:**
- *Gasbrand:* Seltene, schwere, oft zu spät diagnostizierte Clostridiuminfektion. Amputation indiziert als lebensrettende Maßnahme, meist körpernah.
- *Nekrotisierende Fasziitis:* Fulminante Streptokokkenmischinfektion, meist bei schlechter Abwehrlage (Diabetes, Alkohol, Drogen).
- *Chronische Osteomyelitis:* Amputation oft erst Jahre nach erfolglosen Versuchen, die Infektion zur Abheilung zu bringen. Ursachen: Akut hämatogen (selten), posttraumatisch, postoperativ (nach Osteosynthesen, Endoprothesen).
- *Lepra:* Als Folge der Neuropathie kommt es zu peripheren Läsionen mit sekundär infizierten, verstümmelnden Wunden an allen Extremitäten und auch im Gesicht.
▶ **Tumor:**
  ◨ **Merke:** Eine Amputation ist nur dann indiziert, wenn gliedmaßenerhaltende Maßnahmen nicht zum Ziel führen. Länge erhalten!
- Die Wahl der Amputationshöhe ist abhängig von der Lokalisation, dem Malignitätsgrad und dem Ausbreitungsmodus des Tumors (unterschiedliche Sicherheitsdistanz!).
- Ist eine *kurative* Therapie auch mit einer Amputation nicht zu erreichen, ist sie als *palliative* Maßnahme zur Verbesserung der Lebensqualität von Bedeutung.

33.1 Amputation

- *Spätindikation: Strahlenfibrose* mit chronischer Osteomyelitis, Spontanfrakturen sowie arterielle, venöse und lymphatische Gefäßverschlüsse nach Radiatio.
▶ **Angeborene Fehlbildungen:** vgl. Kap. Angeborene Fehlbildungen (S. 161):
- *Transversale Fehlbildungen* (zu Unrecht auch „angeborene Amputationen" genannt):
  - Winzige Finger- und Zehenbürzel sind wichtige Sensoren und nur dann zu entfernen, wenn ihre Durchblutung gestört ist.
  - Ultrakurze Stümpfe eignen sich für Verlängerungsosteotomien.
- *Longitudinale Fehlbildungen* (Tibia-, Fibulaaplasie): Indikation zur Amputation relativ.
  - Resektion von Schnürfurchen, Fibula pro Tibia (die Fibula ersetzt funktionell die Tibia), Achsen- und Stellungskorrekturen.
  - ⮞ *Cave:* Oft ist ein Kind mit schwer deformierten Klumphänden leistungsfähiger als nach Korrektur in „Normalstellung".
- *Riesenwuchs:* Übergrößen auf normale Maße reduzieren statt amputieren! Anspruchsvolle Aufgabe; erstmals vor Gehbeginn, dann im Laufe des Wachstums; oft mehrmals zu wiederholen.
  - Ossärer Riesenwuchs: Epiphysenfugen ausschalten.
  - Riesenwuchs infolge von Gefäßanomalien (Hämangiom, Morbus Klippel-Trénaunay): Bei der Operation millimeterweises Vorgehen zur Blutstillung. Nachblutungen sind trotzdem zu erwarten. Häufig Gerinnungsstörungen.
▶ **Seltene Indikationen:**
- *Poliomyelitis* mit schwerer Lähmung der Extremität und mit gestörter Durchblutung.
- *CRPS* (Algodystrophie, Morbus Sudeck), Paraplegie, Myelomeningozele, Syringomyelie, Plexusparese mit chronischen Ulzera und Osteomyelitis.
- *Nachamputation* wegen Stumpf- und Phantomschmerzen.
  ⮞ *Beachte:* Chronifizierte Schmerzen sind eine sehr relative Indikation.
  - Die Indikation zur Stumpfrevision oder zu Nachamputationen erfordert ein anatomisches Substrat, z. B. zu lang belassene, mit der Narbe oder mit dem Knochen verwachsene Nervenstümpfe.
  - Stumpfrevisionen unterhalb von Kniegelenk und Ellenbogen haben eine bessere Prognose als solche oberhalb.
- *Psychische Störungen:* Der Wunsch nach einer Amputation (Xenomelie) ist eine Art Selbstverstümmelung mit hoher Dunkelziffer → Zurückhaltung bei Patienten mit zahlreichen Nachamputationen wegen Schmerzen, ohne dass das gewünschte Ergebnis erreicht wurde!

OP-Planung

▶ **Klinische Untersuchung:**
- Lokalbefund:
  - *Haut:* Farbe, Temperatur, Behaarung, Schwellung, Atrophien, Nekrosen, Narben, Ulzera, Fisteln.
  - Puls.
  - Gelenkkontrakturen.
  - Schmerzen.
▶ **Fotodokumentation.**
▶ **Apparative Untersuchungen:**
- Röntgen in 2 Ebenen.
- *MRT, CT, SPECT-CT:* Zur weiteren Abklärung eines Tumors, einer Osteomyelitis; zur Beurteilung der Weichteile.
- *Fistulografie:* Zur Fisteldarstellung.
- *Arteriografie:* Bringt keine zusätzlichen Erkenntnisse für die Wahl der Amputationshöhe.

33.1 Amputation

- ◘ *Cave:* Keine jodhaltigen Kontrastmittel bei diabetischer Nephropathie verwenden, wegen Gefahr des akuten Nierenversagens.
- Duplexsonografie, Sonografie.
- Sauerstoff-Partialdruckmessung der Haut bei arteriellen Verschlusskrankheiten.
▶ **Intraoperativer Befund:**
- Gefäße:
  – Obliterationen der großen Arterien sind bei Angiopathie zu erwarten → kein zwingender Grund, höher zu amputieren.
  – Frisch thrombosierte Venen sind dagegen ein schlechter Prognosefaktor → Amputation weiter nach proximal verlegen.
- *Muskulatur:* Bei der Durchtrennung Vitalität beachten: Farbe, Retraktibilität und Durchblutung. Avitales Gewebe ist blass, zeigt keine Retraktibilität und keine Blutung.
▶ **Frühzeitiges Planen der Prothesenversorgung.**

Aufklärungsgespräch

▶ **Erwartungen und Akzeptanz klären** (Patient, Angehörige und Gesellschaft): Eine Amputation wird als Stigma empfunden, vor allem in Kulturkreisen südlich der Alpen.
▶ Unbedingt sind die Angehörigen in das Aufklärungsgespräch mit einzubeziehen und auch nachträglich über den weiteren Verlauf zu orientieren.
▶ **Gesprächsinhalte:**
- Operatives Vorgehen verständlich erklären, samt den möglichen Komplikationen.
- Beurteilung der Heilungsaussichten.
- Risiko einer proximaleren Amputation entgegen der vorgeschlagenen Amputationshöhe.
◘ *Beachte:* Die Bedeutung der Amputationshöhe für die Rehabilitationsaussichten rechtfertigt ein Nachamputationsrisiko mit 50%.
  – Wird eine Nachoperation erforderlich, ist die Indikation dazu innerhalb von 3 – 6 Wochen zu stellen, um Frühmobilisation und Rehabilitation nicht weiter hinauszuzögern.
  – Der Operateur muss sich vorbehalten, intraoperativ zu entscheiden, ob er die vorgesehene Amputationshöhe einhalten kann oder nach weiter proximal verlegen muss.

OP-Technik

▶ Siehe Tab. 33.2.
◘ *Merke:* Die Amputationschirurgie ist nichts für Anfänger! Eine möglichst periphere Amputation ist anspruchsvoll: Sie erfordert Erfahrung in atraumatischer Technik und Kenntnisse der plastischen Chirurgie und der Prothesentechnik; eine sorgfältige Nachbehandlung muss ebenfalls gewährleistet sein.
▶ **Ziel:** Anzustreben ist ein schmerzfreier, auf seiner ganzen Oberfläche belastbarer Stumpf. Eine erhaltene Sensibilität ist erwünscht, jedoch nicht Bedingung.
◘ *Beachte:* Eine gute operative Technik berücksichtigt die anatomischen Gegebenheiten, die bestehenden Gewebeschäden und die Anforderungen an den Stumpf (möglichst distale Amputation. Das Ziel ist ein möglichst schmerzfreier Stumpf und ein funktionell befriedigendes Ergebnis, mit und ohne Prothese). Daher:
- Kein unnötiges Durchtrennen von Gewebeschichten!
- Fisteln mit Methylenblau anfärben. Alles angefärbte Gewebe ist zu entfernen.
- Haut: Als Regel gilt, dass ein Hautlappen nicht länger sein darf als er an seiner Basis breit ist.
- Das Ziel ist ein spannungsfreier Verschluss mit Vollhaut. Spalthautlappen sind vor allem geeignet als Provisorium, um Länge zu erhalten (siehe unten).
- Am Beinstumpf verbessert eine möglichst *große axiale Belastbarkeit des Stumpfendes* die Durchblutung und die Propriozeption. Sie bremst auch die Inaktivitäts-

33.1 Amputation

osteoporose und fördert die Zirkulation. Bei Kindern stimuliert sie zudem das Wachstum.
- Im Zweifelsfall 2- oder mehrzeitiges Vorgehen (z. B. Trauma, Infekt, Nephropathie, Morbus Winiwarter-Buerger):
  – Offene Wundbehandlung. Ggf. Vakuum-Versiegelung.
  – Verzögerte Primärnaht bei sauberen Wundverhältnissen nach 8–14 Tagen oder plastisch-chirurgische Eingriffe zur Weichteildeckung.

▶ **Schnittführung:**
  ▷ *Hinweis:* Es empfiehlt sich auch für den Geübten, die Schnittführung zu markieren. Vorbestehende Narben exzidieren und in die Schnittführung mit einbeziehen. Dreieckige oder sich kreuzende Schnitte möglichst vermeiden. Ihre Schnittstellen bilden einen Locus minoris resistentiae. Sie sind mechanisch vermindert belastbar, vor allem bei gestörter Sensibilität.
  - Haut und Subkutis in einem Schnitt senkrecht zur Haut inzidieren.
    ▷ *Beachte:* Im Bereich der Gelenke, v. a. an Knie und Ellenbogen, retrahiert sich die Haut stärker als üblich: Hautlappen groß genug bemessen!
  - *Für Fuß- und Beinstümpfe:* Schnittführung asymmetrisch, möglichst außerhalb der Belastungszone:
    – Langer plantarer und dorsaler, kurzer ventraler Weichteillappen. Die vorne quer verlaufende Narbe wird bei Belastung des Stumpfes komprimiert.
    – Bei Fußstümpfen kommt die Narbe auf den Fußrücken zu liegen, nicht auf die Stumpfspitze oder auf die Sohle.
  - In Gelenknähe machen 1- bis mehrfache Z-Plastiken die Narben in der Länge dehnbar und helfen, Gelenkkontrakturen zu vermeiden.

▶ **Plastische Deckung:**
  - *Spalthaut, Mesh-Graft:*
    – Sie hat keine sensible Innervation, verwächst oft mit der Unterlage und ist mechanisch vermindert belastbar.
    – Trotzdem ist sie bei der Primärversorgung wertvoll, um Länge des Stumpfes zu gewinnen. Nach dem Rückgang des Weichteilvolumens (Wundödem) lässt sie sich ggf. entfernen und durch Verschiebelappen ersetzen. Entnahme der Haut evtl. vom Amputat. Kann tiefgekühlt bei Bedarf Wochen später noch verwendet werden.
  - *Vollhauttransplantate:*
    – Um einen Stumpf ohne Verlust an Länge mit sensibel innervierter Vollhaut zu decken, sind alle Möglichkeiten von primären oder sekundären Hautplastiken zu prüfen.
    – Freie mikrochirurgische (Muskel-)Vollhautlappen sind wegen fehlender Sensibilität und reduzierter mechanischer Belastbarkeit problematisch. Die Entnahmestelle an der Schulter ist außerdem nicht immer beschwerdefrei.

▶ **Resektion und Ligaturen:**
  - *Muskeln* (Abb. 33.18):
    – Mit scharf geschliffenem (Amputations-)Messer zügig durchtrennen.
    – Dabei werden zahllose Gefäße eröffnet. Die physiologische Kontraktion der Fasern trägt zur Blutstillung bei. Erst nach 1 min Kompression ist sie vom Operateur durch Elektrokoagulation und Ligaturen zu vervollständigen.
    ▷ *Cave:* Muskelnähte strangulieren die Fasern und können Nekrosen verursachen, v. a. bei verminderter Durchblutung. Deshalb immer nur Teile eines Muskels und wenn möglich Faszie erfassen und nie den ganzen Querschnitt. Dafür empfiehlt sich kräftiges, resorbierbares Fadenmaterial.
  - Knochen:
    – Durchtrennen mit oszillierender oder mit Gigli-Säge. Säge und Bohrer kühlen, Kanten brechen, am Besten mit der oszillierenden Säge (die Feile traumatisiert stärker).
    – Markhöhle nicht kürettieren, nicht mit Knochenwachs ausstopfen.

- Bei Exartikulationen Gelenkknorpel nicht resezieren. Er bildet eine natürliche Schranke gegen Infektionen.
- ❏ *Beachte:* Osteosynthesematerial kann die Prothesenversorgung erschweren bis unmöglich machen. Es ist daher vollständig zu entfernen, am besten gleich im Rahmen der Amputation.
- Nerven:
  - Mindestens 3 cm proximal des Knochenendes glatt durchtrennen.
  - Auf Höhe der Schnittstelle sorgfältig freilegen, weder herunterziehen noch quetschen.
  - Durchstechungsligatur des N. ischiadicus wegen seiner Arterie.
  - Hautnerven nur um 1–2 cm kürzen; sie dürfen nicht in die Hautnaht geraten.
- Gefäße:
  - Arterien und Venen möglichst peripher versorgen, um Seitenäste zu erhalten.
  - Ligaturen oder Umstechungen nur mit resorbierbarem Material.
  - ❏ *Hinweis:* Obliterierte Arterien bedürfen keiner Ligatur.
  - Obliterierte Gefäßprothesen sind bis auf den letzten Faden vollständig zu entfernen, beginnend am proximalen Ende. Sie bieten den Bakterien eine „Himmelsleiter", stören die Wundheilung und können zur Nachamputationen führen.
- ❏ *Naht und Nahtmaterial:* Ausschließlich resorbierbares Material einsetzen (*Cave:* Fadenfistel). Statt subkutane Nähte besser tiefe, nicht strangulierende Rückstichnähte anwenden.

▶ **Wundverschluss:**
- Wunde gründlich spülen.
- Eventuelle Blutsperre öffnen, Blutstillung vervollständigen.
- Muskel- und Hautlappen zurichten, spannungsfrei adaptieren.
- *Wunddrainage:* Selbst nach peinlich genauer Blutstillung sind Nachblutungen in einer Amputationswunde üblich.
- Im Stumpf ist kein Platz für ein Hämatom → Gefahr eines „inneren Dekubitus" mit Muskel- und Hautnekrosen.
- ❏ *Merke:* Eine absolut zuverlässige Wunddrainage ist notwendig. Eine offene Drainage ist zuverlässiger als die Saugdrainage. Beide sind meist doppelt anzulegen.

Tab. 33.2 • Standardisierte OP-Technik für den Fuß und alle Amputationshöhen.

- Extremität beweglich abdecken; Blutsperre bis zur Amputationshöhe „Oberarm bzw. Oberschenkel distal" möglich.
- Asymmetrische Lappen: Kurzer dorsaler, langer palmarer/plantarer Haut-(-Muskel-)Lappen bedeckt den Knochen. Die Naht kommt dorsal quer zu liegen. Ausnahmen: Oberschenkel und Oberarm.
- Schnittführung, Narben markieren.
- Querer dorsaler Schnitt in einem Zug senkrecht zur Haut bis auf den Knochen. Palmarer Lappen: Nur Haut und Subkutis inzidieren.
- Periost dorsal und seitlich inzidieren, nach distal hin wegschaben.
- Schnitt mit der oszillierenden Säge; proximale Seite des Blattes von Anfang an kühlen.
- Alternative: Gigli-Drahtsäge
- Amputat 90° nach unten kippen. Unter Zug Hinterlappen vom Knochen lösen.
- Nerven proximal des Knochens (0,5 cm an Finger und Hand, 3–5 cm am Arm) glatt durchtrennen, lange Sehnen auf gleicher Höhe durchtrennen. Nervenstümpfe nicht herunterziehen!
- Hinterlappen ausdünnen, zurichten.
- Blutsperre öffnen.

▶ *Wundverband:* Elastischer Verband mit diagonal angelegten Binden. Ziel: Von distal nach proximal absteigende Kompression. Keine Strangulation! Dekubitusgefahr bei Fuß- und Knieexartikulationsstümpfen!

33.1 Amputation

Nachbehandlung

- **Lagerung:** Hochlagerung nur bei guter, Horizontal- oder Tieflagerung bei verminderter Durchblutung.
- *Beachte:* Das Risiko von Dekubitalgeschwüren ist nach Beinamputationen erhöht.
- **Wund- und Verbandkontrolle:** Wunde und Drainage müssen am Operationstag vom Operateur oder seinem kundigen Stellvertreter inspiziert werden. Strangulierende Verbände und Nähte sind sofort zu entfernen.
  - *Verbandkontrolle:* Am Abend des Operationstages, dann täglich bis zum 3.– 4. Tag.
  - *Fadenentfernung:* Nach 2, bei verminderter Durchblutung nach 3 Wochen.
- *Beachte:* Analgetikagabe in üblicher postoperativer Dosierung verordnen. Bei erhöhtem Bedarf besteht der Verdacht auf eine Wundheilungsstörung. *Ausnahme:* Medikamentenabusus.
- **Planung der weiteren Versorgung:** Schon in den ersten Wochen sind mit dem Patienten und seinen Angehörigen zu besprechen:
  - Prognose und Verlauf.
  - Verlegung in spezialisierte Reha-Klinik (Dauer der Rehabilitation 4 – 6 Wochen).
  - Prothesenversorgung.
  - Berufliche und soziale Fragen.

Frühkomplikationen

- **Lappenthrombose:** Livide Verfärbung der Haut deutet auf eine frische Lappenthrombose hin.
  - *Folge:* Insuffiziente Durchblutung.
  - *Maßnahmen:* Blutegel, sofort angesetzt, können die Situation retten. Strangulierende Hautnähte entfernen, evtl. durch Steristrips ersetzen. Offen lassen, wenn Hämatom in der Tiefe (s. u.).
- **Hämatom:** Hämatome setzen die Weichteile unter Spannung → Gefahr eines inneren Dekubitus.
  - Hämatome sofort ausräumen; Zuwarten erhöht das Risiko von Nekrosen und Infekten, verlängert die Wundheilung und damit die Zeit bis zur Prothesenanpassung.
  - Verstopfte Drainagen unverzüglich wieder durchgängig machen.
- **Nekrosen:**
  - *Oberflächliche, kleinflächige Nekrosen:* Konservativ behandeln.
  - *Tiefe Nekrosen:* Operative Stumpfrevision immer indiziert.
    - Exzision en bloc.
    - Spannungsfreie Adaptation der Haut, wenn nötig unter Kürzen der Knochen.

Spätkomplikationen: Stumpf- und Phantomschmerzen

- **Definitionen:**
  - *Stumpfschmerz:* Auf den Stumpf begrenzt.
  - *Phantomschmerz:* Vergleichbar mit den Schmerzen vor der Amputation; Häufigkeit und Intensität sehr unterschiedlich. Selten bei Kindern, häufig bei Erwachsenen; zunehmend mit steigender Amputationshöhe.
  - *Hinweis:* DD-Phantomgefühl: Der Amputierte fühlt den fehlenden Körperteil, kann ihn auch „bewegen". Gut einsetzbar für das Prothesentraining.
    - *Cave:* Nächtliches Aufstehen auf den nicht mehr vorhandenen Fuß.
- **Verlauf:** Die Schmerzen klingen in der Regel nach Wochen bis Monaten postoperativ ab.
- **Ursachen für persistierende Schmerzen:**
  - *Weichteile:* Narbe mit Knochen und Nervenstümpfen verwachsen, Fadengranulome, Wundinfekt.

- *Knochen:* „Exostosen" durch Periostfransen am Stumpfende, Osteonekrose, Osteomyelitis, Tumorrezidiv, Osteosynthesematerial.
- *Nerven:* Intraoperatives Trauma, Stümpfe mit der Umgebung verwachsen.
- *Muskeln:* Ischämie, Claudicatio intermittens, Krämpfe.
- *Durchblutung:* Chronisch behindert durch nicht passenden Prothesenschaft (Strangulation, Hinterschneidung).
- Psychosomatische Ursachen: Suizidgefahr!
▶ **Therapie:**
◘ *Cave:* Suchtgefahr durch Analgetika!
- Vor jeder medikamentösen und psychiatrischen Behandlung sind somatische Ursachen konservativ oder operativ anzugehen (Physiotherapie, Änderung des Prothesenschafts, Stumpfrevision).
- Soziale Faktoren beachten: Rehabilitation in Familie, Beruf und Gesellschaft.

33.2 Obere Extremität: Allgemeines Vorgehen

Grundlagen

▶ **Ziel:** Möglichst peripherer, schmerzfreier, gut durchbluteter Stumpf mit mindestens palmar und über dem Stumpfende erhaltener Sensibilität.
▶ **Amputationshöhen am Arm:** Siehe Abb. 33.1.
◘ *Merke:* An der oberen Extremität gibt es keine „wertlosen" oder gar „hinderlichen" Zonen. Ausnahmen: bei arterieller Verschlusskrankheit sind Exartikulationen von Hand- und Ellenbogengelenk und Amputationen im distalen Drittel von Unter- und Oberarm kontraindiziert.

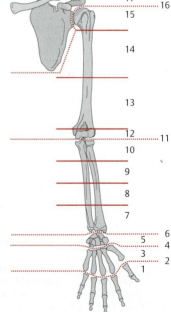

Abb. 33.1 • Schema der Amputationshöhen am Arm. 1 = Finger; 2 = Fingergrundgelenke metakarpophalangeal; 3 = Finger metakarpal; 4 = Finger karpometakarpal; 5 = Finger transkarpal; 6 = Handgelenk; 7 = Unterarm distal; 8 = Unterarm mittellang; 9 = Unterarm kurz; 10 = Unterarm ultrakurz (Unterarm = transradial); 11 = Exartikulation des Humerus; 12 = Oberarm transkondylär; 13 = Oberarm distal; 14 = Oberarm proximal; 15 = Oberarm ultrakurz (Oberarm = transhumeral); 16 = Exartikulation des Schultergelenks; 17 = Schultergürtel (Forequarter). (Baumgartner R., Botta P.: Amputation und Prothesenversorgung der oberen Extremität. Thieme; 1997)

- ▶ Es ist längst nicht mehr notwendig zu kürzen, allein um dem Gelenk einer Prothese Platz zu schaffen.

Armprothetik

□ **Merke:** Eine Prothesenversorgung ist nur dann sinnvoll, wenn sie dem Amputierten mehr Vor- als Nachteile bietet.
  - Viele Amputierte ziehen es vor, auf jede Prothese zu verzichten, weil sie sich ohne besser zurechtfinden. Ein Prothesenschaft beeinträchtigt die sensorischen Qualitäten des Stumpfes. Dies fällt ins Gewicht v. a. bei Verlusten im Finger- und Handbereich und bei Amputationen oberhalb des Ellenbogens.
  - Trotzdem sind bei jedem Amputierten die Möglichkeiten und Grenzen einer Prothesenversorgung abzuklären, in Zusammenarbeit mit Orthopädietechnik und Ergotherapie (zuständig für das Prothesentraining und die Hilfsmittelversorgung).
  - Bei der geringen Anzahl Patienten konzentriert sich diese Aufgabe bevorzugt auf spezialisierte Zentren.
- ▶ **Passive Prothesen:** Keine eigene Beweglichkeit; leicht, bequem.
  - *„Schmuckarm"*: Form der Natur nachgebildet. Dient vorwiegend zur Tarnung, aber auch wichtig als Gegenhalt (Tisch, Lenkrad). Für schwere Arbeit nicht geeignet.
  - *Arbeitsarm (Hook), aktiv oder passiv:* Hervorragendes Werkzeug; robust, praktisch; auswechselbar mit Ersatzhand.
- ▶ **Aktive Prothesen:** Mit aktiv beweglicher Hand (oder Hook) und Ellenbogen;.
  - *Eigenkraftprothesen:* Kabelzüge übertragen die Bewegungen des Körpers auf die Prothese.
    – Vorteil: Physiologische Bewegungsmuster, indirekte Rückinformation über die Bewegungen der Kunsthand. Leicht und kostengünstig.
    – Nachteil: Probleme durch einschnürende Thoraxbandage (v. a. bei Frauen).
    – Die Sauerbruch-Kineplastik (S. 619) benötigt keine Bandagen.
  - *Fremdkraftprothesen* (myoelektrische Steuerung, digital [on/off] oder proportional): Muskelströme werden abgetastet und verstärkt. Sie steuern den Stromkreis zwischen Akku und dem Elektromotor, der so Hand bzw. Ellenbogen bewegt.
    – Vorteil: Keine Bandagen.
    – Nachteil: Schwerer und kostspieliger als die anderen Typen.
- ▶ **Hybridprothesen:** Kombinationen von Eigen- und Fremdkraft, z. B. aktiv bewegliche Hand und passiver Ellenbogen.

33.3 Obere Extremität: Spezielles Vorgehen

Finger

- ▶ Siehe Abb. 33.2.
- ▶ **Einteilung** (Beasley):
  - Transversale Amputationen: Auf jeder Höhe möglich.
  - *Radiale Amputationen* (Daumen und Zeigefinger): Die Greiffunktion muss wiederhergestellt werden.
  - *Ulnare Amputation* (Ring- und Kleinfinger): Die rohe Kraft bleibt vermindert.
  - *Mittelständige Amputation* (3./4. Finger): Faustschluss nicht mehr möglich.
- ▶ **Transversale Amputationen:**
  - Fingerendglied:
    – Basis möglichst erhalten, wegen der Insertionen der langen Sehnen.
    – Hautdefekte an der Fingerkuppe heilen spontan und bedürfen keines Transplantats.

33.3 Obere Extremität: Spezielles Vorgehen

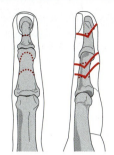

Abb. 33.2 • Amputationshöhen am Finger.
Schnittführung: — Weichteile, ... Knochen.

- Knochendefekte erfordern ein operatives Vorgehen: Stumpf schlittenförmig abrunden. Stumpfspitze mit Verschiebelappen oder Cross-Finger-Lappen decken.
- Finger proximal des Endglieds:
  - Kurzer dorsaler, langer palmarer Lappen (Varianten möglich).
  - Dorsaler querer Schnitt bis auf den Knochen. Knochen freilegen, quer durchtrennen.
  - Hinterlappen in 90°-Flexion unter Zug vom Knochen trennen.
  - Knochenkanten abrunden. Bei Exartikulation Kondylen seitlich und palmar abrunden.
  - Beugesehnen auf Höhe des Knochens kürzen.
  - Evtl. Arthrodese des distalen Gelenks in Funktionsstellung.
  - Nerven identifizieren, um 5 mm kürzen.
  - Blutstillung, evtl. Laschendrain.
  - Spannungsfreie Adaptation der Lappen.

▶ **Radiale Amputationen:**
- *Daumen:* Wiederherstellen der Greiffunktion durch:
  - Z-förmige Kommissurotomie: Vertiefen der Kommissur zwischen Daumen und Zeigefinger.
  - Verlängerungsosteotomie.
  - Pollizisation des Zeigefingers: Der Zeigefinger ersetzt funktionell den Daumen.
  - Transfer einer 2. Zehe.
  - Daumenprothese.
- Zeigefinger:
  - Grundglied erhalten → Schlüsselgriff noch möglich, der Spitzgriff erfolgt mit dem Mittelfinger.
  - Kürzerer Stumpf, Grundglied nicht erhalten: Schräge Resektionsosteotomie der Basis des Metakarpale 2; der Mittelfinger fungiert dann als Zeigefinger.

▶ **Ulnare Amputationen:** Kleinfinger:
- Grundsätzlich so viel Länge als möglich erhalten. Eine Exartikulation führt zur Instabilität der Hohlhand!
- Verbesserung der Stabilität durch schräge Osteotomie des Köpfchens oder schräge Amputation an der Basis des Metakarpale 5.

▶ **Mittelständige Amputationen:** Mittel- und Ringfinger:
- Schon ein Teilverlust führt zu einer Lücke beim Faustschluss.
- Bei Teilamputationen: Fingerprothese in Silikontechnik zum Aufstecken auf den Stumpf.
- Eine Resektion des Metakarpale schließt die Lücke, stört aber das Alignment (die physiologische Anordnung) der Metakarpalia. Trotzdem funktionell akzeptable Lösung.

33.3 Obere Extremität: Spezielles Vorgehen

Mittelhand, Handwurzel (transmetakarpal, transkarpal)

- Diese Amputationshöhen sind einer Exartikulation des Handgelenks (s. u.) weit überlegen. Der aktiv im Handgelenk bewegliche Stumpf ist wertvoll als Gegenhalt oder zum Steuern einer Prothese.
- **OP-Technik:** Knochen in der Länge aufeinander abstimmen und palmar etwas abrunden.
- **Prothesenversorgung:** Versorgung mit passiver oder aktiver Prothese möglich. Die Flexion/Extension im Handgelenk öffnet und schließt die Prothesenhand über ein Hebelsystem.

Handgelenk

- *Beachte:* Einer Amputation im Unterarm weit überlegen. Der birnenförmige, querovale Stumpf behält die volle Pro-/Supination im Unterarm. Nicht indiziert bei schlechter Durchblutung.
- **OP-Technik:** Vgl. Tab. 33.2. Die beiden Processus styloidei nicht vollständig entfernen, nur abrunden. Die Birnenform des Stumpfes ist wichtig für die drehstabile Verankerung des Prothesenschaftes. Vollkontaktschaft ohne Übergreifen auf den Ellenbogen (Abb. 33.3).
- Für einen „überlangen" Stumpf und auch für die myoelektrisch gesteuerte Prothesenhand sind spezielle Prothesenpassteile erhältlich.

Unterarm (transradial)

- Häufigste Amputationshöhe, unabhängig von der Ätiologie.
  - Für jeden Prothesentyp geeignet.
  - Oft doppelseitig (z. B. bei Kokkensepsis, Morbus Winiwarter-Buerger, nach Starkstromverbrennungen und nach Explosion eines in den Händen gehaltenen Sprengkörpers).
  - *Beachte:* Mit jeder Kürzung verliert der Stumpf an Kraft, Hebelarm und Pro-/Supination. Der ultrakurze Stumpf besteht nur noch aus 4–6 cm Ulna. Trotz des kur-

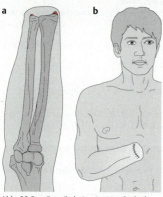

Abb. 33.3 • Exartikulation im Handgelenk. (Baumgartner R., Botta P.: Amputation und Prothesenversorgung der oberen Extremität. Thieme; 1997)
a Form des Stumpfes mit leicht gekürzten Griffelfortsätzen.
b Stumpf mit dorsal gelegenem Hautverschluss.

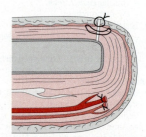

Abb. 33.4 • Amputationsstumpf Mitte Unterarm mit kurzem dorsalem und langem palmarem Lappen. (Baumgartner R., Botta P.: Amputation und Prothesenversorgung der oberen Extremität. Thieme, 2008)

33.3 Obere Extremität: Spezielles Vorgehen

zen Hebelarms ist er jeder höheren Amputation überlegen (Ellenbogen bleibt intakt!).

▶ **OP-Technik:**
- Gemäß standardisierter OP-Technik (Tab. 33.2).
- Als Alternative können auch ein symmetrischer Lappen in der Frontal- oder Sagittalebene oder ein langer dorsaler Lappen gewählt werden.
- Ulna und Radius unter Schonung der Membrana interossea auf gleicher Höhe absetzen.
- Nerven kürzen, Knochenkanten abrunden.
- Stumpf möglichst mit Haut-Muskel-Lappen decken (Abb. 33.4).

▶ **Prothesenversorgung:**
- Die Form des langen Stumpfes eignet sich für einen Schaft in Silikontechnik, der die Pro-Supination nicht blockiert. Ab Mitte Unterarm Übergreifen des Ellenbogens erforderlich.

Verbesserung der Stumpfqualität am Unterarm

▶ **Krukenberg-Plastik** (Abb. 33.5) (Nur bei langen und mittellangen Stümpfen):
- *Prinzip:* Ab 4–6 Monate nach Amputation Bildung einer physiologischen Greifzange durch Trennen von Ulna und Radius mit der dazugehörigen Muskulatur. Innenseite mit Vollhaut bedeckt.
- *Vorteil:* Volle, direkte sensorische Rückinformation. Natürliches Bewegungsmuster.
- *Nachteil:* Ungewohnter Anblick. Tarnung durch passive Prothese möglich.
- Indikationen:
  - Blinde Ohnhänder (z. B. nach Explosion eines in den Händen gehaltenen Sprengkörpers).
  - Terroranschläge.
  - Doppelseitiger Verlust der Hände in tropischem Klima, v. a. in Entwicklungsländern.
  - Relative Indikation bei einseitiger Amputation.
- ◻ *Merke:* Funktionelle Ergebnisse hervorragend, weit besser als mit modernsten Prothesen.

▶ **Sauerbruch-Kineplastik:** Zur direkten mechanischen Kraftübertragung vom Muskel auf die Kunsthand. Alternative zur myoelektrischen Prothesenversorgung.
- Indikationen:
  - Doppelseitige Unterarmamputationen.
  - Technisch begabte, intelligente Patienten.
  - Nicht geeignet für Schwerarbeit und in Entwicklungsländern.
- Vorgehen/Prinzip:
  - Bildung eines durch den Bauch des desinserierten M. biceps verlaufenden, fingerdicken Kanals, der mit Vollhaut ausgekleidet wird.
  - In den Kanal wird ein Stab eingelegt, den die Muskelkontraktionen auf- und abbewegen.
  - Über einen Steigbügel und über Kabelzüge lässt sich die Kunsthand öffnen.
  - Indirekte Rückinformation durch den Druck auf den Stab.
  - Keine Thoraxbandage.

▶ **Offene Mobilisation des Ellenbogens:**
- Indikation: Extensionskontraktur des Ellenbogens nach Amputation im Unterarmbereich nach Starkstromverbrennung.
- OP-Technik:
  - Zugang von dorsal; V-förmige Verlängerung der Trizepssehne.
  - Offene Mobilisation.
  - Exzision der breitflächigen Narbe in der Ellenbeuge.
  - Ruhigstellung mit Fixateur externe in Funktionsstellung von 90°-Flexion bis zur Wundheilung.

Exartikulation im Ellenbogen, transkondyläre Amputation des Humerus

▶ **Vorbemerkungen:**
- Ergibt einen birnenförmigen, flachen Stumpf, der hervorragend geeignet ist zur sicheren und rotationsstabilen Verankerung des Prothesenschaftes.
- ⌦ *Beachte:* Ungeeignet bei gestörter Durchblutung.

▶ **OP-Technik**
- Gemäß standardisierter OP-Technik (Tab. 33.2).
- Zugang von der Beugeseite her: Unter ständiger Extension des Ellenbogens erst Radius, dann Ulna exartikulieren.
- Humeruspalette abrunden.
- Bei Mangel an Weichteilen ist die Kürzung des Humerus bis zum Übergang in die Diaphyse möglich.

▶ **Prothesenversorgung:**
- Für handelsübliche Ellenbogenpassteile ist kein Platz. Versorgung mit seitlichen Schienengelenken (frei oder sperrbar).

Oberarm (transhumeral)

▶ Im ganzen Bereich der Diaphyse möglich.
- ⌦ *Cave:* Mit jeder Kürzung kommt es zum Verlust an Hebelarm und größere Dysbalance der Muskulatur.

▶ **OP-Technik:**
- Analog zur Amputationstechnik am Oberschenkel (S. 630).
- Fischmaulschnitt mit vorderem und hinterem Muskel-Haut-Lappen.
- Mit Vorderlappen beginnen; A. und V. brachialis versorgen.
- Humerus durchtrennen, Hinterlappen bilden.
- Nerven kürzen.
- Kanten brechen; transossäre Fixierung der Muskelstümpfe in Neutralstellung.
- ⌦ *Beachte:* Keine Muskelnähte bei Infekt oder schlechter Durchblutung.
- Lappen zurichten; Drainage, Hautnaht.

▶ **Prothesenversorgung:**
- Aktive und passive Ellenbogengelenke und Hände (oder Hook).
- Der Vollkontaktschaft muss die Schulter umgreifen, zur besseren Verankerung und Rotationsstabilität. Ausnahme: Winkelosteotomie des Humerus (s. u.).

Verbesserung der Stumpfqualität am Oberarm

▶ **Winkelosteotomie** nach E. Marquardt: Verbessert Befestigung der Prothese am Stumpf und die Rotationsstabilität bei langen Stümpfen.
- Rechtwinklige Osteotomie des Humerus in der Sagittalebene, 2–3 cm proximal der Knochenenden.
- Nur sinnvoll, wenn die Vorteile vom Prothesenschaft sofort ausgenützt werden. Andernfalls streckt sich der Knochen wieder.

▶ **Stumpfkappenplastik** nach E. Marquardt:
- *Prinzip:* Freies Knochentransplantat z. B. aus dem Beckenkamm deckelt den zugespitzten Stumpf ab.
- Verhindert oder behebt die wachstumsbedingte Durchspießung des Humerus ohne wesentliche Kürzung des Knochens.
- *Indikation:* Nach Amputation im Kindesalter oder bei entsprechenden angeborenen transversalen Fehlbildungen.

▶ **Schulterarthrodese** nach Laumann-Kuhn, s. auch Kap. Arthrodese (S. 559):
- Zur Stabilisierung des Oberarmstumpfes und des Schultergelenkes bei Lähmungen der Schultermuskulatur (Plexusparese, Hemiplegie).
- Arthrodese kombiniert mit subkapitaler Varisationsosteotomie zur Bildung einer genügend weiten Achselhöhle, wichtig für Hygiene und Prothesenschaft.

33.3 Obere Extremität: Spezielles Vorgehen

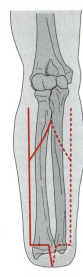

Abb. 33.5 • Krukenberg-Plastik, Schnittführung nach E. Marquardt (— palmar, ... dorsal). (Baumgartner R., Botta P.: Amputation und Prothesenversorgung der oberen Extremität. Thieme; 1997)

Schulter

▶ **Einteilung:**
- Subkapitale Amputation des Humerus.
- Exartikulation im Schultergelenk.
- Amputation im Schultergürtel.

▶ **Hauptindikationen:**
- Tumor.
- Trauma: Starkstromverbrennung, Ausrissverletzung.
- ❏ *Hinweis:* Ähnliches Bild wie angeborene Fehlbildung (Amelie).

▶ **Subkapitale Amputation:**
- Zugang von ventral.
- Muskel-Haut-Lappen besteht v. a. aus dem M. deltoideus.
- Bei Übergang des Humeruskopfes in Abduktionsfehlstellung Stabilisierung in Neutralstellung durch Arthrodese.
- Stumpf durch M. deltoideus decken.
- Nerven bis auf Höhe der Klavikula kürzen oder in der Muskulatur des M. pectoralis major einbetten.

▶ **Exartikulation** im Schultergelenk:
- Zugang wie bei subkapitaler Amputation.
- Gelenkpfanne mit Muskellappen auffüllen.
- Akromion kürzen oder mit Osteotomie nach unten hin kippen.

▶ **Amputation im Schultergürtel (Forequarter-Amputation):**
- Seitenlage. Zugang von dorsal.
- Ablösen des Schulterblattes.
- Klavikula durchtrennen, Gefäß- und Nervenstränge darstellen und absetzen.
- Myoplastische Deckung.
- Spannungsfreier Hautverschluss oder Hautplastiken.

33.4 Untere Extremität: Allgemeines Vorgehen

Grundlagen

- Ziel: Möglichst peripherer, schmerzfreier, endbelastbarer Stumpf, geeignet für eine Prothesenversorgung.
- **Fuß:**
  - *Amputationshöhen:* Siehe Abb. 33.6.
  - ⚠ *Beachte:* Mit jeder Kürzung reduziert sich die Standfläche, geringer bei longitudinalen Teilamputationen. Sohle und Stumpfspitze sind möglichst mit Sohlenhaut zu decken. Transplantate jeder Art sind mechanisch nicht voll belastbar und zudem ohne Sensibilität, jedoch das kleinere Übel, wenn sich damit Länge gewinnen lässt.
  - Achsenfehlstellungen sind unbedingt zu vermeiden: Varus/Valgus, Spitz-/Hackenfuß, Rotationsfehler. Sie verschlechtern die Funktion des Stumpfes und erschweren die Prothesen- und Schuhversorgung.
  - Schnittführung:
    - Transversal: Langer plantarer Lappen über der Stumpfspitze; die Narbe verläuft quer über den Fußrücken.
    - Longitudinal am Fußrücken: Bei Zehenexartikulationen, Teilamputationen und „inneren Amputationen" (Abb. 33.11).

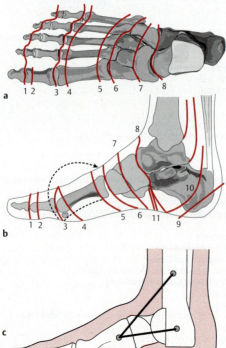

Abb. 33.6 • **a, b** Amputationshöhen am Fuß.
1 = Zehenendglied;
2 = Großzehe: Exartikulation Endgelenk; 3 = Zehen: Exartikulation Grundgelenk;
4 = transmetatarsal peripher;
5 = transmetatarsal proximal;
6 = Lisfranc; 7 = Bona-Jäger;
8 = Chopart; 9 = Pirogoff,
10 = partielle Kalkanektomie;
11 = totale Kalkanektomie,
c Resektion von Kalkaneus, Talus und Malleolen. Arthrodese zwischen Ventralseite der Tibia und Naviculare/Cuboid mithilfe des Fixateur externe nach Baumgartner.

▶ **Amputationen von Unterschenkel bis Becken:**
  • *Amputationshöhen:* Siehe Abb. 33.7.
  ◘ *Beachte:* Eine Einteilung in „wertvolle" bis „hinderliche" Abschnitte ist veraltet. Es ist heute möglich, auch überlange und ultrakurze Stümpfe prothetisch einwandfrei zu versorgen.

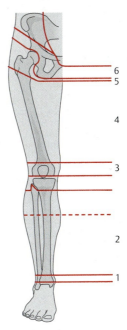

Abb. 33.7 • Amputationshöhen am Bein.
1 = transmalleolär nach Syme; 2 = Unterschenkel (transtibial); 3 = Knieexartikulation; 4 = Oberschenkel (transfemoral); 5 = Hüftexartikulation; 6 = Hemipelvektomie.

33.5 Untere Extremität: Spezielles Vorgehen

Zehen

▶ **Möglichkeiten:**
  • *Zehen 2–5:* Nur periphere Amputation in der Endphalanx mit Entfernen von Nagel und -bett oder Exartikulation im Grundgelenk (Abb. 33.8); Zehenstümpfe gehen in Extensionkontraktur über.
  • *Hallux:* Hier sind Teilamputationen möglich, analog zu den Fingern der Hand (Abb. 33.2)
▶ **Prothesenversorgung:** Kosmetischer Ersatz in Silikontechnik möglich. Zusätzlich Ballenrolle (Abb. 5.22).
  ◘ *Cave:* Dekubitusgefahr bei arteriellen Durchblutungsstörungen und bei Neuropathie.
  • Die benachbarten Zehen füllen spontan die Lücke.

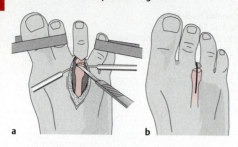

Abb. 33.8 • Exartikulation der Zehe im Grundgelenk. Voraussetzung: Weichteile intakt bis zum proximalen Interphalangealgelenk. (Baumgartner R., Botta P.: Amputation und Prothesenversorgung der unteren Extremität. Thieme; 1995)

Vorfuß

▶ **OP-Technik** (Abb. 33.9, s. a. standardisierte OP-Technik, Tab. 33.2):
- Quere Inzision am Fußrücken bis auf den Knochen, dann Inzision der Haut des Sohlenlappens. A. und V. dorsalis pedis versorgen.
- Knöcherne Schnittfläche dorsal und seitlich freilegen, mit oszillierender Säge durchtrennen.
- Sohlenlappen bis auf die Knochen vervollständigen.
- Schnittfläche schräg und seitlich abrunden, je kürzer der Stumpf, umso schräger wie eine Schlittenkufe.
- Länge der Knochen aufeinander abstimmen.
- ◨ *Cave:* Metatarsalia nur durch ihre spongiösen Anteile absetzen. Diaphysenstümpfe können sich langfristig zuspitzen und die Sohle perforieren.
- Sohlenlappen zurichten.
- Blutsperre öffnen, Blutstillung, Drainage.
- Wundverschluss: Einschichtig oder mit Steristrips.

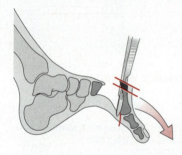

Abb. 33.9 • Vorfußamputation: Bilden des plantaren Haut-Muskel-Lappens, nachdem die Knochen durchtrennt sind. (Baumgartner R., Botta P.: Amputation und Prothesenversorgung. Thieme; 2007)

▶ **Prothesenversorgung:** Vollkontaktschaft nach Bellmann/Botta (Abb. 33.10): Lässt die Sprunggelenke frei. Immer volle Endbelastung! Jede Entlastung am Tibiakopf stört den lymphatischen und venösen Rückfluss.
- Vorteile:
  - Keine Pseudarthrose zwischen Stumpf und Schaft, keine Schuhzurichtungen notwendig.
  - Hervorragende Kosmetik.
- *Nachteile:* Technisch schwierig. Bei kurzen Stümpfen (ab Lisfranc-Gelenklinie) nur für leichte Beanspruchung geeignet.
- Für schwere Beanspruchung Ergänzung durch abnehmbares Unterschenkelteil möglich.

33.5 Untere Extremität: Spezielles Vorgehen

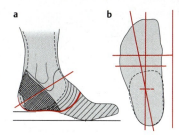

Abb. 33.10 • Vollkontaktvorfußprothese für einen kurzen Stumpf. (Baumgartner R., Botta P.: Amputation und Prothesenversorgung der unteren Extremität. Thieme; 1995)
a Prinzip mit Fersenklammer und Vollkontakt,
b Längsachse symmetrisch zur Gegenseite.

▶ **Alternative: „Innere Amputation" nach Baumgartner** (Abb. 33.11):
- *Vorteile:* Funktionell einer Amputation gleichwertig, wird jedoch nicht als Amputation empfunden. Keine Neurome und damit keine Neurom- und Phantomschmerzen.
- Gewebeschonender Eingriff.
- Operative Technik:
- Zehen belassen, nur Mittelfuß- und Fußwurzelknochen vom Fußrücken her resezieren.
- Auf jeder Höhe möglich zwischen Basis der Metatarsalia und dem Chopart-Gelenk.
- Auch asymmetrisches Vorgehen möglich, um Länge zu erhalten.
- Plantares Malum perforans débridieren (dient zum Ausleiten der Drainage).
- Zugang von Längsschnitten am Fußrücken in mind. 5 cm Abstand.
- Osteotomiestelle unter strikter Schonung der Weichteile freilegen.
- Den zu entfernenden Knochen in der Sagittalebene anheben und unter Zug stumpf und scharf im Wechsel von den Weichteilen lösen.
- Die Zehen retrahieren sich postoperativ („docken an").
- Versorgung mit Einlagen und Schuhzurichtungen, Kurzstümpfe mit Unterschenkelteil.
- *Kontraindikation:* Arterielle Durchblutungsstörung der Zehen.

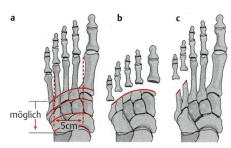

Abb. 33.11 • Innere Amputation unter Erhalt der Zehen. (nach Baumgartner R., Botta P.: nach Amputation und Prothesenversorgung. Thieme; 2007)
a Schnittführung,
b Retraktion der Zehen 6 Monate später,
c Teilresektion.

Rückfuß

❐ *Beachte:* Ein Rückfußstumpf ist grundsätzlich voll endbelastbar. Entlastung am Tibiakopf kontraindiziert.
▶ **Amputation im Chopart-Gelenk:** OSG bleibt erhalten, wenn auch mit eingeschränktem Bewegungsumfang (Abb. 33.12a).
- Schnittfläche stärker abrunden, die „physiologische" Spitzfuß-Varusstellung vorwegnehmen.

33.5 Untere Extremität: Spezielles Vorgehen

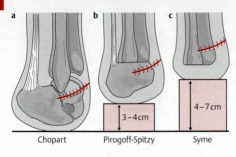

Abb. 33.12 • Methoden der Rückfußamputation mit Angabe der jeweiligen Extremitätenverkürzung. (nach Baumgartner R., Botta P.: Amputation und Prothesenversorgung der unteren Extremität. Thieme; 1995)
a Exartikulation im Chopart-Gelenk,
b kalkaneotibiale Arthrodese nach Pirogoff,
c transmalleoläre Amputation nach Syme.

- Rückfuß in Neutralstellung durch Fixateur externe zwischen Kalkaneus und Tibia blockieren, für 2–4 Wochen.
- Spätere Korrektur durch Keilosteotomie mit USG-Arthrodese oder durch Nachamputation nach Pirogoff (s. u.) möglich.
- *Prothesenversorgung:* Vollkontaktschaft (vgl. Abb. 33.10), ergänzt durch Unterschenkelteil bis an die Tuberositas tibiae. *Cave:* Eine Entlastung am Tibiakopf führt zur Spitzfuß- und Varuskontraktur und zur lymphatischen und venösen Stauung.

▶ **Amputation nach Pirogoff** (Abb. 33.12b):
- Talus und Malleolen werden reseziert, der Kalkaneus wird mit Tibia und Fibula in 10–20° Valgus, in Außenrotation des Kalkaneus von 10–15° und in Verschiebung um 10–15 mm nach distal hin arthrodesiert. Osteosynthese mit gekreuzten Zugschrauben von oben oder mit Fixateur externe.
- Achillotenotomie.
- *Beachte:* Nicht indiziert bei Neuropathie wegen verzögerter Knochenheilung und bei prekärer Durchblutung.

▶ **Amputation nach Syme** (Abb. 33.12c):
- Exartikulation im oberen Sprunggelenk, Resektion der Malleolen. Zugang von ventral her.
- Der Stumpf bleibt mit Sohlenhaut bedeckt und ist daher voll endbelastbar.
- Bei *Fersendekubitus* eignet sich auch die Haut vom Fußrücken als Alternative zur Unterschenkelamputation *(umgekehrter Syme)*. Diese Haut ist jedoch nicht voll belastbar.
- *Hinweis:* Technisch schwierig. Die tibialen Gefäße sind zu schonen, um eine Nekrose der Sohlenhaut zu vermeiden. Hautperforationen vermeiden! Postoperativ dorsale Gipsschiene.

▶ **Prothesenversorgung von Pirogoff- oder Syme-Stümpfen:**
- Geschlossener Gießharzschaft mit innerem Weichwandschaft, ohne Fenster oder Deckel.
  - Wichtig: Der Schaftboden muss parallel zum Knochen verlaufen und nicht halbkugelig zu den Weichteilen. Der Prothesenschaft reicht bis an die Tuberositas tibiae, aber ohne dort abzustützen.
  - Dreieckiger Schaftquerschnitt (wichtig für die Rotationsstabilität).
  - Gelenkloser Fuß mit niedriger Bauhöhe.
- *Cave:* Eine Entlastung des Stumpfendes an den Tibiakondylen ist kontraindiziert: Gefahr eines chronischen Stumpfödems, Inaktivitätsosteoporose.

▶ **OP-Alternativen:**
- Hemikalkanektomie (s. Abb. 33.6): Teilresektion ohne oder mit Ansatz der Achillessehne. Ausgleich des Volumen- und Höhenverlustes durch Einlagen und Schuhwerk.

- *Totale Kalkanektomie:* Stabilisation des Fußes durch Arthrodese des Talonavikulargelenkes.
- Nach totaler Resktion von Talus, Kalkaneus und Malleolen: Arthrodese zwischen der angefrischten Ventralseite der Tibia und Naviculare/Kuboid als Alternative zur Amputation nach Syme: Osteosynthese mit Fixateur externe. Der Fuß bleibt erhalten. Keine Phantomschmerzen.
  - Kalkaneus, Talus und Malleolen resezieren.
  - Navikulare an die Tibia setzen, Arthrodese, Fixateur externe, Orthese zur äußeren Stabilisierung.

Unterschenkel, transtibial

▶ **Indikation:** Amputation am Fuß nicht möglich.
▶ **Amputationshöhe:** Ab Syme (s. o.) bis an die zu erhaltende Tuberositas tibiae, entsprechend 4 – 5 cm Tibialänge.
  ▷ *Beachte:* Bei arterieller Verschlusskrankheit Amputation nur im proximalen Drittel indiziert.
▶ **OP-Technik nach Burgess** (Abb. 33.13 und Abb. 33.14): Langer Hinterlappen, die Narbe kommt nach vorne zu liegen (→ gute Endbelastbarkeit). Tibia max. 12 – 13 cm, min. 4 – 5 cm lang, wird ventral abgerundet; Fibula nur 5 mm kürzer (s. a. standardisierte Operationstechnik, Tab. 33.2).
- Rückenlage, Hüfte und Knie beweglich abgedeckt.
- Oberschenkelblutsperre möglich.
- Hautschnitt markieren, Haut und Subkutis inzidieren.

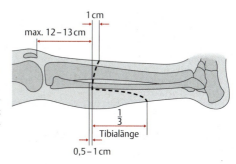

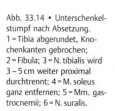

Abb. 33.13 • Hautschnitt bei Unterschenkelamputation nach Burgess: Anteriorer Lappen mit 1 cm Überstand über spätere ossäre Resektionslinie; Tibia bei Gefäßpatienten max. 12 cm lang, Kante gut abgerundet, Fibula ca. 5 mm kürzer.

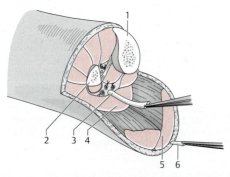

Abb. 33.14 • Unterschenkelstumpf nach Absetzung. 1 = Tibia abgerundet, Knochenkanten gebrochen; 2 = Fibula; 3 = N. tibialis wird 3 – 5 cm weiter proximal durchtrennt; 4 = M. soleus ganz entfernen; 5 = Mm. gastrocnemii; 6 = N. suralis.

33.5 Untere Extremität: Spezielles Vorgehen

- Peronealmuskulatur quer durchtrennen, Gefäße ligieren, Peronealnerven kürzen. Membrana interossea nicht resezieren!
  > *Hinweis:* Bei Stümpfen unter 8-cm-Tibialänge Peronealmuskulatur samt Fibula vollständig entfernen; N. peroneus auf Höhe der Femurkondylen glatt durchtrennen.
- Periost an der Resektionsstelle inzidieren, nach distal hin wegschaben.
- Mit der oszillierenden oder der Gigli-Säge Fibula leicht schräg durchtrennen, dann Tibia quer durchtrennen und im ventralen Drittel abrunden.
- Knochenkanten mit der oszillierenden Säge brechen.
- Amputat rechtwinklig nach hinten unten klappen. Einzinkerhaken in die Tibia distal einsetzen. Hinterlappen unter Zug ablösen.
- Kontrolle, ob spannungsfreier Verschluss möglich. Andernfalls Knochen weiter kürzen.
- Hinterlappen: M. soleus von medial her stumpf freilegen und vollständig entfernen. Blutstillung. N. tibialis kürzen, 3 cm proximal der Tibia glatt durchtrennen, ebenso den N. suralis in der Mitte des Hinterlappens. Lappen zuschneiden.
- Alternative: Fibulare Knochenbrücke nach Guedes-Pinto zwischen Tibia und Fibula: Voll endbelastbarer, stabiler Stumpf. Nur bei ungestörter Durchblutung.
- Blutstillung, Drainage. Adaptation der Muskulatur mit resorbierbaren Nähten. Einschichtige Hautnaht, teilweise auch Steristrips möglich.
- Diagonaler Verband (von dorsal nach ventral) verhindert Zug auf der Narbe, ohne Strangulation. *Alternativen:*
  - Oberschenkelgips.
  - Bei ultrakurzem Stumpf und bei prekären Weichteilverhältnissen Knie temporär ruhigstellen mit Fixateur externe.

▶ **Prothesenversorgung:**
- Kurzprothese mit Vollkontakt und maximal möglicher Endbelastung:
  - Abstützung am Lig. patellae (patellar Tendon Bearing [PTB]), am Tibiakopf und seitlich an der Tibia. Gegenhalt auf Höhe der Kniekehle und flach an der ganzen Rückseite des Stumpfes.
  - Weichwandschaft (s. Abb. 33.17).
  - Alternative: Silikon-Liner zwischen Stumpf und Schaft, mit Stift am Prothesenschaft verankert.
  - Bei ultrakurzen Stümpfen zusätzlich abnehmbarer Oberschaft möglich.
  - Fuß gelenklos; bei aktiven Amputierten mit Rückstellfeder in Karbon-Gießharztechnik.

▶ **Wahl der Passteile:** Abhängig vom Körpergewicht und vom Mobilitätsgrad (Tab. 33.3).

Tab. 33.3 • **Mobilitätsgrade Amputierter.**

0	nicht gehfähig
1	Innenbereichsgeher
2	eingeschränkter Außenbereichsgeher (bis 15 min)
3	uneingeschränkter Außenbereichsgeher
4	uneingeschränkter Außenbereichsgeher mit besonders hohen Ansprüchen

▶ *Zeitpunkt der Prothesenversorgung:*
- Die Sofortprothesenversorgung auf dem OP-Tisch wird nicht mehr ausgeübt.
- Üblich ist die Frühversorgung mit Interimsprothese ab Wundheilung (nach 3 Wochen bis 6 Monaten).
- Definitive Prothese erst danach.

33.5 Untere Extremität: Spezielles Vorgehen

▶ **Nachbehandlung:**
- Physiotherapie:
  – Vom 1. Tag an: Kreislauftraining, Atmung, Aufstehen.
  – Isometrisches Muskeltraining, Kontrakturprophylaxe durch Physiotherapie.

  ❐ *Hinweis:* Die Stumpfatrophie dauert 6–12 Monate; sie wird durch Kompression beschleunigt (Bandagieren, Silikon-Liner, Prothesenschaft).

Knieexartikulation, transgenikuläre Amputation

▶ **Indikation:** Unterschenkelamputation mit 4–5-cm-Tibialänge nicht möglich.
▶ **Vorbemerkung:** Die Knieexartikulation ist jeder Oberschenkelamputation weit überlegen:
- Es resultiert ein voll endbelastbarer Stumpf, die Oberschenkelmuskeln bleiben erhalten. Das Hüftgelenk bleibt frei beweglich.
- Beidseits exartikuliert, kann der Amputierte auf den Stümpfen „barfuß" gehen.

▶ **OP-Technik** (Abb. 33.15 und Abb. 33.16):
- Rückenlage, Bein beweglich abgedeckt. Blutsperre möglich.
- Zirkulärer Lappen 5 cm unterhalb der Tuberositas tibiae: Narbe liegt dorsal sagittal. Auch langer vorderer oder hinterer oder symmetrische seitliche Lappen möglich.

  ❐ *Cave:* Starke Retraktion der Haut. Lappen gross genug bemessen!
- Desinsertion der Patellarsehne; anschlingen, hochschlagen.
- Knie rechtwinklig beugen; „Schublade prüfen", um Kapsel und Bänder anzuspannen.
- Von ventral nach dorsal parallel zum Tibiaplateau Kapsel und Bänder vollständig durchtrennen. Bei ungestörter Durchblutung können die Menisken belassen werden.
- Unterschenkel rechtwinklig gebeugt nach distal luxieren. Poplitealgefäße distal, Nn. tibialis und peroneus proximal der Femurkondylen durchtrennen. Hinterlappen zurichten.

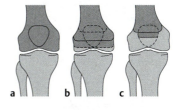

Abb. 33.15 • Amputationsformen.
a Knieexartikulation (beste Variante),
b transkondyläre Amputation,
c Amputation nach Gritti ergibt einen konischen, nicht voll endbelastbaren Stumpf und gilt daher als obsolet.

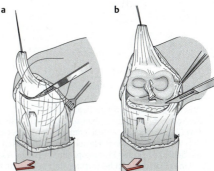

Abb. 33.16 • Exartikulation im Kniegelenk.
a Ausschälen des Tibiakopfes und Eröffnen des Gelenks auf Höhe des Tibiaplateaus,
b Luxation des rechtwinklig gebeugten Unterschenkels nach distal.

33.5 Untere Extremität: Spezielles Vorgehen

- Stumpf nur mit Vollhaut decken. Keine tiefen Nähte.
- *Patella nicht hinunterschlagen* (verlängert den Stumpf, ist nicht endbelastbar), nicht fixieren und nicht entfernen, Lig. patellae resezieren. Ausnahme: bei ungenügenden Weichteilen Patella vollständig entfernen und nicht mit dem Femur arthrodesieren!.
- Gelenkknorpel belassen, Osteophyten abrunden.
- Wenn spannungsfreier Verschluss nicht möglich: Knochen transkondylär kürzen. Auch Verkürzungsosteotomie der Diaphyse im distalen oder mittleren Drittel möglich, um einen wertvollen Knieexartikulationsstumpf zu erhalten.
- Hautlappen zurichten, Blutstillung, Drainage.
- Gepolsterter Verband zum Entlasten von Kondylen und Patella.
  ▷ *Cave:* Kein Kompressionsverband wegen der Gefahr von Druckstellen; nicht bandagieren!
▶ **Prothesenversorgung:** Siehe Abb. 33.17.
- *Innerer Weichwandschaft:* Verwandelt den birnenförmigen Stumpf in einen zylindrischen.
- *Äußerer Gießharzschaft* (bis an die Leiste, jedoch geringste Abstützung am Becken): Umfasst die gesamten Weichteile des Oberschenkels. Längsovaler Querschnitt. Der Schaftboden folgt exakt der Anatomie der Femurkondylen.
- Vierachs-Kniegelenke, möglich mit hydraulischer Schwungphasendämpfung oder auch mit Sperre.

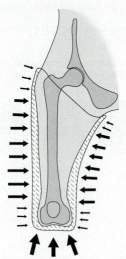

Abb. 33.17 • Prothesenversorgung nach Knieexartikulation. Prinzip der Schafteinbettung mit innerem Weichwandschaft und äußerem Gießharzschaft. Der Schaft umfasst den gesamten Stumpf bis zur Leiste ohne jedes Abstützen am Becken. Das Hüftgelenk bleibt voll beweglich, im Gegensatz zur Oberschenkelprothese. (Baumgartner R., Botta P.: Amputation und Prothesenversorgung der unteren Extremität. Thieme; 1995)

Oberschenkel, transfemoral

▶ **Indikation:** Amputation im Kniebereich nicht möglich.
▶ **Vorbemerkungen:**
- Absetzung durch die Femurdiaphyse.
- Ziel: gut mit Muskulatur gepolsterter, jedoch nicht endbelastbarer Stumpf.
- Das Gleichgewicht der Muskulatur wird mit jeder Kürzung stärker gestört → Gefahr von Kontrakturen in Flexion und Abduktion. Besteht der Stumpf nur noch aus Schenkelhals und Femurkopf, nimmt er eine Abduktion-Flexionsstellung ein.
  – Eine partielle Kraftübertragung vom Becken auf den Prothesenschaft ist erforderlich.

33.5 Untere Extremität: Spezielles Vorgehen

▶ **Merke:** Nach doppelseitiger Amputation im Oberschenkel ist bei pAVK-Patienten ein Gehen mit Prothesen ausgeschlossen, bei jüngeren nur ausnahmsweise möglich. Rollstuhl und PKW sind die bequemeren Mittel zur Fortbewegung.

► **OP-Technik** (s. a. standardisierte operative Technik, Tab. 33.2):
- Rückenlage, ganzes Becken 5 cm erhöht lagern. Keine Blutsperre!
- Schnittführung markieren. Symmetrischer Fischmaulschnitt (Variationen in allen Ebenen möglich).
- Haut und Subkutis inzidieren; Vorderlappen bilden.
- Femoralisgefäße ligieren. Verstopfte Gefäßprothesen aus dem Stumpf entfernen wegen erhöhtem Infektionsrisiko und erschwerter Prothesenversorgung).
- Femur freilegen, Periost nach distal abschieben, Knochen unter Kühlung durchtrennen.
- Amputat nach hinten unten abkippen. Hinterlappen bilden.
- Prüfen, ob Hautlappen sich spannungsfrei schließen.
- Falls nicht möglich, Femur weiter kürzen.
- Knochenkanten mit der oszillierenden Säge oder Lüer brechen.
- Ischiasnerv freilegen (bis 5 cm kürzer als der Femur). *Nicht herunterziehen;* umstechen, glatt durchtrennen.
- Lappen zurichten. Wundgebiet ausgiebig spülen.
- Myoplastische Stumpfdeckung: Transossäre Fixierung der Muskelstümpfe am Femurende.
- Drain in Ischiasloge einlegen.
- Femurende mit M. quadriceps und M. adductor longus bedecken (Abb. 33.18).
- Bei schlechter Durchblutung temporäre tiefe Platzbauchnähte anstelle von Muskelnähten.
- Stumpfbandage in 8-Touren (Abb. 33.19).
- Alternative: Osseointegration: Intramedulläre starre Verbindung zwischen Markhöhle durch die Haut mit der Prothese. Spätergebnisse fehlen.

► **Prothesenversorgung:** Starrer Schaft aus Holz oder Kunststoff, evtl. dorsal gefenstert.

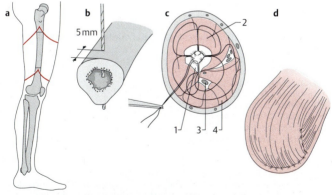

Abb. 33.18 • Oberschenkelamputation. Technik der Myopexie bei ungestörter Durchblutung.
a Wenn möglich symmetrischer Fischmaulschnitt,
b 2 × 2-mm-Bohrlöcher für die transossären Muskelnähte.
c Die Nähte aus resorbierbarem Material beginnen und enden im Markraum (1 = Femur, 2 = M. quadriceps, 3 = N. ischiadicus, 4 = Adduktoren).
d Ein länger gehaltener Muskelstumpf (meist M. quadriceps oder M. adductor magnus) bedeckt das Stumpfende und wird mit oberflächlichen Fasziennähten verankert.

33.5 Untere Extremität: Spezielles Vorgehen

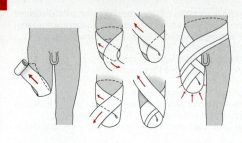

Abb. 33.19 • Stumpfbandage am Oberschenkel: Kompression von distal nach proximal abnehmend.

- Schaftformen:
  - Die traditionelle querovale Schaftform mit Tubersitz ist obsolet wegen chronischer Strangulation der Femoralisgefäße.
  - Besser, aber technisch schwieriger: längsovale, sitzbeinumgreifende Abstützung am aufsteigenden Schambeinast mit Gegenhalt lateral am Femur.
- *Prothesenknie:* Möglichkeiten je nach Leistungsfähigkeit (Mobilitätsgrad) des Amputierten (Tab. 33.3).
  - Ein- oder mehrachsig.
  - Sperrbar, mit pneumatischer oder hydraulischer Schwungphasendämpfung.
  - Elektronisch gesteuerte Gelenke.
- *Prothesenfüße:* Gelenkig, gelenklos federnd, mit Rückstellkraft.
▶ **Nachbehandlung/Physiotherapie:**
- Stumpfpflege. Verbandwechsel, Kompressionsbandage täglich wechseln.
- Im Gehbarren aufstehen lassen (Stumpf hängen lassen, darf erst nach Wundheilung bewegt werden, um die Muskelnähte nicht zu überlasten).
- Handhabung der Prothese üben (An- und Ausziehen, Pflege).
- Gehtraining: Steh-, dann Gehübungen mit der Prothese. Treppensteigen.
- Gruppen- und Wassergymnastik, Spiele, Sport.
- Einkaufen, Autofahren, Rollstuhl.

Hüfte und Becken

▶ **Indikation:** Kurzer Oberschenkelstumpf nicht möglich.
▶ **Ätiologie:** Tumor, Trauma, infizierter Bypass bei arterieller Verschlusskrankheit.
▶ **Einteilung:**
- Schenkelhalsstumpf.
- Hüftexartikulation.
- Hemipelvektomie.
- Hemikorporektomie.
▶ **OP-Technik** (s. a. standardisierte operative Technik, Tab. 33.2):
- *Hüftexartikulation* (Abb. 33.20):
  - Rückenlage, Becken erhöht gelagert. Dauerkatheter.
  - Kurzer ventraler Lappen parallel zum Leistenband, langer Hinterlappen entlang dem M. glutaeus maximus. Varianten je nach Befund möglich. Hautzipfel vermeiden!
  - Schnitt markieren, Haut und Subkutis inzidieren.
  - Vorderlappen: Femoralisgefäße und -nerven versorgen. M. tensor fasciae latae, M. quadriceps, Adduktoren und Rektussehne schrittweise durchtrennen.
  - T-förmige Inzision der Hüftkapsel und Luxation nach ventral.
  - Bein nach unten hinten kippen. Unter Zug Hinterlappen vom Femur abtrennen. Blutstillung.
  - N. ischiadicus proximal der Hüftpfanne ohne Zug durchstechen und glatt durchtrennen.
  - Lappen zurichten. Drainage.

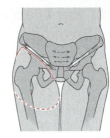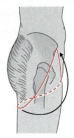

Abb. 33.20 • Schnittführung bei Hüftexartikulation: Ventral entlang des Leistenbandes, langer dorsaler Lappen.

- Hinterlappen 2-schichtig (Faszie und Haut) mit dem Vorderlappen vereinigen.
- Elastischer Verband: 15 – 20 cm breite Binden, diagonal von hinten nach vorne, um den Zug auf die OP-Wunde zu verringern.
- *Hemipelvektomie:*
  - Lagerung seitlich.
  - Teilresektion des Beckens, möglichst sparsam.
  - Nach Kompressionstrauma (z. B. durch Überfahren) liegen oft zusätzliche innere Verletzungen vor: Milzruptur, Abriss von Rektum und Urethra.
- **Prothesenversorgung**:
  - Sog. Beckenkorbprothese (= Kanada-Prothese):
    - Der Amputierte sitzt im Beckenkorb. Hüft- und Kniegelenk sind beweglich; blockieren sich automatisch in der Standphase.
    - Gehleistung eingeschränkt; Bergabgehen schwierig.
    - Auch doppelseitige Versorgung möglich. Gehfähigkeit im Swivel- oder Pendelgang auf ebenem Boden sehr eingeschränkt.
- **Versorgung mit Hilfsmitteln:** Rollstuhl mit Sitzschale und verlängertem Radstand.
  - *Hemikorporektomie:*
    - Absetzung durch untere LWS: Anus praeter, Ileumblase, Ureterostomie.
    - Indikationen: Palliativer Eingriff bei Tumor, chronische Osteomyelitis mit Weichteilulzera nach Querschnittslähmung.

34 Übersicht über häufige Frakturen an der oberen Extremität

34.1 Klavikulafraktur

Grundlagen

- **Ätiologie:** Meist Kompressionsfrakturen, bei direktem Trauma auf die Schulter oder den ausgestreckten Arm.
- **Lokalisation:** Mittleres Drittel > laterales Drittel > mediales Drittel; häufigste Lokalisation: Übergang mediales zu lateralem Drittel.
- **Epidemiologie:** Ca. 5 % aller Frakturen, ca. 35 % der Schulterfrakturen.
- **Klassifikation:** Nach Jäger-Breitner (1984): Siehe Tab. 34.1 und Abb. 34.1.

Tab. 34.1 • Klassifikation der lateralen Klavikulafrakturen nach Jäger-Breitner.

Typ	Frakturlokalisation	Lig. conoideum	Lig. trapezoideum	Stabilität
I	lateral der Ligg. CC +/– AC Gelenkbeteiligung	intakt	intakt	stabil
IIa	zwischen Ligg. CC nach medial ziehend	rupturiert	intakt	instabil
IIb	zwischen Ligg. CC nach lateral ziehend	intakt	rupturiert	wenig instabil
III	medial der intakten Ligg. CC	intakt	intakt	instabil
IV	Ausriss aus dem Periostschlauch	intakt	intakt	Pseudoluxation

Ligg. CC = Ligamenta coracoclavicularia

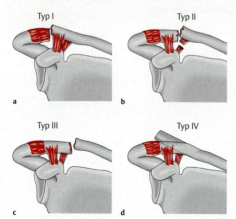

Abb. 34.1 • Klassifikation der lateralen Klavikulafrakturen nach Jäger und Breitner (1984). (aus Mutschler W., Haas N. P.: Praxis der Unfallchirurgie. Thieme, 2004)

Klinik und Diagnostik

- **Klinik:** Schmerzhafte Schonhaltung; Asymmetrie des Schultergürtels, lokale Schwellung.
- **Wichtig:** Ausschluss von Begleitverletzungen (A. und V. subclavia, Plexus brachialis; Pneumothorax, Hämatothorax)!
- **Bildgebung:** *Röntgen:* Schulter true a.-p., axial, Schlüsselbein 45° kaudokranial gekippt; bei lateraler Fraktur ggf. Y-View. *CT:* Bei unklarem Befund, ggf. bei Beteiligung der Gelenkflächen.

Therapie und Nachbehandlung

- **Konservative Therapie** (Rucksackverband oder Gilchrist-Schlinge für 6 – 8 Wochen), nur Pendelübungen:
  - Frakturen im medialen und mittleren Drittel (Pseudarthroserate 4–6 %).
  - Frakturen im lateralen Drittel (Typ I und IIb) ohne oder mit geringer Dislokation.
- **Operative Therapie** (Plattenosteosynthese mit winkelstabilen Schraubensystemen, intramedulläre Schienung mit Nagel):
  - Fraktur im mittleren Drittel (Typ III):
    - Offene Fraktur, Irritation der Haut durch abstehende Fragmente.
    - Mehrfragmentfraktur mit Weichteilinterposition.
    - Neurovaskuläre Komplikationen.
    - Kombinationsfraktur von Skapula und Klavikula („floating shoulder").
    - Verkürzte Frakturen mit/ohne Achsenabweichung > 15°.
    - Anhaltende Frakturbeschwerden nach 6 Wochen konservativer Therapie.
    - Pseudarthrosen/Refrakturen.
  - **Laterale Fraktur** (Typ IIa und IIb): Aufgrund der Instabilität durch begleitende Bandverletzungen großzügig OP-Indikation stellen.
- **Nachbehandlung postop.:** 1. Wo Gilchrist ständig + passive Bewegung, 2. Woche Gilchrist nachts + aktive Bewegung bis zur Horizontalebene, 3.– 6. Wo aktiv + passiv ohne Gewicht frei.

34.2 Skapulafraktur

Grundlagen

- **Ätiologie:** Hochrasanztrauma durch indirekte axiale Krafteinleitung über den Arm; direktes Kontusionstrauma; Luxationsfraktur des Glenoids (Bankart-Fraktur).
  - **Merke:** Skapulafrakturen müssen selten operativ behandelt werden, sind jedoch häufig Hinweis auf ein schweres Thoraxtrauma mit Begleitverletzungen (Rippenfrakturen, Lungenkontusion, Pneumothorax, Schädel-Hirn-Trauma, Frakturen von HWS und BWS).
- **Lokalisation:** Korpus 60 %, Kollum 30 %, Glenoid 25 % (multiple Lokalisationen möglich).
- **Klassifikation** nach Euler und Rüedi (s. Abb. 34.2):
  - *Typ A:* Korpusfraktur.
  - *Typ B:* Fortsatzfraktur.
  - *Typ C:* Kollumfraktur.
  - *Typ D:* Glenoidfraktur.
  - *Typ E:* Kombination mit Humeruskopffraktur.

Klinik und Diagnostik

- **Klinik:** Häufig unspezifisch: Schmerzhafte Funktionseinschränkung, mäßige Schwellung, evtl. fehlende Skapulabewegung bei Abduktion des Arms.

34.2 Skapulafraktur

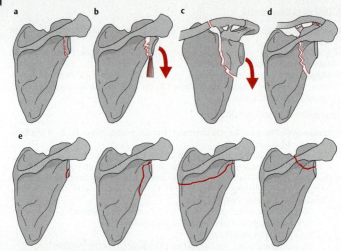

Abb. 34.2 • Klassifikation der Skapulafrakturen (nach Euler u.Rüedi). (aus Mutschler W., Haas N. P.: Praxis der Unfallchirurgie. Thieme; 2004)
a C 1-Collum-anatomicum-Fraktur im anatomischen Hals,
b das Glenoid wird durch den Trizeps gekippt und nach kaudal gezogen.
c C 2-Collum-chirurgicum-Fraktur mit intakten Ligg. CC und CA,
d Zerreißen der Ligg. CC und CA → instabiler korakoglenoidaler Block,
e intraartikuläre Glenoidfrakturen (D 1 Glenoidrandabbruch, D 2 Glenoidfraktur).

▶ *Cave:* Häufig Begleitverletzungen im Rahmen eines Polytraumas → sorgfältige Überprüfung der Durchblutung und des neurologischen Status (Plexus brachialis) und Dokumentation!
▶ **Bildgebung:** *Röntgen:* Schulter: a.–p., axial, Y-View. Thorax: a.–p. zum Ausschluss von Begleitverletzungen (Klavikula, Rippen, Pneumothorax). *CT:* Ggf. mit 3-D-Rekonstruktion.

Therapie

Tab. 34.2 • Therapie von Skapulafrakturen.

betroffene anatomische Struktur	extraartikulär	intraartikulär	Therapie
Korpus (ein oder mehrere Fragmente)	Skapulablatt	-/-	konservativ (frühfunktionell)
Fortsätze	Spina	-/-	bei Dislokation operativ
	Akromion	-/-	
	Proc. coracoideus	superiores Glenoidfragment Basis des Proc. coracoideus	

Tab. 34.2 • Fortsetzung

betroffene anatomische Struktur	extraartikulär	intraartikulär	Therapie
Kollum (keine Instabilität des Schultergürtels)	Coll. anat., Coll. chir.	-/-	je nach Dislokation und Begleitschäden, meist konservativ
Glenohumeralgelenk	Glenoidfragment Abriss der Korakoidspitze als Folge einer vorderen Luxation	Glenoidrand • kaudales Fragment (quer, schräg) • horizontale Skapulaspaltung • korakoglenoidales Fragment • Trümmerbruch	operativ bei Stufenbildung der Dislokation (> 2 mm optional, > 5 mm eindeutig)
Kombinationsverletzung mit Beteiligung des Humerus	selten, jedoch bei Hochrasanz alle Kombinationen möglich	meist Glenoidrand, seltener andere Frakturtypen (Tuberkulumabriss, Mehrfragmentfrakturen bis Neer IV)	überwiegend operativ (je nach Frakturtyp)
mit Instabilität des Schultergürtels	Coll. chir., Klavikula, AC-Gelenk	Cavitas glenoidalis bis Kollum und Korpus und Klavikula	überwiegend operativ
	Klavikula, AC-Gelenk + Akromion	mehrere Fragmente, laterale Skapulahälfte + Klavikula	

Coll. anat. = Collum anatomicum, Coll. chir. = Collum chirurgicum

34.3 Humeruskopffraktur

Grundlagen

- **Ätiologie:** Meist indirektes Trauma (Sturz auf die ausgestreckte Hand oder den Ellenbogen), selten direktes Trauma (Sturz auf das Schultergelenk); selten pathologische Fraktur (Metastasen, primäre Knochentumoren, Lymphome).
- **Epidemiologie:** Auftreten v. a. bei älteren Menschen; ca. 5 % aller Frakturen.
- **Einteilungen:**
  - *Nach Neer (1970):* (Siehe Abb. 34.3):
    - Gruppe I: Alle Frakturen mit Dislokation < 1 cm, Winkelbildung < 45°.
    - Gruppe II: Fraktur der Kopfkalotte, Dislokation > 1 cm.

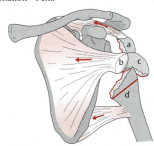

Abb. 34.3 • Muskelzugbedingte Dislokationsrichtung der Hauptfragmente/-segmente der Humeruskopffraktur. a = Tuberculum majus, b = Tuberculum minus, c = Kopfkalotte/anatomischer Hals, d = Schaft/chirurgischer Hals.

34.3 Humeruskopffraktur

 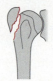

11-A Humerus proximal, extraartikuläre unilokale Fraktur | **A1** tuberkulär | **A2** metaphysär impaktiert | **A3** metaphysär nicht impaktiert

11-B Humerus proximal, extraartikuläre bifokale Fraktur | **B1** mit metaphysärer Impaktion | **B2** ohne metaphysäre Impaktion | **B3** kombiniert mit skapulohumeraler Luxation

11-C Humerus proximal, extraartikuläre bifokale Fraktur | **C1** wenig disloziert | **C2** disloziert und impaktiert | **C3** disloziert (luxiert)

Abb. 34.4 • AO-Klassifikation der proximalen Humerusfraktur.

> **Cave:** Häufig Durchblutung der Kopfkalotte gestört → Nekrose.
> – Gruppe III: Fraktur am chirurgischen Hals mit Dislokation > 1 cm, Winkelbildung > 45°.
> – Gruppe IV: Tuberculum-majus-Abrissfraktur, ggf. weitere Frakturen (3 – 4 Segmente).
> – Gruppe V: Tuberculum-minus-Abrissfraktur, ggf. weitere Frakturen (2 – 4 Segmente).
> – Gruppe VI: Luxationsfrakturen.

- *AO-Klassifikation* (s. Abb. 34.4):
  - Typ-A-Frakturen: Unifokal, extraartikulär; geringes Nekroserisiko.
  - Typ-B-Frakturen: Bifokal, extraartikulär; mittleres Nekroserisiko.
  - Typ-C-Frakturen: Gelenkfrakturen, hohes Nekroserisiko.

> **Cave:** Je nach Frakturlokalisation besteht ein hohes Risiko einer Humeruskopfnekrose durch begleitende Gefäßverletzungen (s. Tab. 34.3).

Tab. 34.3 • **Nekroserisiko bei Humeruskopffrakturen.**

Frakturlinie	Gefäßversorgung	Nekroserisiko
Kalotte (Collum anatomicum)	A. arcuata	stark erhöht
Tuberculum majus	randständige Äste der A. arcuata	gering
Tuberculum minus	A. circumflexa anterior	niedrig
Hals (Collum chirugicum)	A. circumflexa anterior (bleibt meist intakt)	niedrig

Klinik und Diagnostik

- **Klinik:** Arm in Schonhaltung vor dem Körper; Schulterschmerzen, schmerzhafte Bewegungseinschränkung, Druckschmerz über dem Humeruskopf; Hämatome (können nach einigen Tagen bis in die laterale Thoraxwand und den Ellenbogenbereich reichen), Hautschäden.
- **Klinische Untersuchung:** Prüfung und Dokumentation von Durchblutung, Motorik und Sensibilität. *Cave:* Mitverletzung des Plexus brachialis, insbesondere des N. axillaris.
- **Bildgebung:**
  - *Röntgen:* Schulter in 3 Ebenen (Traumaserie: true a.–p., axial, Y-view).
  - *Bildwandleruntersuchung:* Zum Stabilitätsnachweis (impaktierte Fraktur?):
    – Bei Mitbewegung der Kalotte bei früher Abduktion → konservative Therapie.
    – Bei Abkippung → OP.
  - *Ggf. CT:* Zur weiteren Abklärung (axial und 3-D-Rekonstruktion).
  - *MRT:* Bei Tumorverdacht (pathologische Fraktur).
- **Neurophysiologische Untersuchung:** Bei neurologischen Auffälligkeiten.
- **Merke:** Lage der Frakturlinien, Grad der Dislokation und Vitalität der Fragmente sind für die Prognose und weitere Therapie wichtiger als die Anzahl der Fragmente.

Therapie und Nachbehandlung

- **Konservativ:**
  - **Merke:** In fast 80 % der Fälle werden die Frakturfragmente durch Muskeln, Sehnen, die Rotatorenmanschette oder das Periost zusammengehalten → konservative Therapie.
  - *Indikation:* Primär stabile oder durch Reposition stabilisierte eingestauchte Frakturen ohne oder mit nur geringer Dislokation (< 1 cm; Rotation < 45°).
  - *Vorgehen:* Ruhigstellung für 5–7 Tage durch Gilchrist-Verband, Desault-Verband oder Traumaweste. *Cave:* Abduktionsgips und Hanging Cast verstärken die Zugwirkung und somit das Risiko einer Dislokation.
  - *Nachbehandlung:* Frühfunktionelle Nachbehandlung mit Pendelübungen (bis 0°-Außenrotation) für 3 Wochen, dann übergehen auf zunehmend aktive Schulterübungen.
  - **Hinweis:** Eine stabile Durchbauung ist nach etwa 6 Wochen zu erwarten.
- **Operativ:**
  - *Elektive Indikationen:* Subkapitale Humerusfrakturen mit nicht tolerierbarer Fehlstellung, Tuberculum-majus-Abrissfrakturen mit Dislokation > 2 mm oder subakromialer Interposition, dislozierte 3- und 4-Segmentfrakturen.
  - *Notfall-OP:* Offene Frakturen, nicht reponible Luxationsfrakturen, Gefäß-/Nervenverletzungen (N. axillaris, N. radialis).
  - *Vorgehen:* Siehe Tab. 34.4.
  - Nachbehandlung:
    – Nach K-Draht-Osteosynthese: Gilchrist-Bandage für 4 Wo.; passive Bewegungsübungen in Skapulaebene ab 2. postop. Tag.

– Nach offener Reposition: Gilchrist-Bandage für 2 Wo. (2. Wo. nur nachts); sofort passive Übungen, auf aktive Bewegung steigern.

Tab. 34.4 • **Operative Versorgung von Humeruskopffrakturen.**

Frakturtyp		operative Therapie
2-Fragment-Fraktur	Tuberculum majus/minus	kanülierte Titanschrauben, Cerclage (Draht oder FiberWire), K-Draht
	Collum anatomicum	kanülierte Titanschrauben
	Collum chirurgicum	winkelstabile Platte, K-Draht, Cerclage (Draht oder FiberWire), Verriegelungsmarknagel mit winkelstabilen Schrauben (z. B. Targon-Nagel)
	3-Fragment-Fraktur	kanülierte Titanschrauben, Cerclage (Draht oder FiberWire), Targon-Nagel
	4-Fragment-Fraktur	wie 3-Fragment-Fraktur, zusätzlich Frakturprothese
	Head splitting Fracture	Frakturprothese (anatomische vs inverse Prothese, je nach Zustand der beidenTubercula majus und minus, bzw. der Rotatorenmanschette)
Impressionsfraktur	Gelenkflächenverlust < 20 %	meist stabil, keine operative Therapie erforderlich
	Gelenkflächenverlust 20 – 40 %	Spongiosaplastik, Rotationsosteotomie
	Gelenkflächenverlust > 40 %	Prothese (anatomische vs inverse Prothese)

34.4 Suprakondyläre Humerusfraktur

Grundlagen

- **Ätiologie:** Sturz auf den gestreckten oder leicht gebeugten Arm; seltener durch direkte Gewalteinwirkung.
- **Epidemiologie:** Ca. 3 % aller adulten Knochenverletzungen (10 % aller kindlichen Frakturen).
- **Klassifikation:**
  - *Einteilung nach der AO-Klassifikation:* (Siehe Abb. 34.5):
    - Typ A: Extraartikulär.
    - Typ B: Partielle Gelenkfraktur (intraartikulär-unikondylär).
    - Typ C: Vollständige Gelenkfraktur (intraartikulär-bikondylär).

Klinik und Diagnostik

- **Klinik:** Schwellung, Hautschaden, Hämatom; Deformierung, Funktionsstörung, Schonhaltung.
- *Cave:* Ggf. Störung von Durchblutung, Motorik, Sensibilität (DMS); Hämarthros.
- **Bildgebung:** *Röntgen:* Ellenbogen a.–p. und seitlich, ggf. zusätzlich angrenzende Gelenke. Fakultativ bei Kindern: Röntgen der Gegenseite zur Beurteilung der Knochenkerne/Wachstumszonen. *CT, MRT:* Nur in Ausnahmefällen.

Therapie und Nachbehandlung

- **Kinder:** Bei nicht verschobener Fraktur/Fissur, oder reponier- und retinierbarer Extensionsfraktur konservativ mit Oberarmgips mit Daumeneinschluss 3 – 4 Wo.; sonst operativ (K-Drähte) und Oberarmgips 3 – 4 Wo. I.d.R. (auch postoperativ) keine Physiotherapie bei Kindern nötig.

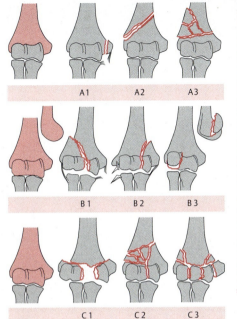

Abb. 34.5 • AO-Klassifikation distaler Humerus.

▶ **Erwachsene:** Meist *operative Behandlung* aufgrund der funktionell besseren Ergebnisse (Zugschrauben, Plattenosteosynthese); *konservatives Vorgehen* nur bei nicht oder nur minimal dislozierten Frakturen (primär gespaltener Oberarmgips mit Daumeneinschluss für insg. ca. 6 Wo.). Ab 2. postop. Tag aktive und passive Bewegung aus Gips heraus; ggf. Bewegungsschiene.

34.5 Olekranonfraktur

Grundlagen

- ▶ **Ätiologie:** Meist isolierte Fraktur durch Sturz auf den Ellenbogen. Durch die subkutane Lage des Olekranons besteht hohe Anfälligkeit für direkte Traumata, Hyperextension und Torsion. Dislokationstendenz durch Trizepszug.
- ▶ **Epidemiologie:** Eine der häufigsten Ellenbogenverletzungen.
- ▶ **Einteilung:** Nach Frakturtypen: AO-Klassifikation (s. Abb. 34.6):
  - Querfraktur.
  - Trümmerfraktur.
  - Komplette Luxationsfraktur beider Unterarmknochen (selten).

Klinik und Diagnostik

- ▶ **Klinik:** Schmerzhafte Bewegungseinschränkung; Unfähigkeit, den Arm zu gebrauchen; insbesondere Aufhebung der aktiven Ellenbogenstreckung durch Schwellung; Druckschmerz und Kontinuitätsunterbrechung des Trizepsstreckapparates.
- ▶ **Klinische Untersuchung:** *Wichtig:* DMS prüfen! Ausschluss von Begleitverletzungen.

34.5 Olekranonfraktur

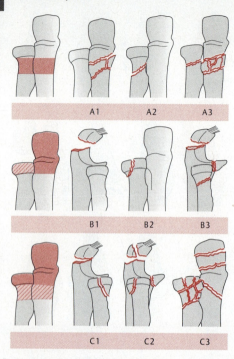

Abb. 34.6 • AO-Klassifikation proximaler Frakturen von Radius/ Ulna. (aus Mutschler W., Haas N. P.: Praxis der Unfallchirurgie. Thieme; 2004)

▶ **Röntgen:** Ellenbogen a.–p. und seitlich.
▶ **CT:** Mehrfragmentfrakturen/Impressionsfrakturen.

Therapie und Nachbehandlung

▶ *Beachte:*
- Bereits gering dislozierte Olekranonfrakturen müssen operativ versorgt werden, da die aktive Streckfunktion durch die Kontinuitätsunterbrechung behindert ist.
- Wichtig ist die exakte Reposition der Fraktur (sonst Gefahr von Bewegungseinschränkung/ verzögerter Knochenheilung).

▶ **Konservativ:** Bei nicht dislozierten Frakturen und erhaltener Streckfunktion. Oberarmgips in 90°-Flexion im Ellenbogengelenk für 3 – 4 Wochen.

▶ **Operativ:**
- Intraartikuläre Querfrakturen: Zuggurtung mit K-Draht-Osteosynthese; bei Schrägfraktur zusätzliche Zugschraube.
- Extraartikuläre metaphysäre Frakturen: Überbrückende Plattenosteosynthese (Zuggurtungsfunktion hier nicht gewährleistet).
- Intraartikuläre Mehrfragmentfrakturen: Ggf. Anhebung auf Gelenkniveau, Spongiosaunterfütterung, winkelstabile Plattenosteosynthese, Fadencerclage zur Minimierung des Trizepszugs.
- Nachbehandlung: Ab 1. Tag passive, ab 14. Tag aktiv-assistierte, ab 4. Wo. aktive Übungen.

34.6 Radiusköpfchenfraktur

Grundlagen

- **Ätiologie:** Sturz auf die gestreckte Hand mit leicht gebeugtem/proniertem Unterarm teilweise in Kombination mit dorsalen Sub-/Luxationen des Radius.
- **Einteilungen:**
  - Frakturtypen: Meißel-, Impressions-, Trümmer- und Radiushalsfrakturen.
  - Klassifikation nach Mason:
    - Typ 1: Keine Dislokation.
    - Typ 2: Dislokation < 2 mm oder Abkippung < 30°.
    - Typ 3: Trümmerfraktur oder Abkippung > 30°.
    - Typ 4: Radiusköpfchenfrakturen im Rahmen einer Luxation.

Klinik und Diagnostik

- **Klinik:** Schmerzen und starke Schwellneigung; schmerzhafte Bewegungseinschränkung und Rotationsunfähigkeit des Unterarms.
- **Klinische Untersuchung:** Stabilität des Bandapparats prüfen.
- **Bildgebung:** *Röntgen:* Ellenbogen in 2 Ebenen; evtl. Zielaufnahme des Radiusköpfchens (Schrägaufnahme nach Greenspan); *CT:* Bei V. a. Trümmerfraktur, bei nicht sicher beurteilbarer Gelenkstufe.

Therapie und Nachbehandlung

- **Konservativ (Typ1):** Bei nicht oder wenig dislozierten Frakturen ohne Beeinträchtigung der Unterarmrotation (Stufenbildung < 1 mm, Fragmentgröße < ⅓ des Radiusköpfchens). Oberarmgipsverband für ca. 1 Wo. zur Schmerzreduktion, dann funktionelle Behandlung ohne Belastung, freie Beweglichkeit.
  - bei Kindern: Oberarmgips für 2 – 3 Wochen.
- **Operativ (Typ 2–4):** Indiziert bei instabilen Frakturen mit:
  - Dislozierten oder instabilen Fragmenten; Ellenbogendislokation.
  - Assoziierten Frakturen (Kapitulum, Olekranon, Proc. coronoideus).
  - Ligamentären Verletzungen und Verletzungen des Handgelenkes.

Tab. 34.5 • **Operative Therapie der Radiusköpfchenfraktur.**

Frakturtyp	Vorgehen
Meißelfraktur	einfache Refixierung mit 1 – 2 Kleinfragmentschrauben
impaktierte Fraktur	Anhebung, ggf. Unterfütterung (mit Spongiosa vom lateralen Epikondylus) und Fixierung mit Minischrauben oder -platte
Multifragmentfraktur	Reposition, provisorische Fixierung mit K-Drähten, Osteosynthese mittels Mini-T- oder L-Platte; ggf. Radiusköpfchenresektion oder -prothese
Radiushalsfraktur (v. a. Kinder)	geschlossene Reposition, Retention durch retrograde Marknagelung oder elastische Federnägel

34.7 Distale Radiusfraktur

Grundlagen

- **Ätiologie:** Sturz auf extendierte oder flektierte Hand.
- **Formen:**
  - *Colles-Fraktur:* Extensionsfraktur; Dislokation des distalen Fragmentes nach dorsal („Bajonettstellung").
  - *Smith-Fraktur:* Flexionsfraktur; Dislokation des distalen Fragmentes nach palmar.

34.7 Distale Radiusfraktur

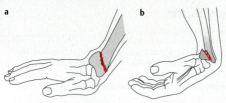

Abb. 34.7 • Ätiologie der Radiusfrakturen. (aus Härter et al.: Checkliste Gipstechnik, Fixationsverbände. Thieme; 1998)
a Extensionsfraktur (Typ Colles),
b Flexionsfraktur (Typ Smith).

- *Smith-II-Fraktur:* Intraartikuläre Fraktur, palmares Kantenfragment.
- *Barton-Fraktur:* Intraartikuläre, dorsale 2-Fragment-Fraktur.
- *Reversed Barton:* intraartikuläre, ventrale 2-Fragment-Fraktur.
- *Chauffeur-Fraktur:* Fraktur des Proc. styloideus radii und skapholunäre Bandverletzung.
- *Sonderform: Grünholzfraktur:* Typische kindliche Fraktur, häufig am Unterarm. Biegungsbruch, Periostschlauch und die Hälfte der Kortikalis der konvexen Seite reißen ein.

▶ **Klassifikation nach AO (Arbeitsgemeinschaft Osteosynthese)** (Abb. 34.8):
- Typ A: Extraartikulär.
- Typ B: Teilweise intraartikulär.
- Typ C: Vollständig intraartikulär.

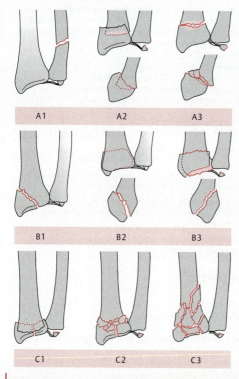

Abb. 34.8 • AO-Klassifikation der distalen Radius- und Ulnafrakturen. (aus Mutschler W., Haas N. P.: Praxis der Unfallchirurgie. Thieme; 2004)

Klinik und Diagnostik

- **Klinik:** Schmerzhafte Schwellung und Bewegungseinschränkung, Instabilitätsgefühl.
- **Klinische Untersuchung:** Aktive Funktion der Fingergelenke, Daumenstrecker und DMS prüfen.
- **Bildgebung:** Röntgen: Handgelenk a.-p. und seitlich, ggf. Schrägaufnahme. *Merke:* An Begleitverletzungen der Handwurzel (v. a. Skaphoidfrakturen/Lunatumluxation) und angrenzender Gelenke denken. *CT:* Ggf. zur Beurteilung der Gelenkflächenkongruenz.

Therapie und Nachbehandlung

- **Konservativ:** Bei nicht oder nur gering dislozierten extraartikulären Frakturen ohne wesentliche metaphysäre Trümmerzone, gering dislozierten intraartikulären Frakturen, Grünholzfrakturen.
  - *Reposition in Bruchspalt- oder Plexusanästhesie:* Extension am Mädchenfänger (D 1 – 3) für 10 – 20 min→ meist spontane Reposition; falls nicht: „Modellierender" Druck am distalen Fragment (Bildwandlerkontrolle).
  - *Wichtig:* Wiederherstellung der Radiusgelenkwinkel: Neigung der radialen Gelenkfläche 30° ulnar, 10° palmar (Abb. 34.9).
  - *Retention im Unterarmgips:* UA-Gips (7 Tage gespalten, dann 3 Wo. zirkulär mit Daumeneinschluss).
  - *Röntgenkontrolle:* Nach 4, 7 und 14 Tagen.
  - *Grünholzfraktur:* Reposition in Narkose, ggf. „Überbrechen" der Gegenkortikalis, UA-Gips mit Daumeneinschluss für 4 Wochen.
- **Operativ:** Offene Frakturen; instabile/nicht geschlossen reponierbare Frakturen:
  - *Extraartikulär:* Offene Reposition, externe Fixierung (+ Bone Graft) oder Plattenosteosynthese.
  - *Partiell intraartikulär:* Offene Reposition, interne Fixierung (Schrauben, Platten, K-Draht).
  - *Komplett intraartikulär:* Externe Fixierung, limitierte offene Reposition (winkelstabile Plattenosteosynthese + Bone Graft).
  - *Nachbehandlung:* K-Draht: Wie konservative Therapie; ME nach 6–12 Wochen oder bei Weichteilproblemen; Schrauben- oder Plattenosteosynthese (übungsstabil): Volare Gipsschiene 2 Wo., funktionelle Nachbehandlung, Röntgen postop. und nach 6 Wo.

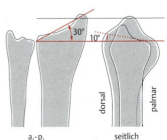

Abb. 34.9 • Radiusgelenkwinkel nach Böhler. (aus Bühren V., Keel M., Marzi I.: Checkliste Traumatologie. Thieme; 2016)

34.8 Perilunäre Luxation

Grundlagen

- **Definitionen:**
  - *Lunatumluxation*:
    - Luxation nach palmar (häufiger) → Hypästhesie der vom N. medianus innervierten Finger.
    - Luxation nach dorsal: Strecksehnenrupturen möglich.
  - *Perilunäre Handwurzelluxation:* In der Regel Luxation der Handwurzelknochen nach dorsal, wobei Lunatum (und selten auch Skaphoid) in normaler Position bleiben.
  - *Perilunäre transskaphoidale Handwurzelluxationsfraktur (De Quervain):* Luxation der Handwurzel und Fraktur des Skaphoids, wobei Lunatum und proximales Skaphoidfragment in normaler Position verbleiben.
- **Ätiologie:** Sturz auf die überstreckte Hand, Frakturen von Proc. styloideus radii und ulnae, häufig ligamentäre Rupturen im Handwurzelbereich.

Klinik und Diagnostik

- **Klinik:**
  - *Lunatumluxation:* Druck- und Bewegungsschmerz am Lunatum.
  - Perilunäre Handwurzelluxation/perilunäre transskaphoidale Handwurzelluxationsfraktur: Schmerz, Schwellung, Fehlstellung.
  - *Beachte:* Gelegentlich Spontanreposition → indirekte radiologische Zeichen einer stattgehabten Luxation beachten (z. B. dislozierte Skaphoidfraktur, subluxiertes Os capitatum).
- **Röntgen:**
  - Lunatumluxation:
    - Handgelenk d.-p. (dorsopalmar): Dreieckform des Lunatums, Karpalbögenunterbrechung.
    - Handgelenk seitlich: Nach palmar oder dorsal luxiertes Lunatum.
  - Perilunäre Handwurzelluxation/perilunäre transskaphoidale Handwurzelluxationsfraktur:
    - Handgelenk d.-p.: Formveränderung des Lunatums, Unterbrechung des Karpalbogens II.
    - Handgelenk seitlich: Nach distal „leeres" Lunatum, Achsabweichung zwischen Radius, Lunatum und Kapitatum (schwierige Beurteilbarkeit, wenn Aufnahme nicht exakt seitlich).
  - *Cave:* Bei optisch eindrücklicher Skaphoidfaktur wird die Luxation der Handwurzel leicht übersehen!

Therapie und Nachbehandlung

Indikationen zur notfallmäßigen Versorgung: Luxationen und perilunäre Luxationsfrakturen gefährden die Durchblutung der betroffenen Strukturen massiv → Notfall-OP.

- **Konservativ:** Möglich bei Lunatumluxation und perilunärer Handwurzelluxation:
  - Sofortige geschlossene Reposition unter Längszug (falls erfolglos → sofortige OP).
  - Primäre oder frühsekundäre operative Rekonstruktion des Kapsel-Band-Apparates notwendig.
  - *Nachbehandlung:* Oberarmschiene mit Daumeneinschluss für 6 – 12 Wo.
- **Operativ:** Immer bei perilunärer transskaphoidaler Handwurzelluxationsfraktur:
  - Reposition der Handwurzelknochen, Osteosynthese Os scaphoideum mit Herbert-Schraube, K-Draht-Fixierung Handwurzelknochen, Bandnähte.
  - *Nachbehandlung:* 4 Wo. Unterarmgips mit Daumeneinschluss, K-Draht-Entfernung ab 7. Wo.

34.9 Skaphoidfraktur

Grundlagen

- **Ätiologie:** Sturz auf die ausgestreckte und dabei leicht dorsalextendierte Hand.
- **Epidemiologie:** Zu 90% Männer vom 20.–30. Lj., 80% der Frakturen im mittleren Skaphoiddrittel.
- **Klassifikation:** Nach Herbert (s. Abb. 34.10):
  - *Typ A1:* Fraktur des Tuberkulums.
  - *Typ A2:* Nicht dislozierte Fraktur in Skaphoidmitte.
  - *Typ B1:* Schrägfraktur.
  - *Typ B2:* Instabile (dislozierte) Querfraktur in Skaphoidmitte.
  - *Typ B3:* Fraktur des proximalen Pols.
  - *Typ B4:* Stark dislozierte Fraktur (z. B. perilunäre transskaphoidale Luxationsfraktur).

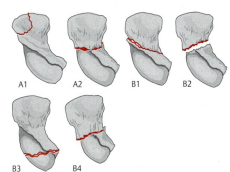

Abb. 34.10 • Klassifikation der Skaphoidfrakturen (nach Herbert).

Klinik und Diagnostik

- **Anamnese:** Exakte Anamneseerhebung wichtig (frühere Traumata des Handgelenks?). Häufig wird eine schon länger bestehende schmerzlose Skaphoidpseudarthrose durch ein erneutes Trauma symptomatisch.
- **Klinik:** Schmerzen und Schwellung im dorsalen Handwurzelbereich, Druckschmerz über der Tabatiere; Schmerzverstärkung durch Radialabduktion oder Stauchung des Daumens.
- **Bildgebung:**
  - *Röntgen:* „Kahnbeinquartett" (d.–p. [dorsopalmar] mit geballter Faust, streng seitlich, 45°-Supination, 45°-Pronation). Häufig anfangs kein Frakturnachweis möglich→ Gipsruhigstellung für 2 Wochen, dann erneute Röntgenkontrolle.
  - *CT (hochauflösend), MRT:* Bei Beschwerdepersistenz trotz unauffälliger Röntgenkontrolle. Zur Bestimmung des Frakturalters da wichtig zur Behandlungsplanung (Zeichen älterer Frakturen oder Pseudarthrosen sind: Im CT: Sklerosierung der Frakturflächen, Erosionen, Zysten; im MRT: Fehlendes Knochenödem im T2-Bild).

Therapie und Nachbehandlung

- **Konservativ:** Bei nicht oder wenig dislozierten Frakturen Unterarm-Kahnbein-Gips mit Einschluss Daumengrundgelenk für 3–12 Wochen. Röntgenkontrollen alle 3 Wochen zum Konsolidierungsnachweis. Nach 1 Jahr radiologische Kontrolle z. A. Pseudarthrose.

> **Merke:** Frakturen durch beide Kortikales sind potenziell instabil und dislokationsgefährdet.

▶ **Operativ:**
- Bei dislozierten Tuberkulumfrakturen, dislozierten Schräg- und Querfrakturen, Fraktur des proximalen Drittels bei ausreichender Fragmentgröße und Vaskularisierung (MRT-Kontrolle), sekundär dislozierte Frakturen nach konservativer Therapie (im Verlauf radiologisch zunehmende Verdichtung des proximalen Fragments [Durchblutungsstörung]).
- Reposition und Fixierung mit Herbert-Schraube (bei versenktem Kopf keine Entfernung der Schraube notwendig), dann dorsale Gipsschiene für 3 Wo., Belastung erst nach 8–10 Wo.
- Bei älterer Fraktur/ Pseudarthrose: Spongiosaplastik.

34.10 Mittelhandfraktur

Grundlagen

▶ **Ätiologie:** Sturz auf die Hand, Aufpralltraumata, Faustschlag.
▶ **Frakturformen:** Köpfchenfraktur (intraartikulär); subkapitale Fraktur (vorwiegend Mittelhandknochen V); Schaftfraktur (quer, schräg, Torsion); Mehrfragmentfraktur; Defektfraktur (z. B. Sägeverletzung); Basisfrakturen der Mittelhandknochen II–V (intraartikulär); Basisfrakturen des Mittelhandknochens I: Bennett-Fraktur (intraartikuläre Luxationsfraktur Sattelgelenk), Rolando-Fraktur (Y-/T-artige Trümmerfraktur Sattelgelenk), Winterstein-Fraktur (extraartikulärer Schrägbruch) (vgl. Abb. 34.11).

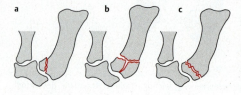

Abb. 34.11 • Basisfraktur des ersten Mittelhandknochens. (aus Härter et al.: Checkliste Gipstechnik, Fixationsverbände. Thieme; 1998)
a Bennett-Fraktur,
b Rolando-Fraktur (Y- oder T-Fraktur),
c extraartikulär (Winterstein).

Klinik und Diagnostik

▶ **Klinische Untersuchung:** Ausgeprägte Schwellung am gesamten Handrücken bei zeitverzögerter Vorstellung (häufig Z. n. Schlägerei in alkoholisiertem Zustand). Absinken des Metakarpaleköpfchens nach palmar.
▶ **Bildgebung:** Röntgen Hand in 3 Ebenen (d.–p., seitlich und schräg).
> *Hinweis:* Drehfehler einzelner Finger beachten! Alle Finger müssen bei Flexion in Richtung Os scaphoideum zeigen!

Therapie und Nachbehandlung

▶ **Konservativ:**
- *Köpfchenfraktur* mit erhaltener Gelenkfläche sowie *subkapitale Fraktur* mit palmarer Abkippung bis max. 50°: Ruhigstellung in dorsaler Gipsschiene 1.Wo. zum Abschwellen, dann gipsfrei funktionelle Therapie, volle Belastbarkeit nach 4 Wochen.
- *Schaftfraktur* mit geringer/mittelgradiger Dislokation ohne Drehfehler: Ruhigstellung in dorsaler Gipsschiene ohne Fingereinschluss für 3 Wochen, früh Bewegungsübungen der Finger.

> **Merke:** Frakturen von Metakarpale III und IV sind in der Regel konservativ zu behandeln, da muskulär und ligamentär stabilisiert.

- *Basisfraktur* (meist Metakarpale IV und V betroffen; gemeinsame Gelenkfläche mit Os hamatum) ohne oder mit geringer Dislokation: Dorsale Gipsschiene, nach Abschwellung zirkulärer Gips; Ruhigstellung insg. 3 Wo.; Freilassen der Metakarpophalangealgelenke (MCP-Gelenke). Bei Basisfraktur Metakarpale I: Dorsale Unterarm-Daumen-Gipsschiene für 3 – 4 Wochen.

▶ **Operativ:**
- *Köpfchenfraktur* mit Stufenbildung/Dislokation: Schrauben-/ Plattenosteosynthese.
- *Subkapitale Fraktur:* Bei Abkippung > 50° oder gleichzeitiger Köpfchenfraktur (postoperativ Gefahr der Gelenkeinsteifung und der Strecksehnenverklebung): Möglichst perkutane Spickung mit K-Drähten, um Vernarbungen und Einsteifungen zu vermeiden. Ggf. Miniplatten-/Schraubenosteosynthese.
- *Schaftfraktur* mit Dislokation/ Drehfehler/Serienfraktur: Offene Reposition, Schrauben-/Miniplattenosteosynthese.
- *Basisfraktur 1. Mittelhandknochen:* Bennett-Fraktur (das große Schaftfragment disloziert durch Zug des M. abductor pollicis longus), *Rolando-Fraktur (Mehrfragmentfraktur), Winterstein-Fraktur:* Reposition unter Zug, K-Drähte/Minischraube/ Miniplatte. Dorsale Gipsschiene mit Daumeneinschluss in Oppositionsstellung für 3 Wo. Bewegungsübung ab 8. postop.Tag. *ME:* K-Draht nach 6 Wo., Schrauben können verbleiben.
- *Nachbehandlung* allgemein: Dorsale Gipsschiene mit freien MCP-Gelenken bis zum Abschluss der Wundheilung; danach frühfunktionelle Therapie.

34.11 Fingerfraktur

Grundlagen

▶ **Einteilungen:**
- *Nach Lokalisation:* Köpfchen-, Basis-, Schaftfrakur.
- *Nach Frakturtyp:* Schaftfrakturen, Gelenkfrakturen (Abb. 34.12), Epiphysenfrakturen.
- *Nach Weichteilschädigung:* Grad 1: Einfache Durchspießungswunde. Grad 2: Große Wunde, vitale Weichteile. Grad 3: Große Wunde, avitale Gewebeteile, kein primärer Wundverschluss möglich.

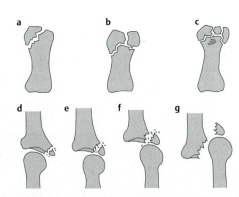

Abb. 34.12 • Gelenkfrakturen. **a** Unikondylär, **b** bikondylär, **c** Mehrfragmentköpfchenfraktur, **d–g** knöcherner Bandausriss mit zunehmender Luxation.

34.11 Fingerfraktur

Klinik und Diagnostik

- **Klinische Untersuchung:** Schmerzen, Schwellung, Bewegungseinschränkung, Achsfehlstellung oder Rotationsfehlstellung als Hinweise auf Fraktur → keine Manipulation ohne Anästhesie!
  - *Bei offenen Frakturen:* Dokumentation der Weichteilschädigung (s. o.).
  - *Bei Dislokation:* Gefäß- oder Nervenschädigung möglich → Dokumentation und Reposition.
- **Röntgen:** Jeden Finger einzeln a.–p. und streng seitlich.
- *Merke:* Keine Schrägaufnahme der gesamten Hand, da dann Frakturen leicht übersehen werden.

Therapie und Nachbehandlung

- **Ziel:** Wiederherstellung der Fingerbeweglichkeit und Handfunktion. Röntgenanatomie sekundär. Behandlungsverfahren so wählen, dass lange Ruhigstellung vermieden werden kann.
- **Konservativ:** Stabile Frakturen bzw. durch Reposition stabilisierte; ohne/ wenig Dislokation; ohne Gelenkbeteiligung, ohne Rotationsfehlstellung.
  - *Schaftfrakturen:* Nicht disloziert → dorsale Unterarm-Finger-Gipsschiene in Intrinsic-plus-Stellung (Abb. 5.7). Disloziert → einmaliger geschlossener Repositionsversuch; Röntgenkontrolle, bei Fehlstellung OP, sonst Schienenbehandlung. Wöchentlich Röntgen, bei sekundärer Dislokation OP-Indikation; bei knöcherner Durchbauung (meist nach 3 – 4 Wochen) Freigabe des Fingers.
  - *Knöcherne Ausrisse:* Palmar/dorsal, ohne Dislokation, ohne Subluxation → Ruhigstellung mit Fingergipsschiene bis zur Abschwellung; danach bis zur knöchernen Durchbauung:
    - Stack-Schiene bei Ausriss am Endgelenk (Abb. 34.13).
    - Knopflochschiene bei Ausriss am Mittelgelenk.
  - *Nagelkranzfraktur:* Trepanation des subungualen Hämatoms, Fingergipsschiene in Intrinsic-plus-Stellung 5 – 10 Tage, dann Stack-Schiene für 2 Wochen.

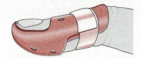

Abb. 34.13 • Fingerschiene nach Stack. (aus Rudigier J., Meier R.: Kurzgefasste Handchirurgie. Thieme; 2014)

- **Operativ:**
  - *Indikation* (ein Kriterium ausreichend): Instabilität, eindeutige Dislokation, Gelenkbeteiligung, Fraktur als Teil einer komplexen Verletzung. *Kindliche Frakturen:* Gelenkfrakturen oder dislozierte Frakturen mit Epiphysenbeteiligung; sekundäre Dislokation.
  - *Knöcherner Abriss Streck- oder Beugesehne Endglied:* Refixierung mit K-Draht/ Minischraube. Bis zur Wundheilung Fingergips, danach Stack-Schiene, insg. 4 Wochen. K-Draht-Entfernung nach 4 Wochen, Titanschraube kann länger verbleiben.
  - *Schaftfrakturen:* Geschlossene/offene Reposition + K-Drähte/Platten-/Schraubenosteosynthese.
  - *Nachbehandlung:* Bei allen Osteosyntheseformen frühfunktionelle Nachbehandlung.

35 Übersicht über häufige Frakturen der unteren Extremität

35.1 Femurkopffraktur und traumatische Hüftluxation

Grundlagen

- **Ätiologie:** Femurkopffraktur meist Begleitverletzung von dorsaler Hüftluxation, Hüftpfannenfraktur; durch schweres Trauma, meist Hochenergietrauma. Häufigster Unfallmechanismus: Dashboard Injury (Knieanpralltrauma am Armaturenbrett).
- **Einteilungen Frakturtypen:**
  - *Abscherfrakturen eines Kopfsegmentes nach Pipkin* (s. Abb. 35.1):
    - Typ I: Kaudal der Fovea, außerhalb der Belastungszone.
    - Typ II: Kranial der Fovea, innerhalb der Belastungszone.
    - Typ III: Typ I oder II mit Schenkelhalsfraktur.
    - Typ IV: Typ I oder II mit Azetabulumfraktur.

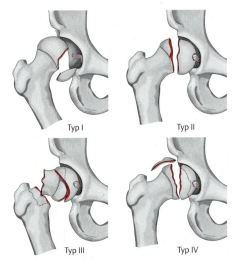

Abb. 35.1 • Klassifikation nach Pipkin. (aus Mutschler W., Haas N. P.: Praxis der Unfallchirurgie. Thieme; 2004)

- **Impressionsfrakturen:**
  - Innerhalb der Belastungszone.
  - Außerhalb der Belastungszone.
  - Bone Bruise (= Knochenödem im MRT sichtbar).
- **Ossäre Ausrisse des Lig. capitis femoris.**
- **Einteilung Hüftluxationen:** Siehe Abb. 35.2.

Klinik und Diagnostik

- **Klinik:** Starke Schmerzen, Unfähigkeit zur aktiven Hüftbewegung. Ggf. Begleitverletzungen: Zentrale Hüftluxation, Frakturen von Schenkelhals/Azetabulum, Ischiadikusläsionen (in 10 – 20 %).
- **Klinische Untersuchung:**
  - *N. ischiadicus prüfen:* N. peroneaus wird immer als Erstes geschädigt.

35.1 Femurkopffraktur und traumatische Hüftluxation

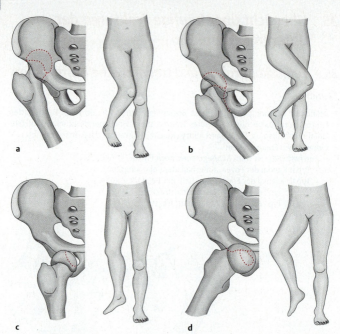

Abb. 35.2 • Hüftgelenksluxation. (aus Mutschler W., Haas N. P.: Praxis der Unfallchirurgie. Thieme; 2004)
a Luxatio posterior iliaca,
b Luxatio posterior ischiadica,
c Luxatio posterior pubica,
d Luxatio anterior obturatoria.

- *Typische Fehlstellung bei Luxation:* Vgl. Abb. 35.2, ggf. tastbarer luxierter Femurkopf.
  - Dorsale Luxation: Bein verkürzt, in der Hüfte in Flexion, Adduktion, Innenrotation fixiert.
  - Ventrale Luxation: Bein in der Hüfte in Außenrotation, Flexion, Abduktion fixiert.
  - Zentrale Luxation mit Azetabulumfraktur: Bein verkürzt.
  - ▸ *Wichtig:* Exploration der gesamten Extremität auf Begleitverletzungen! Periphere Durchblutung, Motorik, Sensibilität genau prüfen und dokumentieren (prä- und post-repositionem)!
- **Bildgebung:**
  - Akutdiagnostik:
    - Röntgen: Beckenübersicht (alles Weitere zu schmerzhaft): Gelenkspalt und Femurköpfe in Rotation/Größe symmetrisch? Rotationsstellung von Trochanter major et minor? Schenkelhalsfraktur? Azetabulumfraktur?
  - *Nach Reposition* (i. d. R. Röntgen *und* CT):
    - Röntgen: Hüfte a.–p. und axial, ggf. Ala- und Obturatoraufnahmen zum Ausschluss einer Acetabulumfraktur.

- CT: Goldstandard für Bildgebung post-repositionem (mit Knochen- und Weichteilfenster).
- MRT: Bei instabilem Hüftgelenk, V. a. Läsionen des Labrum acetabulare, Nervenläsionen.
- *Sonografie:* Ggf. zum Ausschluss freier Flüssigkeit intraabdominal.

Therapie und Nachbehandlung

▶ *Notfall!* **Schnellstmögliche Reposition:** Wegen Gefahr einer Femurkopfischämie (durch Zerreißung der Kapselgefäße) und eines Dehnungsschadens des N. ischiadicus.
▶ **Reposition:** Wenn möglich geschlossen, in Allgemeinnarkose und Muskelrelaxation.
▶ *Wichtig:* Bei Misserfolg sofort offene OP anschließen!
▶ **Therapie:**
  - Pipkin-I-Fraktur:
    - Kopfsegment legt sich gut an → konservative Therapie, radiologische Kontrolle obligat.
    - Repositionshindernis → OP: Reposition, Schraubenfixierung oder Fragmententfernung.
  - Pipkin-II- bis Pipkin-IV-Fraktur: OP: Reposition, Osteosynthese.
  - **Impressionsfraktur in Belastungszone:** Anhebung Gelenkfläche, Spongiosaunterfütterung.
  - Knöcherner Ausriss des Lig. capitis femoris: Fragmententfernung.
▶ **Nachbehandlung:** Frühfunktionell mit Teilbelastung 15 kg (konservativ 2 Wo., postoperativ 8 Wo.). Nach 3 Monaten MRT z. A. Femurkopfnekrose.

35.2 Schenkelhalsfraktur

Grundlagen

▶ **Ätiologie:** Meist seitlicher Sturz auf die Hüfte oder auf das ab- bzw. adduzierte Bein. Typische Fraktur des älteren Menschen. Ermüdungsfraktur bei extremer Coxa vara (Stress und Osteoporose).
▶ **Einteilungen:**
  - *Anatomisch:* Medial (= intrakapsulär) und lateral (= extrakapsulär).
  - Nach Dislokationsrichtung und Stabilität:
    - Abduktionsfraktur: Valgusstellung, meist verkeilt, oft belastungsfähig; Nekroserisiko gering.
    - Adduktionsfraktur: Varusstellung, Dislokation mit Beinverkürzung und Retrotorsion des Femurkopfes, dorsaler Spongiosadefekt; hohes Nekroserisiko.
    - Abscherfraktur: Sehr instabil, biomechanisch ungünstig; Pseudarthrosegefahr.
  - *Prognoseorientierte Frakturstadien nach Garden* (s. Abb. 35.3):
    - Garden I: Eingestauchte Abduktionsfraktur; gute Prognose.
    - Garden II: Axial leicht eingestauchte Fraktur ohne Dislokation.
    - Garden III: Dislozierte Adduktionsfraktur ohne Zertrümmerung der dorsalen Kortikalis.
    - Garden IV: Komplette Dislokation mit Unterbrechung der Gefäßversorgung; hohe Nekroserate.
▶ *Frakturtypen nach Pauwels* (s. Abb. 35.4), Einteilung nach Neigung der Frakturebene zur Horizontalen:
  - Typ I: < 30°.
  - Typ II: 30 – 70°.
  - Typ III: > 70°.

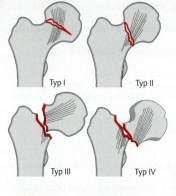

Abb. 35.3 • Klassifikation nach Garden. (aus Mutschler W., Haas N. P.: Praxis der Unfallchirurgie. Thieme; 2004)

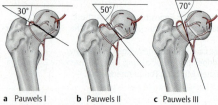

a Pauwels I **b** Pauwels II **c** Pauwels III

Abb. 35.4 • Klassifikation nach Pauwels. (aus Mutschler W., Haas N. P.: Praxis der Unfallchirurgie. Thieme; 2004)

Klinik und Diagnostik

▶ **Klinik:**
  - *Instabile Fraktur:* Beinverkürzung, Außenrotation, Belastungsunfähigkeit, Schmerzen im Leistenbereich.
  - *Stabile Fraktur:* Häufig klinisch weitgehend blande (Funktion erhalten, keine Fehlstellung).
▶ **Röntgen:** Beckenübersicht, Hüfte a.–p. und axial.
▶ Bei V. a. pathologische Fraktur: Weitere Diagnostik s. Algorithmus Tumorverdacht (S. 137).

Therapie und Nachbehandlung

▶ **Konservativ:** Bei eingestauchter, stabiler Abduktionsfraktur (Garden I). Schmerzadaptierte Vollbelastung unter Analgesie. Regelmäßige Röntgenkontrollen, bei neu auftretenden Schmerzen sofort.
▶ *Cave:* In 10 – 30 % sekundäre Dislokation, Femurkopfnekrose in bis zu 20 %.
▶ **Operativ:**
  - Patienten ohne Compliance für Teilbelastung.
  - Bei jeder instabilen Fraktur (Garden II–IV) sowie eingestauchter Abduktionsfraktur mit Trümmerzone am dorsalen Schenkelhals oder bei Retrotorsion > 30°.
  - *Notfallmäßig:* Beim Versuch einer kopferhaltenden Therapie (Spongiosaschraube, DHS = dynamische Hüftschraube).
  - *Programmiert:* Wenn Endoprothese geplant (Femurkopfprothese, Totalendoprothese [TEP]).
▶ **Nachbehandlung:** *Konservativ:* Vollbelastung; *post op.:* Osteosynthese 15-kg-Teilbelastung 10 – 12 Wo, Prothese sofortige Vollbelastung.
▶ *Merke:* Das Risiko einer Femurkopfnekrose besteht noch ca. 2 Jahre posttraumatisch.

35.3 Pertrochantäre Femurfraktur

Grundlagen

- **Definition:** Proximale Femurfraktur, Bruchzone durch Trochanter major und minor.
- **Ätiologie:** Direkter Sturz auf die Hüfte (v. a. beim älteren Menschen). Hochrasanz- oder Polytrauma (auch als Teil einer Mehretagenfraktur des Femurs oder bei Beckenfrakturen). Pathologische Fraktur.
- **Einteilung:** Nach AO-Klassifikation = Einteilung nach Stabilitätskriterien (s. Abb. 35.5):
  - *A1: Einfache, stabile Fraktur:* Eine Frakturlinie, gute mediale Abstützung.
  - *A2: Mehrfragmentfraktur:* Trochanter major ausgebrochen, keine mediale Abstützung.
  - *A3: Intertrochantäre, instabile Fraktur:* Ein-/Mehrfragmentfraktur mit subtrochantärem Verlauf oder „Reversed Fracture" mit querer Bruchlinie.

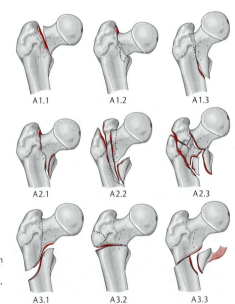

Abb. 35.5 • AO-Klassifikation der pertrochantären Femurfrakturen. (aus Mutschler W., Haas N. P.: Praxis der Unfallchirurgie. Thieme; 2004)

Klinik und Diagnostik

- **Klinik:** Bein verkürzt und außenrotiert, nicht belastungsfähig; lokaler Druckschmerz, Hämatom.
- **Klinische Untersuchung:** Kontrolle und Dokumentation von Durchblutung, Motorik, Sensibilität!
- **Röntgen:** Beckenübersicht, Oberschenkel a.–p. Eine axiale Aufnahme ist sehr schmerzhaft und nicht zwingend notwendig!
- Bei V. a. pathologische Fraktur: Weitere Diagnostik s. Algorithmus Tumorverdacht (S. 137).

Therapie und Nachbehandlung

- **Konservative:** Nur bei nicht dislozierter oder unvollständiger Fraktur, 20-kg-Teilbelastung für 4 – 6 Wo. Regelmäßige Röntgenkontrollen, bei neu auftretenden Schmerzen sofort wegen V. a. Dislokation.
- **Operativ:** Bei jeder dislozierten oder pathologischen Fraktur.
  - Dynamische Hüftschraube (DHS); proximaler Femurnagel (Gamma-Nagel-Prinzip z. B. PFN-A) → sofortige Mobilisation an Gehstützen beschwerdeabhängig, rascher Belastungsaufbau.
  - Bei schwerer Osteoporose Osteosynthese mit Zementaugmentationstechnik zur besseren Verankerung.
  - Primäre Langschaft-Endoprothese (bei vorbestehender Koxarthrose, Hüftkopfnekrose, Osteoporose) → sofort voll belastbar.

35.4 Distale Femurfraktur

Grundlagen

- **Ätiologie:** Schweres Trauma, häufig Hochenergietraumata. Selten isoliert, oft im Rahmen eines Polytraumas als offene Fraktur mit erheblichem Weichteildefekt (in bis zu 5 % Gefäß- oder Sehnenverletzungen). Bei älteren Patienten auch osteoporotisch oder periprothetisch.
- **Epidemiologie:** Selten, nur 6 % aller Frakturen.
- **Klassifikation:** AO-Klassifikation:
  - *Typ A:* Extraartikulär.
  - *Typ B:* Partielle Gelenksfrakturen (monokondylär).
  - *Typ C:* Vollständige Gelenkfrakturen (bikondylär).

Klinik und Diagnostik

- **Klinik:** Schwellung, Gehunfähigkeit, starke Schmerzen. Verstrichene Kniekontur, Achsenabweichung.
- **Zusatzverletzungen** können sein: Patellafrakturen, Meniskus- und Knorpelverletzungen, Nerven- und Gefäßverletzungen.

Therapie und Nachbehandlung

- **Operative Therapie ist Mittel der Wahl:**
  - Anatomische Rekonstruktion der Gelenkflächen sowie Achsen- und Rotationsausrichtung mittels interner Osteosynthese (Nagel, Schrauben, Platte). Anschließend frühfunktionelle Nachbehandlung.
  - Isolierte Frakturen → sofortige Versorgung.
  - Polytraumata → 2-zeitiges Vorgehen: Primär Fixateur externe, später definitive Versorgung.

35.5 Proximale Tibiafraktur

Grundlagen

- **Ätiologie:** Stauchungs- und Rotationstraumata, Kombination mit Knieband- (20 – 30 %) oder/und Meniskusverletzungen (lateral 13 %, medial 2,5 %).

Klinik und Diagnostik

- **Klinik:** Instabilität, Fehlstellung, Gelenkinkongruenz, Schwellung, Hämarthros.
- **Bildgebung:** *Röntgen:* Knie in 2 Ebenen. Klinikorientiert ggf.: CT, Doppler, Angiografie, Logendruckmessung.
- **Klassifikation:** Siehe u. bei Therapie

Therapie und Nachbehandlung

- **Ziel:** Vermeiden von Instabilität, Fehlstellung, Gelenkinkongruenz.
- **Konservatives vs. operatives Vorgehen:** Abhängig vom Frakturtyp, aber auch von Alter, Aktivitätsniveau und Erwartungshaltung des Patienten.
- **Konservativ:** Bei nicht dislozierter, stabiler Fraktur. Oberschenkelgipsschiene, Entlastung 6 – 12 Wo.
- **Operativ:** Bei offener Fraktur, Kompartmentsyndrom, Gefäßläsion, intraartikulärer Stufenbildung.
- *Merke:* Beurteilung des Weichteilschadens und ggf. großzügige Indikationsstellung zum 2-zeitigen Vorgehen mit primärer Fixierung durch Fixateur externe.
- **Therapie entsprechend dem Frakturentyp (nach AO-Klassifikation):**
  - Typ A (extraartikulär):
    - A1 (Abrissverletzungen) → konservativ oder Zugschraube.
    - A2 (einfach metaphysär) → konservativ: Extension, Gips.
    - A3 (metaphysäre Fragmentierung) → operativ: DCP, LISS, Fixateur externe.
  - Typ B (unikondylär):
    - B1 (Spaltbruch) → operativ: 6,5-mm-Spongiosaschrauben, Abstütz-/Antigleitplatte.
    - B2 (Impressionsfraktur) → operativ: Aufstößeln, Schraubenfixierung.
    - B3 (Spaltkompressionsfraktur) → operativ: Spongiosaschrauben, Abstützplatte.
  - *Typ C (bikondylär):* Operative Therapie hier besonders komplex, Plattenosteosynthese.
- **Nachbehandlung:** post op.: 15-kg-Teilbelastung bis 8.Wo, dann halbes Körpergewicht bis 12. Wo.

35.6 Patellafraktur

Grundlagen

- **Ätiologie:** Häufig direkte Gewalteinwirkung, z. B. Sturz aufs gebeugte Knie, Anprall ans Armaturenbrett.
- **Epidemiologie:** Ca. 1 % aller Frakturen.
- **Einteilung:** Nach AO-Klassifikation:
  - *Typ A:* Extraartikuläre „Pol"-Fraktur.
  - *Typ B:* Teilweise intraartikuläre Längsfraktur.
  - *Typ C:* Vollständig intraartikuläre Querfraktur.

Klinik und Diagnostik

- **Klinik:** Unfähigkeit, das Bein zu strecken, Schmerzen, Instabilitätsgefühl.
- **Klinische Untersuchung:** Lokale Frakturzeichen, Hämarthros, oft Schürfungen oder Platzwunden.
- **Röntgen:** Knie in 2 Ebenen und Patella tangential.
- *Beachte:*
  - Nicht mit einer Patella bipartita/tripartita verwechseln (meist proximal-laterales Eck, abgerundete sklerotische Kanten, meist beidseits angelegt).
  - Eine erhaltene aktive Streckfähigkeit schließt eine Fraktur nicht aus.
  - Ausschluss einer Ruptur des Lig. patellae (Patella alta) oder des M. quadriceps (Patella baja).

Therapie und Nachbehandlung

- **Operatives/konservatives Vorgehen:** Je nach Frakturtyp:
  - *Typ A:* Operativ.
  - *Typ B:* Unverschoben → konservativ; verschoben/multifragmentär → operativ.
  - *Typ C:* Operativ.

- **Operative Methoden:** Zuggurtungsosteosynthese oder spezielle Patellaplatte; ggf. Naht der ausgerissenen Sehne; bei zusätzlichen Fragmenten Zugschraube, K-Draht oder Cerclage; ggf. Teilpatellektomie.
- **Nachbehandlung post op.:** 20-kg-Teilbelastung für 6 Wo, Gehstützen, dann Vollbelastung. Beweglichkeit: passiv 0°–20°–60° 3 Wochen, dann aktiv 0°–0°–90°, ab 7. Wo Belastungsaufbau.
- **Konservativ:** Gipstutor für 6 Wochen, 20-kg-Teilbelastung 3 Wo, zunehmende Belastung bis zur Vollbelastung ab der 7. Wo.

35.7 Pilon-tibial-Fraktur

Grundlagen

- **Definition:** Fraktur der distalen Tibia mit Beteiligung der Gelenkfläche.
- **Ätiologie:** Sturz aus großer Höhe, Motorradunfall.
- *Beachte:* 25 % sind offene Frakturen, 50 % haben einen 2.- bis 3.-gradigen Weichteilschaden.
- **Einteilungen:**
  - *AO-Klassifikation* (s. Abb. 35.6):
    - A: Extraartikulär.
    - B: Frakturlinie ins Gelenk ziehend.
    - C: Trümmerzone der Gelenkfläche.

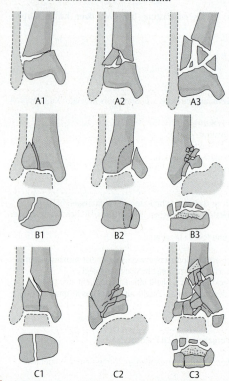

Abb. 35.6 • AO-Klassifikation der Pilon-tibial-Frakturen. (aus Wirth C. J.: Fuß. Thieme; 2002)

35.7 Pilon-tibial-Fraktur

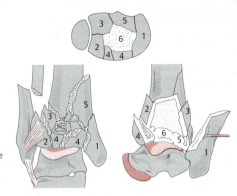

Abb. 35.7 • Hauptfragmente der Pilon-tibial-Fraktur nach Zwipp. (aus Wirth C. J.: Fuß. Thieme; 2002)

- *Einteilung nach Zwipp:* 6 Hauptfragmente zur Therapieplanung (s. Abb. 35.7):
  - 1. Innenknöchelfrakturen.
  - 2. Anterolaterales Fragment (mit vorderer Syndesmose).
  - 3. Posterolaterales Fragment (mit hinterer Syndesmose).
  - 4. Vorderes Tibiakantenfragment.
  - 5. Hinteres Tibiakantenfragment.
  - 6. Zentrales Pilonfragment (häufig impaktiert).

Klinik und Diagnostik

- **Klinik:** Schmerzhafte Schwellung, Bewegungseinschränkung; fehlende Belastbarkeit, Fehlstellung.
- **Klinische Untersuchung:** Abschätzen des Weichteilschadens; periphere Durchblutung, Motorik, Sensibilität (pDMS) prüfen und dokumentieren.
- **Bildgebung:** *Röntgen:* Unterschenkel a.–p. und seitl. auf OSG zentriert. *CT:* Zur Bestimmung der Frakturmorphologie zur Therapieplanung. *Angiografie:* Bei Pulslosigkeit.
- **Kompartmentdruckmessung:** Bei klinischem V. a. Logensyndrom. Näheres s. Kap. Kompartmentsyndrom (S. 502).

Therapie und Nachbehandlung

- **Wichtig:** Bei starker Dislokation notfallmäßige Reposition bereits am Unfallort!
- **Therapieprinzipien:**
  - *Einfache Frakturen:* Primäre, einzeitige Versorgung innerhalb der ersten 6–8 Stunden.
  - Mittlere/schwere Weichteilschäden und offene Frakturen:
    - 2-zeitige Versorgung. Fixateur externe nach geschlossener Reposition für 7–10 Tage.
    - Primären Wundverschluss nicht erzwingen! Ggf. temporäre Deckung mit Vakuumversiegelung und sekundärer Wundverschluss.
- **Konservative Therapie:** Nicht dislozierte oder leicht reponier- und retinierbare Frakturen. Unterschenkelgips (gespalten → zirkulär). Keine Belastung für 6–8 Wochen, dann zunehmend.
- **Operative Therapie:** Alle dislozierten Frakturen. Ggf. Stabilisierung mit Fixateur externe. Osteosynthese Tibia temporär mit K-Drähten/Schrauben. Osteosynthese Fibula mit Platte.
- **Nachbehandlung post op:** Gipsschiene 6. Woche, 7.–12. Woche Steigerung auf Vollbelastung.

35.8 Malleolarfraktur

Grundlagen

- **Definition:** Frakturen von Innenknöchel, distaler Fibula, hinterer und vorderer Tibiakante.
  - *Volkmann-Fraktur:* Knöcherner Ausriss der hinteren Syndesmoseninsertion.
  - *Tubercule-de-Chaput-Fraktur:* Knöcherner Ausriss der vorderen Syndesmoseninsertion.
  - Wagstaffe-Fraktur: knöchernes Syndesmosen-Ausrissfragment der ant. dist. Fibula.
- **Ätiologie:** Pronations- oder Supinationstrauma mit (Sub-)Luxation des Talus aus Malleolengabel.
- **Einteilung:** *Nach Weber:* Gemäß der Höhe der Fibulafraktur in Bezug auf die Syndesmose (s. Abb. 35.8):
- *Weber A:* Distal der Syndesmose (keine Syndesmosenverletzung).
- *Weber B:* Innerhalb der Syndesmose (mögliche Syndesmosenverletzung).
- *Weber C:* Proximal der Syndesmose mit Ruptur der Syndesmose und ggf. der Membrana interossea je nach Frakturhöhe. *Sonderform: Maisonneuve-Fraktur* mit hoher Fibulafraktur und Sprengung der Gabel sowie Ruptur der Membrana interossea (s. Abb. 35.8d).
- *Beachte:* Bei jeder Frakturform des Außenknöchels kann der Innenknöchel oder das Lig. deltoideum mitbetroffen sein.

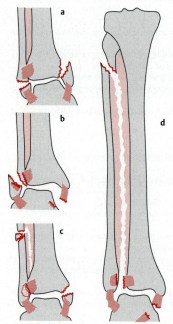

Abb. 35.8 • Einteilung der Malleolarfrakturen nach Weber. (aus Härter et al.: Checkliste Gipstechnik, Fixationsverbände. Thieme; 1998)
a Weber-A-Fraktur,
b Weber-B-Fraktur,
c Weber-C-Fraktur,
d hohe Weber-C-Fraktur (Maisonneuve).

Klinik, Diagnostik und Differenzialdiagnosen

- **Klinik:** Schmerzhafte Schwellung und Bewegungseinschränkung, Fehlstellung.
- **Untersuchung:** Druckschmerz proximale Fibula (Maisonneuve-Fraktur), Druckschmerz Metatarsale-(MT)V-Basis.
- *Merke:* Durchblutung, Motorik, Sensibilität **(DMS)** prüfen und dokumentieren!
- **Diagnostik:** *Röntgen:* OSG a.–p. (in 15°-Innenrotation) und seitlich. Bei V. a. Maisonneuve-Fraktur kompletter Unterschenkel a.–p. und seitlich.
- *Hinweis:* Indikation zur Röntgendiagnostik nach den Ottawa-Kriterien (s. Abb. 35.9).
- **Differenzialdiagnose:**
  - Diabetische Neuroosteoarthropathie: Schwellung, Überwärmung, Knochendefekte, Fehlstellungen, aber keine Schmerzen. Keine Osteosynthese!
  - Isolierte Syndesmosenverletzung
  - OSG-Bandläsionen
  - Osteochondrale Abscherfrakturen Talus
  - Pilon-tibiale-Fraktur
  - Volkmann-Fraktur

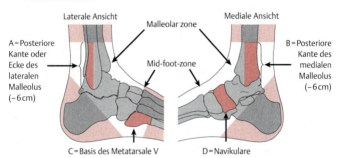

Abb. 35.9 • Ottawa-Kriterien: Eine Röntgenabklärung ist notwendig bei Schmerzen im Malleolenbereich bzw. Schmerzen im Mittelfußbereich kombiniert mit knöcherner Druckschmerzhaftigkeit in Zone A, B, C oder D oder sofortiger Belastungsunfähigkeit.

Therapie und Nachbehandlung

- **Konservativ:** Alle nicht dislozierten Weber-A- und ggf. -B-Frakturen. US-Gips, keine Belastung für 4 Wochen, dann Belastungsaufbau. Röntgenkontrolle: 1 u. 4 Wo., nach Behandlungsabschluss.
- **Operativ:** Alle dislozierten Frakturen, Weber-C-Frakturen, ggf. -B-Frakturen; primär immer Außenknöchelosteosynthese, sekundär Innenknöchelosteosynthese.
  - *Beachte:* Strenge Indikationsstellung bei pAVK, chron. venöser Insuffizienz, Neuroosteoarthropathie.
  - *OP-Zeitpunkt:* Wegen zunehmender Weichteilschwellung sollte die operative Therapie möglichst innerhalb der ersten 6 – 8 Stunden nach dem Trauma liegen. Ist dieser Zeitraum überschritten, erfolgt zuerst eine Immobilisation im gespaltenen US-Gips und nach Rückgang der Weichteilschwellung die definitive operative Versorgung.
  - *Fibula:* Stufenlose Reposition; Schrauben- oder Plattenosteosynthese.
  - *Maisonneuve-Fraktur:* Wiederherstellung der Fibulalänge durch Zug, fibulotibiale Stellschrauben; bei ungenügender Reposition offene Syndesmosennaht.
  - *Innenknöchelfraktur:* Osteosynthese mit Zugschrauben, Zuggurtung, Platte, K-Drähte.

- *Tibia:* Zugschrauben- oder Zuggurtungsosteosynthese.
- *Rekonstruktion der dorsalen Tibiakante* (hinteres Volkmann-Dreieck): Indiziert bei Ausriss von > 20 % der Gelenkfläche im seitlichen Röntgenbild. Reposition unter Bildwandlerkontrolle, Zugschraubenosteosynthese.
- *Nachbehandlung post op.:* Funktionell mit Entlastung für 6 Wochen; Spitzfußprophylaxe in Unterschenkelgipsschiene in Neutralstellung. Entfernung der Stellschraube nach 6 Wochen (Materialentfernung bei Verwendung eines Faden-Flaschenzug-Systems, z. B. TightRope, nicht zwingend notwendig). Röntgenkontrolle 6 Wo. postoperativ.

35.9 Talusfraktur

Grundlagen

- **Ätiologie:** Axiale Kompression bei Sturz aus großer Höhe oder Verkehrsunfall. Sonderform: Bei Plantarflexion Abscherfraktur des Processus posterior tali.
- **Einteilung:** *Nach Marti und Weber* (bezüglich Frakturlokalisation zentral/peripher). Siehe Abb. 35.10.

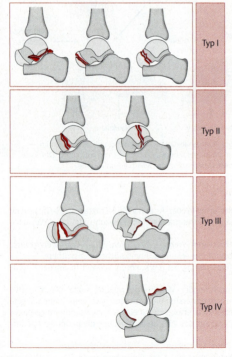

Abb. 35.10 • Einteilung der Talusfrakturen nach Marti und Weber.
Typ I: Periphere Frakturen (distale Halsfraktur, Flake Fracture).
Typ II: Nicht dislozierte, zentrale Frakturen.
Typ III: Dislozierte zentrale Frakturen.
Typ IV: Zusätzliche Luxation des Talus.
(aus Bühren V., Keel M., Marzi I.: Checkliste Traumatologie. Thieme; 2016)

Klinik und Diagnostik

- **Klinik:** Typische Frakturzeichen, Unfähigkeit der Lastaufnahme.
- **Klinische Untersuchung:** Periphere Durchblutung, Motorik, Sensibilität prüfen und dokumentieren.
- **Bildgebung:** *Röntgen:* OSG a.–p., Fuß seitl. und d.–p. schräg, zur Beurteilung des Subtalargelenks. *CT:* Bei allen frischen Verletzungen des Talus. Koronare Schichtung zur Darstellung Subtalargelenk; axiale Schichtung zur Darstellung Talonavikulargelenk.

Therapie und Nachbehandlung

- **Wichtig:** Dislozierte und luxierte Frakturen müssen notfallmäßig innerhalb der ersten 6 Stunden reponiert werden (Weichteilschaden, Blutversorgung, Nekroserisiko insb. bei zentralen Frakturen).
- **Konservativ:** Nicht dislozierte Frakturen (Marti II). Unterschenkelgips und Entlastung für 6–12 Wo.
- **Operativ:** Alle anderen Frakturen des Talus. Einmaliger Versuch der geschlossenen Reposition durch volle Plantarflexion und (je nach Dislokationsrichtung) Manipulation am Tuber calcanei. Bei Erfolglosigkeit (häufig) offene Reposition.
- **Nachbehandlung post op.:** Frühfunktionell mit Belastungssteigerung. Vollbelastung nach Röntgenkontrolle bei Talushalsfraktur nach 6 Wo., bei Taluskorpusfraktur 10–12 Wo.

35.10 Kalkaneusfraktur

Grundlagen

- **Ätiologie:** Sturz aus großer Höhe. **Cave:** Begleitverletzungen, Wirbelfrakturen.
- **Einteilung:** Nach Essex-Lopresti (Einteilung nach charakteristischen sekundären Frakturlinien):
  - Undislozierte Fraktur.
  - *Tongue Type:* Langstreckige Frakturlinie und Austritt über das dorsale Tuber calcanei (Entenschnabelfraktur).
  - *Joint Depression:* Impression der posterioren Facette mit Verlauf der Frakturlinie unmittelbar hinter der Facette in das Tuber.
  - *Trümmerfraktur:* Abrissfraktur des Proc. calcanei anterior.

Klinik und Diagnostik

- **Klinik:** Unfähigkeit zur Belastung.
- **Klinische Untersuchung:** Rückfuß verplumpt und geschwollen. Schmerzhafter Zangengriff.
- **Bildgebung:**
  - *Röntgen:* Kalkaneus seitl. und axial, Fuß d.–p., OSG a.–p. Zur Beurteilung der subtalaren Gelenkbeteiligung ggf. noch Fuß d.–p., schräg.
  - *CT:* Obligat zur endgültigen Klassifikation und präoperativen Planung.
  - **Hinweis:** Radiologische Zeichen einer Stressfraktur meist erst 10 Tage nach Symptombeginn.

Therapie und Nachbehandlung

- **Konservativ:** Bei extraartikulären Frakturen ohne relevante Rückfußdeformität (varus < 5°; valgus < 10°) sowie intraartikulären Frakturen mit einer Dislokation < 1 mm. Entlastungsorthese für 6 Wo., Vollbelastung nach 9–12 Wo.

- **Offene operative Therapie:**
  - Bei dislozierten intraartikulären Frakturen > 1 mm sowie extraartikulären Frakturen mit relevanter Rückfußfehlstellung (varus > 5°; valgus > 10°). Winkelstabile Plattenosteosynthese von lateral aufbauend ggf. mit Schrauben kombiniert.
  - Kontraindikationen sind kritische Weichteilverhältnisse mit hohem Infektionsrisiko (Spannungsblasen, Hautnekrosen); arterielle/venöse Durchblutungsstörung.
- **OP- Zeitpunkt:**
  - *Merke:* Notfallmäßige OP bei offenen Frakturen, inkarzerierten Weichteilen oder manifestem Kompartmentsyndrom.
  - Richtet sich nach Ausmaß des Weichteilschadens.
  - *I–II° offene Frakturen:* Meist 6 – 10 Tage posttraumatisch bei Konsolidierung der Weichteile.
  - *III° offene Frakturen:* Sofortiges Schließen, ggf. Reposition sowie Schanz-Schraube und K-Drähte. Absaugen des Hämatoms über Stichinzision. Fixateur externe bis zur Weichteilkonsolidierung und definitive Versorgung am 8.– 10. Tag. Ggf. Spaltung des Kompartments.
  - *Wichtig:* Eine um mehr als 14 Tage verzögerte OP sollte wegen der erhöhten Gefahr von Wundrandnekrosen/Infektionen vermieden werden.
- **Nachbehandlung post op.:** 15-kg-Teilbelastung für 6 Wo., schrittweiser Aufbau nach 10–12 Wochen orthopädisches Schuhwerk.

35.11 Metatarsalefraktur

Grundlagen

- **Epidemiologie:** Meist durch direkte äußere Gewalt und mehrere Metatarsalia betroffen, isolierte Frakturen selten. Häufigste Lokalisation für Stressfrakturen am menschlichen Körper (v. a. 2. Strahl), an der Basis des Metatarsale-(MT)V befindet sich der Ansatz des M. peroneus brevis und das laterale Band der Plantaraponeurose.
- **Sonderform:** *Jones-Fraktur:* Querbruch im Übergang von Meta- zu Diaphyse von MT V ca. 1,5 cm distal der Basis.

Klinik und Diagnostik

- **Untersuchung:** Druckschmerz, Einblutung über der Fraktur.
- **Röntgen:** Fuß d.–p., streng seitlich, Schrägaufnahme 45°; ggf. Stressaufnahmen in Lokalanästhesie zum Ausschluss einer Lisfranc-Instabilität.
- *Beachte:* Stressfrakturen werden meist erst 2 Wochen nach Beginn der Symptome sichtbar. Es gibt eine Vielzahl an akzessorischen Knochen ohne pathologischen Wert.

Therapie und Nachbehandlung

- **Konservativ:**
  - Nicht dislozierte Frakturen und Schaftfrakturen MT II–IV mit Dislokation in der Frontalebene ohne Verkürzung: Unterschenkelliegegips für 3 - 5 Tage, dann gut anmodellierter Unterschenkelgehgips für 2 - 4 Wochen, beschwerdeorientierte Teilbelastung für 6 Wochen.
  - *Stressfrakturen:* Schonung und beschwerdeorientierter Belastungsaufbau. Bei Leistungssportlern ggf. Entscheidung zur sofort belastbaren Osteosynthese.
- **Operativ:**
  - Dislokation in der Sagittalebene, bei MT I und V auch in der Frontalebene; Dislokation der MT-Köpfchen und -Basen; MT-V-Basisfraktur wg. Zug des M. peroneus brevis.
  - Geschlossene, wenn nötig offene Reposition; temporäre K-Draht-Fixierung. *Gelenknahe Frakturen:* Minischrauben-/Spickdrahtosteosynthese. *MT-V-Frakturen*

(mit Gelenkbeteiligung der Basis > 30 % oder Stufe von > 2 mm zum Kuboid): Offene Reposition, Zuggurtungs- oder Schraubenosteosynthese.
- *Nachbehandlung:* Unterschenkelorthese 4 – 6 Wochen, Teilbelastung 20 kg für 2 Wochen, dann beschwerdeabhängige Vollbelastung. *Cave:* Drahtbruch bei Transfixierung von Gelenken (weiter Teilbelastung bis zur ME). ME: K-Drähte in Lokalanästhesie nach 6 Wochen.
- **Komplikationen:** Metatarsalgie (S. 497), Fehlstellung, Kompartmentsyndrom (S. 502) und funktionelles Kompartmentsyndrom (S. 307).

35.12 Zehenfraktur /-luxation

Grundlagen

- **Besonderheiten:** Häufigste Fraktur am Vorfuß; Luxationen sehr selten. Sonderform Turf Toe (S. 314): Verletzung der Gelenkkapsel des MTP-I-Gelenks ohne Dislokation (z. B. bei American Football, Ballett).
- *Beachte:* Für den Abstoß- und Abrollvorgang beim Gehen hat die 1. Zehe mit intaktem MTP-Gelenk eine große Bedeutung.

Klinik und Diagnostik

- **Klinik:** Starker Druck- und Bewegungsschmerz (die Belastbarkeit der kleinen Zehen ist bei Fraktur meist nicht eingeschränkt); Fehlstellung; ggf. Krepitation.
- **Röntgen:** Phalanx a.–p. und 45°-Schrägaufnahme.

Therapie und Nachbehandlung

- *Beachte:* Frakturen mit Verletzung des Nagelwalls gelten als offene Frakturen (→ Débridement, Lavage, temporäre Ruhigstellung mit K-Draht).
- **Konservativ:** Bei nicht dislozierten Frakturen. Ggf. Entlastung eines subungualen Hämatoms durch Trepanation. Frühfunktionelle Behandlung unter Vollbelastung mit starrer Sohle für 4 – 6 Wochen. Schienung an benachbarter Zehe (s. Abb. 35.11). *Cave:* Durchblutung! Hautpolsterung interdigital zur Vermeidung von Mazerationen.
- **Operativ:** Dislozierte Frakturen; Luxationen.
  - *Fraktur:* Leitungsanästhesie und Reposition unter axialem Zug. Bei gelungener Reposition frühfunktionelle Behandlung. An D 1 häufig offene Reposition notwendig; dann Retention mit gekreuzten K-Drähten, alternativ Minischrauben/-plättchen. Ruhigstellung im Lopresti-Slipper für 10 Tage. Entfernung der K-Drähte nach 3 – 6 Wochen.
  - *Luxation:* Leitungsanästhesie und rasche Reposition. Meist geschlossene Reposition durch forcierte Plantarflexion unter axialem Zug mit Druck von plantar auf das proximale Segment möglich. Bei Reluxationstendenz Transfixierung mit K-Drähten für 3 – 4 Wochen. Frühfunktionelle Behandlung mit harter Sohle für 3 Wochen.

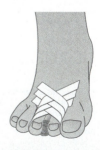

Abb. 35.11 • Pflasterzügelverband bei Zehenfraktur. (aus Paetz B., Benzinger-König B.: Chirurgie für Pflegeberufe. Thieme; 2013)

Sachverzeichnis

A

Abduktionsorthese, Schulter 104
Abrasionsarthroplastik 602
Abrasionschondroplastik, arthroskopische 443
Abrollhilfe 115
Absatzverbreiterung 114
Abszess, Brodie- 213
Acetylsalicylsäure 96
- postoperativ 80
- präoperativ 77
ACG = Akromioklavikulargelenk 351
Achillessehnenreflex 23
Achillessehnenrekonstruktion 457
Achillessehnenruptur 151, 455
Achillessehnenverlängerung 299
Achillodynie 453
Achondroplasie 163
ACR/EULAR Klassifikationskriterien 191
Acrodermatitis chronica atrophicans 197
ACT = autologe Chondrozytentransplantation 604
AC-Winkel 279
Adam-Zeichen 34
Adduktionstest, horizontaler 40
Adduktorenläsion 406
Adduktorenreflex 23
Adoleszentenkyphose 318
Adson-Test 40, 335
Aequalis 553
AHA = akromiohumeraler Abstand 357
AHB = Anschlussheilbehandlung 119
Ahlbäck, Morbus 439
Akin-Operation 490
Akromioklavikulargelenk 546
- Arthrose 353
- arthroskopische Resektion 353
- Punktion 69
- Sprengung 351, 546
- Untersuchung 36, 39
- Zielaufnahme nach Zanca 56
Akromioklavikulargelenk-Instabilität 157
Akromiontypen nach Bigliani und Morris 356
Aktivkorsett 331

Ala-Aufnahme 59
Albers-Schönberg, Morbus 171
Algodystrophie 182
ALIF = anteriore lumbale interkorporale Fusion 543
Ali-Krogius-Operation 447
Allen-Test 40
Allgöwer-Apparat 110
Allman-Klassifikation, SCG-Instabilität 354
Allopurinol 205
Almquist-OP, Epicondylitis humeri radialis 387
ALS = Amyotrophe Lateralsklerose 262
Alters-RA 185
Altersrundrücken 322
AMC = Arthrogryposis multiplex congenita 248
Amelie 161
Amitryptillin, Morbus Sudeck 184
Amputation 608
- Humerus 620
- kongenitale Fehlbildung 163
- Mittelhand 618
- Morbus Sudeck 184
- nach Burgess 627
- nach Pirogoff 626
- nach Syme 626
- Oberarm 620
- obere Extremität 615
- Oberschenkel 630
- Schulter 621
- transgenikuläre 629
- untere Extremität 622
- Unterschenkel 627
- Zehe 623
Amyoplasie 248
Amyotrophe Lateralsklerose 262
Anästhesia dolorosa 345
Analog-Skala, visuelle 19
Analreflex 23
Anamnese 19
Anderson-Typ-II-Densfraktur 532
Andersson-Läsion 194
Aneurysma, arterielles 609
Angiografie 224
Anschlussheilbehandlung 119
Anterior Ankle Pain 464
anteriore lumbale interkorporale Fusion 543
Antibiotikatherapie 88

Antidepressivum, trizyklisches 85
Antiluxationsorthese, Schulter 104
Antirheumatika, nicht-steroidale 86
Anti-TNF-Präparate 86
Anti-Varusschuh 113
Apley-Grinding-Test 48
Apophyse, aseptische Nekrose 271
Apprehensiontest
- Patella 48
- Schultergelenk 38
Arbeitsarm 616
Arcoxia 82
Arlt, Repositionsmanöver 370
Armamputation 615
Arteriitis temporalis Horton 202
Arteriosklerose 609
Arthritis
- bakterielle 214
- juvenile chronische 185
- Lyme-Borreliose 197
- psoriatica 207
- reaktive 195
- rheumatoide 367
- rheumatoide, Schmerztherapie 86
- Säuglings- 294
- septische, kalkulierte Antibiotikatherapie 89
- Sternoklavikulargelenk 355
- urica 203
Arthro-Computertomografie 57
Arthrocare 511
Arthrodese
- Double- 475
- Gonarthrose 444
- Hammerzehe 494
- Hüftgelenk 569
- nach Endoprotheseentfernung 217
- nach Lambrinudi 476
- oberes Sprunggelenk 466
- Schultergelenk 559
- subtalare 475
- Triple- 475
Arthrogryposis multiplex congenita 248
Arthrolyse
- Arthromyogryposis multiplex congenita 249
- Hämophilie 181
Arthromyogryposis multiplex congenita 421

Arthropathie
- bei Hämophilie 180
- Charcot- 259
- metabolische 181

Arthrose
- Akromioklavikulargelenk 353
- femoropatellare 451
- Hüftgelenk 415
- Kniegelenk 441
- oberes Sprunggelenk 465
- Postmeniskektomie- 428
- Sternoklavikulargelenk 355
- unteres Sprunggelenk 474

Arthrosezeichen, radiologische, Hüftgelenk 417
Arthrosezeichen, röntgenologische 399

Arthroskopie 511
- Ellenbogen 515
- Handgelenk 517
- Hüftgelenk 518
- Kniegelenk 519
- oberes Sprunggelenk 523
- Rheumatoide Arthritis 190
- Schulter 511
- unteres Sprunggelenk 524

Arthrotomie 604
ASAD = Dekompression, arthroskopische subakromiale 358
ASI s. Impingement, anterosuperiores 358
ASIA-Klassifikation 338
ASK s. Arthroskopie 511
Aspirin 80
Aspirintest 229
ASS s. Acetylsalicylsäure 80
AT-Winkel 279
Ataxie 254
Athetose 254
AUB = allgemeine Unfallversicherungsbedingungen 134
Außenrotations-Lag-Sign 38
Autogenes Training 124
Autologe Chondrozytentransplantation 604
Azathioprin 86
Azetabularisierung 552
Azulfidine 86

B

Baastrup, Morbus 322
Baastrup-Phänomen 175
Babinski-Gruppe 25
Bajonettstellung 643
Baker-Zyste 188, 440
Ballenhohlfuß 486
Ballenmaß 28
Ballenrolle 115

Bambusstab 194
Bandplastik, oberes Sprunggelenk 464
Bandscheiben-Totalendoprothesen 541
Bandscheibenersatz 541
Bandscheibenhernie 325
Bandscheibenoperation, endoskopische 540
Bandscheibenvorfall
- endoskopischer Eingriff 538
- harter 326
- lumbaler 326
- thorakaler 326
- weicher 326
- zervikaler 325

Bandverletzung, Kniegelenk 430
Bankart-Fraktur 635
Bannwarth-Meningoradikulitis 197
Barlow-Zeichen 282
Barton-Fraktur 644
Basisakromion 350
Bauchhautreflex 23
Bauer-Zugang 562
Baumwollschädel, bei Morbus Paget 173
Beck-OP, Lunatumnekrose 403
Becken, Amputation 632
Becken-Bein-Extensionsorthese 107
Beckenkammbreite 27
Beckenorthese 109
Beckenosteotomie 573
Beckenosteotomie nach Salter, Morbus Perthes 290
Beckenübersicht, a.–p.-Aufnahme 59
Becker-Habermann-Korsett 102
Becker-Muskeldystrophie 249
Begrüßungsschmerz 187
Begutachtung 134
Behandlungsfehler 134
Behinderungsgrad 134
Beinlängenausgleich 100
- Absatzzurichtung 114
- bei Hüftorthese 107
- Einlage 116
Beinlängendifferenz 29, 404
Beinlängenmessung 27
Beinorthese 109
Beinumfangsmessung 27
Beinvenenthrombose, tiefe 343
Belastungsaufnahme, Schultergelenk 56

Belegungsumfang, oberes Sprunggelenk 49
Belly-press 38
Bence-Jones-Protein 241
Bending 53
Benuron 80
Benzbromaron 205
Beschleunigungsverletzung 335
Bettungseinlage 117
Beweglichkeitsprüfung
- Brustwirbelsäule 34
- Lendenwirbelsäule 34
- Schultergelenk 36
Bewegungslehre, funktionelle, nach Klein-Vogelbach 123
Bewegungsstörung, zerebrale 253
Bewegungsumfang 25
- Brustwirbelsäule 33
- Daumengelenk 42
- Ellenbogengelenk 40
- Fingergelenk 42
- Halswirbelsäule 31
- Handgelenk 42
- Hüftgelenk 44
- Kniegelenk 46
- Lendenwirbelsäule 33
- Mittelhandgelenk 42
- Radioulnargelenk 40
- Rückfuß 49
- Schultergelenk 37
- Tarsalgelenk 49
- Vorfuß 49
- Zehengelenk 51
BGSW = Weiterbehandlung, berufsgenossenschaftliche stationäre 119
Bilderrahmenwirbel, bei Morbus Paget 173
Bindegewebsmassage 131
Biomet 553
Biopsie 224, 510
Bisphosphonate
- Morbus Paget 173
- Morbus Sudeck 184
- periartikuläre Ossifikation 344
- Osteoporose 177
Bizepsinstabilität 39
Bizepsreflex 23
Bizepssehnenruptur 390
- proximale 374
Bizepssehnentest 39
Bizepsumfangsmessung 27
Blase, hyperreflexive 342
BLD = Beinlängendifferenz 404
Blockierung, atlantoaxiale 318
Blockwirbel, isolierter 315
Blount, Morbus 273

Blumenkohlohr 309
BMI = Body-Mass-Index 20
BMP = Bone morphogenic Protein 543
Bobath-Therapie 121
Body-Mass-Index 20
Bone Bruise 445
Bone Morphogenic Protein 543
Bone-Tendon-Bone-Graft 576
Borggreve-Umkehrplastik 236
Borreliose 197
Boston-Brace 331
Bosworth-OP 387
Boxerarm 308
Boxerohr 309
Brattström-Sulkuswinkel 64
Braun'sche Schiene 119
Brodie-Abszess 213
Broström-Operation, OSG 462
Brown-Séquard-Syndrom 338
Brügger, Therapiekonzept 122
Brunkow-Stemmübungen 122
Brusttiefemessung 26
Brustumfangsmessung 26
Brustwirbelsäule
- Bewegungsumfang 33
- endoskopische Eingriffe 537
- Mobilitätsprüfung 34
- operativer Zugang 528
- Orthesenversorgung 102
- Röntgentechnik 53
- Syndrom 325
B-Symptomatik 221
B-Symptome 243
Bulbo-kavernosus-Reflex 23
Burgess-Amputation 627
Bursektomie, Olekranon 388
Bursitis sonografischer Befund 453
Bursitis olecrani 388
Bürstenmassage 130
BWS s. Brustwirbelsäule 53
BWS-Syndrom 325

C

Cafe-au-Lait-Fleck 171
Cam-Impingement 410
Caput-Collum-Diaphysen-Winkel 279
Caput-ulnae-Syndrom 187
Caries sicca 214
Caton-Deschamps-Index 63
Catteral-Klassifikation 288
Cauda equina Syndrom 338
CCD-Winkel = Caput-Collum-Diaphysen-Winkel 279
CCD-Winkel = Corpus-Collum-Diaphysen-Winkel 59
CDH = congenital dislocation of the hip 281
CE-Winkel 279
CECS = Chronic exertional Compartment Syndrome 307
Ceftriaxon, Lyme-Borreliose 198
Celebrex 82
Celecoxib 82
Cephalosporin, Lyme-Borreliose 198
Certoparin 96
Chair-Test 386
Charcot-Arthropathie 259
Charcot-Fuß 498
Chassaignac, Morbus 376
Chauffeur-Fraktur 644
Cheilektomie 491
Cheiralgia paraesthetica 263
Cheneau-Korsett 331
Chevron-Osteotomie 489
Chiari-Beckenosteotomie 574
Chiari-II-Fehlbildung 255
Chiragra 203
Chloroquin 86
Cholinesterase-Inhibitor, Myasthenia gravis 253
Chondrodysplasie 163
Chondrodystrophie 163
Chondrokalzinose 206
Chondrom 232
Chondromatose, synoviale 233
Chondropics 602
Chondrosarkom 238
- Überblick 218
Chondrozytentransplantation, autologe 604
Chopart-Gelenk 187
Chopart-Gelenklinie 66, 475
Chrisman-Snook-Bandplastik 464
Chronic exertional Compartment Syndrome 307
Cincinnati-Schnitt 299
Claudicatio spinalis 323
Claw Foot 486
Clayton-Operation 484
Clexane 96
Closed Wedge 581
Co-Planing 353
Codman-Dreieck 222
Codman-Griff 36
Colles-Fraktur 643
complex regional pain syndrome 182

Computertomografie
- Hüftgelenk 60
- Kniegelenk 62
- quantitative 176
- Schultergelenk 57
- Single-Photonen-Emissions- 224
- Sprunggelenk 67
- Wirbelsäule 55
congenital dislocation of the hip 281
Containment 285
Continuous passive Motion 119
Copeland-Prothese 552
Corpus-Collum-Diaphysen-Winkel 59
Coxa antetorta 279
Coxa retrotorta 279
Coxa saltans 408
Coxa valga 279
Coxa vara 279
Coxitis, Säuglings- 294
Coxitis fugax 293
Cozen-Test 41, 386
cP = chronische Polyarthritis 185
CPM = Continuous passive Motion 119
Crawford-Einteilung 295
Crescent Sign 413
CREST-Syndrom 198
Cross-Body 40
Crossing Sign 63
CRPS = complex regional pain syndrome 182
Crus varum congenitum 295
CT s. Computertomografie 55
CTS = Karpaltunnelsyndrom 43
Cubitus valgus 375
Cubitus varus 375
Cup-Prothese 552
Curschmann-Batten-Steinert-Dystrophie 251
Cushing-Syndrom 174
Cyclophosphamid 86
Cyriax
- manuelle Therapie 122
- Querfriktionen 130

D

Dalteparin 96
Danaparoid 97
Dangling-leg-Zeichen 250
Dashboard Injury 651
Dastre-Morat-Regel 133
Daumengelenk, Bewegungsumfang 42
Daumengrundgelenksorthese 105

Daumensattelgelenkarthrose 399
DCS = Dorsal Column Stimulation 346
De Quervain-Fraktur 646
Dead-Arm-Syndrom 370
Decortin 85
Deep Frictions 130
Defekt
- longitudinaler 162
- metaphysärer fibröser 230
- transversaler 162
Deformierung, prädiskotische 321
Dejour, Röntgenbeurteilung der Trochleaform 63
Dekompression
- Achondroplasie 164
- arthroskopische subakromiale 358
Dekompressionsoperation, Halswirbelsäule 534
Dekortikation 507
Dekubitus 344
Dekubitusprophylaxe 120
Deltatrapezoidfaszie, Ruptur 351
Densfraktur, Verschraubung 532
Dermatome 24
Dermatomyositis 198
Derotationsspondylodese, nach Zielke 332
Desirudin 96
Detonisierung 125
Detrusor-Sphinkter-Dyssynergie 342
Dexamethason 85
Dezelerationstrauma 335
Diabetes mellitus 609
Diadynamische Ströme 128
Dial-Test 48
Diazepam, Morbus Sudeck 184
Dickenwachstum, periostales 269
Diclofenac 81
- Morbus Sudeck 184
Digitus quintus superductus et varus 494
Digitus saltans 401
Dihydroergotamin, Morbus Sudeck 184
Dimeglio-Einteilung 296
DIP-Gelenk = Interphalangealgelenk, distales 42
Diparese 254
Dipidolor 83
Diplegie 254
Dipyridamol 96
Discitis 346
Diskografie 531

Distraktionsapparat 406
Distraktionsschmerz, axialer 44
Distraktionsstab nach Harrington 334
Doppelkontrast-Computertomografie 57
Doppelschritt 28
Dornfortsatz-Klopftest 35
Dorsal Column Stimulation
Dorsal-Column-Stimulation 328, 346
double line sign 414
Double-Arthrodese 475
Double-Bundle-Technik 577
Doxycyclin, Lyme-Borreliose 198
D-Penicillamin 86
Drawer-Test, posterolateraler 47
Drehmann-Zeichen 44
Drei-Punkt-Abstützung 101
Drei-Punkt-Orthese
- Knie 103
- nach Vogt und Baehler 102
Dreizackform, Hand 163
dual energy X-ray absorptiometry 176
Duchenne-Hinken 29
Duchenne-Muskeldystrophie 249
Duchenne-Zeichen 29
Dunn-Rippstein-Aufnahme 59
Dupuytren, Morbus 398
Durom-Prothese 552
DXA = dual energy X-ray absorptionmetry 176
Dysmelie 161
Dysmetrie 254
Dysostose 161
- polytope enchondrale 166
Dysplasia spondyloepiphysaria 165
Dysplasie 161
- fibröse 170
- kleidokraniale 166
- multiple epiphysäre 166
- spondyloepiphysäre 165
Dysreflexie, autonome 343
Dystrophie 161
- myotone 251
Dystrophin 250

E

EAP = erweiterte ambulante Physiotherapie 119
ECF = Epiphysiolysis capitis femoris 290
Ehlers-Danlos-Syndrom 167
Eigenblutspende 77
Eigenkraft-Prothese, Arm 616

Eigenreflexe 23
Einlage 116
- propiozeptive 117
Einlagenschuh 113
Eisenablagerung, pathologische 181
Elektrotherapie 127
Elfenbeinwirbel 243
Elle, Längenmessung 26
Ellenbogengelenk
- Arthroskopie 515
- Bewegungsumfang 40
- Exartikulation 620
- Funktionsstellung 74
- Kernspintomografie 58
- -luxation 383
- offene Mobilisation 619
- -orthese 105
- Punktion 69
- Röntgentechnik 58
- -schmerz 142
- -steife 379
- Umfangsmessung 27
Elmslie-Trillat-Operation 448
Embolie, arterielle 609
Emmert-Plastik 495
Enchondrom 232
Enchondromatose 232
Endausschlag, Bewegungsumfang 25
Endoprothese, infizierte 215
Endoprothesenwechsel, Hüftgelenk 568
Endoxan 86
Endwirbel 54
Engpasssyndrome, Test 41
Enoxaparin 96
Enthesiopathiezeichen 357
Entlastung, osteoligamentäre 543
Entspannungstherapie 124
Epikondylitis 143, 386
Epikondylitisbandage 105
Epikondylitisspange 105
Epikondylitistest 41
Epiphyse, aseptische Nekrose 271
Epiphysenspickung, Femur 564
Epiphysiodese, Achondroplasie 164
Epiphysiolysis capitis femoris 290
- Epiphysennagelung 564
Epoca 553
Ergotherapie 133
Erwachsenen-Knick-Senk-Fuß 481
Erwerbsfähigkeit, Minderung 134
Erythema chronicum migrans 197

Esmarch-Binde

Esmarch-Binde 515, 517
Etanercept 87
Etidronatdinatrium 344
Etoricoxib 82
EULAR Klassifikationskriterien 191
Evans-Bandplastik 464
Ewing-Sarkom 237
Exartikulation
– Ellenbogen 620
– Hüfte 632
– Knie 629
– Schultergelenk 621
– Zehe 624
Exostose,
– Haglund- 472
– kartilaginäre 229
Exponenzialstrom 128

F

Fabere-Patrick-Zeichen 44
Facettendruckschmerztest 48
Failed Back Surgery Syndrome 327
Fairbank, Morbus 166
Fallhand 43
Fallschloss 108
Faraday-Strom 128
Fasziitis, nekrotisierende 609
Faustschlussmyotonie 251
Faux-profil-Aufnahme 59
Fazilitation
– propriozeptive neuromuskuläre 120
– propriozeptive sensomotorische 123
– sensomotorische, nach Janda 123
FBA = Finger-Boden-Abstand 33
FBL = Bewegungslehre, funktionelle 123
Fehlbildung
– Amputation 610
– kongenitale 161
Feinnadelaspiration 510
Feldenkrais-Konzept 124
Felty-Syndrom 185
Femur, Hirtenstabdeformität 169
Femurfraktur
– pertrochantäre 655
– distale 656
Femurkopf
– avaskuläre Nekrose 293
– Epiphysenlockerung 290
– geburtstraumatische Epiphysenlösung 285
– idiopathische juvenile Nekrose 287
Femurkopffraktur 651

Femurkopfnekrose
– aseptische 412
– avaskuläre ischämische 412
– nichttraumatische 412
– posttraumatische 412
Femurkorrekturosteotomie 418
Femurosteotomie, suprakondyläre varisierende 583
Fentanyl 84
Fersenentlastungsorthese nach Settner/Münch 111
Fersenmaß 28
Fersensporn 117, 477
Fersenvalgus, Einlage 116
Fersenvarus, Einlage 116
Fettweis-Stellung 286
Fibrom, nichtossifizierendes 230
Fibromyalgie 200
Fibulaaplasie 610
Finger
– Amputation 616
– schnellender 401
Finger-Boden-Abstand 33
Fingerendgelenkorthese nach Stack 106
Fingerfraktur 649
Fingergelenk
– Bewegungsumfang 42
– Funktionsstellung 74
– Punktion 70
– Umfangsmessung 27
Fingerlängenmessung 27
Fingerorthese 105
Finkelstein-Test 43
Fischmaulschnitt 631
Flachrücken 31
Flake Fracture 438
Flavotomie 539
Flexionsosteotomie, intertrochantäre 570
Flexor-Extensor-Transfer, Hammerzehe 493
floppy child 254
Flügelabsatz 114
Folsäureprophylaxe, perikonzeptionelle 256
Fondaparinux 97
Foramen-obturatum-Aufnahme 59
Foraminotomie 534
Forequarter-Amputation 621
Forestier, Morbus 195, 322
Fouché-Zeichen 48
Fracture Brace 104
Fragmin P 96
Frakturreposition 76
Fraxiparin 96
Freiberg, Morbus 274

Fremdkraft-Prothese, Arm 616
Fremdreflexe 23
Frick-Test 50
Friedrich-Syndrom 354
Frik-Aufnahme 61
Froment-Zeichen 43
Frontalebene 26
Frozen Shoulder 365
Frühsynovialektomie, Rheumatoide Arthritis 192
Fujisawa-Linie 444
Fulkerson-Operation 447
Funktionsaufnahme, Lendenwirbelsäule 53
Funktionsstellung, Gelenke 74
Fuß
– Amputation 622, 624
– Röntgentechnik 66
Fußballerleiste 311
Fußbreitenausgleich 100
Fußform, pathologische 52
Fußgelenk, Funktionsstellung 74
Fußknochen, akzessorische 478
Fußlängenausgleich 100
– Einlage 116
Fußlängenmessung 27
Fußsprengung 491
Fuß-Syndrom, diabetisches 498
Fußumfangsmessung 28

G

Gaenslen-Zeichen 187
Gage-Zeichen, Morbus Perthes 289
Gagey-Zeichen 39
Galveston-Technik 333
Ganganalyse 28
Gangbild 28
Ganglion, intraossäres 232
Gangschule 123
Gangstörung 29
Ganz-Beckenosteotomie 575
Ganzbeinaufnahme 61
Garden-Frakturstadium 653
Gasbrand 609
GdB = Grad der Behinderung 134
Gegenirritationsverfahren 79
Gehfähigkeit 19
Gelegenheitsursache 134
Gelenkeröffnung, chirurgische 294
Gelenkpunktion 68
Gelenkspaltverschmälerung, Hüfte 417
Genu-recurvatum-Orthese 110

Gerichtsgutachten 134
Gerinnungsfaktorenmangel 180
Gibbus 347
Gicht 203
– chronische 204
– Pseudo- 206
– tophöse 204
Gilchrist-Orthese 104
Gillquist-Zugang, Arthroskopie 521
Gipskontrolle 75
Gipsverband 74
GIRD = Glenohumeral internal Rotation Deficit 359
Giving Way 446
Glasknochenkrankheit 168
Gleitschienenfixateur 405
Glenohumeral internal Rotation Deficit 359
Gliedertaxe 134
Global De Puy 553
Glukokortikoide 85
Glutaeusinsuffizienz 29
Gnomenwade 250
Golferellenbogen 386
Gonarthrose 441
– mit Instabilität 150
– Prothetik 588
– schmerzhafte 149
Gonarthroseorthese 110
Goniometrie 25
Gowers-Zeichen 250
Grad der Behinderung 134
Grammont-Prothese 557
Graner-OP, Lunatumnekrose 403
Greenspan-Schrägaufnahme 58
Grind-Test 43
Grobgriff 43
Grünholzfraktur 644
Gutachten, Aufbau 135
Gutachter 134

H

Hackenfuß 52
Hackenhohlfuß 486
Haftpflichtversicherung 134
Haglund-Exostose 472
Hakenplatte, ACG-Verletzung 546
Halbwirbel 316
Hallux rigidus 491
Hallux valgus 153, 487
Hallux-valgus-Winkel 488
Halo-Becken-Orthese 103
Halo-Thorax-Orthese 103
Haloextension 525
Halsband der Hundefigur 320
Halsumfangsmessung 26

Halswirbelsäule
– Anomalien 315
– Bewegungsumfang 31
– Distraktionstest 32
– Laminektomie 533
– Operation nach Robinson 534
– operativer Zugang 527
– Ortheseversorgung 103
– Röntgentechnik 53
– Rotations-Screening 31
– Spondylodese 536
– Syndrom 324
Hammerzehe 492
Hämoblastose 204
Hämochromatose 181
Hämophilie 180
Hamstring 576
Hamstringgruppe 407
Hamstringläsion 407
Hamstringsehne 432
Hand
– Amputation 615, 618
– Funktionsstellung 105
– Intrinsic-Plus-Stellung 105
– Röntgentechnik 58
Handgelenk
– Arthroskopie 517
– Beugezeichen 44
– Bewegungsumfang 42
– Exartikulation 618
– Funktionsstellung 74
– Punktion 69
– Umfangsmessung 27
Handlängenmessung 27
Handorthese 105
Handprothese 162
Handskoliose 187
Handwurzelluxation, perilunäre 646
Handwurzelluxationsfraktur, perilunäre transskaphoidale 646
hard disc 326
Harner-Klassifikation 433
Harnsäurebildungshemmer 205
Harnwegsinfektion, kalkulierte Antibiotikatherapie 90
Harringtonstab 334
Hartstab, ventraler 333
Hawkins-Kennedy-Zeichen 37
Head-at-Risk-Sign 289
Hegemann, Morbus 389
Heilverfahren 119
Heine-Medin-Erkrankung 259
Hemiendoprothese, Hüfte 419
Hemikalkanektomie 626

Hemikorporektomie 633
Hemilaminektomie 534
Hemilaminotomie 534
Hemiparese 254
Hemipelvektomie 633
Hemiplegie 254
HEP = Hemiendoprothese 419
Heparin
– niedermolekulares 96
– unfraktioniertes 95
Herring-Einteilung 289
Herzrhythmusstörung, querschnittbedingte 343
High Grade-Tumor 238
Hilgenreiner-Linie 285
Hinge Point 555, 558
Hinken 29
Hinterkappenzurichtung 116
Hintermann-Bandplastik 464
Hippokrates, Repositionsmanöver 370
Hirtenstabdeformität, Femur 169
HIT = heparininduzierte Thrombozytopenie 97
HKB = hinteres Kreuzband 432
Hochfrequenzstrom 129
Hodgkin, Morbus 243
Hohlfuß 52, 486
Hohlrundrücken 31
Hohmann-Handgriff 497
Hohmann-Operation 494
– Epicondylitis humeri radialis 387
Hohmann-Überbrückungsmieder 102
Holzach, Repositionsmanöver 370
Homogentisinsäure 181
Hook 616
Hook-Test, distale Bizepssehnenruptur 390
Horn-Blower's-Sign 38
Horton-Arteriitis 202
HTO = hohe tibiale Osteotomie 580
Hüftdysplasie 281
– kongenitale 161
Hüfte
– Lähmungs- 421
– schnappende 408
Hüftgelenk
– Arthrodese 569
– Arthroskopie 518
– Bewegungsumfang 44
– Computertomografie 60
– Einteilung nach Graf 284
– Endoprothesenwechsel 568
– Exartikulation 632
– Funktionsstellung 74

Hüftschnupfen

- Kernspintomografie 60
- Korrekturosteotomie 418
- Luxation, angeborene 281
- Luxation, offene Reposition 564
- Luxation, traumatische 651
- Luxationsgrade 285
- operativer Zugang 561
- Orthese 107
- Punktion 69
- Röntgentechnik 59
- Sonografie 282
- Totalendoprothese 565

Hüftschnupfen 293
Hühnerbrust 277
Hülsenorthese, Ellenbogen 105
Humerus
- subkapitale Amputation 621
- suprakondyläre Fraktur 640
- transkondyläre Amputation 620

Humeruskopf
- atraumatische Nekrose 367
- Fraktur 637
- posttraumatische Nekrose 367, 638

Humerusprothetik 553
HV = Heilverfahren 119
HWS s. Halswirbelsäule 31
HWS-Syndrom 324
Hybrid-Prothese 616
Hydrokolloidverband 71
Hydrotherapie 132
Hyperabduktionssyndrom 334
Hyperangulationstest 39, 359
Hyperkalzämie, idiopathische 161
Hypermetrie 254
Hyperparathyreoidismus 179
Hyperplasie 161
Hyperpression, laterale patellare 448
Hypertelorismus 166
Hyperurikämie 203
Hypoplasie 161
Hypotension, querschnittbedingte 343

I

Ibuprofen 81
ICF = Internationale Klassifikation der Funktionsfähigkeit, Behinderung und Gesundheit 118
ICP = Infantile Zerebralparese 253, 421
Ileus 345

Iliosakralgelenk 36
- Blockierung 36
- Röntgentechnik 55

Ilisarov-Fixateur 406
Imhäuser-Aufnahme 59
Imhoff-Portal 512
Impingement
- anterosuperiores 358
- Cam- 410
- femoroacetabuläres 409
- humeroradiales 382
- oberes Sprunggelenk 464
- Pincer 410
- posterosuperiores 359, 372
- Schultergelenk 356
- subkorakoidales 37, 357

Impingement, subkorakoidales
Impingementtest 37
- Labrum 410

Inaktivitätsatrophie 74
Inaktivitätsosteoporose 175
Infantile Zerebralparese 253
Infliximab 87
Innenrotatoren, Kraftprüfung 38
Innenschuhe, orthopädische 113
INR-Wert 96
Insall-Salvati-Index 63
Insertionstendinose, Knie 423
Insertionstendopathie, Knie 423
Instabilität
- Kniegelenk 435
- laterale 435

Instabilitätsarthrose, Schultergelenk 367
Instabilitätsorthese, Knie 109
Interferenzstrom, nach Nemec 129
Intermedics 553
Intermetatarsalewinkel 488
Intermittierende pneumatische Kompression 95
Interphalangealgelenk
- proximales, Funktionsstellung 74
- distales, Funktionsstellung 74

Intertrochantäre Osteotomie 570
Intrinsic-Plus-Stellung 105
Intrinsic-Test 43
Invalidität 134
Invaliditätsgrad 134
Iontophorese 128
IP-Gelenk = Interphalangealgelenk 42
IPC = Intermittierende pneumatische Kompression 95

ISG = Iliosakralgelenk 36
Isthmusdefekt 319
Isthmusdysplasie 319
Isthmusspalte 319
ITO = intertrochantäre Umstellungsosteotomie 419, 570

J

Jacobson, progressive Muskelrelaxation 124
Jaffé-Lichtenstein-Uehlinger, Morbus 170
Jägerhut 65
Janda, sensomotorische Fazilitation 123
Jobe-Test 37
Joint Depression 663
J-Span, nach Resch 371
Judoohr 309
Jumper's Knee 423
J-Zeichen 447

K

Kahler, Morbus 241
Kahnbeinfraktur, Gipsverband 76
Kahnbein-Quartett, Röntgentechnik 59
Kalkanektomie 627
Kalkaneusfraktur 663
Kälteapplikation 79
Kalzium, Osteoporose 177
Kalziumpyrophosphat 206
Kanada-Prothese 633
Kapselrelease, Schultersteife 366
Kapselverletzung, Kniegelenk 430
Karpaltunnelsyndrom 263, 396
- Test 43

Kartenherzbecken 178
Kastenwirbel 194
Kauda-Syndrom 326, 338
Keilabsatz 114
Keilosteomie, monosegmentale 195
Keilwirbel 316
Keller-Brandes-Operation 490
Kelly-Operation 460
Kernspintomografie
- Ellenbogengelenk 58
- Hüftgelenk 60
- Kniegelenk 62
- Schultergelenk 57
- Sprunggelenk 67
- Wirbelsäule 55

Kielbrust 277
Kienböck, Morbus 273, 402

Kinderlähmung
- spinale 259
- zerebrale 253
Kissing Spine Syndrome 322
Klarzelliges Chondrosarkom 238
Klauenhohlfuß 486
Klaviertastenphänomen 39
Klavikula
- Defektbildung 166
- Fraktur 634
Klein-Vogelbach, funktionelle Bewegungslehre 123
Kleinert-Tangente 291
Klingelknopfzeichen 497
Klippel-Feil-Syndrom 276, 315
Klumpfuß 52
- neurogener 254
- kongenitaler 296
KMÖS = Knochenmarksödemsyndrom 413
Knick-Platt-Fuß 52
Knick-Senk-Fuß 481
- kindlicher 300
Kniebandage 109
Kniebandplastik 576
Kniegelenk
- Arthroskopie 519
- Bandverletzung 430
- Bewegungsumfang 46
- Computertomografie 62
- Endoprothetik 584
- Endoprothese 586
- Exartikulation 629
- Funktionsstellung 74
- hintere Kreuzbandruptur 432
- Insertionstendinose 423
- Instabilität 146, 589
- Kapselverletzung 430
- Kernspintomografie 62
- laterale Seitenbandverletzung 435
- mediale Seitenbandverletzung 436
- Orthese 109, 431
- Osteotomie 580
- posterolaterale Rotationsinstabilität 435
- Punktion 69
- Röntgentechnik 61
- Schwellung 147
- Sonografie 62
- Trauma 148
Knieschmerzen 144
Knieschmerzsyndrom, idiopathisches 449
Knochengewinnung, autologe 508
Knochenmarksödemsyndrom 413

Knochenmetastase 218
Knochennekrose, aseptische 271
Knochenspan, vaskularisierter 507
Knochentophus 204
Knochentumor 218
- Klassifikation 218
- Lokalisation 223
- operative Therapie 226
- Stadieneinteilung 221
- Therapieprinzipien 225
Knochenzyste
- aneurysmatische 231
- juvenile 230
- subchondrale 417
Knopflochdeformität 187
Knopflochschiene 650
Knorpel, hyaliner 595
Knorpel-Knochen-Transplantation 602, 605
Knorpelpigmentierung 181
Knorpelschaden 595
Kohlensäurebad 132
Köhler, Morbus 271, 480
Köhler-Freiberg-Erkrankung 480
Kokkensepsis 609
Kollagenose 198, 609
Kollateralband Knie, mediales 436
Kollateralbandstabilität
- Ellenbogen 40
- Knie 46
- Sprunggelenk 50
Kolumnotomie, Morbus Bechterew 195
Kompartmentsyndrom 307
- Notfallmanagement 502
Kompressionsbandage 104
Kompressionsverband 72
Kondylentransfer, posteriorer 603
Kongruenzwinkel nach Merchant 65
Konsensuelle Reaktion 133
Kontraktionsformen der Muskulatur 127
Kontrakturprophylaxe 119
Konussyndrom 338
Koordinationsprüfung 25
Kopfgelenk
- atlantoaxiale Blockierung 318
- atlantookzipitale Instabilität 317
Kopfrotationstest 31
Kopfumfangsmessung 26
Korbhenkelriss 427
Kornährenverband 72
Koronalebene 26
Korrektureinlage 117

Korsett
- Aktiv- 331
- Cheneau- 331
- Passiv- 331
Kortikalisdefekt, fibröser 230
Kortison, Injektion bei Karpaltunnelsyndrom 397
Kostotransversotomie 539
Koxarthrose 415
Krallenhand 264, 43
Krallenzehe 492
Krallhand 43
Krankheit, englische 178
Kremasterreflex 23
Kreuzbandplastik
- hintere 578
- vordere 576
Kreuzbandruptur
- hintere 432
- vordere 430
Kreuzbandtest 46
Krukenberg-Plastik 619
Krümmungsmessung nach Cobb 54
Kryosonde 79
Kryotherapie 132
KTS = Karpaltunnelsyndrom 396
Kumarin 77
Kurzer Fuß nach Janda 123
Kyphoseorthese 102

L

Labor, präoperatives 77
Labrum glenoidale 57
Labrum-Provokationstest 410
Lachman-Test 45
Lagerungsschiene
- Braun 119
- Hand 105
- Oberschenkel 109
- Unterschenkel 110
- Volkmann 119
Lähmung, spastische 253
Lähmungshinken 29
Lähmungshüfte 421
Lähmungswinkel 110
Lambrinudi-Arthrodese 476
Laminektomie
- Achondroplasie 164
- zervikale 533
Längenwachstum, enchondrales 269
Lapidusarthrodese 489
Larsen-Syndrom 249
Larson-Bandplastik 579
Laschenzurichtung 116
Läsion, osteochondrale 438
Latarjet-Korakoidtransfer 371
lateral Pillar Classification 289
Latex-Test 189

L

Lauenstein-Aufnahme 59
Laumann-Kuhn-Schulter-
 arthrodese 620
Lavage, programmierte
 arthroskopische 215
LBS = lange Bizepssehne
– Tenodese 551
– Tenotomie 551
– -Läsion 361
LCP = Legg-Calvé-Perthes
 Disease 287
Ledderhose, Morbus 476
Legg-Calvé-Perthes
 Disease 287
Leiste, weiche 311
Leistenmitte 59
Lelièvre-Operation 484
Lendenmieder 102
Lendenwirbelsäule
– Bewegungsumfang 33
– Mobilitätsprüfung 34
– Nukleotomie 539
– operativer Zugang 530,
 542
– Ortheseversorgung 102
– Röntgentechnik 53
Lendenwulst 34
Lepra 609
LFC = Lig. fibulocalca-
 neare 460
LFTA = Lig. fibulotalare ante-
 rius 460
LFTP = Lig. fibulotalare poste-
 rius 460
Lichtmann-Klassifikation 402
Lift-off-Test 38
Lift-up-Test 38
Ligamentum
– acromioclaviculare,
 Ruptur 351
– coracoclavicularia,
 Ruptur 351
– fibulocalcaneare 460
– fibulotalare anterius 460
– fibulotalare posterius 460
limb salvage 240
Lipotalon 85
Lisfranc-Gelenklinie 302
Load-and-shift-Test 38
Loge de Guyon 43
Lokalanästhesie-Test
– Akromioklavikularge-
 lenk 40
– Schultergelenk 37
Longuette 76
Looser-Umbauzone 170, 178
Low Grade-Tumor 238
low-dose-Heparinisierung 95
Lumbalisation 316
Lunatumluxation 646
Lunatumnekrose 402
Lupus erythematodes 198

Luxation
– Hüftgelenk 651
– Hüftgelenkendopro-
 these 421
LWS s. Lendenwirbelsäule 53
Lyme-Borreliose 197
Lymphdrainage, manu-
 elle 131

M

MACT = matrixinduzierte
 autologe Chondrozyten-
 transplantation 604
Mädchenfänger 76
Maffucci-Syndrom 232
Mainzer-Schiene 107
Maitland-Konzept 122
Malalignment, patellares 446
Maltracking, patellares 446
Malum perforans 499
Manuelle Therapie 122, 126
Maprotilin, Morbus
 Sudeck 184
Marcumar 77, 96
Marfan-Syndrom 167
Marmorknochenkrank-
 heit 171
Marquardt-Stumpflappen-
 plastik 620
Marquardt-Winkelosteo-
 tomie 620
Massage 130
Maßschuhe, orthopädi-
 sche 112
matrixinduzierte autologe
 Chondrozytentransplanta-
 tion 604
Matsen-Zeichen 37
McKenzie-Konzept 122
MCL = mediales Kollateral-
 band 436
McLaughlin-Subskapularis-
 transfer 371
McMurray-Test 48
MCTD = Mixed Connective
 Tissue Disease 198
MdE = Erwerbsfähigkeit,
 Minderung 134
medial release 299
medialer patellofemoraler
 Ligamentkomplex 445
mediales patellofemorales
 Ligament 594
Medianus- s. Nervus
 medianus 43
Mega-OATS = posteriorer
 Kondylentransfer 603
Meningomyelozele 255
Meningoradikulitis, lympho-
 zytäre 197
Meningozele 255
Meniskektomie 427

Meniskusläsion 425
Meniskusrefixierung 427
Meniskustest 48
Meniskustransplantation 427
Mennell-Zeichen 36
Meralgia paraesthetica 265
Merchant-Aufnahme 61
Merchant-Kongruen-
 zwinkel 65
Mesoakromion 350
Mestinon 253
Metaakromion 350
Metaglene, Schulterpro-
 these 557
Metakarpalknochen
– Basisfraktur 649
– Schaftfraktur 648
– subkapitale Fraktur 648
Metakarpalköpfchen-
 fraktur 648
Metakarpophalangealgelenk,
 Funktionsstellung 74, 42
Metalcaptase 86
Metamizol 81
– Morbus Sudeck 184
Metastase, skelettale 245
Metastasierung 227
Metatarsalefraktur 664
Metatarsaleköpfchen-
 nekrose 480
Metatarsalgie 497
Metatarsophalangeal-
 gelenk 52
Metatarsus varus 302
Methotrexat 86
Methylprednisolon 85
– Rückenmarkkompres-
 sion 340
Meyer, Morbus 166
Mikrofrakturierung 602, 605
Milkman-Syndrom 178
Mill-Test 386
Milwaukee-Korsett 332
Milwaukee-Schulter 367
Mittelfingerstrecktest 386
Mittelfußrolle 115
Mittelhandfraktur 648
Mittelhandgelenk, Bewe-
 gungsumfang 42
Mittelhandumfangsmes-
 sung 27
Mixed Connective Tissue
 Disease 198
MMC = Myelomeningo-
 zele 255
Mobilisation 119
Mobilisationstechniken 126
Modularverband nach
 Gilchrist 104
Mond, untergehender 292
Monoblock 553
Mono-EmbolexNM 96

Morbus Bechterew 193
Morbus Gaucher 161
Morphin 83
Morquio-Brailsford, Morbus 165
Morton-Neuralgie 497
MP-Gelenk = Metakarpophalangealgelenk 42, 74
MP-Gelenk = Metatarsophalangealgelenk 51
MPFL = mediales patellafemorales Ligament 594
MPFL-Komplex = medialer patellofemoraler Ligamentkomplex 445
MRT s. Kernspintomografie 55
MST Mundipharma 83
MTPS = medizinischer Thromboseprophylaxestrumpf 95
MTX = Methotrexat 86
Mukopolysaccharidose 165, 167
Mukopolysaccharidosen 161
Müller-Weiss-Syndrom 274
Musaril 85
Musculus biceps s. Bizeps 27
Musculus extensor pollicis longus-Test 43
Musculus flexor digitorum profundus-Test 42
Musculus flexor digitorum superficialis-Test 43
Musculus flexor pollicis longus-Test 43
Musculus glutaeus, Insuffizienz 29
Musculus infraspinatus-Test 38
Musculus rectus femoris-Läsion 408
Musculus subscapularis-Test 38
Musculus supraspinatus-Test 37
Muskelatrophie-Prophylaxe 119
Muskeldehnung 125
Muskeldystrophie
– Becker 249
– Duchenne 249
Muskelkraftbeurteilung 22
Muskelrelaxanzien 85
Muskelrelaxation, prgoressive, nach Jacobson 124
Myalgie 200
– Fibro- 201
Myasthenia gravis 252
Myelom
– multiples 241
– nichtsteolytisches 242
Myelomeningozele 255, 421

Myopexie 631
Myose 200
Myositis 200
Myotonia congenita hereditaria 251
Myotonie 251

N

Nachbehandlung
– ambulante 119
– funktionelle 118
Nackengriff 37
Nackenschmerzen, Differenzierung 32
Nadroparin 96
Nagelkranzfraktur 650
Naloxon 83
Napoleon-Test 38
Neer-I-System 553
Neer-Zeichen 37
Negativabsatz 115
Nekrotisierende Fasziitis 609
Nemec-Interferenzstrom 129
Nervendehnungszeichen 25
Nervenengpasssyndrom, peripheres 263
Nervenstimulation, transkutane elektrische 128
Nervus axillaris-Läsion 263
Nervus cutaneus femoris lateralis-Läsion 265
Nervus femoralis-Läsion 265
Nervus genitofemoralis-Läsion 265
Nervus glutaeus superior, Läsion 29
Nervus ilioinguinalis-Läsion 265
Nervus ischiadicus-Läsion 266
Nervus medianus-Schnelltest 43
Nervus medianus-Syndrom 263
Nervus peroneus profundus-Kompression 496
Nervus peroneus-Läsion 266
Nervus radialis-Läsion 263
Nervus radialis-Schnelltest 43
Nervus saphenus-Läsion 265
Nervus ulnaris-Kompressionssyndrom, Test 43
Nervus ulnaris-Schnelltest 43
Neugeborenenreflex 269
Neurofibromatose 171
Neuroosteoarthropathie, Fuß 498
Neutral-Null-Methode 25
Neutralwirbel 54
Neviaser-Portal 513
Nidus 228

Ninety-to-Ninety-Deformity 187
NMH = niedermolekulares Heparin 96
Non-Hodgkin-Lymphom 244
Non-Outlet-Impingement 356
Nonresponder 240
Novalgin 83
NPP = Nucleus-Pulposus-Prolaps 325
NSAR = nicht-steroidale Antirheumatika 86
Nucleus-pulposus-Ersatz 541
Nucleus-Pulposus-Prolaps 325
Nukleotomie
– extraforaminale 538
– lumbale 539
Null-Stellung
– Ellenbogengelenk 40
– Handgelenk 42
– Kniegelenk 46
– Radioulnargelenk 40
– Schultergelenk 36
– Sprunggelenk 49
– Wirbelsäule 31
– Zehengelenk 51
Nullstellung 25
Nursemaid's Elbow 376

O

OAT = osteochondraler autologer Transfer 275, 602
– osteochondrale Talusläsion 471
Oberarm, amputation 620
Oberarmgips 76
Oberarmlängenmessung 26
Oberarmumfangsmessung 27
Oberschenkel, Amputation 622, 630
Oberschenkelgips 76
Oberschenkellängenmessung 27
Oberschenkelumfangsmessung 27
OCL = osteochondrale Läsion 438
OD = Osteochondrosis dissecans 389
Olekranonfraktur 641
Oligoarthritis
– frühkindliche 186
– HLA-B27-assoziierte späte 186
Ollier, Morbus 232
Omarthrose 367
Ombrédanne-Linie 285
open wedge 444, 581, 583
Open-Wedge-Basisosteotomie 489

Sachverzeichnis

Opioidanalgetika 82
Optik 511
Orthese 100
- Achondroplasie 164
- Infantile Zerebralparese 255
- Knie 431
- Morbus Bechterew 195
- Morbus Paget 173
- Morbus Perthes 289
- Morbus Sudeck 184
- Poliomyelitis 261
- Skoliose 101
Orthofix 405
Orthoprothese 100
Ortolani-Zeichen 282
Os acromiale 350
Os lunatum
- Luxation 646
- Nekrose 402
Os naviculare cornutum 479
Os tibiale externum 479
Os trapezium, Resektion 399
Os trigonum 479
OSG s. Sprunggelenk, oberes 49
OSG-Distorsion 154
OSG-Prothese 468
Osgood-Schlatter, Morbus 271, 274, 424
Ossifikation, periartikuläre 344
- periartikuläre heterotope 420
Ossifikationskerne
- Akromion 350
- Hand 270
Ossifikationsstörung, metaphysäre 230
Osteitis
- akute 210
- chronische 212
Osteoarthropathie Typ Sanders 499
Osteochondrale Läsion 438
osteochondraler autologer Transfer 578
Osteochondrom 229
Osteochondrose 271, 273
- juvenile 389
Osteochondrosis deformans juvenilis dorsi 318
Osteochondrosis dissecans 389, 438
Osteodensitometrie 176
Osteodystrophia fibrosa (cystica) generalisata 179
Osteofibrosis deformans juvenilis 170
Osteogenesis imperfecta 168
Osteoidosteom 222, 228
Osteoklastom 218, 234

Osteomalazie 178
Osteomyelitis
- Säuglings- 294
- sclerosans 213
- chronische, Amputation 609
Osteonekrose 438
- Femurkopf 412
- Talus 470
Osteopathie 126
Osteopetrose 171
Osteoporose 174
- Algodystrophie 183
- kongenitale 168
- Morbus Sudeck 183
- Schweregrade 176
Osteosarkom 218, 235
Osteotomie
- Gonarthrose 444
- hohe tibiale 580
- intertrochantäre 570
- Kniegelenk 580
- nach Ganz 575
- periazetabuläre 575
Ostitis deformans 172
Ott-Zeichen 34
Ottawa-Kriterien 661
Outlet-Impingement 356
Outlet-view-Aufnahme 56
O'Brien-Test 39
O'Donoghues-Test 32

P

Paget, Morbus 172
Pain-Syndrom, patellofemorales 448
Painful Arc 37
Palm-up-Test 39
Palmarfibromatose 398
Panner, Morbus 273, 389
Pannikulose 200
Papageienschnabel, bei Spondylosis deformans 321
Paracetamol 80
Paralysie des amants 263
Paraparese 254, 337
Paraplegie 254, 337
Parese 337
Pareseprüfung 21
Parkbanklähmung 263
Parrot-Syndrom 163
Passivkorsett 331
Patella
- bipartita 657
- Hypermobilität 446
- laterale Hyperpression 448
- tangentiale Aufnahme nach Merchant 61
- tanzende 48
- tripartita 657
Patella-Défilé-Aufnahme 61
Patella-Shift 65

Patella-Tilt 66
Patellaform nach Wiberg 65
Patellafraktur 657
Patellahöhe, Bestimmung 63
Patellakippung 66
Patellalateralisierung 65
Patellaluxation 445
- habituelle 161, 446
- traumatische 445
Patellarsehnenbandage 109
Patellarsehnenreflex 23
Patellarsehnenruptur 310
Patellarsehnentransplantat 578
Patellofemoralwinkel nach Laurin 62
Patient controlled analgesia 79
Patientenaufklärung 77
pAVK s. Verschlusskrankheit, periphere arterielle 608
pAVK = periphere arterielle Verschlusskrankheit 500
Payr-Test 48
PCA = Patient controlled analgesia 79
PECH-Schema 407
Pectus carinatum 277
Pectus excavatum 276
Pectus infundibiliforme 276
Pelvis-Trochanter-Femur-Ring nach Volkert 107
Penicillin G, Lyme-Borreliose 198
Pentoxyphyllin, Morbus Sudeck 184
Perfalgan 80
Periphere arterielle Verschlusskrankheit 608
Peritendinitis, sonografischer Befund 453
Perkussionstest 32
Peromelie 161
Peroneaalsehnenluxation 459
Peroneus-Plastik 457
Perthes, Morbus 167, 287
Perthes-Legg-Calv, Morbus 273
Pes adductus 302
Pes cavus 486
Pes equinovarus adductus supinatus et excavatus 296
Pes equinus 484
Pes excavatus 486
Pes metatarsus varus 302
Pes planotransversus 483
Pes planovalgus 300, 481
PET = Positronen-Emissions-Tomografie 224
Pfannenkrümmung, Schultergelenk 57

PFPS = Pain-Syndrom, patellofemorales 448
Phalen-Test 44
Phantomgefühl 614
Phantomschmerz 610, 614
Phenprocoumon 96
Phlegmone 91
Phokomelie 162
Physiotherapie 120
– erweiterte ambulante 119
Picorna-Virus 259
Pierre-Marie-Strümpell, Morbus 193
Pilon-tibial-Fraktur 658
Pincer-Impingement 410
PIP-Gelenk s. Interphalangealgelenk, proximales 42
Pipkin-Fraktur 651
Piritramid 83
Pirogoff-Amputation 626
Pivot-Shift-Test 46
– lateraler 378
Plantarfasziitis 477
Plantaris-Plastik 457
Plasmaphorese 253
Plasmazellmyelom 241
Plasmozytom 241
Plattfuß, kongenitaler 300
Plegie 337
Plexusläsionsorthese 104
Plica humeroradialis 382
Plicasyndrom 450
PLIF = posteriore interkorporale lumbale Fusion 541
PLRI = posterolaterale Rotationsinstabilität 377, 435
Pneumonieprophylaxe 119
PNF: Fazilitation, propriozeptive neuromuskuläre 120
PO = Ossifikation, periartikuläre heterotope 420
Podagra 203
Poliomyelitis 259, 421, 610
Pollex flexus congenitus 401
Polpliteus-Bypass 580
Polyarthritis
– chronische 185
– seronegative 186
– seropositive 186
Polymyalgia, rheumatica 202
Polymyositis 198
Ponseti-Technik, Klumpfuß 297
Popliteazyste 440
Port of Wilmington 512
Positronenemissionstomografie 224
Postdiskotomiesyndrom 327
Posterior-Sag-Sign 46
posteriore interkorporale lumbale Fusion 541

Posteriore interkorporale lumbale Fusion 541
posterolaterale Rotationsinstabilität 435
Postmeniskektomie-Arthrose 428
Postnukleotomiesyndrom 327
Postpoliosyndrom 259
PPS = Postpoliosyndrom 259
Präakromion 350
Prednisolon 85
Prednison 85
Pridie-Bohrung 602
Primariussuche 246
Probenezid 205
Processus coracoideus, Palpation 36
Processus coronoideus, Zielaufnahme 58
Pronatio dolorosa 376
Pronator-teres-Syndrom 263, 312
Prophylaxe
– Dekubitus 120
– Kontraktur 119
– Muskelatrophie 119
– Spitzfuß 119
– Thrombose 119
Protamin 97
Prothese
– Hand 162
– inverse 557
– kongenitale Fehlbildung 162
– oberes Sprunggelenk 467
– reverse 557
– untere Extremität 163
Pseudarthrose 505
Pseudoachondroplasie 165
Pseudogicht 206
Pseudospondylolisthesis 319, 323
PSF = Fazilitation, propriozeptive sensomotorische 123
PSI = Impingement, posterosuperiores 359, 372
Psoriasis-Arthritis 207
PTF-Ring = Pelvis-Trochanter-Femur-Ring 107
Pufferabsatz 114
Pulley-Läsion 361
Pulley-Schlinge 514
Punktatbeurteilung 70
Purisole 511
PVNS = pigmentierte villonoduläre Synovialitis 233
Pyelonephritis, Therapie 90
Pyridostigmin 253

Q

QCT = quantitative Computertomografie 176
Quadrantenmethode 577
Quadrizepssehnenruptur 310
Quengel-Orthese 184
Quengelorthese 105, 110
Querfriktionen 131
– nach Cyriax 130
Querschnittslähmung 337
– ASIA-Klassifikation 338
– spastische 338
Q-Winkel 446

R

RA s. Rheumatoide Arthritis 86, 185
Rachitis 178
Racz-Katheter 328
Radialis- s. Nervus radialis 43
radiolucent lines 420
Radiosynoviorthese, Rheumatoide Arthritis 192
Radioulnargelenk, Bewegungsumfang 40
Radiusgelenkwinkel nach Böhler 645
Radiusköpfchen, Schrägaufnahme nach Greenspan 58
Radiusköpfchenfraktur 386, 643
Radiusperiostreflex 23
Rauber-Zeichen 426
Reaktion, periostale 222
Reaktive Arthritis 195
Realignverfahren 447
Recklinghausen, Morbus von 171, 179
Reflex, Neugeborenen- 269
reflex sympathetic dystrophy 182
Reflexzonenmassage 131
Regressionsgrad nach Salzer-Kuntschik 226
Regressionsgraduierung 240
Rehabilitation 118
Reizstrom, niederfrequenter 128
Reklinationsorthese nach Becker-Habermann 102
Rekonstruktion des medialen patellofemoralen Ligamentes 594
Release
– Plantaraponeurose 486
– Steindler- 486
Relocation-Test 39
Remplissage 371
Reposition, Hüftgelenkluxation 564

R

Repositionsmanöver, Schulter 370
Resch-J-Span 371
Resektion, arthroskopische, Akromioklavikulargelenk 353
Resektion, offene 229
Resochin 86
Responder 240
Retentionsbandage 286
Retinaculum flexorum, Spaltung 397
Retinakulotomie, laterale 447
Revasc 98
Reverdin-Green-Osteotomie 489
Reversed Pivot-Shift 48
Rhagozyt 190
Rheumatismus, Weichteil- 200
Rheumatoide Arthritis 185
– Klinik 186
– LORA (Late Onset Rheumatoid Arthritis) 185
– Schmerztherapie 86
Rhizarthrose 489
Ribbing-Müller, Morbus 166
Richards 553
Riesenwuchs 610
Riesenzellarteriitis 202
Riesenzellgranulom 179
Riesenzelltumor s. Osteoklastom 234
Ringband 401
– Stenose 401
Ringerohr 309
Ringfixateur 406
Rippenbuckel 34
Risser-Skelettalterbeurteilung 54
Ristmaß 28
RM s. Rotatorenmanschette 361
Robbengliedrigkeit 162
Robinson-Operation 534
Rockwood-Aufnahme 56
Rollentechnik 115
Röntgen 53
– Arthrosezeichen 399
– Aufnahme nach Dunn-Rippstein 59
– Aufnahme nach Imhäuser 59
– Aufnahme nach Lauenstein 59
– Aufnahme nach Merchant 61
– Aufnahme nach Rockwood 56
– Aufnahme nach Rosenberg 442

– Aufnahme nach Teschendorf 53
– Aufnahme nach Zanca 56
– Beckenübersicht 59
– Belastungsaufnahme nach Rosenberg 61
– Brustwirbelsäule 53
– Ellenbogen 58
– Fuß 66
– Ganzbeinaufnahme 61
– Halswirbelsäule 53
– Hand 58
– Hüftgelenk 59
– Iliosakralgelenk 55
– Kahnbein-Quartett 59
– Kniegelenk 61
– Lendenwirbelsäule 53
– oberes Sprunggelenk 66
– Patella 63
– Patella-Défilé 61
– Schrägaufnahme nach Greenspan 58
– Schultergelenk 56
– Traumaserie 639
– Tunnelaufnahme nach Frik 67
– Wirbelsäulenganzaufnahme 54
Rosenberg-Aufnahme 442
Rosenberg-Belastungsaufnahme 61
Rosenkranz 178
Roser-Ortolani-Test 44
Rotationsinstabilität, posterolaterale 377, 435
Rotationsmessung nach Nash und Moe 54
Rotatorenmanschette
– Kraftbeurteilung 37
– Rekonstruktion 548
– Ruptur 158, 361
– Test 37
Roux-Goldthwait-Operation 448
RSD = reflex sympathetic dystrophy 182
Rückenmarksyndrom 338
Rückenschmerz 138, 315
Rückenschule 124
Rückfuß, Bewegungsumfang 49
Rucksackverband 104
Rumpforthese 101
Rundrücken 31
Runner´s Knee 423

S

Säbelscheidentibia, bei Morbus Paget 172
Saffar-OP, Lunatumnekrose 403
Sagittalebene 26

Sakralisation 316
Salazosulfapyridin 86
Salter-Beckenosteotomie 573
Salter/Thompson-Einteilung 289
SAPHO-Syndrom 208
Sarkom, Ewing- 237
Sarmiento, Behandlung von Humerusschaftfrakturen 104
Sarmiento-Gips 76
Sattelgelenk, Funktionsstellung 74
Sattelnase 163
Sauerbruch-Kineplastik 619
Säuglingsarthritis 294
Säuglingsklumpfuß 296
Säuglingskoxitis 294
Säuglingsosteomyelitis 294
Säuglingsskoliose 329
Scapula true lateral-Aufnahme 56
Scapula-alata-Test 39
Scarf-Osteotomie 489
SCG s. Sternoklavikulargelenk 36, 354
Schaftzurichtung 116
Schaukelfuß 498
Scheitelwirbel 54
Schellenapparat 108
Schenkelhalsanomalie 279
Schenkelhalsfraktur 653
Scheuermann, Morbus 273, 318
Schiedsstelle, der Landesärztekammer 134
Schiefhals 276
Schienen-Hülsenapparat 108
Schienenorthese, Ellenbogen 105
Schleppenabsatz 114
Schleudertrauma 335
Schlingentisch 124
Schlittenprothese, unikondyläre 585
Schlüsselbein s. Klavikula 166
Schlüsselgriff 43
Schmerzhinken 29
Schmerzsyndrom, patellofemorales 448
Schmerztherapie 78, 345
– Rheumatoide Arthritis 86
– Stufenschema 79
Schmetterlingsrolle 115
Schmorl-Knötchen 318
Schmuckarm 616
Schnappender Ellenbogen 382
Schnellender Finger 401
Schober-Zeichen 34
Schock, spinaler 338

Schrägosteotomie, distale 484
Schrittzyklus 28
Schroth, 3-dimensionale Skoliosebehandlung 123
Schrotschussschädel 242
Schublade, fixierte hintere 434
Schublade, hintere 47
Schublade, vordere 47
Schubladentest
- Kniegelenk 47
- oberes Sprunggelenk 50
- Schultergelenk 38
Schuh
- orthopädischer 112
- vorkonfektionierter 113
Schuhranderhöhung 116
Schuhzurichtung, orthopädische 112
Schulter, Amputation 621
Schulterarthrodese nach Laumann-Kuhn 560, 620
Schulterbreite 26
Schultergelenk
- Arthrodese 559
- Arthroskopie 511
- Beweglichkeitsprüfung 36
- Bewegungsumfang 37
- Computertomografie 57
- Endoprothetik 552
- Exartikulation 621
- Funktionsstellung 74
- Instabilität 369
- Kernspintomografie 57
- Luxation 160, 369
- Luxation, habituelle 161
- Orthese 104
- Pfannenkrümmung 57
- Punktion 69
- Repositionsmanöver 370
- Röntgentechnik 56
- Sonografie 58
- subkapitale Amputation 621
Schulterschmerz 139
- bei Bewegung 141
- kombinierter 140
Schulterstabilisierung, anteroinferiore 551
Schultersteife 365
Schulterverband 104
Schuppenflechte 208
Schürzengriff 37
Schwanenhalsdeformität 187
Schweizer-Sperre 108
Schwerbehindertengesetz 134
Schwungphase 28
Schwurhand 43, 263
Sehnennaht, perkutane 457

Seitenbandverletzung Knie 435
Sensibilitätsprüfung 23
Sequester 506
Serienschuh, orthopädischer 112
Settner-Münch-Orthese 111
Sever, Morbus 472
Sever-Haglund, Morbus 274
Sharp-Syndrom 198
Shaver 511
Sichelfuß 52, 302
Signe du clairon 38
Sinding-Larson Johansson, Morbus 424
Single-Photonen-Emissions-Computer-Tomografie 224
Sirdalud 85
Sitzhöhe, normale 26
Sjögren-Syndrom 198
Skaphoidfraktur 393, 646
- Gipsverband 76
Skaphoidorthese 105
Skapulafrakturen 635
Skapulohumeralreflex 23
Skelett-Szintigrafie 62, 224
Skelettalterbeurteilung nach Risser 54
Skelettmetastasen 245
Skelettwachstum 269
Skidaumen 400
Skip-Lesion 236
Sklerodermie, progressive 198
Sklerose, subchondrale 417
Skoliose 35, 329
- Behandlung, 3-dimensionale, nach Schroth 123
- degenerative 322
- Differenzierung 34
- endoskopischer Eingriff 538
- Haloextension 526
- idiopathische 330
- Messung nach Cobb 54
- Operation von dorsal 531
- Orthesenkorrektur 101
- Säuglings- 329
- senile 322
SLAP-Läsion 372
SLE = Lupus erythematodes 198
Smith-Fraktur 643
Smith-II-Fraktur 644
Smith-Petersen-Keilosteotomie 195
Smith-Petersen-Zugang 561
Snowboarder's Ankle 468
soft disc 326
Sohlenversteifung 116
SONK = Spontaneous Osteocrosis of the Knee 439

Sonografie
- Hüfte 282
- Kniegelenk 62
- Schultergelenk 58
Soucacos-Einteilung, Morbus Ahlbäck 439
Southern Approach 563
Spalthauttransplantat 612
Spastik 254
Spätsynovialektomie 192
SPECT = Single-Photonen-Emissions-Computer-Tomografie 224
Speed-Test 39
Spielbeinphase 28
Spina bifida 255
Spinalkanalstenose 323
- osteoligamentäre Entlastung 543
Spine-Test 36
Spinnenfingrigkeit 167
Spitzfuß 52, 296, 484
Spitzfußprophylaxe 119
Spitzgriff 43
Spondylarthritis ankylopoetica 193
Spondylitis 346
Spondylitis ankylosans 193
Spondylodese 541
- nach Cotrel-Dubousset 331
- nach Harrington 334
- nach Luque 333
- nach Zielke 332
- Neurofibromatose 172
- dorsale zervikale 536
Spondylodesen 541
Spondylodiszitis 346
Spondylolisthesis 319
- erworbene degenerative 323
Spondylolyse 319
Spondylolysis interarticularis 319
Spondyloptose 319
Spondylosis deformans 321
Spondylosis hyperostotica 322
Spondylotomie 539
Spongiosaentnahme 508
Spontanblutung, intraartikuläre 180
Spontaneus Osteonecrosis of the Knee 439
Spreizfuß 52, 483
Sprengel-Deformität 278
Sprühverband 71
Sprunggelenk
- Computertomografie 67
- Kernspintomografie 67
Sprunggelenk, oberes
- Arthrose 465
- Arthroskopie 523

Sprunggelenk, unteres

- Bewegungsumfang 49
- Funktionsstellung 74
- Impingement 464
- Kapsel-Band-Läsion 460
- Punktion 70
- Röntgentechnik 66
- Tapeverband 73

Sprunggelenk, unteres
- Arthrose 474
- Arthroskopie 524
- Bewegungsumfang 49
- Kapsel-Band-Läsion 460

Spuckstellung 76
Squeeze-Test 50
SSC = Musculus subscapularis 38
SSP = Musculus supraspinatus 37
Stabilisationsschuh 113
Stack-Fingerendgelenksorthese 106
Stack-Schiene 650
Standardoptik 511
Standphase 28
Stangerbad 128
Stanzzylinder 510
Stauchungsschmerz, axialer 44
Steindler-Release 486
Steinmann-I-Zeichen 48
Steinmann-II-Zeichen 48
Steinschnittlage 53
Stemmphase 28
Stemmübungen, nach Brunkow 122
Stener-Läsion 400
Sternberg-Reed-Riesenzellen 243
Sternoklavikulargelenk 40
- Arthritis 355
- Arthrose 355
- Instabilität 354
- Untersuchung 36
- Zielaufnahme nach Rockwood 56

Steroidosteoporose 174
Stiff Shoulder 365
Still-Syndrom 185
Stoßdämpfung, axiale 116
Strahlenfibrose 610
Stressaufnahme, Kniegelenk 61
Stressfraktur 225, 304
Stressreaktion 304
Student's Elbow 388
Stufendiagnostik, Wirbelsäule 36
Stufenschema, Schmerztherapie 79
Stulberg-Klassifikation, Morbus Perthes 290

Stumpfkappenplastik nach Marquardt 620
Stumpfschmerz 610, 614
Stützeinlage 117
Subakromialraum, Punktion 69
Subileus 345
Subtotalmeniskektomie 427
Sudeck, Morbus 182
Sudeck-Dystrophie 182
Sulcus intertubercularis, Palpation 35
Sulcus-Sign 38
Sulcus-ulnaris-Syndrom 264
- Test 41
Sulfasalazin 86
Sulfinpyrazone 96
Sulkuswinkel nach Brattström 64
Supinatorsyndrom, Test 41
Supraspinatus-Tunnel-Aufnahme 56
Syme-Amputation 626
Symphysenbandage 102
Syndesmophyten 194
Syndesmosenverletzung 452
Synovektomie
- arthroskopischer Zugang 521
- Hämophilie 181
- Säuglingsosteomyelitis 294
Synovialanalyse 71
Synovialektomie
- Rheumatoide Arthritis 192
- arthroskopische 215
Synovialitis, pigmentierte villonoduläre 233
Synoviorthese, aktinische 192
Synoviorthese, chemische 233
- Rheumatoide Arthritis 192
Syringomyelie 258
- nach Rückenmarkschädigung 345

T

Table-Top-Test 398
Talokalkanealwinkel 297
Talus verticalis 300
Talus-Boden-Winkel 67
Talusbasisreferenzwinkel 67
Talusfraktur 662
Talusläsion, osteochondrale 470
Talusvorschub 50
Tannenbaumphänomen 175
Tape-Verband 73
- nach McConnell 450
Tarsalgelenk, Bewegungsumfang 49

Tarsaltunnelsyndrom 187, 496
- Test 50
Tarsometatarsal-I-Arthrodese 489
Tarsometatarsale-I-Winkel 489
Teilmeniskektomie 427
Tender Point 201
Tendinosis, sonografischer Befund 453
Tendinosis calcarea 363
Tendomyopathie, generalisierte 201
Tendovaginitis De Quervain 43
Tendovaginosis stenosans 401
Tennis Leg 309
Tennisellenbogen 386
TENS = Nervenstimulation, transkutane elektrische 128
Tensilon-Test, Myasthenia gravis 253
TEP = Totalendoprothese
- Hüfte 418, 565
TEP-Lockerung Hüfte, aseptische 420
TEP-Luxation Hüfte 421
Teschendorf-Aufnahme 53
Tethered-Cord-Syndrom 256
Tetraparese 254, 337
Tetraplegie 254, 337
Tetrazepam 85
TFCC 393
TGHI = Transversaler Glenohumeralindex 57
Thermokoagulation, CT-gesteuerte 229
Thermotherapie 133
Thomas-Absatz 114
Thomas-Handgriff 44
Thomas-Splint-Orthese 107
Thompson-Test 49
Thomsen-Myotonie 251
Thomson-Test 386
Thoracic-outlet-Syndrom 40, 334
Thrombangiitis obliterans Winiwarter-Buerger 609
Thrombininhibitor, direkter 96, 98
Thromboembolieprophylaxe 94, 119, 156
- bei rückenmarksnaher Anästhesie 98
- Dauer 98
- medikamentöse 75, 95
- physikalische 95
Thromboseprophylaxestrumpf 95

Thrombozytenaggregations-
  hemmer 96
Thrombozytenkonzentrat 98
Thrombozytopenie, heparin-
  induzierte 97
Thymektomie, totale 253
Tibia first-Technik 588
Tibiaaplasie 610
Tibiaapophysennekrose, asep-
  tische 424
Tibiafraktur, proximale 656
Tibiakantenrekonstruk-
  tion 662
Tibiakopfosteotomie
- additive 581
- subtraktive 581
- valgisierende 580
tibialen Slope 586
Tibialis-anterior-
  Syndrom 267
Tibialis-posterior-Insuffi-
  zienz 481
Tibialis-posterior-Reflex 23
Tibiapseudarthrose, kongeni-
  tale 295
Tibiatranslation
- anteriore 46
- posteriore 48
Tietze-Syndrom 354
Tight Hamstrings 319
Tilidin 83
Tilt-Test 48
Tinel-Test
- Karpaltunnelsyndrom 43
- Sulcus-ulnaris-Syndrom 41
- Tarsaltunnelsyndrom 50
Tizanidin 85
TLIF = transforaminale inter-
  korporale lumbale
  Fusion 541
Togal 81
Tongue Type-Kalkaneus-
  fraktur 663
Tönnis-Beckenosteo-
  tomie 574
Too-many-Toes-Sign 481
Tophus 204
Torticollis congenitus 276
TOS = Thoracic-Outlet-
  Syndrom 334
Totalendoprothese
- Bandscheibe 541
- Hüftgelenk 418, 565
- aseptische Lockerung,
  Hüfte 420
- Luxation, Hüfte 421
Totalmeniskektomie 427
T- Score, Osteodensitome-
  trie 176
Tractus-iliotibialis-
  Syndrom 423

Trainingsformen
- Geschlossene Kette 127
- Kokontraktion 127
- Offene Kette 127
Tramadol 82
Tramal 82
transforaminale interkorpo-
  rale lumbale Fusion 541
Transkutane elektrische
  Nervenstimulation 79
Translation, antero-poste-
  riore, Schultergelenk 38
Transpositionsplastik nach
  Weaver-Dunn 547
Transversalebene 26
Transversaler Glenohumera-
  lindex 57
Trendelenburg-Zeichen 29
Triamcinolon 85
Trichterbrust 276
Triple Osteotomie, Morbus
  Perthes 290
Triple-Arthrodese 475
Triple-Osteotomie 574
Trizepsreflex 23
Trizepssehnenablösung,
  subperiostale 380
Trochanterbreite 27
Trochleadysplasie, radiologi-
  sche Zeichen 63
Trochleaform, Beurteilung
  nach Dejour 63
Trochleaposition, Beurtei-
  lung 64
Trochlear Bump 63
Trochlear Depth 64
Trochleaschild 447
Trömnerreflex 23
True Neurogenic TOS 334
TTTG = Tibial Tuberosity/
  Trochlea Groove Displace-
  ment 64
TTTG-Index 446
Tuberculum-majus-Abriss-
  fraktur 639
Tuberositasversetzung 448
Tumor
- brauner 179
- unklar 137
Tumor-like Lesion 218
Tumorbiopsie 510
Tumordiagnostik 222
Tumorgrading 240
Tumorklassifikation 218
Tumorkonferenz, interdiszipli-
  näre 225
Tumormarker 246
Tunnelaufnahme nach Frik 61
Turf Toe 314
TVT = Tiefe Venenthrom-
  bose 94

U

Überbrückungsmieder nach
  Hohmann 102
Überlaufinkontinenz 342
UFH = unfraktioniertes
  Heparin 95
Ulnaris- s. Nervus ulnaris 43
Ultraschall 130
Umfangsmessung
- Arm 27
- Bein 27
- Hand 27
Umkehrplastik nach
  Borggreve 236
Umstellungsosteotomie
- suprakondyläre 376
- Gonarthrose 443
- intertrochantäre 419
Unfallversicherung 134
Unguis incarnatus 495
Unhappy Triad 430
Univers 553
Unklarer Tumor 137
Unterarm, Amputation 615,
  618
Unterarmdefekt 162
Unterarmgips, zirkulärer 76
Unterarmlängenmessung 26
Unterarmschiene, dorsale 76
Unterarmumfangsmes-
  sung 27
Untergreifschmerz 48
Unterschenkel, Amputa-
  tion 622, 627
Unterschenkel-Fuß-
  Orthese 113
Unterschenkelgips 76
Unterschenkellängenmes-
  sung 27
Unterschenkelorthese 110
Unterschenkelperomelie 162
Unterschenkelstumpf, kurzer
  kongenitaler 162
Unterschenkelumfangsmes-
  sung 28
Unterwasserdruckstrahlmas-
  sage 130
Uratablagerung 204
Uratnephropathie, akute 204
Urbason 85
Urethritis, Therapie 90
Urikosurikum 205
USG s. Sprunggelenk,
  unteres 49

V

Vakuumversiegelung 71
Valgisationsosteotomie, inter-
  trochantäre 570
Valgusstresstest 40

V

Varisationsosteotomie, intertrochantäre 570
Varisierungsosteotomie, intertrochantäre, Morbus Perthes 289
Varusgonarthrose 588
Varusstresstest 40
VDS = ventrale Derotationsspondylodese 332
Venenthrombose, tiefe 94
Verapamil, Morbus Sudeck 184
Verbeugungshinken 29
Verkürzungshinken 29
Verkürzungsosteotomie 405
- subtrochantäre 572
Verschlusskrankheit, periphere arterielle 500, 608
Viererzeichen 44
Viernstein-Operation 460
Viertelwirbel 316
Virchow-Trias 94
Vitamin-D-Mangel 178
VKB-Plastik = vorderes Kreuzband, Plastik 576
VKB-Ruptur s. Kreuzbandruptur 430, 430
Vogt-Baehler-Korsett 102
Vojta-Therapie 121
Volkmann-Kontraktur 74
Volkmann-Schiene 119
Vollhauttransplantat 612
Vollkontaktvorfußprothese 625
Volon 85
Voltaren 81
Von-Willebrand-Jürgens-Syndrom 180
Vorderkappenzurichtung 116
Vorfuß, Bewegungsumfang 49
Vorfußentlastungsschuh 113

W

Waaler-Rose-Test 189
Wachstumsgeschwindigkeit 269
Wachstumspotenz, restliche 269
Wanderschritt 28
Watson-Jones-Zugang 561
Wave-Prothese 447
Weber-Klassifikation, Malleolarfraktur 660
Weichbettung 116
Weichteilrheumatismus 200
Weichteiltophus 204
Weichteiltumor 219
- maligner 239
- operative Therapie 227
- Stadieneinteilung 221
Weil-Operation 484
Weiterbehandlung, berufsgenossenschaftliche stationäre 119
Werferellenbogen 386
Werferschulter 359
Werlhof, Morbus 180
Whiplash Injury 335
Wiberg, Beurteilung der Patellaform 65
Wilhelm-OP 387
Wiltse-Klassifikation 319
Wiltse-Zugang 538
Winiwarter-Buerger-Thrombangiitis 609
Winkelosteotomie nach Marquardt 620
Wirbelbogenosteotomie, mehrsegmentale 195
Wirbelfraktur, endoskopischer Eingriff 538
Wirbelkörperfehlbildung 316
Wirbelsäule
- angeborene Fehlbildungen 315
- atlantoaxiale Instabilität 317
- atlantookzipitale Instabilität 317
- Computertomografie 55
- Drei-Punkte-Abstützung 101
- erworbene Deformitäten 317
- Haloextension 525
- Kernspintomografie 55
- Krümmungsmessung nach Cobb 54
- operativer Zugang 527
- Rotationsmessung nach Nash und Moe 54
- Stufendiagnostik 36

Wirbelsäulenganzaufnahme 54
Witwenbuckel 175
Woodward-Operation 279
Wright-Test 335
Wunde
- aseptische 71
- infizierte 71
- nässende 71
Wundinfektion
- postoperative 92
- posttraumatische 92
Wundverband 71

X

Xanthinoxydasehemmer 205
Xerodermie 199
Xerophthalmie 199
Xerostomie 199

Y

Yergason-Test 39
Y-view-Aufnahme 56

Z

Zanca-Aufnahme 56
Zehe
- Amputation 623
- Exartikulation 624
Zehenfraktur 665
Zehengelenk
- Bewegungsumfang 51
- Punktion 70
Zehenluxation 484, 665
Zehenrolle 115
Zellenbad 128
Zerebralparese, infantile 421
Zervikalgie 324
Zitherspielerstellung 58
Zohlen-Zeichen 48
Z-Score, Osteodensitometrie 176
Zugang, operativer
- Hüfte 561
- Lendenwirbelsäule 542
- nach Wiltse 538
- Wirbelsäule 527
Zwergwuchs 169
- dystropher 165
Zystitis, Therapie 90